Auf einen Blick

Thieme

Kurzlehrbuch

Physiologie

Jens Huppelsberg
Kerstin Walter

4., aktualisierte Auflage

148 Abbildungen

Georg Thieme Verlag
Stuttgart · New York

Jens Huppelsberg
Oberarzt Abt. Anästhesie, Intensiv- und Notfallmedizin
Leitender Notarzt, stellv. Stützpunktleiter NEF 2605
Maria Heimsuchung Caritas-Klinik Pankow
Breite Str. 46/47
13187 Berlin

Dr. med. Kerstin Walter
Schlosshaldenstr. 16b
CH-3006 Bern

Fachbeirätin:
Dr. med. Christine Huckstorf
Institut für Physiologie
Medizinische Fakultät
Universität Rostock
Gertrudenstr. 9
18057 Rostock

Grafiken: M. u. P. Gusta, Paris;
BITmap, Mannheim
Klinische Fälle als Kapiteleingang:
Lehrbuchredaktion Georg Thieme Verlag
mit Fachbeirat Dr. med. Johannes-Martin Hahn
Layout: Künkel Lopka, Heidelberg
Umschlaggestaltung: Thieme Verlagsgruppe

Bibliografische Information der Deutschen Nationalbibliothek
Die Deutsche Nationalbibliothek verzeichnet diese Publikation in der Deutschen Nationalbibliografie; detaillierte bibliografische Daten sind im Internet über http://dnb.d-nb.de abrufbar.

1. Auflage 2003
2. Auflage 2005
3. Auflage 2009

Rüdigerstraße 14
70469 Stuttgart
Unsere Homepage: www.thieme.de

Printed in Germany

Satz: medionet Publishing Services Ltd, Berlin

Druck: AZ Druck und Datentechnik GmbH, Kempten

ISBN 978-3-13-136434-0 2 3 4 5 6

Auch erhältlich als E-Book:
eISBN (PDF) 978-3-13-150764-8
eISBN (epub) 978-3-13-168114-0

Wichtiger Hinweis: Wie jede Wissenschaft ist die Medizin ständigen Entwicklungen unterworfen. Forschung und klinische Erfahrung erweitern unsere Erkenntnisse, insbesondere was Behandlung und medikamentöse Therapie anbelangt. Soweit in diesem Werk eine Dosierung oder eine Applikation erwähnt wird, darf der Leser zwar darauf vertrauen, dass Autoren, Herausgeber und Verlag große Sorgfalt darauf verwandt haben, dass diese Angabe **dem Wissensstand bei Fertigstellung des Werkes** entspricht.

Für Angaben über Dosierungsanweisungen und Applikationsformen kann vom Verlag jedoch keine Gewähr übernommen werden. **Jeder Benutzer ist angehalten**, durch sorgfältige Prüfung der Beipackzettel der verwendeten Präparate und gegebenenfalls nach Konsultation eines Spezialisten festzustellen, ob die dort gegebene Empfehlung für Dosierungen oder die Beachtung von Kontraindikationen gegenüber der Angabe in diesem Buch abweicht. Eine solche Prüfung ist besonders wichtig bei selten verwendeten Präparaten oder solchen, die neu auf den Markt gebracht worden sind. **Jede Dosierung oder Applikation erfolgt auf eigene Gefahr des Benutzers.** Autoren und Verlag appellieren an jeden Benutzer, ihm etwa auffallende Ungenauigkeiten dem Verlag mitzuteilen.

Vorwort

Zehn Jahre sind seit Erscheinen der ersten Auflage des Kurzlehrbuches Physiologie vergangen und mittlerweile erscheint es in der 4. Auflage. Inzwischen hat das Buch mit den „Endspurt Vorklinik"-Skripten sogar schon erste Abkömmlinge entwickelt, die auf dem bewährten Rezept der Kurzlehrbuchreihe basieren. Wir als Autoren freuen uns, dass das Interesse an unserem Buch ungebrochen ist und es von vielen Studenten als Hilfe im Studienbetrieb geschätzt wird. An dieser Stelle möchten wir uns herzlich für die vielen positiven oder auch kritischen Rückmeldungen aus der Leserschaft bedanken, die uns auf Fehler oder fehlende Fakten hinweisen und uns so ermöglichen, das Buch weiter zu verbessern. Gerade das viele Feedback bestärkt uns darin, nicht nachzulassen, sondern das Buch stets an die aktuellen Prüfungsfragen und den Wissenszuwachs anzupassen.

Passend zum 10-jährigen Jubiläum erhält die vierte Auflage nun auch mehr Farbigkeit und das neue Layout der Kurzlehrbuchreihe. Wir haben daher alle Abbildungen überarbeitet und mit einem neuen Farbkonzept versehen. Dadurch hoffen wir, eine noch bessere Lesbarkeit des Buches zu erreichen. Am bewährten Konzept wurde wenig geändert, jedoch haben wir zahlreiche neue Prüfungsfragen durchgeschaut und eingearbeitet.

Auch bei der Neuauflage haben uns zahlreiche Menschen geholfen. Unser Dank gilt in erster Linie den Mitarbeitern des Thieme Verlags für die perfekte redaktionelle Arbeit und die nette Zusammenarbeit! Außerdem den Grafikern, die alle Abbildungen nach unseren Vorstellungen neu bearbeitet haben. Persönlich bedanken möchte sich Kerstin Walter bei Familie Hauri, auf deren Terrasse ein Großteil der Überarbeitungen stattfand, für die Gastfreundschaft während dieser Zeit. Jens Huppelsberg bedankt sich bei seiner Frau Morena, Raila und Fabian für ihre Geduld während der Arbeiten an der Neuauflage.

Wir wünschen allen Lesern viel Erfolg im Studium und hoffen, mit unserem Buch einen Teil zum Studienerfolg beitragen zu können. Auch weiterhin freuen wir uns über konstruktive und kritische Rückmeldungen!

Bern und Halle, im Juni 2013
Kerstin Walter
Jens Huppelsberg

Inhalt

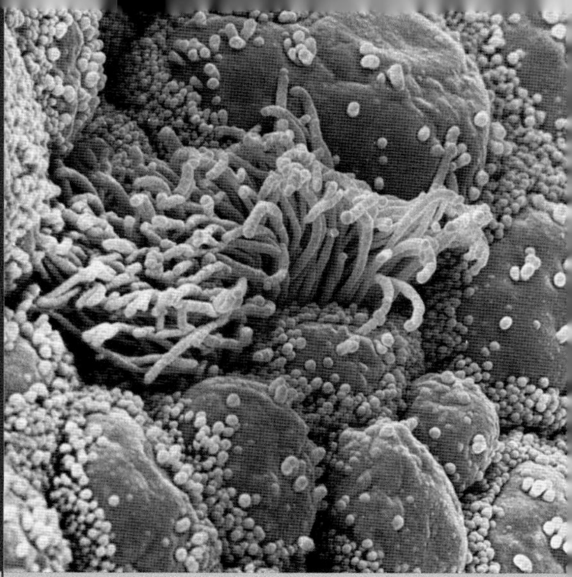

Kapitel 1

Allgemeine und Zellphysiologie, Zellerregung

Verschlossene Kanäle

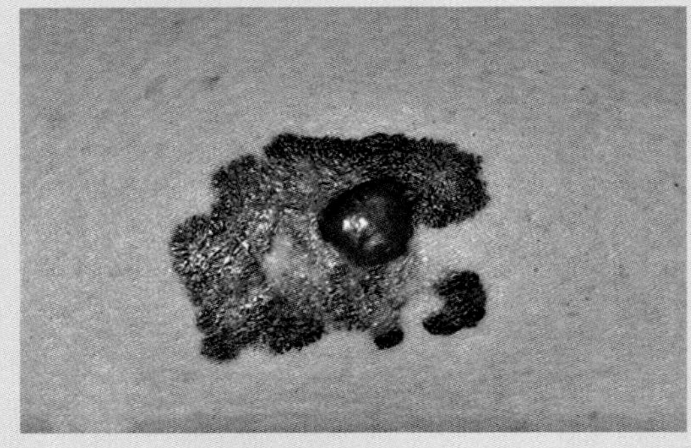

Das maligne Melanom ist ein bösartiger Tumor der pigmentbildenden Zellen. (aus Paus, Sterry, Checkliste Dermatologie, Thieme 2010)

Wie funktioniert unsere Atmung? Wie arbeitet unser Auge? Wie hört unser Ohr? Physiologie ist die Lehre der Funktionen des menschlichen Körpers. In diesem Buch werden Sie mehr darüber erfahren – von Herz und Blut über die Niere bis hin zum Nervensystem. Im ersten Kapitel werden zunächst einige Grundprinzipien erklärt, beispielsweise wie die einzelnen Zellen miteinander kommunizieren, Stoffe austauschen oder wie Erregungen von einer Zelle zur anderen weitergegeben werden. Bei Barbara F. ist die Informationsübermittlung zwischen einigen Zellen für kurze Zeit unterbrochen. Die 21-Jährige hat einen großen Leberfleck, den sie sich in lokaler Betäubung entfernen lässt.

Ein auffälliger Leberfleck

Barbara F. hat sich schon immer über den auffälligen Leberfleck an ihrem rechten Unterarm geärgert. Als die 21-jährige Medizinstudentin ihr Pflegepraktikum macht, nimmt der Stationsarzt sie eines Tages beiseite. Hast du schon einmal den Leberfleck untersuchen lassen?", fragt er sie. „Ich würde dir empfehlen, mal einen Hautarzt darauf schauen zu lassen." Etwas beunruhigt sucht Barbara eine Woche später einen Dermatologen auf. Dieser sieht sich Barbaras Haut genau an und rät ihr schließlich, diesen und zwei weitere Nävuszellnävi – wie er die Leberflecken nennt – entfernen zu lassen.

Die fixierte Nervenzellmembran

Zwei Wochen später ist Barbara wieder in der Praxis. Der Arzt beruhigt die ein wenig aufgeregte Studentin: „Von der Operation selbst spüren Sie nichts, Sie merken nur die Einstiche der Spritze bei der Lokalanästhesie. Haben Sie schon gelernt, wie eine solche Betäubung funktioniert?" Und als Barbara verneint – schließlich ist sie erst im dritten Semester – erläutert ihr der Arzt, dass Lokalanästhetika sich am Lipidbestandteil der Membran von Nervenzellen anlagern und dadurch verhindern, dass Natriumionen durch die Membran gelangen. Normalerweise öffnen sich die Natriumkanäle einer Membran, wenn Signale in Form von sog. Aktionspotenzialen entlang einer Nervenfaser weitergeleitet werden. Sind die Natriumkanäle jedoch durch das Lokalanästhetikum blockiert, gelangen aus dem betäubten Gebiet keine Reize mehr Richtung Gehirn. Die Nervenzellmembran wird durch das Lokalanästhetikum „fixiert".

Der Arzt umspritzt die drei Nävuszellnävi mit dem lokalen Betäubungsmittel, wartet kurze Zeit und schneidet die Leberflecken heraus. Sie werden zur histologischen Untersuchung an ein Labor geschickt.

Vorsicht beim Sonnenbaden!

Im Laufe der nächsten Stunden diffundiert das Lokalanästhetikum von den betäubten Orten weg und wird im Körper abgebaut. Barbara spürt nun einen leichten Schmerz an den operierten Stellen. In der darauf folgenden Woche muss sie zum Fädenziehen wieder in die Praxis gehen. Die Schnittstellen sind gut verheilt. Das Ergebnis der histologischen Untersuchung erfährt Barbara an diesem Tag auch: Die beiden Nävuszellnävi am Rücken waren unauffällig, aber den Leberfleck am Unterarm nennt der Hautarzt „dysplastisch". Das bedeutet, dass er eines Tages möglicherweise entartet wäre; dann hätte daraus ein malignes Melanom werden können. Diese Form von Hautkrebs – ein Tumor der Melanozyten, also der pigmentbildenden Zellen – ist sehr gefährlich, da er schnell Metastasen bildet. „Gut, dass wir den Leberfleck entfernt haben", meint der Arzt. Er rät Barbara, ihre Leberflecken einmal im Jahr kontrollieren zu lassen und sich im Sommer gut mit Sonnencreme einzuschmieren: Sonnenbrände gelten als Risikofaktoren für maligne Melanome.

1 Allgemeine und Zellphysiologie, Zellerregung

1.1 Einleitung

Lerncoach

Für viele Studenten sind die hier aufgeführten Grundlagen das langweiligste Thema des ganzen Buches. Dass außerdem viele Begriffe aus der Physik und Chemie auftauchen, schreckt die meisten noch zusätzlich ab. Sie werden jedoch auch feststellen, dass Ihnen vieles schon bekannt ist. Viele Grundbegriffe oder Definitionen, die zum späteren Verständnis notwendig sind und auch in Vorlesungen meist als bekannt vorausgesetzt werden, werden hier kurz erläutert. Sie können das Kapitel daher auch zum Nachschlagen verwenden.

1.2 Die Stoffmenge und die Konzentrationen

1.2.1 Die Stoffmenge

Die Stoffmenge [mol] gibt eine Anzahl von Teilchen an. 1 mol eines Stoffes besteht aus ebenso vielen Teilchen (Atomen, Ionen, Molekülen), wie in 12 g des Nuklids ^{12}C enthalten sind, nämlich $6{,}022 \cdot 10^{23}$ Teilchen.

1.2.2 Die Konzentration

Es gibt mehrere Möglichkeiten Konzentrationen anzugeben:

- Die **Massenkonzentration [g/l]** gibt die Masse eines Stoffes pro Volumeneinheit an.
- Die **Stoffmengenkonzentration** (= molare Konzentration) **[mol/l]** gibt die Stoffmenge pro Volumeneinheit an.
- Die **molale Konzentration [mol/kg H_2O]** gibt die Stoffmenge pro Masse Lösungsmittel (in der Physiologie i. d. R. Wasser) an.

1.2.3 Molarität und Molalität

Die **Molarität** oder **Stoffmengenkonzentration [mol/l]** gibt die Stoffmenge pro Volumen Lösungsmittel an.
Die **Molalität [mol/kg H_2O]** bezieht die Stoffmenge auf die Masse des Lösungsmittels, nicht auf das Volumen.
Osmolarität und Osmolalität s. S. 16.

1.2.4 Der pH-Wert

Der **pH-Wert** gibt den **negativen dekadischen Logarithmus der molalen H^+**-Ionen-Konzentration an. pH 7 bedeutet also beispielsweise, dass die H^+-Konzentration bei 10^{-7} mol/l liegt. Der pH-Wert im Blut liegt im Mittel bei etwa 7,4. Steigt der pH-Wert über die obere Grenze des Normbereichs (d. h. bei einem Abfall der H^+-Konzentration), spricht man von einer **Alkalose,** fällt er unter die untere Grenze des Normbereichs (d. h. bei einem Anstieg der H^+-Konzentration) spricht man von einer **Azidose**.
Die Aktivität von Enzymen, die Permeabilität von Membranen und die Struktur der Zelle wird durch den pH-Wert beeinflusst. Daher wird er mit Hilfe von verschiedenen Puffersystemen (HCO_3^--Puffer, Phosphatpuffer, Proteinpuffer, etc., s. S. 113) möglichst konstant gehalten.
Weitere physiologische Grundbegriffe (z. B. SI-Einheiten) sind auf S. 350 aufgeführt.

1.3 Die Zellphysiologie

Lerncoach

Für das Verständnis der grundlegenden Zellfunktionen sind Kenntnisse über Diffusion, Eigenschaften von Ionen und elektrochemische Kräfte Voraussetzung. Diese Prinzipien kennen Sie wahrscheinlich bereits aus der Chemie. In der Physiologie lernen Sie nun die praktische Bedeutung dieser chemischen Fakten kennen.

1.3.1 Überblick und Funktion

Die Zelle ist die kleinste Bau- und Funktionseinheit von Organismen. Sie erfüllt Grundfunktionen wie z. B. Stoffwechsel, Reizbeantwortung, Bewegung und Vermehrung. Diese Funktionen erfordern einen dauernden Transport von Stoffen und Flüssigkeiten innerhalb der Zellen und zwischen den Zellen. Zu diesem Zweck existieren verschiedene Transportmechanismen an der Zellmembran. Eine weitere Voraussetzung für den kontrollierten Ablauf von Erregungs- und Stoffwechselprozessen ist auch der Konzentrationsgradient zwischen verschiedenen Ionen im Intra- und Extrazellulärraum.

1.3.2 Die Osmose

Als **Osmose** bezeichnet man die Diffusion von Lösungsmittel durch eine **semipermeable Membran** (semipermeabel = halb-durchlässig). Diese Membranen sind nur für das Lösungsmittel, nicht aber für die in ihm gelösten Stoffe durchlässig. (Da es sich bei dem Lösungsmittel im Körper um Wasser handelt, könnte man Osmose auch mit „Wasserdiffusion" übersetzen.) Die Osmose erfolgt aufgrund von Konzentrationsunterschieden und passiert unabhängig von Gravitationskräften. Das Wasser strömt auch von der Seite mit weniger Volumen aber höherer Konzentration auf die andere Seite.
Durch Osmose gleicht sich die Stoffkonzentration auf beiden Seiten der Membran an: beobachtet man beispielsweise eine hoch- und eine niedrigkonzentrierte Zuckerlösung, die durch eine semipermeable

Membran getrennt sind, stellt man fest, dass Wasser entsprechend des Konzentrationsgefälles in die hochkonzentrierte Zuckerlösung einströmt.

Ein Ausgleich der Konzentration ist nur durch das Strömen des Wassers möglich, da die Glucosemoleküle die Membran nicht passieren können. Man kann sagen, die Moleküle oder Ionen, die nicht durch die Membran diffundieren können, ziehen Wasser an. Der Druck, den sie dadurch erzeugen, wird als **osmotischer Druck** bezeichnet. Er hängt in erster Linie von der Anzahl der gelösten osmotisch wirksamen Teilchen ab. Nach van't Hoff und Stavermann gilt:

$\Delta\pi = \sigma \cdot R \cdot T \cdot c_{osm}$

$\Delta\pi$ = osmotische Druckdifferenz

σ = Reflexionskoeffizient

R = allgemeine Gaskonstante

T = absolute Temperatur

c_{osm} = reale Osmolalität:

$$c_{osm} = \frac{n\,(\text{Anzahl gelöster osm. wirksamer Teilchen})}{m\,(\text{Masse Lösungsmittel})}$$

Der **Reflexionskoeffizient σ** beschreibt die Durchlässigkeit der Membran für die gelösten Stoffe, er kann zwischen 1 (undurchlässig) und 0 (frei durchlässig) liegen. Für semipermeable Membranen ist $\sigma = 1$. Der osmotische Druck steigt proportional zur Anzahl der gelösten Teilchen. Für Blutplasma beträgt der osmotische Druck 745 kPa.

Wie alle gelösten Teilchen erzeugen auch makromolekulare Proteine einen osmotischen Druck, der als **onkotischer** oder **kolloidosmotischer Druck** bezeichnet wird (s. S. 32).

Die Osmolarität und die Osmolalität

Die Osmolarität (osmol/l) gibt die Anzahl gelöster osmotisch wirksamer Teilchen pro Volumen Lösungsmittel an, es handelt sich also um eine Stoffmengenkonzentration.

Die Osmolalität (osmol/kg H_2O) bezieht die Teilchenzahl nicht auf das Volumen, sondern auf die Masse des Lösungsmittels.

MERKE

In stark verdünnten Flüssigkeiten sind Molarität und Molalität bzw. Osmolarität und Osmolalität nahezu identisch (bei 4 °C 1 l Wasser = 1 kg Wasser). In höher konzentrierten, physiologischen Flüssigkeiten (z. B. Plasma) kann das Volumen der gelösten Stoffe wesentlich zum Gesamtvolumen der Lösung beitragen, so dass sich Molarität und Molalität bzw. Osmolarität und Osmolalität unterscheiden.

Die Osmolalität hängt außerdem von der Anzahl der **Dissoziationsprodukte** ab: Löst man beispielsweise 1 mmol Glucose in 1 kg Wasser, so beträgt die Osmolalität 1 mosmol/kg H_2O. Löst man dagegen 1 mmol NaCl in 1 kg Wasser, so dissoziieren die Elektrolyte in 1 mmol Na^+ und 1 mmol Cl^-. Die Osmolalität beträgt dann also 2 mosmol/kg H_2O. Wenn der Stoff vollständig dissoziiert, spricht man auch von der **idealen Osmolalität.** In höher konzentrierten Lösungen dissoziieren schwächere Elektrolyte nur teilweise, die **nichtideale (reale) Osmolalität** ist daher kleiner.

Die reale Osmolalität des Plasmas beträgt etwa 290 mosmol/kg H_2O. Eine Lösung, die den gleichen osmotischen Druck wie das Blutplasma erzeugt, wird als **isoton** bezeichnet. Die Tonizität beschreibt also die Osmolalität einer Flüssigkeit im Vergleich zur Osmolalität des Blutplasmas. Ist die Osmolalität geringer als die des Plasmas, so handelt es sich um eine **hypotone** Lösung, ist sie höher um eine **hypertone** Lösung.

1.3.3 Die Zellorganisation und -beweglichkeit

Die funktionelle Kompartimentierung

Die Bestandteile, aus denen menschliche Zellen bestehen, sind die **Zellmembran**, das **Zytosol** und die sog. **Zellorganellen**, die spezielle Funktionen übernehmen. Die Organellen grenzen sich durch Membranstrukturen voneinander ab und teilen so die Zelle in viele kleine Untereinheiten, die auf unterschiedliche Stoffwechselaufgaben spezialisiert sind **(funktionelle Kompartimentierung)**. Man unterscheidet folgende Zellorganellen:

- Der **Zellkern** enthält die Erbinformation (DNA) und ist das Steuerungszentrum.
- Das **endoplasmatische Retikulum** umgibt den Zellkern und spielt eine zentrale Rolle bei der Protein- und Lipidsynthese. Im Muskel dient es außerdem als intrazellulärer Ca^{2+}-Speicher und wird dort als sarkoplasmatisches Retikulum bezeichnet. Ein Teil des endoplasmatischen Retikulums ist mit Ribosomen besetzt (= raues endoplasmatisches Retikulum).
- Die **Ribosomen** setzen die mRNA aus dem Zellkern in Proteinstrukturen um (Translation).
- Im **Golgi-Apparat** werden die Produkte aus dem endoplasmatischen Retikulum modifiziert (z. B. Proteinglykosilierung) und für den Extrazellulärraum bestimmte Substanzen in Sekretvesikel „verpackt".
- **Lysosomen** sind Vesikel, die dem Abbau von Makromolekülen dienen. Sie besitzen Protonenpumpen, die ein saures Milieu schaffen, sodass saure Hydrolasen die Makromoleküle abbauen können.
- **Peroxisomen** enthalten wasserstoffperoxidbildende Oxidasen und Katalase. Sie sind an verschiedenen Soffwechselprozessen (z. B. Fettsäureabbau, peroxidatische Entgiftungsreaktionen) beteiligt.
- Die **Mitochondrien** sind die „Kraftwerke der Zelle", dienen also der Energieversorgung. In ihnen

laufen u. a. der Zitronensäurezyklus und die Atmungskette ab, die der ATP-Synthese dienen. Je stoffwechselaktiver eine Zelle ist, desto höher ist auch ihr Gehalt an Mitochondrien.

Das **Zytoskelett** durchspannt die gesamte Zelle und besteht aus Mikrotubuli, Aktinfilamenten und intermediären Filamenten. Es ist für die Zellbeweglichkeit, intrazelluläre Transportprozesse, den Zusammenhalt von Zellverbänden und die Zellform verantwortlich. Die **Zellmembran** (= Plasmamembran) trennt das Zellinnere vom Extrazellulärraum und regelt die Kommunikation zwischen der Zelle und dem übrigen Organismus. Sie besteht aus einer Lipiddoppelschicht, in die eine Reihe verschiedener Proteine (z. B. Ionenkanäle, Carrier, Rezeptormoleküle) eingelagert sind.

1.3.4 Die Transportwege durch die Membran

Transportprozesse über die Membran, für die keine eigene Transportenergie eingesetzt werden muss, bezeichnet man als **passiven Transport**. Stofftransporte, die unter direktem oder indirektem Energieverbrauch stattfinden, werden als **aktiver Transport** bezeichnet.

Die passiven Transportmechanismen

Die Diffusion

Der einfachste Stoffaustauschprozess ist der **passive Transport durch Diffusion**. Unter Diffusion versteht man den Transport eines Stoffes aufgrund der zufälligen thermischen Bewegung (Brown'sche Molekularbewegung) seiner Moleküle oder Ionen. Die Transportrate hängt vom Konzentrationsunterschied des Stoffes auf beiden Seiten und von der Permeabilität der Membran für die entsprechenden Teilchen ab. Beschrieben wird dies durch das **Fick-Diffusionsgesetz**:

$$J_{diff} = A \cdot D \, \frac{\Delta C}{\Delta x} \, [mol/s]$$

J_{diff} = pro Zeiteinheit transportierte Stoffmenge „Nettodiffusionsrate“ [mol/sec]
A = Fläche [m^2]
D = Diffusionskoeffizient [m^2/s]
ΔC = Konzentrationsdifferenz [mol/m^3]
Δx = Membrandicke [m] ≡ Diffusionsstrecke

Die Diffusionsrate ist also umso größer, je größer F, D und ΔC, und umso kleiner je dicker die Trennwand Δx ist.

Die **einfache Diffusion** direkt durch Zellmembranen kommt nur für sehr kleine oder lipidlösliche Moleküle (z. B. O_2, CO_2, N_2, Ethanol) infrage. Dabei steigt die Transportrate mit zunehmender Konzentration des zu transportierenden Moleküls linear (proportional) an.

Der carriervermittelte Transport

Für geladene Teilchen (Ionen) sind die Phospholipiddoppelschichten der Zellmembran praktisch unpassierbar (impermeabel). Der Transport größerer oder geladener Teilchen erfordert daher spezifische Transportproteine **(Carrier)**, man spricht dann von **erleichterter Diffusion**. Die Carrier sind kleine in die Zellmembran eingelagerte Kanäle oder Poren (Ionenkanäle), durch die die entsprechenden Teilchen entlang ihres Konzentrationsgradienten wandern können (z. B. K^+-, Na^+- oder Ca^{2+}-Kanäle, Glucose-Transporter [GLUTs]). Wie bei der einfachen Diffusion muss der Körper keine Energie für den Transport aufwenden, sondern der Konzentrationsgradient ist die treibende Kraft.

Weil die erleichterte Diffusion auf die Carrierproteine angewiesen ist und diese nur in begrenzter Zahl zur Verfügung stehen, weist die erleichterte Diffusion eine Sättigungskinetik nach **Michaelis-Menten** auf (vgl. Lehrbücher der Biochemie). Ab einem bestimmten Maximalwert arbeiten alle Carrier mit ihrer maximalen Transportkapazität, so dass sich die Transportrate trotz steigender Konzentration nicht weiter steigern lässt:

$$J = \frac{(J_{max} \cdot c)}{(K_m + c)}$$

J = Transportrate
J_{max} = maximale Transportrate
K_m = Michaelis-Konstante (Konzentration, bei der Halbsättigung besteht)
c = Substratkonzentration

Solvent drag

Entsteht aus osmotischen Gründen ein Wasserstrom, so kann dieses Wasser aus Massenträgheitsgründen weitere gelöste Teilchen mit sich reißen. Dieses Phänomen bezeichnet man als **„solvent drag“**. Es lässt sich v. a. an relativ durchlässigen Epithelien und bei parazellulärem Wasserstrom (z. B. in der Niere) beobachten.

Die aktiven Transportmechanismen

Um Stoffe, die nicht durch einen elektrischen Gradienten oder Konzentrationsgradienten über die Membran getrieben werden oder die entgegen eines bestehenden Konzentrationsgradienten bewegt werden sollen, transportieren zu können, muss aktiv Energie aufgewandt werden. Für alle aktiven Transporte gilt:

- Sie unterliegen einer Sättigungskinetik, d. h. ihre maximale Transportkapazität ist begrenzt. (Das liegt daran, dass die entsprechenden Transportproteine nur in einer begrenzten Anzahl mit einer bestimmten Maximalleistung zur Verfügung stehen.)

- Sie sind auf Energiezufuhr angewiesen, d. h. sie werden gehemmt, wenn die Energieversorgung der Zelle gestört wird.
- Sie sind mehr oder weniger spezifisch, d. h. sie transportieren nur eine ganz bestimmte Substanz oder Substanzgruppe.
- Wenn sie für eine Substanzgruppe spezifisch sind, konkurrieren die verschiedenen Substanzen um den Transport, d. h. sie hemmen sich gegenseitig kompetitiv. Dabei ist die Affinität der einzelnen Substanzen zum Transportsystem i. d. R. unterschiedlich.

Als **Symport** (oder Cotransport) bezeichnet man Transportprozesse, bei denen alle Stoffe in **dieselbe Richtung** transportiert werden (z. B. Na^+-K^+-$2Cl^-$-Symport in der Henle-Schleife, s. S. 177). Von **Antiport** spricht man, wenn die Substanzen in **entgegengesetzte Richtungen** transportiert werden (z. B. Na^+-Ca^{2+}-Antiport, Na^+-K^+-ATPase).

Bei einem **elektrogenen** Transportprozess werden netto Ladungen über die Membran verschoben (z. B. Na^+-Glucose-Symport: 1 positive Ladung nach intrazellulär, Na^+-K^+-ATPase: netto 1 positive Ladung nach extrazellulär). **Elektroneutral** ist ein Transportprozess dann, wenn entweder nur ungeladene Teilchen transportiert werden, oder wenn gleich viele „Ladungen" die Zelle verlassen, wie hineinwandern (z. B. Na^+-H^+-ATPase, Glucose-Diffusion durch GLUT, s. S. 149).

Der primär-aktive Transport

Unter **primär-aktivem Transport** versteht man einen Transportprozess, der unter dem direkten Verbrauch von ATP erfolgt. Bei dem zugehörigen Transportprotein handelt es sich um eine **ATPase**, die ATP spaltet und mit Hilfe der so gewonnenen Energie die Pumpleistung erbringt.

Den wichtigsten primär-aktiven Transportprozess leistet die ubiquitär vorkommende **Na^+-K^+-ATPase**. Sie ist für die Aufrechterhaltung der Na^+- und K^+-Ionenkonzentrationen intra- und extrazellulär verantwortlich und so auch an der Aufrechterhaltung des Membranpotenzials (s. S. 21). Die Na^+-K^+-ATPase bindet ATP, das sie in das energieärmere ADP und anorganisches Phosphat spaltet, die dabei freiwerdende Energie wird für den Ionentransport eingesetzt. Sie besteht aus 2 α- und 2 β-Untereinheiten, wobei die α-Einheiten phosphoryliert werden und den „Transportkanal" für die Ionen bilden. Die Ionen, die durch Diffusion in die Zelle gelangen und die bestehenden Konzentrationsunterschiede sonst schnell ausgleichen würden, werden auf diese Weise aktiv wieder zurückgepumpt.

Klinischer Bezug

Herzglykoside: Na^+-K^+-Pumpen können durch Herzglykoside (z. B. Digitoxin, Strophantin) reversibel gehemmt werden. Diese Substanzen binden an die Na^+-K^+-abhängige ATPase und blockieren so den Transport. Als Folge kommt es zu einem Anstieg der intrazellulären Na^+-Konzentration. Na^+ wird nun vermehrt über einen Na^+-Ca^{2+}-Antiport aus der Zelle ausgeschleust. Der intrazelluläre Ca^{2+}-Gehalt steigt daher an und die Kontraktionskraft des Herzmuskels erhöht sich (s. a. S. 54).

MERKE

Mit der Energie, die die Na^+-K^+-ATPase aus der Spaltung eines Moleküls ATP gewinnt, transportiert sie 3 Na^+-Ionen aus der Zelle hinaus und 2 K^+-Ionen in die Zelle hinein. Netto wird also eine positive Ladung nach außen verschoben, der Transport ist elektrogen.

Weitere wichtige ATPasen sind die **Ca^{2+}-ATPasen** von endoplasmatischem Retikulum und Plasmamembran, die **H^+-K^+-ATPasen** der Belegzellen im Magen und der renalen Sammelrohre (s. S. 141, 176) sowie die **H^+-ATPase** der Lysosomen.

Der sekundär-aktive Transport

Sekundär-aktive Transportprozesse verbrauchen ATP nicht direkt, sondern nutzen unter Energieverbrauch aufgebaute Konzentrationsgradienten als treibende Kraft. Beispielsweise im Darm und in den Nierentubuli kann Na^+ zusammen mit dem zu transportierenden Stoff aus dem Lumen in die Enterozyten diffundieren. Na^+ wird durch die Na^+-K^+-Pumpe im Austausch gegen K^+ aus der Zelle transportiert, dadurch entsteht ein Gradient, der die treibende Kraft für den Na^+-Einstrom an der apikalen Membran darstellt. Entlang dieses Gradienten können z. B. Glucose und Aminosäuren entgegen des Konzentrationsgradienten in die Zelle hineintransportiert werden.

Der aktive Transport durch Endo- und Exozytose

Um Stoffe über die Membran zu transportieren, die weder durch die Membran diffundieren noch durch Transportkanäle in die Zelle gelangen können, werden **Vesikel** als Transportsystem genutzt. Vor allem Makromoleküle werden so transportiert (z. B. Proteine).

Die Stoffabgabe mittels Membranvesikeln nach außen nennt man **Exozytose**. Soll ein größeres Protein aus der Zelle in den Extrazellulärraum freigesetzt werden, so wird es in kleine Membranbläschen (Vesikel) verpackt, die mit der Zellmembran verschmelzen können und dabei ihren Inhalt nach außen entleeren. Umgekehrt kann die Zelle über einen solchen Mechanismus auch Stoffe aus dem Extrazellulärraum aufnehmen. Die Plasmamembran besitzt Rezeptoren für die aufzunehmende Substanz. Wenn die Substanz gebunden wird, stülpt sich die Plasmamembran ein und schnürt sich schließlich ab. Die so entstandenen Vesikel enthalten Extrazellulärflüssigkeit und die gewünschten Makromoleküle (**Endozytose**).

1.3.5 Der intrazelluläre Stofftransport

Um Substanzen (z. B. Proteine) innerhalb der Zelle transportieren zu können, werden sie in **Vesikel** verpackt und dann entlang des **Zytoskeletts** durch die Zellen geschleust. Das Grundgerüst des Zytoskeletts bilden Mikrotubuli, an denen die Vesikel oder Organellen entlanggleiten und Mikrofilamente, deren Hauptbestandteil F-Aktin darstellt. Sie sind von Dynein- und Myosin-Molekülen umgeben, durch die unter ATP-Einsatz eine Verschiebung des Zytoskeletts ermöglicht wird. Der Mechanimus basiert wie bei der Muskelkontraktion auf einer Wechselwirkung von **Aktin** und **Myosin** (s. S. 233), aufgrund der lockeren Verteilung ist die Kraftentwicklung aber weit schwächer.

Der axonale Transport

Die Bedeutung aktiver intrazellulärer Transportprozesse wird in den Axonen der Nervenzellen, die über 1 m lang sein können, besonders deutlich. Der Transport eines Proteins über längere Strecken nur durch reine Diffusion würde hier Jahre dauern.

Der schnelle axonale Transport

Über schnellen axonalen Transport werden vorwiegend Vesikel und Organellen (z. B. Mitochondrien) transportiert. Er erfolgt **anterograd** (vom Zellkörper weg) und erreicht dabei eine Geschwindigkeit von bis zu 400 mm/d. Transportiert werden Transmitter oder deren Vorstufen, Vesikelmembranen, Enzyme, etc.
Der **retrograde** Transport (zum Zellkörper hin) ist nur etwa halb so schnell. Transportiert wird neben noch brauchbaren Stoffwechselprodukten der sog. Nerve growth factor (NGF) zum Soma, der als Signalsubstanz wichtig für das Überleben und die normale Funktion der Nervenzelle ist.

Der langsame axonale Transport

An bestimmte Komponenten des Zytoskeletts (Tubulin, Aktin) sind verschiedene Proteine assoziiert und bewegen sich mit diesen durch die Zelle. Die Transportgeschwindigkeit des langsamen axonalen Transports beträgt ca. 1 mm/d (das entspricht der Regenerationsgeschwindigkeit nach Schädigung eines Nerven).

1.3.6 Die Signaltransduktion

Die Kommunikation zwischen Zellen, Zellverbänden und Organen im Organismus kann auf verschiedenen Wegen erfolgen:

- über **spezifische Botenstoffe** (z. B. Hormone), die über das Blut und über Diffusion zu ihren Zielzellen gelangen (s. S. 187). An den Zielzellen muss dieses Signal in ein intrazelluläres Signal übersetzt werden.
- über **Änderungen des Membranpotenzials**, entweder über chemische Synapsen oder über direktes Übergreifen der Erregung benachbarter Zellen durch gap junctions (s. S. 220).

Die Signaltransduktion über Second Messenger

Um Informationen, die von außen auf die Zellmembran treffen in Reaktionen der Zellorganellen umzuwandeln, müssen diese von der Zellmembran ins Zellinnere übermittelt werden. Dazu bedient sich die Zelle sekundärer Botenstoffe (sog. **second messenger**). Bestimmte Botenstoffe docken an der Außenseite der Zielzellmembran an spezifische transmembranäre Rezeptorproteine an. Diese Botenstoff-Rezeptor-Bindung führt dann in mehreren Schritten zur Freisetzung der second messenger im Zellinneren und bewirkt so letztlich eine Umsetzung der Information in eine Funktionsänderung der Zelle.

G-Proteine-gekoppelte Signaltransduktion

Guanylnucleotid-bindende Proteine (**G-Proteine**) werden rezeptorvermittelt durch einen von außen auf die Zellmembran treffenden Reiz aktiviert und „übersetzen" diesen Reiz in ein intrazelluläres Signal. G-Proteine bestehen aus drei Untereinheiten (α-, β- und γ-Untereinheit) und haben im Ruhezustand GDP (Guanosindiphosphat) gebunden.
Bindet ein Botenstoff an den Rezeptor, so interagiert dieser mit dem G-Protein. Dabei wird das an die α-Untereinheit gebundene GDP durch energiereicheres GTP (Guanosintriphosphat) ersetzt. Die α-Untereinheit ist dadurch aktiviert und dissoziiert von der βγ-Untereinheit ab. Sie ist nun in der Lage, den Funktionszustand zugehöriger Effektorproteine (z. B. Adenylatcyclase, Phospholipase) zu verändern. Die Effektorproteine synthetisieren die intrazellulären Signalstoffe, die second messenger. Wird GTP durch Hydrolyse wieder zu GDP, so ist die α-Untereinheit inaktiviert, verbindet sich wieder mit der βγ-Untereinheit und das G-Protein kehrt in den Ruhezustand zurück (**Abb. 1.1**).

Zyklisches Adenosinmonophosphat (cAMP)

cAMP ist ein Derivat des Energielieferanten ATP und einer der wichtigsten second messenger. cAMP spielt in vielen Signalkaskaden eine zentrale Rolle. Die Bildung von cAMP aus ATP wird durch die **Adenylatcyclase** katalysiert, wenn diese von der α-Untereinheit eines G-Proteins (s. o.) aktiviert worden ist. cAMP aktiviert **Proteinkinasen vom Typ A**, die wiederum andere Proteine **phosphorylieren** und so deren Aktivitätszustand verändern. Phosphodiesterasen inaktivieren cAMP, indem sie es zu einfachem 5'-AMP spalten (**Abb. 1.2**).

Für die verschiedenen Signalstoffe gibt es verschiedene Rezeptoren und G-Proteine, die entweder die Adenylatcyclase stimulieren (z. B. Katecholamine an β-Rezeptoren, ADH an V_2-Rezeptoren, Glucagon, Prostaglandine) oder die Adenylatcylase hemmen (z. B. Acetylcholin an M_2- und M_4-Rezeptoren, Katecholamine an α_2-Rezeptoren, Opioide, etc.).

Inositoltriphosphat (IP_3) und Diacylglycerin (DAG)

Ein weiteres wichtiges Protein für die Signaltransduktion ist die membranständige **Phospholipase C**, mit ihren zugehörigen second messengern **IP_3** und **DAG**. Dazu spaltet sie nach Aktivierung durch ein G-Protein Phospholipide der Zellmembran in die beiden Bruchstücke IP_3 und DAG. IP_3 setzt **Ca^{2+}** aus den

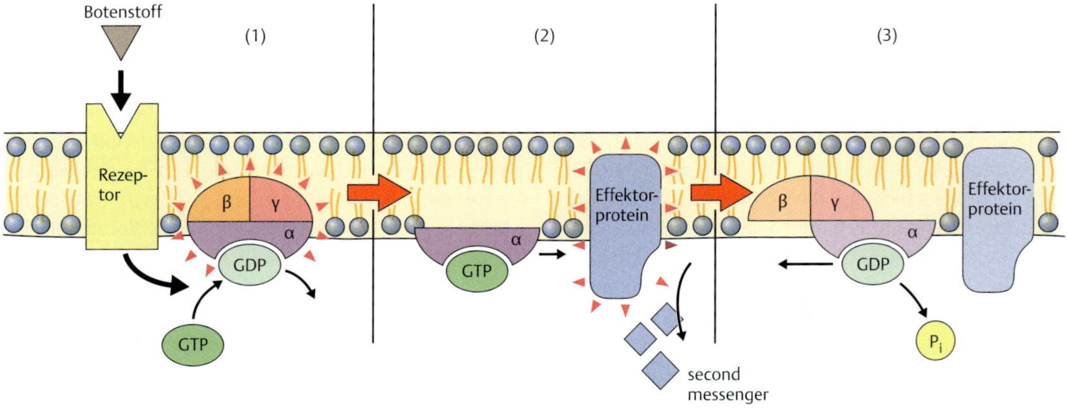

Abb. 1.1 Funktionsprinzip der G-Protein-gekoppelten Signaltransduktion.

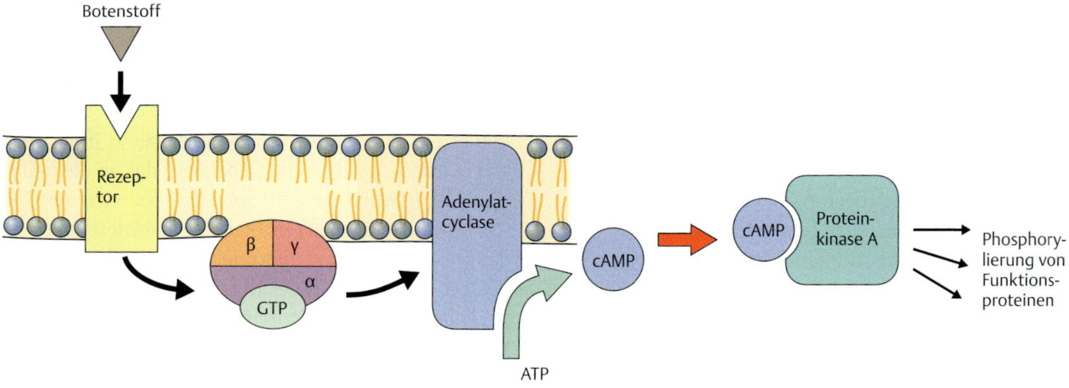

Abb. 1.2 Die Bildung von cAMP mit Hilfe der Adenylatcyclase und seine Wirkung als second messenger.

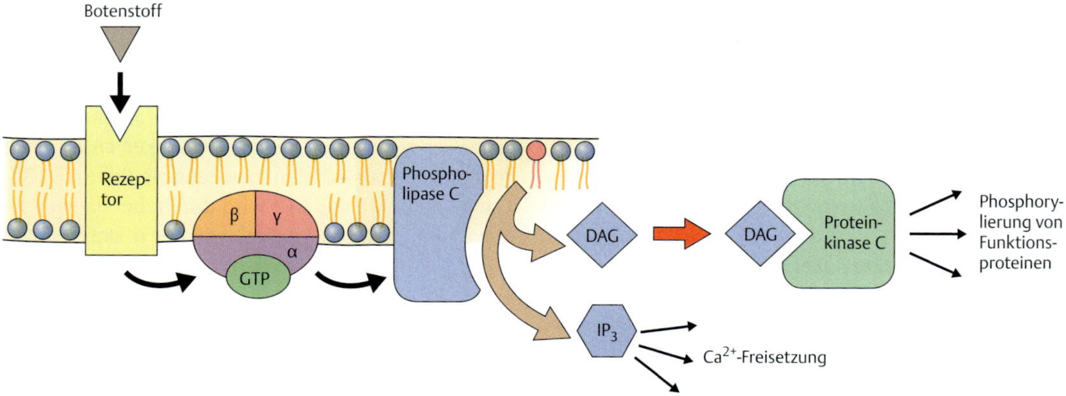

Abb. 1.3 Die Bildung von IP_3 und DAG mit Hilfe der Phospholipase C und die Wirkung als second messenger.

intrazellulären Speichern frei, während DAG in der Zellmembran die **Proteinkinase C** aktiviert, die daraufhin ebenfalls Funktionsproteine phosphoryliert und dadurch deren Aktivitätszustand verändert. Über die Phospholipase C wirken z. B. Katecholamine an α_1-Rezeptoren, Acetylcholin an M_1- und M_3-Rezeptoren oder Serotonin an 5-HT_2-Rezeptoren (**Abb. 1.3**).

Calcium

Ca^{2+}-Ionen stellen einfache, aber außerordentlich wichtige second messenger dar. In Ruhe ist ihre Konzentration intrazellulär mit 10^{-8}–10^{-7} mol/l sehr gering. Durch das Öffnen spezifischer Membrankanäle steigt die Ca^{2+}-Konzentration schnell an und bewirkt z. B. die Freisetzung von Transmittern an Nervenendigungen, die Kontraktion von Myofibrillen oder die Freisetzung von weiterem Ca^{2+} aus intrazellulären Speichern.

1.3.7 Die Grundlagen des Membranpotenzials und der elektrischen Erregung

Die Ionenkonzentration von Intra- und Extrazellulärraum

Die Kaliumkonzentration ist intrazellulär mit ca. 155 mmol/l etwa 30-fach höher als extrazellulär (ca. 5 mmol/l). Umgekehrt beträgt die Na^+-Konzentration intrazellulär (ca. 12 mmol/l) nur etwa 1/12 der extrazellulären Na^+-Konzentration (ca. 145 mmol/l) (**Tab. 1.1**). An der Aufrechterhaltung dieser Konzentrationsunterschiede, die sich bei freier Diffusion schnell ausgleichen würden, sind verschiedene Mechanismen beteiligt (**Abb. 1.4**):

- die Na^+-K^+-ATPase, die aktiv K^+-Ionen in die Zelle hinein und Na^+-Ionen aus der Zelle hinauspumpt (s. o.).
- die Ionenleitfähigkeit der Membran, denn die Phospholipiddoppelschicht ist praktisch undurchlässig für Ionen, so dass diese nur über spezialisierte Transportproteine die Membran passieren können. Dadurch lässt sich der transmembranäre Ionenstrom gut steuern.

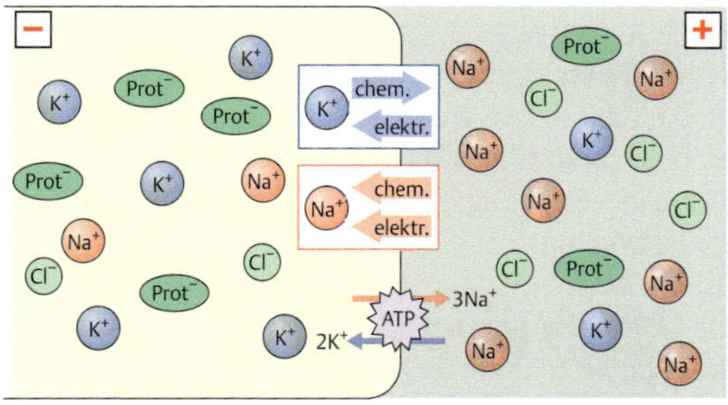

Abb. 1.4 Ionenverteilung im Intra- und Extrazellulärraum und Triebkräfte, die auf die einzelnen Ionen wirken. (Prot− = Proteine und andere große Anionen).

Tab. 1.1

Durchschnittliche Ionenkonzentrationen

	intrazellulär (mmol/l)	extrazellulär (mmol/l)
Na^+	12	145
K^+	155	5
Ca^{2+}	0,0001–0,00001(–10^{-8})	2
Mg^{2+}	15	1
Cl^-	4	120
HCO_3^-	8	27
„große Anionen*"	155	–

*negativ geladene Teilchen bezeichnet man als **Anionen**, positiv geladene Teilchen als **Kationen**. Ladungen versuchen immer, sich auszugleichen, d. h. Kationen werden von negativen Ladungen, Anionen von positiven Ladungen angezogen.

Für die Ionen einer Zelle im Ruhezustand gelten folgende Aussagen:

- **Na^+-Ionen:** Die Na^+-Ionen werden aufgrund ihrer Verteilung (innen wenig, außen viel Na^+-Ionen) in das Zellinnere hineingezogen (chemische Kraft). Aber auch das elektrische Potenzial ist für den Einstrom der Na^+-Ionen in die Zelle verantwortlich, da die positiv geladenen Na^+-Ionen vom negativ geladenen Zellinneren angezogen werden (elektrische Kraft). Na^+-Ionen, die einmal in die Zelle gelangt sind, verlassen sie daher nicht mehr „freiwillig". Um sie zurück in den Extrazellulärraum zu befördern, ist ein aktiver, energieverbrauchender Prozess notwendig (Na^+-K^+-ATPase, s. o.).
- **K^+-Ionen**: Auf die K^+-Ionen K^+wirken chemische Kräfte, die sie aufgrund ihres Konzentrationsunterschieds (innen viel, außen wenig K^+-Ionen) aus der Zelle hinaustreiben. Durch die Diffusion der Kationen wird gleichzeitig Ladung verschoben, es entsteht ein sog. **Diffusionspotenzial**. Diese elektrischen Kräfte wirken der weiteren Diffusion von K^+ entgegen: die positiv geladenen K^+-Ionen werden in das negativ geladene Zellinnere gezogen. Wenn beide Kräfte genau gleich groß sind, ist das **elektrochemische Gleichgewicht** erreicht (s. u.).
- **Intrazelluläre Anionen**: Intrazellulär findet man als negativ geladene Teilchen hauptsächlich große Anionen **(Proteine, Phosphate)**, für die die Zellmembran praktisch undurchlässig ist.
- **Cl^--Ionen**: Bei den extrazellulären Anionen handelt es sich vor allem um Cl^--Ionen.
  Auch auf die Cl^--Ionen wirken sowohl chemische Kräfte, die Cl^- in die Zelle hinein und elektrische Kräfte, die Cl aus der Zelle herausdrängen. Das Cl^--Gleichgewichtspotenzial beträgt ca. –80 mV, so dass es bei einem normalen Ruhemembranpotenzial kaum zu einem Nettofluss von Cl^--Ionen kommt.

Das Gleichgewichtspotenzial

Das elektrochemische Gleichgewichtspotenzial eines Ions ist dann erreicht, wenn die elektrische und die chemische Kraft, die das Ion über die Membran bewegen, gleich groß und entgegengesetzt sind. Es findet dann kein Netto-Fluss mehr statt, d. h. für jedes Ion, das in die Zelle wandert, wandert auch genau eines wieder hinaus. Wann das **elektrochemische Gleichgewicht** eines Ions erreicht ist, lässt sich mit Hilfe der **Nernst-Gleichung** berechnen.

Die Nernst-Gleichung

$$E_X = \frac{R \cdot T}{F \cdot z_X} \cdot \ln\left(\frac{c[X]_{außen}}{c[X]_{innen}}\right)$$

E_X = Gleichgewichtspotenzial des Ions X
R = allgemeine Gaskonstante ($8{,}314\ J \cdot K^{-1} \cdot mol^{-1}$)
T = absolute Temperatur (310 K)
F = Faraday-Konstante (Ladung pro mol = $9{,}65 \cdot 10^4\ A \cdot s \cdot mol^{-1}$)
z_X = Ladungszahl des Ions S (+1 für K^+, +1 für Na^+, +2 für Ca^{2+}, –1 für Cl^-, etc.)
$c(X)_{außen}$ = effektive Konzentration des Ions X extrazellulär
$c(X)_{innen}$ = effektive Konzentration des Ions X intrazellulär
Da die Konstanten R, T und F im Körper unverändert bleiben, lässt sich für E_X vereinfacht schreiben:

$$E_X = -61\ mV \cdot \frac{1}{z_X} \cdot \lg\left(\frac{c[X]_{innen}}{c[X]_{außen}}\right)$$

Das **K^+-Gleichgewichtspotenzial** beträgt:

$$E_K = -61\ mV \cdot \lg\left(\frac{c[K]_{innen}}{c[K]_{außen}}\right) = -61\ mV \cdot \lg\left(\frac{155\ mmol/l}{5\ mmol/l}\right) = -61\ mV \cdot \lg(1{,}49) = -91\ mV$$

Das **Na^+-Gleichgewichtspotenzial** beträgt:

$$E_{Na} = -61\ mV \cdot \lg\left(\frac{c[Na]_{innen}}{c[Na]_{außen}}\right) = -61\ mV \cdot \lg\left(\frac{12\ mmol/l}{145\ mmol/l}\right) = -61\ mV \cdot \lg(-1{,}08) = 66\ mV$$

Die Donnan-Verteilung

Proteine können die Membranen nicht durchdringen und sind daher in einem bestimmten Kompartiment eingeschlossen. Dies führt zu einer Ungleichverteilung der permeationsfähigen Ionen, die auch als **Donnan-Verteilung** bezeichnet wird. Es handelt sich um die Sonderform eines Diffusionspotenzials: In einem realitätsnahen Modell sollen sich in einem Kompartiment E (ähnlich dem Extrazellulärraum) 150 mmol/l KCl befinden. In Kompartiment I (ähnlich dem Zellinneren) betrage die K^+-Konzentration 150 mmol/l, als Anionen sollen sich in I große negative Ionen (z. B. Proteine) befinden. Wäre die Trennwand zwischen beiden Kompartimenten semipermeabel, d. h. vollständig undurchlässig für alle Ionen, so würde zwischen beiden Kompartimenten sowohl Elektroneutralität als auch der gleiche osmotische Druck herrschen. Wäre die Membran dagegen für die kleinen Ionen durchlässig, so würden zunächst Cl^--Ionen entlang ihres Konzentrationsgradienten aus E nach I wandern. Da die großen Anionen aus I die Membran nicht passieren können, steigt die Zahl der Anionen in I an, I wird also negativ. Die K^+-Ionen würden nun, dem elektrischen Gradienten folgend ebenfalls nach I wandern und zwar so lange, bis sowohl für K^+ als auch für Cl^- das Gleichgewichtspotenzial erreicht ist.

$$\frac{61\ mV}{-1} \cdot \lg\left(\frac{c[Cl^-]_E}{c[Cl^-]_I}\right) = \frac{61\ mV}{+1} \cdot \lg\left(\frac{c[K^+]_E}{c[K^+]_I}\right)$$

$$-\lg\left(\frac{c[Cl^-]_E}{c[Cl^-]_I}\right)$$

$$= \lg\left(\frac{c[K^+]_E}{c[K^+]_I}\right)\frac{c[Cl^-]_E}{c[Cl^-]_I}$$

$$= \frac{c[K^+]_E}{c[K^+]_I} c[K^+]_E \cdot c[Cl^-]_I$$

$$= c[K^+]_I \cdot c[Cl^-]_E$$

Entsprechend der Nernst-Gleichung würde das Gleichgewichtspotenzial für K^+ und Cl^- bei –20 mV (**Donnan-Potenzial**) liegen. Allerdings würde dabei gleichzeitig in I ein starker **osmotischer Überdruck** entstehen, dem die Zellmembran nicht standhalten könnte. Die Zelle muss also die Entstehung einer Donnan-Verteilung verhindern. Dies geschieht durch die Na^+-K^+-ATPase und die relativ selektive Permeabilität der Membran nur für K^+-Ionen. Das dadurch entstehende, stark negative Membranpotenzial verhindert weitgehend das Eindringen von Cl^--Ionen. Ist die Energieversorgung der Zelle dagegen gestört, so dass der aktive Transport nicht mehr richtig funktioniert, ändert sich die Ionenverteilung in Richtung Donnan-Verteilung, was eine osmotisch bedingte Zellschwellung nach sich zieht.

Das Membranpotenzial

In Ruhe besteht an allen lebenden Zellen ein elektrisches Potenzial zwischen dem Intra- und Extrazellulärraum. Dieses Potenzial wird als **Ruhemembran-**

potenzial bezeichnet. Seine Höhe hängt von der **Ionenverteilung** und der **Permeabilität** der Membran für die verschiedenen Ionensorten ab. Die Aufrechterhaltung der ungleichen Ionenverteilung wird durch die Na^+-K^+-ATPase gewährleistet (s. o.).
Manche Zellen (Nervenzellen, Muskelzellen) sind in der Lage, ihr Membranpotenzial schnell aktiv zu verändern, indem sie die **Ionenleitfähigkeit** ihrer Membran kurzfristig variieren (Aktionspotenzial).

Die Leitfähigkeit der Membran

Im Vergleich zu anderen Ionen ist in Ruhe die Leitfähigkeit der Membran für K^+-Ionen relativ hoch (etwa 90 % der Gesamtleitfähigkeit entfallen auf die K^+-Leitfähigkeit). Die K-Ionen strömen daher solange entlang ihres Konzentrationsgradienten aus der Zelle aus, bis sie von den impermeablen Anionen des Intrazellulärraums (Phosphate, Proteine) „festgehalten" werden. Für K^+-Ionen kann sich also schnell ein Gleichgewichtspotenzial einstellen.
Dagegen ist die Leitfähigkeit für Na^+-Ionen in Ruhe außerordentlich gering. Die Na^+-Ionen können die Konzentrationsunterschiede folglich nicht durch passive Diffusion ausgleichen. Es kann sich daher auch kein Na^+-Gleichgewichtspotenzial einstellen, obwohl die chemische (osmotische) als auch die elektrische Kraft, die die Na^+-Ionen bewegen, nach innen gerichtet sind.

Die Berechnung des Ruhemembranpotenzials

Das **Ruhemembranpotenzial** ergibt sich aus den *Gleichgewichtspotenzialen aller beteiligten Ionensorten*, die jedoch entsprechend ihrer Leitfähigkeit (also der Permeabilität der Membran für das entsprechende Ion) unterschiedlich gewichtet werden.

MERKE

Je besser die Leitfähigkeit der Membran für ein bestimmtes Ion, desto eine größere Rolle spielt das Ion für das Ruhemembranpotenzial.

Berechnen lässt sich das Membranpotenzial E_m mit Hilfe der **Goldmann-Gleichung**:

$$E_M = \frac{R \cdot T}{F} \cdot \ln\left(\frac{P_K \cdot c[K^+]_{außen} + P_{Na} \cdot c[Na^+]_{außen} + P_{Cl} \cdot c[Cl^-]_{innen}}{P_K \cdot c[K^+]_{innen} + P_{Na} \cdot c[Na^+]_{innen} + P_{Cl} \cdot c[Cl^-]_{außen}}\right)$$

(P_K = K^+-Leitfähigkeit der Membran, P_{Na} = Na^+-Leitfähigkeit der Membran, P_{Cl} = Cl^--Leitfähigkeit der Membran)

MERKE

Das Membranpotenzial einer Zelle nähert sich dem Gleichgewichtspotenzial des Ions an, dessen Leitfähigkeit am höchsten ist!

Unter **Ruhebedingungen** liegt das Membranpotenzial der meisten Zellen etwa bei **–60 bis –80 mV** und damit nahe am K^+-Gleichgewichtspotenzial. Das liegt daran, dass die Membran unter Ruhebedingung wesentlich durchlässiger für K^+ als für alle anderen Ionen ist. Die Na^+-Ionen sind bei schlechter Permeabilität, aber großem elektrochemischen Gradienten dafür verantwortlich, dass sich nicht genau das K^+-Gleichgewichtspotenzial einstellen kann, sondern dass das Ruhemembranpotenzial etwas weniger negativ als das K^+-Gleichgewichtspotenzial ist.

Die Änderung des Membranpotenzials

Ändert sich die Leitfähigkeit der Membran für ein Ion, so wirkt sich das unmittelbar auf das Membranpotenzial aus. Beim **Aktionspotenzial** öffnen sich beispielsweise die Na^+-Kanäle, die Leitfähigkeit der Membran für Na^+ steigt schlagartig an und das Membranpotenzial verschiebt sich daher in Richtung Na^+-Gleichgewichtspotenzial. Wenn sich die Na^+-Kanäle wieder schließen und sich stattdessen die K^+-Kanäle öffnen, überwiegt wieder die K^+-Leitfähigkeit und das Membranpotenzial nähert sich wieder dem K^+-Gleichgewichtspotenzial an. Eine ausführliche Besprechung der Vorgänge beim Aktionspotenzial finden Sie auf S 216 ff.

Check-up

- ✓ **Machen Sie sich nochmals folgenden Zusammenhang klar: Das Membranpotenzial einer Zelle nähert sich dem Gleichgewichtspotenzial des Ions an, dessen Leitfähigkeit am höchsten ist. Wenn Sie diesen Zusammenhang verstanden haben, können Sie sich die Potenzialverläufe in erregbaren Zellen (Aktionspotenzial, Sensorpotenzial, Ruhepotenzial) ganz einfach ableiten (vgl. S. 21).**
- ✓ **Verdeutlichen Sie sich noch einmal die verschiedenen transmembranären Transportmöglichkeiten. Ihnen sollte klar sein, was jeweils die treibende Kraft ist.**
- ✓ **Wiederholen Sie die durchschnittliche Konzentration der Ionen im Intra- und Extrazellulärraum.**

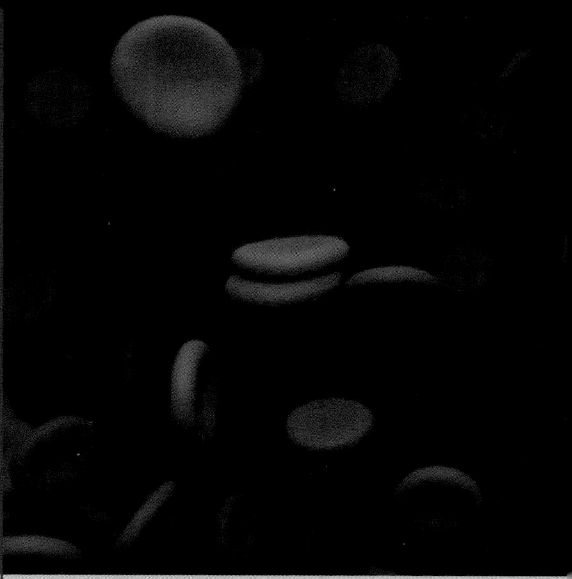

Kapitel 2

Blut und Immunsystem

Operation in letzter Minute

Im folgenden Fall lernen Sie die Patientin Mathilde K. kennen. Sie leidet an Gallensteinen. Eines Tages infiziert sich ihre Gallenblase. Die Infektion setzt heftige Reaktionen des Immunsystems in Gang. Die von den weißen Blutkörperchen (Leukozyten) ausgeschütteten Botenstoffe führen schließlich zur Aktivierung der Blutgerinnung. Blutgerinnungsfaktoren werden in großen Mengen verbraucht (Verbrauchskoagulopathie). Wie das Immunsystem funktioniert, erfahren Sie im nächsten Kapitel. Sie lernen auch die Bestandteile des Blutes und die Blutgerinnung kennen – die, wie Sie nun sehen werden, bedrohlich entgleisen kann.

Gallensteine und die Folgen

Am späten Freitagabend hält es Mathilde K. nicht mehr aus. Die 48-Jährige hat seit Tagen immer wieder starke Oberbauchschmerzen. Sie kennt dieses Problem schon: Gallensteine – und vor der Operation hat sie Angst. Nun aber sind die Schmerzen unerträglich, sie friert, zittert und hat Fieber. Ihr Mann ruft den Notarzt. Der Krankenwagen bringt Mathilde K. sofort in die städtische Klinik. Verdachtsdiagnose: Akute Cholezystitis bei chronischer Cholelithiasis – akute Entzündung der Gallenblase bei länger bekannten Gallensteinen.

In der Notaufnahme untersucht die Ärztin Dr. Schmitz Mathilde K. und nimmt ihr Blut ab. Die Patientin hat nun fast 40 °C Fieber und einen bedenklich niedrigen Blutdruck. Als der Laborarzt die Blutprobe untersucht, erschrickt er und ruft sofort seine Kollegin in der Notaufnahme an: Die Zahl der Thrombozyten beträgt nur 74 000/µl (normal sind 150 000 bis 350 000/µl), es liegt also eine Thrombozytopenie vor. Dr. Schmitz ist alarmiert. Sie hat den Verdacht, dass Frau K. eine generalisierte Infektion, eine Sepsis, hat, bei der auch das Gerinnungssystem entgleisen kann. Wenn sie nicht sofort behandelt wird, kann sie innerlich verbluten. Sofort informiert sie ihren Oberarzt sowie die Kollegen der Anästhesie und der Chirurgie.

Lebensgefahr!

Chirurgen müssen die septische Gallenblase so schnell wie möglich entfernen, sonst besteht Lebensgefahr. Dafür müssen die Ärzte zunächst den unkontrollierten Verbrauch von Gerinnungsfaktoren in den Griff bekommen, sonst würde Frau K. während der Operation verbluten. Deshalb erhält sie Heparin, einen Gerinnungshemmer. Außerdem muss die Infektion mit Antibiotika bekämpft werden. Die Behandlung schlägt an; die Blutgerinnung normalisiert sich. Die OP kann beginnen. Dabei entfernen die Ärzte die völlig vereiterte Gallenblase. Anschließend kommt Frau K. zur Überwachung auf die Intensivstation.

Verbluten ohne Wunde

Aber was war passiert? Die infizierte Gallenblase war der Ausgangspunkt des Übels: Sie hat zu der Sepsis geführt. Bei einer Sepsis laufen normale Entzündungsvorgänge aus dem Ruder. Von Bakterien freigesetzte Endotoxine sowie die von Leukozyten in Massen ausgeschütteten Botenstoffe führen zu hohem Fieber, Blutdruckabfall, Ödemen (Wassereinlagerungen im Körper) und zur Aktivierung des Blutgerinnungssystems. Im ganzen Körper kommt es zur unkontrollierten Blutgerinnung. Thrombozyten und Gerinnungsfaktoren werden dabei in großen Mengen verbraucht. Nach einiger Zeit kann man dies in der Blutprobe sehen: Die Thrombozytenzahl sinkt, später werden auch andere Gerinnungsparameter pathologisch. Der Gerinnungshemmer Heparin bremst die unsinnige Gerinnung.

Mathilde K. hat Glück gehabt. Nur ein paar Stunden später und die Sepsis hätte Organe wie die Niere oder Lunge stark geschädigt, vielleicht wäre Mathilde K. an der Verbrauchskoagulopathie sogar innerlich verblutet. Die Medikamente und die Operation in letzter Minute haben Frau K. vermutlich das Leben gerettet.

2 Blut und Immunsystem

2.1 Einleitung

Das Blut erfüllt eine Vielzahl von Aufgaben. Neben der **Transportfunktion** (z. B. O_2, CO_2, Nährstoffe, Hormone) gehören die Aufrechterhaltung des **pH-Wertes** und der **Elektrolytkonzentration, Abwehrfunktionen** und die **Blutstillung** dazu.

Blut besteht aus dem **Plasma**, das u. a. Proteine (z. B. Gerinnungsfaktoren, Antikörper) und Elektrolyte enthält, und den **Blutzellen** (Erythrozyten, Leukozyten, Thrombozyten).

Das **Blutvolumen** eines Erwachsenen beträgt 6 bis 8 % (ca. 1/13 des Körpergewichts), entsprechend 4–6 l. Ein 80 kg schwerer Mann hat also ca. 6 l Blutvolumen. Liegt das Blutvolumen im Normbereich, spricht man von Normovolämie, bei erhöhtem bzw. erniedrigtem Volumen von Hyper- bzw. Hypovolämie.

Lerntipp

Dieses Kapitel enthält viele Überschneidungen mit der Biochemie (v. a. Blutgerinnung und Abwehrsystem). Hier kann man zwei Fliegen mit einer Klappe schlagen und das Lernen für beide Fächer effektiver gestalten.

2.2 Die Erythrozyten

Lerncoach

- **Für die Laborwerte sind jeweils die Referenzbereiche angegeben. Oft ist es aber einprägsamer, sich einen theoretischen Mittelwert zu merken (z. B. Hämoglobin-Konzentration 160 g/l anstelle von 140–175 g/l). Sie dürfen nur nicht vergessen, in der mündlichen Prüfung ein „um" 160 g/l hinzuzufügen bzw. in schriftlichen Prüfungen eine gewisse Abweichung vom gelernten Wert als normal hinzunehmen.**
- **Die verschiedenen Formen von Anämien (Blutarmut) werden Ihnen im Laufe Ihrer späteren Tätigkeit als Arzt häufig begegnen. Um dann differenzialdiagnostische Entscheidungen treffen zu können, ist es wichtig, dass Sie die gängigen Erythrozytenparameter (z. B. Hämoglobin oder MCV) und die Bedeutung von Veränderungen dieser Werte sicher beherrschen.**

2.2.1 Überblick und Funktion

Erythrozyten (rote Blutkörperchen) stellen den Großteil der Blutzellen. Ihre Hauptaufgabe ist der **Atemgastransport** (s. S. 109). Sauerstoff (O_2) wird im Blut zu 99 % an den roten Blutfarbstoff, das Hämoglobin (Hb), gebunden. Der CO_2-Transport ist abhängig von den Stoffwechselvorgängen in den Erythrozyten. Das Hämoglobin in den Erythrozyten ist ein sehr wichtiges **Puffersystem** (s. S. 114).

2.2.2 Die Form der Erythrozyten

Erythrozyten sind **kernlose Zellen**, die weder Mitochondrien noch ein endoplasmatisches Retikulum enthalten. Entsprechend müssen sie ihren Energiebedarf über anaerobe Glykolyse decken. Sie sind **scheibenförmig** mit einer zentralen Eindellung (bikonkave Form). Im Durchschnitt beträgt ihre Dicke am Rand 2 µm und ihr Durchmesser 7,5 µm. Um diesen Mittelwert herum gruppieren sich die tatsächlichen Durchmesser in Form einer Normalverteilung (Gauss-Kurve, in diesem Fall **Price-Jones-Kurve** genannt). Vorteile der Scheibenform sind zum einen ein hohes Oberflächen-Volumen-Verhältnis, das für den Gasaustausch von großer Bedeutung ist, und zum anderen die hochgradige Verformbarkeit, die die Passage der Erythrozyten durch das Kapillarsystem und die Fließeigenschaften des Blutes insgesamt verbessert.

2.2.3 Der Lebenslauf der Erythrozyten

Erythrozyten werden im Knochenmark gebildet. Dabei entstehen sie über einige Zwischenschritte (Präerythroblast, Erythroblast, Normoblast) aus pluripotenten Stammzellen. Der **Normoblast** ist die letzte kernhaltige Vorstufe. Nach Ausstoßen des Kerns verlässt die reife Zelle (= Erythrozyt) das Knochenmark. Auf diese Weise werden pro Tag etwa $2 \cdot 10^{11}$ Erythrozyten gebildet. Man bezeichnet die Bildung von Eyrthrozyten auch als **Erythropoese.** Sie dauert ca. sechs bis neun Tage pro Zelle und findet unter dem Einfluss eines Hormons, dem **Erythropoetin** (EPO) statt. EPO ist ein Glykopeptid-Hormon, das vor allem in der Nierenrinde gebildet wird (in geringen Mengen auch in der Leber). Bei Fehlen von EPO (z. B. bei Nierenversagen: Dialysepatienten) kommt es zu einer Anämie (s. u.). Der **Reiz** für die EPO-Ausschüttung ist **O_2**-Mangel (z. B. bei Höhenaufenthalt), vermittelt über eine Ausschüttung des Hypoxie induzierbaren Faktors (HIF). Jugendliche Erythrozyten, die das Knochenmark erst vor kurzem verlassen haben, enthalten noch RNA-Reste im Zytoplasma. Diese sind lichtmikroskopisch nach Vitalfärbung z. B. mit Brilliantkresylblau als gitterförmige Strukturen erkennbar. Die entsprechenden Erythrozyten werden als **Retikulozyten** bezeichnet. Ihr Anteil an den gesamten Erythrozyten beträgt ca. 1 %. Höhere Zahlen weisen auf eine gesteigerte Erythropoese hin (Retikulozytose).

Im Laufe der Zeit verlieren die Erythrozyten ihre Verformbarkeit. Überalterte und damit steifere Zellen werden in der Milzpulpa identifiziert und abgebaut. Die Zellbruchstücke werden im retikulo-endothelialen System von Milz, Leber und Knochenmark phagozytiert, der Häm-Ring des Hämoglobins wird zu Bilirubin abgebaut und ausgeschieden (s. S. 145). Das Eisen aus dem Hämoglobin wird wieder verwendet. Die durchschnittliche **Erythrozyten-Überlebenszeit** beträgt 90–120 Tage.

Klinischer Bezug

Die kongenitalen Störungen der Erythrozyten: Bei einer **hämolytischen Anämie** ist die Überlebensdauer der Erythrozyten verkürzt. Beispiel für eine hämolytische Anämie ist die bereits erwähnte **Kugelzellanämie**, die auf einer Schwäche des Zytoskeletts bzw. der Erythrozytenmembran beruht. Die Erythrozyten nehmen im Blut eine kugelförmige Gestalt an und werden frühzeitig in der Milz abgebaut. Laborchemisch ist die osmotische Resistenz herabgesetzt. Schwerwiegendste Komplikation ist die Auslösung einer hämolytischen Krise durch Virusinfektionen, die mit einem starken Hb-Abfall einhergeht.
Die **Sichelzellanämie** beruht auf dem Austausch einer Aminosäure im HbA-Gen (Austausch Glutamat→Valin in Position 6 der β-Kette). Das dadurch gebildete Hämoglobin wird als HbS bezeichnet. Im Blutausstrich nehmen die Erythrozyten bei homozygoten Merkmalsträgern typischerweise eine Sichelform an. Diese Zellen sind sehr starr und neigen zur Ausbildung von Konglomeraten. Daraus können äußerst schmerzhafte vasookklusive Krisen resultieren, also die Ausbildung multipler Gefäßverschlüsse in verschiedenen Organen, die zum Tode führen können. Die Sichelzellanämie findet man besonders häufig in tropischen und subtropischen Gebieten (besonders häufig in Äquatorialafrika). Dort ist die Heterozygotie unter Umständen ein positives Selektionsmerkmal, da hierdurch die Resistenz gegen Malaria erhöht wird, während keine negativen Folgen der Heterozygotie zu erwarten sind.
Bei den **Thalassämien**, die vorwiegend im Mittelmeer-Raum vorkommen, liegt eine Synthesestörung des Proteinanteils im Hämoglobin vor. Die gebildeten Erythrozyten sind hypochrom und mikrozytär. Das Vollbild der Krankheit ist gekennzeichnet durch massive Hämolyse, extramedulläre Blutbildung in Milz und Leber mit nachfolgender Hepatosplenomegalie und Herzinsuffizienz.
Hämolytische Anämien können darüber hinaus auch als **erworbene Form**, z. B. durch Infektionen oder Autoimmunreaktionen auftreten. Typische Laborbefunde sind ein Anstieg des indirekten Bilirubins im Blut (Hämoglobinabbau), ein Abfall des Plasmaproteins **Haptoglobin**, das freies Hämoglobin bindet, sowie eine erhöhte Retikulozytenzahl.

2.2.4 Die Erythrozytenparameter

Die Erythrozytenzahl beim Mann ist höher (4,6–$6 \cdot 10^{12}$ Erythrozyten/l Blut) als bei der Frau (4–$5{,}5 \cdot 10^{12}$/l). Entsprechend ist auch die **Hämoglobin-Konzentration** beim Mann höher (**Tab. 2.1**). Hämoglobin (roter Blutfarbstoff) besteht aus vier Polypeptidketten mit je einer Farbstoffkomponente, die als Häm bezeichnet wird und den Sauerstoff transportiert.
Als **Hämatokrit** (Hkt) bezeichnet man den Volumenanteil aller Blutzellen am gesamten Blutvolumen. Da die Erythrozyten 99 % des Zellvolumens im Blut ausmachen, kann man den Hämatokrit als Parameter für das Erythrozytenvolumen nutzen. Einen erhöhten Hkt findet man nach längerem Höhenaufenthalt oder bei chronischen Lungenerkrankungen (EPO ↑). Dieser als **Polyglobulie** bezeichnete Zustand geht mit einem erhöhten Thrombose-Risiko einher. Auch Neugeborene haben physiologischerweise einen erhöhten Hämatokrit.

Klinischer Bezug

Polycythaemia vera: Die verschiedenen Formen der erworbenen und angeborenen Anämien sind praktisch alle prüfungsrelevant. Im Gegensatz dazu gibt es auch Erkrankungen mit pathologisch zu hohen Erythrozytenzahlen. Eine solche Erkrankung ist die Polycythaemia vera. Hier kommt es zu einer autonomen Proliferation aller 3 Blutzellreihen im Knochenmark, wobei vor allem die Erythropoese gesteigert ist. Symptome sind u. a. eine starke Gesichtsrötung, diffuser Juckreiz, Schwindel, Kopfschmerzen und Ohrensausen. Die Laborparameter sind auf typische Weise verändert: Die Anzahl der Erythrozyten, Leukozyten und Thrombozyten ist erhöht, ebenso Hämoglobingehalt und Hämatokrit. Erythropoetin ist kompensatorisch supprimiert. Die Therapie besteht in regelmäßigen Aderlässen zur Blutverdünnung oder der Gabe von Zytostatika zur Unterdrückung der Zellvermehrung.

Aus den drei Messwerten Hb, Hkt und Erythrozytenzahl kann man die sog. **Erythrozytenindizes** berechnen. Es handelt sich hierbei um Hilfsgrößen, die nähere Auskunft über die Erythrozyteneigenschaften liefern und bei der Differenzialdiagnostik von Anämien (s. u.) weiterhelfen. Die Erythrozytenindizes sind geschlechtsunabhängig. In **Tab. 2.1** sind die Erythrozytenparameter aufgeführt.
MCH (mean corpuscular hemoglobin, auch Färbekoeffizient Hb_E genannt): Das MCH gibt die mittlere Hämoglobinmasse in einem Erythrozyten an. Der Normalbereich beträgt 28–32 pg (10^{-12} g) Hb/Erythrozyt.

$$MCH = \frac{\text{Hb-Konzentration}}{\text{Erythrozytenzahl}}$$

MCHC (mean corpuscular hemoglobin concentration): Das MCHC bezeichnet die Hämoglobin-Konzentration

Tab. 2.1

Die Erythrozytenparameter im Überblick

	Einheit	Männer	Frauen
Erythrozytenzahl	10^6/µl = 10^{12}/ l	4,6–6,0	4,0–5,5
Hämoglobin	g/l mmol/l	140–175 8,7–10,8	123–153 7,6–9,5
Hämatokrit		0,40–0,54	0,37–0,47
MCH	pg = 10^{-12} g	28–32	
MCHC	g/l	320–360	
MCV	fl = 10^{-15} l	80–100	

bezogen auf das Erythrozytenvolumen (320–360 g/l Erythrozyten-Volumen).

$$\text{MCHC} = \frac{\text{Hb-Konzentration}}{\text{Hämatoktit}}$$

MCV (mean corpuscular volume): Als MCV bezeichnet man das mittlere Volumen eines Erythrozyten (80–100 fl [1 Femtoliter = 10^{-15} l]).

$$\text{MCV} = \frac{\text{Hämatokrit}}{\text{Erythrozytenzahl}}$$

2.2.5 Die Anämien

Als Anämie bezeichnet man ein Absinken von Erythrozytenzahl, Hämoglobinkonzentration und/oder Hämatokrit unter den Normbereich. Einen ersten Hinweis auf die Ursache kann die Einteilung nach den Erythrozytenindizes liefern (s. o.). Folgende drei Hauptformen lassen sich so unterscheiden.

Klinischer Bezug

Normochrome, normozytäre Anämie: Bei der normochromen, normozytären Anämie (normochrom = MCH normal, normozytär = MCV normal) läuft die Erythropoese im Knochenmark zwar normal, aber für die aktuelle Situation zu langsam ab. Typische Beispiele sind die Blutungsanämie und die renale Anämie. Letztere tritt bei Patienten mit einer chronischen Niereninsuffizienz auf (fehlende EPO-Bildung). Deshalb muss bei diesen Patienten regelmäßig EPO substituiert werden.

Hypochrome, mikrozytäre Anämie: Typisches Beispiel für die hypochrome, mikrozytäre Anämie (hypochrom = MCH ↓, mikrozytär = MCV ↓) ist die Eisenmangelanämie. Dabei steht im Knochenmark nicht genügend Eisen für die Hämoglobin-Synthese zur Verfügung. So enthalten die gebildeten Erythrozyten weniger Hämoglobin (MCH ↓) und sind infolgedessen kleiner (MCV ↓). Ursachen für einen Eisenmangel können chronische Blutverluste (z. B. über den Magen-Darm-Trakt), ein erhöhter Eisenbedarf (z. B. Schwangerschaft, Stillzeit, Wachstum) oder unzureichende Zufuhr mit der Nahrung sein. Durch den Eisenverlust mit dem Menstrualblut sind Frauen anfälliger für Eisenmangelanämien.

Hyperchrome, makrozytäre Anämie: Ursache der hyperchromen, makrozytären Anämie (hyperchrom = MCH ↑, makrozytär = MCV ↑), die auch als megaloblastische Anämie bezeichnet wird, ist eine Teilungsstörung der Erythrozyten-Vorstufen im Knochenmark durch einen Mangel an Vitamin B_{12} (Cobalamin) oder Folsäure. In beiden Fällen kommt es zu einer Störung der DNA-Replikation und damit der Zellteilung, wobei die Zellen des Knochenmarks aufgrund ihrer häufigen Teilungen besonders betroffen sind. Die wenigen Erythrozyten, die ausreifen können, enthalten kompensatorisch mehr Hämoglobin. So erklären sich die erhöhten MCH und MCV-Werte. Ebenfalls von der Teilungsstörung betroffen sind die Stammzellen der Leuko- und Thrombozyten, ihre Anzahl im Blut sinkt ebenfalls. Da die Speicher für Cobalamin sehr groß sind, treten entsprechende Mangelerscheinungen erst nach langer Latenz (Jahre) auf. Eine megaloblastäre Anämie, die auf einem Mangel an Intrinsic Factor (s. S. 142) als Folge einer chronischen Gastritis beruht, bezeichnet man auch als **perniziöse Anämie.** Die Therapie der perniziösen Anämie besteht in der parenteralen Vitamin B_{12}-Substitution.

2.2.6 Die osmotische Resistenz

Die osmotische Resistenz ist ein Parameter für die Integrität der Erythrozyten-Membran. Normalerweise herrscht in den Erythrozyten und dem Blutplasma der gleiche osmotische Druck (s. S. 16). Gibt man Erythrozyten in eine im Vergleich zum Plasma **hypotone** NaCl-Lösung, kommt es zur Osmose von Flüssigkeit in das Zellinnere. Der Erythrozyt wird dadurch aufgebläht und nimmt eine **Kugelform** an (sog. Sphärozyt). Wird der osmotische Druckunterschied zu groß, platzen die Zellen. Diese sog. **osmotische Hämolyse** setzt bei gesunden Zellen bei einer 0,5 %igen NaCl-Lösung ein (0,9 % = plasma-isoton), bei 0,25 % sind meist alle Zellen lysiert. Die osmotische Resistenz ist bei Krankheiten herabgesetzt, die die Erythrozyten-Membran betreffen. Das wichtigste Beispiel hierfür ist die Kugelzellanämie (s. u.). In einem **hypertonischen** Medium verlieren die Zellen Wasser und es kommt durch Faltungen der Membran zur sog. **Stechapfelform**.

2.2.7 Die Blut(körper)senkungsgeschwindigkeit (BSG)

Aufgrund ihres höheren spezifischen Gewichts sinken die Erythrozyten im Plasma des ungerinnbar gemachten Blutes ab. Bei der klassischen Methode nach Westergren werden 1,6 ml venöses Blut mit 0,4 ml Na^+-Citrat ungerinnbar gemacht, in einem 20 cm langen Röhrchen aufgezogen und senkrecht aufgestellt. Nach einer und zwei Stunden wird dann abgelesen,

um wieviele Millimeter sich die Blutzellen nach unten abgesetzt haben, erkennbar durch die Breite des goldgelben Plasma-Überstandes in dem Röhrchen. Normalerweise liegt die BSG in der ersten Stunde bei Männern unter 15 mm und bei Frauen unter 20 mm. Da der 2-Stunden-Wert keine höhere Aussagekraft besitzt, wird er kaum noch bestimmt.
Eine Erhöhung der BSG wird durch bestimmte Proteine verursacht (sog. **Agglomerine**), in deren Anwesenheit sich die Erythrozyten zu größeren Komplexen zusammenlagern und daher schneller absinken. Agglomerine treten u. a. bei Entzündungen und Tumorerkrankungen im Plasma auf. Die BSG ist dann erhöht, d. h. beschleunigt. Auch ein verminderter Hämatokrit (z. B. bei Anämien) beschleunigt die Senkung, da durch die verminderte Erythrozytenzahl die Reibung der Zellen untereinander während des Absinkens vermindert ist.
Insgesamt ist die Blutsenkung ein sehr sensibler, aber wenig spezifischer Test, d. h. bei einer normalen BSG kann man relevante Entzündungen oder Tumorleiden so gut wie ausschließen, eine beschleunigte BSG sagt aber nichts über deren genaue Ursache aus.

Check-up

✓ **Verdeutlichen Sie sich anhand einiger Laborwerte nochmal die Parameter der Erythrozyten. Machen Sie sich klar, auf welche Form der Anämie z. B. folgende Werte bei einem blassen, geschwächt wirkenden 80-jährigen Patienten hinweisen: Erythrozyten $3{,}5 \cdot 10^{12}$/l, Hb 5,6 mmol/l, MCH 37 pg, MCV 109 fl. Es ist wichtig, dass Sie erkennen, ob diese Werte im Normbereich liegen und welche Ursachen eine Abweichung haben kann.**

2.3 Das Blutplasma

Lerncoach

Beim Blutplasma interessieren vor allem die Zusammensetzung und die Funktionen. Dies ist für das Verständnis bestimmter pathophysiologischer Zusammenhänge wichtig, z. B. die Reaktionen des Körpers bei Blutverlust (s. S. 92).

2.3.1 Überblick und Funktion

Als Blutplasma bezeichnet man die flüssigen Blutbestandteile, sozusagen das Vollblut ohne die Zellen. Es ist eine klare, goldgelbe Flüssigkeit. Davon abzugrenzen ist das Blutserum, bei dem es sich um Plasma ohne Gerinnungsfaktoren handelt. Die unterschiedlichen Begriffe sind durch die Herstellungsmethode erklärbar: Plasma gewinnt man, indem man bei ungerinnbar gemachtem Blut die Zellen abzentrifugiert. Für Serum lässt man das Blut gerinnen und gewinnt den flüssigen Überstand über dem Koagel, das aus Fibrin, Gerinnungsfaktoren und den Blutzellen besteht.

MERKE

Nur Plasma enthält Gerinnungsfaktoren – man spricht auch vom plasmatischen Gerinnungssystem (nicht vom serösen) (s. S. 34).

Im Plasma des Blutes sind Elektrolyte, Nährstoffe, Stoffwechselprodukte, Gase und Proteine gelöst. Zu den Aufgaben der Plasmaproteine gehören u. a. die humorale Immunabwehr (s. S. 38), die Aufrechterhaltung des onkotischen Drucks und der Transport wasserunlöslicher Stoffe.

2.3.2 Das Plasma-Volumen

Der Anteil des Blutes am Körpergewicht liegt bei einem normalgewichtigen Menschen bei 6–8 %, entsprechend 4–6 l. Da Fettgewebe nur schwach durchblutet ist, liegt der prozentuale Anteil des Blutes bei Fettleibigen niedriger. Dem Hämatokrit (0,45) entsprechend macht das Plasma insgesamt 2,2–3,3 l aus. Exakt bestimmen kann man das Blut- und Plasmavolumen mittels einer Indikatorverdünnungsmethode. Dabei injiziert man eine bekannte Menge eines Indikator-Stoffes (geeignet sind z. B. radioaktiv markiertes Albumin oder der Farbstoff Evans blue), wartet einige Minuten ab, bis sich der Indikator gleichmäßig im Blut verteilt hat und bestimmt dann die Konzentration dieses Indikators im Blut. Das Plasmavolumen berechnet sich dann wie folgt:

$$V_i \cdot c_i = V_p \cdot c_p \leftrightarrow V_p = \frac{V_i \cdot c_i}{c_p}$$

(V_i = Volumen der injizierten Indikator-Flüssigkeit, c_i = Konzentration des Indikators in der injizierten Flüssigkeit, V_p = Plasmavolumen, c_p = Konzentration des Indikators im Plasma nach Durchmischung)
Diese Formel setzt voraus, dass die Indikatormenge im Blut nach der Injektion nahezu konstant bleibt. Der Indikator muss deshalb bestimmte Eigenschaften haben: Er darf die Blutbahn nicht verlassen (z. B. ins Interstitium) und auch nicht zu rasch renal oder hepatisch eliminiert werden.

2.3.3 Die niedermolekularen Bestandteile des Plasmas

Als „Verdünnungsmedium" für die Blutzellen besteht Plasma zu 90 % aus Wasser. Die restlichen 10 % verteilen sich auf Proteine, Stoffwechselmetabolite (z. B. Glucose, Harnstoff), Lipide, Hormone und Elektrolyte (**Tab. 2.2**). Vor allem die Elektrolyt-Konzentrationen müssen sehr konstant gehalten werden, da sich Veränderungen hier auf die Membranpotenziale und Erregungsvorgänge der Zellen auswirken (s. S. 21). Be-

Tab. 2.2

Plasmakonzentrationen wichtiger niedermolekularer Stoffe

		mmol/l**
Kationen	Natrium	135–145
	Kalium	3,5–5,1
	Calcium gesamt*	2,2–2,6
	Magnesium gesamt*	0,65–1,05
Anionen	Bicarbonat (HCO_3^-)	22–26
	Chlorid	97–108
	anorganische Phosphate	0,87–1,67
	Lactat	0,6–2,4
Nichtelektrolyte	Glucose (nüchtern)	3,9–6,1
	Harnstoff	2,0–8,0
	Kreatinin	0,08–0,1

*Ca^{2+} und Mg^{2+} liegen zu ca. 50 % an Proteine gebunden vor. Die für die Zellfunktion maßgebliche Konzentration von ionisiertem Ca^{2+} im Plasma liegt bei 1,12–1,32 mmol/l.
**Neben der Einheit mmol/l ist für Elektrolyte auch die Angabe in mval/l gebräuchlich. Sie gibt nicht die Anzahl an Molekülen, sondern der elektrischen Ladungen (Valenzen) an. Für einwertige Ionen (z. B. Na^+) gilt 1 mmol/l = 1 mval/l, für zweiwertige Ionen (z. B. Ca^{2+}) 1 mmol/l = 2 mval/l usw.?

sonders kritisch ist in diesem Fall der Kalium-Spiegel, da sowohl eine Hypo- als auch eine Hyperkaliämie lebensbedrohliche Herzrhythmusstörungen hervorrufen kann.

Plasma ist elektrisch neutral, d. h. positive und negative Ladungen gleichen sich aus. Es gibt allerdings eine Abweichung zwischen den Ladungen der Kationen und der niedermolekularen Anionen im Plasma (sog. Anionenlücke). Im Vergleich zur interstitiellen Flüssigkeit wird im Plasma ein Teil der Anionen durch die Plasmaproteine gestellt, die andererseits aber auch Pufferfunktion haben. Die **Anionenlücke** wird also durch negativ geladene Seitenketten der Plasmaproteine gefüllt.

Die **Osmolalität** der im Plasma gelösten Stoffe addiert sich zu einer Gesamtosmolalität von 290 mosm/kg H_2O. Den Hauptanteil daran haben Na^+, Cl^- und HCO_3^-. Die im Plasma vorhandenen Eiweiße haben aufgrund ihrer geringen molaren Konzentration nur einen sehr geringen Anteil an der Osmolalität, aber besondere Bedeutung für den kolloidosmotischen Druck (s. u.). Die Plasmaosmolalität entspricht der Osmolalität einer 0,9 %igen NaCl-Lösung (sog. physiologische oder isotone Kochsalzlösung).

2.3.4 Die Plasmaproteine

Die Proteinkonzentration im Plasma liegt bei 70 g/l. Dabei setzt sich dieser Anteil aus einer sehr heterogenen Gruppe von Eiweißen zusammen (s. **Tab. 2.3**). Viele sind sog. Funktionseiweiße, d. h. sie dienen

Tab. 2.3

Wichtige Vertreter der Serum-Elektrophorese-Fraktionen

Fraktion	Vertreter	Funktion
Albumin	Präalbumin	Thyroxin-Bindung
	Albumin	unspezifische Trägerfunktion, kolloidosmotischer Druck, Energiereserve
α_1-Globuline	α_1-Antitrypsin	Proteinaseinhibitor
	α_1-Lipoprotein	Lipidtransport (HDL)
α_2-Globuline	α_2-Makroglobulin	Proteinaseinhibitor
	Haptoglobin	Hämoglobintransport
	Coeruloplasmin	Kupfertransport
β-Globuline	β-Lipoprotein	Lipidtransport (LDL)
	Transferrin	Eisentransport
	C-reaktives Protein? (CRP)	Akute-Phase-Protein (Entzündungsmarker)
γ-Globuline	IgG, IgM, IgA, IgE, IgD	Immunglobuline (Antikörper)

Bei der (unüblichen) elektrophoretischen Auftrennung von Plasma käme noch das Fibrinogen in der β-Fraktion hinzu.

einem bestimmten Zweck (z. B. Gerinnungsfaktoren, Antikörper). Durch ihre Eigenschaften als Proteine haben sie aber auch funktionsunabhängige Bedeutung:

- **Abpufferung** des pH-Wertes (v. a. Albumin, s. a. S. 114).
- **Transportfunktion:** Viele Stoffe werden an Eiweiße gebunden im Blut transportiert. Neben speziellen Transporteiweißen (z. B. Haptoglobin für freies Hämoglobin, Transferrin für Fe^{3+}-Ionen) werden auch die übrigen Eiweiße für unspezifische Transportprozesse herangezogen. So binden sich Schilddrüsenhormone u. a. an Albumin, Kationen wie Ca^{2+} und viele Medikamente binden unspezifisch an Plasmaeiweiße.
- **Nährfunktion:** Eiweiße sind eine schnell verfügbare Energiequelle, die bei Bedarf abgebaut werden kann.

Eine genauere Charakterisierung der Eiweiße ist durch die **Serumelektrophorese** möglich. Dabei teilen sich die Proteine bei der Wanderung durch ein elektrisches Feld in verschiedene Fraktionen auf (**Abb. 2.1a**, **Tab. 2.3**). Albumin hat mit 60 % den größten Anteil am Gesamteiweiß im Serum. Es folgen die vier Globulin-Fraktionen, deren Vertreter – im Gegensatz zu Albumin – meist spezifische Aufgaben erfüllen.

Klinischer Bezug

Einige Krankheiten gehen mit typischen Veränderungen der Elektrophoresekurve einher. Eine chronische Entzündung ist z. B. gekennzeichnet durch eine Vermehrung der γ-Globuline. Bei Leberzirrhose findet man einen Albumin-Mangel (Syntheseleistung ↓) und einen Anstieg

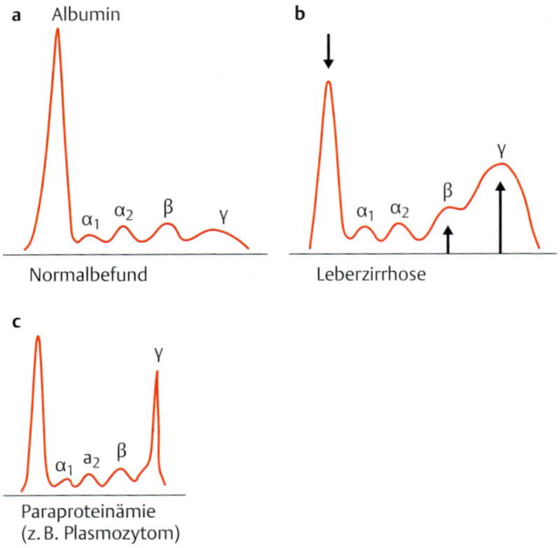

Abb. 2.1 Serumelektrophorese. **a** Kurvenverlauf einer normalen Serumelektrophorese, **b** Kurvenverlauf bei Leberzirrhose und **c** bei Plasmozytom als Beispiel für pathologische Befunde. (aus Hahn, Checkliste Innere Medizin, Thieme 2006)

der β- und γ-Fraktionen (**Abb. 2.1b**). Ganz typisch kann die Kurve bei einem Plasmozytom aussehen, einer bösartigen Erkrankung der Antikörper-produzierenden Plasmazellen. Die entarteten Zellen synthetisieren oft einen Antikörper bzw. Teile davon (sog. Paraprotein). Dieses Paraprotein zeigt sich in der Elektrophorese als zusätzlicher hoher, schmalbasiger Gipfel in der γ-Fraktion (**Abb. 2.1c**).

Lerntipp

Die Anteile der Globuline kann man sich nach der 4er-Regel merken: α_1-Globulin 1 · 4 = 4 %; α_2-Globulin 2 · 4 = 8 %; β-Globulin 3 · 4 = 12 %, γ-Globulin 4 · 4 = 16 %, Rest Albumin (60 %).

Der kolloidosmotische Druck

Neben ihren anderen Funktionen sorgen die Plasmaproteine auch für den **kolloidosmotischen Druck** (KOD) des Plasmas. Als KOD bezeichnet man den durch die Proteine erzeugten osmotischen Druck. Mit 25 mmHg (3,3 kPa) beträgt er weniger als 1 % des gesamten osmotischen Drucks im Plasma (hauptsächlich erzeugt durch Elektrolyte und andere niedermolekulare Stoffe, s. S. 16). Albumin hat durch seine hohe Konzentration den größten Anteil am kolloidosmotischen Druck (ca. 80 %).

Der kolloidosmotische Druck ist von entscheidender Bedeutung für die Filtrationsvorgänge in den Kapillaren. Da der KOD im Interstitium bei 0 mmHg liegt und die Gefäßwand für Proteine undurchlässig ist, wirkt der KOD dem hydrostatischen Druck (s. S. 79) entgegen. Ein- und Auswärtsfiltration in den Kapillaren bleiben so im Gleichgewicht. Ein abfallender kolloidosmotischer Druck führt zu einer vermehrten Auswärtsfiltration von Plasmawasser und so zur Ausbildung von **Ödemen**. Ursache kann z. B. Leberversagen sein, da die Leber dann nicht mehr in der Lage ist, genügend Proteine nachzuproduzieren um den kolloidosmotischen Druck aufrechtzuerhalten.

Klinischer Bezug

Plasmaersatzmittel: Zum Ausgleich einer Hypovolämie (z. B. bei Blutverlust) muss verloren gegangenes Plasma ersetzt werden. Neben gefrorenem Frischplasma, das von Blutspendern gewonnen wird, kommen zum Großteil sog. Plasmaersatzmittel zum Einsatz. Die Infusionslösungen müssen nicht nur plasmaisoton sein sondern auch noch den gleichen kolloidosmotischen Druck (KOD) wie Plasma haben, damit die Flüssigkeit im Intravasalraum bleibt und wirklich den Kreislauf stützt. Für den kolloidosmotischen Druck sorgen zum Beispiel Polysaccharide (Hydroxyethylstärke, Dextrane) oder das Polypeptid Gelatine. Zur Kreislaufstabilisierung können im Notfall auch entsprechende Lösungen mit einem höheren KOD als Plasma dienen. Dadurch wird Flüssigkeit aus dem Interstitium in den Intravasalraum mobilisiert. Dieser Effekt ist jedoch nur kurzfristig und lediglich eine Überbrückungslösung.

Check-up

- ✓ **Wiederholen Sie die Bestandteile des Blutplasmas und ihre Funktionen.**
- ✓ **Machen Sie sich noch einmal klar, warum es z. B. bei einer Leberzirrhose zur Ausbildung von Ödemen kommt.**

2.4 Die Blutstillung, Blutgerinnung und Fibrinolyse

Lerncoach

Das komplexe System der Blutgerinnungskaskaden bereitet allen Studenten Schwierigkeiten. Die Abfolge der Faktoren ist eigentlich nur durch stures Auswendiglernen zu behalten. Wichtig ist aber, dass Sie die Schlüsselreaktionen verstehen (v. a. Aktivierung der Gerinnung, Thrombinbildung und Funktionen von Thrombin). Beim Lernen für das schriftliche Physikum können Sie auf die Eigennamen der Faktoren (wie Stuart-Prower-Faktor etc.) verzichten, da die Nummern einfacher zu merken sind und diese in der Regel mit angegeben werden.

2.4.1 Überblick und Funktion

Unser Körper verfügt über ein ausgeklügeltes System um bei Verletzungen die Blutung zum Stillstand zu bringen. Ziel ist die feste Abdichtung der Blutungsquelle durch einen Fibrinthrombus. Zuerst findet eine schnelle Blutstillung statt **(primäre Hämostase)**, wobei es durch Vasokonstriktion und Thrombozytenaggregation zu einem initialen Stillstand der Blutung kommt. Dieser Vorgang dauert Sekunden bis wenige Minuten. Nach der Blutgefäßverengung und Plättchenpfropf-Bildung wird diese primäre Abdichtung durch die plasmatische Gerinnung **(sekundäre Hämostase)** gesichert. Hierunter versteht man die Bildung von Fibrin aus seiner im Blutplasma gelösten Vorstufe, dem Fibrinogen, welches über eine Vielzahl von nacheinander ablaufenden Reaktionen von Gerinnungsfaktoren zur Bildung von Fibrin angeregt wird. Die sekundäre Hämostase nimmt mehrere Minuten in Anspruch.

2.4.2 Die Thrombozyten

Thrombozyten sind flach, unregelmäßig geformt und haben einen Durchmesser von ca. 1,4 µm. Sie sind vollgepackt mit Granula (α-Granula, elektronendichte Granula, Lysosomen), die wichtige Substanzen für die Blutgerinnung enthalten. Wie die Erythrozyten gehen auch die **kernlosen Blutplättchen** aus kernhaltigen Stammzellen des Knochenmarkes hervor. Diese differenzieren sich unter dem Einfluss von Thrombopoetin (wie EPO ein Peptidhormon, Bildungsort: Leber- und Nierenzellen) zu **Megakaryozyten**. Thrombozyten entstehen durch Abschnürung aus diesen Riesenzellen, wobei jeweils ca. 1000 Thrombozyten in die Blutbahn gelangen. Die normale Thrombozytenzahl beträgt 150–300 · 10^9/l Blut. Sie zirkulieren etwa 10 Tage im Blut, bevor sie in der Milz abgebaut werden. Mit einer vermehrten Blutungsneigung ist erst bei einem Abfall der Thrombozyten unter 50 · 10^9/l zu rechnen (Thrombozytopenie). Typisches klinisches Zeichen sind sog. **Petechien** (kleine punktförmige Hautblutungen aus Kapillaren).

Die Plasmamembran der Thrombozyten enthält verschiedene wichtige Membranrezeptoren, so z. B. für den von-Willebrand-Faktor (s. u.). Außerdem stellt die Membran den für die Gerinnung wichtigen Plättchenfaktor 3 bereit.

Klinischer Bezug

Idiopathische thrombozytopenische Purpura: Unter einer Thrombozytopenie versteht man eine Verminderung der Thrombozytenzahl auf Werte unter 150 · 10^9/l. Bei der **idiopathischen thrombozytopenischen Purpura** handelt es sich um eine Immunthrombozytopenie, wobei die Lebensdauer der Thrombozyten durch freie oder plättchenassoziierte Autoantikörper vom IgG-Typ verkürzt ist. Die Autoantikörper richten sich sowohl gegen die Membranglykoproteine der Thrombozyten als auch gegen die Megakaryozyten im Knochenmark. Klinisch treten Blutungen (z. B. Petechien, Nasenbluten, verstärkte Menstruationsblutung) meist erst ab einer Thrombozytenzahl < 30 · 10^9/l auf. Therapeutisch wird bei Thrombozytenwerten > 30 · 10^9/l zugewartet, entscheidet man sich für eine Therapie, sind Glucocorticoide Mittel der Wahl, da sie die Antikörperproduktion hemmen.

2.4.3 Die primäre Hämostase und die Thrombozytenfunktion

Bei Verletzung eines Blutgefäßes kommt es zunächst zur **Vasokonstriktion** und Ausbildung eines **Thrombozytenpfropfes**. Die Vasokonstriktion entsteht zum einen reaktiv durch die Verletzung der Endothelzellen selbst, zum anderen durch Mediatoren, die an der Verletzungsstelle aktivierte Thrombozyten freisetzen **(Serotonin, Thromboxan A_2)**.

Bei intaktem Endothel liegen die Thrombozyten in einer Ruheform vor. Sie setzen keine Stoffe frei und haften auch nicht am Endothel. Das liegt zum einen daran, dass sie keine entsprechenden Rezeptoren besitzen, zum anderen setzen gesunde Endothelzellen **Prostacyclin** (= Prostaglandin I) und Stickstoffmonoxid **(NO)** frei, die ebenfalls einer Anhaftung entgegenwirken.

MERKE

Prostacyclin hemmt direkt die Thrombozytenaggregation.

Entsteht jedoch eine Lücke im Endothel, haften die Thrombozyten sofort an den freigelegten subendothelialen Kollagenfasern an und werden dadurch aktiviert. Vermittelt wird die Anhaftung der Thrombozyten durch den **von-Willebrand-Faktor** (vWF), der von den Endothelzellen sowie Megakaryozyten bzw. Thrombozyten gebildet wird. Ein Teil des vWF zirkuliert an den Gerinnungsfaktor VIII gebunden im Plasma, der andere Teil befindet sich subendothelial und in den Blutplättchen. Bei Verletzung des Endothels bindet sich der vWF an das freigelegte Kollagen und wird wiederum von den Thrombozyten über einen speziellen vWF-Rezeptor (sog. **GPIb-Rezeptor**, GP = Glykoprotein) gebunden. So entsteht eine molekulare Brücke, über die die Thrombozyten an der Verletzungsstelle anhaften können.

Durch die Anheftung werden wiederum auch die Thrombozyten aktiviert: Sie entleeren ihre Granula (**Tab. 2.4**) und verändern ihre Form (Ausbildung von Pseudopodien). Durch die Ausbildung von Pseudopodien können sie in einen engen, verzahnten Kontakt miteinander treten **(Aggregation)**.

Klinischer Bezug

Das von-Willebrand-Jürgens-Syndrom: Beim von-Willebrand-Jürgens-Syndrom liegt ein angeborener quantitativer oder qualitativer Mangel des von-Willebrand-Faktors (vWF) vor. Dies führt zu einer gestörten Thrombozyten-Aggregation sowie sekundär zu einem Faktor-VIII-Mangel. Klinisch besteht eine erhöhte Blutungsneigung, besonders typisch sind punktförmige Hautblutungen (sog. Petechien) und Schleimhautblutungen (z. B. Nasenbluten). Treten stärkere Blutungen auf oder ist eine Operation geplant, muss vWF substituiert werden (durch vWF-haltige Faktor-VIII-Präparate). Auch die Gabe von Desmopressin, einem Analogon des ADH, kann bei leichteren Blutungen indiziert sein, da es die Konzentration von vWF ansteigen lässt.

Kollagenkontakt ist jedoch nicht der einzige Aktivierungsmechanismus für Thrombozyten. Leukozyten sezernieren den sog. **Plättchen-aktivierenden Faktor** (PAF), der ebenfalls die Aggregation fördert. Als Cofaktoren sind u. a. ADP, Adrenalin, Calcium und Serotonin an der Thrombozytenaktivierung beteiligt. Aus den präformierten Granula der Thrombozyten werden Substanzen freigesetzt, die für die Vasokonstriktion sorgen, die plasmatische Gerinnung anstoßen und zusätzlich bereits die Wundheilung fördern (v. a. Wachstumsfaktoren, z. B. platelet-derived growth factor [PDGF], transforming growth factor β [TGFβ], fibroblast growth factor [FGF]).
Thrombozyten bilden auch aktive Substanzen (z. B. PAF, Thromboxan A_2). Thromboxan A_2 ist ein Abkömmling der Arachidonsäure. Es wirkt als starker Vasokonstriktor und fördert die Aggregation. In der Membran der Thrombozyten bildet sich außerdem **Plättchenfaktor 3** (PF3), der die plasmatische Gerinnung aktiviert, und der **GPIIb/IIIa-Rezeptorkomplex**. Über diesen Rezeptor bilden sich Fibrinogenbrücken zwischen den einzelnen Thrombozyten aus. Mit der Ausbildung des Thrombozyten-Pfropfes (**weißer Abscheidungsthrombus)** ist die primäre Hämostase beendet.

Tab. 2.4

Einige Inhaltsstoffe der Thrombozyten-Granula und ihre Funktion

Stoff	Funktion
ADP	Thrombozytenaktivierung, Aktivierung der Aggregation
Ca^{2+}	Cofaktor für Thrombozytenaktivierung und plasmatische Gerinnung
Serotonin	Thrombozytenaktivierung und Vasokonstriktion
Fibrinogen	Thrombozytenaggregation über GP IIb/IIIa, plasmatische Gerinnung
Gerinnungsfaktoren V + VIII	plasmatische Gerinnung
von Willebrand-Faktor	Plättchenadhäsion an Kollagen
Fibronectin	Glykoprotein, dient der Zellhaftung
Wachstumsfaktoren (z. B. PDGF, FGF, TGFβ)	Vasokonstriktor, mitogen für glatte Muskelzellen (Wundheilung)?

Klinischer Bezug

Die medikamentöse Beeinflussung von Thrombozyten Das Schlüsselenzym bei der Bildung von Prostaglandinen, Thromboxanen und anderen Eikosanoiden aus Arachidonsäure ist die Cyclooxygenase. Dieses Enzym kann medikamentös gehemmt werden. Bekanntestes Beispiel ist **Acetylsalicylsäure** (z. B. Aspirin), die die Aggregation durch eine Hemmung der Cyclooxygenase und dadurch verminderte Thromboxan A_2-Synthese blockiert. Da die Thrombozyten-Aggregationeinen maßgeblichen Mechanismus bei thrombembolischen Erkrankungen wie Herzinfarkt oder Schlaganfall darstellt, erhalten Risikopatienten für einen Herzinfarkt oder Schlaganfall prophylaktisch einen solchen Aggregationshemmer. Weitere Medikamente können die Aktivierung der Thrombozyten durch ADP hemmen (Clopidogrel, Ticlopidin). Eine weitere neue Entwicklung ist Abciximab, ein monoklonaler Antikörper gegen den GPIIb/IIIa-Rezeptorkomplex.

2.4.4 Die sekundäre Hämostase

Nach der provisorischen Abdichtung einer Blutungsquelle durch die Thrombozyten kommt es zum dauerhaften Verschluss der verletzten Stelle durch einen **Fibrinthrombus**. Dieser wird im Rahmen der Wundheilung dann durch neugebildetes Gewebe und Endothel ersetzt. Kernreaktion dieser sog. **plasmatischen Gerinnung** ist die Umwandlung von im Plasma zirkulierendem Fibrinogen in Fibrin, das sich zu einem Netz zusammenlagert in dem sich Blutzellen fangen und so die Blutungsquelle abdichten **(roter Thrombus)**. Die Bildung des Fibrinthrombus wird durch die Protease **Thrombin** katalysiert.
Die Gerinnungskaskade ist eine Abfolge von Reaktionen, in denen sich die Faktoren gegenseitig aktivieren. Gerinnungsfaktoren sind proteolytische Enzyme, die im Plasma in inaktiver Form vorliegen und erst durch andere Faktoren aktiviert werden müssen (**Tab. 2.5**). Aktivierte Faktoren werden durch den Zusatz „a" kenntlich gemacht (z. B. Xa).

MERKE

Die Synthese der Gerinnungsfaktoren II, VII, IX und X ist Vitamin-K-abhängig und erfolgt in der Leber. Die Vitamin K-abhängigen Gerinnungsfaktoren merken Sie sich am einfachsten als Jahreszahl: 1972 = *Neun-zehn*hundert-*zwei*und*siebzig*.

Bei eingeschränkter Funktion der Leber (z. B. Leberzirrhose) kann es daher zu Gerinnungsstörungen kommen. Da Vitamin K fettlöslich ist, kann die Syn-

Tab. 2.5

Übersicht über Namen und Halbwertszeiten der Gerinnungsfaktoren

Faktor	Name	Halbwertszeit (h)
I	Fibrinogen	96
II	Prothrombin	72
III	Gewebethromboplastin	–
IV	ionisiertes Ca^{2+}	–
V	Akzeleratorglobulin	20
VI	entspr. aktiviertem Faktor V	
VII	Proconvertin	5
VIII	antihämophiles Globulin A (im Komplex mit vWF)	12
IX	antihämophiles Globulin B (Christmas-Faktor)	24
X	Stuart-Prower-Faktor	30
XI	Plasma-Thromboplastin-Antecedent (PTA)	48
XII	Hageman-Faktor	50
XIII	fibrinstabilisierender Faktor (FSF)	250?

these der Faktoren auch bei Störungen der Fettresorption gestört sein, z. B. bei Pankreasinsuffizienz. Es gibt zwei unterschiedliche Aktivierungswege, die eine gemeinsame Endstrecke haben.

- Die sog. **exogene Aktivierung** (extrinsisches System) läuft sehr schnell ab und überwiegt bei einer Gewebsverletzung mit Zellzerstörung.
- Die **endogene Aktivierung** (intrinsisches System) überwiegt bei reinen Endotheldefekten. Sie läuft langsamer ab, ist aber feiner reguliert.

Tatsächlich läuft niemals eine Kaskade alleine ab. Auch bei einem Start der Gerinnung durch das exogene System wird später die endogene Kaskade überwiegen, da diese zusätzlich durch Rückkoppelungsvorgänge der gemeinsamen Endstrecke aktiviert wird (s. **Abb. 2.2**).

Die exogene Aktivierung (extrinsisches System)

Bei einer Gewebeverletzung werden Membran-Phospholipoproteine aus den verletzten Gefäß- und Bindegewebszellen, das sog. **Gewebethromboplastin** (Faktor III), ins Blut freigesetzt. Zusammen mit Ca^{2+}-Ionen als Cofaktor aktiviert es **Faktor VII**, der wiederum seinerseits zusammen mit dem Plättchenfaktor 3 (Phospholipoproteinkomplex aus der Thrombozytenmembran, der beim Zerfall aktivierter Thrombozyten freigesetzt wird) und Ca^{2+} einen Komplex bildet (Ca^{2+}-VIIa-Phospholipidkomplex). Dieser Komplex aktiviert wiederum **Faktor X**, der bereits zur gemeinsamen Endstrecke der Gerinnung gehört.

MERKE

Faktor VII ist der einzige Gerinnungsfaktor, der nur zum exogenen System gehört!

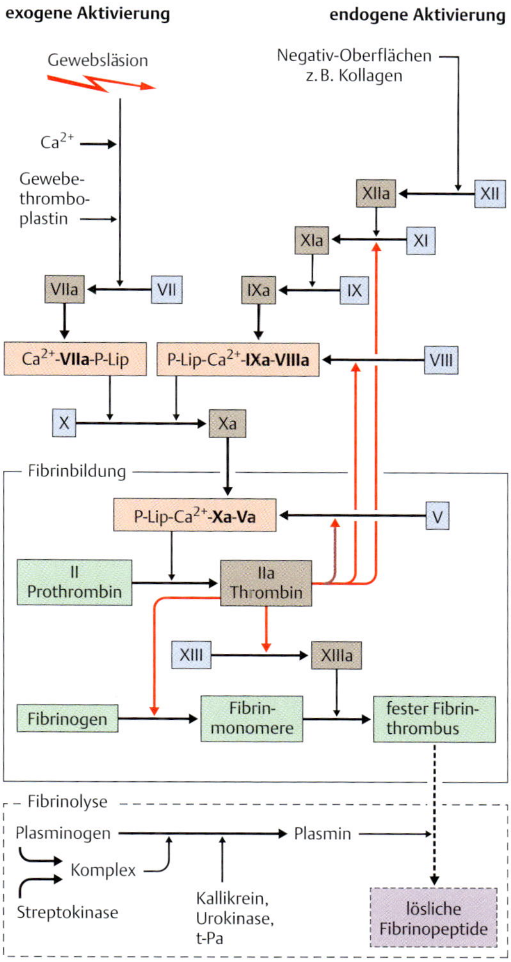

Abb. 2.2 Schematische Abbildung der Gerinnungskaskade und Fibrinolyse.

Die endogene Aktivierung (intrinsisches System)

Startreaktion des endogenen Weges ist die Aktivierung des **Faktors XII** durch Kontakt mit negativ geladenen Oberflächen, z. B. freigelegten Kollagenfasern. Diese Reaktion läuft spontan sehr langsam ab, wird aber durch eine positive Rückkopplung beschleunigt: Faktor XIIa aktiviert im Plasma vorhandenes Präkallikrein zu Kallikrein, das wiederum die Aktivierung des Faktors XII beschleunigt. Auch andere unphysiologische Flächen aktivieren den Faktor XII (z. B. die Wand eines Röhrchens zur Blutentnahme). In der Kaskade folgt nun die Aktivierung der **Faktoren XI, IX** und **VIII**, wobei ein Komplex aus Phospholipiden (PF3, s. o.), Ca^{2+}, VIIIa und IXa den **Faktor X** der gemeinsamen Endstrecke aktiviert. Faktor VIIIa hat dabei eine stark beschleunigende Wirkung.

MERKE

Startfaktor des endogenen Weges ist Faktor XII.

Klinischer Bezug

Die Hämophilie (Bluterkrankheit): Die klassischen Hämophilien sind X-chromosomal rezessiv vererbte Krankheiten, die mit einem Mangel an Faktor VIII (Hämophilie A) bzw. Faktor IX (Hämophilie B) einhergehen. Bedingt durch den Erbgang sind fast ausschließlich Männer betroffen. Klinisch äußert sich die Hämophilie durch ausgedehnte Blutungen aus kleinen Wunden, großflächige Hämatome und (schmerzhaften) Einblutungen in Gelenke (evtl. mit vorzeitiger Abnutzung von Gelenken). Petechien treten nicht auf. Die primäre Blutstillung (Blutungszeit) ist normal, typisch ist die Nachblutung (verlängerte Gerinnungszeit), da nur das intrinsische System betroffen ist! Die Therapie besteht in der Substitution von entsprechenden Faktoren-Konzentraten.

2.4.5 Die gemeinsame Endstrecke

Die gemeinsame Endstrecke der Gerinnung besteht aus den **Faktoren X** und **V**. In ihrer aktivierten Form bilden sie zusammen mit Ca^{2+} und Phospholipiden den **Prothrombin-Aktivator-Komplex.** Dieser Komplex wandelt nun Prothrombin (II) zu **Thrombin** (IIa) um. Thrombin spaltet Fibrinogen zu **Fibrin** und besitzt daneben noch einige weitere Funktionen (**Abb. 2.2**).

MERKE

Funktionen von Thrombin sind
- Fibrinogenspaltung
- Aktivierung der Faktoren V, VIII und XI (positive Rückkopplung)
- Aktivierung des Faktors XIII
- Förderung der Thrombozyten-Aggregation.

Die Fibrin-Moleküle lagern sich zunächst locker durch elektrostatische Kräfte zusammen. Danach werden sie durch den **Faktor XIIIa** kovalent verknüpft. Durch die dabei entstehenden Bindungen zwischen Glutamin- und Lysinresten der einzelnen Fibrin-Moleküle entsteht ein stabiles Netz aus Fibrinfasern. Abschließend kommt es noch zu einer weiteren Verfestigung des Thrombus durch Kontraktion, vermittelt durch myosinähnliche Proteine (Thrombosthenin) der Thrombozyten (sog. **Kontraktions- oder Retraktionsphase**).

2.4.6 Die Regulation und Hemmung der Gerinnung

Die Gerinnungskaskade ist ein sich selbst verstärkender Vorgang. Entsprechend muss der Organismus die Möglichkeit haben, in diesen Vorgang hemmend einzugreifen um so eine generalisierte Gerinnung zu verhindern. Der **wichtigste physiologische Inhibitor** der Gerinnung ist das **Antithrombin III** (AT 3). Durch Komplexbildung inhibiert AT 3 Thrombin, sowie die Faktoren IXa, **Xa**, XIa und XIIa. Dabei wird die Wirksamkeit von AT 3 durch die Anwesenheit von **Heparin** um den Faktor 1.000 verstärkt. Heparin, ein saures Glucosaminoglykan, kommt im Körper selbst vor (Leber, basophile Granulozyten, Mastzellen), wird aber auch therapeutisch zur Gerinnungshemmung genutzt. Weit verbreitet ist die subkutane Applikation zur Thrombose-Prophylaxe bei immobilisierten Patienten. Entscheidend für die Wirkung dieser Prophylaxe ist die Hemmung des Faktors Xa. Für Heparin steht mit dem Protaminsulfat ein Antagonist zur Verfügung, der z. B. bei Überdosierung die Heparin-Wirkung aufheben kann. Heparin kann außerdem in vitro zur Gerinnungshemmung von Blutproben verwendet werden.

Neben AT 3 und Heparin spielt das **Protein C/S-System** noch eine wichtige Rolle. Die Proteine C und S sind Plasmaeiweiße, die in der Leber Vitamin K-abhängig gebildet werden. Dabei aktivieren Protein S und an Thrombomodulin gebundenes Thrombin das Protein C (aktiviertes Protein C = aPC). Das aPC besitzt proteolytische Aktivität und inaktiviert so die Faktoren Va und VIIIa. Weitere Gegenspieler des Thrombins sind die Proteinaseinhibitoren **α_1-Antitrypsin** und **Antitrypsin-α_2-Makroglobulin**.

Klinischer Bezug

Will man therapeutisch die Blutgerinnung eines Patienten längerfristig hemmen, so setzt man Vitamin-K-Antagonisten (Cumarin-Derivate) ein. Diese kann der Patient als Tabletten einnehmen. Die Cumarine hemmen die Produktion der Vitamin-K-abhängigen Gerinnungsfaktoren II, VII, IX und X. Dieser Effekt tritt allerdings erst mit einigen Tagen Latenz ein bzw. klingt nur langsam ab, da noch im Plasma zirkulierende Faktoren abgebaut bzw. die Faktoren erst neu synthetisiert werden müssen. Vitamin-K-Antagonisten wirken nur in vivo, nicht aber in vitro.

In vitro ist die einfachste Möglichkeit der Gerinnungshemmung ein Ca^{2+}-Entzug. Ca^{2+}-Ionen werden hier entweder durch Komplexbildung (z. B. mit **EDTA)** oder in festen Bindungen mit **Citrat** oder **Oxalat** neutralisiert. Bei letzterem wird der Blutprobe Na^+-Citrat oder Na^+-Oxalat zugegeben; es erfolgt ein Anionenaustausch, bei dem das Na^+ durch Ca^{2+} ersetzt wird und dieses so dem Blut entzogen wird.

Die APC-Resistenz und die Faktor-V-Leiden-Mutation: Durch eine Mutation im Faktor V-Gen ist die Degradation von Faktor Va durch aktiviertes Protein C (APC) gestört (s. o.). Folge ist eine stark erhöhte Thromboseneigung (Thrombophilie). Es handelt sich um den häufigsten genetisch bedingten Risikofaktor für die Entwicklung von Thrombembolien.

Tiefe Beinvenenthrombose und Thromboseprophylaxe: Als Thrombose bezeichnet man ganz allgemein eine intravasale, intravitale, lokalisierte Gerinnung von Blutbestandteilen. Die Entwicklung einer Thrombose im tiefen Beinvenensystem (Phlebothrombose) wird begünstigt durch die sog. Virchow-Trias: Gefäßwandveränderungen (z. B. Verkalkung, Entzündung), Veränderung der Blutzusammensetzung (Thrombophilie z. B. durch APC-Resistenz) und Veränderungen der Blutströmung (z. B. Wirbelbildung durch Varizen, Strömungsverlangsamung durch Immobilisation). Wichtige Risikofaktoren sind u. a. das Rauchen sowie die Einnahme oraler Kontrazeptiva. Die gefürchtetste Komplikation einer tiefen Beinvenenthrombose ist eine unter Umständen lebensbedrohliche Lungenembolie, also die Verstopfung von Lungengefäßen durch mit dem Blut eingeschwemmtes Thrombusmaterial. Lungenembolien kamen früher gerade nach Operationen häufig vor, da die Patienten oft lange Bettruhe einhalten müssen. Zur Prophylaxe dienen heute Kompressionsstrümpfe, die den venösen Abfluss fördern, eine Therapie mit niedermolekularem Heparin und eine möglichst frühzeitige Mobilisation des Patienten.

2.4.7 Die Fibrinolyse

Zuviel oder an der falschen Stelle gebildetes Fibrin kann durch das Fibrinolyse-System wieder abgebaut werden. Für die Fibrinolyse sorgt das **Plasmin**. Es entsteht aus **Plasminogen,** das durch verschiedene Faktoren im Blut, im Gewebe **(tPA = tissue Plasminogenaktivator)** und im Urin **(Urokinase)** aktiviert werden kann. Plasmin ist eine Protease, die Fibrin zu löslichen Spaltprodukten abbaut. Diese Spaltprodukte hemmen zusätzlich die Thrombinwirkung, so dass nicht gleichzeitig der Auf- und Abbau eines Thrombus abläuft.

Urokinase, t-PA und **Streptokinase** werden als Aktivatoren zur Thrombusauflösung verwendet (z. B. bei Herzinfarkt). Die Streptokinase ist kein körpereigener Stoff, sondern ein Medikament das aus Bakterien (Streptokokken) gewonnen wird. Entgegen dem Namen („Kinase") handelt es sich nicht um ein Enzym! Streptokinase bildet stattdessen einen Komplex mit einem Plasminogen-Molekül, der weitere Plasminogen-Moleküle aktiviert. Hemmstoffe der Fibrinolyse sind **α_2-Antiplasmin** (physiologisch), **Tranexemsäure** und **ε-Aminocapronsäure** (therapeutisch).

2.4.8 Die Gerinnungstests

Lerntipp

Die Gerinnungstests werden häufig geprüft, da sie klinisch relevant sind.

Die Blutgerinnung kann man durch verschiedene Labortests überprüfen. So können Gerinnungsstörungen diagnostiziert oder eine therapeutisch gewünschte Antikoagulation (z. B. mit Cumarinen) gesteuert werden. Die **Blutungszeit** gibt Aufschluss über die **Thrombozytenfunktion**. Nach einem Lanzettenstich wird gemessen, wie lange es aus der Stichwunde blutet (normal 1–3 Minuten). Das austretende Blut muss regelmäßig vorsichtig abgewischt werden, damit außen antrocknendes Blut die Messung nicht verfälscht. Die **Gerinnungszeit** bezeichnet die Zeit zwischen Entnahme einer Blutprobe und deren Gerinnung im Probenröhrchen (normal 5–7 Minuten). Der Kontakt zur Röhrchenwand aktiviert dabei den Faktor XII (endogenes System).

Die beiden wichtigsten Gerinnungstests sind der **Quick-Test** und die **partielle Thromboplastinzeit (PTT)**. Beide werden bei 37 °C an Citratblut durchgeführt, da diese Gerinnungshemmung durch Zugabe von Ca^{2+} im Überschuss wieder aufgehoben werden kann.

- Der **Quick-Test** (auch Thromboplastinzeit genannt) testet das exogene System. Die Bestimmung erfolgt durch Messung der Gerinnungszeit nach Inkubation von Citratplasma mit Ca^{2+} und Gewebethromboplastin. Man misst die Zeit bis zum Auftreten erster Fibrinfäden. Klassisch ist die Angabe dieser Zeit in Prozent der Gerinnungszeit von Normalplasma (**Quick-Wert**, normal 70–125 %). Der Quick-Wert wird zunehmend abgelöst durch die Angabe der sog. International Normalized Ratio (**INR**, normal um 1,0). Einen erniedrigten Quick-Wert findet man z. B. bei der Therapie mit Cumarin-Derivaten oder einem Fibrinogenmangel, nicht aber bei der Hämophilie (s. u.).
- Anhand der **PTT** kann das endogene Gerinnungssystem überprüft werden. Man gibt zu Citratblut Calciumionen und den Plättchenfaktor 3 und misst dann die Gerinnungszeit. Die Zeit bis zum Auftreten von Fibrinfäden wird in Sekunden angegeben (normal 25–38 Sekunden). Die PTT ist z. B. bei der Hämophilie, Cumarin-oder hochdosierter Heparin-Therapie verlängert.
- Bei der **Thrombinzeit (TZ)** wird eine Thrombinlösung zu Citratplasma gegeben und die Umwandlung von Fibrinogen zu Fibrin gemessen. Diese beträgt normalerweise 20– 38 Sekunden und ist bei Fibrinogenmangel verlängert.

Check-up

- ✓ **Wiederholen Sie noch einmal den Ablauf der Blutgerinnung von der primären Hämostase bis zum endgültigen Thrombus und vergleichen Sie die Vorgänge bei einer reinen Endothelläsion mit einer größeren Gewebezerstörung.**
- ✓ **Die Beeinflussung des Gerinnungssystems ist von großer praktischer Bedeutung – machen Sie sich klar, wie man medikamentös in das Gerinnungssystem eingreifen kann.**
- ✓ **Machen Sie sich nochmals klar, welche Arten von Gerinnungsstörungen es gibt und welche Laborwerte dabei jeweils pathologisch verändert sind.**

2.5 Das Immunsystem

2

Lerncoach

Die komplexen Mechanismen der Immunabwehr sind nicht einfach zu verstehen. Versuchen Sie, die Funktionen der einzelnen Zellen nachzuvollziehen.

2.5.1 Überblick und Funktion

Die unspezifische und spezifische Immunabwehr des Körpers richtet sich gegen Mikroorganismen (Viren, Bakterien, Parasiten, Pilze) und „fremde" Makromoleküle. Auf diese sog. **Antigene** reagiert die Immunabwehr u.a. mit der Aktivierung und Vermehrung antigenspezifischer T- und B-Lymphozyten. B-Zellen differenzieren sich dabei zu Plasmazellen, die antigenspezifische Antikörper produzieren (Immunglobuline, Ig, s. S. 44). Außerdem werden durch das Immunsystem anomale (z. B. maligne entartete) Körperzellen eliminiert.

Effektorzellen des Immunsystems sind die **Leukozyten**, eine heterogene Zellgruppe mit verschiedenen Aufgaben und Fähigkeiten. Man unterscheidet ein **unspezifisches, angeborenes** und ein **spezifisches, erworbenes Abwehrsystem**.

- Die unspezifische Abwehr setzt sich zusammen aus der **unspezifischen zellulären Abwehr** durch phagozytierende Leukozyten und Makrophagen und der **unspezifischen humoralen Abwehr** (z. B. Komplement, Interferone).
- Die spezifische Abwehr erkennt dagegen spezifisch bestimmte Krankheitserreger und reagiert mit der Bildung von bestimmten Abwehrkörpern. Diese sind entweder zellständig (T-Zellrezeptor, **spezifische zelluläre Abwehr)** oder im Plasma gelöst (Antikörper, **spezifische humorale Abwehr)**. Eine Besonderheit ist auch die Ausbildung von Gedächtniszellen, die bei erneuter Infektion mit einem bereits „bekannten" Erreger eine schnelle Reaktion des Körpers zulassen.

Beide Abwehrsysteme sind eng miteinander verwoben und ergänzen sich gegenseitig. Zu Beginn einer Infektion setzt sich meist das unspezifische Abwehrsystem zuerst mit dem Erreger auseinander, die (z. T. effektiveren) Mechanismen des spezifischen Abwehrsystems brauchen dagegen einige Zeit, um anzulaufen.

2.5.2 Die Leukozyten

Leukozyten (weiße Blutkörperchen) sind kernhaltige Zellen, zu denen die **Lymphozyten**, die **Monozyten** und die **Granulozyten** mit ihren Unterarten gehören. Wie alle Blutzellen werden auch die Leukozyten im Knochenmark unter dem Einfluss bestimmter Mediatoren aus pluripotenten Stammzellen gebildet. Die Granulozyten- und Monozytenbildung wird dabei durch sog. **Kolonie-stimulierende Faktoren** (CSF = colony stimulating factors) angeregt. Im Gegensatz zu diesen Zellen werden die **Lymphozyten**, die zum spezifischen Abwehrsystem zählen, unreif aus dem Knochenmark freigesetzt. Sie erhalten noch eine Prägung in den primären lymphatischen Organen Thymus und Knochenmark (s. u.). Alle Leukozyten sind amöboid beweglich und können die Wände der Blutgefäße durchdringen **(Leukodiapedese)**.

Die **Leukozytenzahl** im Blut von gesunden Personen liegt bei 4.000 – 10.000/µl. Ein Abfall der Leukozyten unter 4.000/µl wird als **Leukopenie** (z. B. bei Knochenmarkschädigung), ein Anstieg über 10.000/µl als **Leukozytose** (z. B. bei Entzündungen) bezeichnet.

Unter dem Mikroskop kann man die verschiedenen Zellarten unterscheiden. Oft gibt man zusätzlich zur absoluten Leukozytenzahl auch noch die prozentuale Verteilung an (sog. **Differenzial-Blutbild**, Tab. 2.6).

Lerntipp

So können Sie sich die Häufigkeiten der einzelnen Leukozytenpopulationen merken (in absteigender Häufigkeit):
Never neutrophile Granulozyten
let Lymphozyten
monkeys Monozyten
eat eosinophile Granulozyten
bananas basophile Granulozyten

Die Granulozyten

Die Unterteilung der Granulozyten erfolgt nach der Anfärbbarkeit ihrer Granula.

Neutrophile Granulozyten

Die neutrophilen Granulozyten (Durchmesser 9–12 µm) gehören zu den Phagozyten (Fresszellen). Sie sind Teil des unspezifischen Abwehrsystems und **phagozytieren** eingedrungene Fremdkörper und Mikroorganismen. Zu diesem Zweck können sie die Blutgefäße verlassen und in das Gewebe einwandern (sog. **Emigration**, s. u.). Angelockt werden die neutrophilen Granulozyten durch sog. **Chemotaxine,** hierzu

Tab. 2.6

Differenzial-Blutbild bei Gesunden

Leukozyten gesamt	**4–10 · 10⁹/l**	**= 100 %**
neutrophile Granulozyten		40–60 %
eosinophile Granulozyten		1–3 %
basophile Granulozyten		0–1 %
Monozyten		4–8 %
Lymphozyten		20–40 %

zählen bestimmte Zytokine (s. S. 38), Kinine, aktivierte Komplementfaktoren (C 3a, C 5a) (s. S. 40), Leukotriene und bestimmte Bakterienbestandteile. Etwa die Hälfte der neutrophilen Granulozyten zirkuliert nicht frei im Blut, sondern haftet an den Blutgefäßwänden v. a. von Milz und Lunge. Bei Bedarf können diese Zellen schnell in den Blutstrom freigesetzt werden.
Aufgenommenes Material bauen die neutrophilen Granulozyten mit Hilfe einer Vielzahl von Enzymen ab (z. B. Lysozym), Bakterien können zusätzlich durch intrazellulär gebildete Sauerstoffradikale abgetötet werden. Zu diesem Zweck besitzen die neutrophilen Granulozyten **speziell Enzyme** wie die Myeloperoxidase. Bei Aktivität der Myeloperoxidase kommt es zu einem Anstieg des Sauerstoffverbrauches der Zelle, dem sog. „oxidative burst." Neutrophile Granulozyten können auch die Entzündungsreaktion durch **Freisetzung verschiedener Mediatoren** steuern. Dazu gehören u. a. die Arachidonsäurederivate Leukotriene, Thromboxane und Prostaglandine (sog. **Eikosanoide**, s. S. 87).

Eosinophile Granulozyten

Eosinophile Granulozyten (Durchmesser 10–15 µm) enthalten Granula, die sich mit Eosin rot anfärben lassen. In diesem Granula befinden sich Peroxidasen, Katalasen und Proteasen. Eosinophile Granulozyten sind ebenfalls zur **Phagozytose** befähigt. Für sie existieren spezielle eosinotaktische Lockstoffe, deren prominentester Vertreter das aus Mastzellen freigesetzte Histamin ist. Die Anzahl der Eosinophilen im Blut unterliegt tageszeitlichen Schwankungen, die spiegelbildlich zum Glucocorticoidspiegel im Blut verlaufen. Eine Eosinophilie, also das vermehrte Auftreten von eosinophilen Granulozyten im Blut, findet man bei **allergischen Reaktionen** (z. B. auch beim Asthma bronchiale) und **Parasitenbefall** (z. B. Wurminfektionen).

Basophile Granulozyten

Basophile Granulozyten (Durchmesser 8–11 µm) sind die seltensten Granulozyten im Blut. Ihre Granula färben sich mit basischen Farbstoffen blauschwarz an. Aktiviert werden die basophilen Granulozyten über IgE-Rezeptoren auf ihrer Oberfläche, sie setzen dann Heparin, Histamin und Proteasen aus ihren Granula frei. Sie sind für die histaminabhängigen Allegiesymptome verantwortlich (u. a. Rötung und Quaddelbildung der Haut, Schleimhautschwellung, Bronchokonstriktion). Außerdem setzen sie chemotaktische Lockstoffe für eosinophile Granulozyten frei.

Die Monozyten

Monozyten (Durchmesser 12–20 µm) können ebenfalls Fremdstoffe **phagozytieren** und besitzen zusätzlich die Fähigkeit, diese Fremdstoffe dem spezifischen Abwehrsystem zu **präsentieren** und es dadurch zu aktivieren. Dazu werden die Fremdstoffe durch verschiedene lysosomale Enzyme der Monozyten zunächst zerlegt, die Bruchstücke dann an Proteine des **MHC-Komplexes** (s. S. 42) gebunden und an die Zelloberfläche transportiert. Dort können sie durch Lymphozyten erkannt werden. Durch Ausschüttung bestimmter Mediatoren (z. B. Leukotriene, Interferon γ und Interleukin 1, Tab. 2.7) sind Monozyten auch an der Steuerung der Entzündungsreaktion beteiligt.
Im Blut halten sich die Monozyten nur ca. 2–3 Tage auf, bevor sie ins Gewebe auswandern. Dort bleiben sie als sog. **Gewebsmakrophagen** oder Histiozyten sesshaft. Die Monozyten bilden zusammen mit den Gewebsmakrophagen das sog. **mononukleäre Phagozytensystems** (früher: retikuloendotheliales System, RES), zu dem unter anderem auch die Kupffer-Sternzellen in der Leber und die Alveolarmakrophagen gehören.

Die Lymphozyten

Man unterscheidet zwei Hauptgruppen von Lymphozyten: **B- und T-Lymphozyten** (im Blut findet man vorwiegend T-Lymphozyten). Die Lymphozyten unterscheiden sich in der Funktion sowie durch bestimmte Oberflächenmerkmale (s. S. 42) und sind die Effektorzellen der **spezifischen Immunabwehr** (Ausnahme sind die sog. Natural-Killerzellen oder Nullzellen, s. S. 41). Sie können sich nur gegen ein bestimmtes Antigen richten, das während der Zellreifung bereits durch genetisches Rearrangement festgelegt wird (s. S. 44). Das Rearrangement betrifft die Strukturen, mit denen die Lymphozyten ihr Antigen erkennen können: den T-Zell-Rezeptor bzw. die Immunglobuline (zu den Mechanismen der Antikörpervielfalt s. S. 44). Da dies auf dem Zufallsprinzip beruht, entstehen auch autoreaktive Zellen, die körpereigene Strukturen als fremd erkennen. Diese müssen erkannt und unschädlich gemacht werden, bevor sie im Körper Schaden anrichten. Dazu erhalten sie während ihrer Ausreifung eine **Prägung**, die entweder im Knochenmark (B-Lymphozyten) oder im Thymus (T-Lymphozyten) stattfindet (= primäre lymphatische Organe). Zellen, die körpereigenes Gewebe angreifen würden, werden durch Apoptose zerstört oder auf anderem Wege unschädlich gemacht (z. B. dauerhaft inaktiviert = anerge Zelle).
Nach der Prägung wandern die Lymphozyten über die Blutbahn zu den sekundären lymphatischen Organen (z. B. Milz, Lymphknoten), in denen die eigent-

lichen Abwehrreaktionen stattfinden. Im Rahmen einer Immunreaktion können sich die Lymphozyten nochmals vermehren, ohne aber ihre Spezifität zu ändern (sog. klonale Proliferation).

Die Untergruppen der Lymphozyten unterscheiden sich auch funktionell: **B-Lymphozyten** reifen nach Antigenkontakt zu Plasmazellen aus und produzieren Antikörper. Zur Erkennung ihres Antigens tragen sie ein Immunglobulin als Rezeptor (IgD und IgM).

T-Lymphozyten erkennen ihr Antigen durch den **T-Zellrezeptorkomplex**, bestehend aus dem T-Zellrezeptor und dem Oberflächenmerkmal **CD 3** (CD = cluster of differentiation). Bei den T-Zellen unterscheidet man zytotoxische Zellen, die virusinfizierte Zellen abtöten, von T-Helferzellen, die durch Ausschüttung von Botenstoffen eine zentrale Steuerfunktion im Immunsystem innehaben. Eine Besonderheit von Lymphozyten ist die Ausbildung von **Gedächtniszellen**, die nach einer überstandenen Infektion über Jahre im Blut zirkulieren und bei erneutem Kontakt mit dem Erreger sofort eine spezifische Immunantwort initiieren können. Solche Zellen sind der Grund dafür, warum man einige der sog. „Kinderkrankheiten" wie z. B. Masern in der Regel nur einmal bekommt.

2.5.3 Das unspezifische Abwehrsystem

Das Komplementsystem

Komplement ist die Bezeichnung für eine Reihe im Blut zirkulierender Proteine, die eine wichtige Rolle bei der unspezifischen humoralen Abwehr v. a. bakterieller Infektionen spielen. Sie bilden ein Kaskadensystem ähnlich der plasmatischen Gerinnung. Zentraler Bestandteil des Komplementsystems sind die im Blut zirkulierenden Faktoren **C 1–C 9**. Daneben existieren noch Cofaktoren.

Das Komplementsystem übernimmt mehrere wichtige Funktionen im Rahmen der Immunabwehr:

- Lyse fremder Zellen
- Fremderkennung
- Aktivierung immunkompetenter Zellen
- Opsonisierung (s. u.) durch Anlagerung des C 3 an Antigen-Antikörper-Komplexe, wodurch deren Phagozytose begünstigt wird (Chemotaxis).

Lerntipp

Die Abfolge der einzelnen Schritte müssen Sie nicht so genau kennen wie bei der Blutgerinnung. Wichtig sind die Startreaktionen, der Faktor C 3 und der Membranangriffskomplex.

Die Komplement-Aktivierung kann auf zwei Wegen erfolgen: Beim **klassischen Aktivierungsweg** löst ein Komplex aus Antikörpern der Klasse IgG oder IgM und deren Antigen die Aktivierung des Faktors C 1 aus. Über die Zwischenschritte C 4 und C 2 wird der zentrale Faktor C 3 gespalten.

Der **alternative Aktivierungsweg** ist Antikörper-unabhängig und somit auch nicht auf das spezifische Abwehrsystem angewiesen. Polysaccharide der Bakterienoberfläche können den Faktor C 3 direkt aktivieren. An dieser Reaktion sind noch eine Reihe Cofaktoren beteiligt (z. B. die Faktoren B, D, P). Der sog. **Lectin-Aktivierungsweg** entspricht dem klassischen Weg, nur bindet hier C 1 ohne Antikörperbeteiligung an bestimmte Bakterien-Oberflächen.

MERKE

Die Aktivierung von C 3 ist die zentrale Reaktion. Dabei entstehen zwei Bruchstücke: C 3a und C 3b. C 3b bindet sich an die Oberfläche des Erregers bzw. Fremdkörpers und markiert ihn so als fremd. Diese sog. Opsonisierung erleichtert den Phagozyten die Erkennung und Phagozytose des Fremdkörpers. Zugleich stößt C 3b die Bildung des Membran-Angriffs-Komplexes an (**Abb. 2.3**).

Der Faktor C 3a diffundiert dagegen ab und dient als chemotaktischer Lockstoff, der Leukozyten anlockt und aktiviert, sowie die Freisetzung von Entzün-

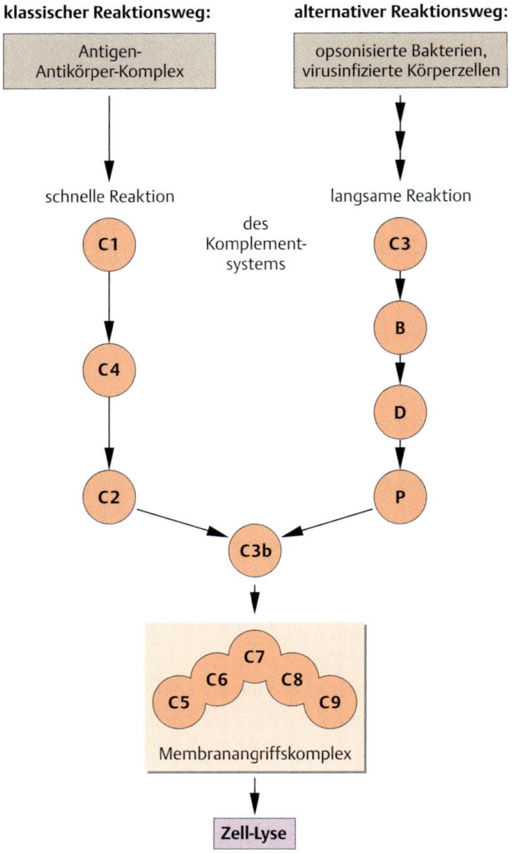

Abb. 2.3 Aktivierungswege des Komplementsystems.

dungsmediatoren (Histamin, Leukotriene) durch Mastzellen auslöst. Dadurch wird u.a. das Gefäßendothel durchlässiger, Leukozyten können dann leichter aus den Blutgefäßen ins Gewebe und somit an den Entzündungsort wandern. An der Zellmembran (z.B. eines Bakteriums) gebundenes C3b kann wiederum den Faktor **C5** aktivieren. Auch er zerfällt in die Bruchstücke C5a, das ähnliche Eigenschaften wie C3a hat, und C5b. C5b bildet zusammen mit den Faktoren C6 bis C9 eine Pore in der Membran, durch die Flüssigkeit in das Bakterium einströmen kann. Als Folge kommt es zur Zytolyse. Diese Pore bezeichnet man auch als **Membran-Angriffs-Komplex** oder lytischen Komplex.

Die Phagozytose

Unter Phagozytose versteht man die Aufnahme fester Partikel (z.B. Fremdkörper, Mikroorganismen) in das Zellinnere so genannter Phagozyten mit intrazellulärem Abbau. Die Phagozytose ist der Hauptmechanismus der zell-vermittelten unspezifischen Abwehr und erfolgt v.a. durch (v.a. neutrophile) Granulozyten und Monozyten.

Zu diesem Zweck müssen diese allerdings zunächst aus den Blutgefäßen in das betroffene Gewebe wandern. Die Extravasation erfolgt in den postkapillären Venolen. Durch Botenstoffe wie z.B. Interleukin 1 und TNF-α werden die Endothelzellen zur Bildung sog. **Selectine** angeregt. Selectine sind Adhäsionsmoleküle, die dafür sorgen, dass die Leukozyten wie ein Ball an der Gefäßwand entlangrollen und dabei aktiviert werden. Adhäsionsmoleküle der Leukozyten, die **Integrine**, sorgen dann für eine festere Anhaftung an den Gefäßwänden im Entzündungsbereich. Es folgt die **Diapedese**, bei der die Leukozyten zwischen den Endothelzellen hindurch in das Gewebe einwandern. Dort bewegen sie sich zielgerichtet durch **Chemotaxis** auf den Entzündungsherd zu. Neben den Komplementfaktoren C3a und C5a wirken auch Interleukin-8 und Bakterienbestandteile (z.B. Lipopolysaccharide) chemotaktisch.

Erleichtert wird die Phagozytose der Fremdsubstanzen durch die Opsonisierung mittels des Komplementfaktors C3b oder Antikörpern (IgG oder IgM, s. S. 45). Den inkorporierten Fremdkörper bezeichnet man als **Phagosom**. An dieses lagern sich Lysosomen an, durch Verschmelzung entsteht ein Phagolysosom. Das aufgenommene Material wird durch die lysosomalen Enzyme abgebaut. Zusätzlich können Sauerstoffradikale durch Aktivierung der NADPH-Oxidase gebildet werden, die dann durch Peroxidation phagozytierte Bakterien abtöten können.

Nach erfolgter Phagozytose sterben Granulozyten durch Apoptose (programmierter Zelltod) ab. Makrophagen hingegen können die zerlegten Fremdsubstanzen den T-Lymphozyten präsentieren und so zusätzlich eine spezifische, antikörpervermittelte Immunreaktion auslösen. Dazu werden die Bruchstücke der Fremdsubstanz **(Antigene)** in **MHC-II-Molekülen** auf der Oberfläche des Makrophagen präsentiert (s. S. 42).

Weitere Mechanismen der unspezifischen Abwehr

Lysozym

Das Enzym **Lysozym** wird beim Zerfall phagozytierender Zellen frei und kann Mukopolysaccharide in der Zellwand grampositiver Bakterien spalten. Als Folge wird die Zellwand undicht und das Bakterium stirbt ab. Im Zusammenspiel mit dem Komplementsystem können auch gramnegative Keime angegriffen werden. Lysozym findet man in den Granula von Granulozyten und Makrophagen sowie den Schleimhäuten des Nasen-Rachen-Raums und Magen-Darm-Traktes. In besonders hoher Konzentration liegt es in der Tränenflüssigkeit vor.

Akute-Phase-Proteine

Unter diesem Oberbegriff fasst man Plasmaproteine zusammen, die im Rahmen einer Entzündungsreaktion vermehrt im Blut zirkulieren. Ihre Synthese in der Leber wird durch den Botenstoff Interleukin-6 stimuliert. Der prominenteste Vertreter ist das **C-reaktive Protein** (CRP), das in der Klinik als Entzündungsmarker genutzt wird. Das CRP bindet an Oberflächenstrukturen, die auf Bakterien vorkommen, und kennzeichnet diese für das Komplementsystem. Zu den akute-Phase-Proteinen zählen außerdem Proteinaseinhibitoren wie α_1-Antitrypsin und α_2-Makroglobulin sowie das Haptoglobin. Im Gegenzug wird weniger Albumin gebildet.

Interferone

Die **Interferone** (INF) sind speziesspezifische Glykoproteine, die eine Rolle bei der Abwehr von Virusinfektionen spielen. Produziert werden sie von Virus-befallenen Zellen. Interferone wirken antiviral indem sie die Virusvermehrung hemmen und zugleich benachbarte Zellen vor einer Infektion schützen. Sie wirken außerdem antiproliferativ und immunmodulatorisch. INF-α wird von Leukozyten, INF-β von Fibroblasten produziert. Das INF-γ rechnet man mehr zur spezifischen Immunabwehr. Es wird von aktivierten T-Lymphozyten gebildet, verbessert die Antigenpräsentation durch Makrophagen und aktiviert natürliche Killerzellen.

Natural killer cells

Die **natürlichen Killerzellen** ähneln vom Aussehen her den Lymphozyten, tragen aber nicht deren typische Oberflächenmerkmale (daher auch der Name „Nullzellen"). Sie können fremde Zellen, Tumorzellen und Virus-infizierte Zellen ohne vorherige Aktivierung oder Immunisierung töten.

2.5.4 Die spezifische Immunabwehr

Die spezifische Abwehr kann bestimmte Oberflächenmerkmale von Fremdkörpern (z. B. ein bestimmtes Membranprotein eines Bakteriums oder einer entarteten Zelle) direkt erkennen und eine gezielte Abwehrreaktion initiieren. Ein solches Merkmal, gegen dass sich eine Abwehrreaktion richten kann, bezeichnet man als **Antigen. Antikörper** sind von Plasmazellen gebildete Proteine, die sich gegen Antigene richten (s. u.). Sie binden mittels Wasserstoffbrücken und hydrophoben Wechselwirkungen an „ihr" Antigen **(Antigen-Antikörper-Reaktion)**. Aufgrund der eingeschränkten Größe der Antigen-Bindungsstelle des Antikörpers fungiert meist nur eine kleine, spezifische Stelle des Gesamtmoleküls als Erkennungsstelle **(Determinante)**. Trennt man die Determinante vom Trägermolekül, erhält man ein sog. **Hapten**, das zwar mit vorhandenen Antikörpern reagieren, aber für sich allein keine Immunreaktion hervorrufen kann.

Die Antigenpräsentation

Die Antigen präsentierenden Zellen (APC)

In den Organismus eingedrungene Fremdkörper werden meist zunächst mit dem unspezifischen Abwehrsystem konfrontiert und phagozytiert. Noch im Gewebe oder in den regionalen Lymphknoten werden diese Fremdsubstanzen T-Lymphozyten und damit dem spezifischen Abwehrsystem präsentiert. Diese Präsentation erfordert die Kooperation durch sog. **Antigen-präsentierende Zellen** (APC). Hierzu zählen die Monozyten und die sich aus ihnen differenzierenden, gewebeständigen Makrophagen, die B-Lymphozyten, die dendritischen Zellen und die Langerhans-Zellen der Haut. Sie nehmen Fremdprotein auf, zerlegen es und präsentieren es zusammen mit MHC-II-Molekülen (s. u.) auf ihrer Zelloberfläche den antigensensitiven T-Helferzellen (s. u.).

Der Histokompatibilitätskomplex

Die Präsentation von Antigenen erfolgt grundsätzlich über die Moleküle des sog. **MHC-Komplexes** (MHC = major histocompatibility complex, auch HLA = humanes Leukozyten-Antigen). Die MHC-Proteine spielen für die Immunabwehr eine große Rolle, da sie die Oberfläche aller Körperzellen markieren und so eine Unterscheidung zwischen fremd und selbst ermöglichen. Dabei existiert eine sog. **MHC-Restriktion:** T-Zellen sind nur dann in der Lage, mit ihrem T-Zellrezeptor ihr Antigen zu erkennen, wenn es ihnen in einem MHC-Molekül präsentiert wird. Der MHC-Komplex kommt in zwei Formen vor:

- **MHC Klasse I-Moleküle** befinden sich in der Membran aller kernhaltigen Zellen. Sie werden von zytotoxischen T-Lymphozyten erkannt und sind wesentlich an der Erkennung und Bekämpfung virusinfizierter Zellen beteiligt.
- **MHC Klasse II-Moleküle** sind in der Membran von mononukleären Zellen und B-Lymphozyten enthalten. Sie werden von T-Helfer-Lymphozyten erkannt.

Die MHC-Proteine werden durch eine hochpolymorphe Gengruppe kodiert, so dass die Wahrscheinlichkeit, dass zwei Personen gleiche MHC-Moleküle haben, äußerst gering ist. Problematisch ist dies z. B. bei einer Organtransplantation, da T-Lymphozyten auf fremde MHC-Komplexe mit einer Abstoßungsreaktion reagieren.

Die Verständigung zwischen den Zellen

Um eine effektive und ökonomische Arbeit des Immunsystems zu gewährleisten muss die Vielzahl der Abwehrmechanismen koordiniert werden. Der dazu nötigen Verständigung zwischen den beteiligten Zellen dienen die **Zytokine**, eine Gruppe von Proteinen bzw. Glykoproteinen. Zytokine wirken in der Zielzelle durch die Aktivierung intrazellulärer Signalproteine, die die DNA-Transkription beeinflussen (**Tab. 2.7**).

Die spezifische zelluläre Abwehr durch T-Lymphozyten

T-Lymphozyten sind für die **spezifische zelluläre Abwehr** verantwortlich. Sie besitzen auf ihrer Oberfläche Antigen-spezifische Rezeptoren (T-Zellrezeptoren), die Antigene nur erkennen, wenn sie auf der Oberfläche von Zellen gemeinsam mit MHC-Molekülen präsentiert werden (**Abb. 2.4**). Nach antigener Sti-

Tab. 2.7

Funktionen einiger wichtiger Zytokine (nach Kayser et al., medizinische Mikrobiologie, Thieme 2010)

Zytokin	Herkunft	Wirkung
Interleukin 1 (IL-1)	Makrophagen, B-Lymphozyten, Fibroblasten, Endothelzellen	Stimulierung der meisten Leukozytenarten, v. a. Makrophagen und Neutrophile, Endothelaktivierung, Fieber
Interleukin 2 (IL-2)	aktivierte T-Zellen	T-Zell-Proliferation Glucocorticoide hemmen die IL-2-Synthese
Interleukin 4 (IL-4)	T_H-Zellen	Proliferation von B-Zellen und Ausreifung zu Plasmazellen
Interleukin 6 (IL-6)	T- u. B-Zellen, Makrophagen, Endothelzellen, Fibroblasten	Proliferation und Ausreifung von T- und B-Zellen, Induktion der Synthese von Akute-Phase-Proteinen in der Leber
Interleukin 8 (IL-8)	Stromazellen, Fibroblasten	Chemotaxis und Aktivierung von Neutrophilen und Makrophagen
Interleukin 10 (IL-10)	T-Zellen	Inhibitor der Makrophagenfunktion
Interferon γ (IFN-γ)	aktivierte T-Zellen	Aktivierung von Makrophagen und natürlichen Killer-Zellen?

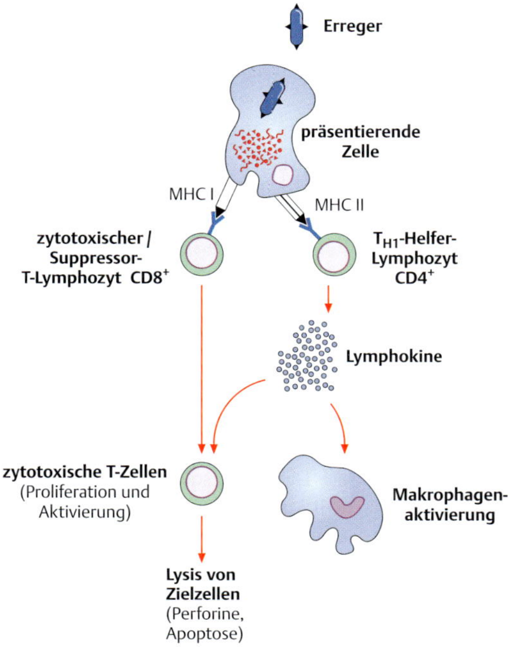

Abb. 2.4 Die verschiedenen Möglichkeiten der Antigenpräsentation.

mulation vermehren sie sich und differenzieren zu T-Effektorzellen. Die T-Effektorzellen lassen sich unterteilen in **zytotoxische T-Zellen** (T_c-Zellen) und **T-Helferzellen** (T_H-Zellen). Sowohl T_c- als auch T_H-Zellen können Gedächtniszellen bilden, die im Falle eines erneuten Antigenkontaktes zu einer schnelleren Abwehrreaktion führen. Vor einer überschießenden Immunreaktion sollen sog. T-Suppressorzellen schützen, die wohl Abwehrreaktionen unterdrücken können.

Die zytotoxischen T-Zellen

Zytotoxische T-Lymphozyten (T_c-Zellen) spielen die Hauptrolle bei der Abwehr von Virusinfektionen. Wie bei allen Lymphozyten können auch sie nur ein spezifisches Antigen pro Lymphozyt erkennen. Dieses ist durch den T-Zellrezeptor (TCR) vorgegeben, der bei der Zellreifung eine bestimmte Spezifität erhält. Von Viren befallene Zellen produzieren in ihrem Inneren Viruspartikel, von denen einige an MHC-I-Moleküle gebunden an die Zelloberfläche gebracht werden. Mittels ihres T-Zellrezeptors können die T_c-Zellen so ihr Antigen erkennen. Um die Interaktion von TCR und präsentiertem Antigen zu ermöglichen, halten sich die T_c-Zellen dabei mit einer Art Anker am MHC-I fest. Dieses Bindungsmolekül wird als **CD 8** (CD = cluster of differentiation) bezeichnet. T_c-Zellen werden deshalb auch als **CD 8-positive T-Zellen** bezeichnet. Nach Erkennung des Antigens wird die infizierte Zielzelle abgetötet, indem die T_c-Zelle das Enzym **Perforin** freisetzt und so die Zellmembran zerstört. Ein anderer zytotoxischer Mechanismus ist die Aktivierung des „Selbstmordprogrammes“ der Zielzelle (sog. Apoptose). Der zytotoxischen Abwehrreaktion geht eine Phase der Aktivierung und klonalen Proliferation der T_c-Zellen voraus.

Die T-Helfer-Zellen

T-Helfer-Zellen (T_H-Zellen) sind eine Art Schaltstelle der Immunabwehr. Sie erkennen mit ihrem T-Zellrezeptor Antigene, die ihnen durch antigenpräsentierende Zellen in MHC-II-Molekülen präsentiert werden. Die Bindung an das MHC-II wird dabei durch **CD 4** ermöglicht **(CD 4-positive T-Zelle)**. Es gibt zwei Untergruppen der T_H-Zellen:

- **T_{H1}**-Zellen produzieren u. a. IFN-γ und aktivieren so Makrophagen. Diese können phagozytierte Erreger dann besser abtöten. So wird eine eher zellbasierte inflammatorische Abwehrreaktion initiiert.
- **T_{H2}**-Zellen sezernieren u. a. IL-4 und IL-10. IL-4 stimuliert dabei die Differenzierung von B-Lymphozyten zu Plasmazellen und leitet so eine humorale, Antikörper-vermittelte Reaktion ein. Gleichzeitig wird durch IL-10 die Makrophagenfunktion inhibiert.#

Klinischer Bezug

HIV-Infektion und AIDS: Das Immunsystem kann auch selbst Opfer einer Infektion werden, die zur Immunschwäche führt. Bekanntestes Beispiel hierfür ist die Krankheit AIDS (acquired immunodeficiency syndrome), die durch das HI-Virus ausgelöst wird. Das Virus bindet an Zellen, die an der Oberfläche CD 4-Rezeptoren tragen. Vor allem die Infektion und Zerstörung der T-Helfer-Lymphozyten, ohne die eine effektive Immunantwort nicht möglich ist, führt schließlich zu einem Zusammenbruch der Immunabwehr. Dabei nutzen die Viren das CD 4-Molekül um in die Zelle einzudringen. Haupttodesursache sind dann opportunistische Infektionen durch für Gesunde meist harmlose Krankheitserreger (z. B. Lungenentzündung durch Pneumocystis carinii).

Die Antikörper-vermittelte Immunreaktion

Die humorale spezifische Abwehr durch B-Lymphozyten

Für die humorale spezifische Abwehr sind die B-Lymphozyten verantwortlich. Sie erkennen „ihr“ Antigen durch Immunglobuline, die sie als Rezeptor in der Membran tragen (IgM oder IgD). Finden sie dieses Antigen, phagozytieren sie es und zerlegen es in kleine Bruchstücke, die dann wiederum auf dem MHC-II-Protein des B-Lymphozyten präsentiert werden. Erkennt dann eine T_H-Zelle ebenfalls dieses Antigen, so stimuliert sie durch die Freisetzung von Zytokinen die B-Zelle sich zu teilen **(klonale Expansi-**

on = starke Vermehrung des Antigen-spezifischen B-Zell-Klons) und zur **Plasmazelle** auszureifen. Die Plasmazelle nimmt dann die Antikörperproduktion auf. Plasmazellen zirkulieren meist nicht mehr frei im Blut sondern sind gewebsständig. Die produzierten Immunglobuline, die sich alle gegen das eine Epitop richten, für das die B-Zelle spezifisch war, bezeichnet man als **monoklonale Antikörper**. Im Verlauf der Immunreaktion kommt es noch zu leichten Anpassungen der Antikörperspezifität und zu einem Umschalten der ursprünglich produzierten IgM-Antikörper auf IgG-Antikörper.

MERKE

IgM-Antikörper kommen v. a. in der Frühphase der Immunantwort vor, später dominieren dann IgG-Antikörper. Entsprechend weisen hohe IgM-Titer auf eine akute Infektion, hohe IgG-Titer aber auf eine chronische oder zurückliegende Infektion hin.

Auch B-Zellen bilden Gedächtniszellen aus, die bei erneutem Antigenkontakt eine schnellere und ausgeprägtere Antikörperbildung erlauben. Diese sog. Sekundärantwort unterscheidet sich von der oben beschriebenen Primärantwort u. a. dadurch, dass bereits von Beginn an IgG gebildet wird.

Die Immunglobuline (Ig)

Immunglobuline sind Glykoproteine mit einer gemeinsamen Y-förmigen Grundstruktur, die nach Kontakt des Organismus mit einem Antigen von B-Lymphozyten bzw. Plasmazellen gebildet werden und als Antikörper die Effektormoleküle für die humorale Immunität bilden (**Abb. 2.5**). Aufgebaut sind Immunglobuline aus je **zwei schweren H-Ketten** (H = heavy) und **zwei leichten L-Ketten** (L = light). An den beiden N-terminalen Enden befindet sich zwischen H- und L-Kette je eine Antigen-Bindungsstelle. Diese Domäne der Antikörper ist extrem variabel, so dass praktisch für jedes denkbare Antigen ein passender Antikörper gebildet werden kann. Man bezeichnet diese Region und die anschließenden konstanten Areale bis zur Scharnierregion als **F_{ab}-Fragment** (ab = Antigen-bindend). Isolierte F_{ab}-Fragmente können zwar ihr Antigen binden und dieses quasi abdecken, weiterführende Reaktionen können sie jedoch nicht einleiten.

Um Makrophagen dazu zu bringen, das erkannte Antigen zu phagozytieren oder das Komplementsystem zu aktivieren, ist auch das **F_c-Fragment** (sozusagen der Stiel des Moleküls) erforderlich (c = crystallizable). Dieses dient als Bindungsstelle für die F_c-Rezeptoren von Leukozyten und Komplement. Zur Neutralisierung bestimmter Giftstoffe ist die Verbindung des schädlichen Antigens mit dem Antikörper schon ausreichend. So kann man z. B. bei einer Vergiftung mit Herzglykosiden (Digitalis) isolierte F_{ab}-Fragmente von Digitalis-Antikörpern als Gegengift einsetzen: Sie binden sich so an das Digitalis-Molekül, dass es keine Wirkung mehr entfalten kann.

Es existieren fünf verschiedene Ig-Untergruppen (**Tab. 2.8**). Eine Besonderheit von IgG ist die Plazentagängigkeit, die über ein spezielles Transportsystem in der Plazenta bewerkstelligt wird. Neugeborene, die selbst noch keine Antikörper produzieren können, erhalten so ein Gemisch mütterlicher Antikörper, die sie in den ersten Lebensmonaten vor Infektionen schützen sollen **(Nestschutz)**.

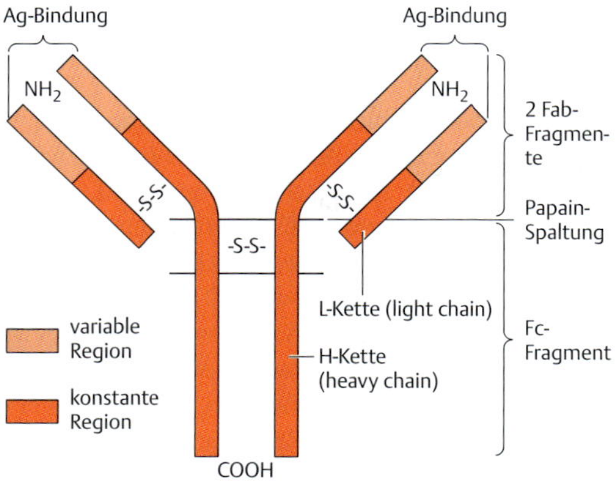

Abb. 2.5 Aufbau eines Antikörpers. Spaltung durch Papain setzt 2 Fab-Fragmente und das Fc-Fragment frei.

Klinischer Bezug

X-chromosomale Agammaglobulinämie: Bei der X-chromosomalen Agammaglobulinämie (Typ Bruton) besteht eine angeborene Reifungsstörung der B-Zellen mit Mangel an allen Immunglobulinklassen. Die Symptomatik beginnt gewöhnlich zwischen dem 3. und 6. Lebensmonat, wenn die mütterlichen Immunglobuline weitgehend abgebaut sind. Die Säuglinge werden durch häufige bakterielle pulmonale Infektionen (z. B. durch Pneumokokken, Staphylokokken) auffällig. Im Serum ist die Konzentration aller Ig-Klassen deutlich vermindert. Die Therapie der Wahl ist die lebenslange Immunglobulin-Substitution.

Die Grundlagen der Antikörpervielfalt

Die enorme Vielzahl der Antikörperspezifitäten (bis zu 10^{11} verschiedene Spezifitäten sind möglich!) beruht auf dem Mechanismus der **somatischen Rekombination.** Die variablen Anteile der H-Kette setzen sich aus drei Segmenten (V = variable segment, D = diversity segment, J = joining segment), die der L-Kette aus zwei Segmenten (V, J) zusammen. Für diese Segmente existieren auf der DNA jeweils mehrere unterschiedliche Kopien. Im Laufe der B-Zell-Reifung werden diese auf der DNA zufällig rekombiniert, so dass jeweils eine H- und eine L-Kette gebildet werden kann. So

Tab. 2.8

Aufbau und Funktion der Antikörperklassen (nach Klinke et al., Physiologie, Thieme 20010)

Ig-Klasse	Molekulargewicht	Struktur	Anteil an den Plasma-Ig	Funktion
IgG	150.000	Monomer	80	Opsonisierung, Komplementaktivierung, „Nestschutz" des Neugeborenen
IgM	900.000	Pentamer	6	Agglutination von Fremdzellen u. Viren, Komplementaktivierung, Phagozytose durch Bindung an F_c-Rezeptoren, Oberflächenrezeptor reifer B-Zellen (Monomer)
IgA	300.000	meist Dimer	13	sekretorisches Immunglobulin: lokale Abwehr an Schleimhäuten; liegt im Plasma als Monomer vor
IgE	190.000	Monomer	0,002	Aktivierung von Mastzellen und basophilen Granulozyten, Beteiligung an Wurmabwehr und allergischen Reaktionen
IgD	150.000	Monomer	0,1	Oberflächenrezeptor reifer B-Zellen?

entstehen B-Zellen mit einer zufälligen Spezifität, die unabhängig von einem Antigen-Kontakt entstanden ist. Die Vielfalt wird noch dadurch erhöht, dass die Gen-Blöcke mit einer gewissen Ungenauigkeit rekombiniert werden. Die Zufälligkeit der Spezifität lässt auch die Entstehung von B-Zellen zu, die sich gegen körpereigenes Material richten. Diese müssen bei der Prägung im lymphatischen Anteil des Knochenmarkes vernichtet werden (klonale Deletion).

Klinischer Bezug

Immunisierung: Unter Immunisierung versteht man das Ausbilden einer spezifischen Immunantwort auf bestimmte Antigenreize und die darauf folgende Gedächtnisbildung. Man kann diesen Erstkontakt mit dem Antigen durch Schutzimpfungen vorwegnehmen. Bei der **aktiven Immunisierung** gibt man abgeschwächte Antigene, auf die der Körper dann mit Antikörper- und Gedächtniszellenbildung reagiert. Bei der **passiven Immunisierung** werden spezifische Antikörper direkt zugeführt, ohne dass der Körper sie selbst bilden muss (humorale Immunität). Der Schutz hält hier nur solange an, bis die Antikörper wieder abgebaut sind. In der Regel wird bei Verdacht auf Kontakt passiv geimpft bzw. zur Prophylaxe, wenn keine Zeit mehr für eine aktive Immunisierung besteht.

2.5.5 Die Hypersensitivitätsreaktionen

Trotz der Regelmechanismen kann das Immunsystem auf einen Antigenkontakt auch überschießend reagieren. Heuschnupfen z. B. ist eine Überreaktion auf eingeatmete Pollen, die eine Immunreaktion hervorrufen. Solche und andere Allergie-Formen sind oft Ausdruck einer gesteigerten Reaktionsbereitschaft des Organismus. Molekularbiologisch lassen sich vier verschiedene Typen von Hypersensitivitätsreaktionen unterscheiden, die sich alle erst nach erfolgter Sensibilisierung durch erstmaligen Antigenkontakt abspielen:

- **Typ I** (Reaktion vom Soforttyp, anaphylaktische Reaktion): Typ-I-Reaktionen werden durch **IgE-Antikörper** vermittelt. Diese sind als zytophile Antikörper über einen Rezeptor an die Membran von Mastzellen und basophilen Granulozyten gebunden. Die Überbrückung („bridging") mindestens zweier benachbarter IgE-Moleküle durch ein Antigen ist das Signal, welches die Degranulation dieser Zellen auslöst und damit die Freisetzung vasoaktiver Mediatoren. Der wichtigste ist **Histamin**, das die gesamten **Symptome einer allergischen Sofortreaktion** (Reaktionszeit Sekunden bis Minuten) auszulösen vermag: Vasodilatation (Erythem), Steigerung der Gefäßpermeabilität (Ödem), Kontraktion der glatten Muskulatur (Bronchospasmus, Koliken), Hypersekretion der Schleimhäute (Rhinitis) und Juckreiz. Die lebensbedrohliche Maximalvariante der Typ-I-Reaktion ist der anaphylaktische Schock. Typische Beispiele für Typ-I-Reaktionen sind die allergische Rhinitis gegen Pollenantigene (Heuschnupfen) und Allergien gegen Insektengifte.
- **Typ II** (zytotoxische Reaktion): Bei dieser Reaktion aktivieren zellgebundene Antikörper das Komplementsystem. Typisches Beispiel ist die Transfusion von inkompatiblem Blut: Präformierte Antikörper binden sich hier an die fremden Erythrozyten und führen zur Lyse der Zellen (s. u.).
- **Typ III** (Immunkomplex-Bildung): Schwer lösliche Komplexe aus Antikörpern und Fremdstoffen lagern sich in den Kapillaren ab und schädigen diese durch Komplementaktivierung.
- **Typ IV** (Reaktion vom Spättyp): Spezifisch **sensibilisierte T-Lymphozyten** bestimmen diesen Reaktionstyp (zellulärer Typ). Das klinische Bild entwickelt sich erst 24–48 Stunden nach Antigenexposition. Häufigstes Beispiel ist das allergische Kontaktekzem (z. B. auf Nickel in Schmuckstücken). Weiter gehören die Tuberkulinreaktion, die Transplantatabstoßung und zahlreiche Arzneiexantheme in diese Gruppe.

Klinischer Bezug

Autoimmunkrankheiten: Neben überschießenden Reaktionen kommen auch Immunreaktionen durch Bildung von Autoantikörpern gegen körpereigene Antigene vor. Man unterscheidet **organspezifische Autoimmunerkrankungen** mit einer Immunreaktion, die sich ausschließlich gegen spezifische Antigene eines Organs richtet (z. B. Diabetes mellitus Typ I durch Zerstörung der Langerhans'schen Inseln des Pankreas, Morbus Basedow mit Bildung von Autoantikörpern gegen den TSH-Rezeptor der Schilddrüsen-Zellen → der Rezeptor wird aktiviert und so eine Schilddrüsen-Überfunktion ausgelöst ohne dass die Zellen direkt geschädigt werden) und **nicht organspezifische Autoimmunerkrankungen** (Krankheiten des sog. rheumatischen Formenkreises) mit Immunreaktion gegen verschiedene Körpergewebe (z. B. systemischer Lupus erythematodes).

Check-up

- ✓ **Verdeutlichen Sie sich noch einmal, was unter den Begriffen Phagozytose und Opsonierung zu verstehen ist und welche Mechanismen dahinterstecken.**
- ✓ **Angenommen, es kommt zu einer bakteriellen Infektion der Haut: Gehen Sie in Gedanken durch, wie das Immunsystem darauf reagieren kann. Beachten Sie dabei, welche Zellarten beteiligt sind, wie sie zum Infektionsort gelangen und welche Mechanismen bei einer viralen Infektion ablaufen würden.**

2.6 Die Blutgruppen

Lerncoach

Im folgenden Kapitel ist es für Sie vor allem wichtig zu verstehen, auf welchen Prinzipien das System der Blutgruppen beruht und warum unterschiedliche Blutgruppen miteinander reagieren; dies ist auch klinisch sehr wichtig.

2.6.1 Überblick und Funktion

Unter dem Begriff Blutgruppen versteht man verschiedene erbliche Oberflächenantigene der Erythrozytenmembranen (meist Glykolipide). AB0- und Rhesus-System sind die beiden bekanntesten und wichtigsten Blutgruppen, es existieren aber noch über 15 weitere Blutgruppen (z. B. Kell, Duffy), auf die hier nicht näher eingegangen werden soll. Von besonderer Bedeutung sind die Blutgruppen bei der Durchführung von Bluttransfusionen. Die Transfusion einer inkompatiblen Blutkonserve kann schwere Zwischenfälle hervorrufen.

2.6.2 Das AB0-System

Dieses System beruht auf den Antigenen A und B, die Kohlenhydratreste auf Glykolipiden darstellen. Beide Merkmale vererben sich einander gegenüber kodominant. Zusätzlich kann aber auch keines der Antigene ausgeprägt sein (Blutgruppe 0). Es bleibt dann eine Grundsubstanz H übrig, der die antigenen Zuckerreste fehlen. Dieses Merkmal vererbt sich A und B gegenüber rezessiv. Aus der Kombination der verschiedenen Allele ergeben sich also vier Blutgruppen: A, B, AB und 0. Die möglichen Genotypen und die Häufigkeitsverteilung zeigt **Abb. 2.6**.

Beim AB0-System zirkulieren im Plasma präformierte Antikörper gegen die jeweils nicht-eigenen Merkmale, so z. B. Antikörper gegen das Antigen A (sog. Anti-A-Antikörper) bei Personen mit Blutgruppe B. Diese Immunglobuline vom Typ IgM werden auch als **Isoagglutinine** bezeichnet, da sie Erythrozyten fremder Blutgruppen zum Verklumpen bringen (Agglutination). Isoagglutinine werden bereits in den ersten Lebensmonaten gebildet, ohne dass das Immunsystem in Kontakt mit Fremdblut gekommen sein muss. Verantwortlich dafür sind wahrscheinlich physiologisch vorkommende Darmbakterien, deren Oberfläche den Blutgruppen-Antigenen ähnelt. Bestimmt wird die AB0-Blutgruppe mittels zweier Testseren, die Anti-A bzw. Anti-B-Antikörper enthalten. Welche Antigene in der Blutprobe enthalten sind, lässt sich aus dem Verklumpungsmuster erkennen: Wenn das

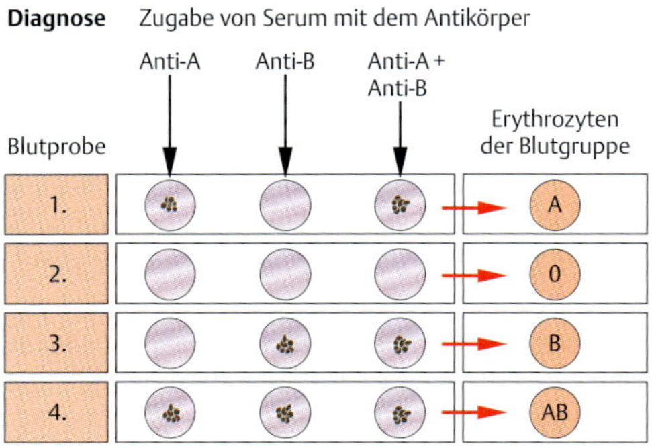

Tabelle

Erythrozytenantigene	Plasmaantikörper	möglicher Genotyp	Häufigkeit (%)
A	Anti-B	AA/A0	44
0	Anti-A + Anti-B	00	42
B	Anti-A	BB/B0	10
AB	kein Anti-A kein Anti-B	AB	4

Abb. 2.6 Das AB0-System.

Gemisch aus Testserum und Blutprobe verklumpt (sog. **Hämagglutination**), dann ist das Antigen, gegen das sich das Testserum richtet, im Blut vorhanden (**Abb. 2.6**). Kommt es z. B. nur mit Anti-A-Serum zur Hämagglutination, so bedeutet das, dass nur das Antigen A in der Blutprobe vorhanden ist – die Blutgruppe ist folglich A.

2.6.3 Das Rhesus-System

Das Rhesus-System umfasst sechs Merkmale (C, D, E, c, d, e), die kodominant auf drei Allelen vererbt werden (z. B. Rhesus-Blutgruppe cCddeE). Die wichtigste Einteilung erfolgt dabei anhand des Merkmals **D** (bei 85 % der mitteleuropäischen Bevölkerung vorhanden). Man spricht in diesem Fall von **Rhesus-positivem** Blut (Rh + [D]). 15 % der Bevölkerung besitzen nur **d**, das ähnlich dem Merkmal der Blutgruppe 0 nur das Fehlen von D bedeutet (**Rhesus-negativ**, rh– [dd]). Im Gegensatz zum AB0-System existieren keine präformierten Antikörper gegen den Rhesus-Faktor. Solche werden nur von Rhesus-negativen Personen nach Kontakt mit Rhesus-positivem Blut gebildet (z. B. Fehltransfusion oder während der Schwangerschaft/Geburt).

Die gebildeten Antikörper gehören der Klasse **IgG** an und sind somit **plazentagängig**. Ist eine Rhesus-negative Mutter mit einem Rhesus-positiven Kind schwanger, so kann ihr Immunsystem während der Geburt mit dem kindlichen Blut in Kontakt kommen und Rhesus-Antikörper bilden. Bei einer erneuten Schwangerschaft mit einem Rhesus-positiven Kind treten diese Antikörper ins kindliche Blut über und führen dort zur Zerstörung der kindlichen Erythrozyten. Dieses für das Ungeborene lebensbedrohliche Krankheitsbild mit Anämie und Ikterus bezeichnet man als **Morbus hämolyticus neonatorum**. Um dieser Situation vorzubeugen, spritzt man einer Mutter mit bekannter Rhesus-Inkompatibilität unmittelbar nach der Geburt ein Antiserum, dass sich gegen den Rhesus-Faktor richtet. Die injizierten Antikörper sollen die kindlichen Erythrozyten, die ins mütterliche Blut übergetreten sind, zerstören, bevor das Immunsystem der Mutter auf sie reagieren kann.

2.6.4 Die Bluttransfusion

Bei der Transfusion von Blutkonserven wird in der Regel nur Blutgruppen-identisches Blut verabreicht, zumindest bezogen auf die AB0-Blutgruppe und den Rhesus-Faktor. Vor Transfusion wird zum einen eine Blutgruppenbestimmung des Patientenblutes und des Blutes in der Konserve vorgenommen. Diese wird am Patientenbett nochmals wiederholt (daher auch der Name „bedside-Test" für die Blutgruppen-Bestimmung). Im Labor wird zuvor noch die **Kreuzprobe** durchgeführt. Beim **Major-Test** werden dabei Spender-Erythrozyten mit dem Serum des Empfängers vermischt, beim **Minor-Test** Spender-Serum mit Empfänger-Erythrozyten. Tritt eine Verklumpungsreaktion auf, ist die verwendete Blutkonserve inkompatibel und darf nicht transfundiert werden. Durch sog. irreguläre Antikörper kann eine Verklumpung allerdings auch bei identischer Blutgruppe auftreten. Auf Kreuzprobe und Bedside-Test kann man nur in extremen Notsituationen verzichten, wenn z. B. schwerstverletzte Patienten ohne sofortige Transfusion zu verbluten drohen. Bei unbekannter Blutgruppe kann man dann Blut der Blutgruppe 0, Rhesus-negativ transfundieren. 0-negatives Blut ist wegen der fehlenden Erythrozyten-Oberflächenantigene prinzipiell mit jeder anderen Blutgruppe kompatibel. Allerdings sollte die Transfusion wegen der mit dem Serum zugeführten Antikörper auf geringe Blutmengen beschränkt werden und so schnell wie möglich auf eingekreuztes Blut umgestellt werden.

Bei der Transfusion inkompatiblen Blutes kann es zu schweren **Transfusionszwischenfällen** kommen. Durch die Isoagglutinine werden die fremden Erythrozyten verklumpt und das Komplementsystem aktiviert. Die Antigen-Antikörper-Komplexe können in kleinen Blutgefäßen steckenbleiben. Durch den Membran-Angriffs-Komplex des Komplements kommt es zur Hämolyse. Klinisch sind die ersten Symptome eines Transfusionszwischenfalls oft Fieber und Schüttelfrost. Durch die Freisetzung von Hämoglobin und seinen Abbauprodukten kann es zum Nierenversagen kommen. Die massive Komplement-Aktivierung kann zum anaphylaktischen Schock und damit zum Tod führen. Deshalb muss eine laufende Transfusion bei ersten Anzeichen für eine Unverträglichkeit sofort gestoppt werden!

Check-up

- ✓ **Wiederholen Sie, wie man die Blutgruppen im AB0-System bestimmt.**
- ✓ **Verdeutlichen Sie sich noch einmal, was passiert, wenn eine Rh-negative Frau ein Rh-positives Kind bekommt und warum bzw. wann man der Mutter ein Antiserum gegen den Rhesusfaktor verabreicht.**

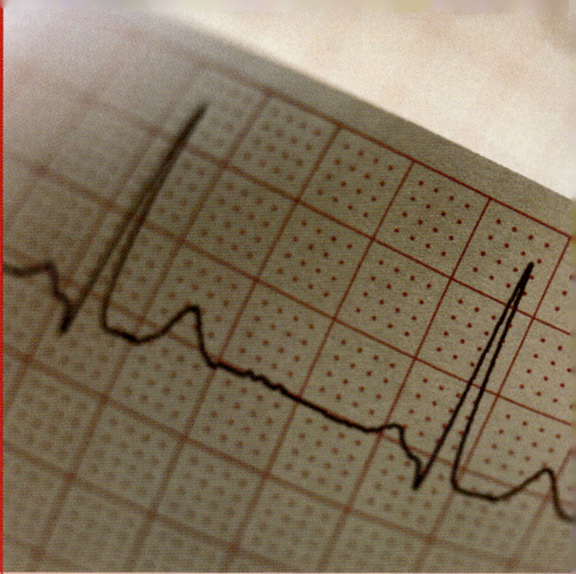

Kapitel 3

Herz

Schachmatt

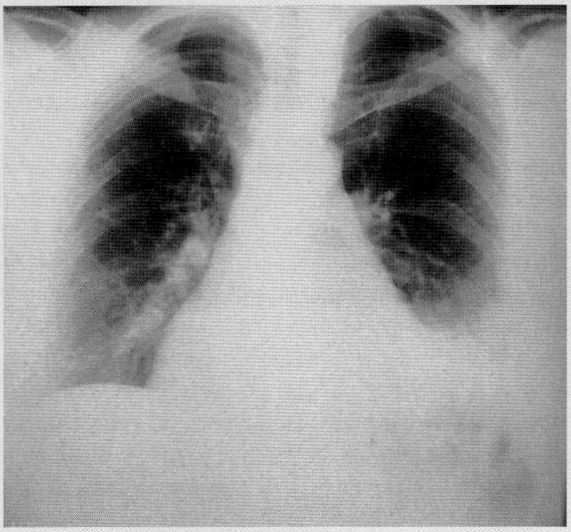

Im Röntgenbild erkennt man bei dilatativer Kardiomyopathie ein vergrößertes Herz sowie als Zeichen der Linksherzinsuffizienz eine vermehrte Gefäßzeichnung in der Lunge (sog. Lungenstauung). (aus TIM Thiemes Innere Medizin, Thieme 1999)

Bei dem 43-jährigen Hobbysportler Franz T. „versagt" das Herz. Es kann das benötigte Herzzeitvolumen nicht mehr fördern. Im folgenden Kapitel lesen Sie, wie das Herz arbeitet und dabei Blut in Körper und Lunge pumpt. Kommt das Herz dieser Aufgabe nicht mehr nach, ist es „insuffizient". Ursachen dafür gibt es viele: Herzinfarkt, Herzrhythmusstörungen, Bluthochdruck und andere. Franz T. leidet an einer Kardiomyopathie, einer Erkrankung des Herzmuskels.

Luftnot nach dem Laufen

Franz T. versteht die Welt nicht mehr. Nach seiner abendlichen Joggingrunde fühlt sich der Maschinenbauingenieur völlig erschöpft und bekommt kaum noch Luft. Manchmal hat er sogar das Gefühl, sein Herz würde aus dem Takt kommen. Er macht sich Sorgen und sucht seinen Hausarzt auf.

Dr. Maurer kennt Franz T. schon lange, denn sie sind beide begeisterte Schachspieler und spielen im selben Verein. Er untersucht seinen Patienten gründlich und lässt schließlich ein EKG schreiben. Das Ergebnis: Das EKG von Franz T. zeigt einen überdrehten Linkstyp. Zur Sicherheit überweist Dr. Maurer seinen Patienten zur Kardiologin, Dr. Büttner. Diese macht eine Echokardiographie, eine Ultraschalluntersuchung des Herzens. Bei dieser Untersuchung sieht sie, dass die Herzhöhlen vergrößert sind und die Auswurffraktion (die Blutmenge, die das Herz in den Körper pumpt) vermindert ist. Vermutlich leidet Franz T. an einer dilatativen Kardiomyopathie. Dies ist eine Erkrankung des Herzmuskels, bei der sich die Herzhöhlen erweitern und die Pumpleistung abnimmt. Es kommt zu Herzrhythmusstörungen und zur Herzinsuffizienz.

Unbekannte Ursache – gefährliche Folgen

Um die Erkrankung weiter abzuklären, weist Dr. Büttner Franz T. in die kardiologische Abteilung des städtischen Krankenhauses ein. Dort wollen die Ärzte mithilfe von Spezialuntersuchungen herausfinden, was zu den Veränderungen des Herzmuskels geführt hat. Eine dilatative Kardiomyopathie kann viele verschiedene Ursachen haben, dazu zählen Infektionen, Medikamente, Alkohol oder Herzkrankheiten. Bei Franz T. finden die Ärzte keine Ursache; die Kardiomyopathie bei ihm ist „idiopathisch". Aus diesem Grund kann man die Erkrankung nicht kausal, sondern nur symptomatisch behandeln, d. h., man kann versuchen, die Symptome zu lindern oder zu beseitigen. Dazu erhält Franz T. eine ganze Reihe von Medikamenten. Mit einem Teil der Tabletten soll seine Herzleistung verbessert werden. Ein anderes Medikament soll verhindern, dass sich in seinem Herzen aufgrund der veränderten Strömung Blutgerinnsel bilden. Denn wenn diese in den Kreislauf gelangen, könnte das tödliche Konsequenzen für Franz T. haben: Das Blutgerinnsel kann lebenswichtige Arterien, z. B. im Gehirn, verstopfen. Ein Schlaganfall wäre die Folge.

Letzter Ausweg: Herztransplantation

Eine dilatative Kardiomyopathie ist eine schwere Erkrankung. Trotz aller Medikamente kann sie weiter fortschreiten. Die Prognose ist für die Patienten äußerst ungünstig, denn die Herzinsuffizienz nimmt mit der Zeit weiter zu. Letzte Rettung ist für viele Patienten eine Herztransplantation. Die Wahrscheinlichkeit, die nächsten zehn Jahre zu überleben, liegt für Franz T. bei etwa 20 %. Er muss sich schonen und Anstrengungen vermeiden. Es fällt dem Hobbysportler schwer, auf seine abendlichen Joggingrunden zu verzichten. Nur seinen Lieblingssport verbieten ihm die Ärzte nicht: das Schachspiel.

3 Herz

3.1 Die elektrische Erregung des Herzens

Lerncoach

- **Grundlage dieses Kapitels sind Kenntnisse der Anatomie des Erregungsleitungssystems sowie des Ruhemembran- bzw. Aktionspotenzials von Zellen (vgl. S. 21 bzw. S. 215).**
- **Achten Sie bei den verschiedenen Aktionspotenzialen am Herzen besonders auf die Unterschiede hinsichtlich Verlauf, Dauer und Ionenströmen. Prägen Sie sich die entsprechenden Kurven ein, Fragen dazu sind im Physikum sehr beliebt.**
- **Machen Sie sich bei den verschiedenen Aktionspotenzialen Schritt für Schritt klar, was gerade an der Zelle passiert: welcher Kanal öffnet sich wann, welche Ionen fließen in welche Richtung und wie wird dadurch das Membranpotenzial beeinflusst?**

3.1.1 Überblick und Funktion

Das Herz pumpt sauerstoffarmes Blut in die Lunge und sauerstoffreiches Blut in den Körperkreislauf. Die Pumpwirkung beruht auf einem Wechsel von Kontraktion und Erschlaffung der Herzmuskelzellen. Grundlage für die Kontraktion einer Herzmuskelzelle sind ein elektrischer Impuls und Ionenströme in die Zelle. Der Anstieg der Calciumkonzentration in der Herzmuskelzelle bewirkt eine Kontraktion. Der Herzmuskel besitzt bzgl. der Erregungsentstehung und -ausbreitung gegenüber der Skelettmuskulatur zwei Besonderheiten: Zum einen gibt es sog. **Schrittmacherzellen**, in denen Aktionspotenziale ohne nervale Impulse entstehen können, zum anderen sind die Herzmuskelzellen so miteinander verbunden, dass die Erregung von Zelle zu Zelle weitergeleitet werden kann.

Die Aktionspotenziale sind in den verschiedenen Zellen des Herzens (Schrittmacherzellen, Zellen des Erregungsleitungssystems und Herzmuskelzellen) unterschiedlich, es finden auch je nach Zelltyp unterschiedliche Ionenströme statt.

Störungen in der Ionenzusammensetzung im Blut können diesen regelrechten Ablauf und damit die Herzfunktion stören.

3.1.2 Die Erregungsentstehung und -ausbreitung am Herzen

Der Eigenrhythmus des Herzens

Das Herz besitzt einen Eigenrhythmus, d. h. auch wenn man alle zum Herzen führenden Nerven durchtrennt, schlägt es in einem regelmäßigen Rhythmus von ca. 70 Schlägen/min weiter. Dieser Rhythmus entsteht in spezialisierten Herzmuskelzellen, den sog. **Schrittmacherzellen**.

Schrittmacherzellen sind Herzmuskelzellen, die in der Lage sind, spontan zu depolarisieren und so selbst eine Erregung auszulösen. Zu den verschiedenen Schrittmacherzellen s. u.

Die Verbindung der Herzzellen untereinander

Voraussetzung für die Weiterleitung einer Erregung am Herzen ist die Tatsache, dass Herzmuskelzellen an den sog. Glanzstreifen über Gap junctions untereinander in Verbindung stehen. Dies hat zur Folge, dass letztlich alle Herzzellen elektrisch gekoppelt sind, d. h. wird eine Zelle erregt, breitet sich diese Erregung nach und nach auf alle anderen Herzmuskelzellen aus. Man spricht daher von einem **funktionellen Synzytium**. Einerseits wird so der gerichtete und zeitlich synchronisierte Erregungs- und Kontraktionsablauf erst möglich, andererseits bedingt diese funktionelle Kopplung auch, dass die Fehlerreung einer einzelnen Herzmuskelzelle zu einer Funktionsstörung des gesamten Herzens (z. B. Extrasystolen) führt. Während die Zellen des Vorhofs und der Kammern jeweils wie oben beschrieben untereinander mehrfach in Verbindung stehen, sind die Vorhöfe und Kammern durch die bindegewebige Ventilebene voneinander getrennt. Daher kann die Erregung nur am sog. **AV-Knoten** von den Vorhöfen auf die Kammern übergeleitet werden.

Der Ablauf eines normalen Erregungszyklus

Normalerweise beginnt ein Erregungszyklus, indem die Schrittmacherzellen des **Sinusknotens** spontan depolarisieren und sich die Erregung zunächst über das Vorhofmyokard ausbreitet. Die Kammern dagegen sind durch die bindegewebige Ventilebene abgeschirmt und können nur über den AV-Knoten erregt werden. Im AV-Knoten selbst erfolgt die Weiterleitung sehr langsam. Dadurch wird eine Verzögerung der Kammererregung um ca. 90 ms erreicht, sodass sich die Vorhöfe zeitlich *vor* den Kammern kontrahieren. Vom AV-Knoten aus sorgt das sog. Erregungsleitungssystem dafür, dass das gesamte Arbeitsmyokard schnell und gleichmäßig erregt wird. Das Erregungsleitungssystem besteht aus spezialisierten, besonders schnell leitenden Muskelfasern, dem sog. **His-Bündel**, den **Tawara-Schenkeln** und den **Purkinje-Fäden**.

Die Erregungsentstehung bei Ausfall des Sinusknotens

Normalerweise wird die Herzfrequenz von den Schrittmacherzellen des Sinusknotens, den sog. **primären Schrittmacherzellen** vorgegeben. Sie beträgt in Ruhe normalerweise etwa 60–80 Schlägen/min.

Allerdings haben nicht nur die Zellen des Sinusknotens einen Eigenrhythmus, sondern auch die Zellen des AV-Knotens und des Erregungsleitungssystems (His-Bündel, Tawara-Schenkel, Purkinje-Fäden) können über eine Spontandepolarisation rhythmische Erregungen auslösen. Sie haben allerdings eine *niedrigere* Eigenfrequenz als die Schrittmacherzellen des Sinusknotens. Normalerweise wird ihre Spontanaktivität durch die schnellere Spontanaktivität des Sinusknotens überdeckt, d. h. während die sekundären Schrittmacher noch langsam depolarisieren, erreicht sie schon das aus dem Sinusknoten stammende Aktionspotenzial. Nur wenn der Sinusknoten ausfällt, kommt der Eigenrhythmus der nachgeschalteten Schrittmacherzellen zum Tragen. Daher bezeichnet man diese Schrittmacherzellen als **sekundäre bzw. tertiäre Schrittmacherzellen**. Dann schlägt das Herz mit einer geringeren Frequenz, die vom Ort der Erregungsentstehung abhängt. Die Frequenz des Sinusknotens beträgt normalerweise in Ruhe 60–80 Schläge/min, der AV-Rhythmus beträgt 40–55 Schläge/min, tertiäre (= ventrikuläre) Schrittmacher liegen noch niedriger bei 25–40 Schlägen/min.

3.1.3 Die Aktionspotenziale im Herzen

Den unterschiedlichen Abschnitten des Herzens lassen sich verschiedene Aktionspotenziale zuordnen (**Abb. 3.1**).

Das Aktionspotenzial der Schrittmacherzellen

Die Entstehung

Schrittmacherzellen besitzen im Gegensatz zu den meisten anderen Zellen kein stabiles Ruhepotenzial. Nach einer Erregung repolarisieren sie zwar auch, erreichen dabei aber maximal ca. −60 mV *(maximales diastolisches Potenzial)*. Durch einen **unselektiven Einstrom von Kationen** beginnen sie dann direkt, erneut zu depolarisieren (**Abb. 3.2**). Wenn diese langsame diastolische Spontandepolarisation den Schwellenwert von ca. −40 mV erreicht, werden spannungsabhängige Ca^{2+}-Kanäle geöffnet. Dieser **Anstieg der Ca^{2+}-Leitfähigkeit** führt zu einem Aktionspotenzial.

Da aufgrund der langsamen Depolarisation keine Na^{+}-Kanäle sondern Ca^{2+}-Kanäle aktiviert werden und das Ca^{2+}-System langsamer als das Na^{+}-System ist, ist der Aufstrich auch langsamer und flacher als bei den Aktionspotenzialen des Arbeitsmyokards (s. S. 53).

Um die Zelle wieder zu repolarisieren, werden K^{+}-Kanäle aktiviert (K^{+} wandert aus der Zelle). Mit Erreichen des maximalen diastolischen Potenzials sinkt die K^{+}-Leitfähigkeit wieder ab und durch den Einstrom von Kationen beginnt die Zelle erneut langsam zu depolarisieren bis sie wieder den Schwellenwert erreicht und das nächste Aktionspotenzial ausgelöst wird.

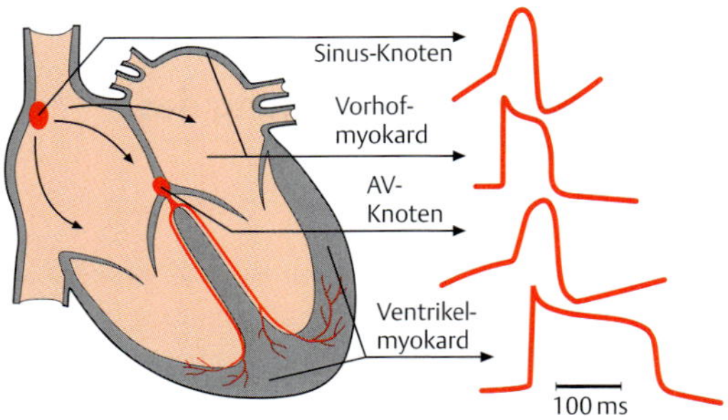

Abb. 3.1 Erregungsausbreitung und Form der Aktionspotenziale in den verschiedenen Abschnitten des Herzens.

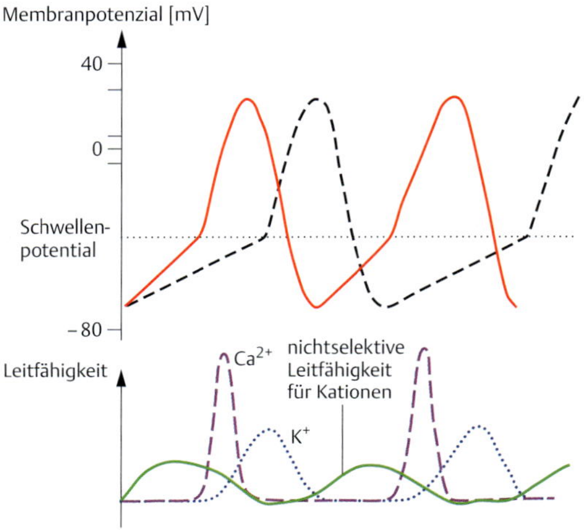

Abb. 3.2 Aktionspotenzial und Ionenströme in Schrittmacherzellen; Linie = rasche diastolische Spontandepolarisation (z. B. im Sinusknoten) mit hoher AP-Frequenz, gestrichelte Linie = flachere diastolische Spontandepolarisation (z. B. im AV-Knoten) erzeugt eine geringere AP-Frequenz.

Die Frequenz

Die Frequenz der Autorhythmie hängt von vier Faktoren ab:

- **Steilheit der diastolischen Spontandepolarisation:** Je flacher die diastolische Spontandepolarisation verläuft, desto länger dauert es bis das Schwellenpotenzial erreicht wird und desto später wird ein Aktionspotenzial ausgelöst.
- **Dauer der Repolarisation:** Je länger die Repolarisation dauert, desto später beginnt die nächste diastolische Spontandepolarisation.
- **Höhe des Schwellenpotenzials:** Je weniger negativ das Schwellenpotenzial ist, desto länger dauert es bis es erreicht wird und dadurch ein neues Aktionspotenzial ausgelöst wird.
- **Höhe des maximalen diastolischen Potenzials:** Je tiefer das maximale diastolische Potenzial liegt, desto weiter ist der Weg zum Schwellenpotenzial.

Das Aktionspotenzial des Arbeitsmyokards

Die Entstehung

Ein Aktionspotenzial des Arbeitsmyokards beginnt mit der Öffnung schneller, spannungsgesteuerter **Na^+**-Kanäle (**Abb. 3.3**). Die schlagartig erhöhte Na^+-Leitfähigkeit führt zu einem steilen Aufstrich. Durch die Depolarisation werden spannungsgesteuerte, Dihydroxpyridin-Rezeptor-assoziierte Ca^{2+}-Kanäle geöffnet und gleichzeitig K^+-Kanäle geschlossen, so dass die Zelle zunächst depolarisiert bleibt, obwohl das schnelle Na^+-System bereits wieder inaktiviert ist (Plateauphase). Das schnelle Na^+-System bleibt während der Plateau-Phase inaktiviert (= absolute Refraktärphase, s. u.). Das einströmende Calcium aktiviert Ryanodin-sensitive Ca^{2+}-Kanäle im sarkoplasmatischen Retikulum, durch die weiteres Calcium ins Zytosol einströmt und eine Kontraktion auslöst. Am Ende des Aktionspotenzials werden schließlich die Ca^{2+}-Kanäle wieder gehemmt und es öffnen sich nun stattdessen K^+-Kanäle. Das Calcium wird über einen Na^+-Ca^{2+}-Austauscher aus der Zelle oder über Ca^{2+}-ATPasen wieder in das sarkoplasmatische Retikulum gepumpt und die Kontraktion hört auf.

Die absolute und relative Refraktärzeit der Herzmuskelzelle

Während die Herzmuskelzelle vollständig depolarisiert ist, ist es unmöglich, ein weiteres Aktionspotenzial auszulösen. Diese Phase wird als die **absolute Refraktärphase** bezeichnet. Grund für die Unerregbarkeit der Herzmuskelzelle ist die Inaktivierung des schnellen Na^+-Systems, die bis zum Ende der Plateauphase andauert. Wenn das Na^+-System mit zunehmender Repolarisation langsam wieder in den aktivierbaren Zustand übergeht, beginnt die **relative Refraktärzeit**: entsprechend starke Reize können ab einem Membranpotenzial von ca. –40 mV zwar wieder Aktionspotenziale auslösen, die Erregungsschwelle ist aber erhöht und die auslösbaren Aktionspotenziale sind deutlich kleiner als außerhalb der Refraktärperiode. Die Refraktärzeit endet, wenn das schnelle Na^+-System wieder vollständig aktivierbar ist.

Das refraktäre Verhalten verhindert eine vorzeitige Wiedererregung der Zellen und stellt so den für die Pumpfunktion zwingend notwendigen regelmäßigen Wechsel von Erschlaffung und Kontraktion sicher.

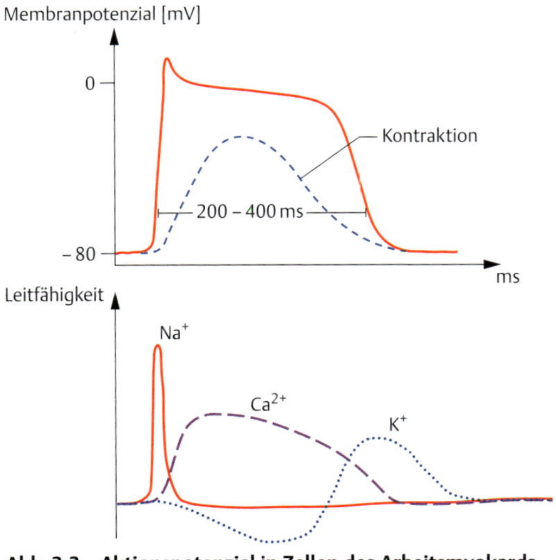

Abb. 3.3 Aktionspotenzial in Zellen des Arbeitsmyokards und die zugehörigen Ionenströme.

Die Dauer

Das Aktionspotenzial des Arbeitsmyokards dauert in Abhängigkeit von der Herzfrequenz und der Lage der Herzmuskelzelle ca. 200–400 ms. Diese relativ lange Dauer hat zur Folge, dass die zuerst erregten Myokardteile noch refraktär sind, wenn die letzten Teile erregt werden. Dadurch wird die Entstehung kreisender Erregungen verhindert. Da die Dauer der Plateauphase in der Regel länger ist als die Dauer der Einzelzuckung ist der Herzmuskel nicht tetanisierbar (d. h. eine Superposition einzelner Zuckungen ist im Gegensatz zum Skelettmuskel nicht möglich). Die Aktionspotenzialdauer passt sich der Herzfrequenz an: mit zunehmender Frequenz wird das Aktionspotenzial insgesamt kürzer, so dass dieser Schutzmechanismus auch bei sehr niedrigen oder sehr hohen Frequenzen wirksam ist.

MERKE

Die Steilheit der diastolischen Spontandepolarisation ist im Sinusknoten steiler als im AV-Knoten. Die Dauer des Aktionspotenzials ist im Vorhof deutlich kürzer als im Ventrikel.

Klinischer Bezug

Elektrounfall: Bei einem Elektrounfall gehören Störungen der Herzfunktion zu den häufigsten Komplikationen. Besonders gefährlich ist Wechselstrom, weil durch die ständige Umpolung die Gefahr sehr groß ist, dass ein Stromschlag in die sensible Phase (wenn das Herz teils noch erregt, teils schon wieder unerregt ist) trifft. Die Erregungsbildung und -leitung kann dadurch massiv gestört werden. Dies äußert sich in Rhythmusstörungen bis hin zum Kammerflimmern (s. S. 61) und/oder Herzstillstand.

3.1.4 Die elektromechanische Koppelung

Im Herzen wird eine elektrische Information (Aktionspotenzial) in eine mechanische Aktion (Kontraktion) umgesetzt, man spricht von **elektromechanischer Koppelung**.

Sind dagegen Aktionspotenzial und mechanische Aktion voneinander losgelöst, spricht man von einer elektromechanischen Entkoppelung. Dies ist immer ein pathologischer Zustand, der sehr rasch zum Herztod führen kann.

Die Kontraktion und Entspannung im Herzmuskel

Das Aktionspotenzial läuft (ähnlich wie beim Skelettmuskel, s. S. 234) über die Zellmembran bis zu den T-Tubuli, Calcium strömt in die Zelle ein und induziert dann die Ca^{2+}-getriggerte Ca^{2+}-Freisetzung aus dem sarkoplasmatischen Retikulum. Im Verlauf des Aktionspotenzials steigt so die intrazelluläre Ca^{2+}-Konzentration von 10^{-7} auf 10^{-5} mol/l. Dabei würde das aus dem Extrazellulärraum stammende Calcium alleine bei weitem nicht zur Kontraktion ausreichen. Seine Aufgabe ist in erster Linie, das Signal zu vermitteln, man spricht daher auch vom „Calcium-Funken".

Durch Absättigung der Troponin-C-Bindungsstellen heben die Calcium-Ionen den Troponin-vermittelten Hemmeffekt des Tropomyosins auf. Die Interaktion von Aktin und Myosin führt schließlich zur Kontraktion.

In der Diastole werden die Ca^{2+}-Ionen mit Hilfe einer Ca^{2+}-ATPase wieder in die intrazellulären Speicher und mit Hilfe eines Na^+-Ca^{2+}-Austauschers in den Extrazellulärraum befördert. Bei letzterem handelt es sich um einen sekundär aktiven Transport, dessen treibende Kraft der von der Na^+-K^+-ATPase erzeugte, elektrochemische Na^+-Gradient ist.

Die Steuerung der Kontraktionskraft (Inotropie)

Anders als beim Skelettmuskel betrifft jede Erregung alle Muskelfasern (funktionelles Synzytium, s. o.), eine Erhöhung der Kontraktionskraft kann also nicht über eine Rekrutierung zusätzlicher motorischer Einheiten erfolgen. Gleichzeitig ist der Herzmuskel nicht tetanisierbar, so dass eine Steigerung der Kontraktionskraft nur über Beeinflussung nachgeschalteter Prozesse in den Zellen selbst möglich ist.

Unabhängig von der Vordehnung des Herzmuskels infolge der diastolischen Ventrikelfüllung (s. S. 63) hängt die Kontraktionskraft (**Inotropie**) auch direkt von der Höhe der Ca^{2+}-Konzentration ab. Die positiv inotrope Wirkung des Sympathikus beruht auf der β_1-vermittelten Erhöhung des transmembranären Ca^{2+}-Einstroms aus dem Extrazellulärraum. Auch ein verlängertes Aktionspotenzial (mit entsprechend verlängertem Ca^{2+}-Einstrom) oder eine Hemmung der Na^+-K^+-ATPase (mit konsekutiver Hemmung des Na^+-Ca^{2+}-Austauschers) führen zu einer Zunahme der Kontraktilität (s. klinischer Bezug S. 18).

3.1.5 Die Auswirkungen eines gestörten Elektrolythaushalts

Der Einfluss der K^+-Konzentration

Die K^+-Leitfähigkeit der K^+-Kanäle hängt v. a. von der K^+-Konzentration im Kanal ab (die wiederum aus den K^+-Konzentrationen auf beiden Seiten der Membran resultiert), weil die Kanäle nur aktiv sind, wenn sie K^+ gebunden haben.

Hypokaliämie: Bei K^+-Mangel ist die Leitfähigkeit der K^+-Kanäle herabgesetzt. Die Plateauphase ist dadurch verlängert während gleichzeitig die diastolische Spontandepolarisation in den Schrittmacherzellen beschleunigt wird. Eine (mäßige) Hypokaliämie wirkt daher positiv inotrop und positiv chronotrop. Mit weiterer Abnahme der K^+-Konzentration nehmen aber die Automatieprozesse zu, was zu Herzrhythmusstörungen (v. a. ektope Erregungsbildungführen kann. Im EKG zeigt sich eine Senkung der ST-Strecke, eine abgeflachte T-Welle und eine hohe U-Welle.

Hyperkaliämie: Bei K^+–Überschuss kommt es infolge des verminderten Gradienten zwischen intra- und extrazellulärer K^+-Konzentration zum einen zu einer Verminderung des Ruhepotenzials, zum anderen zu einer Erhöhung der K^+-Leitfähigkeit. Dadurch wird bei hohen (> 6–8 mmol/l) K^+-Konzentrationen die Erregbarkeit, Leitungsgeschwindigkeit und Kontraktionskraft reduziert. In der Herzchirurgie kann man diese Tatsache nutzen, um künstlich einen Herzstillstand herbeizuführen: wenn man das Herz mit einer stark K^+-haltigen Lösung perfundiert, kommt es zur Kardioplegie.

Im EKG typische Veränderungen sind hohe T-Wellen, Abflachung oder Verlust der P-Welle und eine Verbreiterung des QRS-Komplexes, der mit der T-Welle zu einer sinusförmigen Kurve verschmelzen kann („präterminaler Rhythmus"). Auch AV-Blockierungen bis zum AV-Block 3. Grades können auftreten. Die Auswirkungen einer Hyperkaliämie am Herzen werden durch eine gleichzeitig vorliegende Azidose, Hypokalzämie oder Hyponatriämie noch verstärkt.

Der kardiale Tod tritt durch Asystolie, Kammerflimmern oder einen pulslosen idioventrikulären Rhythmus ein.

Der Einfluss der Ca^{2+}-Konzentration

Hyperkalzämie: Bei Ca^{2+}–Überschuss ist der Ca^{2+}-Einstrom in die Zelle gesteigert, der schnelle Anstieg der intrazellulären Ca^{2+}-Konzentration bedingt eine Verkürzung der Plateauphase, die zu Rhythmusstörungen führen kann. Im EKG findet man die QT-Zeit auf Kosten der ST-Strecke verkürzt.

Hypokalzämie: Ein Ca^{2+}-Mangel bedingt umgekehrt eine Verlängerung der Plateauphase mit einer verlängerten QT-Zeit.

Check-up

✓ **Wiederholen Sie noch einmal die Erregungsbildung und Erregungsleitung während eines normalen Herzzyklus.**

✓ **Vergegenwärtigen Sie sich den Ablauf der verschiedenen Aktionspotenziale im Herzen.**

3.2 Das EKG

Lerncoach

- **Das EKG ist eine der wichtigsten diagnostischen Maßnahmen in der Medizin. Egal welche Fachrichtung Sie einmal einschlagen möchten, ein EKG müssen Sie richtig interpretieren können.**
- **Es ist sehr hilfreich, den Verlauf des EKG, Lagetypen und Vektoren einmal selbst aufzuzeichnen.**

3.2.1 Überblick und Funktion

Durch die Depolarisation der Herzmuskelzellen entstehen kleine elektrische Dipole. In der Summe sind diese Potenzialänderungen stark genug, um an der Körperoberfläche registriert werden zu können. Die Erregung des gesamten Herzens führt so zu auf der Hautoberfläche messbaren Potenzialdifferenzen.

Das **Elektrokardiogramm (EKG)** stellt eine grafische Aufzeichnung dieser bei der Herzaktion stattfindenden elektrischen Vorgänge dar. Sie lässt Rückschlüsse auf die Erregungsbildung, die Erregungsausbreitung und -rückbildung, den Lagetyp des Herzens und den Rhythmus zu.

Komplett erregtes oder völlig unerregtes Myokard erzeugt allerdings kein messbares Potenzial. Das EKG zeigt also nur *Änderungen* des Erregungszustandes.

Zum Verständnis der Entstehung der EKG-Kurve dient die **Vektortheorie.**

3.2.2 Die Vektortheorie

Die Darstellung der Erregungsausbreitung als Vektor

Das Membranpotenzial jeder einzelnen Herzmuskelzelle wird bei Erregung umgepolt. Während der Depolarisation wirken die Herzmuskelzellen wie kleine elektrische Dipole und erzeugen je nach Richtung der Erregungsausbreitung einen kleinen elektrischen Vektor. Da das Herz ein funktionelles Synzytium ist, kann dieses Modell auf das gesamte Herz übertragen werden, d. h. es kann in seiner Gesamtheit als Dipol betrachtet werden. Die Ausbildung dieses Dipols wird durch die Erregung seiner Bausteine bestimmt: Die Richtung des integralen Summenvektors des Gesamtherzens kommt durch die Summation der Einzelvektoren aller Myokardzellen zustande. In der Summe sind die Potenzialänderungen durch die Umpolungen dann stark genug, um an der Körperoberfläche registriert werden zu können. Die Stärke des Gesamtvektors ist von der Muskelmasse abhängig und spiegelt daher v. a. die Abläufe im linken Ventrikel wider.

Ist eine Zelle (bzw. das gesamte Herz) gleichmäßig erregt (also überall unerregt oder überall erregt), findet man mit extrazellulären Elektroden keine Potenzialdifferenz. Ein elektrischer Vektor entsteht nur, wenn sich die Erregung verändert (also ausbreitet oder rückbildet) und die Oberflächenladung an den beiden „Enden" unterschiedlich ist.

Die Richtung und der Verlauf des Summenvektors

Die Richtung des Integralvektors (= Summenvektor) wird durch die Richtung bestimmt, in die sich die Erregung ausbreitet. Stark vereinfacht kann man sagen, dass die Erregung des Herzens „von oben nach unten" (von der Herzbasis in Richtung Herzspitze) und die Rückbildung in die entgegengesetzte Richtung (von der Herzspitze in Richtung Herzbasis) verläuft. Da das Herz ein dreidimensionales, kugelähnliches Gebilde ist, verläuft die Erregungsausbreitung jedoch nicht gerade, sondern „gewölbt", der Vektor bildet also eine Schleife.

Die Vektorschleifen der verschiedenen Herzabschnitte

Betrachtet man die Abläufe etwas genauer, so sieht man, dass die Vektorschleife dreiteilig ist (**Abb. 3.4**). Die Erregung der Vorhöfe erzeugt die Vorhofschleife (= P-Welle im EKG). Nach der Vorhoferregung werden die Kammern erregt (Ventrikelschleife). Da sie eine wesentlich größere Muskelmasse besitzen, ist auch die Vektorschleife deutlich größer (= QRS-Komplex im EKG). Die Erregungsrückbildung in den Ventrikeln (= T-Welle im EKG) verläuft entgegengesetzt zur Depolarisation (Repolarisationsschleife). Während der Repolarisation sind also kurzzeitig (ähnlich wie bei der Depolarisation) die herzbasisnahen Teile (noch) erregt und die herzspitzennahen Teile (schon wieder) unerregt, deshalb zeigt die T-Welle ebenfalls einen positiven Ausschlag.

3.2.3 Die EKG-Kurve

Lerntipp

Schwierigkeiten beim Verständnis des EKG bereitet häufig die Tatsache, dass ein dreidimensionaler Prozess (Herzerregung) zweidimensional (Ableitungen) in verschiedenen „Blickrichtungen" abgebildet wird. Versuchen Sie daher zunächst, sich zu verdeutlichen, was die Kurvenverläufe (P-Welle, QRS-Komplex, etc.) bedeuten und machen Sie sich dann klar, wie durch die einzelnen Ableitungen das Herz „betrachtet" wird.

Das Bild eines normalen Herzzyklus im EKG besteht aus P-, Q-, R-, S-, T- (und evtl. U-) Wellen oder -Za-

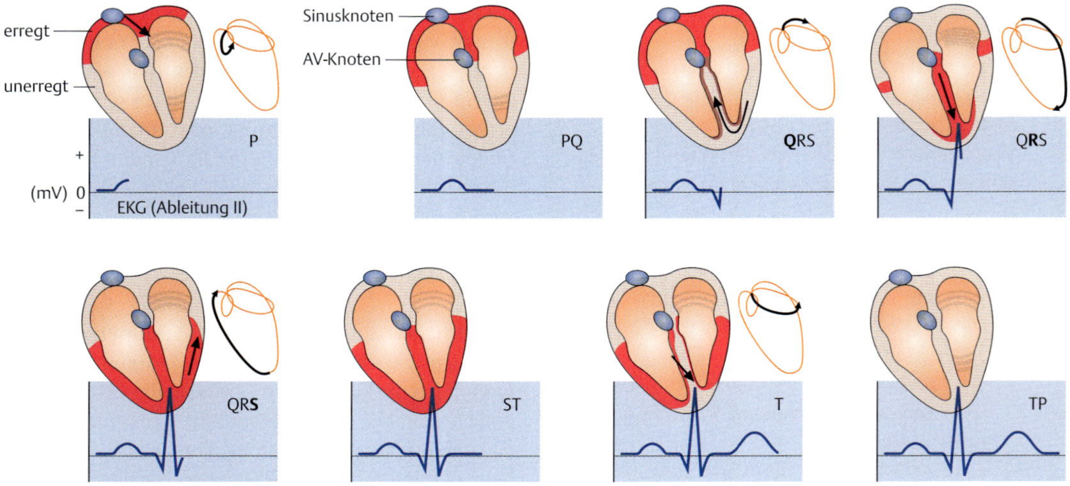

Abb. 3.4 Die Erregungsausbreitung im Herzen.

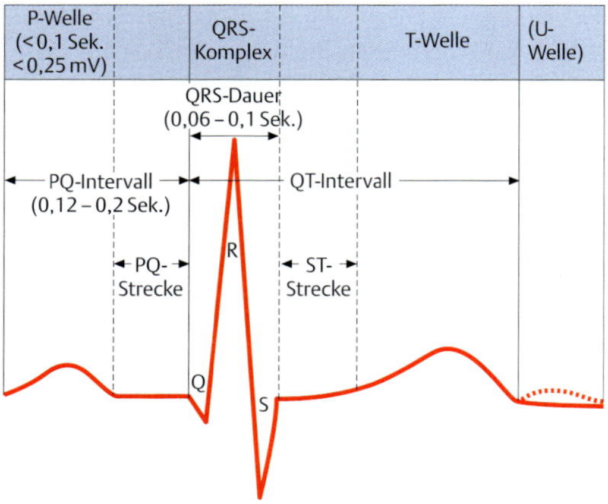

Abb. 3.5 Normales EKG. (aus Hahn, Checkliste Innere Medizin, Thieme 2010)

cken, die sich den einzelnen Phasen des Herzzyklus zuordnen lassen (**Abb. 3.5**).

Die **P-Welle** ist Ausdruck der Erregungsausbreitung in den Vorhöfen. Da die Muskelmasse der Vorhöfe nur relativ gering ist, ist auch die P-Welle nur relativ klein.

Die **PQ-Strecke:** Nachdem die Vorhöfe komplett erregt sind, muss sich die Erregung über den AV-Knoten in die Kammern ausbreiten. Da zu diesem Zeitpunkt keine Änderung des Erregungszustandes stattfindet (die Vorhöfe sind vollständig erregt, die Kammern vollständig unerregt), zeigt sich während der PQ-Strecke im EKG eine isoelektrische Linie. Das **PQ-Intervall** (PQ-Zeit, Beginn P bis Beginn Q) dauert normalerweise < 200 ms.

Der **QRS-Komplex** bildet die Erregungsausbreitung in den Kammern ab. Die Richtung des größten Summenvektors entspricht der elektrischen Herzachse. Sie stimmt weitgehend mit der anatomischen Herzachse überein und kann daher Auskunft über den Lagetyp des Herzens (s. S. 58) geben. Der QRS-Komplex dauert normalerweise etwa 80 ms. Eine Verbreiterung des QRS-Komplexes kann z. B. durch eine akute Blockierung eines Tawara-Schenkels verursacht werden. Zunächst verläuft die Depolarisation der Ventrikel kurz in Richtung der Ventrikelbasis (Q-Zacke). Dann setzt die Depolarisation entlang der Herzachse in etwa von der Herzbasis zur Herzspitze und von subendokardial nach subepikardial ein (R-Zacke). Die Größenordnung der R-Zacke liegt etwa bei 1–2 mV. Als letztes werden die subepikardialen Anteile an der Basis des linken Ventrikels depolarisiert (S-Zacke).

Während der Depolarisation der Ventrikel erfolgt die Repolarisation der Vorhöfe. Diese Repolarisation ist im EKG aber nicht zu erkennen, weil die durch die Ventrikeldepolarisation hervorgerufenen zeitgleichen Potenzialänderungen wesentlich stärker sind.

Während der **ST-Strecke** sind die Ventrikel vollständig erregt, sie verläuft daher isoelektrisch.

Die **T-Welle** ist Ausdruck der Erregungsrückbildung in den Ventrikeln. Dabei verläuft die Repolarisation im umgekehrter Reihenfolge wie die Depolarisation, also von außen nach innen und von der Herzspitze in Richtung Herzbasis.

Das **QT-Intervall** (Beginn Q bis Ende T) ist von der Herzfrequenz abhängig und dauert ca. 300–400 ms.

Gelegentlich kann nach der T-Welle noch eine **U-Welle** beobachtet werden, deren Bedeutung allerdings noch unklar ist. Hohe U-Wellen finden sich beispielsweise bei Hypokaliämie oder Antiarrhythmikagabe.

Lerntipp

Merken Sie sich die angegebene Dauer der PQ-Strecke, des QRS-Komplexes und des QT-Intervalls. Die Zahlen sind immer mal wieder Gegenstand von Prüfungsfragen.

3.2.4 Die EKG-Ableitungen

Die Extremitätenableitungen

Die Messelektroden werden jeweils am rechten und linken Unterarm sowie am linken Unterschenkel angebracht. Am rechten Unterschenkel befindet sich eine Erdungselektrode, um externe Störeinflüsse auszuschalten. Die Extremitätenableitungen registrieren v. a. Ströme in der *Frontalebene*. Mit Hilfe dieser Elektroden kann man *bipolar* oder *unipolar* ableiten:

Die Ableitungen **nach Einthoven (I, II und III)** sind *bipolar*, d. h. sie messen jeweils die Potenzialdifferenz zwischen zwei Elektroden (**Abb. 3.6a**).

Die Ableitungen **nach Goldberger (aVR, aVL, aVF)** sind *unipolar*, d. h. man schaltet jeweils zwei Elektroden zu einer indifferenten Elektrode zusammen und misst gegen die übrig gebliebene (Bsp.: Zusammenschaltung der beiden Armelektroden und Messung gegen die Beinelektrode ergibt aVF) (**Abb. 3.6b**).

Die Extremitätenableitungen ermöglichen insbesondere Aussagen über den **Lagetyp** (s. u.) und den **Herzrhythmus**.

Die Brustwandableitungen

Bei der **unipolaren Brustwandableitung nach Wilson** werden die Elektroden direkt auf dem Thorax platziert (**Abb. 3.7**), als indifferente Bezugselektrode dienen die zusammengeschalteten Extremitätenelektroden.

Die Brustwandableitungen bilden in etwa die elektrischen Ströme in der *Horizontalebene* ab und ermöglichen gemeinsam mit den Extremitätenableitungen eine dreidimensionale Beurteilung des Summenvektors.

Die Brustwandableitungen werden v. a. zur Diagnostik von nach dorsal gerichteten Vektoren (z. B. in der Herzinfarkt-Diagnostik) verwandt, die sich in der Frontalebene nur schlecht abbilden lassen. Zusätzlich zu den Standardableitungen (Einthoven, Goldberger, Wilson) können ergänzend weitere Brustwandableitungen registriert werden. Die bipolare Ableitungen nach Nehb, bei der zwei Elektroden auf die Thoraxvorderwand und eine auf die Thoraxhinterwand platziert werden, dienen der erweiterten Beurteilung der Herzhinterwand.

Die Projektion des Hauptvektors auf die Ableitungsebenen

Wie oben erläutert, lässt sich die Richtung und die Höhe der Potenzialänderung mit Hilfe von Vektoren beschreiben. Summiert man die vielen Einzelvektoren, so erhält man den schleifenförmigen Summen- oder Integralvektor. Weiter vereinfacht kann man auch nur die Hauptrichtung des Summenvektors auf jeweils eine Ableitungsebene projiziert betrachten (**Abb. 3.8**).

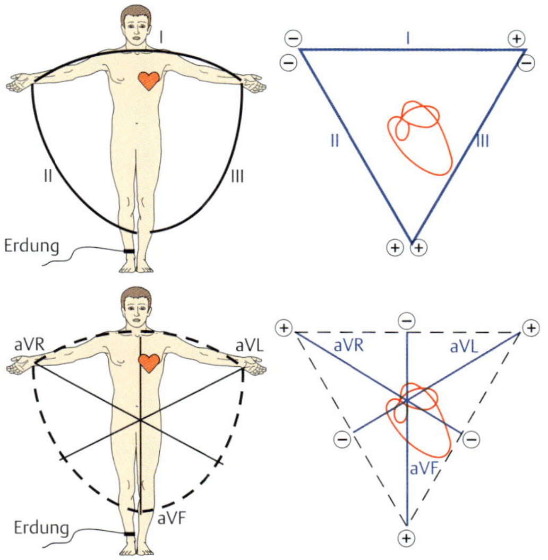

Abb. 3.6 Extremitätenableitungen und ihre Polaritäten nach Einthoven **(a)** und Goldberger **(b)** zeigen die Projektion der elektrischen Herzachse in die Frontalebene.

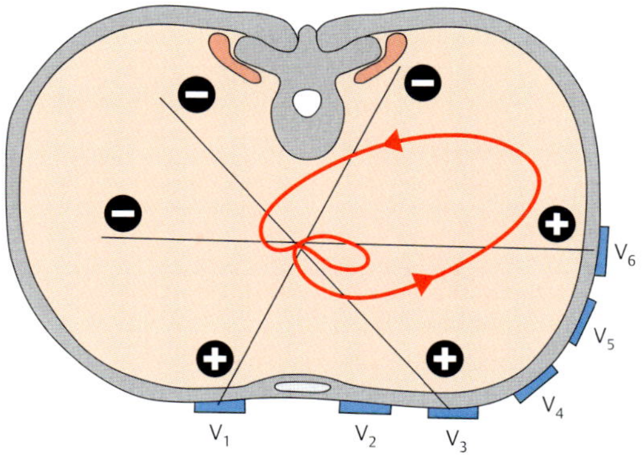

Abb. 3.7 Platzierung der Elektroden für die Brustwandableitung nach Wilson.

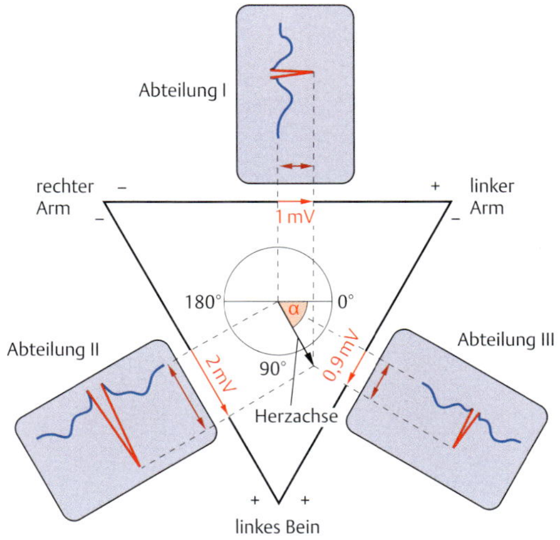

Abb. 3.8 Das EKG-Dreieick nach Einthoven zeigt die Richtung und Stärke des Integralvektors bei der elektrischen Herzaktion; parallel sind die korrespondierenden EKG-Ableitungen abgebildet.

Bildlich kann man sich das vorstellen, als ob man den Summenvektor mit einer Lichtquelle, die senkrecht auf die Ableitungsebene scheint, einen Schatten auf die Ableitungsebene werfen lässt. Je steiler der Summenvektor zur Ableitungsebene steht, desto kürzer ist der Schatten, je flacher er steht, desto länger.

3.2.5 Die Bestimmung des Lagetyps im EKG

Die verschiedenen Lagetypen des Herzens

Wie oben bereits erwähnt wird die Richtung des größten Summenvektors der QRS-Schleife als die elektrische Herzachse bezeichnet. Bei normaler Erregungsausbreitung stimmt ihre Richtung in der frontalen Projektion annähernd mit der anatomischen Längsachse des Herzens überein. Der sog. Lagetyp des Herzens wird definiert anhand des Winkels α, den die elektrische Herzachse mit der Horizontallinie bildet. Veranschaulichen kann man sich das mit Hilfe des **Cabrera-Kreises** (**Abb. 3.9**).

Der normale Lagetyp des Erwachsenen ist der *Indifferenztyp*, bei sehr schlanken Menschen und Jugendlichen findet man auch häufig einen *Steiltyp*. (Überdrehte) *Rechts- oder Linkslagetypen* können Hinweis auf eine Rechts- oder Linksherzhypertrophie sein, allerdings beobachtet man auch bei Schwangeren häufig einen Linkstyp, bedingt durch den hoch stehenden Uterus und die daraus resultierende Querlage des Herzens.

Die Bestimmung des Lagetyps mit Hilfe der Extremitätenableitungen

Bei den Extremitätenableitungen denkt man sich das Herz in der Mitte eines gleichseitigen Dreiecks und schaut sich mit Hilfe des EKGs an, wie der Summenvektor, der vom Dreiecksmittelpunkt aus in Richtung der elektrischen Herzachse zeigt, auf die einzelnen Ableitungen projiziert wird.

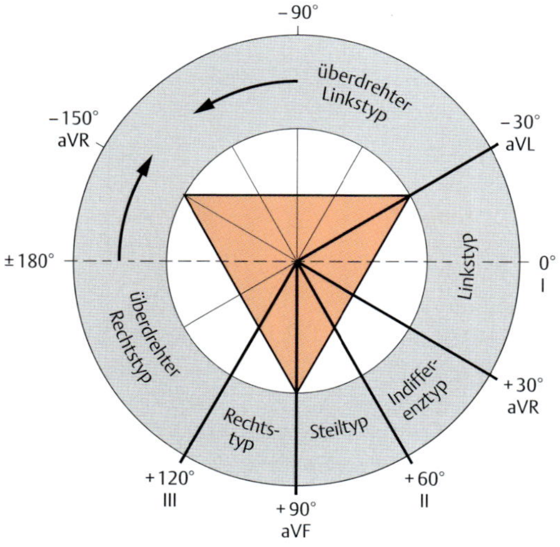

Abb. 3.9 Cabrera-Kreis.

Steht der Summenvektor senkrecht zur Ableitungsebene, so ist der Ausschlag Null. Am größten wird der Ausschlag, wenn der Summenvektor genau parallel zur Ableitungsebene verläuft.

Vielen Studenten fällt die Bestimmung des Lagetyps anhand der EKG-Ausschläge schwer. Um zu einem sicheren Ergebnis zu kommen, empfiehlt sich daher, solange man noch unsicher ist, nach einem festen Schema vorzugehen:

1. Zeichnen Sie das Einthoven-Dreieck (**Abb. 3.10**) und tragen Sie die Ableitungen mit ihren Polaritäten (+ und –) ein.
2. Machen Sie sich jeweils klar, welche Ableitung Sie betrachten und tragen Sie dann die Ausschläge der R-Zacken auf die Ableitungsebenen auf. Ausgangspunkt („Null") ist dabei entweder die Mitte der Dreiecksseite (für I, II, III) oder der Dreiecksmittelpunkt (für aVL, aVR, aVF). Ausschläge nach oben werden in Richtung +, Ausschläge nach unten in Richtung – entsprechend ihrer Größe eingezeichnet.
3. Ziehen Sie jeweils eine Senkrechte zur Ableitungsebene durch die Spitzen des Ausschlags: Der Schnittpunkt ist die Spitze des Summenvektors.
4. Verbinden Sie den Ursprung (entspricht dem Mittelpunkt des Dreiecks) mit der Spitze, um den Summenvektor zu erhalten.
5. Mithilfe des Cabrera-Kreises stellen Sie fest, in Richtung welchen Lagetyps der ermittelte Summenvektor zeigt.

Es lohnt sich, einige Male anhand von EKG-Verläufen den Lagetyp so zu bestimmen. Mit etwas Übung gelingt Ihnen das dann schnell und sicher.

Im abgebildeten Beispiel (**Abb. 3.10**) steht der Lagevektor genau senkrecht zu Ableitung III, deshalb ist dort der Ausschlag 0. Gleichzeitig verläuft er parallel zu Ableitung aVR, deshalb wäre dort der größte Ausschlag zu beobachten.

Mit etwas Übung lässt sich der Lagetyp noch schneller bestimmen, indem man sich anschaut, in welcher

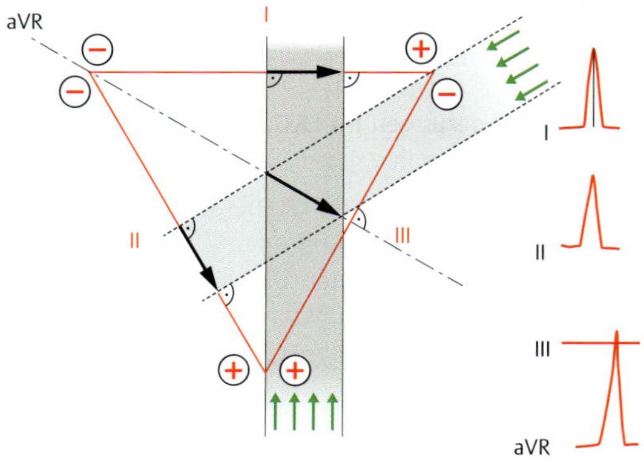

Abb. 3.10 Bestimmung des Lagetyps mit Hilfe der Vektoranalyse durch Projektion des Hauptvektors auf die Abbildungsebenen, hier: 30°.

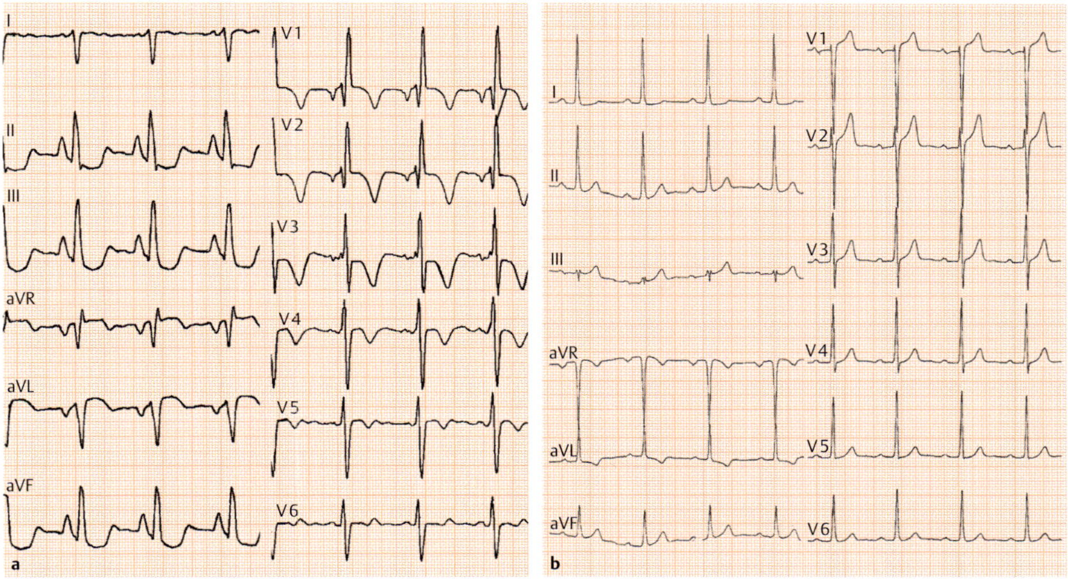

Abb. 3.11 Rechts- und Linksherzbelastung. a EKG eines Patienten mit einer chronischen Rechtsherzbelastung; Lagetyp: Rechtstyp; **b** EKG eines Patienten mit einer chronischen Linksherzbelastung; Lagetyp: Linkstyp. (aus Hamm, Willems, Checkliste EKG, Thieme 2001)

2Extremitätenableitung (I, II, III, aVF, aVL oder aVR) der größte Ausschlag zu sehen ist. Der Summenvektor liegt dann in etwa parallel zu dieser Ableitung. Steht der Summenvektor dagegen senkrecht zu einer Ableitungsebene, so „wirft er keinen Schatten", man findet also hier keinen Ausschlag. Mit Hilfe des Cabrera-Kreises lässt sich anhand dieser Informationen schnell der Lagetyp ermitteln.

Lerntipp

In Prüfungen wird häufig auch andersrum gefragt, also welche Ausschläge in den verschiendenen Ableitungen für einen bestimmten Lagetyp zu erwarten sind: „Welche Ausschläge erwarten Sie bei Lagetyp XY"? Bestimmen Sie daher für verschiedene Lagetypen Größe und Richtung des Hauptvektors.

Klinischer Bezug

Lagetypveränderungen im EKG: Die beiden folgenden Abbildungen zeigen Ihnen Veränderungen des Lagetyps durch Vergrößerung des Herzmuskels. **Abb. 3.11a** zeigt ein EKG bei chronischer Belastung des rechten Herzens: die Herzachse hat sich nach rechts verlagert, es liegt ein Rechtstyp vor. **Abb. 3.11b** zeigt ein EKG bei einem vergrößerten linken Herzen: hier hat sich die Herzachse nach links verlagert.

Check-up

- ✓ **Machen Sie sich noch einmal Schritt für Schritt klar, wie durch die Vektortheorie die EKG-Kurve erklärt werden kann.**
- ✓ **Vergegenwärtigen Sie sich eine normale EKG-Kurve und wiederholen Sie, welchen Aktionen von Vorhof und Kammern die einzelnen Kurvenbestandteile entsprechen.**
- ✓ **Bestimmen Sie selbst mit Hilfe des Einthoven-Dreiecks und des Cabrera-Kreises die Lagetypen in den beiden Beispiel-EKGs der Abb. 3.11.**

3.3 Der Herzrhythmus

Lerncoach

- **Herzrhythmusstörungen werden Ihnen in Ihrem späteren Berufsleben immer wieder begegnen. Auch hier gilt: Egal welches Fachgebiet, die wichtigsten und unter Umständen lebensbedrohlichen Herzrhythmusstörungen sollten Sie erkennen können.**
- **Machen Sie sich bei jeder Rhythmusstörung klar, welche Störung im Ablauf der Erregungsentstehung bzw. -leitung vorliegt und wie sich das EKG dabei verändert.**

3.3.1 Überblick und Funktion

Der normale Rhythmus des Herzens (Sinusrhythmus von etwa 60–80 Schlägen/Minute) entsteht im Sinusknoten, indem dort regelmäßig durch die langsame diastolische Spontandepolarisation das

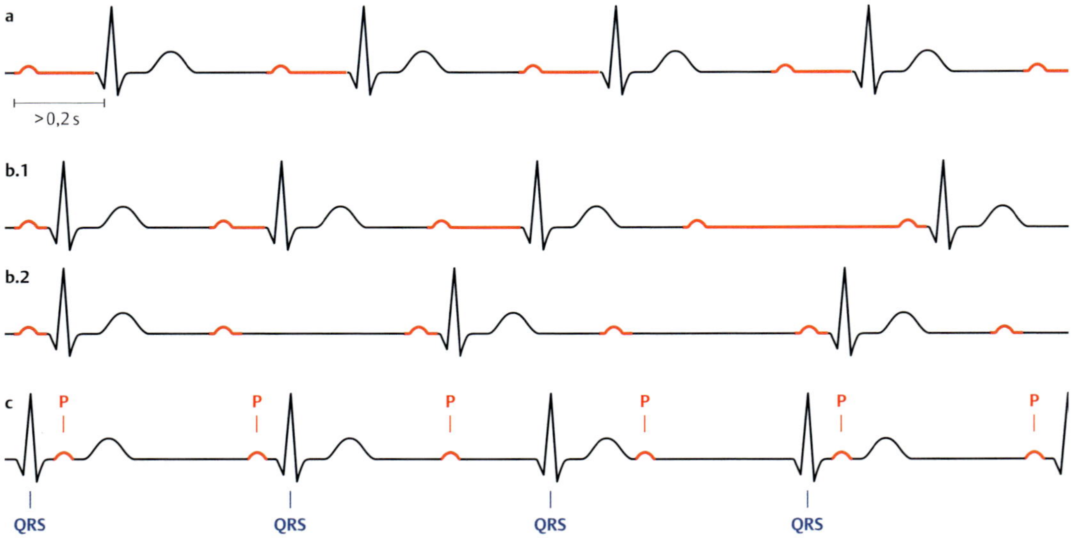

Abb. 3.12 AV-Block. a AV-Block I. Grades; **b.1** AV-Block II. Grades Typ Mobitz I (Wenckebach); **b.2** AV-Block II. Grades Typ Mobitz II; **c** AV-Block III. Grades.

Schwellenpotenzial erreicht und ein Aktionspotenzial ausgelöst wird (s. S. 52). Der rhythmische Wechsel von Kontraktions- und Erschlaffungsphasen ermöglicht eine regelrechte Pumpfunktion.
Zu einer Störung dieses Ablaufs kann es beispielsweise kommen, wenn Erregungen ektop, also außerhalb des Sinusknoten, entstehen (z. B. Extrasystolen) oder nicht regelhaft weitergeleitet werden (z. B. AV-Block). Die verschiedenen Rhythmusstörungen können sich ganz unterschiedlich auf das Wohlbefinden des Patienten auswirken.

3.3.2 Der AV-Block

Als AV-Block bezeichnet man eine gestörte Überleitung der Erregung vom Vorhof über den AV-Knoten auf die Kammern. Man unterscheidet je nach Schweregrad verschiedene Typen.

Der AV-Block I. Grades

Die Überleitung im AV-Knoten ist abnorm langsam, das PQ-Intervall dauert länger als 200 ms (**Abb. 3.12a**).

Der AV-Block II. Grades

Es wird nicht mehr jede Erregung weitergeleitet, d. h. mit einer bestimmten Periodik fallen Schläge aus. Im EKG sieht man dann P-Wellen, denen keine QRS-Komplexe folgen.
Typ Mobitz I (Wenckebach): Die PQ-Zeit nimmt von Schlag zu Schlag zu bis die Überleitung schließlich ganz ausbleibt. Danach beginnt der Vorgang von neuem (**Abb. 3.12b.1**).

Typ Mobitz II: Die Erregungen werden in einem fixen Verhältnis übergeleitet, also z. B. nur jede zweite Vorhoferregung (2 : 1 Block) (**Abb. 3.12b.2**).

Der AV-Block III. Grades

Erregungen aus dem Vorhof können gar nicht mehr weitergeleitet werden, die Kammererregung erfolgt über sekundäre Schrittmacher, die diese Funktion mit einem langsameren Eigenrhythmus übernehmen. Vorhöfe und Kammern schlagen daher regelmäßig, aber unabhängig voneinander. Im EKG sieht man sowohl regelmäßige P-Wellen als auch regelmäßige QRS-Komplexe, die allerdings völlig unabhängig voneinander auftreten (**Abb. 3.12c**).

3.3.3 Extrasystolen

Unter Extrasystolen versteht man Erregungen des Herzens, die nicht von den normalen Schrittmacherzellen ausgehen sondern peripher in sog. „ektopen Schrittmachern“ (z. B. minderdurchbluteten Myokardzellen) entstehen. Je nach Entstehungsort unterscheidet man supraventrikuläre und ventrikuläre Extrasystolen.

Supraventrikuläre Extrasystolen (SVES)

Supraventrikuläre Extrasystolen entstehen „über dem Ventrikel (*supra*-ventrikulär)“, genauer gesagt oberhalb der Bifurkation des His-Bündels, also v. a. im Vorhof. Je nach Entstehungsort findet man entweder eine deformierte oder gar keine P-Welle (**Abb. 3.13**). Der AV-Knoten kann nicht zwischen „normalen“ Erregungen und Extrasystolen unterscheiden und leitet daher die Erregung ganz normal weiter,

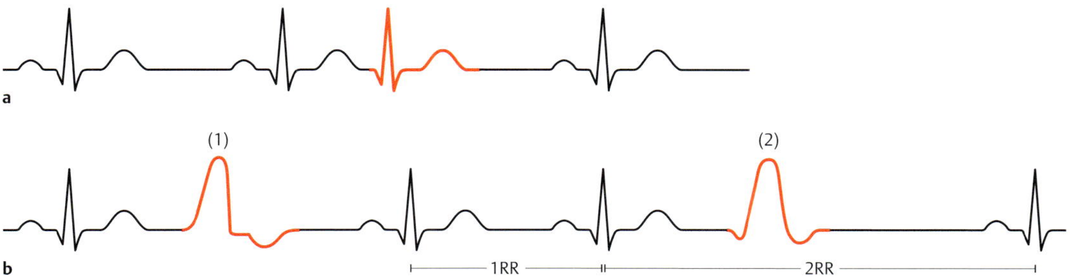

Abb. 3.13 Extrasystolen. a Supraventrikuläre Extrasystolen; **b** 1 = interponierte ventrikuläre Extrasystole, 2 = ventrikuläre Extrasystole mit kompensatorischer Pause.

die Kammererregung verläuft also regelrecht, dementsprechend sieht der QRS-Komplex auch normal aus, weist aber ein kürzeres Intervall zum vorhergehenden QRS-Komplex auf.

Ventrikuläre Extrasystolen (VES)

Ventrikuläre Extrasystolen entstehen im Ventrikel. Statt den spezifischen Leitungsbahnen (über den AV-Knoten und das Erregungsleitungssystem) zu folgen, breitet sich die Erregung von dem ektopen Schrittmacher ausgehend über das Herz aus. Als Korrelat dieser irregulären Ventrikelerregung findet sich daher auch kein regelrechter, sondern ein deformierter, plumper und verbreiterter QRS-Komplex (**Abb. 3.13**). Fällt die nächste, vom Sinusknoten ausgehende Erregung in die Refraktärphase des Kammermyokards, so kann sie nicht weitergeleitet werden und führt daher auch zu keiner Kammererregung. Es kommt zu einer vollständigen „kompensatorischen Pause", bei der erst die nachfolgende Erregung aus dem Sinusknoten wieder zu einer Kammererregung führt. Der Abstand zwischen den beiden normalen QRS-Komplexen beträgt dann genau zwei RR-Intervalle.

MERKE

- SVES – *normaler* QRS-Komplex, der zeitlich nicht in den Rhythmus passt und dem keine (normale) P-Welle vorausgeht.
- VES – *deformierter* QRS-Komplex ohne vorangehende P-Welle, aber ggf. mit kompensatorischer Pause.

3.3.4 Flimmern und Flattern

Vorhofflattern und -flimmern

Eine hochfrequente Impulsfrequenz des Vorhofs nennt man Vorhofflattern (bis 350/min) oder Vorhofflimmern (> 350/min, **Abb. 3.14**). Durch die lange Überleitungszeit im AV-Knoten können nicht alle Impulse weitergeleitet werden. Erst wenn die Refraktärzeit vorüber ist, wird die nächste eintreffende Erregung übergeleitet. Es resultiert eine unregelmäßige Kammerfrequenz von etwa 120–150 Schlägen/min. Man spricht auch von einer **„absoluten Arrhythmie"**.

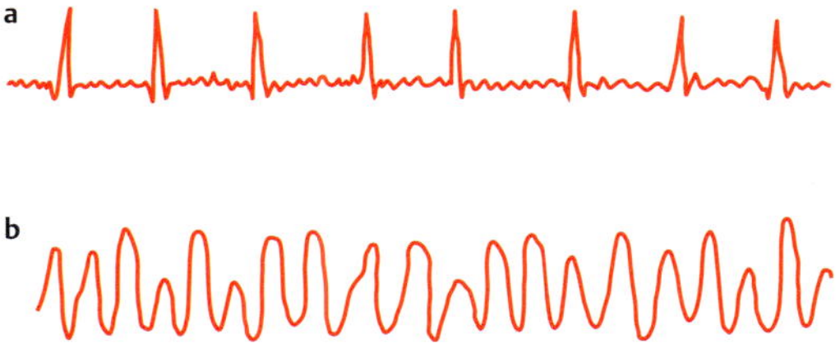

Abb. 3.14 a Vorhofflimmern; **b** Kammerflimmern.

Im EKG findet man statt der P-Wellen unregelmäßige, hochfrequente Potenzialschwankungen und eine unregelmäßige Abfolge von normalen QRS-Komplexen. Achtung: Auf den ersten Blick sieht auch eine Arrhythmia absoluta oft relativ regelmäßig aus, deshalb sollte man im Zweifelsfall die Abstände zwischen den QRS-Komplexen mit einem EKG-Lineal ausmessen und genau darauf achten, ob regelmäßige P-Wellen zu finden sind oder nicht.

Kammerflimmern

Beim Kammerflimmern (**Abb. 3.14**) kommt es zu einer hochfrequenten, unkoordinierten Erregung des Myokards. Häufige Ursache sind Extrasystolen, die in der „vulnerablen Phase" am Ende der Systole einfallen, wenn Teile des Herzens noch depolarisiert, andere bereits repolarisiert sind. Statt einer Repolarisation des gesamten Herzens werden jeweils die Teile des Herzens, die gerade nicht mehr refraktär sind, erneut erregt. Die Erregung kreist also zwischen jeweils schon wieder erregbaren Myokardbezirken **(„Reentry")**.
Statt zu einer geordneten, synchronen Kontraktion des gesamten Herzmuskels kommt es zu unkoordinierten Zuckungen von Myokardteilen, die weder eine Füllung des Herzens noch eine Pumpfunktion ermöglichen. Hämodynamisch entspricht dies einem Stillstand des Herzens, man spricht daher auch von einem **„hyperdynamen"** oder **„funktionellen" Herzstillstand**.
Therapeutisch muss umgehend versucht werden, dieses Kreisen von Erregungen zu unterbrechen. Durch elektrische Stromstöße von 150–400 J **(Defi-**

brillation) will man erreichen, dass alle Zellen gleichzeitig depolarisieren und anschließend repolarisieren. Erst wenn alle Zellen wieder unerregt sind, kann spontan ein neuer geordneter Erregungszyklus einsetzen und zu einer geregelten Herzaktion führen.

3

Klinischer Bezug

Rhythmusstörungen durch Herzinfarkt: Rhythmusstörungen sind neben der Herzinsuffizienz (s. S. 66) die häufigsten Komplikationen bei einem Herzinfarkt. Die unzureichende O_2-Versorgung in den Myokardzellen führt zu einem intrazellulären Energiemangel. In der Folge kommen energieabhängige Prozesse wie die Aufrechterhaltung eines normalen Ruhepotenzials mithilfe der Na^+-K^+-ATPase zum Erliegen, die Zellen sind bereits in Ruhe depolarisiert.
Je nachdem, welche Zellen von der Mangelversorgung betroffen sind, kann es sowohl zu Erregungsbildungs- als auch zu Erregungsleitungsstörungen kommen.
Nach einem Herzinfarkt ist der Patient besonders durch in den Randbezirken des Infarkts entstehende, (ektopische) Erregungen gefährdet. Die Zellmembran der dort befindlichen Zellen ist durch den O_2-Mangel destabilisiert und die Zelle kann dadurch die Fähigkeit zur Automatie gewinnen. Diese ektope Erregung kann unter Umständen zu lebensbedrohlichen Rhythmusstörungen (z. B. Kammerflimmern) führen.Ist das Erregungsleitungssystem betroffen, so kann beispielsweise ein AV-Block auftreten (s. o.).
Adam-Stokes-Anfall: Herzrhythmusstörungen können hämodynamische Auswirkungen haben. Unter dem Begriff des Adam-Stokes-Anfalls versteht man eine kurze Bewusstlosigkeit durch O_2-Minderversorgung des Gehirns infolge akuter Herzrhythmusstörungen. Dabei kann es sich um eine kurzzeitige Asystolie, eine extreme Bradykardie, aber auch um eine ventrikuläre Tachykardie, Kammerflattern, Kammerflimmern oder Mischformen handeln. Ursache dieser Rhythmusstörungen können z. B. arteriosklerotische oder entzündliche Schädigungen des Erregungsleitungssystems, Medikamentenwirkungen oder ein Herzinfarkt sein. Bei Patienten mit kurzzeitiger plötzlicher Bewusstlosigkeit muss daher immer eine kardiologische Diagnostik erfolgen. Der Patient benötigt dann unter Umständen einen künstlichen Herzschrittmacher.

Check-up

✓ **Wiederholen Sie die Unterschiede zwischen AV-Block I., II. und III. Grades. Bedenken Sie dabei, dass der AV-Block II. Grades zwei Unterformen hat.**

3.4 Die Mechanik des Herzens

Lerncoach

- **Für dieses Kapitel benötigen Sie Grundkenntnisse über die Anatomie des Herzens (Hohlräume, Herzklappen, große Gefäße, Ventilebene).**
- **Im Herzen laufen viele Aktionen gleichzeitig oder leicht versetzt ab. Die zeitliche Einordnung in den Herzzyklus fällt vielen Studenten schwer. Fragen Sie sich daher beim Lernen, was gerade parallel passiert, z. B. wie sich der Vorhof während der Kammersystole verhält oder der Druck in den Vorhöfen/ den Kammern/ den großen Arterien während der Anspannungsphase.**

3.4.1 Überblick und Funktion

Die Herzmechanik beschäftigt sich mit dem Ablauf der Herzaktion **(Systole und Diastole)** und den während dieser Aktion auftretenden **Druck- und Volumenschwankungen**.
Während der Systole kontrahiert sich das Herz und Blut wird aus der rechten Herzkammer in die Lunge bzw. aus der linken Herzkammer in die Aorta gepumpt. Man unterteilt die Systole in eine Anspannungs- und eine Austreibungsphase. Während der Diastole erschlafft der Herzmuskel und die Herzkammern füllen sich mit Blut. Hier unterscheidet man die Entspannungsphase von der Füllungsphase. Während der Systole sind die Vorhöfe entspannt und füllen sich mit Blut, am Ende der Diastole leeren sich die Vorhöfe durch die Vorhofkontraktion wieder.
Den verschiedenen Phasen der Herzaktion kann man verschiedene **Herztöne** zuordnen. Von den Herztönen grenzt man **Herzgeräusche** ab, die bei pathologischen Veränderungen am Herzen auftreten. Beides kann man mit Hilfe eines Stethoskops hören (Auskultation).
Die Herzaktion kann in einem **Arbeitsdiagramm** dargestellt werden.

3.4.2 Der zeitliche Ablauf der Herzaktion

Die Systole

Die **Systole** beginnt mit der **Anspannungsphase.** Hierbei kontrahieren sich die Ventrikel und der Innendruck beginnt zu steigen, was zum sofortigen Verschluss der AV-Klappen (Mitral- und Trikuspidalklappe) führt (**Abb. 3.15**). Da in dieser Phase alle Klappen geschlossen sind, verändert sich das intraventrikuläre Volumen nicht, es handelt sich demzufolge um eine *isovolumetrische Kontraktion*. Wenn der Druck im Ventrikel den in der Aorta (bzw. in der A. pulmonalis) herrschenden Druck übersteigt, öffnen sich die Taschenklappen und die **Austreibungs-**

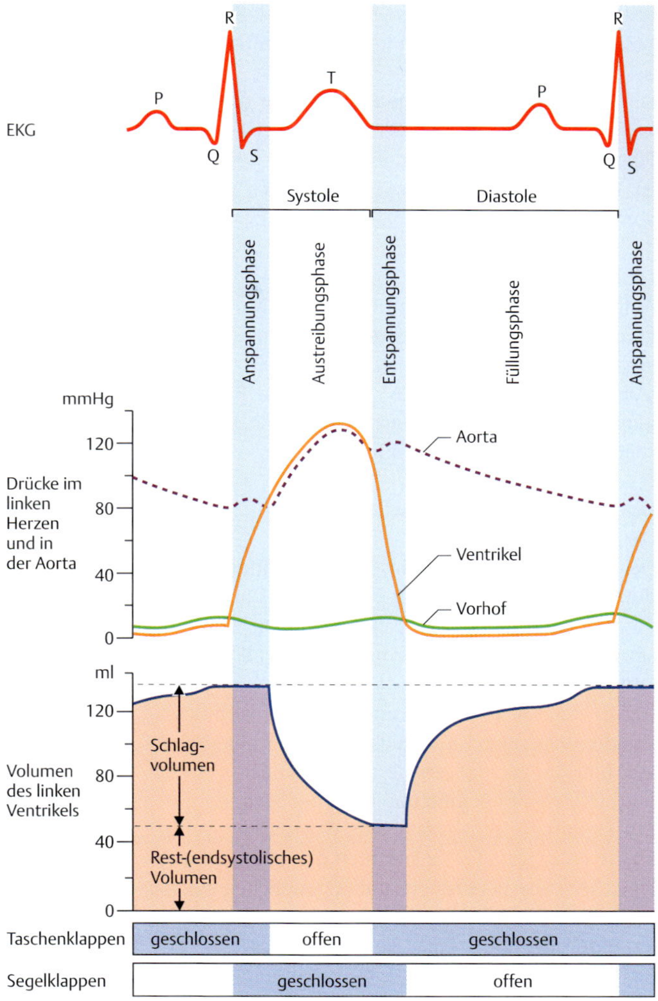

Abb. 3.15 Zeitlicher Ablauf der Herzaktion.

phase beginnt. Der Druck bei Öffnung der Klappen entspricht dem diastolischen Aortendruck von ca. 80 mmHg (bzw. dem diastolischen Pulmonalisdruck von ca. 10 mmHg), im Verlauf der Austreibungsphase steigt er auf ca. 120 mmHg (A. pulmonalis ca. 25 mmHg) an. Die Ventrikel pumpen pro Schlag ca. 90 ml Blut ins Gefäßsystem, weitere 40–50 ml bleiben als Restvolumen in den Ventrikeln zurück, somit beträgt die Ejektionsfraktion (Anteil des ausgeworfenen Volumens am Gesamtvolumen) ca. $^2/_3$ (Normwert ca. 0,6–0,7). Sobald die Ventrikelkontraktion nachlässt und der Innendruck unter den Aortendruck sinkt, schließen sich die Taschenklappen wieder, es beginnt die Diastole.

Die Diastole

Die **Diastole** beginnt mit der **Entspannungsphase**. Auch die Entspannungsphase verläuft *isovolumetrisch*, weil erneut alle Klappen geschlossen sind. Wenn der Ventrikeldruck unter den in den Vorhöfen herrschenden Druck fällt, öffnen sich die Segelklappen und es strömt passiv Blut in die Ventrikel, man spricht von der **Füllungsphase**. Insgesamt fließen jeweils ca. 90 ml in die beiden Ventrikel. Ganz am Ende der Diastole erfolgt die Vorhofkontraktion. Wenn die Erregung aus den Vorhöfen die Ventrikel erreicht hat, beginnt erneut die Systole.

Die Ventrikelfüllung

Bei der Kontraktion des Herzens kann man den sog. „Ventilebenenmechanismus“ beobachten, der für einen erheblichen Teil der Ventrikelfüllung verantwortlich ist: Wenn sich das Herz, das auf dem Zwerchfell fixiert ist, kontrahiert, verschiebt sich die Klappen- (= Ventil-)ebene in Richtung Herzspitze, also im Verhältnis zu den zuführenden Venen „nach unten“. Dadurch wird Blut angesaugt, vergleichbar mit dem Aufziehen einer Spritze, wo durch Herausziehen des Stempels ein Sog entsteht. In der Diastole erschlafft das Herz und verschiebt sich entgegen der

Blutsäule wieder nach oben, das in den Vorhöfen angesammelte Blut kann nun in die erschlafften Ventrikel gelangen.
Die Vorhofkontraktion dagegen spielt für die Ventrikelfüllung keine große Rolle, lediglich 10–15% der Füllung sind ihr zuzuschreiben. Aus diesem Grund ist Vorhofflimmern hämodynamisch auch recht gut kompensierbar.

Die Herzklappen
Aufgrund der Druckverhältnisse sind die Taschenklappen nur in der Austreibungsphase geöffnet, wenn der Druck im Ventrikel den Druck in der Aorta (Aortenklappe) bzw. der A. pulmonalis (Pulmonalklappe) übersteigt. Die Segelklappen sind nur während der Füllungsphase geöffnet.

Die Herztöne und -geräusche

Die Herztöne
Der **I. Herzton** entsteht in der Anspannungsphase durch die Anspannung der Kammermuskulatur um die Blutsäule bei geschlossenen Klappen. Die Blutsäule wird dabei zum Schwingen gebracht. Er ist relativ lang und dumpf.
Der **II. Herzton** ist kürzer und heller. Er kommt zustande, wenn die Taschenklappen zusammenschlagen und das Blut gegen sie prallt. I. und II. Herzton markieren somit Beginn und Ende der Systole.
Der **III. und der IV. Herzton** sind diastolische, ventrikuläre Füllungstöne. Sie kommen manchmal physiologischerweise bei Kindern und Jugendlichen vor, bei Erwachsenen sind sie meist Ausdruck pathologischer Veränderungen, z. B. einer Herzinsuffizienz.

Die Herzgeräusche
Herzgeräusche entstehen durch Wirbelbildung (Turbulenzen) in der Blutströmung. Ursache sind meist Veränderungen der Klappen (Stenosen oder Insuffizienzen). Charakterisiert werden sie durch den Zeitpunkt des Auftretens (diastolisch, systolisch), ihre Lautstärke und Frequenz und die Art des Geräuschs (Crescendo, Decrescendo, Spindel- oder Bandform).
Systolische Geräusche werden durch Stenosen der Taschenklappen oder Insuffizienzen der Segelklappen, diastolische Geräusche durch Insuffizienzen der Taschenklappen oder Stenosen der Segelklappen hervorgerufen.

Klinischer Bezug

Auskultation von Herztönen und -geräuschen: Die Auskultation von Herztönen und -geräuschen ist eine wichtige diagnostische Methode, die Ihnen schon bald in den ersten Semestern der Klinik begegnen wird. Diese Methode erfordert viel Geduld und Übung beim Lernen, bringt aber auch viel Spaß, weil man mit relativ ein-

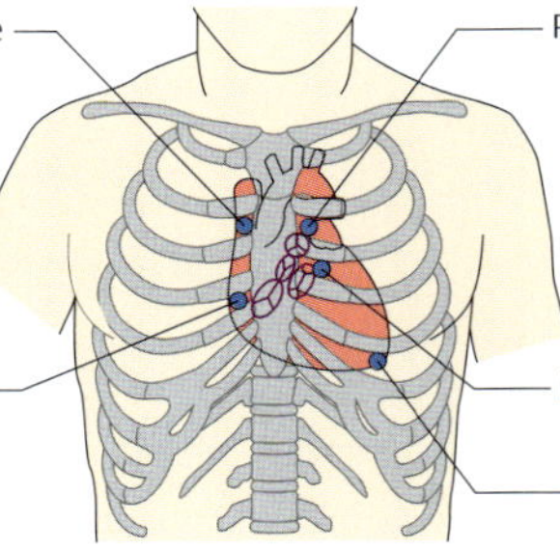

Abb. 3.16 Die Auskultationsstellen der Herzklappen. (aus Neurath, Lohse, Checkliste Anamnese und klinische Untersuchung, Thieme 2006)

facher Ausstattung (Sie brauchen nur ein Stethoskop!) recht gut Verdachtsdiagnosen bzgl. pathologischer Veränderungen am Herzen stellen kann (z. B. V. a. Klappenstenosen oder Herzinsuffizienz). **Abb. 3.16** zeigt ein Schema, welche Herzklappe wo am besten auskultiert werden kann

Lerntipp
Machen Sie sich klar, wann die Herztöne zu hören sind, ob die Klappen geöffnet oder geschlossen sind und wie sich gleichzeitig der Druck in der Aorta verhält (vgl. auch Abb. 3.15).

3.4.3 Die Druck-Volumen-Veränderungen während des Herzzyklus

Das LaPlace-Gesetz

Das LaPlace-Gesetz beschreibt den Zusammenhang zwischen der Wandspannung K und dem Innendruck bei Kugeln (Modell für das Herz) oder Zylindern (Modell für Blutgefäße).
Denkt man sich das Herz als eine Hohlkugel mit einem Innenradius r, einer Wanddicke d, dem transmuralen Druck P_{tm} (P_{tm} entspricht normalerweise dem Innendruck) und der Wandspannung K (K gibt die Kraft/Wandquerschnitt an), so gilt:
$K = P_{tm} \cdot r / 2d$ [in $N \cdot m^{-2}$] bzw. $P_{tm} = K \cdot 2d / r$ [in Pa]
Aus dem LaPlace-Gesetz folgt, dass die Spannung der einzelnen Herzmuskelfasern – obwohl der Druck ansteigt – im Verlauf der Systole abnimmt, weil sich zum einen der Ventrikelradius verkleinert und zum anderen der Querschnitt der Ventrikelwand größer wird. Das bedeutet, dass kleine, bzw. bereits z. T. entleerte Herzen mit relativ geringer Kraftentwicklung relativ hohe Drücke erzeugen können. Umgekehrt führt eine übermäßige Füllung oder Herzgröße, wie sie bei Herzinsuffizienz häufig zu beobachten ist, zusätzlich zu einer Abnahme der Leistungsfähigkeit des Herzens.

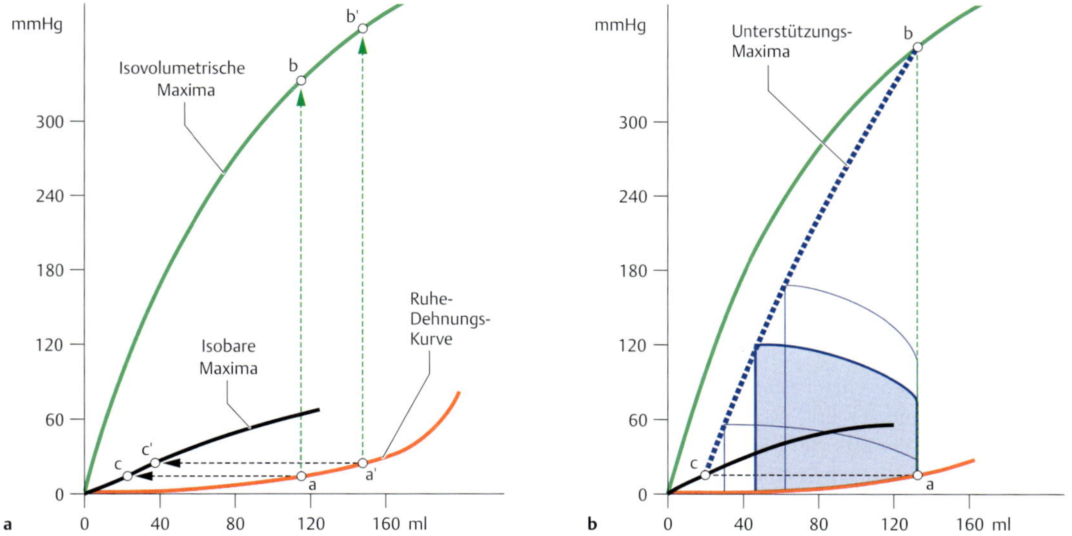

Abb. 3.17 Ruhedehnungskurve und Konstruktion der Kurve der isovolumetrischen und isobaren Maxima sowie der Kurve der Unterstützungs-Maxima.

Das Arbeitsdiagramm des Herzens

Lerntipp

Gehen Sie bei der Erarbeitung des Arbeitsdiagramms Schritt für Schritt vor. Arbeiten Sie erst weiter, wenn Sie den aktuellen Schritt verstanden haben.

Um die Herzarbeit zu veranschaulichen, trägt man die Druck- und Volumenänderungen während eines Herzzyklus in ein Druck-Volumen-Diagramm ein und erhält so ein **Arbeitsdiagramm** des Herzens. Die Form der so entstandenen Schleife wird durch 2 Kurven, die Kurve der isovolumetrischen und isotonischen Maxima bzw. durch die daraus abgeleitete Kurve der Unterstützungsmaxima und die Ruhedehnungskurve bestimmt. Im Folgenden wird erläutert, worum es sich bei diesen Kurven handelt und wie sie die im Arbeitsdiagramm des Herzens dargestellten Druck-Volumen-Veränderungen begrenzen.

Die **Ruhedehnungskurve** gibt die Änderung von Druck und Volumen bei Füllung des Herzens an. In ihr erkennt man die passive Dehnbarkeit der nicht erregten Herzkammer in der Diastole. Wird das Herz mit Blut gefüllt, so steigt der Druck zunächst nur geringfügig an, der Ventrikel dehnt sich aus. Erst wenn das Herz schon stark gefüllt ist, braucht man immer größere Drücke, um doch noch eine weitere Volumenzunahme zu erzielen, die passive Dehnbarkeit des Herzmuskels wird immer geringer. Die Ruhedehnungskurve verläuft daher zunächst sehr flach und steigt erst bei hohen Volumina immer steiler an (**Abb. 3.17**).

Man geht bei der weiteren Entwicklung des Arbeitsdiagramms graphisch von der Ruhe-Dehnungskurve eines gefüllten Herzens aus. Man kann das Herz experimentell *rein isovolumetrisch* oder *rein isobar* kontrahieren lassen. Die entsprechenden Maximalwerte kann man in Abhängigkeit vom Füllungsvolumen bestimmen.

Die **Kurve der isovolumetrischen Maxima** gibt an, welche Drücke das Herz ausgehend von einem bestimmten Füllungsvolumen bei konstant bleibendem Füllungsvolumen (also geschlossene AV- und Taschenklappen) maximal erzeugen kann (**Abb. 3.17**).

Die **Kurve der isotonen (= isobaren) Maxima** zeigt, welches Volumen ausgehend von einem bestimmten Füllungsvolumen bei konstantem Druck (und offenen Klappen) maximal ausgeworfen werden kann (**Abb. 3.17**).

Dass die Maxima mit zunehmendem Füllungsvolumen zunehmen, liegt daran, dass eine erhöhte Vordehnung des Myokards zu erhöhter Ca^{2+}-Freisetzung und auch erhöhter Ca^{2+}-Empfindlichkeit der kontraktilen Elemente führt. Erst wenn das Herz so weit vorgedehnt wird, dass Aktin und Myosin nicht mehr optimal interagieren können, sinken die Maxima-Kurven wieder ab.

Die Kurve der Unterstützungsmaxima

MERKE

Für die Form des Arbeitsdiagramms sind die Ruhedehnungskurve und die Kurve der Unterstützungsmaxima entscheidend. Die Kurven der isovolumetrischen und isotonischen Maxima benötigt man zur Konstruktion der Kurve der Unterstützungsmaxima.

Kurve der Unterstützungsmaxima (U-Kurve): Da es sich bei der Ventrikelkontraktion tatsächlich aber um eine Kombination aus beiden Kontraktionsformen (erst isovolumetrisch bei geschlossenen Herzklappen und dann auxoton bei offenen Herzklappen) handelt, konstruiert man eine neue Kurve, die beide Elemente enthält. Dazu bestimmt man ausgehend von der Ruhedehnungskurve das entsprechende isovolumetrische und isotone Maximum und verbindet beide Punkte (**Abb. 3.17**). So entsteht für jeden Punkt der Ruhedehnungskurve eine eigene U-Kurve.

Der Herzzyklus

Wie auf S. 62 beschrieben besteht ein Herzzyklus aus Systole (Anspannungs- und Austreibungsphase) und Diastole (Entspannungs- und Füllungsphase). Dabei lässt sich jede Phase genau einem Abschnitt des Arbeitsdiagramms zuordnen (hier beispielhaft für den linken Ventrikel dargestellt).

Füllungsphase: Wenn der Druck im Ventrikel unter den des Vorhofs fällt, öffnen sich die AV-Klappen und die Ventrikel füllen sich wieder mit Blut. Im Arbeitsdiagramm wandert man entlang der Ruhedehnungskurve bis das enddiastolische Volumen erreicht ist (**Abb. 3.18**). Bei einem untrainierten Erwachsenen beträgt das enddiastolische Volumen in Ruhe und liegend ca. 120–140 ml.

Anspannungsphase: Das Herz beginnt sich zu kontrahieren. Da noch alle Klappen geschlossen sind, kann kein Blut entweichen, es handelt sich also um eine rein isovolumetrische Kontraktion. Entsprechend zeigt das Arbeitsdiagramm eine Zunahme des Drucks bei gleich bleibendem Volumen (**Abb. 3.18**).

Austreibungsphase: Wenn der in der Aorta herrschende Druck überschritten wird, öffnen sich die

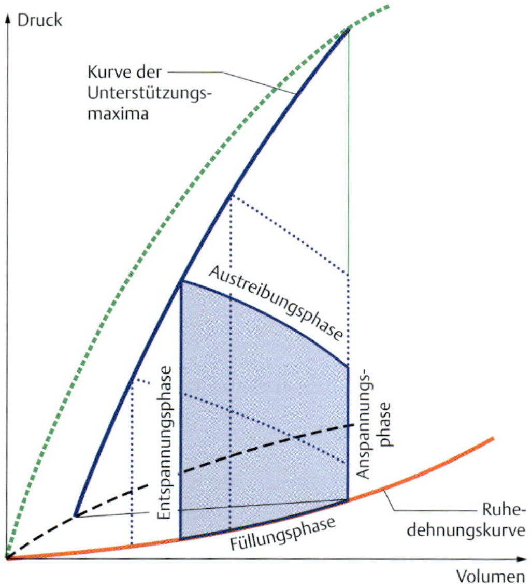

Abb. 3.18 Arbeitsdiagramm des Herzens.

Taschenklappen und das Herz beginnt, Volumen auszuwerfen. Durch die Verringerung des Volumens und die Zunahme der Wanddicke (Laplace-Gesetz, s. o.), steigt der Druck dabei weiter an. Die Kurve des Arbeitsdiagramms bewegt sich zu erhöhten Druck- und verringerten Volumenwerten, bis die Kurve der Unterstützungsmaxima erreicht wird (**Abb. 3.18**).

Entspannungsphase: Nach der Systole erschlafft die Muskulatur, der Druck nimmt ab. Solange er noch höher ist als in den Vorhöfen, bleiben die AV-Klappen geschlossen, im Arbeitsdiagramm sieht man daher einen reinen Druckabfall ohne Volumenänderung (**Abb. 3.18**).

Die Druck-Volumen-Arbeit, die das Herz durch Pumpen verrichten muss, entspricht der vom Arbeitsdiagramm eingeschlossenen Fläche. Es ist das Produkt aus dem Volumen, das das Herz auswirft und dem Druck in den großen Gefäßen, gegen den es anpumpen muss:

Arbeit $[J = N \cdot m]$ = Druck $[N \cdot m^{-2} = Pa]$ · Volumen $[m^3]$. Zusätzlich zur Druck-Volumen-Arbeit muss noch Beschleunigungsarbeit geleistet werden. Beim Herzen ist diese Komponente jedoch unter normalen Bedingungen vernachlässigbar (ca. 1 %).

Klinischer Bezug

Chronische Druck- und Volumenbelastung des Herzens: Unter bestimmten pathologischen Voraussetzungen ist das Herz chronisch erhöhten Druck- oder Volumenbelastungen ausgesetzt. Eine chronische Druckbelastung entsteht, wenn das Herz dauerhaft gegen einen erhöhten Widerstand anarbeiten muss beispielsweise durch eine Verengung der Ausflussbahn (z. B. Aortenklappenstenose) oder bei arterieller Hypertonie. Die Folge ist zunächst eine konzentrische Hypertrophie, also eine Verdickung der Herzmuskulatur ohne Vergrößerung der Herzinnenräume.

Bei einer chronischen Volumenbelastung ist das enddiastolische Füllungsvolumen chronisch erhöht. Typischerweise ist dies z. B. bei Klappeninsuffizienzen der Fall, wenn ein Teil des Blutes jeweils wieder zurückfließt und erneut gepumpt werden muss. In der Folge hypertrophiert und dilatiert der Ventrikel gleichzeitig und es entsteht eine exzentrische Hypertrophie. Aufgrund dieser Dilatation nimmt gemäß dem LaPlace-Gesetz die Wandspannung zu, so dass die Kontraktionskraft noch zusätzlich eingeschränkt wird.

Im sog. kompensierten Stadium haben diese Veränderungen keine hämodynamische Relevanz. Wenn das Herz unter Belastung dekompensiert, werden klinische Zeichen einer Herzinsuffizienz deutlich: Das Blut staut sich vor der betreffenden Herzkammer zurück. Ist v. a. die linke Herzkammer betroffen, staut sich das Blut in der Lunge, das auffälligste Symptom ist ein Lungenödem mit Atemnot, bei der Auskultation hört man feuchte Rasselgeräusche. Ist die rechte Herzkammer betroffen, staut sich das Blut in den großen Kreislauf zurück, als Folge entstehen Ödeme v. a. der unteren Extremitäten, eine Lebervergrößerung („Stauungsleber") oder Aszites.

Check-up

- ✓ **Machen Sie sich noch einmal den Ablauf einer kompletten Herzaktion (Systole und Diastole) klar, d. h. überlegen Sie Schritt für Schritt, was wann passiert.**
- ✓ **Leiten Sie sich das Arbeitsdiagramm des Herzens noch einmal her und überlegen Sie, was der Unterschied zwischen einer isovolumetrischen und einer isotonischen Kontraktion ist und zu welcher Zeit der Herzaktion welche Kontraktionsform stattfindet.**

3.5 Die Regulation der Herztätigkeit

Lerncoach

Die im folgenden Kapitel aufgeführten Regulationsmechanismen dienen der Anpassung der Herztätigkeit an kurzfristige Druck- und Volumenschwankungen oder an körperliche Belastung. Machen Sie sich klar, welche unterschiedlichen Anforderungen dabei jeweils an das Herz gestellt werden.

3.5.1 Überblick und Funktion

Das Herz muss in der Lage sein, seine Leistung an verschiedene Situationen anzupassen. Zum einen muss das Herz seine Tätigkeit an kurzfristige Druck- und/oder Volumenschwankungen anpassen können, zum anderen ist die Herzleistung je nach körperlicher Belastung unterschiedlich. Vereinfachend lässt sich sagen, dass der Frank-Starling-Mechanismus auf passiv erfolgte Veränderungen reagiert, wohingegen das vegetative Nervensystem die Herzleistung aktiv an einen veränderten Bedarf, z. B. körperliche Aktivität, anpasst.

3.5.2 Die Regulation der Herztätigkeit

Der Frank-Starling-Mechanismus

Lerntipp

Merken Sie sich, wozu der Frank-Starling-Mechanismus dient. Es fällt Ihnen dann leichter, ihn gegen die Regulation durch das vegetative Nervensystem abzugrenzen (s. u.).

Der Frank-Starling-Mechanismus dient der automatischen Anpassung der Kammertätigkeit an kurzfristige Druck- und Volumenschwankungen (Änderungen der Vor- und/oder Nachlast) mit dem Ziel, dass beide Kammern stets das gleiche Schlagvolumen pumpen. Würde beispielsweise das rechte Herz pro Schlag nur 1 ml Blut mehr pumpen, so entspräche die Differenz nach einer Minute bereits ca. 60 ml und würde innerhalb kürzester Zeit zum Lungenödem führen.

Die Erhöhung der Vorlast (= preload)

Der venöse Füllungsdruck bestimmt über die enddiastolische Füllung und die daraus resultierende Wandspannung, die sog. Vorlast. Vereinfacht ausgedrückt entspricht die Vorlast also dem Volumen, das das Herz bewältigen muss.

Eine erhöhte Füllung des Ventrikels bedingt eine Verschiebung des enddiastolischen Bezugspunktes B auf der Ruhedehnungskurve nach rechts (→ B′). Die erhöhte Vordehnung des Myokards hat zur Folge, dass höhere isovolumetrische und isotone Maxima erreicht werden können, dementsprechend verschiebt sich auch die Kurve der Unterstützungsmaxima (vgl. S. 65) nach rechts. Bei gleich bleibendem Aortendruck ist die Distanz bis zum Erreichen der U-Kurve nun länger, es wird also ein größeres Schlagvolumen bei nur leicht erhöhtem Restvolumen erreicht. Die Druck-Volumen-Arbeit hat zugenommen (**Abb. 3.19**).

Die Erhöhung der Nachlast (= afterload)

Unter Nachlast versteht man den Auswurfwiderstand, gegen den das Herz anpumpen muss. Die Nachlast hängt also vom Druck in der Aorta ab.

Wenn der diastolische Druck in der Aorta erhöht ist, öffnen sich die Taschenklappen erst bei höheren Druckwerten. Da ein größerer Teil der Kontraktionskraft für den Druckaufbau benötigt wird, kann nur weniger Volumen ausgeworfen werden. Das Schlagvolumen ist verringert und das Restvolumen erhöht. Im Arbeitsdiagramm sieht man, dass sich die Kurve

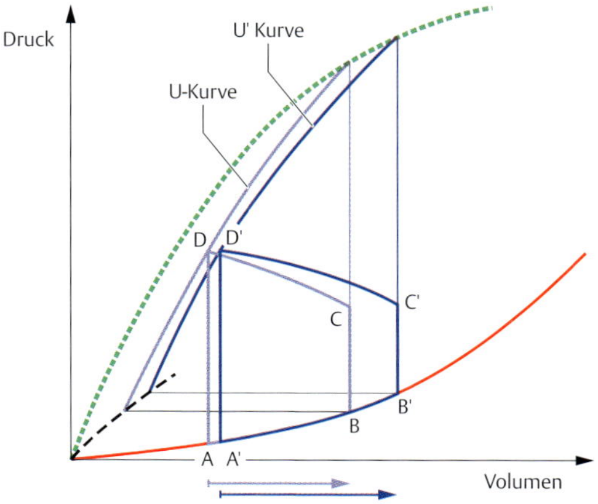

Abb. 3.19 Frank-Starling-Mechanismus: Erhöhung der Vorlast (ABCD → AB′C′D′A′ → A′B′C′D′).

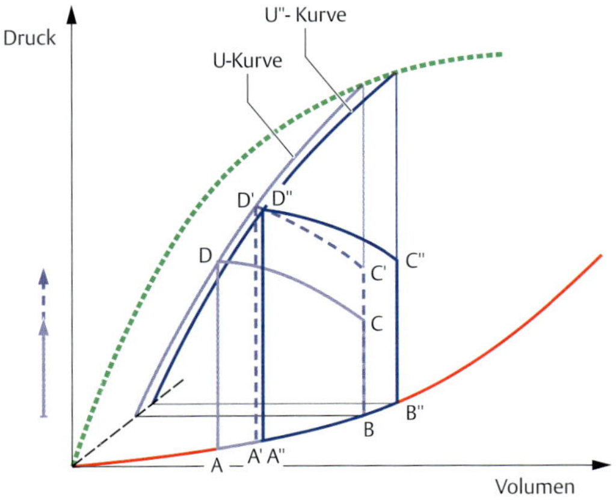

Abb. 3.20 Frank-Starling-Mechanismus: Erhöhung der Nachlast (ABCD → ABC′D′A′ → A′B′′C′′D′′A′′ → A′′B′′C′′D′′).

nach oben verschiebt und daher auch früher die U-Kurve erreicht. In der nächsten Diastole ergibt sich durch das erhöhte Restvolumen ein erhöhtes enddiastolisches Füllungsvolumen und eine entsprechende Verschiebung des Arbeitsdiagramms nach rechts. Durch die Erhöhung des enddiastolischen Füllungsvolumens wird erreicht, dass das Schlagvolumen wieder in etwa auf den ursprünglichen Wert ansteigt, das Herz pumpt also das gleiche Volumen auf einem höheren Druckniveau (**Abb. 3.20**).

MERKE

- Vorlast: zu pumpendes Volumen
- Nachlast: Druck, gegen den gepumpt werden muss

Klinischer Bezug

Wirkung von Nitraten bei Angina pectoris: Beim akuten Angina-Pectoris-Anfall liegt eine Minderdurchblutung der Herzkranzgefäße (z. B. durch Aterosklerose) vor, was typischerweise zu einem retrosternalen Schmerz, häufig verbunden mit Atemnot führt. Die Gabe von Nitraten wirkt hierbei in aller Regel schmerzlindernd, weil Nitrate insbesondere auf die venösen Kapazitätsgefäße dilatierend wirken. Dadurch nimmt das venöse Blutangebot an das Herz ab, als Folge sinkt die diastolische Wandspannung (Vorlast). In den Koronargefäßen kommt es so zu einer Abnahme des Perfusionswiderstandes und somit zu einer Zunahme der Durchblutung bzw. des Sauerstoffangebotes. Gleichzeitig sinkt die systolische Wandspannung (Nachlast), weil auch der Aortendruck und die ventrikuläre Füllung abnehmen. Beim akuten Angina-Pectoris-Anfall verabreicht man Nitrate meist in Form eines Sprays, das unter die Zunge gesprüht wird und dort sehr schnell von den Gefäßen aufgenommen wird.

Die Wirkungen des vegetativen Nervensystems

Das Herz wird parasympathisch über den N. vagus und sympathisch über die Nn. cardiaci innerviert, wobei im Ruhezustand die Wirkung des Parasympathikus überwiegt.

Der Parasympathikus am Herzen

Der Parasympathikus innerviert über muscarinerge Achetylcholin-Rezeptoren den Sinusknoten, die Vorhöfe und den AV-Knoten, seine Wirkung auf die Ventrikel ist nur sehr gering.
Der Parasympathikus senkt die Herzfrequenz **(negativ chronotrop)** und bewirkt eine Verzögerung der AV-Überleitung **(negativ dromotrop)**, außerdem führt er zu einer allgemein verringerten Erregbarkeit **(negativ bathmotrop)**. Alle diese Wirkungen sind im Wesentlichen auf eine durch Acetylcholin induzierte Steigerung der K^+-Permeabilität der Zellmembran zurückzuführen, die einer Depolarisation entgegenwirkt.
Da der Parasympathikus nicht direkt auf die Ventrikel wirkt (die Ventrikel sind nur sympathisch innerviert), hat er auch keinen direkten Einfluss auf die Inotropie. Durch die Senkung der Frequenz mit relativer Zunahme der Diastolendauer kann jedoch mehr Calcium aus den Myozyten herausgepumpt werden, so dass indirekt doch eine Abnahme der Inotropie resultiert.

Der Sympathikus am Herzen

Sympathische Nervenfasern ziehen zu allen Teilen des Herzens, der Transmitter ist Noradrenalin. Die Wirkung des Sympathikus wird über eine Aktivierung von β_1-Rezeptoren mit Anstieg von cAMP vermittelt und führt zu einer Aktivierung von Ca^{2+}-Kanälen. Außerdem wird über die Phosphorylierung des Regulatorproteins Phospholamban die Ca^{2+}-Aufnahme in die intrazellulären Speicher gefördert, was zum einen zu einer schnelleren Erschlaffung und zum anderen zu einer erhöhten Ca^{2+}-Freisetzung bei der nächsten Kontraktion führt.
Die langsame diastolische Spontandepolarisation verläuft unter Sympathikuseinfluss steiler, daraus resultiert eine gesteigerte Frequenz der Schrittmacherzellen **(positiv chronotrop)**. Die Erhöhung der Ca^{2+}-Leitfähigkeit hat eine Beschleunigung der Überleitung im AV-Knoten **(positiv dromotrop)**, eine Steigerung der Kontraktionskraft **(positiv inotrop)** und eine allgemeine Erhöhung der Erregbarkeit **(positiv bathmotrop)** zur Folge.
Im Arbeitsdiagramm erkennt man, dass sich unter Sympathikuseinfluss die Werte der isovolumetrischen und isotonen Maxima (und entsprechend auch die Kurve der Unterstützungsmaxima) zu höheren Werten verschieben. Entsprechend ist die vom Herzen geleistete Druck-Volumen-Arbeit erhöht (**Abb. 3.21**).

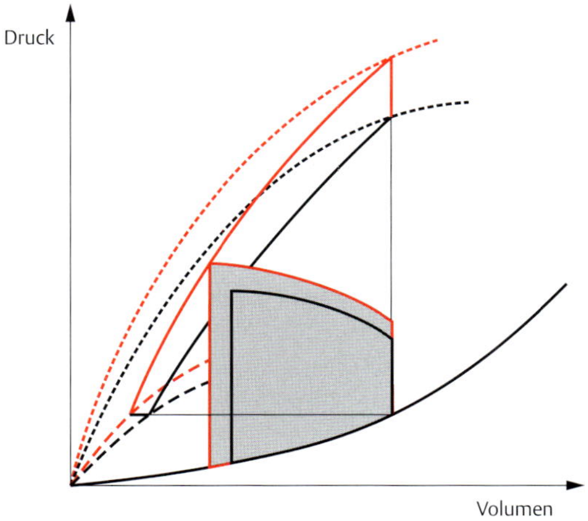

Abb. 3.21 Wirkung des Sympathikus (Änderung der Inotropie): die geleistete Druck-Volumenarbeit nimmt zu (schwarze Kurve: vor Sympathikusaktivierung, rote Kurve: nach Sympathikusaktivierung).

Lerntipp

Machen Sie sich klar, dass die Steigerung der Druck-Volumen-Arbeit über den Frank-Starling-Mechanismus und über die sympathische Inotropiesteigerung zwei grundsätzlich verschiedene Mechanismen sind. Vielen Studenten ist das nicht bewusst, weil beide Effekte in einem Druck-Volumen-Arbeitsdiagramm dargestellt werden und so ein enger Zusammenhang zwischen beiden vorgetäuscht wird.

Check-up

- ✓ **Vergegenwärtigen Sie sich nochmals die Begriffe Vorlast und Nachlast und machen Sie sich den Unterschied klar.**
- ✓ **Überlegen Sie, wie sich der Verlauf des Arbeitsdiagramms ändert, wenn die Inotropie zu- oder abnimmt oder sich die Vor- oder Nachlast verändert. Zeichnen Sie z. B. ein Druck-Volumen-Diagramm auf und tragen Sie die Veränderungen bei Zunahme der Nachlast ein.**

3.6 Die Durchblutung und der Stoffwechsel des Herzens

Lerncoach

Das folgende Kapitel beschäftigt sich mit der Durchblutung des Herzens und seiner Stoffwechseltätigkeit in Ruhe bzw. bei körperlicher Belastung. Überlegen Sie sich vorab, welche Mechanismen dazu beitragen können, dass das Herz unter Belastung eine höhere Leistung als in Ruhe erbringt.

3.6.1 Überblick und Funktion

Bei erhöhter Herzleistung ist eine vermehrte Stoffwechseltätigkeit der Herzzellen notwendig und es besteht ein erhöhter Sauerstoffbedarf des Herzmuskels. Dieser erhöhte Sauerstoffbedarf wird am Herzen durch eine gesteigerte Durchblutung erzielt.

3

3.6.2 Die Regulation der Koronardurchblutung

Das Herz erhält ca. 5 % des Herzzeitvolumens, weil es wegen seines hohen Sauerstoffverbrauchs auf eine überdurchschnittliche Durchblutung angewiesen ist. In Ruhe beträgt sie 70–80 ml/min/100 g Gewebe und kann bei Belastung auf das 4–5fache gesteigert werden. Der Strömungswiderstand in den Koronargefäßen nimmt bei Belastung ab. Die Differenz zwischen Ruhe- und Maximaldurchblutung wird als **Koronarreserve** bezeichnet.

Die starken Druckschwankungen, die durch den Wechsel von Systole und Diastole entstehen, übertragen sich auch auf die Koronargefäße. Während der Systole werden die intramuralen Gefäße komprimiert, der Bluteinstrom sistiert und venöses Blut wird aus dem Gewebe gepresst. Erst wenn das Herz wieder erschlafft, füllen sich die Gefäße erneut. Die eigentliche Durchblutung des Herzens erfolgt also nur in der Diastole.

In Ruhe beträgt das Verhältnis von Systole zu Diastole etwa 1 : 2, eine Zunahme der Herzfrequenz erfolgt v. a. auf Kosten der Diastole, während die Systolendauer nahezu unverändert bleibt. Eine Erhöhung der Herzfrequenz hat also letztlich zur Folge, dass weniger Zeit für die Herzdurchblutung zur Verfügung steht. Bei einem vorgeschädigten Herzen können hohe Frequenzen die kardiale Situation deutlich verschlechtern.

Klinischer Bezug

Wirkung von β-Blockern: β-Rezeptorenblocker blockieren, wie ihr Name schon sagt, β_1-Rezeptoren am Herzen. Dadurch sinken Herzfrequenz und Kontraktionsgeschwindigkeit; der Sauerstoffbedarf des Myokards nimmt ab, gleichthzeitig bleibt durch die relative Zunahme der Diastole auch mehr Zeit für die Herzdurchblutung. Außerdem wird das Herz vor einem verstärkten Antrieb durch den Sympathikus abgeschirmt, wie er in Situationen körperlicher und psychischer Belastung auftritt. β-Blocker werden u. a. bei koronarer Herzkrankheit, arterieller Hypertonie, Tachyarrythmien und funktionellen Herz-Kreislaufbeschwerden eingesetzt.

3.6.3 Der Stoffwechsel des Herzens

Der myokardiale O_2-Verbrauch in Ruhe beträgt etwa 10–11 ml O_2/min/100 g Gewebe. Schon in Ruhe entnimmt das Herz dem strömenden Blut ca. 70 % des Sauerstoffs, die O_2-Ausschöpfung ist also bereits in

Ruhe deutlich höher als im übrigen Organismus. Ein gesteigerter Bedarf kann daher nicht durch eine gesteigerte O_2-Extraktion gedeckt werden, sondern erfordert eine Steigerung der Durchblutung.
Der Energieverbrauch wird etwa zu gleichen Teilen über die Oxidation von freien Fettsäuren, Lactat und Glucose gedeckt. Allerdings kann sich das Herz mit seiner Substratauswahl an das Angebot anpassen. Fällt bei schwerer körperlicher Arbeit viel Lactat an, erfolgt auch die Energiegewinnung bevorzugt aus Lactat.

Klinischer Bezug

Koronarinsuffizienz: Unter dem Begriff der Koronarinsuffizienz versteht man eine relativ oder absolut unzureichende Koronardurchblutung. Bei der Koronarinsuffizienz besteht ein Missverhältnis zwischen Blutangebot und Blutbedarf bzw. zwischen Sauerstofftransport und Sauerstoffbedarf. Ursache einer solchen Störung ist meist eine krankhafte Verengung der Koronargefäße. Die Verengung kann durch arteriosklerotische Gefäßablagerungen oder aber auch durch Gefäßspasmen zustande kommen. Die typische Symptomatik einer ausgeprägten Stenose eines oder mehrerer Koronaräste ist meist der thorakale Schmerz unter Belastung, da das Verhältnis zwischen Sauerstoffbedarf und -angebot hinter der Stenose des Gefäßes gestört ist (Angina pectoris, s. o.). In Ruhe ist der Patient dagegen meist beschwerdefrei, da die Koronardurchblutung für eine Aufrechterhaltung des Energiestoffwechsels ausreicht.

Check-up

- ✓ **Vergegenwärtigen Sie sich nochmals, was man unter dem Begriff der „Koronarreserve" versteht.**
- ✓ **Wiederholen Sie, wie das Herz bei körperlicher Anstrengung seinen erhöhten Energiebedarf deckt (vgl. Kapitel Arbeits- und Leistungsphysiologie, S. 125).**

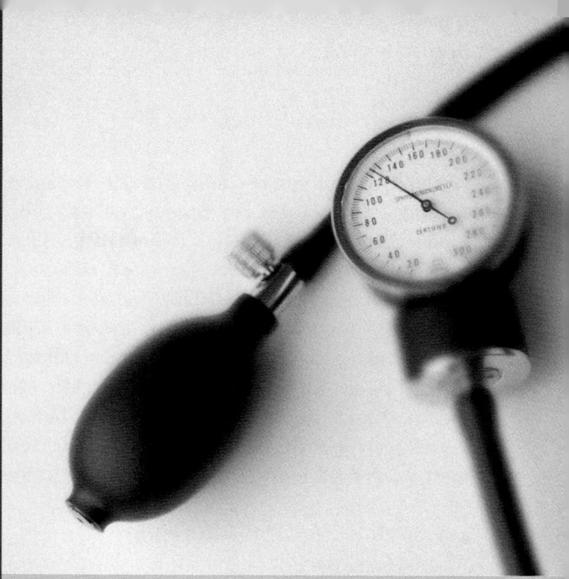

Kapitel 4

Kreislauf

Krise vor dem Physikum

Das Blut strömt von der Lunge ins Herz, dann in die Arterien, durchblutet die Organe, gelangt über die Venen zum Herzen zurück und fließt schließlich wieder in die Lunge, um dort Sauerstoff aufzunehmen. Wie der menschliche Kreislauf genau funktioniert, lernen Sie im nächsten Kapitel. Unsere Patientin, Frau R., leidet – wie über ein Fünftel der Deutschen – an zu hohem Blutdruck (Hypertonie). Mit Medikamenten lässt sich die Krankheit gut behandeln. Wenn man jedoch, wie Frau R., die Tabletten vergisst, kann es zu einer hypertensiven Krise kommen.

Ein Blutdruck von 250/140 mmHg

Alexander ist nervös: Nur noch drei Wochen bis zum Physikum. Gerade ist er dabei, die ersten Histologiefragen in der Schwarzen Reihe zu beantworten, als es an seiner Tür klopft. Alexander öffnet. Es ist sein Vermieter, Herr R.: „Meiner Frau ist ganz übel und schwindelig. Da dachte ich, ich frage Sie mal, Sie studieren doch Medizin..."

Aufgeregt geht Alexander mit seinem Vermieter in die Wohnung. Im Wohnzimmer liegt Frau R. mit gerötetem Kopf schwitzend auf dem Sofa. Alexander fühlt den Puls, der mit 110 Schlägen/min eigentlich viel zu schnell ist. Als er mit Frau R.'s Blutdruckmessgerät einen Druck von 250 mmHg systolisch und 140 mmHg diastolisch misst, schlägt er vor, den Notarzt zu rufen. Er vermutet, dass der extrem hohe Blutdruck die Ursache für Frau R.'s Beschwerden ist.

Alexander erinnert sich, erst letzte Woche in seinem Physiologiebuch gelesen zu haben, dass der Blutdruck optimalerweise bei 120/80 mmHg liegen sollte. Bei Werten über 140 mmHg systolisch oder über 90 mmHg diastolisch spricht man von Hypertonie. Blutdruckwerte wie er sie bei Frau R. gemessen hat, können zu einer lebensbedrohlichen hypertensiven Krise führen.

Hoher Blutdruck schädigt Herz und Gefäße

Fünf Tage später steht Alexander mit einem Blumenstrauß im Krankenhaus am Bett seiner Vermieterin. Diese beklagt sich gerade über ihre Diät und die vielen Medikamente, als der Stationsarzt eintritt. Alexander ergreift die Gelegenheit, um alles über Frau R.'s Krankheit zu erfragen. Tatsächlich hat die 68-jährige Frau R. seit einigen Jahren einen zu hohen Blutdruck, eine essenzielle Hypertonie. Ein hoher Blutdruck verursacht – wenn nicht gerade eine hypertensive Krise auftritt - subjektiv fast nie Beschwerden. Behandelt werden muss er aber trotzdem: Die Hypertonie kann Herz und Gefäße schädigen. Auch andere Organe, z. B. Augen oder Nieren, können in Mitleidenschaft gezogen werden. Um das zu verhindern hatte der Hausarzt Frau R. eine salzarme Diät, regelmäßige Spaziergänge sowie Gewichtsabnahme ans Herz gelegt. Zur Therapie hatte sie in den letzten Jahren zwei Medikamente erhalten: Ein Diuretikum und einen ACE-Hemmer. Durch Diuretika scheidet der Körper mehr Wasser und NaCl aus. ACE-Hemmer blockieren das Angiotensin-Converting-Enzym, das das Hormon Angiotensin I in Angiotensin II umwandelt. Angiotensin II führt u. a. zu einer starken Vasokonstriktion. Wird weniger Angiotensin II produziert, sinkt der Gefäßwiderstand. Inzwischen erhält Frau R. wieder eine solche Kombinationstherapie. Ziel der Therapie ist es, den Blutdruck auf Werte unter 140/90 mmHg zu senken.

Notfall hypertensive Krise

In der letzten Zeit hatte Frau R. – in der Aufregung um den 70. Geburtstag ihres Mannes – das eine oder andere Mal vergessen, ihre Tabletten zu nehmen. So war es zu einer lebensbedrohlichen hypertensiven Krise gekommen. Der Notarzt hatte Frau R. sofort Nitroglycerin gegeben. Dieses Medikament erweitert die Gefäße stark und senkt dadurch den Blutdruck. Anschließend war Frau R. in der Klinik intensiv überwacht und weiterbehandelt worden. „Zum Glück haben Sie gleich den Arzt gerufen", sagt Frau R., als Alexander sich verabschiedet. „Aus Ihnen wird mal ein guter Doktor." „Jetzt muss ich erst einmal mein Physikum bestehen", sagt Alexander grinsend und ist in Gedanken schon wieder an seinem Schreibtisch.

4 Kreislauf

4.1 Die physikalischen Grundlagen

Lerncoach
Das Thema Kreislauf hat viel mit Physik zu tun. Dementsprechend begegnen Ihnen im folgenden Kapitel viele Formeln. Beachten Sie dabei: Die Aussage, die in einer Formel steckt, ist oft wichtiger als die genaue Formel. Fragen Sie sich auch, was die Aussage der jeweiligen Formel für den menschlichen Kreislauf bedeutet.

4.1.1 Überblick und Funktion

Für die Strömung des Blutes durch das Gefäßsystem gelten die allgemeinen physikalischen Strömungsgesetze. Blut weist allerdings im Vergleich zu einer idealen „Newton'schen Flüssigkeit" einige Besonderheiten auf. Bei Blut handelt es sich nicht um eine homogene, sondern um eine aus Wasser, Elektrolyten, korpuskulären Bestandteilen und Proteinen zusammengesetzte Flüssigkeit. Diese Flüssigkeit strömt nicht durch starre Röhren, sondern durch mehr oder weniger elastische Gefäße und verursacht dabei eine wechselnde, streckenweise turbulente Strömung. Aus diesem Grund gelten viele physikalischen Gesetze streng genommen nur mit Einschränkungen, sie stellen aber trotzdem eine gute und klinisch ausreichende Näherung dar.

Mit physikalischen Formeln können folgende Größen beschrieben werden: **Stromstärke** des Blutes und **Gefäßwiderstand**, Art der **Blutströmung** und **Volumendehnbarkeit** (Compliance) der Gefäße.

4.1.2 Die Stromstärke des Blutes und der Gefäßwiderstand

Die Blutströmung ist von vielen verschiedenen Faktoren abhängig. Es gibt mehrere physikalische Formeln, die unterschiedliche Aspekte dieser Zusammenhänge beschreiben.

Die Stromstärke hängt zum einen von der Druckdifferenz ΔP zwischen Anfangs- und Endpunkt und dem Strömungswiderstand R und zum anderen vom Gefäßquerschnitt D und der Strömungsgeschwindigkeit $\bar{v}$ des Blutes ab.

Das Ohm'sche Gesetz

Analog zum Ohm'schen Gesetz gilt:

$$\dot{Q} = \frac{\Delta P}{R}$$

($\dot{Q}$ = Stromstärke [l/min]; ΔP = Druckdifferenz zwischen Anfangs- und Endpunkt [mmHg]; R = Strömungswiderstand [mmHg · min/l])

Die Bedeutung dieser Formel lässt sich am Beispiel des sog. **Bayliss-Effekts** (s. S. 86) erkennen. Soll die Stromstärke in einem Gebiet (z. B. Niere) auch bei steigendem Druck konstant gehalten werden, so muss sich die glatte Gefäßmuskulatur kontrahieren und so den Widerstand im gleichen Verhältnis erhöhen.

Das Kontinuitätsgesetz

Es gilt:

$$\dot{Q} = D \cdot \bar{v}$$

($\dot{Q}$ = Stromstärke; D = Gefäßquerschnitt; $\bar{v}$ = mittlere Strömungsgeschwindigkeit)

Diese Beziehung ist in Zusammenhang mit dem sog. **Kontinuitätsgesetz** von Bedeutung. Demnach ist in einem System verbundener Röhren die Stromstärke in jedem Abschnitt des Röhrensystems konstant:

$$\dot{Q} = D_a \cdot \bar{v}_a = D_b \cdot \bar{v}_b = \ldots$$

Aus der Formel folgt, dass eine Zunahme des Gesamtgefäßquerschnitts mit einer Verlangsamung der Strömungsgeschwindigkeit einhergeht. Bedeutung hat dies insbesondere im Bereich der Kapillaren: durch den hohen Gesamtquerschnitt ist die Blutströmung dort besonders langsam, dadurch ist die Voraussetzung für einen optimalen Stoffaustausch gegeben.

Die Kirchhoff'schen Gesetze

Für den Widerstand R gelten die Kirchhoff'schen Gesetze:

1. Kirchhoff'sches Gesetz

Die Einzelwiderstände von hintereinander (in Reihe) geschalteten Gefäßen addieren sich:

$R_{gesamt} = R_1 + R_2 + \ldots + R_n$

Der Gesamtwiderstand steigt also mit der Zahl der hintereinander geschalteten Gefäßabschnitte bzw. der Länge des Gefäßes.

Klinischer Bezug

Erhöhter Gefäßwiderstand bei Lungenembolie: Ein klassisches Beispiel für den Anstieg von Gefäßwiderständen ist die Lungenembolie. Hierbei kommt es zu einem Verschluss einer Lungenarterie oder eines Lungenarterienastes. Dabei ist eines von vielen parallel geschalteten Gefäßen verschlossen und trägt nicht mehr zur Reduktion des Gesamtwiderstandes bei (2. Kirchhoff'sches Gesetz), der Gesamtwiderstand in den Lungenarterien, gegen den das rechte Herz anpumpen muss, erhöht sich, so dass es zu einem akuten Rechtsherzversagen kommen kann.

2. Kirchhoff'sches Gesetz

In parallel geschalteten Gefäßen ergibt sich der Kehrwert des Gesamtwiderstandes als Summe der Kehrwerte der Einzelwiderstände:

$1/R_{gesamt} = 1/R_1 + 1/R_2 + \ldots + 1/R_n$

Daraus folgt, dass der Gesamtwiderstand in einem System aus mehreren parallel geschalteten Gefäßen immer kleiner ist als der Widerstand in jedem einzelnen Gefäß und dass er umso kleiner wird je mehr Gefäße parallel geschaltet sind. Der Gesamtwiderstand im großen Blutkreislauf beträgt bei körperlicher Ruhe ca. $20\,mmHg \cdot min \cdot l^{-1}$.

Das Hagen-Poiseuille-Gesetz

Da Blut keine homogene Flüssigkeit ist, sondern Erythrozyten, hochmolekulare Proteine, etc. enthält, ist die Viskosität höher als die von Wasser. Im Hagen-Poiseuille-Gesetz wird diese besondere Strömungseigenschaft des Blutes berücksichtigt. Das Gesetz lautet:

$$\dot{Q} = \frac{\pi \cdot r^4}{8 \cdot \eta \cdot l} \cdot \Delta P$$

($\dot{Q}$ = Stromstärke; r = Gefäßradius; η = Viskosität; l = Gefäßlänge; ΔP = Druckdifferenz)

Setzt man diese Formel in das Ohm'sche Gesetz ein, so erhält man:

$$\dot{Q} = \frac{\pi \cdot r^4}{8 \cdot \eta \cdot l} \cdot \Delta P = \frac{\Delta P}{R} \qquad R = \frac{8 \cdot \eta \cdot l}{\pi \cdot r^4}$$

Die entscheidende Aussage aus diesem mathematischen Zusammenhang lautet:

Der Strömungswiderstand verhält sich umgekehrt proportional zur 4. Potenz des Gefäßradius.
$R \sim 1/r^4$

Dies bedeutet, dass sich bei einer gegebenen Druckdifferenz auch eine geringe Änderung des Gefäßradius sehr stark auf den Gefäßwiderstand und damit auf die Durchblutung auswirkt. Eine Abnahme des Gefäßradius um die Hälfte führt beispielsweise zu einer Zunahme des Gefäßwiderstands um den Faktor $1/0{,}5^4 = 16$. Daraus ist auch ersichtlich, dass über eine Kontraktion oder Erschlaffung der zuführenden arteriellen Widerstandsgefäße die Durchblutung eines Organs sehr effektiv gesteuert werden kann.

Klinischer Bezug

Auswirkungen einer Gefäßverengung bei Arteriosklerose: Bei einer Arteriosklerose ist das Gefäßlumen meist verengt. Je nach Grad der Verengung wird die Durchblutung sehr stark eingeschränkt. Eine Verringerung des Gefäßradius auf 10 % des ursprünglichen Wertes führt zu einer Einschränkung der Stromstärke auf $0{,}1^4 = 0{,}0001 = 0{,}01\,\%$ des Ausgangswertes (Hagen-Poiseuille-Gesetz). Sind von der Verengung die Koronargefäße betroffen, so versucht das Herz bereits in Ruhe, auf die Koronarreserve (s. S. 69) zurückzugreifen, d. h. durch Senkung des Gefäßtonus die Durchblutung zu steigern. Die Kompensationsmöglichkeiten bei erhöhtem Bedarf sind dadurch natürlich stark eingeschränkt und bei Belastung kommt es dann zu einer Myokardischämie, die sich durch retrosternale Schmerzen (Angina pectoris) bemerkbar macht. Eine Erweiterung der Stenose durch Ballondilatation, bei der die 90 %ige Stenose auf eine 60 %ige Stenose aufgedehnt wird (Zunahme des Gefäßradius um Faktor 4, nämlich von 0,1 auf 0,4), erhöht dagegen die Stromstärke um das 256fache, so dass die Koronarreserve wieder ausreicht.

4.1.3 Die Blutströmung

Im Gefäßsystem ist die Strömung unter physiologischen Bedingungen weitgehend laminar. Lediglich in den proximalen Abschnitten der großen Gefäße (z. B. Aortenbogen zu Beginn der Austreibungsperiode), bei hohen Strömungsgeschwindigkeiten und geringer Viskosität kommt es zu Turbulenzen.

Die laminare Strömung

Unter laminarer Blutströmung versteht man ein „geordnetes" Strömen der Blutbestandteile in konzentrischen Schichten. Diese Art der Strömung kommt durch die Reibung zwischen Gefäßwand und Blutanteilen einerseits und verschiedenen konzentrischen „Blutschichten" andererseits zustande. Die äußerste Schicht strömt am langsamsten, während sich die inneren Schichten jeweils teleskopartig gegen die außen angrenzenden Schichten verschieben (**Abb. 4.1a**). Das Geschwindigkeitsmaximum wird im Axialstrom, also im Zentrum des Gefäßes, erreicht.

Die turbulente Strömung

Bei einer turbulenten Strömung kommt es zu Verwirbelungen der Blutbestandteile, die Flüssigkeit bewegt sich nicht nur parallel, sondern auch quer zur Längsachse des Gefäßes (**Abb. 4.1b**). Dadurch nimmt der Reibungswiderstand stark zu und es kommt zu zusätzlichen Energieverlusten.

Um den Übergang von einer laminaren zur turbulenten Strömung abschätzen zu können, bedient man sich der (dimensionslosen) **Reynolds-Zahl**:

$$Re = \frac{2 \cdot r \cdot \bar{v} \cdot \varphi}{\eta}$$

(r = Innenradius des Gefäßes [m]; $\bar{v}$ = mittlere Strömungsgeschwindigkeit [m/sec]; φ = Dichte [kg/m^3]; η = Viskosität [Pa · sec]; [Pa = $1 N/m^2$, 1 N = 1 kg m / sec^2])

Überschreitet die Reynolds-Zahl den kritischen Wert von 2000-2200, so geht die laminare in eine turbulente Strömung über.

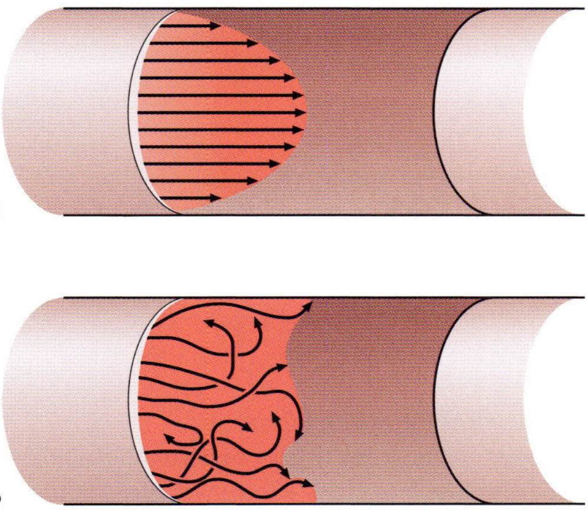
a
b

Abb. 4.1 Laminare (a) und turbulente (b) Strömung.

Im Rahmen einer Anämie kann die Blutviskosität so weit absinken, dass der kritische Wert der Reynold-Zahl überschritten wird und es zur Bildung von Turbulenzen kommt. Dies geschieht vor allem an den Herzklappen (und ist dann ggf. als Systolikum auskultierbar) und dort, wo die Strömungsgeschwindigkeit (z. B. aufgrund einer Gefäßverengung) erhöht ist. Die Turbulenzen lassen sich dann als Strömungsgeräusche auskultieren.

Die Strömungsbesonderheiten in der Mikrozirkulation

Die **Viskosität** (Zähigkeit) ist ein Maß für die innere Reibung einer Flüssigkeit. Die Einheit für die absolute Viskosität ist Pa · sec. Meist wird sie jedoch im Verhältnis zu der Viskosität von Wasser als relative Viskosität angegeben: Wasser = 1, Plasma = 1,9–2,3, Vollblut = 3–5.

Die Blutviskosität ist kein konstanter Wert, sondern sowohl von Hämatokrit, Plasmaproteingehalt und Temperatur als auch von den Strömungsbedingungen abhängig. Da sich Vollblut in Bezug auf die Viskosität je nach Gefäßgröße und Fließgeschwindigkeit in verschiedenen Abschnitten des Gefäßsystems ganz unterschiedlich verhalten kann, spricht man auch von der jeweiligen *scheinbaren (apparenten)* oder *effektiven* Viskosität.

Im Bereich der kleinen Gefäße spielen für die effektive Viskosität und damit für die Blutströmung zwei gegensätzliche Mechanismen eine Rolle:

Der Fåhraeus-Lindqvist-Effekt

In sehr kleinen Gefäßen mit Gefäßdurchmessern von ca. 7–10 µm ist die scheinbare Viskosität des Blutes nur noch geringfügig höher als die von Plasma. Die Abnahme der apparenten Viskosität kommt dadurch zustande, dass sich die Erythrozyten in der Mitte des Blutstroms anordnen („Axialmigration"), während am Rand eine zellarme „Gleitschicht" aus Plasma für gute Fließeigenschaften sorgt. Zudem können sich die Erythrozyten aufgrund ihrer hohen Flexibilität bei zunehmender Schubspannung gut an die Strömungsbedingungen anpassen. Sie verhalten sich dann ähnlich wie Flüssigkeitströpfchen in einer Emulsion und verringern so weiter die hydrodynamischen Störeffekte.

Erst wenn die kleinen Arteriolen sich in die Kapillaren aufzweigen, deren Durchmesser mit ca. 4 µm unter dem der Erythrozyten (7 µm) liegt, steigt die apparente Viskosität wieder an. Die Kapillaren sind so eng, dass die Erythrozyten an die Grenze ihrer maximalen Verformbarkeit kommen, um sich hindurchzwängen zu können.

Die reversible Aggregation

Auf der anderen Seite kann es bei sehr langsamer Strömung, insbesondere in kleineren Gefäßen, zu einer reversiblen Aggregation der Erythrozyten kommen. Begünstigt wird diese Zusammenlagerung durch hochmolekulare Plasmaproteine wie Fibrinogen, α_2-Makroglobulin, etc. Die größeren Korpuskeln passen nicht mehr so gut durch die kleinen Gefäße, die Viskosität steigt steil an und die Strömungsgeschwindigkeit verringert sich. Dieser Effekt spielt pathophysiologisch beim Schock eine große Rolle.

4.1.4 Die Gefäßwandmechanik

Der Dehnungszustand eines Gefäßes nimmt Einfluss auf das hindurchfließende Strömungsvolumen, er wird durch den transmuralen Druck und die elastischen Eigenschaften des Gefäßes bestimmt.

Der transmurale Druck und die tangentiale Wandspannung

Der **transmurale Druck** P_{tm} stellt die Differenz zwischen dem intra- und extravasalen Druck dar: $P_{tm} = P_i – P_e$. Abhängig ist er v. a. vom intravasalen Druck Pi, weil der extravasale Druck (Druck im Gewebe) meist relativ konstant ist (und zudem so niedrig, dass man ihn meist vernachlässigen kann). Eine Ausnahme davon stellen die Lunge oder der linke Ventrikel dar, wo die Gewebedrücke stark schwanken.

Der transmurale Druck dehnt die Gefäßwand und erzeugt dabei eine **tangentiale Wandspannung** σ_t, dem die Gefäßwand standhalten muss. Neben dem transmuralen Druck hängt die Wandspannung auch vom Innenradius r des Gefäßes und der Dicke der Gefäßwand h ab.

$$\sigma_t = \frac{P_{tm} \cdot r}{h}$$

(σ_t = Wandspannung; P_{tm} = transmuraler Druck; r = Innenradius; h = Gefäßwanddicke)

Die tangentiale Wandspannung nimmt also mit steigendem Druck, steigendem Innendurchmesser und abnehmender Wanddicke zu.
Aus diesem Zusammenhang wird auch ersichtlich, warum Arterien und Venen einen unterschiedlichen Wandaufbau aufweisen (s. S. 77). Arterien stehen aufgrund ihres hohen Innendrucks unter starker Dehnungsbelastung. Damit die Wandspannung trotzdem nicht zu hoch wird, müssen sie den erhöhten Druck durch eine dicke Gefäßwand und einen relativ kleinen Innendurchmesser kompensieren. Dem in den Venen herrschenden, relativ niedrigen Blutdruck können dagegen auch Gefäße mit geringerer Wanddicke und größerem Innenradius standhalten.
Die tangentiale Wandspannung ist in den Kapillaren am geringsten.

Die Compliance

Je nach ihren elastischen Eigenschaften reagieren Gefäße unterschiedlich auf wechselnde Druckbelastungen. Ein Maß für die Dehnbarkeit eines Gefäßes ist die **Compliance** (**„Volumendehnbarkeit"**), die die druckabhängige Volumenzunahme in einem Gefäß beschreibt:

$$C = \frac{\Delta V}{\Delta P}$$

(C = Compliance [ml/mmHg]; ΔV = Volumenänderung; ΔP = Druckänderung)
Die Compliance des venösen Systems ist bis zu 200fach höher als die des arteriellen Systems. Deshalb geht auch eine relativ große Volumenzunahme nur mit einer geringen Drucksteigerung einher. Das venöse System eignet sich daher besonders gut zur Speicherung größerer Blutvolumina, man spricht deshalb auch von **Kapazitätsgefäßen**.
Folgendes Beispiel verdeutlicht die Eigenschaft der Kapazitätsgefäße.
Von ca. 80 ml Schlagvolumen werden ca. 40 ml kurzfristig in der Aorta „gespeichert" (Windkesselfunktion, s. u.). Dazu muss der Druck etwa um 40 mmHg (von diastolisch 80 mmHg auf systolisch 120 mmHg) erhöht werden. Die Compliance der Aorta beträgt demnach C = 40 ml/40 mmHg = 1 ml/mmHg. Pro mmHg Druckzuwachs steigt also das Volumen um 1 ml.
Im venösen System dagegen, in dem die Compliance etwa 200fach höher ist, würde eine Druckerhöhung von 1 mmHg erst durch die Zugabe von 200 ml erreicht. Diese großen Unterschiede in der Compliance führen dazu, dass infundierte Volumina sich sehr unterschiedlich im Kreislauf verteilen. Von 1 l Kochsalzlösung wandern etwa 5 ml in das arterielle System und 995 ml in die Kapazitätsgefäße.

Lerntipp
Die Compliance als Maß für die volumenabhängige Dehnbarkeit eines Systems spielt auch in anderen Gebieten der Physiologie (z. B. Lunge, Herz) eine Rolle. Zur Erinnerung: Die Compliance beantwortet die Frage „Wie stark nimmt das Volumen zu, wenn man den Druck um einen bestimmten Wert erhöht?" oder anders ausgedrückt „Welcher Druck ist erforderlich, um ein bestimmtes Volumen einzufüllen?"

Der Volumenelastizitätskoeffizient E'
Zur Beschreibung des druck- und volumenabhängigen Dehnungsverhaltens kann man auch den **Volumenelastizitätskoeffizienten E'** verwenden. Es handelt sich hierbei um den Kehrwert der Compliance.

$$E' = \frac{1}{C} = \frac{\Delta V}{\Delta P}$$

Der Volumenelastizitätskoeffizient E' ist umso kleiner, je höher die Nachgiebigkeit des Systems ist. Im venösen System ist er demnach erheblich geringer als im arteriellen System.
Bei Kindern ist die Wanddehnbarkeit besonders hoch, der Aortendurchmesser allerdings so klein, dass die Compliance trotzdem geringer und somit E' größer ist als beim jungen Erwachsenen.

Check-up
- ✓ **Wiederholen Sie die für das menschliche Gefäßsystem entscheidende Aussage des Hagen-Poiseuille-Gesetzes.**
- ✓ **Verdeutlichen Sie sich die beiden unterschiedlichen Blutströmungsarten im Gefäßsystem und wiederholen Sie, was in diesem Zusammenhang eine Reynolds-Zahl > 2200 bedeutet.**
- ✓ **Wiederholen Sie die unterschiedlichen Complianceworte der arteriellen und venösen Gefäße und machen Sie sich den Begriff Kapazitätsgefäße nochmals klar.**

4.2 Der Aufbau des Kreislaufsystems

Lerncoach
- **Machen Sie sich beim Lernen zunächst den unterschiedlichen Aufbau der Gefäße klar. Verschaffen Sie sich danach einen Überblick über den Gesamtaufbau des Kreislaufsystems – anatomisch und funktionell – und beschäftigen Sie sich dann mit den Einzelheiten der jeweiligen Systeme.**
- **Folgende Begriffe sind wichtig, um den Stoffaustausch im Rahmen der Mikrozirkulation zu verstehen: Diffusion, Filtration, Ab-**

sorption, kolloidosmotischer und hydrostatischer Druck. Schlagen Sie deren Bedeutung ggf. im Kapitel 1 nach (s. S. 17).

4.2.1 Überblick und Funktion

Der Gesamtkreislauf besteht aus zwei hintereinander („in Reihe") geschalteten Kreisläufen mit zwei Pumpen. Sauerstoffreiches Blut wird aus dem linken Herzen in den **Körperkreislauf** („großer Kreislauf") gepumpt und gelangt über die Aorta und die großen Arterien bis in die Kapillaren (**Mikrozirkulation**), in denen der Stoffaustausch mit den Organen stattfindet. Aus den Kapillaren fließt das Blut über die Venolen und Venen in das rechte Herz und tritt dort in den **Lungenkreislauf** („kleiner Kreislauf") ein, um erneut Sauerstoff aufzunehmen und CO_2 abzugeben.
Funktionell kann man das Kreislaufsystem in ein **Hoch**- und ein **Niederdrucksystem** gliedern.
Entsprechend ihrer unterschiedlichen Aufgaben unterscheiden sich die Gefäße in den verschiedenen Kreislaufabschnitten in ihrem Aufbau und weisen charakteristische funktionelle Besonderheiten auf. Man unterscheidet Windkesselgefäße, Widerstandsgefäße, Sphinkter-Gefäße, Shunt-Gefäße, Kapillaren und Kapazitätsgefäße.

4.2.2 Die funktionelle Anatomie des Gefäßsystems

Als **Windkesselgefäß** bezeichnet man die großen Arterien (Aorta und ihre großen Äste), die einen hohen Anteil an elastischen Fasern aufweisen. Durch die Windkesselfunktion dieser Gefäße wird die pulsierende Strömung, die durch die diskontinuierliche Förderleistung des Herzens erzeugt wird, in peripher gelegenen Arterien zunehmend in eine kontinuierliche Strömung umgewandelt.
Dies geschieht folgendermaßen: In der Systole fließt nur etwa die Hälfte des ausgeworfenen Blutes direkt in die Arterien, die andere Hälfte wird zunächst in der Aorta „gespeichert". Durch die elastischen Rückstellkräfte des Gefäßes wird Blut auch in der Diastole in die Arterien gedrückt. Auf diese Weise werden Druck- und Strömungsspitzen wirkungsvoll geglättet (**Abb. 4.2**).
Im Alter nimmt die Windkesselfunktion ab. Dadurch steigt das vom linken Ventrikel mit jedem Schlag zu beschleunigende Blutvolumen und damit die Beschleunigungsarbeit.
Zu den **Widerstandsgefäßen** gehören die kleinen Arterien und Arteriolen, die die Aufgabe haben, den Blutdruck vor dem Eintritt in das Kapillarsystem zu reduzieren. Der Anteil dieses Gefäßabschnitts am Gesamtwiderstand (TPR = Total Peripheral Resistance) beträgt etwa 50 %. Dieser starke Einfluss auf den TPR beruht auf der starken Abnahme der Einzelradien der Gefäße, durch die der Gesamtwiderstand insgesamt stärker beeinflusst wird ($R \sim 1/r^4$ [Hagen-Poiseuille-Gesetz]) als durch die Zunahme des Gesamtquerschnitts ($R \sim r^2$).

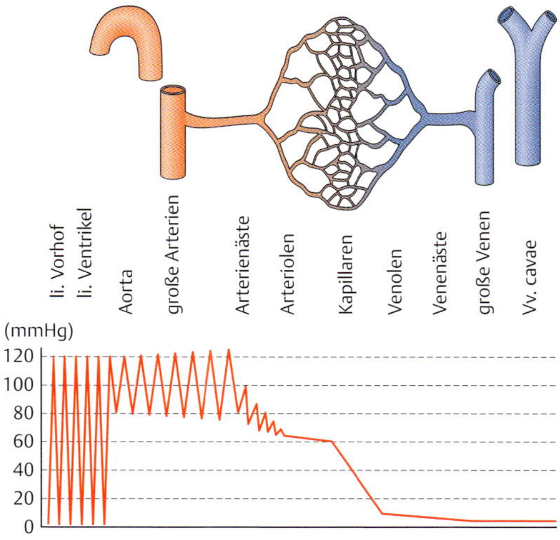

Abb. 4.2 Druckverlauf im Kreislaufsystem.

Sphinkter-Gefäße verfügen über einen ringförmigen Verschlussmechanismus aus glatter Muskulatur, mit dessen Hilfe sie den Blutfluss im nachgeschalteten Gebiet regulieren können. Im Bereich der präkapillären Arteriolen steuern sie die Blutverteilung auf die kapilläre Austauschfläche.
Shunt-Gefäße sind Kurzschlussverbindungen zwischen arteriellem und venösem Gefäßbett. Aus der Umgehung des Kapillarbettes resultiert eine partielle, funktionelle Abkopplung des betroffenen Organs von der normalen Kreislauffunktion. Shunt-Gefäße sind nur unter bestimmten Bedingungen geöffnet, beispielsweise zur Umgehung des Lungenkreislaufs während der Fetalperiode (Ductus arteriosus Botalli) oder in der Haut zur Verringerung des Wärmeverlusts in kalter Umgebung.
In den **Kapillaren** findet der Gas- und Stoffaustausch zwischen Blut und Gewebe statt. Aufgrund ihres ausgesprochen hohen Gesamtquerschnitts ist die Strömungsgeschwindigkeit v in den Kapillaren besonders niedrig, die Gesamtoberfläche, an der die Austauschvorgänge stattfinden, dagegen extrem groß. Kapillaren selbst besitzen keine Muskulatur. Ihre Weite wird passiv über die Änderung des Perfusionsdrucks bestimmt, der über die prä- und postkapillären Widerstands- und Sphinktergefäße reguliert werden kann.
Die **Kapazitätsgefäße** des Niederdrucksystems dienen aufgrund ihrer hohen Compliance als Blutreservoir. In ihnen befinden sich etwa 80 % des gesamten Blutvolumens, von dem bei Bedarf ein Teil durch Tonuserhöhung der glatten Gefäßmuskulatur mobilisiert werden kann.

4.2.3 Das Hochdrucksystem

Zum Hochdrucksystem gehören die arteriellen Gefäße des Körperkreislaufs (Aorta und Arterien bis zu den Arteriolen) sowie der linke Ventrikel in der Systole. Der mittlere Blutdruck liegt mit ca. 100 mmHg etwa 10-mal höher als im Niederdrucksystem, dafür enthält das Hochdrucksystem aber auch nur etwa 15 % des gesamten Blutvolumens. Spricht man allgemein vom „Blutdruck", so ist der im Hochdrucksystem herrschende arterielle Blutdruck gemeint.

Die Pulswellen

Lerntipp

Machen Sie sich beim Lernen der folgenden Sachverhalte klar, was der Unterschied zwischen Druck- und Strompuls ist. Hilfreich ist es, sich dabei bildlich das Gefäßsystem vorzustellen, in dem einerseits Blut strömt, andererseits das Blutvolumen einen bestimmten Druck auf die Gefäßwand ausübt.

Die rhythmische Pumpleistung des Herzens erzeugt in den nachgeschalteten Gefäßen Pulswellen, die sich in Richtung der Kapillaren fortpflanzen.
An Gefäßaufzweigungen oder an Stellen, an denen sich Gefäßeigenschaften (Querschnitt, Wanddicke, Elastizität) verändern, ändert sich auch die Wellenimpedanz (= Wellenwiderstand) und die Pulswelle wird reflektiert. Die rhythmischen Schwankungen des Blutdrucks werden durch den **Druckpuls**, der zeitliche Verlauf der Blutströmung durch den **Strompuls** charakterisiert. Bei der Überlagerung von Wellen entgegengesetzter Laufrichtung (peripherwärts laufende und reflektierte Welle) addieren sich die Drücke während sich die Stromstärken subtrahieren, daher nimmt der *Druckpuls peripherwärts zu*, der *Strompuls dagegen ab*.

Der Druckpuls

Der Druckpuls entsteht, wenn der Aortendruck in der Auswurfphase rasch von diastolischen auf systolische Werte ansteigt. Der Druckanstieg beträgt normalerweise etwa 40 mmHg (von 80 mmHg auf 120 mmHg).
Die Ausbreitungsgeschwindigkeit der Druckwelle ist wesentlich höher als die Strömungsgeschwindigkeit des Blutes und hängt neben dem Blutdruck von der Elastizität der Gefäßwände und dem Radius ab. Je starrer das Gefäß und je kleiner das Lumen desto höher ist die Pulswellengeschwindigkeit. Aus diesem Grund steigt sie von ca. 5 m/sec in der Aorta (viele elastische Fasern und großer Durchmesser) auf 8 –12 m/sec in der Peripherie (kleinere Lumina, muskelstarke, relativ starre Gefäßwände) an. Bei Arterio-

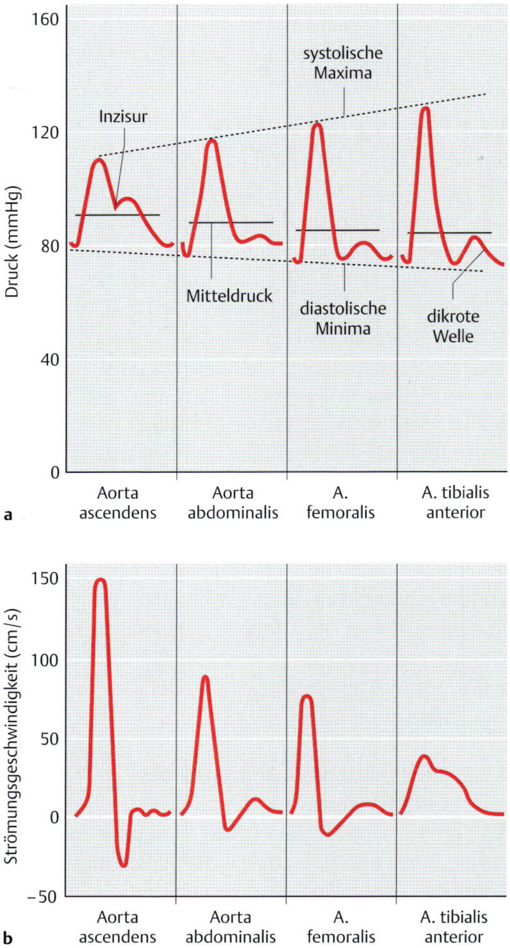

Abb. 4.3 Änderungen des Druckpulses (a) und Strompulses (b) im arteriellen System. (aus Klinke, Pape, Kurz, Silbernagl, Physiologie, Thieme 2010)

sklerose ist die Pulswellengeschwindigkeit aufgrund der starren Gefäßwände ebenfalls erhöht (**Abb. 4.3**).
Am Ende der Systole verursacht der kurze Rückstrom des Blutes in Richtung der sich schließenden Aortenklappe eine scharfe Inzisur im *zentralen* Druckpuls, die aber durch die elastische Dämpfung schnell abgeschwächt wird und in den peripheren Gefäßen nicht mehr nachweisbar ist.
Stattdessen tritt in den *peripheren* Gefäßen durch die Reflexionen der Druckwelle zurück in Richtung Herz rasch eine Überhöhung der ursprünglichen Druckkurve auf. Auch die rücklaufende Druckwelle wird erneut reflektiert – nun wieder in Richtung Peripherie – und bildet dort einen zweiten, schwächer ausgeprägten Gipfel, den man als **dikrote Welle** bezeichnet. Dieser zweite Gipfel ist v. a. in den distalen Beinarterien (z. B. A. tibialis posterior) besonders stark ausgeprägt.

Der Strompuls

Der Strompuls entsteht durch den rhythmischen Auswurf von Blut aus dem Herzen in die Aorta, bei dem die Stromstärke kurzfristig bis auf ca. 600 ml/sec steigt. Dabei wird die kritische Reynolds-Zahl von 2000–2200 meist wesentlich überschritten, so dass es hier zu Turbulenzen in der Blutströmung kommt. Durch den kurzen, frühdiastolischen Rückstrom, der in den großen Arterien (A. femoralis) seine stärkste Ausprägung hat, verläuft auch die Strompulskurve zweigipflig.
In Richtung der Peripherie nimmt jedoch die Strömungsgeschwindigkeit und damit auch der Strompuls immer weiter ab (**Abb. 4.3**).

Der arterielle Blutdruck

Der arterielle Blutdruck schwankt bei gesunden Erwachsenen zwischen systolischen Werten von 100–140 mmHg und diastolischen Werten von 60–90 mmHg.
Die Höhe des Blutdrucks hängt vom Herzzeitvolumen und dem totalen peripheren Widerstand (TPR) ab und wird durch kurz-, mittel- und langfristige Regulationsmechanismen gesteuert (s. S. 84). Durch Veränderung des Gefäßwiderstandes in den zuführenden Arterien kann außerdem die Durchblutung einzelner Organe jeweils dem aktuellen Bedarf angepasst werden (s. S. 86).
Die Differenz zwischen dem systolischen Maximal- und dem diastolischen Minimalwert des Blutdrucks bezeichnet man als **Blutdruckamplitude**, die über die Zeit gemittelten, durchschnittlichen Blutdruckwerte ergeben den **arteriellen Mitteldruck.** Da Systole und Diastole unterschiedlich lange dauern, ergibt sich der Mitteldruck nicht einfach als arithmetisches Mittel aus systolischem und diastolischem Druck, sondern aus der Integration der Druckpulskurve über die Zeit.
In der *Aorta* schwankt der Blutdruck normalerweise etwa zwischen 80 und 120 mmHg, der Mitteldruck beträgt etwa 100 mmHg. Durch die Reflexion der Druckpulswelle in den *peripheren Gefäßen* nimmt der systolische Blutdruck in den herzfernen Gefäßen zu. Gleichzeitig sinkt jedoch der diastolische Blutdruck ab, so dass die Blutdruckamplitude zwar größer wird, der arterielle Mitteldruck aber insgesamt abnimmt (**Abb. 4.3a**).
Erst in den *Widerstandsgefäßen* (terminale Arteriolen) fällt der Blutdruck stark ab und die Unterschiede zwischen diastolischem und systolischem Druck verringern sich, bis sie schließlich in den Kapillaren kaum noch nachweisbar sind.

Rhythmische Blutdruckschwankungen

Die bei der kontinuierlichen Messung des Blutdrucks messbaren Druckpulse bezeichnet man als **Blutdruckschwankungen I. Ordnung**. Darüber hinaus gibt es atemabhängige Blutdruckschwankungen. Bei normaler Atemfrequenz zeigt sich bei Inspiration ein leichter Abfall, bei Exspiration ein leichter Anstieg des Blutdrucks. Diese Schwankungen bezeichnet man als **Blutdruckschwankungen II. Ordnung**. Die **Blutdruckschwankungen III. Ordnung** haben eine Periodendauer von ca. 10 sec und stehen wahrscheinlich im Zusammenhang mit Schwankungen des Tonus der peripheren Gefäße.
Der Blutdruck unterliegt des Weiteren einer endogenen zirkadianen Rhythmik mit Minimalwerten gegen 03.00 Uhr.

4.2.4 Das Niederdrucksystem

Zum **Niederdrucksystem** gehören die Kapillaren, das gesamte venöse Gefäßsystem, das rechte Herz, die Lungenstrombahn und der linke Vorhof sowie der linke Ventrikel während der Diastole. Der mittlere Blutdruck ist mit Werten zwischen 0–25 mmHg wesentlich geringer als im Hochdrucksystem. Im Niederdrucksystem findet zum einen der Stoffaustausch statt, zum anderen befinden sich hier ca. 85 % des gesamten Blutvolumens und so dient es in gewissem Umfang als Blutspeicher. Die Gefäße des Niederdrucksystems sind wesentlich dehnbarer als die des Hochdrucksystems und können daher relativ viel Blut aufnehmen, ohne dass es zu einer wesentlichen Drucksteigerung kommt.

Der Blutdruck im Niederdrucksystem

Der Blutdruck im venösen System liegt im Bereich der postkapillären Venolen im Liegen zwischen 15–25 mmHg und fällt bis zum rechten Vorhof auf 3–5 mmHg ab. Die Höhe der Werte wird wesentlich durch den Füllungszustand des venösen Systems bestimmt.
Der im Nieder- und Hochdrucksystem herrschende Druck ist zusätzlich abhängig von der Messebene und der Körperhaltung. Aufgrund der Schwerkraft herrschen im Stehen hydrostatische Drücke, die in den Fußgefäßen etwa 90 mmHg, auf Herzhöhe etwa –2 mmHg und im intrakraniellen Sinus etwa –10 mmHg betragen und sich jeweils zu dem aus der Herztätigkeit und dem totalen peripheren Widerstand resultierenden hämodynamischen Druck addieren. Im Liegen sind dagegen aufgrund der geringen vertikalen Differenzen im Gefäßsystem die hydrostatischen Drücke vernachlässigbar klein.
Da die Schwerkraft in gleicher Weise auf die Drücke im arteriellen und im venösen System einwirkt, bleibt die arteriovenöse Druckdifferenz, die ja die treibende Kraft für den Blutfluss darstellt, unbeeinflusst.

Der zentralvenöse Druck

Der kurz vor oder im rechten Vorhof gemessene zentralvenöse Druck („zentraler Venendruck") ist abhängig von der Blutfüllung des Kreislaufsystems und der Förderleistung des Herzens und zeigt pulssynchrone und atmungsabhängige Schwankungen. Die pulssynchronen Schwankungen werden auch als „Venenpuls" bezeichnet und stehen in festem zeitlichem Zusammenhang zur Herzaktion. Die Ermittlung des zentralvenösen Drucks (ZVD) ist eine häufig angewandte diagnostische Methode im Bereich der Intensivüberwachung. Mit Hilfe des ZVD können Aussagen insbesondere bzgl. der Rechtsherzfunktion und des intravasalen Flüssigkeitsvolumens getroffen werden.

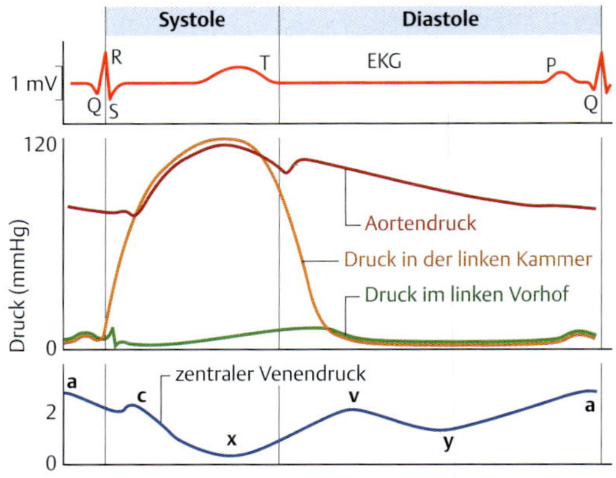

Abb. 4.4 Herzzyklus und Venenpulskurve. (aus Silbernagl, Despopoulos, Taschenatlas Physiologie, Thieme 2012)

Der Verlauf der Venenpulskurve

In der Ventrikelsystole kontrahiert sich das auf dem Diaphragma fixierte Herz, dadurch verschiebt sich die Ventilebene in Richtung Herzspitze (**„Ventilebenenmechanismus"**) (**Abb. 4.4**). So entsteht ein Sog auf das in den herznahen Venen befindliche Blut, der Venendruck fällt ab (→ **Druckabfall von c nach x**).
Nach der Systole entspannt sich das Herz wieder, die AV-Klappen bleiben aber in der Entspannungsphase zunächst geschlossen, das Blut „staut" sich vor dem Ventrikel und der Druck steigt dadurch wieder an (→ **Druckanstieg von x nach v**).
Mit Beginn der Füllungsphase öffnet sich die Trikuspidalklappe und das Blut kann in den Ventrikel fließen, dadurch sinkt der zentralvenöse Druck kurzfristig wieder ab (→ **Druckabfall von v nach y**), steigt mit zunehmender Ventrikelfüllung aber wieder an (→ **Druckanstieg nach y**).
Am Ende der Diastole kontrahiert sich der Vorhof und drückt Blut in den Ventrikel, gleichzeitig steigt dadurch der Druck im Vorhof an (→ **a-Welle**).
In der nun folgenden isovolumetrischen Anspannungsphase der Ventrikel steigt der Druck im Ventrikel an, die Klappen sind jedoch noch geschlossen. Dadurch drückt das Blut von innen gegen die Klappen und wölbt die Trikuspidalklappe in den Vorhof vor, mit der Folge, dass dort der Druck nochmals kurz ansteigt (→ **c-Welle**).
Die verschiedenen Druckwellen in der Venenpulskurve und der zeitliche Zusammenhang zwischen Druckwellen und Herzaktion bereitet häufig Verständnisschwierigkeiten. Aus diesem Grund soll hier versucht werden, die Druckverläufe anhand eines bildlichen Vergleichs zu erläutern:
Um den **Druckabfall von c nach x** zu erklären, kann man sich den Vorhof wie das Innere einer Spritze vorstellen, die Ventilebene entspricht dann dem Stempel. Zieht man den Stempel aus der Spritze nach unten, so entsteht in der Spritze ein Unterdruck und man kann damit Flüssigkeit in die Spritze saugen. Das gleiche passiert im Herzen. Wenn man die Ventilebene nach unten verschiebt, sinkt der Druck und es entsteht ein Sog auf den Vorhof und die herznahen Venen.
Um den **Druckverlauf während der Ventrikeldiastole** (**x nach a**) bildlich darzustellen, stelle man sich eine Straße (V. cava und Vorhof) vor, von dem die Autos (Blut) auf einen Parkplatz (Ventrikel) fahren wollen. Vor dem Parkplatz befindet sich eine Schranke (Trikuspidalklappe), die noch geschlossen ist (Entspannungsphase) und an der es deshalb zu einem Stau (→ Druckanstieg von x nach v) kommt. Wenn der Parkplatzwächter die Schranke öffnet, können die Autos auf den Parkplatz fahren, der Stau vor der Schranke löst sich auf (→ Druckabfall von v nach y). Allerdings wird der Parkplatz nun immer voller, so dass sich die Autos schließlich trotz geöffneter Schranke wieder bis auf die Straße zurückstauen (→ erneuter Druckanstieg von y nach a).
Die **a**-Welle am Ende der Diastole kommt durch die Kontraktion des **A**triums (= Vorhof) zustande. Die **c**-Welle durch Vorwölben der **C**uspis (Klappensegel der Tri**c**uspidalklappe) in den Vorhof.

Der venöse Rückstrom

Während im arteriellen System ein ausreichender Blutfluss in alle Körperregionen mit Hilfe der Pumpleistung des Herzens aufrechterhalten wird, tragen zur Überwindung der Schwerkraft im venösen System neben dem arteriovenösen Druckgefälle die Muskelpumpe, die Sogeffekte der Atmung und auch der sog. Ventilebenenmechanismus bei.
In den meisten kleinen und mittleren Venen befinden sich ventilartige **Venenklappen**, die einen Rückfluss des venösen Blutes zurück in die peripehereren Venenanteile verhindern. Auf diese Weise werden insbesondere die Beinvenen segmental untergliedert, so dass dort der resultierende hydrostatische

Druck deutlich niedriger ist als es der Gesamthöhe entspräche.

Klinischer Bezug

Venöse Insuffizienz: Die Venenwände besitzen nur relativ wenig glatte Muskulatur und sind daher nicht geeignet, lang andauernden Druckbelastungen standzuhalten. Durch langes Stehen (chronisch erhöhte Füllung) oder Entzündungen der Venen kann es zum Auseinanderweichen der Venenwände kommen. Die Venenklappen können dann nicht mehr richtig schließen. Dadurch steigt der Druck in den peripherwärts gelegenen Venenabschnitten noch weiter an und weitere Venenklappen werden insuffizient. Schließlich entsteht eine kontinuierliche Blutsäule von den Fußvenen bis zur Herzebene mit entsprechend hohen intravasalen hydrostatischen Drücken. Das Blut staut sich in die oberflächlichen Beinvenen zurück, was man als Aufweitung dieser Gefäße (Krampfadern = Varikosis) sehen kann. Der erhöhte Venendruck geht mit einem erhöhten Filtrationsdruck in den Kapillaren einher, es entstehen Ödeme und eine Mangelversorgung, die zu Gewebedefekten (Ulcus cruris) führen kann. Zudem steigt das Risiko von Thrombosen durch die langsame Blutströmung stark an.

Muskelpumpe: Kontrahiert sich die Muskulatur um die Venen, so werden diese komprimiert und das darin enthaltene Blut ausgepresst. Da die Venenklappen nur den Blutfluss in eine Richtung ermöglichen, wird das Blut so von Segment zu Segment herzwärts befördert. Durch den rhythmischen Wechsel von Kontraktion und Entspannung (beispielsweise beim Gehen) werden die Beinvenen effektiv entleert und der Druck sinkt bis auf 20–30 mmHg.

Sogeffekte der Atmung: Während der Inspiration sinkt der intrathorakale Druck und damit auch der Druck in den herznahen Venen auf negative Werte ab, so dass Blut aus der Peripherie angesaugt wird. Gleichzeitig steigt durch Absenken des Zwerchfells der intraabdominale Druck an, komprimiert die abdominalen Gefäße und presst Blut in die thorakalen Venen, ein Rückfließen in die Extremitätenarterien wird dabei von den Venenklappen verhindert (vgl. Muskel-Pumpe).

Ventilebenenmechanismus: Auch die rhythmische Verschiebung der Ventilebene in Richtung Herzspitze während der Systole erzeugt in den herznahen Venen einen Sog, der den venösen Rückstrom unterstützt (s. auch S. 63).

Der statische Blutdruck

Unter dem statischen Blutdruck versteht man den Druck im Gefäßsystem, der ohne regelmäßige Herztätigkeit (also bei Herzstillstand) beim liegenden Menschen im gesamten Gefäßsystem vorliegt. Er liegt normalerweise bei 6–7 mmHg und ist ein Maß für den Füllungszustand des Gefäßsystems, hängt also vom Blutvolumen und von der Gefäßkapazität ab.

4.2.5 Das Kapillarsystem

Die sog. **Mikrozirkulation** umfasst die Kapillaren, die ihnen vor- und nachgeschalteten terminalen Arteriolen und postkapillären Venolen sowie die terminalen Lymphgefäße. Die terminalen Arteriolen sind über ihre Gefäßweite an der Regulation der Durchblutung beteiligt.

In der **terminalen Strombahn**, die von den Kapillaren und den postkapillären Venolen gebildet wird, findet der eigentliche Stoffaustausch zwischen Blut und Gefäßen statt. Die terminale Strombahn weist je nach Organ unterschiedliche Charakteristika auf.

Die **terminalen Arteriolen** mit einem Innendurchmesser von 20–40 µm zweigen sich immer weiter auf und teilen sich in sog. **Metarteriolen** mit einem Innendurchmesser von 8—20 µm. Gemeinsam mit ihrer direkten kapillären Fortsetzung bilden sie die sog. **Hauptstrombahn** mit einer direkten Verbindung zu den postkapillären Venolen.

Die echten **Kapillaren** (Innendurchmesser 4–8 µm), die aus den Arteriolen oder den Metarteriolen abzweigen, besitzen keine Muskulatur, sondern bestehen nur noch aus einer Endothelzellschicht, die von der Basalmembran umgeben wird. In manchen Organen (z. B. Mesenterium) findet man an ihrem Ursprung einen Ring aus glatten Muskelfasern, den sog. präkapillären Sphinkter, über den die Blutströmung in den nachgeschalteten Kapillaren gesteuert werden kann. In anderen Organen (z. B. Herz, Skelettmuskulatur) fehlen diese präkapillären Sphinkter und die glattmuskulären Abschnitte der terminalen Arteriolen übernehmen ihre Funktion.

Die **postkapillären Venolen** (Innendurchmesser 8—30 µm) entstehen aus dem Zusammenschluss mehrerer Kapillaren, sie besitzen ebenfalls keine Muskelfasern und nehmen am Stoffaustausch teil. Erst in den größeren Venolen (Innendurchmesser 30 –50 µm) findet man wieder zunehmend glatte Muskelfasern.

In einigen Abschnitten der terminalen Strombahn (z. B. Haut, Lunge) findet man **arteriovenöse Anastomosen**. Es handelt sich dabei um Kurzschlussverbindungen zwischen arteriellem und venösem Strombett, durch die das Kapillarbett und damit der Stoff- und Wärmeaustausch umgangen werden kann. Sie besitzen eine besonders muskelreiche Gefäßwand, die in der Lage ist, das Lumen bei Bedarf vollständig zu verschließen, so dass das Blut wieder durch das Kapillarbett strömt.

Aufgrund des hohen Gesamtquerschnitts von ca. 0,2–0,4 m^2 ist die Strömungsgeschwindigkeit in den

Kapillaren sehr gering. Zusammen mit der großen Austauschfläche von ca. 300 m^2 und den dünnen Gefäßwänden werden so optimale Voraussetzungen für den Stoffaustausch geschaffen.

Der Aufbau der Kapillarwand

Nach der Struktur der Kapillarwand kann man drei Typen von Kapillaren unterscheiden.

Kapillaren vom kontinuierlichen Typ finden sich in Herz- und Skelettmuskulatur, Binde- und Fettgewebe, der Lunge und dem ZNS. Die Passage für Wasser, Glucose, Harnstoff und andere lipidunlösliche Substanzen erfolgt durch die Interzellularspalten. Diese sind durch tight junctions teilweise verschlossen und lassen daher nur kleine Moleküle passieren.

Eine Sonderstellung nimmt das „tight-junctions-Epithel" im ZNS ein. Um die Hirnkapillaren sind die tight junctions so stark ausgeprägt, dass sie die Interzellulärspalten praktisch vollständig verschließen und so die sog. „Blut-Hirn-Schranke" bilden.

Fenestrierte Kapillaren finden sich in Organen, die auf den Austausch von Flüssigkeit spezialisiert sind (Niere, Magen-Darm-Trakt, Drüsengewebe). Das Endothel wird von 50–60 nm breiten Fenestrationen, die von einer dünnen, perforierten Membran bedeckt sind, unterbrochen, die Basalmembran ist jedoch vollständig erhalten. Insgesamt sind fenestrierte Kapillaren für Wasser und kleine wasserlösliche Moleküle 100–1000fach durchlässiger als Kapillaren vom kontinuierlichen Typ.

Kapillaren vom diskontinuierlichen Typ finden sich in Geweben, in denen ein ausgeprägter Stoffaustausch zwischen Blut und Gewebe stattfindet (Leber, Knochenmark, Milz). Die Kapillarwand der diskontinuierlichen Kapillaren wird durch 0,1–1 µm breite inter- und intrazelluläre Lücken unterbrochen, die auch die Basalmembran mit einbeziehen. Dadurch wird ein weitgehend uneingeschränkter Stoffaustausch auch von hochmolekularen Proteinen und korpuskulären Elementen ermöglicht. In der Leber sind die Kapillaren besonders durchlässig für Proteine. Die Eiweißkonzentration kann dort im interstitiellen Raum bis auf 30 g/l ansteigen.

4.2.6 Der Stoffaustausch

Der Austausch von Gasen, Nährstoffen, Stoffwechselendprodukten und Flüssigkeit erfolgt vorwiegend über Diffusion.

Der Austausch fett- und wasserlöslicher Substanzen

Fettlösliche Substanzen, zu denen Sauerstoff und CO_2 gehören, können leicht durch Membranen **diffundieren**. Ihr Austausch erfolgt daher transzellulär über die gesamte Endothelfläche, wobei die Transportrate praktisch nur von der Kapillardurchblutung abhängt.

Wasserlösliche Substanzen sind dagegen **auf Poren und Interzellularspalten angewiesen**, so dass die Transportrate wesentlich von dem Verhältnis Molekül- zu Porengröße abhängt. Während kleine Moleküle wie beispielsweise Glucose nahezu uneingeschränkt passieren können, wird der Durchtritt für Proteine mit zunehmender Molekülmasse schwieriger. Aus diesem Grund findet man im Interstitium auch deutlich weniger Proteine als im Plasma. Der durch Diffusion erfolgende Wasseraustausch beträgt etwa 80 000 l/Tag in beide Richtungen.

Der Austausch von Flüssigkeiten

Der *Flüssigkeitsaustausch* in den Kapillaren geschieht zusätzlich zur Diffusion auch mit Hilfe von **Filtration** und **Reabsorption**, dabei entsteht ein Fließgleichgewicht, das dafür sorgt, dass 90 % der filtrierten Menge auch wieder reabsorbiert werden, die restlichen 10 % (etwa 2 l/Tag) gelangen über das lymphatische System zurück in den Kreislauf.

Die treibende Kraft für die Filtration ist der effektive Filtrationsdruck P_{eff}, der wiederum durch den hydrostatischen und kolloidosmotischen Druck in den Kapillaren und im Interstitium bestimmt wird.

Zur Filtration kommt es, wenn der hydrostatische Druck in den Kapillaren (P_{cap}), der Wasser aus den Kapillaren drückt, größer ist als die Summe aus intrakapillärem kolloidosmotischen Druck (π_{cap}) und hydrostatischem Druck des Interstitiums (P_{int}), die Wasser in die Kapillare ziehen bzw. drücken.

Zur Reabsoption kommt es dagegen, wenn der intrakapilläre kolloidosmotische Druck (π_{cap}), der Wasser in die Kapillaren zieht, und der hydrostatische Druck des Interstitiums (P_{int}), der Wasser zurück in die Kapillaren drückt, größer sind als P_{cap}.

Das pro Zeiteinheit filtrierte Volumen beschreibt die **Starling-Filtrationsformel**:

$$\dot{V} = P_{eff} \cdot K = (P_{cap} + \pi_{int} - P_{int} - \pi_{cap}) \cdot K$$

(V = pro Minute filtriertes Volumen; P_{eff} = effektiver Filtrationsdruck; P_{cap} = hydrostatischer Druck in den Kapillaren; P_{int} = hydrostatischer Druck im Interstitium; π_{cap} = kolloidosmotischer Druck in den Kapillaren; π_{int} = kolloidosmotischer Druck im Interstitium; K = Filtrationskoeffizient)

Der Filtrationskoeffizient K hängt von der Permeabilität der Kapillarwand ab, er ist bei kontinuierlichem Kapillarendothel klein, bei diskontinuierlichem groß. P_{int} und π_{int} sind so gering, dass sie für eine weitere, vereinfachte Betrachtung vernachlässigt werden können. π_{cap} bleibt während der Kapillarpassage annähernd konstant bei ca. 25 mmHg, weil die Flüssigkeitsbewegung über die Kapillarwand im Verhältnis zum durchfließenden Volumen nur relativ gering ist.

Als bestimmende Kraft für Filtration und Reabsorption bleibt damit also der hydrostatische Druck in den Kapillaren. Er fällt im Verlauf von etwa 30 mmHg im arteriellen Kapillarschenkel auf ca. 15–20 mmHg im venösen Kapillarschenkel ab. Daher überwiegt im arteriellen Schenkel die Filtration und im venösen Schenkel die Reabsorption.

Ödeme

Als Ödeme bezeichnet man pathologische Flüssigkeitsansammlungen im Gewebe. Sie entstehen, wenn das Gleichgewicht zwischen Filtration und Reabsorption gestört wird. Ursachen hierfür können z. B. eine Steigerung des hydrostatischen Kapillardrucks sein, eine Erniedrigung des kolloidosmotischen Drucks im Plasma oder eine gesteigerte Permeabilität der Kapillaren.

Zu einer *Steigerung des hydrostatischen Kapillardrucks* kommt es beispielsweise infolge einer Rechtsherzinsuffizienz. Das Herz ist dabei nicht in der Lage, das venöse Angebot zu bewältigen. Das Blut staut sich zurück und der zentrale Venendruck steigt.

Zu einer *Erniedrigung des kolloidosmotischen Drucks* im Plasma kommt es beispielsweise infolge einer massiven Proteinmangelernährung (Hungerödeme). Das Wasser kann nicht mehr im Gefäßbett gehalten werden und sammelt sich verstärkt im Gewebe an.

Eine *gesteigerte Permeabilität der Kapillaren* (z. B. bei Entzündungen) oder eine *Störung des Lymphabflusses* (z. B. nach axillärer Lymphknotenausräumung bei Mamma-Karzinom) führen zu regional begrenzten Ödemen.

Das Lymphsystem

Lymphe entsteht im Kapillargebiet. Der hydrostatische Druck in den Kapillaren bedingt den Austritt von Flüssigkeit. Ein Teil dieser Flüssigkeit wird durch den kolloidosmotischen Druck (Makromoleküle im Blut) zurückgezogen. Die verbleibende ausgetretene Flüssigkeit ist die Lymphe. Täglich werden so etwa 2–3 l mehr Flüssigkeit filtriert als reabsorbiert und müssen zusammen mit Proteinen, die nicht mehr direkt über die Gefäßwand in den Kreislauf gelangen können, über das Lymphsystem zurück ins Gefäßbett transportiert werden.

Lymphkapillaren beginnen blind und sind hochgradig durchlässig für die in der interstitiellen Flüssigkeit befindlichen Substanzen einschließlich der Proteine.

Die Lymphkapillaren schließen sich zu immer größeren Lymphgefäßen zusammen und münden schließlich als Ductus thoracicus oder als Ductus lymphaticus dexter in die Vv. subclaviae. Während der Passage durch die Lymphgefäße passiert die Lymphe mehrere Lymphknoten, die die Aufgabe haben, Fremdstoffe zu phagozytieren und den Körper vor der Einschwemmung schädlicher Substanzen und der Ausbreitung von Infektionen zu bewahren.

Die Lymphe im Ductus thoracicus enthält im Schnitt mehr als 5 g Eiweiß/l. In der Leber kann die abfließende Lymphe Eiweißkonzentrationen von bis zu 50 g/l erreichen. Mit dem Eiweiß gelangen auch Gerinnungsfaktoren in die Körperlymphe, so dass sie gerinnungsfähig ist.

Der Transport der Lymphe geschieht zum einen durch die rhythmischen Kontraktionen der glatten Muskulatur in den Lymphgefäßen, zum anderen wie bei den Venen durch Kompression der Lymphgefäße von außen. In der arbeitenden Muskulatur kann der Lymphstrom um mehr als das 10fache ansteigen. Auch im Lymphsystem sichern Klappen einen Lymphfluss in Richtung der großen Venen.

Check-up

- ✓ **Vergegenwärtigen Sie sich noch einmal die Mechanismen des venösen Rückstroms.**
- ✓ **Überlegen Sie, welche Störungen zu Ödemen führen können.**
- ✓ **Machen Sie sich den Verlauf der Venenpulskurve nochmals klar und bedenken Sie dabei, wodurch die Druckschwankungen jeweils bedingt sind.**

4.3 Die Kreislaufregulation und die Regulation der Organdurchblutung

Lerncoach

Machen Sie sich hier zunächst die einzelnen Mechanismen klar, die den Kreislauf und die Organdurchblutung regulieren. Beschäftigen Sie sich danach mit der Durchblutung der einzelnen Organe; Sie werden dort die verschiedenen Mechanismen wiederfinden, abhängig von der jeweiligen Organfunktion.

4.3.1 Überblick und Funktion

So wie die Atmung über das sog. Atemregulationszentrum (s. S. 117) gesteuert wird, so existiert auch ein Kreislaufregulationszentrum als zentrale Kontrollstation für die Regulation der Kreislauffunktion. Man unterscheidet bei der Kreislaufregulation kurzfristige und langfristige Regulationsmechanismen.

Die **kurzfristigen** Mechanismen beruhen weitgehend auf reflektorischen Veränderungen von Herz und Gefäßen und greifen innerhalb von Sekunden bis Minuten. Die nervale Kreislaufsteuerung wird dabei durch humorale Einflüsse, insbesondere durch die Katecholamine, ergänzt.

Die **mittel- und langfristige** Blutdruckregulation verläuft über eine Veränderung des zirkulierenden Blutvolumens. Mechanismen sind hierbei das Renin-An-

giotensin-Aldosteron-System und die Wirkung der Hormone ADH und ANP.
Die Organdurchblutung kann durch lokale, hormonale und neuronale Mechanismen reguliert werden. Alle Organe zeigen eine ihrer Funktion entsprechende spezifische Durchblutung. Diese wird durch unterschiedliche Regulationsmechanismen gesteuert.

4.3.2 Das Kreislaufzentrum

Die zentrale Kontrolle des Kreislaufs erfolgt über das in der Formatio reticularis gelegene sog. Kreislaufzentrum, das wiederum der übergeordneten Steuerung durch den Hypothalamus unterliegt.
Die in der Medulla oblongata und dem bulbären Teil der Pons gelegene Formatio reticularis enthält kreislaufsteuernde Neuronenverbände, die unter Ruhebedingungen eine normale Kreislaufhomöostase aufrechterhalten. Sie sorgen für eine Grundaktivität der sympathischen, vasokonstriktorischen Fasern.

4.3.3 Die kurzfristige Blutdruckregulation

Bei der kurzfristigen Blutdruckregulation leiten spezifische Rezeptoren z. B. aus dem Karotissinus oder den Vorhöfen ihre Erregung über den afferenten Teil eines Reflexbogens weiter. Dieser afferente Teil verläuft über den N. glossopharyngeus und den N. vagus, und verschaltet zentral auf die kreislaufsteuernden Neuronen der Medulla oblongata. Von dort aus wird die Aktivität von Sympathikus und Parasympathikus reguliert. Als Effektoren dienen neben dem Herzen die Widerstandsgefäße und die Kapazitätsgefäße. Der Tonus der Widerstandsgefäße bedingt den arteriellen Blutdruck und die Durchblutung der einzelnen Organe, der Füllungszustand der Kapazitätsgefäße bestimmt den venösen Rückfluss zum Herzen.neospinothalamische

Die Barorezeptoren

Die Lokalisation der Barorezeptoren

Barorezeptoren (= Pressorezeptoren) finden sich vorwiegend im Bereich des Karotissinus und des Aortenbogens. Sie liegen als freie Nervenendigungen in der Media und Adventitia und leiten ihre Information über den N. glossopharyngeus und den N. vagus zu den kreislaufsteuernden Neuronen in der Medulla oblongata.

Die Reaktion der Barorezeptoren

Eine Zunahme des transmuralen Drucks führt zur Gefäßdehnung und ist der adäquate Reiz für die Barorezeptoren. Die Aktivität der Barorezeptoren wirkt in Ruhe *hemmend* auf den Sympathikus und fördernd auf den Parasympathikus in den Kreislaufzentren und hält so den Blutdruck auf normal niedrigen Werten konstant.

Eine *gesteigerte Impulsfrequenz* verstärkt diese Hemmung des Sympathikus und führt gleichzeitig zu einer Aktivierung des Parasympathikus. Als Folge sinkt die Herzfrequenz und es nehmen sowohl der totale periphere Widerstand (TPR) als auch der Tonus der Kapazitätsgefäße ab. Die Kapazitätsgefäße können so mehr Volumen aufnehmen und das zentrale Blutvolumen, das für den Füllungsdruck im Herzen verantwortlich ist, sinkt. In der Folge verringert sich auch das Schlagvolumen. Zusammen führen diese Mechanismen zu einer *Senkung des Blutdrucks.*
Eine *verringerte Impulsrate* hat dagegen einen gesteigerten Sympathikotonus und eine verminderte Aktivität des Parasympathikus zur Folge wodurch Frequenz und Kontraktilität des Herzens zunehmen und der TPR ansteigt. Dabei kann durch Konstriktion der Kapazitätsgefäße ein größeres Blutvolumen mobilisiert werden und über den erhöhten Füllungsdruck das Schlagvolumen gesteigert werden. Zusammen mit der Erhöhung des TPR kommt es dadurch zu einem raschen *Blutdruckanstieg.*
Pressorezeptoren reagieren pulssynchron auf jede Blutdruckänderung. Dabei registrieren sie als sog. **Proportional-Differenzial-Sensoren** nicht nur die absolute Höhe des Mitteldrucks sondern sie reagieren v. a. auch auf die Änderung des Drucks, also die Anstiegsteilheit und die Blutdruckamplitude.
Mit Hilfe der Pressorezeptoren wird eine Stabilisierung des Perfusionsdrucks in den Organen auch bei kurzfristigen Blutdruckschwankungen (z. B. bei Orthostasereaktionen) erreicht. Für die langfristige Blutdruckregulation sind sie dagegen nicht geeignet, weil sie schnell innerhalb von einigen Tagen an ein neues Blutdruckniveau adaptieren. Trotz unphysiologisch hohen Blutdruckwerten stellt sich die Entladungsfrequenz dann wieder auf ein normales Muster ein und ist dann Ausdruck der akuten Blutdruckschwankungen um den neuen Mitteldruck.

Klinischer Bezug

Karotissinussyndrom: Beim Karotissinussyndrom handelt es sich um eine hyperaktive Reaktion der Pressorezeptoren im Karotissinus. Eine spontane Kopfdrehung oder eine geringfügige Kompression im Bereich der Karotisgabel kann bei den Patienten zu Schwindel oder gar einer kurzzeitigen Bewusstlosigkeit führen. Man unterscheidet den sog. kardioinhibitorischen Typ, bei dem es durch Vagusreizung zu einer Asystolie von > 3 sec kommt, und den sog. vasodepressorischen Typ, bei dem es durch Vasodilatation ohne wesentliche Beeinflussung der Herzfrequenz zu einem systolischen Blutdruckabfall kommt.

Die kardiopulmonalen Rezeptoren

Die kardiopulmonalen Rezeptoren sind in den Vorhöfen und der A. pulmonalis, also im Bereich des Niederdrucksystems lokalisiert. Sie reagieren auf eine Drucksteigerung im venösen System und beeinflussen synergistisch mit den Pressorezeptoren das vegetative Nervensystem. Gleichzeitig spielen sie auch eine wichtige Rolle im Rahmen der Volumenregulation und sind damit auch an den längerfristigen Regulationsmechanismen (s. u.) beteiligt.

Der Vorhof-Dehnungs-Reflex

B-Sensoren liegen in den Herzvorhöfen und reagieren auf eine passive Dehnung des Myokards, die durch ein erhöhtes Füllungsvolumen zustande kommt. Analog zu den Pressorezeptoren kommt es bei Erregung der B-Sensoren zu einer Hemmung des Sympathikus und Aktivierung des Parasympathikus. Gleichzeitig setzt der Vorhof ANP (= Atriales Natriuretisches Peptid) frei, das die Ausscheidung von NaCl und Wasser über die Nieren fördert und damit zu einer Volumenabnahme führt.

Der Gauer-Henry-Reflex

Der Gauer-Henry-Reflex („Diuresereflex") regelt die ADH-Sekretion und damit die Flüssigkeitsausscheidung in Abhängigkeit von der Dehnung der Vorhöfe. Dabei beeinflussen die afferenten Impulse der Vorhof-Dehnungssensoren auch den Hypothalamus: Die verminderte Dehnung des Vorhofs bei Volumenmangel bewirkt eine vermehrte Sekretion von ADH (= antidiuretisches Hormon), das über eine vermehrte Wasserretention in der Niere zu einer Volumenzunahme führt. Eine vermehrte Vorhofdehnung geht dagegen mit einer reduzierten ADH-Sekretion einher, so dass vermehrt Wasser über die Niere ausgeschieden wird.

Die Chemosensoren

Die Chemosensoren liegen in den Glomera aortica und im Glomus caroticum und reagieren auf Änderung des O_2- und CO_2-Partialdrucks sowie des pH-Werts. Eine Abnahme des O_2- und eine Zunahme des CO_2-Partialdrucks bzw. Abfall des pH-Werts sind ein Signal für eine Minderversorgung und führen neben einer Stimulation der Atmung auch zu einer Blutdrucksteigerung.

Die Katecholamine

Bei Aktivierung des Sympathikus wird vorwiegend das über α_1-Rezeptoren (= Adrenozeptoren) vasokonstriktorisch wirkende Noradrenalin ausgeschüttet, das zusammen mit der sympathikusinduzierten Zunahme des Herzzeitvolumens zu einem Blutdruckanstieg führt.

Aus dem Nebennierenmark freigesetztes Adrenalin hat dagegen eine höhere Affinität zu β-Rezeptoren und führt so β_2-vermittelt zu einer Vasodilatation v. a. in der Skelettmuskulatur und damit zu einer geringfügigen Blutdrucksenkung. Bei hohen Konzentrationen bindet Adrenalin aber neben den β-Rezeptoren auch an α-Rezeptoren und führt so ebenfalls zu einer Vasokonstriktion. Insgesamt überwiegt die vasokonstriktorische und somit blutdrucksteigernde Wirkung.

4.3.4 Die langfristigen Regulationsmechanismen

Die längerfristigen Mechanismen greifen in den Wasser- und Elektrolythaushalt ein und sorgen über die Niere für eine Anpassung des Gesamtvolumens. Kurzfristig kann durch die Stress-Relaxation der Gefäßmuskulatur bei vermehrter Füllung und die transkapilläre Volumenverschiebung bei erhöhtem Filtrationsdruck zwar eine Erhöhung des arteriellen Blutdrucks teilweise ausgeglichen werden, gleichzeitig sinken aber die Kompensationsmöglichkeiten im Falle eines weiteren Blutdruckanstiegs. Für eine langfristige Stabilisierung des Blutdrucks ist daher eine Ausscheidung des überflüssigen Volumens notwendig. Diese Volumenregulation erfolgt über verschiedene Hormone.

Das Renin-Angiotensin-Aldosteron-System (s. S. 180)

Jede Form einer renalen Mangeldurchblutung führt zu einer gesteigerten Renin-Freisetzung im juxtaglomerulären Apparat der Niere. Daher führen sowohl ein Absinken des systemarteriellen Drucks (der ja den Perfusionsdruck der Niere beeinflusst) als auch eine gesteigerte Sympathikusaktivierung über β-Rezeptoren im juxtaglomerulären Apparat und den Vasa afferentia zu einer vermehrten Renin-Sekretion.

Renin ist eine Protease, die Angiotensinogen in Angiotensin I spaltet, das dann vom Angiotensin-Converting-Enzym (ACE) weiter in Angiotensin II umgewandelt wird. Angiotensin II bewirkt über verschiedene Mechanismen einen Blutdruckanstieg: Zum einen ist es selbst einer der stärksten Vasokonstriktoren und führt direkt zu einer Erhöhung des totalen peripheren Widerstands (TPR). Zum anderen greift es in die Volumenregulation ein. Unter dem Einfluss von Angiotensin II bildet die Nebenniere vermehrt Aldosteron, das eine vermehrte Na^+- und Wasserretention in der Niere bewirkt. Zugleich verstärkt Aldosteron die vasokonstriktorische Wirkung von Angiotensin II, indem es die Erregbarkeit der glatten Gefäßmuskulatur erhöht.

Angiotensin II bewirkt schließlich im Zentralnervensystem auch ein gesteigertes Durstgefühl und stimuliert zusätzlich die ADH-Freisetzung.

Klinischer Bezug

Wirkung der ACE-Hemmer: Die sog. ACE-Hemmer sind eine in der Therapie des Bluthochdrucks und der Herzinsuffizienz weit verbreitete Substanzgruppe. Es handelt sich dabei um Wirkstoffe, die über die Hemmung des Angiotensin-Converting-Enzyms (ACE) die Umwandlung von Angiotensin I in Angiotensin II hemmt. Dadurch reduzieren sich die blutdrucksteigernden Mechanismen des Angiotensin II, der Blutdruck sinkt.

Antidiuretisches Hormon (ADH) (s. S. 180)

Bei Volumenmangel bewirkt ADH über eine vermehrte Wasserretention in der Niere ein erhöhtes intravasales Volumen und damit einen Blutdruckanstieg (vgl. Gauer-Henry-Reflex). Außerdem wirkt ADH v. a. in höherer Konzentration vasokonstriktorisch (daher auch der alte Name „Vasopressin").

Umgekehrt führt eine Volumenbelastung über die Dehnung kardialer Volumenrezeptoren zu einer verminderten ADH-Ausschüttung und damit zu einem verstärkten Wasserverlust über die Niere.

Das Atriale Natriuretische Peptid = ANP (Atriopeptin) (s. S. 181)

ANP wird in den Herzvorhöfen gebildet und bei Dehnung der Vorhöfe durch ein vermehrtes Füllungsvolumen freigesetzt. In der Niere hemmt es die Na^+-Resorption und sorgt gleichzeitig für eine gesteigerte Nierendurchblutung und eine vermehrte glomeruläre Filtration. Auf diese Weise senkt es das Blutvolumen.

4.3.5 Die Regulation der Organdurchblutung

Die Durchblutung der verschiedenen Organe ist schon in Ruhe sehr unterschiedlich und kann über eine Änderung der Gefäßweite zusätzlich an den wechselnden Bedarf angepasst werden. Die Gefäßweite wird dabei über eine Vielzahl von **lokalen**, **hormonalen** oder **neuronalen Regulationsmechanismen** beeinflusst.

Die Verteilung der Gesamtdurchblutung auf die verschiedenen Organe ist sehr ungleich. Das wird v. a. deutlich, wenn man die Durchblutung in Beziehung zum Organgewicht setzt und so die **spezifische Durchblutung** berechnet. Sie gibt an, wie viel Milliliter Blut das Organ pro Minute pro 100 g Gewebe erhält. Die mit Abstand höchste spezifische Durchblutung zeigt die Niere. Obwohl die Nieren nur etwa 300 g wiegen, erhalten sie 20 % des Herzminutenruhevolumens, dies entspricht einer spezifischen Durchblutung von $400\,ml \cdot min^{-1} \cdot 100\ g^{-1}$. Dagegen erhält die Skelettmuskulatur unter Ruhebedingungen nur $2–3\,ml \cdot min^{-1} \cdot 100\ g^{-1}$. Dennoch verbraucht die Skelettmuskulatur bei Betrachtung der Gesamtdurchblutung einen Großteil des Blutes, weil sie etwa 40 % der Körpermasse ausmacht.

Die Durchblutung wird in manchen Organen sehr stark durch den Aktivitätszustand des Körpers verändert (z. B. Muskulatur, Haut), in anderen Organen hat der Aktivitätszustand des Körpers dagegen fast überhaupt keine Auswirkung auf die Durchblutung (z. B. Niere, Gehirn).

Die lokalen Regulationsmechanismen

Die lokalen Regulationsmechanismen steuern direkt die Durchblutung des nachgeschalteten Organs und sorgen für eine *Anpassung* der Organdurchblutung an den aktuellen Bedarf (**metabolische Autoregulation**) bzw. für eine *Konstanthaltung* der Organdurchblutung (**Bayliss-Effekt, myogene Autoregulation**).

Die metabolische Autoregulation

Die Konzentrationen von energiereichen Substanzen, Gasen und Stoffwechselendprodukten sind Ausdruck des aktuellen Verbrauchs und wirken sich direkt auf die Durchblutung aus. Ein O_2-Mangel, ebenso wie eine Erhöhung der Konzentration von CO_2, H^+, ADP, AMP oder Adenosin ist Zeichen für eine im Verhältnis zum aktuellen Bedarf zu geringe Durchblutung, die daraufhin reaktiv gesteigert wird. Dadurch bessert sich die Versorgung mit energiereichen Substraten einerseits und die Stoffwechselendprodukte können vermehrt abtransportiert werden. Die metabolische Autoregulation erfolgt v. a. im Gehirn, im Myokard und in der Lunge.

Die myogene Autoregulation

In den meisten Gefäßen löst eine durch Anstieg des transmuralen Drucks bedingte Dehnung der Gefäßwand eine Vasokonstriktion aus, dieses Phänomen bezeichnet man als **Bayliss-Effekt**. Der Blutfluss in das nachgeschaltete Organ wird auf diese Weise auch bei Zunahme des arteriellen Blutdrucks konstant gehalten.

Dieser Mechanismus ist v. a. in der Niere und im Gehirn von Bedeutung. In den Beinarteriolen vermindert der Bayliss-Effekt beim Aufstehen einen Anstieg des kapillären Filtrationsdruckes und verhindert so die Entstehung von Ödemen in den Beinen.

Ausnahme dieser Reaktion zeigen allerdings die Lungengefäße. Sie reagieren auf eine Zunahme des transmuralen Drucks mit einer Relaxation (s. S. 108).

Die lokal-chemische Autoregulation

Das **Endothel** ist in vielfältiger Weise an der lokalen Gefäßreaktion beteiligt. Es produziert parakrin wirksame, vasoaktive Substanzen, die als Autakoide bezeichnet werden, und durch die eine Vasodilatation (NO, Prostacyclin) oder Vasokonstriktion (Endothelin) vermittelt werden kann.

Stickstoffmonoxid (NO) ist der wichtigste vasodilatierende Faktor. Vor seiner Identifikation als NO wurde er als endothelium-derived relaxing Factor EDRF bezeichnet. NO bewirkt eine Dilatation der kleinen Arterien und Arteriolen und schwächt auf diese Weise eine neuronal, humoral oder myogen ausgelöste Vasokonstriktion ab. Das kurzlebige Radikal wird mit Hilfe einer NO-Synthase aus Arginin gebildet und zerfällt nach wenigen Sekunden bereits wieder. Die gefäßdilatierende Wirkung kommt über eine Aktivierung der Guanylatzyklase zustande, die zu einer Absenkung der intrazellulären Ca^{2+}-Konzentration und damit zu einer Erschaffung der glatten Gefäßmuskulatur führt.
NO wird in Abhängigkeit von der Schubspannung, die das vorbeifließende Blut erzeugt, von den Endothelzellen freigesetzt. Dementsprechend hängt die NO-vermittelte Vasodilatation von der Strömung in den betroffenen Gefäßabschnitten ab. Je höher die Blutströmung desto größer ist auch die Schubspannung und damit die Freisetzung von NO. Wird die Durchblutung in einem Gefäßgebiet erhöht, nimmt die Schubspannung auch im vorgeschalteten, zuführenden Gefäß zu, so dass dieses ebenfalls dilatiert und damit den nötigen Blutfluss für eine effektiv gesteigerte Durchblutung ermöglicht.
Auch die vasodilatierende Wirkung von Bradykinin, Acetylcholin, Serotonin, etc. werden über eine gesteigerte NO-Freisetzung vermittelt. Gleichzeitig hemmt NO die Noradrenalinfreisetzung.
Die **Endotheline** stellen eine Gruppe von Peptiden da, die in verschiedensten Körperzellen gebildet werden. Das in den Endothelzellen gebildete Endothelin 1 (ET-1) besitzt hochpotente vasokonstriktorische Eigenschaften. Trotzdem scheint es keinen wesentlichen Einfluss auf die physiologische Durchblutungsregulation zu nehmen, sondern spielt vorwiegend in der Pathophysiologie (Schädigung des Endothels, Schock, pulmonale Hypertonie) eine Rolle.
Die **Eikosanoide** (Prostaglandine, Thromboxane und Leukotriene) leiten sich von der Arachidonsäure ab. Die Gruppe der **Prostaglandine** umfasst mehrere Substanzen, die zum Teil stark vasodilatierend wirken (PGE_1, PGE_2,), zum Teil aber auch vasokonstriktorische Wirkungen ($PGF_{2\alpha}$) haben. **Thromboxane** werden aus den Thrombozyten freigesetzt und wirken stark vasokonstriktorisch.
Die **Kinine** (Bradykinin, Kallidin) werden durch das Enzym Kallikrein aus der β_2-Globulinfraktion des Plasmas freigesetzt, neben ihrer stark gefäßdilatierenden Wirkung erhöhen sie die Permeabilität der Gefäße.
Histamin wird im Rahmen von entzündlichen und allergischen Reaktionen freigesetzt, es wirkt vasodilatierend und erhöht die Gefäßpermeabilität.
Serotonin wird bei Verletzungen freigesetzt und dichtet durch seine vasokonstriktive Wirkung die Gefäße ab.

Die hormonale Regulation über Katecholamine

Die Katecholamine Adrenalin und Noradrenalin wirken über verschiedene Rezeptoren und haben auf diese Weise unterschiedliche Wirkungen. Über **α_1-Rezeptoren** wirken sie *vasokonstriktorisch*, über **β_2-Rezeptoren** *vasodilatatorisch*.
Während Noradrenalin vorwiegend an α-Rezeptoren bindet und so v. a. vasokonstriktorisch wirksam ist, bindet Adrenalin an beide Rezeptortypen. Allerdings reagieren die β-Rezeptoren empfindlicher, so dass niedrige Adrenalinkonzentrationen eine vasodilatatorische Wirkung haben und erst bei hohen Konzentrationen die α_1-Rezeptor-vermittelte Vasokonstriktion überwiegt.
β_2-Rezeptoren finden sich v. a. in der Muskulatur, α_1-Rezeptoren finden sich beispielsweise im Magen-Darm-Trakt.

Die nervale Regulation

Die nervale Durchblutungsregulation erfolgt mithilfe des vegetativen Nervensystems und dabei fast ausschließlich über den **Sympathikus**. Er sorgt für einen ständigen *vasokonstriktorischen* Ruhetonus der Arterien und Arteriolen und in geringerem Ausmaß auch der Venolen und Venen. Ein Absinken der AP-Ruhefrequenz geht mit einer Abnahme des Ruhetonus und somit mit einer Vasodilatation einher.
Ein völliger Ausfall des sympathisch gesteuerten Vasokonstriktoren-Tonus, wie er beispielsweise bei einem neurogenen Schock auftreten kann, führt zu einem starken Blutdruckabfall. Ist nur ein Ast des Sympathikus betroffen, wird das von ihm innervierte Gefäßgebiet stark dilatiert, das betroffene Körperteil ist dadurch warm und rosig.
Der Parasympathikus spielt für die Gefäßdilatation in den Genitalorganen (Erektion) eine wichtige Rolle, in den übrigen Körperregionen wird die Gefäßdilatation dagegen über lokale oder humorale Faktoren geregelt.

Die spezifische Durchblutung einzelner Organe

Die Durchblutung der Lunge

Die Lungendurchblutung weist in mehrfacher Hinsicht Besonderheiten auf.
Die Lunge hat die Funktion, das Blut mit Sauerstoff anzureichern. Hierzu fließt das gesamte Herzzeitvolumen durch den Lungenkreislauf. Parallel dazu besitzt die Lunge selbst aber auch eigene Gefäße (**Bronchialgefäße**), die eine relativ kleine Menge sauerstoffreichen Bluts zur Versorgung des Lungengewebes enthalten. Der Abfluss erfolgt gemeinsam in den

Pulmonalvenen in das linke Herz, das dadurch etwa 1 % mehr Blut pumpt als das rechte Herz.

In den zum **Niederdrucksystem** gehörenden Lungengefäßen herrscht ein deutlich schwächerer Strömungswiderstand und damit auch ein erheblich geringerer Druck als im Körperkreislauf (ca. 1/10). Die relativ dünnen und muskelschwachen Gefäßwände reagieren **druckpassiv** auf eine Änderung der Durchblutung, d. h. eine vermehrte Durchblutung führt zu einer Durchmesserzunahme, eine verminderte Durchblutung zur Durchmesserabnahme. Auf diese Weise wird auch bei starker Zunahme des Herzzeitvolumens der mittlere pulmonalarterielle Druck nahezu konstant bei etwa 14 mmHg (systolisch 20 –25 mmHg, diastolisch 9–12 mmHg) gehalten. In den Lungenkapillaren herrscht ein mittlerer Druck von etwa 7 mmHg.

Aufgrund der niedrigen Drücke wird die Lungendurchblutung wesentlich stärker von **hydrostatischen Drücken** beeinflusst als das im Hochdrucksystem der Fall ist. Die regionale Lungenperfusion hängt demnach auch sehr stark von der Körperhaltung ab. Im Stehen werden die apikalen Lungenspitzen kaum noch durchblutet, weil der intrakapilläre Blutdruck so niedrig ist, dass der Luftdruck in den Alveolen ausreicht, um die Kapillaren weitgehend zu komprimieren.

Nimmt das Herzzeitvolumen bei körperlicher Arbeit zu, so wird die Lungendurchblutung homogener. Auch die apikalen Lungenabschnitte werden nun gleichmäßig durchblutet und die Kapillaraustauschfläche nimmt zu.

Um eine möglichst optimale Oxygenierung des Blutes zu erreichen, müssen Perfusion und Ventilation aufeinander abgestimmt werden, d. h. idealerweise sind die am besten belüfteten Areale auch am stärksten durchblutet. Die Regulation erfolgt hauptsächlich über den O_2-Partialdruck. Eine Abnahme des O_2-Partialdrucks führt zu einer **hypoxischen Vasokonstriktion** und verhindert so, dass schlecht belüftete Abschnitte „unnötigerweise" durchblutet werden (s. Euler-Liljestrand-Mechanismus S. 108).

Die Lungengefäße können aufgrund ihrer hohen Compliance ein beträchtliches Blutvolumen (ca. 0,5 l) aufnehmen. Wenn die Auswurfleistung des linken Ventrikels akut steigt, kann der Mehrbedarf an Blut aus diesem **zentralen Blutreservoir** schnell mobilisiert werden, bis der venöse Rückstrom so weit zugenommen hat, dass auch das Schlagvolumen des rechten Ventrikels an die erhöhte Leistung angepasst ist.

Die Durchblutung der Niere

Die Nieren weisen mit 400 ml/min/100 g die **höchste spezifische Durchblutung** auf, sie erhalten 20 % des HZV in Ruhe. Dabei verteilt sich das Blut sehr unterschiedlich auf Rinde (90 %) und Mark (10 %). Im Vergleich zu den meisten anderen Organen ist die Sauerstoffausschöpfung durch die Nieren mit < 10 % außerordentlich gering (daran sieht man, dass der Grund für die hohe Durchblutung in erster Linie in der Reinigungsfunktion der Niere zu sehen ist. Zur energetisch ausreichenden Versorgung würde auch weniger Blut ausreichen).

Neben dem Gehirn gehören die Nieren zu den am gleichmäßigsten durchbluteten Organen, d. h. auch bei Veränderung des systemarteriellen Drucks bleibt die spezifische Durchblutung gleich. Das ist v. a. deshalb so wichtig, weil der intrakapilläre Blutdruck in einem hohen Maße die glomeruläre Filtrationsrate beeinflusst und diese möglichst konstant gehalten werden muss. Verantwortlich für die gleichmäßige Gesamtdurchblutung ist in erster Linie der Bayliss-Effekt (myogene Autoregulation), der den renalen Blutfluss im Bereich mittlerer systemischer Blutdrücke von etwa 70 – 180 mmHg konstant halten kann.

Die Durchblutung des Herzens

Das Herz benötigt aufgrund seiner unermüdlichen Pumpleistung schon in Ruhe eine intensive Durchblutung von etwa 80–90 ml/min/100g). Da die Sauerstoffausschöpfung bereits in Ruhe sehr hoch ist (fast 70 %) und daher kaum weiter gesteigert werden kann, muss ein O_2-Mehrbedarf durch eine gesteigerte Durchblutung gedeckt werden. Dabei kann die spezifische Durchblutung bis auf 300 ml/min/100 g bei körperlicher Arbeit ansteigen (sog. Koronarreserve, s. S. 69).

Die Durchblutung des Gehirns

Die Gehirndurchblutung beträgt 15 % des HZV in Ruhe (ca. 900 ml/min), dies entspricht insgesamt einer spezifischen Durchblutung von durchschnittlich 40-60 ml/min/100 g, allerdings ist die Verteilung auf graue (ca. 60–100 ml/min/100g) und weiße Substanz (ca. 20–30 ml/min/100g) sehr unterschiedlich. Obwohl die Gesamtdurchblutung kaum schwankt, ist die regionale Durchblutung stark von der Aktivität der jeweiligen Region abhängig.

Die Durchblutungsregulation erfolgt überwiegend über metabolische Regulationsmechanismen, insbesondere über die O_2- und CO_2-Partialdrücke sowie durch aus Neuronen freigesetztes NO. Der Bayliss-Effekt ist stark ausgeprägt und sichert unabhängig vom körperlichen Aktivitätszustand eine konstante Durchblutung.

Die Durchblutung der Skelettmuskulatur

In Ruhe erhält die Skelettmuskulatur knapp 20 % des HZV, also etwa 1 l. Aufgrund des großen Anteils, den die Muskulatur an der Gesamtkörpermasse hat, entspricht das einer Durchblutung von nur 2–3 ml/min/

100 g. Bei körperlicher Arbeit kann die Durchblutung enorm (20–30fach) gesteigert werden. Dabei ist allerdings zu beachten, dass durch die Kontraktion die Muskelgefäße komprimiert werden und in diesem Moment dann die Durchblutung eingeschränkt ist. Aus diesem Grund ist ein Wechsel von Kontraktion und Erschlaffung (wie beispielsweise beim Laufen) wesentlich weniger ermüdend als eine rein isometrische Haltearbeit.
Metabolische und lokal-chemische Steuerungsmechanismen dominieren hier in der Durchblutungsregulation. Aber auch die nervalen, vasodilatatorischen Effekte bzw. die humoral gesteuerte Vasodilatation über β-Rezeptoren im Rahmen einer Alarmreaktion spielen eine wichtige Rolle.

Die Durchblutung der Haut
Die Hautdurchblutung dient in erster Linie der Wärmeabgabe. Sie ist damit stark von der Umgebungstemperatur abhängig und unterliegt außerordentlich großen Schwankungen, so dass es schwierig ist, einen Normalwert für die Hautdurchblutung anzugeben. Bei thermischer Indifferenz beträgt sie etwa 0,3 –0,6 l/min (5–10 % des Herzzeitvolumens), bei großer Hitze kann sie aber bis auf 3 l/min ansteigen. Dabei ist die regionale Verteilung sehr unterschiedlich.
In den *Akren* (Hände, Füße, Nase, etc.) wird die Durchblutung hauptsächlich durch vasokonstriktorische sympathische Fasern geregelt und schwankt besonders stark. Durch das Öffnen oder Schließen von arteriovenösen Anastomosen erreicht die spezifische Durchblutung hier Werte zwischen 1 und 100 ml/min/100 g.
Im Bereich des *Körperstamms* (Rumpf und proximale Extremitäten) gibt es kaum arteriovenöse Anastomosen. Die Vasodilatation erfolgt vorwiegend lokal-chemisch über Kinine, v. a. Bradykinin), das bei Aktivierung der cholinerg innervierten Schweißdrüsen parallel ausgeschüttet wird.

Die Durchblutung des Gastrointestinaltrakts
Die Durchblutung der Abdominalorgane wird aufgrund der Innervation durch die sympathischen Nn. splanchnici häufig unter dem Begriff „Splanchnikus-Kreislauf“ zusammengefasst.
Die Leber stellt dabei das bestdurchblutete Organ dar. Neben dem sauerstoffreichen Blut aus der A. hepatica erhält sie über die Pfortader das sauerstoffärmere, aber dafür nährstoffreiche Blut aus Magen, Darm, Milz und Pankreas. Ihre spezifische Durchblutung beträgt somit insgesamt etwa 100 ml/min/100 g, entsprechend etwa 30 % des HZV.
Das Splanchnikus-Gebiet dient gleichzeitig als Blutreservoir, normalerweise befinden sich hier etwa 20 % des gesamten Blutvolumens. Über die gut ausgebildete sympathische Innervation über α_1-Rezeptoren kann die Durchblutung bei Bedarf stark gedrosselt werden. So kann bei körperlicher Arbeit oder Blutverlust eine Umverteilung erreicht werden („fight-and-flight-reaction“ s. S. 249).

Check-up

- ✓ **Wiederholen Sie, welche Mechanismen den Blutdruck kurzfristig und welche ihn langfristig regulieren.**
- ✓ **Machen Sie sich die Regulierung der Durchblutung verschiedener Organe nochmals klar (z. B. Niere, Gehirn, Lunge).**

4.4 Die Anpassung des Kreislaufs an besondere Situationen

Lerncoach
Die im Folgenden beschriebenen Anpassungsreaktionen, z. B. an körperliche Anstrengung, sind leichter nachvollziehbar, wenn Sie die verschiedenen Regulationsmechanismen kennen. Machen Sie sich jeweils klar, welche Prinzipien in einer konkreten Situation greifen (z. B. Vasokonstriktion zur Erhöhung des TPR).

4.4.1 Überblick und Funktion
Das Kreislaufsystem ist in der Lage sich an verschiedene Situationen und Leistungsanforderungen anzupassen, indem einzelne Parameter je nach Bedarf variiert werden. Nötig ist das beispielsweise bei der Änderung der Körperposition, bei körperlicher Anstrengung oder bei Temperaturbelastung.

4.4.2 Die Anpassung des Kreislaufs bei Orthostase
Beim Wechsel vom Liegen zum Stehen kommt es aufgrund der Schwerkraft zu einer Umverteilung des Blutvolumens. Diese Umverteilung muss durch kreislaufregulatorische Mechanismen kompensiert werden.
Beim Aufstehen versacken 400–500 ml des zentralen Blutvolumens in den Kapazitätsgefäßen der Beine. Das führt zu einer Abnahme des venösen Rückstroms und des zentralen Venendrucks, so dass sich das Schlagvolumen und damit kurzfristig auch der systolische Blutdruck verringern.
In der Folge sinkt die AP-Frequenz der Pressorezeptoren im Aortenbogen und im Karotissinus sowie der Dehnungsrezeptoren in den intrathorakalen Kapazitätsgefäßen stark ab und löst folgende Gegenregulationsmechanismen aus:
- Vasokonstriktion der arteriellen Widerstandsgefäße → Erhöhung des totalen peripheren Widerstands TPR.
- Vasokonstriktion der venösen Kapazitätsgefäße → Steigerung des verfügbaren Blutvolumens.

- Erhöhte Katecholaminausschüttung aus dem Nebennierenmark.
- Anstieg der Herzfrequenz → trotz weiterhin reduzierten Schlagvolumens wird ein ausreichendes Herzminutenvolumen gepumpt.
- Aktivierung des Renin-Angiotensin-Aldosteron-Systems → Vasokonstriktion, langfristig auch Volumenzunahme.
- Vermehrte ADH-Ausschüttung → Volumensteigerung über vermehrte renale Wasserretention (V2-Rezeptoren) sowie Vasokonstriktion über V1-vermittelte Endothelin-Freisetzung.

Klinischer Bezug

Orthostatischer Kollaps: Durch die lokale Autoregulation wird die Gehirndurchblutung normalerweise auch beim Aufstehen konstant gehalten. Bei entsprechender Disposition (häufig junge Frauen mit niedrigem Blutdruck) greifen die Kompensationsmechanismen manchmal nicht schnell genug und es kommt zu einem kritischen Abfall der Gehirndurchblutung, der sich durch Schwindel und Bewusstseinsverlust bemerkbar macht. Auch bei hoher Umgebungstemperatur ist die Orthostasetoleranz eingeschränkt, weil das zentrale Blutvolumen durch die thermoregulatorisch stark gesteigerte Hautdurchblutung noch weiter reduziert ist.
Vorbeugend hilft es, etwas langsamer aufzustehen, so dass die Gegenregulation Zeit zur Kompensation hat, und die Muskelpumpe der Beinmuskulatur zu betätigen, um den venösen Rückstrom zu verbessern. Ist der Kollaps eingetreten führt die sog. Trendelenburglagerung (flache Rückenlage mit angehobenen Beinen) meist zur schnellen Erholung.

4.4.3 Die Anpassung des Kreislaufs bei körperlicher Arbeit

Bei körperlicher Arbeit ändert sich die Verteilung des Herzzeitvolumens zugunsten der Durchblutung der Skelettmuskulatur. Dabei kann die Durchblutung des arbeitenden Muskels bis auf das 40fache des Ruhewerts ansteigen.
Schon vor Beginn der Arbeit kommt es im Rahmen einer „Startreaktion“ zu einer **gesteigerten Aktivierung des Sympathikus**. Neben der Steigerung der Herzleistung bewirkt er eine sog. kollaterale Vasokonstriktion, d. h. er erhöht den Gefäßwiderstand in fast allen zur Muskulatur parallel geschalteten Organen außer dem Herzen, dem Gehirn und der Haut, so dass der Blutdruck zunächst ansteigt.
In der arbeitenden Muskulatur selbst kommt es dann über die **lokale chemische und metabolische Durchblutungsregulation** zu einer Vasodilatation, die einen Abfall des TPR zur Folge hat. Da das Herzzeitvolumen jedoch relativ stärker zunimmt als der TPR abnimmt, steigt der arterielle Mitteldruck insgesamt an: Während der diastolische Druck in etwa gleich bleibt, steigt der systolische Druck um bis zu 25 mmHg an, die Blutdruckamplitude wird also größer.
Die Hautdurchblutung, die bei leichter Arbeit zunächst zugunsten der Muskeldurchblutung gedrosselt wird, steigt im Verlauf der Arbeit aus thermoregulatorischen Gründen an. So kann die bei der Arbeit entstehende Wärme an die Umgebung abgegeben werden.

4.4.4 Die Anpassung des Kreislaufs bei thermischer Belastung

Auf Hitze- oder Kältebelastung reagiert der Körper mit einer Änderung der Hautdurchblutung.
Bei *Kältebelastung* kommt es v. a. in den Akren zur **Vasokonstriktion** der Widerstands- und Kapazitätsgefäße und das Blutvolumen verlagert sich aus der Haut in die zentralen Gefäße. Gleichzeitig verhindert die **reflektorische Abnahme von Herzfrequenz und Herzzeitvolumen** einen durch die Volumenzunahme ausgelösten Blutdruckanstieg.
Bei *Wärmebelastung* muss die Hautdurchblutung stark ansteigen, um eine Überwärmung des Körpers zu vermeiden. Es kommt zu einer **Öffnung von arteriovenösen Anastomosen** (so dass zwar mehr Blutvolumen pro Zeit transportiert wird, gleichzeitig aber weniger Wärmeaustausch über das Gegenstromprinzip zwischen Venen und Arterien stattfindet) und einer **Tonusabnahme** der Kapazitätsgefäße in der Haut. Dadurch verlagert sich ein großer Teil des Blutvolumens aus den zentralen Gefäßen in die Haut und der totale periphere Widerstand (TPR) nimmt stark ab. Dies zu kompensieren stellt eine hohe Belastung an das Herz-Kreislauf-System dar. Die Herzfrequenz steigt reflektorisch an und das Herzzeitvolumen erhöht sich bei hoher Hitzebelastung bis auf 15 l/min. Trotzdem sinkt der diastolische Blutdruck deutlich ab, so dass orthostatische Regulationsstörungen gehäuft auftreten.

Check-up

- ✓ **Machen Sie sich nochmals klar, welche Parameter sich verändern, wenn man aus dem Liegen aufsteht, und überlegen Sie, wie der Kreislauf gegensteuert.**
- ✓ **Wiederholen Sie auch die Mechanismen der Kreislaufregulation bei körperlicher Belastung, Wärme oder Kälte.**

4.5 Die Messung von Kreislaufparametern

Lerncoach

- **Die Blutdruckmesssung wird Ihnen als wichtiges diagnostisches Verfahren in der Klinik häufig begegnen. Machen Sie sich das eigentlich einfache Prinzip dieser Untersuchungsmethode einmal bewusst klar.**
- **Das Fick'sche Prinzip bereitet vielen Studenten Schwierigkeiten. Gehen Sie systematisch an dieses Thema heran: Das Fick'sche Prinzip beruht auf drei grundlegenden Annahmen, die jede für sich recht einfach zu verstehen sind. Machen Sie sich zunächst jede einzelne Annahme klar; das Fick'sche Prinzip kombiniert dann alle drei Annahmen zu einer Formel.**

4.5.1 Überblick und Funktion

Die Messung von Kreislaufparametern ist in der Physiologie wichtig, um Normwerte aufstellen zu können. In der Klinik dienen sie der Ermittlung möglicher Störungen der Herz-Kreislauf-Funktion. Die Ermittlung des Herzzeitvolumens erfolgt über eine sog. Indikatorverdünnungsmethode, bei der vereinfacht ausgedrückt die Sauerstoffkonzentration vor bzw. hinter dem Kapillarbett dazu dient, das Herzzeitvolumen zu bestimmen (sog. **Fick'sches Prinzip**). Die Messung des Blutdrucks kann unblutig, durch Aufbringen eines Gegendrucks gegen die Gefäßwand (**Prinzip nach Riva-Rocci**), oder blutig über ein Manometer, das mit dem Gefäßlumen in Verbindung steht, erfolgen. Die utraschallgesteurte Messung der Blutströmung in den Gefäßen beruht auf dem Prinzip des sog. **Doppler-Verfahrens**, bei dem man sich die Reflektion von Schallwellen an den Erythrozyten im Blut zu Nutze macht.

4.5.2 Die Messung von Blutdruck, Blutströmung und Herzzeitvolumen

Die Blutdruckmessung

Die Messung des arteriellen Blutdrucks kann entweder direkt durch Einbringen einer Kanüle in eine Arterie („blutige Messung"), oder (wie im klinischen Alltag üblich) indirekt mit Hilfe einer Blutdruckmanschette und eines Stethoskops („unblutige Messung") erfolgen.

Die direkte Blutdruckmessung

Die direkte (blutige) Blutdruckmessung wird in der Intensivmedizin häufig angewandt, weil sie eine kontinuierliche Messung des Blutdrucks erlaubt. Hierbei wird eine Kanüle in die Arterie eingebracht und die darüber einlaufende Infusion mit einem Manometer verbunden. Die mechanischen Druckschwankungen im Gefässsystem werden auf die Flüssigkeitssäule im Infusionssystem übertragen und über einen Druckwandler (Transducer) in elektrische Signale umgewandelt. Auf diese Weise wird eine kontinuierliche Überwachung des Blutdrucks ermöglicht.

Die Blutdruckmessung nach Riva-Rocci

Zur unblutigen Blutdruckmessung nach Riva-Rocci wird eine Manschette in Herzhöhe um den Oberarm gelegt und auf Werte deutlich über dem erwarteten systolischen Wert aufgepumpt. In der Ellenbogenbeuge auskultiert man mit einem Stethoskop die A. brachialis, während man langsam den Manschettendruck senkt. Solange der Druck in der Manschette höher ist als der systolische Blutdruck, ist die Arterie völlig verschlossen und es kann kein Blut durch sie hindurchströmen. Sobald der Druck jedoch den systolischen Blutdruck unterschreitet, kommt es während der systolischen Blutdruckspitzen zu einer kurzen Blutströmung durch das Gefäß. Dabei entstehen pulssynchrone Turbulenzen, die man mit dem Stethoskop als so genannte **Korotkow-Geräusche** hören kann. Der Druck, den man bei Auftreten der Korotkow-Geräusche abliest, entspricht dem systolischen Druck.

Bei weiterem Druckablassen der Manschette werden die Geräusche leiser und verschwinden schließlich ganz. Dies ist ein Zeichen, dass der Manschettendruck den diastolischen Blutdruck unterschritten hat, das Blut kann nun wieder kontinuierlich durch die Arterie strömen. Insgesamt ist der diastolische Druckwert schwieriger zu bestimmen, weil die Geräuschveränderungen nicht ganz so deutlich zu hören sind.

Die Manschettenbreite muss an den Armumfang angepasst sein, d.h. sie muss in etwa der Hälfte des Armumfangs entsprechen. Eine zu schmale Manschette führt nur zu einer punktförmigen Kompression der Arterie und täuscht so zu hohe Blutdruckwerte vor, mit einer zu breiten Manschette misst man zu niedrige Werte. Außerdem muss die Manschette in Herzhöhe um den Arm gelegt sein, um eine hydrostatische Verfälschung der Messergebnisse zu verhindern.

Klinischer Bezug

Blutdruckdiagnostik: Ein chronisch erhöhter Blutdruck ist einer der wichtigsten Risikofaktoren für Herzinfarkt, Schlaganfall, etc. Daher ist es wichtig eine Hypertonie zu erkennen und zu behandeln. Für die Diagnostik sind wiederholte Blutdruckmessungen, z.B. mit Hilfe eines Langzeitblutdruckgerätes über 24 h, notwendig. Dabei ist u.a. auf die richtige Größe der Blutdruckmanschette zu achten. Zur arteriellen Hypertonie s. S. 93.

4

Die Messung der Blutströmung

Zur nicht-invasiven Messung der Blutströmung kann man auf das Doppler-Verfahren mittels Ultraschall zurückgreifen. Das Verfahren beruht darauf, dass mittels eines Schallkopfs Schallwellen zwischen 2–12 MHz in den Körper gesendet werden und der von den Oberflächen der körperinneren Strukturen reflektierte Schall von einem Empfängerkopf aufgenommen wird. Wenn sich das beschallte Objekt bewegt, wie das bei den im Blut strömenden Erythrozyten der Fall ist, ändert sich dabei die Frequenz des reflektierten Schalls. Da die Frequenzdifferenz zwischen dem einfallenden und dem reflektierten Schall proportional zur Strömungsgeschwindigkeit ist, lässt sich mit Hilfe dieses Verfahrens die Blutströmung beurteilen.

Die Bestimmung des Herzzeitvolumens

Das Herzzeitvolumen lässt sich mit Hilfe des **Fick'schen Prinzips** ermitteln. Hierbei handelt es sich um eine Indikatorverdünnungsmethode. Sie beruht darauf, dass die pro Zeiteinheit aufgenommene Stoffmenge eines Indikators sowohl von der Konzentration des Stoffes als auch von dem pro Zeiteinheit geströmten Blutvolumen abhängt.

Folgende Überlegungen liegen hierbei zugrunde:

1. Die Konzentration c gibt die Stoffmenge X pro Volumen V an: $c = X/V$.
2. Wird der Stoff (Indikator) in den Körper aufgenommen, so errechnet sich die aufgenommene Stoffmenge aus der Differenz zwischen der Konzentration im arteriellen und im venösen Blut bezogen auf das durchgeflossene Volumen:
$X = (c_{arteriell} - c_{venös}) \cdot V$.
3. Sind die aufgenommene Stoffmenge sowie die arteriovenöse Konzentrationsdifferenz bekannt, so kann man das durchgeflossene Volumen berechnen:
$V = X/(c_{arteriell} - c_{venös})$

Berücksichtigt man gleichzeitig auch noch die Zeit, in der der Blutfluss und die Stoffaufnahme stattfinden, so kann mit Hilfe eines geeigneten Indikators das Herzzeitvolumen bestimmt werden:

$$HZV = \frac{\dot{X}}{c_{arteriell} - c_{venös}} = \frac{\dot{X}}{c_{av}} \quad [l/min]$$

(Fick'sches Prinzip)

(HZV = Volumen, das pro Minute durch den Körper gepumpt wird; $\dot{X}$ = aufgenommene Stoffmenge pro Minute; c_{av} = arteriovenöse Konzentrationsdifferenz)

Als physiologisch im Körper vorkommender Indikator benutzt man häufig O_2. Die aufgenommene O_2-Menge wird mit Hilfe eines Spirometers bestimmt. Um die arteriovenöse Konzentrationsdifferenz zu bestimmen, muss man die Konzentration im arteriellen und im *zentralvenösen Mischblut* bestimmen. Zentralvenöses Blut ist deshalb zwingend notwendig, weil die O_2-Ausschöpfung in den verschiedenen Organen sehr unterschiedlich ist.

Check-up

- ✓ **Machen Sie sich nochmals klar, wie die Blutströmung gemessen wird.**
- ✓ **Wiederholen Sie, wie man das Herzzeitvolumen bestimmt. Schließen Sie dazu z. B. das Buch und versuchen Sie selbst das Herzzeitvolumen mit folgenden Werten zu berechnen: c_{art} = 200 ml O_2/l Blut, c_{ven} = 130 ml O_2/l Blut, O_2 Aufnahme 630 ml/min.[1]**

4.6 Pathophysiologische Veränderungen des Kreislaufsystems

Lerncoach

Pathophysiologische Veränderungen der Kreislauffunktion haben aufgrund ihrer Häufigkeit eine große Bedeutung. Rufen Sie sich auch in diesem Unterkapitel das in den vorherigen Kapiteln Gelernte in Erinnerung, und versuchen Sie sich damit die Mechanismen der pathophysiologischen Veränderungen selbst herzuleiten.

4.6.1 Überblick und Funktion

Der Kreislaufschock, die Hypertonie und die Hypotonie sind häufige Krankheitsbilder, denen unterschiedliche Ursachen und pathophysiologische Veränderungen zugrunde liegen können.

4.6.2 Der Kreislaufschock

Bei einem Kreislaufschock handelt es sich um ein generalisiertes Kreislaufversagen, bei dem lebenswichtige Organe unzureichend mit Blut versorgt werden. Dabei liegt entweder ein reduziertes Herzzeitvolumen oder ein zu geringer totaler peripherer Widerstand vor. Ein Kreislaufschock kann verschiedene Ursachen haben.

Die Ursachen eines Kreislaufschocks

Beim **Volumenmangelschock** ist das zirkulierende Blutvolumen (z. B. durch Blutverlust, starken Wasserverlust bei Durchfall oder Diabetes insipidus etc.) vermindert. Dadurch kommt es zu einer Erniedrigung des zentralen Venendrucks und des venösen Rückstroms und damit auch zu einer Abnahme des Schlagvolumens.

Der **kardiogene Schock** tritt bei Herzversagen auf (z. B. im Rahmen eines Herzinfarktes oder einer dekompensierten Herzinsuffizienz, etc.), bei dem das Herz nicht mehr ausreichend in der Lage ist, das Blut weiterzupumpen. Das Blut staut sich daher vor dem Herz und der zentrale Venendruck ist erhöht.

1 (Lösung: HZV = 9 l/min)

Beim **anaphylaktischen Schock** oder beim **septischen Schock** werden vasodilatatorische Mediatoren (Histamin, etc.) freigesetzt und das Blut versackt infolge der generalisierten Gefäßerweiterung in der Peripherie. Als **hormonelle Ursachen eines Schocks** finden sich beispielsweise eine Nebenniereninsuffizienz (Addison-Krise s. S. 193), ein Diabetes mellitus, eine Insulinüberdosierung, Hyper- oder Hypothyreosen u. a. Beim **neurogenen Schock** ist die zentrale vegetative Kreislaufregulation gestört. Durch den Tonusverlust der Widerstands- und Kapazitätsgefäße ist der venöse Rückstrom stark vermindert.

Die Symptomatik eines Schocks

Leitsymptome eines Schocks sind Tachykardie, Hypotonie, Blässe, Tachypnoe, Dyspnoe, Kaltschweißigkeit, motorische Unruhe und Nachlassen der Harnproduktion.
Den Quotienten aus Herzfrequenz und systolischem Blutdruck bezeichnet man als **Schockindex**. Bei traumatisch-hypovolämischem Schock ist er ein Anhalt für das Ausmaß desBlutverlusts: ein Schockindex > 1 spricht für einen Blutverlust von ca. 30–40 %.

Die Reaktionsmechanismen des Kreislaufs beim Schock

Im Schock versucht der Körper, durch gegenregulatorische Maßnahmen eine ausreichende Durchblutung in Herz und Gehirn aufrechtzuerhalten (**Zentralisation des Kreislaufs**). Die Kapazitätsgefäße kontrahieren sich um den Volumenmangel auszugleichen und den zentralen Venendruck zu stabilisieren. Die Kontraktion der Widerstandsgefäße v. a. in der Peripherie, der Haut, dem Magen-Darm-Trakt, etc. erhöht den totalen peripheren Widerstand und verhindert zunächst einen Blutdruckabfall. Gleichzeitig werden ADH und Renin freigesetzt und es gelangt vermehrt Wasser aus dem Interstitium in die Blutbahn.
Bei anhaltender Schocksituation ohne wirksame Therapie sammeln sich jedoch immer mehr vasodilatatorisch wirksame Metabolite an, die schließlich doch zu einer Öffnung der Arteriolen bei weiterhin kontrahierten Venolen führen. Auf diese Weise steigt der Filtrationsdruck in den Kapillaren und Volumen geht nun zusätzlich ins Interstitium verloren. Die langsame Strömung in den kleinen Gefäßen führt zu einer Verklumpung der Erythrozyten mit einer massiven Viskositätszunahme.
Es entwickelt sich ein manifester Schock mit hypoxischen Organschäden, die zum äußerst kritischen Multiorganversagen führen können.

Die Hypertonie

Als arterielle Hypertonie definiert die Weltgesundheitsorganisation (WHO) Blutdruckwerte > 140 mmHg systolisch und/oder > 90 mmHg diastolisch. Man unterscheidet primäre (essenzielle) Hypertonien, deren Genese unklar ist, von sekundären Hypertonien in Folge einer Grunderkrankung (z. B. Nierenarterienstenose, Nebennierenrindenadenom, Cushing-Syndrom, etc.). Eine arterielle Hypertonie verursacht in den meisten Fällen keine subjektiven Beschwerden, bei starkem Hypertonus allerdings können Kopfschmerzen, Schwindel, Herzklopfen etc. auftreten. Der erhöhte arterielle Blutdruck belastet die Gefäße und beschleunigt die Entstehung degenerativer Gefäßveränderungen (Arteriosklerose). Dadurch steigt das Risiko für Folgekrankheiten (Herzinfarkt, Schlaganfall, etc.) stark an. Daher sollte eine Therapie auch bei subjektiver Beschwerdefreiheit unbedingt erfolgen, auch wenn sie nur symptomatisch ist, d. h. die eigentlichen Ursachen nicht beseitigen kann.

Klinischer Bezug

Folgeerscheinungen der Hypertonie: Die Hypertonie ist eines der tückischen Krankheitsbilder, die sehr oft lange verlaufen, aber schwerwiegende Folgeerscheinungen haben können.
Ein langjähriger Bluthochdruck kann zu Gefäßveränderungen führen, die je nach Manifestationsort schwere Krankheitsbilder, wie z. B. Herzinfarkt, Schlaganfall oder auch Niereninsuffizienz hervorrufen können.
Eine weitere typische Folgeerscheinung der langjährigen Hypertonie ist eine Linksherzinsuffizienz. Der Herzmuskel reagiert dabei auf eine lang andauernde chronische Druckbelastung mit einem Nachlassen der Leistungsfähigkeit.

Die Hypotonie

Eine Hypotonie liegt dann vor, wenn der systolische Blutdruck < 100 mmHg liegt. Der Krankheitswert ist in der Regel gering, objektiv ist die Lebenserwartung sogar verlängert. Allerdings verursacht eine Hypotonie häufiger Beschwerden in Form von Kollapsneigung und Schwindel vor allem bei orthostatischer Belastung und wird von den Patienten daher als unangenehm empfunden. In schweren Fällen kann dann eine Therapie mit Sympathomimetika erwogen werden.

Check-up

- ✓ **Machen Sie sich noch einmal klar, was beim Kreislaufschock passiert und welche Ursachen er haben kann.**
- ✓ **Wiederholen Sie, ab wann man von einer arteriellen Hypertonie spricht und grenzen Sie dieses Krankheitsbild bzgl. des Krankheitswertes von der Hypotonie ab.**

4

4.7 Der fetale Kreislauf

Lerncoach

- **Für dieses Kapitel benötigen Sie Kenntnisse über die Funktion und den prinzipiellen Aufbau der Plazenta (mütterlicher und kindlicher Teil).**
- **Beim Lernen des fetalen Kreislaufs ist es hilfreich, immer mal wieder einen Blick auf die Abb. 4.5 zu werfen. Unterschiede zum postnatalen Kreislauf, den Sie in den vorherigen Kapiteln gelernt haben, können Sie sich dann besser einprägen.**

4.7.1 Übersicht und Funktion

Beim Heranwachsen des Fetus im Mutterleib übernimmt die Plazenta die Aufgabe von Lunge und Leber des Fetus. Sie versorgt das Kind mit Sauerstoff und Nährstoffen. Diese beiden Organe benötigen daher vor der Geburt nur sehr wenig Blut und werden deshalb über spezielle fetale Gefäße weitgehend aus dem Kreislauf ausgeschaltet. Nach der Geburt muss sich der fetale Kreislauf dann an die neue Situation ohne Plazenta anpassen.

4.7.2 Die Kurzschlüsse im fetalen Kreislauf

In der **Plazenta** nimmt das fetale Blut Nährstoffe und O_2 auf und gibt Stoffwechselendprodukte und CO_2 ab. Das Blut fließt von dort in die **V. umbilicalis** und unter fast vollständiger Umgehung der Leber über den **Ductus venosus Arantii** in die V. cava inferior (**Abb. 4.5**). Dort vermischt sich das sauerstoffreiche Blut aus der V. umbilicalis mit dem sauerstoffarmen Blut aus der unteren Körperhälfte und fließt zum größten Teil durch das offene **Foramen ovale** in den linken Vorhof und von dort aus über die linke Kammer in den Körperkreislauf. Auf diese Weise erhält der Körperkreislauf relativ sauerstoffreiches Blut.

Das sauerstoffarme Blut aus der V. cava superior gelangt dagegen zum größten Teil in die rechte Kammer und von dort in den Truncus pulmonalis. Weil der Strömungswiderstand in den Lungengefäßen höher ist als in der Aorta, strömt der größte Teil des Blutes durch den **Ductus arteriosus Botalli** auf direktem Weg weiter in die Aorta, nur etwa 25 % des vom rechten Ventrikel ausgeworfenen Blutes perfundieren die Lunge. Die Einmündung des Ductus arteriosus liegt erst hinter dem Abgang der Arterien, die den Kopf und die oberen Extremitäten versorgen. Diese Abschnitte erhalten daher vorwiegend Blut aus der linken Kammer und werden damit besser mit O_2 versorgt als die untere Körperhälfte.

Aus den Aa. iliacae gehen die beiden **Aa. umbilicales** ab, die Blut zurück zur Plazenta leiten.

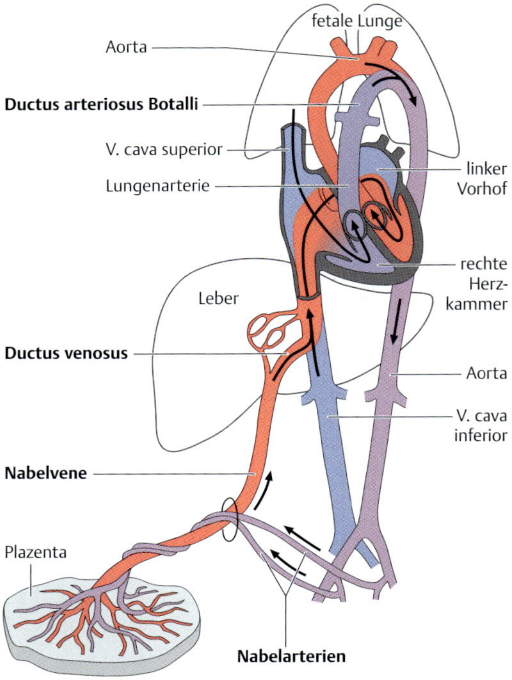

Abb. 4.5 Fetaler Kreislauf.

Das offene Foramen ovale und der Ductus arteriosus Botalli führen funktionell zu einer weitgehenden *Parallelschaltung* der beiden Ventrikel. Der fetale arterielle Blutdruck beträgt am Ende der Schwangerschaft etwa 50–60 mmHg bei einer Herzfrequenz von etwa 140–160 Schlägen/min.

4.7.3 Die peripartale Kreislaufumstellung

Lerntipp

Bei der peripartalen Kreislaufumstellung ereignen sich viele Vorgänge parallel. Machen Sie sich in einem ersten Schritt die verschiedenen Vorgänge vom Prinzip her klar und wiederholen Sie danach die einzelnen Vorgänge noch einmal im Zusammenhang.

Vor der Geburt fließen über 50 % des Herzzeitvolumens des Fetus durch die Plazenta. Nach Abbinden der Nabelschnurarterien ist dieser Abfluss nicht mehr möglich. Es kommt, unterstützt durch eine Kontraktion der Gefäßmuskulatur, zu einer deutlichen Zunahme des peripheren Widerstands und damit zu einer Druckzunahme in der Aorta und im linken Herzen.

Gleichzeitig kommt es durch den Wegfall der Plazentafunktion zu einem Anstieg des CO_2, was wiederum in den respiratorischen Neuronen der Medulla oblongata als Atemantrieb wirkt. Das Kind beginnt zu atmen und die Lunge entfaltet sich. Dadurch nimmt der Strömungswiderstand in den Lungengefäßen stark ab und die Lungen werden deutlich stärker durchblutet.

Insgesamt kehren sich also die Strömungswiderstände und Druckverhältnisse im Lungen- und Körperkreislauf um, es differenziert sich das Hoch- und Niederdrucksystem.

Die **funktionelle Trennung** von rechtem und linkem Herzen erfolgt, wenn der Druck im linken Vorhof den Druck im rechten Vorhof übersteigt. Der Druck im linken Vorhof nimmt durch den vermehrten Zufluss aus der enfalteten Lunge zu, der Druck im rechten Vorhof wird durch den Wegfall des Rückflusses aus der Plazenta geringer. Das Vorhofseptum legt sich vor das Foramen ovale und verschließt es dadurch. Rechtes und linkes Herz sind dann nicht mehr **parallel**, sondern **in Reihe** geschaltet.

Im **Ductus arteriosus Botalli** kommt es aufgrund der geänderten Druckverhältnisse zunächst zu einer Strömungsumkehr, d. h. Blut strömt aus der Aorta durch den Ductus arteriosus in die Lungengefäße (extrakardialer Links-Rechts-Shunt). Innerhalb der ersten Stunden bis Tage nach der Geburt erreicht die Kontraktion der glatten Gefäßmuskulatur aber einen vollständigen Verschluss des Ductus arteriosus und damit eine komplette Trennung von kleinem und großem Kreislauf. Im Verlauf des 1. Lebensjahres wird der Ductus arteriosus auch morphologisch durch Bindegewebsstränge verschlossen.

Klinischer Bezug

Offener Ductus arteriosus Botalli: Der persistierende Ductus arteriosus Botalli macht etwa 8 % aller angeborenen Herzfehler aus. Bei Frühgeborenen ist er Zeichen der Unreife und verschließt sich häufig später spontan, bei reifen Neugeborenen handelt es sich um eine Anomalie, Spontanverschlüsse sind dann sehr selten. Mit dem Stethoskop hört man über dem Herzen ein typisches kontinuierliches, systolisch-diastolisches Geräusch, das als *Maschinengeräusch* bezeichnet wird.

Aufgrund des höheren Drucks in der Aorta kommt es zu einem Links-Rechts-Shunt. Große Shuntverbindungen führen zu einer starken Belastung des Herz-Kreislauf-Systems mit Zeichen der Herzinsuffizienz. Therapeutisch kann innerhalb der ersten Lebenswochen ein medikamentöser Verschluss mit Prostaglandinsynthese-Hemmern (z. B. Indometacin) versucht werden; führt dies nicht zum Erfolg, muss bei ausgeprägten klinischen Symptomen ggf. ein operativer Verschluss erwogen werden.

Der Ductus venosus verschließt sich innerhalb der ersten drei Stunden nach der Geburt ähnlich wie der Ductus arteriosus durch Kontraktion der glatten Gefäßmuskulatur. Dadurch steigt der Pfortaderdruck und die Leberdurchblutung nimmt deutlich zu. Die vollständige morphologische Obliteration erfolgt innerhalb des ersten Lebensmonats.

Check-up

✓ **Wiederholen Sie, welche Veränderungen peripartal dafür sorgen, dass eine Umstellung des fetalen Kreislaufs erfolgt. Bedenken Sie dabei insbesondere die sich ändernden Druck- und Strömungsverhältnisse.**

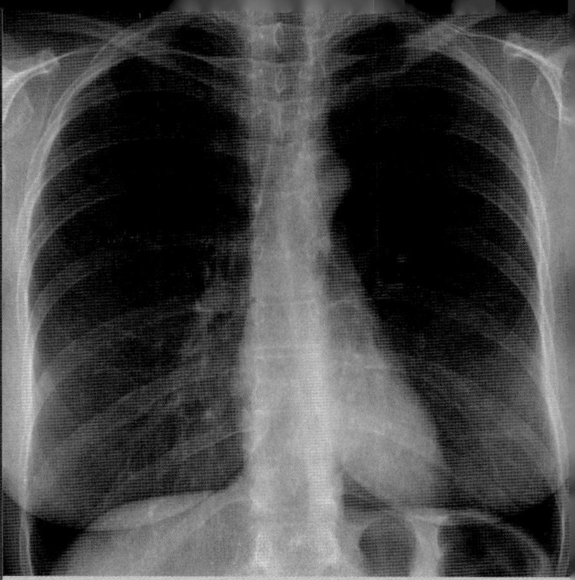

Kapitel 5

Atmung

Gefangene Luft

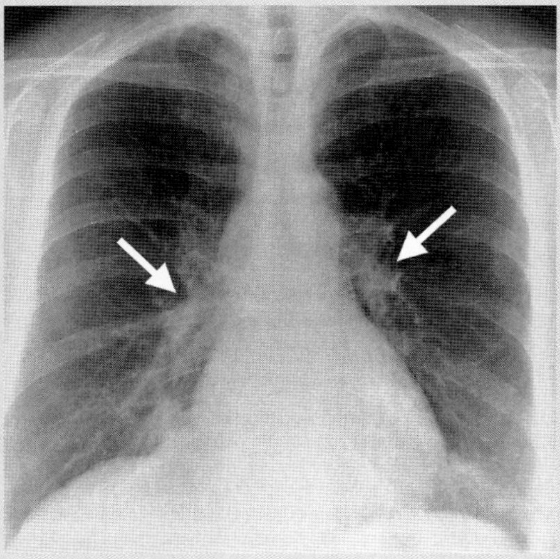

Auf der Röntgenthoraxaufnahme dieses Patienten mit chronischer Bronchitis erkennt man eine streifige bis kleinfleckige Transparenzminderung als Ausdruck peribronchialer Entzündungen und Fibrosen. (aus Krahe, Bildgebende Diagnostik von Luge und Pleura, Thieme 1998)

Husten ist lästig – aber sinnvoll. Durch Husten werden die Atemwege vom Bronchialsekret gereinigt. Denn wenn zu viel Flüssigkeit in der Lunge ist, kann diese ihre Aufgabe, den Gastransport, nicht mehr erfüllen. Im Kapitel „Atmung" lernen Sie, wie Sauerstoff in die Lunge und von dort weiter in den Körper gelangt. Bei Paul T. ist der Sauerstoffaustausch gestört. Er hustet und bekommt keine Luft mehr. Das könnte viele Ursachen haben: Eine Lungenentzündung, eine Tuberkulose, Lungenkrebs oder Asthma bronchiale. Herr T. leidet an der häufigsten chronischen Lungenerkrankung, einer chronischen Bronchitis. Seit Jahren nimmt er regelmäßig Medikamente ein. Nun aber hat sich sein Zustand verschlimmert.

Husten und Luftnot

Vielleicht hätte Paul T. nach dem Fußballspiel direkt nach Hause gehen sollen. Aber als sein Heimatverein 4 : 2 gewonnen hat, ist er mit in seine Stammkneipe gegangen und hat ein paar Zigaretten geraucht. Am nächsten Morgen hat er Fieber gehabt und mehr als gewöhnlich gehustet. Sein Auswurf war nicht mehr weißlich-gelb sondern grünlich. Und er hat immer schlechter Luft bekommen. Nun sitzt er bei Dr. Meinhold im Sprechzimmer und hofft, dass sein Arzt ihm helfen kann.

Die Folgen des Rauchens

Der Arzt blättert noch einmal durch Pauls Krankengeschichte. Der 57-jährige Frührenter hat sein Leben lang viel geraucht. Dadurch wurde das alveoläre System seiner Lunge zerstört, die Wände der Bronchioli sind erschlafft. Diese irreversible Erweiterung der Lunge nennt man Lungenemphysem. Die chronisch gereizten Atemwege bilden vermehrt Sekret, das nicht mehr abtransportiert werden kann. Nur durch Husten kann der zähe Schleim nach außen befördert werden. Wegen dieses Hustens ist Herr T. vor sechs Jahren zum ersten Mal zu Dr. Meinhold in die Praxis gekommen. Der Arzt hat dem ehemaligen Kraftfahrer das Rauchen verboten und Medikamente verschrieben. Doch Paul T. hat weiter geraucht. Kein Wunder, dass sich sein Zustand verschlechtert hatte. Bei der letzten Untersuchung vor acht Wochen hatte Herr T. nur noch eine Vitalkapazität (das ist die Luftmenge, die man maximal ein- und ausatmen kann) von 2,72 l. Normal wären etwa 5 l. Das Residualvolumen war stark erhöht: Über 3 l Luft waren in den zerstörten Atemwegen „gefangen" und nahmen nicht am Gasaustausch teil. Auch die Obstruktion – also der erhöhte Atemwegswiderstand – hat in den letzten Jahren zugenommen.

Antibiotika gegen Atemnot

Doch heute geht es Paul T. deutlich schlechter als vor acht Wochen. Dr. Meinhold nimmt sein Stethoskop und hört die Lunge von Herrn T. ab. Er hört feuchte Rasselgeräusche: In den Lungen von Herrn T. befinden sich große Mengen Sekret. Aufgrund der Anamnese mit Fieber und Dyspnoe (Luftnot) ist sich Dr. Meinhold sicher: Die chronische Bronchitis ist exazerbiert, d. h. es ist zu einer Infektion gekommen. Der Arzt verschreibt Herrn T. ein Antibiotikum, das dieser sieben Tage lang einnehmen soll. Schon nach zwei Tagen geht es Paul T. deutlich besser, das Fieber sinkt und das Sputum verfärbt sich langsam von grünlich zu weiß. Auch seine anderen Medikamente nimmt Herr T. weiter regelmäßig. Beim nächsten Heimspiel seines Fußballvereins kann er wieder mitjubeln, ohne außer Atem zu geraten. Und obwohl seine Mannschaft 2 : 0 gewinnt, verkneift sich Paul T. das Qualmen in seiner Stammkneipe.

5 Atmung

5.1 Die Atemmechanik

Lerncoach

- **Für dieses Kapitel benötigen Sie Grundkenntnisse des anatomischen Aufbaus von Thorax, Pleura und Lunge. Machen Sie sich beim Lernen klar, inwiefern die Anatomie und die Eigenschaften des Lungengewebes zur Atemmechanik beitragen.**
- **Die Atemmechanik ist ein recht „Physiklastiges" Kapitel. Haben Sie keine Angst vor Formeln und Grafiken sondern versuchen Sie zunächst, die Zusammenhänge zu verstehen und eine Vorstellung für die Vorgänge zu entwickeln. So erschließen sich Ihnen die Formeln oft leichter.**

5.1.1 Überblick und Funktion

Die Lunge dient dem Gasaustausch, sie nimmt O_2 auf und gibt CO_2 ab. Die daran beteiligte Ein- und Ausatemluft strömt durch die Atemwege. Damit ein Gas strömen kann, sind **Druckunterschiede** notwendig. Auf die Lunge übertragen bedeutet dies, dass unterschiedliche Drücke zwischen Lunge und Umwelt vorhanden sein müssen, damit Luft bei der Einatmung in die Lunge und bei der Ausatmung aus der Lunge gelangen kann. Der Aufbau dieser unterschiedlichen Druckverhältnisse und der sich daraus ergebenden Druck-Volumen-Beziehungen und Druck-Stromstärke-Beziehungen während eines Atemzyklus ist Aufgabe der Atemmechanik.

Der Thorax wird durch die **Atemmuskulatur** bewegt. Dadurch kommt es im **Pleuraspalt** zu Druckveränderungen **(intrapleuraler Druck)** und in der Lunge zu Volumen- und Druckveränderungen **(intrapulmonaler Druck)**, die es der Luft ermöglichen in die bzw. aus der Lunge zu fließen. Die Lunge kann bestimmte **Luftmengen (= Volumina)** bewegen bzw. aufnehmen. Diese Volumina können durch die **Spirometrie** und andere Methoden gemessen werden.

Beim Fluss der Luft in die Lunge muss diese bestimmte Widerstände überwinden, wobei unterschieden werden muss zwischen **elastischen Widerständen** und **viskösen Widerständen**. Die elastischen Widerstände sind ein Maß für die Dehnbarkeit der Lunge **(= Compliance)** und werden in der **Ruhedehnungskurve** grafisch dargestellt. Die viskösen Widerstände sind ein Maß für die Atemwegswiderstände **(= Resistance)**. Die Atemarbeit, die gegen diese viskösen und elastischen Widerstände geleistet werden muss, wird in der **Atemschleife** dargestellt (s. u).

5.1.2 Die ideale Gasgleichung

Während das Volumen von festen und flüssigen Stoffen nur von der Stoffmenge und der Umgebungstemperatur abhängig ist, muss bei Gasen noch der Gasdruck berücksichtigt werden. Dieser Zusammenhang wird in der *idealen Gasgleichung* ausgedrückt:

$$P \cdot V = n \cdot R \cdot T$$

(P = Gasdruck; V = Gasvolumen; n = Gasmenge in mol; T = absolute Temperatur in Grad Kelvin [273 K = 0 °C])

R bezeichnet die für alle Gase gültige allgemeine Gaskonstante (8,31 l · kPa · mol^{-1} · K^{-1}; der Wert ist nicht prüfungsrelevant).

Für ideale Gase ist das Produkt aus Volumen und Druck konstant: P · V = konstant.

5.1.3 Die Druckverhältnisse in Lunge und Pleura

Lerntipp

Versuchen Sie, die im Folgenden beschriebenen Druckverhältnisse nachzuvollziehen – was passiert wann und wo?

Der intrapleurale (intrathorakale) Druck

Lunge und Thoraxwand sind durch den **Pleuraspalt** voneinander getrennt. Im Pleuraspalt befindet sich ein dünner Flüssigkeitsfilm, der als Gleitschicht dient. Durch diesen Flüssigkeitsfilm, der nicht ausdehnbar ist, bleibt die Lunge an der Innenfläche des Thorax haften und kann den Bewegungen des Thorax folgen ohne an Brustkorb und Zwerchfell vollständig fixiert zu sein.

Im Pleuraspalt herrscht ein subatmosphärischer Druck von ca. –0,5 kPa. Grund für diesen negativen Druck ist die Tatsache, dass die Lunge eine gewisse Eigenelastizität (s. auch S. 102) besitzt und somit das Bestreben hat, sich zur Mitte hin zusammenzuziehen. Durch die oben beschriebene Fixierung am Thorax, durch die sie diesem Bestreben nicht folgen kann, entsteht ein Zug und damit ein negativer Druck im Pleuraspalt.

Durch Erweiterung des Thorax bei der Einatembewegung wird der intrapleurale Druck noch negativer und erreicht nach der Inspiration sein Minimum, ca. –0,7 kPa. Nur bei sehr forcierter Ausatmung mit Unterstützung der Atemhilfmuskulatur kann der intrapleurale Druck während der Ausatmung auch positiv werden.

Der intrapulmonale Druck

Der Druck im Alveolarraum, der sog. intrapulmonale Druck, entspricht in Ruhelage dem äußeren Luftdruck, da sich diese Drücke durch die Atemwege ausgleichen können. Nur bei Thoraxbewegungen während der Inspiration und Exspiration weicht der

5

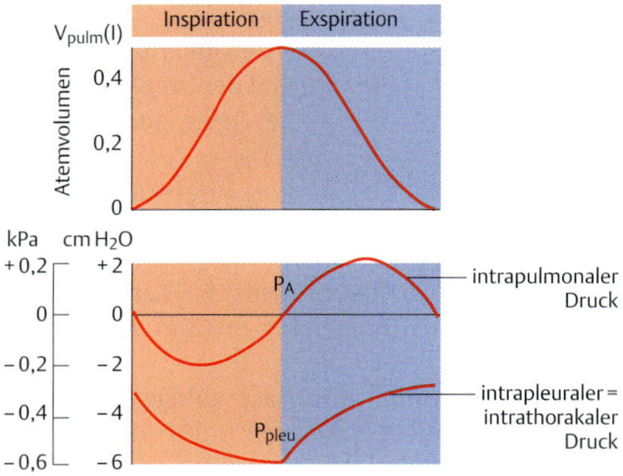

Abb. 5.1 Veränderungen des intrapulmonalen Drucks (P_A) und des intrapleuralen (P_{pleu}) Drucks im Laufe der In- und Exspiration. (aus Silbernagl, Despopoulos, Taschenatlas Physiologie, Thieme, 2012)

intrapulmonale Druck aufgrund der Volumenveränderung der Lunge von der Nulllinie ab. Es entsteht ein Druckgefälle, an dem entlang die Luft aus der Lunge heraus- bzw. in sie hineinströmt. Auch an der intrapulmonalen Druck- und Volumenveränderung ist die Eigenelastizität der Lunge beteiligt. Sie ermöglicht es der Lunge, bei der Einatmung ihr Volumen entsprechend der Thoraxbewegung auszudehnen.
Die typischen Verläufe der Druckkurven des intrapulmonalen und intrapleuralen Druckes zeigt **Abb. 5.1**.

Klinischer Bezug

Die maschinelle Beatmung: Bei der maschinellen Beatmung werden die physiologischen Bedingungen umgekehrt. Die Luft wird nicht mehr durch einen Unterdruck in die Lungen hineingesaugt, sondern mit einem Überdruck in sie hineingepumpt. Dadurch entsteht ein positiver intrathorakaler Druck, der Auswirkungen auf das Kreislaufsystem hat. Zum einen werden kleinere Äste der Pulmonalarterien komprimiert und dadurch der Widerstand im Lungenkreislauf erhöht. Zum anderen ist der venöse Rückstrom zum Herzen behindert. Es folgt ein Abfall des Herzzeitvolumens. Konsequenz daraus ist beispielsweise eine verminderte Nierendurchblutung und somit auch eine verminderte Harnbildung. Zudem ist der venöse Rückstrom aus dem Gehirn reduziert, was zu einer Erhöhung des Hirndrucks führen kann.

MERKE

Bei maximaler Ausatemstellung ist die Druckdifferenz zwischen intrapleuralem und intrapulmonalem Druck am geringsten.

5.1.4 Die Atemmuskulatur

Um in Lunge und Interpleuralspalt die beschriebenen und für die Atmung notwendigen Druckunterschiede herstellen zu können, muss der Thorax bewegt werden. Dies erfolgt durch die Atemmuskeln. Man unterscheidet:
Inspiratorische Atemmuskeln: Hierzu zählen das Zwerchfell, die Mm. scaleni und die Mm. intercostales externi. Zusätzlich gibt es noch sog. Atemhilfsmuskeln, die in Situationen mit erschwerter Atemtätigkeit, z. B. bei schwerer Arbeit, benötigt werden. Als solche fungieren die Mm. sternocleidomastoidei, Mm. serrati und Mm. pectoralis.
Exspiratorische Atemmuskeln: Als solche wirken die Mm. intercostales interni und die Bauchmuskulatur, die als Bauchpresse fungiert. Bei der normalen Ruheatmung erfolgt die Exspiration allerdings passiv durch die Rückstellkräfte der Lunge (s. S. 102).

MERKE

Atemruhelage ist die Position einer entspannten Mittelstellung von Lunge und Thorax, die ohne Kraftaufwand aufrechterhalten werden kann. Sie wird am Ende einer normalen Ausatmung erreicht.

5.1.5 Die Lungen- und Atemvolumina (statische Atemgrößen)

Die Definitionen

Atemvolumina sind eingeatmete bzw. ausgeatmete Gasmengen.
Lungenvolumina sind Gasmengen in der Lunge, z. B. das Residualvolumen (s. S. 100). Zusammengesetzte Volumina werden als **Kapazitäten** gekennzeichnet.

MERKE

Das Fassungsvermögen der Lunge variiert von Person zu Person stark. Die Volumina sind abhängig von Alter, Körpergröße, Körperbau, Geschlecht und Trainingszustand. Die Volumina bei Frauen sind im Schnitt 25 % geringer als die entsprechenden Volumina des Mannes. Die in diesem Kapitel angegebenen Richtwerte beziehen sich auf gesunde, junge, männliche Probanden von 1,80 m Körpergröße.

Atemzugvolumen: Atemzugvolumen ist das Volumen, das bei normaler Atmung in Ruhe inspiriert bzw. exspiriert wird. Es beträgt ca. 0,5 l.
Inspiratorisches und exspiratorisches Reservevolumen: Über den normalen Atemzug hinaus können noch weitere 3 l Luft eingeatmet werden (= inspiratorisches Reservevolumen) und aus der Atemruhelage noch ungefähr 1,5 l ausgeatmet werden (= exspiratorisches Reservevolumen).
Residualvolumen und funktionelle Residualkapazität: Auch nach maximaler Ausatmung bleibt ein Rest

Luft in der Lunge (= Residualvolumen [ca. 1,5 l]). Dieses Residualvolumen kann man nicht wie die anderen Volumina mit dem Spirometer (s. u.) erfassen, sondern man benötigt eine indirekte Messmethode, z. B. die Helium-Einwaschmethode (s. u.). Als *funktionelle* Residualkapazität (FRC) fasst man das exspiratorische Reservevolumen und das Residualvolumen zusammen (ca. 3 l). Dies ist also das Gasvolumen, das sich in Atemruhelage noch in der Lunge befindet. Mit diesem Puffervolumen vermischt sich jeweils die neu eingeatmete Luft, so dass die Gaszusammensetzung im Alveolarraum in etwa konstant bleibt und nur minimalen respiratorischen Schwankungen unterliegt.

Vitalkapazität ist die Summe aus Atemzugvolumen, inspiratorischem und exspiratorischem Reservevolumen.

Totalkapazität ist die Summe aus Vitalkapazität und Residualvolumen.

Im Alter nimmt die Vitalkapazität bei fast gleich bleibender Totalkapazität ab, es resultiert folglich ein erhöhtes Residualvolumen. Dies liegt an der mit dem Alter abnehmenden Elastizität von Lunge und Thorax.

Die Verfahren zur Bestimmung der Lungenvolumina

Mit dem **Spirometer** lassen sich die mobilisierbaren Lungenvolumina messen. Die nicht mobilisierbaren Volumina, d. h. der Teil der Luft, der immer in der Lunge bleibt (= Residualvolumen) lässt sich mit der **Helium-Einwaschmethode** oder der **Stickstoff-Auswaschmethode** bestimmen.

Die Spirometrie

Das **Spirometer** besteht aus einer in Wasser schwebend gelagerten Glocke, in deren geschlossenen Raum der Proband über einen Schlauch ein- und ausatmet. Die dabei entstehenden Auf- und Abbewegungen der Glocke werden von einem Schreiber registriert. Das Spirometer misst also die bewegten Gasvolumina. Ein typisches Spirogramm zeigt **Abb. 5.2**.

Die Helium-Einwaschmethode

Zur Bestimmung der funktionellen Residualkapazität (FRC) bzw. des Residualvolumens (RV) benutzt man ein Spirometer, das ein Luft-Helium-Gemisch mit einer definierten Heliumfraktion F_0 enthält. Der Proband atmet dieses Gemisch aus der Atemruhelage heraus einige Male ein und aus. Dabei verteilt sich das Helium gleichmäßig auf das bekannte Spirometervolumen (V_S) und das Gasvolumen in der Lunge des Probanden (FRC). Da Helium nicht ins Blut übergeht, bleibt die Gesamtmenge an Helium gleich, verteilt sich aber auf ein größeres Volumen. Die Fraktion nach Durchmischung (F_1) wird also niedriger sein als zu Beginn. Als Formel ausgedrückt:

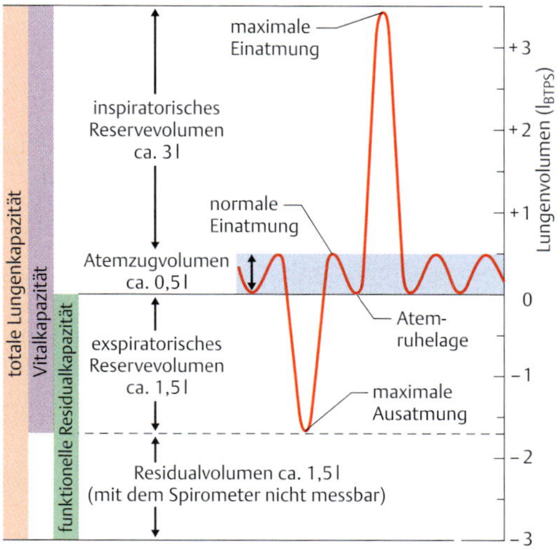

Abb. 5.2 Normales Spirogramm mit eingetragenen Volumina.

$$V_S \cdot F_0 = (V_S + FRC) \cdot F_1$$

bzw. nach Umstellung der Formel

$$FRC = V_S \cdot \frac{F_0 - F_1}{F_1}$$

Aus der FRC kann man das Residualvolumen berechnen, indem man das exspiratorische Reservevolumen abzieht. Alternativ kann man den Probanden nach maximaler Exspiration an das Spirometer anschließen, so dass sich das Helium nur mit dem Residualvolumen vermischt. In den obigen Gleichungen wäre dann FRC durch RV zu ersetzen.

Weitere Methoden zur Bestimmung des Residualvolumens sind die **Stickstoff-Auswaschmethode** und die in der Klinik besonders gebräuchliche **Ganzkörperplethysmographie** (s. S. 104). Bei der Stickstoff-Auswaschmethode wird der in der Lunge befindliche Stickstoff durch die Atmung mit reinem Sauerstoff ausgespült und in der Ausatemluft bestimmt. Die Ganzkörperplethysmographie arbeitet mit der Messung von Drücken in einer geschlossenen Kabine.

Lerntipp

Um die Atem- und Lungenvolumina sowie die Atemkapazitäten zu lernen, vollziehen Sie anhand Ihrer Atmung z. B. nach, was eine Atemruhelage ist und ob Sie noch weiter aus- bzw. einatmen können. Versuchen Sie es für jeden beschriebenen Parameter einzeln.

5

5.1.6 Die Atmungswiderstände

Bei der Atmung unterscheidet man elastische und visköse Widerstände.

Die Compliance (elastische Atmungswiderstände)

Ursache für die elastischen Atmungswiderstände ist die *Eigenelastizität der Lunge*. Bei der Ausatmung unterstützt diese Elastizität das Austreiben der Luft. Bei der Einatmung muss gegen die Tendenz der Lunge, sich zusammenzuziehen Arbeit durch die Atemmuskulatur (s. S. 100) verrichtet werden. Die Eigenelastizität der Lunge setzt sich aus zwei Komponenten zusammen. Ungefähr 1/3 der Rückstellkräfte beruhen auf der Durchflechtung des Lungengewebes mit **elastischen Fasern**. Die übrigen 2/3 werden von der **Oberflächenspannung der Alveolen** verursacht. Unter dem Begriff der Oberflächenspannung versteht man das Bestreben von Grenzflächen zwischen Wasser und Luft (hier die Alveolenoberfläche), eine möglichst geringe Oberfläche zu bilden. Darauf beruht auch die kugelige Oberfläche eines Wassertropfens. Die Alveolen haben folglich ebenfalls die Tendenz, sich zusammenzuziehen. Die Oberflächenspannung der ca. 300 Millionen Alveolen zusammengenommen stellt also den größten Anteil der elastischen Rückstellkräfte dar. Diese Oberflächenspannung wird allerdings durch ein Gemisch oberflächenaktiver Substanzen, dem *Surfactant-Faktor*, vermindert. Dieser Faktor wird durch die Alveolarepithelzellen Typ II gebildet und besteht zu über 90 % aus Phospholipiden, sowie aus Proteinen und einem minimalen Kohlenhydratanteil. Die Wirkung ist ähnlich der von Seife. So wird die Oberflächenspannung auf 1/10 des Ausgangswertes reduziert.

Klinischer Bezug

Der Surfactant-Mangel bei Frühgeborenen: Die Bildung von Surfactant ist ein Reifezeichen der Lunge. Unreife Frühgeborene (< 28. Schwangerschaftswoche) können noch kein Surfactant bilden. Nach der Geburt leiden sie an Atemnot und können das schwerwiegende Bild des Infant respiratory distress-Syndroms (IRDS) entwickeln. Die Lungenreife lässt sich durch Messung des Quotienten aus Lecithin und Sphingomyelin im Fruchtwasser bestimmen. Wesentlich ist die Verhinderung einer Frühgeburt. Lässt sich die vorzeitige Geburt nicht vermeiden, ist eine Wehenhemmung für mindestens 24–72 Stunden indiziert und die Gabe von Corticoiden an die Schwangere. Die Steroide erreichen über die Plazenta den Fetus und beschleunigen die Synthese oberflächenaktiver Substanzen in dessen Lunge (Förderung der Lungenreife).

Die **Compliance C**, auch Volumendehnbarkeit genannt, ist das physikalische Maß für den elastischen Widerstand. Sie ist definiert als der Quotient aus Volumenänderung durch die dafür nötige Druckänderung:

$$C = \frac{\Delta V}{\Delta P}$$

P ist hierbei die sogenannte transmurale Druckdifferenz, wie z. B. der Druckunterschied zwischen dem Inneren eines aufgeblasenen Luftballons und der Außenluft.

MERKE

Je größer die Compliance, desto größer ist die Dehnbarkeit.

Man kann die Compliance sowohl für den Gesamtatemapparat betrachten als auch für die Einzelkomponenten Lunge und Thorax alleine. Dabei gilt:

$$\frac{1}{C_{Th+L}} = \frac{1}{C_{Th}} + \frac{1}{C_L}$$

Mit der **Ruhedehnungskurve** des Atemapparates kann man die Compliance grafisch ermitteln. Die Compliance ist dann jeweils die Steigung der Kurve. Zur Registrierung der Ruhedehnungskurve füllt man die Lunge mit bestimmten Luftvolumina und misst den intrapleuralen und den intrapulmonalen Druck (s. S. 99). Diese Druckmessung muss bei völlig entspannter Atmungsmuskulatur erfolgen, da die Aktivität der Atemmuskulatur die Kurve verfälschen würden. Die Muskulatur kann dafür z. B. mit Muskelrelaxantien ruhiggestellt werden.

Da wir immer die transmuralen Druckdifferenzen betrachten, gibt uns der intrapulmonale Druck (P_{pul} = Druckdifferenz zwischen Außenluft und Alveolarraum) Auskunft über den gesamten Atemapparat. Betrachtet man den intrapleuralen Druck (P_{pleu} = Differenz zwischen Außenluft und Pleuraspalt), so erhält man die Ruhedehnungskurve für den Thorax. Die Differenz $P_{pul} - P_{pleu}$ ergibt die Kurve für die Lunge alleine.

P_{pleu} kann man näherungsweise mit einer Drucksonde im unteren Ösophagus messen, so dass keine Pleurapunktion hierfür erforderlich ist. **Abb. 5.3** gibt die so registrierten Ruhedehnungskurven wieder.

Die **Ruhedehnungskurve des Gesamtatemapparates** zeigt einen s-förmigen Verlauf. Im Bereich der Atemruhelage verläuft die Kurve am steilsten, d. h. die Compliance ist am höchsten (1 l/kPa = 0,1 l/cm$H_2$0). Daraus folgt, dass die Kraft, die die Atemmuskulatur zur Überwindung der elastischen Widerstände aufbringen muss, im Bereich der normalen Ruheatmung am kleinsten ist.

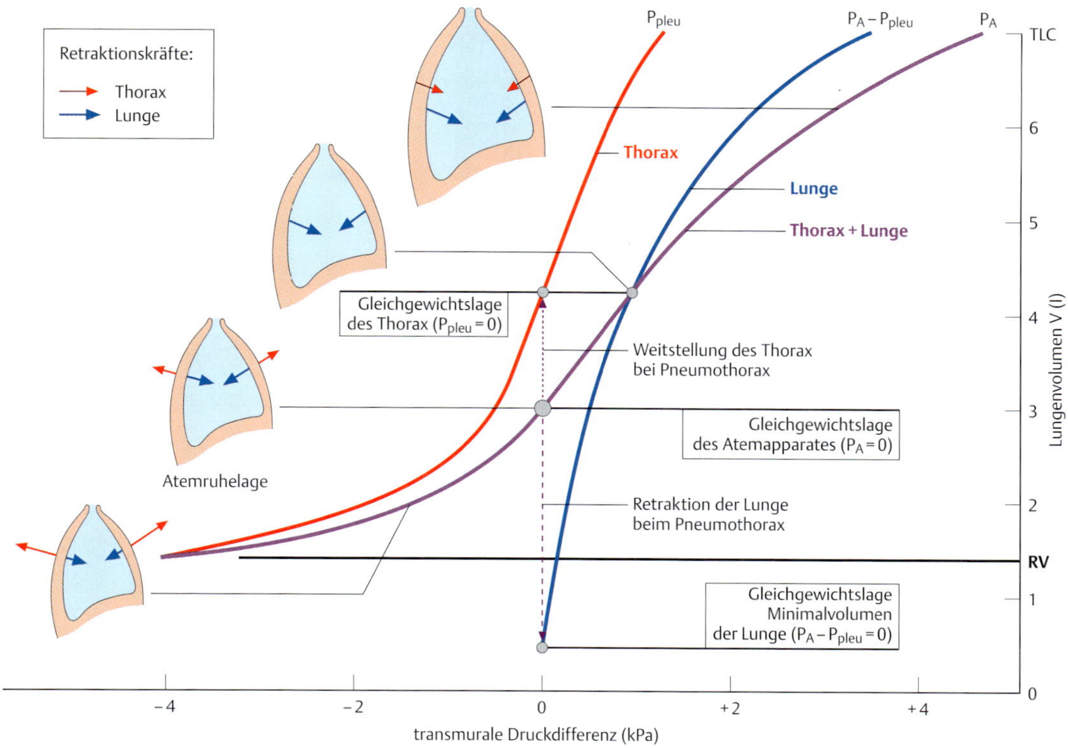

Abb. 5.3 Ruhedehnungskurve des Atemapparates. P_A = Alveolardruck, P_{pleu} = intrapleuraler Druck, RV = Residualvolumen, TLC = totale Lungenkapazität.

5

Die **Ruhedehnungskurve der Einzelkomponenten** zeigt, dass die Compliance des Thorax mit zunehmendem Volumen zunimmt und die der Lunge mit zunehmenden Volumen abnimmt. In der Atemruhelage ist der Thorax leicht verkleinert (P_{pleu} negativ → Tendenz zur Ausdehnung) und die Lunge gedehnt (P_{pul}–P_{pleu} positiv → Tendenz, sich zusammenzuziehen). Beide Kräfte halten sich in Ruhestellung genau die Waage, so dass dieser Zustand ohne Muskelkraft gehalten werden kann und den Endpunkt einer normalen Exspiration in Ruhe darstellt. Das Luftvolumen, das dann in der Lunge vorhanden ist, entspricht der funktionellen Residualkapazität (s. S. 100).

Wird die Koppelung zwischen Lunge und Thorax über den negativen intrapleuralen Druck aufgehoben (z. B. beim Pneumothorax, s. u.), gehen beide in ihre eigene Ruhestellung über – der Thorax erweitert sich während die Lunge in sich zusammenfällt.

Klinischer Bezug

Der Pneumothorax: Im Pleuraspalt besteht ein Unterdruck, der die Lunge entfaltet hält. Von einem Pneumothorax spricht man, wenn Luft in den Pleuraspalt eindringt. Je nach Ausmaß kollabiert die Lunge dabei. Der Patient verspürt akute Atemnot, sein arterieller PO_2 fällt ab. Ein Pneumothorax kann spontan z. B. durch das Zerreißen einer Emphysem-Blase (Lungenemphysem oder traumatisch entstehen. Kritisch wird es, wenn dabei ein sog. Spannungspneumothorax entsteht. Hierbei wird bei jedem Atemzug mehr Luft in den Pleuraspalt gesaugt, die aber durch einen Ventilmechanismus nicht mehr entweichen kann. So baut sich ein Druck auf, der das Mediastinum auf die gesunde Seite verdrängt, so dass die großen Gefäße zum Herzen abgeknickt oder komprimiert werden. Nur die sofortige Pleurapunktion zur Druckentlastung ist lebensrettend.

Die Resistance (nicht elastische = visköse Atemwiderstände)

Bei der aktiven Atmung kommen zu den elastischen Widerständen noch solche hinzu, die durch die *dynamischen Vorgänge des Ein- und Ausatmens* entstehen. Diese nicht-elastischen Widerstände bestehen zum einen in der Reibung der Organe und Gewebe untereinander, zum überwiegenden Teil (85 %) aber aus dem *Strömungswiderstand* der Luft in den Atemwegen.

Dieser Strömungswiderstand, der sog. visköse Atemwegswiderstand, ist hauptsächlich in den großen Atemwegen (> 2 mm) lokalisiert, da hier viel Luft durch einen immer enger werdenden Gesamtquerschnitt der Atemwege strömen muss.

Die Resistance R ist das Maß für die viskösen Atemwegswiderstände. Sie wird analog zum Ohm'schen Gesetz der Elektrizität aus der Luftströmung ($\dot{V}$ in l/s) und der treibenden Druckdifferenz berechnet. Diese Differenz ist die zwischen Alveolarraum und der Außenluft, also der intrapulmonale Druck P_{pul}:

$$R = \frac{P_{pul}}{\dot{V}}$$

Bei normaler Ruheatmung durch den Mund beträgt die Resistance 0,2 kPa · s · l^{-1}.

Die Messverfahren zur Bestimmung der Resistance

Mit der **Ganzkörperplethysmographie** kann man das Druck-Stromstärke-Diagramm der Lunge aufzeichnen, aus dem man die Resistance berechnen kann. Dabei sitzt der Proband in einer luftdicht abgeschlossenen Kammer und atmet in einen Beutel außerhalb der Kammer, während das Mundstück die Atemstromstärke und den Druck im Mundraum misst. Der intrapulmonale Druck wird aus den Druckschwankungen in der Kammer, ausgelöst durch die Atembewegungen des Probanden, berechnet. Im entstehenden Druck-Stromstärke-Diagramm ist die Resistance die Steigung der Kurve. Bei einer erhöhten Resistance (z. B. bei einer obstruktiven Ventilationsstörung, s. S. 105) verläuft die Kurve flacher. Die Ganzkörperplethysmographie ist das exakteste Verfahren zur Bestimmung der Resistance. Abschätzen, ob der Atemwegswiderstand erhöht ist oder nicht, kann man auch mit anderen Verfahren.

Als **Atemgrenzwert** bezeichnet man das Atemzeitvolumen, das ein Proband maximal willkürlich erreichen kann. Man misst dazu am Spirometer die Atemvolumina über 10–15 Sekunden und rechnet das bewegte Gasvolumen auf eine Minute hoch. Normalerweise liegt der Atemgrenzwert beim Erwachsenen bei 120–170 l/min. Liegt der Wert unter 120 l/min, spricht dieser erniedrigte Atemgrenzwert für eine erhöhte Resistance.

Peak-flow bezeichnet die maximale Atemstromstärke bei forcierter Exspiration. Diese Flussgeschwindigkeit lässt sich mit einem Pneumotachografen bestimmen. Gesunde Probanden erreichen einen Peak-flow von ca. 10 l/s. Die Geräte sind sehr handlich und können z. B. von einem Asthmatiker zu Hause zur Selbstkontrolle der Krankheitsaktivität genutzt werden.

Einsekundenkapazität (FEV_1, **Abb. 5.4**): Bei diesem auch Tiffeneau-Test genannten Verfahren sitzt der Proband an einem Spirometer und wird aufgefordert, so tief wie möglich einzuatmen und dann so schnell und so tief wie möglich auszuatmen. Aus dem Spirogramm bestimmt man das Volumen, das der Proband in der ersten Sekunde der Exspiration ausgeatmet hat (forciertes exspiratorisches Volumen

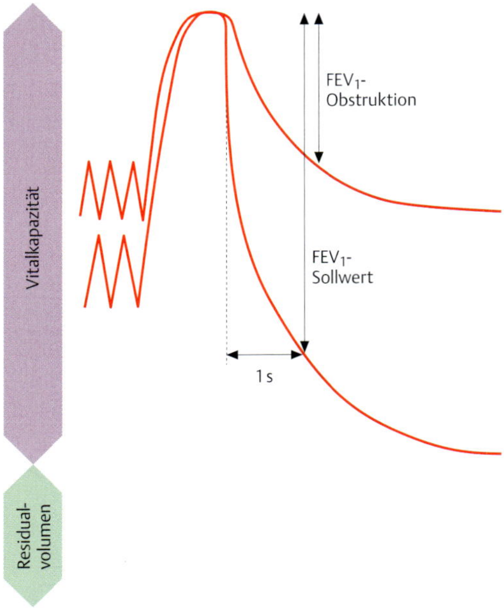

Abb. 5.4 Beziehung des Atemstoßtests (Tiffeneau-Test) (FEV_1) zum Strömungsverhalten in den Bronchien, dargestellt an der Fluss-Volumen-Kurve.

in 1 Sekunde = FEV_1). Das FEV_1 gibt man in Prozent der Vitalkapazität an. Werte unter 70–80 % (relative Einsekundenkapazität $rFEV_1$ [%]) sprechen für einen erhöhten Atemwegswiderstand.

Die Atemarbeit gegen elastische und visköse Widerstände

Die Arbeit, die bei der Atmung geleistet werden muss, erfolgt gegen die elastischen und viskösen Widerstände. Die dynamischen Veränderungen des intrapleuralen Drucks kann man in einem Diagramm gegen das Atemzugvolumen abtragen. Das entstehende Druck-Volumen-Diagramm wird wegen seines Aussehens auch Atemschleife genannt (**Abb. 5.5**).

Aus diesem Diagramm kann man sowohl die Arbeit gegen die elastischen als auch gegen die viskösen Widerstände ablesen. Arbeit ist hier physikalisch definiert als das Produkt aus Druck und Volumen. Grafisch gesehen ist dies die Fläche im Diagramm.

Das Dreieck ABC stellt die Arbeit der Atemmuskulatur gegen die elastischen Widerstände dar (A_{elast}). Diese Arbeit wird in den elastischen Fasern der Lunge gespeichert und steht in Form der Rückstellkräfte für die Ausatmung zur Verfügung.

Die Fläche, die von den Kurven der In- und Exspiration umfahren wird, ist die Arbeit, die gegen die viskösen Widerstände geleistet wird. Bei gesteigerter Atemfrequenz und/oder gesteigerter Atemtiefe nimmt diese Arbeit zu – die umschlossene Fläche der Atemschleife wird größer (**Abb. 5.5**).

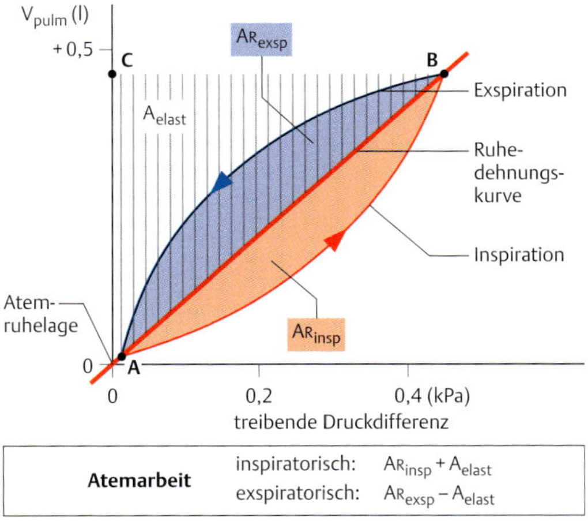

Abb. 5.5 Druck-Volumen-Diagramm bei normaler Ruheatmung. A = Ausgangspunkt für die Inspiration, B = Endpunkt der Einatmung. (aus Silbernagl, Despopoulos, Taschenatlas Physiologie, Thieme, 2012)

So lange die Kurve für die Exspiration innerhalb des Dreiecks ABC bleibt, reichen die elastischen Rückstellkräfte der Lunge aus, um die viskösen Widerstände zu überwinden. Reicht die Kurve, darüber hinaus, so müssen die exspiratorischen Atemhilfsmuskeln die zusätzliche Arbeit leisten. Dies ist z. B. der Fall bei einer beschleunigten und vertieften Atmung.

Obstruktive und restriktive Ventilationsstörungen

Krankheiten und exogene Noxen, die auf die Lunge einwirken, lösen dort im Wesentlichen zwei Störungsbilder aus, die auch gemischt vorliegen können: **Obstruktive Ventilationsstörungen** sind durch einen *erhöhten Atemwegswiderstand* (erhöhte Resistance; **Tab. 5.1**) gekennzeichnet. Dadurch muss eine erhöhte Atemarbeit geleistet werden. Subjektiv entsteht dadurch das Symptom der Atemnot (Dyspnoe). Die Verengung der Atemwege kann z. B. durch Schleim, muskuläre Engstellung der Bronchien oder Tumorstenosen ausgelöst werden. Oftmals führt die Obstruktion zu einer Überblähung des Lungengewebes, da noch Luft eingeatmet, diese aber bei der Ausatmung nicht mehr mobilisiert werden kann (→ erhöhtes Residualvolumen). Zu den obstruktiven Ventilationsstörungen zählen z. B. das Asthma bronchiale und die durch Rauchen ausgelöste chronisch-obstruktive Bronchitis.
Restriktive Ventilationsstörungen beruhen auf einer *verminderten Compliance* von Lunge oder Thorax. Kennzeichen ist die erniedrigte Vitalkapazität (**Tab. 5.1**). Mögliche Ursachen sind beispielsweise Thoraxdeformitäten oder die Lungenfibrose (= Durchsetzung des Lungengewebes mit Bindegewebe).

Tab. 5.1

Lungenfunktionsparameter bei obstruktiven und restriktiven Ventilationsstörungen

	obstruktive Ventilationsstörung	restriktive Ventilationsstörung
Vitalkapazität	normal	↓
Residualvolumen	↑	↓
Resistance	↑	normal
FEV_1	↓	normal
Peak-Flow	↓	normal-(↓)
Atemgrenzwert	↓	normal-(↓)
Compliance	normal	↓?

Check-up

- ✓ **Wiederholen Sie noch einmal die mobilisierbaren und nicht mobilisierbaren Lungenvolumina und verdeutlichen Sie sich die unterschiedlichen Messmethoden.**
- ✓ **Verdeutlichen Sie sich den Unterschied zwischen elastischen und viskösen Atemwiderständen und prägen Sie sich den Verlauf der Ruhedehnungskurve ein.**
- ✓ **Stellen Sie sich den Verlauf der Atemschleife noch einmal vor und was damit grafisch dargestellt wird.**

5.2 Der Gasaustausch

Lerncoach

- **Auch in diesem Kapitel hilft Ihnen anatomisches Grundwissen, insbesondere über den Aufbau der Atemwege von der Trachea bis zu den Endverzweigungen der Bronchien.**
- **Machen Sie sich klar, dass es sich bei der Luft um kein reines Gas sondern um ein Gasgemisch handelt.**

5.2.1 Überblick und Funktion

Die Funktion des Gasaustausches besteht darin, dass Sauerstoff aus der Luft ins Blut aufgenommen und entstandenes Kohlendioxid abgegeben wird. Grundbedingungen für den Gasaustausch sind der Luftaustausch in der Lunge **(Ventilation)** über die Atemwege, die **Diffusion** der Gase durch die Alveolarmembran und eine ausreichende Durchblutung der Lunge **(Perfusion)**.

5.2.2 Die Grundlagen

Der Aufbau und die Reinhaltung der Atemwege

Die Luftwege verzweigen sich baumartig, ausgehend von der Trachea. Bis zu den ersten Alveolen in den Bronchioli respiratorii hat die eingeatmete Luft schon ca. 16 Verzweigungen passiert. Insgesamt besitzt ein Mensch ca. 300 Millionen Alveolen mit einem Durchmesser von jeweils 0,3 mm. Die gesamte

Oberfläche, die für den Gasaustausch zur Verfügung steht, ist ~120 m^2 groß, das entspricht etwa der Größe eines Tennisplatzes. Die verzweigten Luftwege vergrößern die Lungenoberfläche also erheblich.
Die Bronchien sind vegetativ innerviert: Der Sympathikus erweitert, der Parasympathikus verengt die Bronchien (s. S. 268).
Um den nach außen hin offenen Respirationstrakt vor Verschmutzung und Infektionen zu schützen, existieren einige Schutzreflexe, Reinigungsmechanismen und Mechanismen der zellulären Abwehr. Zu den **Schutzreflexen** zählt man das Niesen und das Husten. Beide werden durch Schleimhautreizung, beispielsweise durch einen Fremdkörper, ausgelöst. Niesen ist ein Schutzreflex der oberen Atemwege (Nasenhöhle, Rachen), während Husten eher dem Schutz der tiefen Atemwege (Bronchien) dient. Die Oberfläche der Atemwege ist mit **Flimmerepithel** überzogen und besitzt muköse Drüsen. Staubpartikel, die die Filterung in der Nase überwinden, werden in dem Schleimfilm festgehalten, der das respiratorische Epithel bedeckt. Dieser Schleimfilm wird durch Zilienschlag der Epithelzellen Richtung Glottis vorgeschoben und Fremdkörper so abtransportiert. Dieser Transport ist bei Rauchern gestört und prädisponiert zu chronischen Entzündungen, wie z. B. der chronisch-obstruktiven Bronchitis. Zur **zellulären Abwehr** dienen die Alveolarmakrophagen und IgA auf der Schleimhaut (s. S. 35).

5

Die Zusammensetzung der Luft

Luft ist kein reines Gas sondern ein Gemisch aus 78,1 Vol.-% Stickstoff (N_2), 20,9 Vol.-% Sauerstoff (O_2), 0,03 Vol.-% Kohlendioxid (CO_2) und Spuren verschiedener Edel- und anderer Gase. Den Anteil eines Gases am Gesamtgemisch bezeichnet man als *Fraktion*. Sie wird als dimensionslose Zahl angegeben (z. B. 0,3 entspricht 30 %).
Ein *Partialdruck* ist der Druck, den ein Gas eines solchen Gasgemischs zum Gesamtgasdruck beisteuert. Je höher die Fraktion eines Gases, desto höher ist der Anteil dieses Gases am Gesamtdruck. Die Partialdrücke aller Luftbestandteile addieren sich zum Gesamtluftdruck. Die Tatsache, dass sich die einzelnen Partialdrücke zum Gesamtdruck addieren, nennt man das **Dalton'sche Gesetz**. In der trockenen Außenluft beträgt der Partialdruck von O_2 150 mmHg = 20 kPa, der von CO_2 0,2 mm Hg = 0,03 kPa.

Die Messbedingungen für das Gasvolumen V

Das Gasvolumen wird durch Temperatur und Gasdruck bestimmt. Aus diesem Grund muss man zusätzlich zum Gasvolumen die Bedingungen angeben, unter denen es gemessen wurde. Für die Praxis gibt es drei fest definierte Messbedingungen:

- **STPD (S**tandard **T**emperature **P**ressure **D**ry): Physikalische Standardbedingungen, d. h. Temperatur 273 K (0 °C), Luftdruck 101 kPa (760 mmHg), trockene Luft (Wasserdampfdruck = 0 mmHg).
- **ATPS (A**mbient **T**emperature **P**ressure **S**aturated): Spirometerbedingungen, d. h. Raumtemperatur, aktueller atmosphärischer Luftdruck, mit Wasserdampf gesättigte Luft.
- **BTPS (B**ody **T**emperature **P**ressure **S**aturated): Physiologische Bedingungen im Alveolarraum, d. h. Körpertemperatur (310 K = 37 °C), aktueller atmosphärischer Luftdruck, Wasserdampfsättigung (Wasserdampfdruck bei 37 °C × 6,3 kPa bzw. 47 mmHg).

Die Umrechnung zwischen den einzelnen Messbedingungen kann über Umformungen der allgemeinen Gasgleichung (s. S. 99) erfolgen.
Faustregel: V_{BTPS} ist 10 % größer als V_{ATPS}, V_{STPD} ist 10 % kleiner als V_{ATPS}

5.2.3 Die Ventilation

Die Funktion und die Kenngröße der Ventilation

Die Ventilation (= Belüftung) ist verantwortlich für die Aufrechterhaltung gleichmäßiger alveolärer Gaspartialdrücke. Diese müssen ausreichend sein, um die Diffusion der Atemgase durch die Alveolarmembran zu gewährleisten.
Eine wichtige Kenngröße für die Ventilation ist das *Atemzeitvolumen*. Dies ist das Produkt aus Atemzugvolumen (ca. 0,5 l beim Erwachsenen) und Atemfrequenz.
Die Atemfrequenz ist altersabhängig:

- Säuglinge: 40–50/min.
- Schulkinder: 20–30/min.
- Erwachsene: 14–16/min. Beim Erwachsenen ergibt sich dann ein Atemzeitvolumen von 7–8 l/min. Diese Ventilation lässt sich bei Belastung auf bis zu 120 l/min steigern.

Die Totraumventilation

Der anatomische und der funktionelle Totraum

Das Atemzeitvolumen steht nicht komplett zum Gasaustausch zur Verfügung, da die Atemwege erst ab den Bronchioli respiratorii mit Alveolen ausgestattet sind. Die davor liegenden Abschnitte des Atemapparates dienen somit nicht dem Gasaustausch und werden als **anatomischer Totraum** bezeichnet.
Zum **funktionellen Totraum** zählen zusätzlich belüftete Alveolarbezirke, die nicht durchblutet werden und somit dem Gasaustausch nicht zur Verfügung stehen. Beim Gesunden stimmen funktioneller und anatomischer Totraum überein. Einen vergrößerten funktionellen Totraum findet man dagegen z. B. beim Lungenemphysem (zerstörte Alveolarwände führen zu großem Blasen in der Lunge) oder nach Lungenembolien.

Lerntipp
Machen Sie sich die Wirkung des Totraums deutlich, indem Sie ganz flach atmen – aber bitte nur ganz kurzzeitig!

Die Berechnung des Totraumvolumens

Bei der Berechnung des Totraumvolumens V_D macht man sich zu Nutze, dass der Totraum nicht am Gasaustausch beteiligt ist.

Die Luft im Totraum entspricht in ihrer Zusammensetzung der eingeatmeten Frischluft. Bei der Exspiration setzt sich das ausgeatmete Volumen V_E zusammen aus der im Totraum befindlichen Frischluft (V_D) und Luft aus dem Alveolarraum (V_A). Eine am Ende der Ausatmung analysierte Gasprobe entspricht in der Gaszusammensetzung der Alveolarluft, da die Luft aus dem Totraum als erstes ausgeatmet wird. Von besonderem Interesse ist der unterschiedliche CO_2-Gehalt ($F_A = CO_2$-Fraktion in der Alveolarluft, $F_D = CO_2$-Fraktion in der Frischluft bzw. im Totraum, $F_E = CO_2$-Konzentration in der gemischten Ausatemluft). Die gesamte ausgeatmete Kohlendioxidmenge setzt sich zusammen aus den entsprechenden Teilmengen:

Ausgeatmetes $CO_2 = CO_2$ aus dem Totraum + CO_2 aus dem Alveolarraum oder $V_E \cdot F_E = V_D \cdot F_D + V_A \cdot F_A$.

Da CO_2 in der Frischluft in einer so geringen Konzentration ($F_D = 0{,}0003$) vorkommt, dass sie gleich Null gesetzt werden kann, und $V_A = V_E - V_D$ ist, erhält man nach Umformung die **Bohr'sche Totraumformel**:

$$V_D = V_E \cdot \frac{F_A - F_E}{F_A}$$

Das Totraumvolumen eines normalen erwachsenen Probanden beträgt etwa 30 % eines normalen Atemzugvolumens (ca. 500 ml), also ca. 150 ml. Bei einer sehr flachen Atmung mit kleinen Atemzugvolumina steigt die Totraumventilation an, während kaum noch Luft in den Alveolarraum gelangt.

Die alveoläre Ventilation

Eine ausreichende Ventilation des Alveolarraums setzt entsprechend tiefe Atemzüge voraus. Die alveoläre Ventilation beträgt in Ruhe ca. 5–6 l/min. Pro Atemzug gelangen ca. 350 ml Luft in den Alveolarraum (Atemzugvolumen [ca. 500 ml] – Totraumvolumen [ca. 150 ml]) und vermischen sich dort mit den 3 l Gas der funktionellen Residualkapazität. Pro Atemzug wird nur 1/10 der Luft im Alveolarraum ausgetauscht, daher bleibt die Zusammensetzung der Gase dort sehr konstant (**Tab. 5.2**).

Die Unterschiede in der Gaszusammensetzung zwischen Außenluft und dem alveolären Gasgemisch kommen zum einen durch den Gasaustausch zustande, also den Entzug von Sauerstoff und die Zugabe von CO_2, zum anderen dadurch, dass bei der Passage

Tab. 5.2

Atemgasfraktionen und -partialdrücke von Inspirationsluft und alveolärem Gasgemisch

		Inspirationsluft	alveoläres Gasgemisch
Fraktionen	FO_2	20,9 % = 0,209	14 % = 0,14
	FCO_2	0,03 % = 0,0003	5,6 % = 0,056
Partialdrücke	PO_2	150 mmHg = 20 kPa	100 mmHg = 13,3 kPa
	PCO_2	0,2 mmHg = 0,03 kPa	40 mmHg = 5,3 kPa?

durch die Luftwege die Einatemluft voll mit Wasserdampf gesättigt wird ($PH_2O = 47$ mmHg = 6,3 kPa).

Veränderung des alveolären PO_2: Der alveoläre PO_2 steigt mit dem inspiratorischen PO_2 (z. B. bei O_2-Therapie) und einer erhöhten alveolären Ventilation und sinkt mit steigendem Sauerstoffverbrauch des Körpers (erhöhte O_2-Aufnahme).

Veränderung des alveolären PCO_2: Der alveoläre CO_2-Partialdruck steigt mit der CO_2-Produktion des Körpers und mit abfallender alveolärer Ventilation.

Hyper- und Hypoventilation

Eine Ventilation, bei der in den Alveolen und damit auch im arteriellen Blut ein PCO_2 von 40 mmHg aufrechterhalten wird, bezeichnet man als Normoventilation. Die Begriffe Hyper- und Hypoventilation kennzeichnen Zustände gesteigerter bzw. verminderter alveolärer Ventilation, die der jeweiligen Stoffwechselsituation nicht angepasst sind und deshalb auch mit Änderungen des arteriellen PCO_2 einhergehen. Definitionsgemäß geht eine Hyperventilation mit einer **Hypokapnie** (Erniedrigung des arteriellen PCO_2) und eine Hypoventilation mit einer **Hyperkapnie** (Erhöhung des arteriellen PCO_2) einher. Beide Situationen führen zu einer Störung des Säure-Basen-Haushalts (s. S. 113).

5.2.4 Die Diffusion der Atemgase

Das 1. Fick'sche Diffusionsgesetz

Der eigentliche Gasaustausch zwischen Blut und alveolärem Gasgemisch findet durch *Diffusion* statt. Hierbei müssen die Gasmoleküle die Alveolarmembran überwinden.

Der Diffusionsstrom der Gasmoleküle ist abhängig vom Partialdruckunterschied des jeweiligen Gases zwischen Alveolarraum und Blut, von der Diffusionsstrecke und von der Austauschfläche. Dieser Zusammenhang lässt sich physikalisch durch das **1. Fick'sche Diffusionsgesetz** beschreiben:

$$V = \frac{F \cdot K}{d} \cdot \Delta P$$

Der Diffusionsstrom V steigt folglich proportional mit der Austauschfläche F und der Partialdruckdifferenz ΔP und fällt indirekt proportional zur Diffusionsstrecke d.

Der Faktor K ist der **Krogh'sche Diffusionskoeffizient**. Er ist für jedes Gas und jedes Diffusionsmedium unterschiedlich. So ist K für CO_2 ca. 20 mal größer als für Sauerstoff. Bei gleichen Bedingungen diffundiert also um den Faktor 20 mehr CO_2 als O_2 durch die Alveolarmembran. Deshalb reichen für den CO_2-Austausch auch die kleineren Partialdruckunterschiede zwischen Alveolarluft (40 mm Hg = 5,3 kPa) und Blut (46 mmHg = 6,13 kPa) aus.

Die treibende Kraft bei der Diffusion ist der Partialdruckunterschied. Im venösen Blut, das über die A. pulmonalis das Kapillarbett der Lunge erreicht, beträgt der PO_2 40 mmHg (5,3 kPa) und der PCO_2 46 mmHg (6,13 kPa). Bei der Passage durch die Lungenkapillare gleichen sich die Partialdrücke im Blut völlig denen im alveolären Gasgemisch (PO_2 = 100 mmHg = 13,3 kPa bzw. PCO_2 = 40 mmHg = 5,3 kPa) an (**Abb. 5.6**). Der größte Anteil des Gasaustausches findet dort statt, wo die Lungenkapillaren beginnen, da dort die Partialdruckunterschiede noch recht groß sind, während sie sich bis zum Kapillarende hin immer weiter annähern.

Der Austausch der Atemgase muss schnell geschehen. Die Kontaktzeit des Blutes mit der Alveolarmembran beträgt durchschnittlich nur 0,5 Sekunden. Um dennoch eine ausreichende Oxygenierung zu erreichen, ist die Diffusionsstrecke sehr gering (ca. 1–2 µm) und die Austauschoberfläche (Gesamtoberfläche aller Alveolen, ca. 120 m^2) sehr groß gehalten.

Die vereinfachte Fick'sche Gleichung für die Lunge

Im Fick'schen Diffusionsgesetz kann man die beiden für die Lunge konstanten Größen d und F auch zusätzlich in die Konstante K mit einbeziehen. Man erhält dann die vereinfachte Gleichung:

$$V = D \cdot \Delta P$$

D wird hierbei als **Diffusionskapazität der Lunge** für ein bestimmtes Gas bezeichnet. Die Diffusionskapazität von Kohlenmonoxid (CO) wird in der Klinik als Parameter für die Intaktheit der Gasaustauschfähigkeit genutzt.

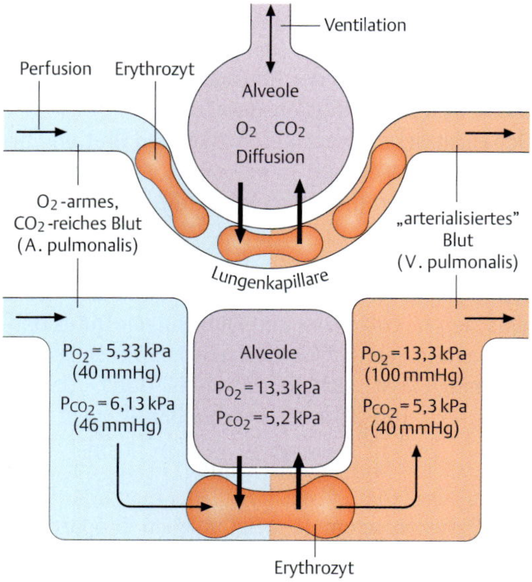

Abb. 5.6 Der Gasaustausch zwischen dem Alveolarraum und den Lungenkapillaren.

Klinischer Bezug

Exogen-allergische Alveolitis: Verschiedene Schadstoffexpositionen können über eine allergische Entzündungsreaktion zu einer Verdickung der Alveolarmembran mit eingeschränkter Diffusionskapazität führen. Im fortgeschrittenen Stadium ist eine Lungenfibrose (restriktive Ventilationsstörung) die Folge. Oftmals sind organische Stäube die Ursache, denen die Patienten im Beruf ausgesetzt waren. Ein Beispiel dafür ist die sog. Farmerlunge ausgelöst durch schimmeliges Heu.

5.2.5 Die Perfusion der Lunge

Die Lungenperfusion (= Durchblutung der Lunge) ist für den Gasaustausch genauso wichtig wie die Ventilation. Die Durchblutung muss auf die Ventilation abgestimmt sein, um einen effektiven Gasaustausch zu gewährleisten. Der Lungenkreislauf besitzt eine Reihe von Besonderheiten, die sich auch auf den Gasaustausch auswirken.

In Ruhe werden nur ca. 50 % der vorhandenen Lungenkapillaren durchblutet. Bei körperlicher Arbeit (also erhöhtem Herzzeitvolumen) werden die restlichen (sog. **Reservekapillaren**) geöffnet und die pulmonalarteriellen Gefäßäste passiv, also durch den erhöhten Blutstrom, erweitert. So lässt sich erklären, dass sich der Blutdruck in der A. pulmonalis nur verdoppelt, wenn sich die Lungendurchblutung vervierfacht. Zudem vergrößert sich durch die Eröffnung der Reservekapillaren die Diffusionskapazität der Lunge.

Hypoxische Vasokonstriktion (Euler-Liljestrand-Mechanismus): Ein besonderer, wenig erforschter Mechanismus sorgt durch Regulierung der Gefäßweite für einen effektiveren Gasaustausch. In Bezirken mit einem niedrigen alveolären O_2-Partialdruck verengen sich die zuführenden Pulmonalarterienäste. Dieser sog. Euler-Liljestrand-Mechanismus drosselt die Perfusion von Lungenarealen, in denen kein effektiver Gasaustausch möglich wäre. Zudem wirkt dieser Mechanismus den oben erwähnten druckbedingten Inhomogenitäten entgegen.

Der kleine Kreislauf ist ein **Niederdrucksystem**, d. h. der Blutdruck in der A. pulmonalis beträgt ca. 25 mmHg systolisch und 10 mmHg diastolisch. Deshalb ist die Perfusion regional unterschiedlich: Die Lungenspitzen werden bei aufrechter Haltung schlechter durchblutet als die basisnahen Lungenanteile, da das Blut erst gegen den hydrostatischen Druck bis in die Lungenspitzen hochgepumpt werden muss. Die Folge sind **Inhomogenitäten im Ventilations-Perfusions-Verhältnis**. Der Quotient aus alveolärer Ventilation (= V_a) und Lungenperfusion (= Q) beträgt für die gesamte Lunge etwa 1 (alveoläre Ventilation = Herzminutenvolumen = 5–6 l/min). Im Bereich der Lungenspitze werden Werte um 3, in den basalen Anteilen um 0,6 erreicht.

Shunt-Verbindungen: Dem arterialisierten Blut der Vv. pulmonalis wird noch ein Teil sauerstoffarmes Blut aus sog. Shunt-Verbindungen beigemischt. Dies ist Blut, das nicht die Lungenkapillaren passiert hat und somit nicht oxygeniert wurde. Dieses Shunt-Blut stammt unter anderem aus den Vasa privata der Bronchien, die über die Vv. bronchiales teilweise in die Pulmonalvenen drainieren. Neben regionalen Inhomogenitäten von Diffusion, Ventilation und Perfusion sorgt auch dieses Shunt-Blut dafür, dass der O_2-Partialdruck in den Körperarterien niedriger liegt als am Ende der Lungenkapillaren (ca. 100 mmHg = 13,3 kPa), nämlich ungefähr bei 90–95 mmHg (12–12,6 kPa). Im Alter sinkt dieser Wert weiter auf bis zu 70 mmHg (9,3 kPa).

Klinischer Bezug

Lungenembolie: Die Lungenembolie ist eine gefürchtete Komplikation der Thrombose, v. a. der Thrombose der tiefen Bein- und Beckenvenen. Hierbei wird ein Blutgerinnsel aus einer Vene ausgeschwemmt und mit dem Blut durch das rechte Herz in die Lungenstrombahn transportiert. Dieser sog. Embolus bleibt irgendwann in den sich verengenden Gefäßen stecken und blockiert den Blutfluss. Je nach Größe des verschlossenen Gefäßes reicht die Symptomatik von leichten Brustschmerzen über schwere Atemnot bis hin zum plötzlichen Herzversagen, da der Lungengefäßwiderstand plötzlich so erhöht wird, dass es zu einer Überlastung des Herzens kommt. Lebensrettend kann sowohl die Auflösung des Embolus mittels Fibrinolyse (s. S. 37) als auch die operative Embolektomie sein.

Check-up

- ✓ **Verdeutlichen Sie sich, warum das alveoläre Gasgemisch eine andere Zusammensetzung hat als das Gasgemisch der Inspirationsluft.**
- ✓ **Rekapitulieren Sie nochmals, welche Hindernisse die Atemgase bei ihrer Diffusion ins Blut überwinden müssen und welche Bedingungen für einen effektiven Gasaustausch Voraussetzung sind.**
- ✓ **Wiederholen Sie, durch welche Mechanismen der Perfusion der Gasaustausch verbessert werden kann.**
- ✓ **Vergegenwärtigen Sie sich nochmals, warum das Blut in den Körperarterien einen geringeren Sauerstoffgehalt hat als das Blut am Ende der Lungenkapillaren.**

5.3 Der Atemgastransport im Blut

Lerncoach

- **Zur Erinnerung: Gase können in Flüssigkeiten chemisch gebunden oder physikalisch gelöst vorliegen; dies ist wichtig zum Verständnis des Gastransportes im Blut.**
- **Vergegenwärtigen Sie sich bei der Erarbeitung der Sauerstoffbindungskurve, welche Sauerstoffpartialdrücke in der Lunge bzw. im Gewebe vorliegen. So wird Ihnen klar, wie günstig die Bindungseigenschaften des Hämoglobins für Sauerstoff sind.**

5.3.1 Überblick und Funktion

Sauerstoff und Kohlendioxid müssen von der Lungenkapillare zur Zelle bzw. von der Zelle zur Lungenkapillare gelangen. Diese Transportfunktion übernimmt das Blut. Die Atemgase sind im Blut teilweise physikalisch gelöst, teilweise chemisch gebunden. Das Transportmolekül für den Sauerstoff ist das **Hämoglobin**, das auch Kohlendioxid binden kann. Der Hauptbestandteil des CO_2 liegt allerdings im Blut in Form von HCO_3^- vor. Für beide Atemgase gibt es **typische Bindungskurven**, die die Bindung des Gases im Blut in Abhängigkeit vom jeweiligen Gaspartialdruck darstellen. Diese Bindung kann durch verschiedene Faktoren beeinflusst werden.

5.3.2 Die Grundlagen

Physikalische Löslichkeit und chemische Bindung von Gasen

Sowohl Sauerstoff als auch Kohlendioxid liegen im Blut nicht nur in physikalischer Lösung sondern auch in chemischer Bindung, z. B. an Hämoglobin gebunden vor. Der Grund liegt u. a. in der geringen physikalischen Löslichkeit beider Gase.

Das Henry-Dalton-Gesetz macht eine Aussage über die physikalische Löslichkeit von Gasen. Es besagt, dass die Konzentration eines physikalisch gelösten Gases proportional zu dessen Partialdruck im Gas über der Flüssigkeit ist. Auf den Körper angewendet bedeutet dies, dass die Konzentration des Gases im Blut proportional ist zu dem Partialdruck des Gases im Alveolarraum. Als Formel ausgedrückt:

$C_{Gas} = \alpha \cdot P_{Gas}$

Die Konstante α ist spezifisch für das jeweilige Gas und die jeweilige Flüssigkeit. Sie wird als *Bunsen-*

Löslichkeitskoeffizient bezeichnet. Dieser ist für CO_2 20fach größer als für Sauerstoff, so dass auch mehr CO_2 in physikalischer Lösung vorliegt.

Auch wenn der Anteil der physikalischen Lösung an der Gesamtmenge im Blut sowohl von O_2 als auch von CO_2 gering ist, so erfüllt dieser Anteil doch eine wichtige Funktion: Es handelt sich um Gasmoleküle „auf der Wanderschaft", da diese erst frei gelöst durch das Plasma diffundieren müssen, um ihre Zielzellen, z. B. das Innere eines Erythrozyten, zu erreichen.

5.3.3 Der Sauerstofftransport im Blut

Das Hämoglobin

Nur ca. 1 % des im Blut transportierten Sauerstoffs liegt physikalisch gelöst vor. Der Rest wird in den Erythrozyten reversibel an *Hämoglobin (Hb)* gebunden.

Hämoglobin ist ein tetrameres Protein, das in jeder der Ketten einen Häm-Ring mit Fe^{2+}-Atom besitzt, das ein O_2-Molekül binden kann. Ein Molekül Hämoglobin kann folglich vier Moleküle Sauerstoff binden. Das Eisenatom wird bei der Sauerstoffbindung nicht zu Fe^{3+} oxidiert. Deshalb spricht man auch nur von der **Oxygenierung des Hämoglobins**, nicht von der Oxidation. Oxidiertes Hämoglobin (sog. Methämoglobin) verliert die Fähigkeit, O_2 zu binden.

Das Hämoglobin des Feten ist anders aufgebaut als das des Erwachsenen. Das Erwachsenenhämoglobin (HbA) besteht aus jeweils 2 α- und 2 β-Ketten, das fetale Hämoglobin besitzt statt der β-Ketten zwei γ-Ketten. HbF hat eine höhere Sauerstoffaffinität und eine geringere Affinität zu 2,3-Biphosphoglycerat.

Bei Vollsättigung mit Sauerstoff kann 1 g Hämoglobin in vitro 1,39 ml O_2 binden. Das ergibt sich aus den Molekulargewichten und dem Verhältnis ein Molekül Hämoglobin zu vier Molekülen O_2. In vivo ist diese Zahl etwas geringer, da keine komplette Vollsättigung erreicht wird. Es ergibt sich eine Sauerstoffbindung von 1,34 ml O_2/g Hämoglobin (sog. **Hüfner-Zahl**). Bei einer durchschnittlichen Hb-Konzentration von 15 g/dl (≙ 150 g/l) ergibt sich daraus ein O_2-Gehalt des oxygenierten Blutes von 200 ml O_2/l Blut.

Klinischer Bezug

Die Hämoglobinopathien: Anomal aufgebaute Hämoglobine können zu verschiedenen Krankheitsbildern führen. Zur Zeit sind ca. 300 anomale Hämoglobine bekannt, von denen sich die Mehrheit in einer einzelnen Aminosäure vom normalen Hämoglobin unterscheidet.

Die sog. **Sichelzellanämie** (s. S. 28) ist am weitesten verbreitet. Es handelt sich um eine Erbkrankheit, bei der in Position 6 der β-Kette Glutaminsäure durch Valin ersetzt ist. Dieses Hb wird als HbS bezeichnet. Pathophysiologisch besteht das Problem darin, dass das HbS im desoxygenierten Zustand ausfällt und die Erythrozyten ihre Form so verändern, dass es zu einer gestörten Mikrozirkulation und Organinfarkten kommt.

Bei anderen Hämoglobinopathien kommt es zu einer quantitativen Synthesestörung des Hämoglobins. Bei der sog. **Thalassämie** kommt es zu einer verminderten Synthese von β-Ketten (β-Thalassämie) oder von α-Ketten (seltenere α-Thalassämie). Dies hat neben einem gestörten Sauerstofftransport insbesondere auch Auswirkungen auf Form und Überleben der Erythrozyten (s. S. 28).

Die Sauerstoffbindungskurve

Eine Besonderheit des Hämoglobins ist der sog. **kooperative Effekt:** Lagert sich ein O_2-Molekül an eine der Hb-Bindungsstellen an, so führt eine Konformationsänderung des Proteins zu einer erleichterten Anlagerung von O_2 an die übrigen Bindungsstellen. Dieser kooperative Effekt führt dazu, dass die Sauerstoffbindungskurve einen S-förmigen Verlauf aufweist (**Abb. 5.7**). Diese Bindungskurve zeigt die Abhängigkeit der Sauerstoffsättigung (SO_2) vom arteriellen Sauerstoffpartialdruck PO_2. Die SO_2 gibt an, wieviel Prozent der vorhandenen O_2-Bindungsstellen mit Sauerstoff belegt sind. Bei der Atmung normaler Raumluft liegt die SO_2 normalerweise bei 95–97 %, die Sättigung im venösen Blut liegt immer noch bei rund 75 %.

Diese S-Form unterscheidet die Bindungskurven von Hämoglobin und Myoglobin (= O_2-Kurzzeitspeicher in den Muskeln). Letzteres besitzt nur eine O_2-Bindungsstelle, so dass der kooperative Effekt wegfällt. Die Myoglobin-Bindungskurve verläuft hyperbelförmig.

An der S-Form der O_2-Bindungskurve wird deutlich, wie günstig der kooperative Effekt für die Aufgaben des Hämoglobins in der Lunge bzw. im Gewebe ist: In der **Lunge** bleibt ein Abfall des alveolären PO_2 zunächst ohne große Auswirkungen auf die Sauerstoff-

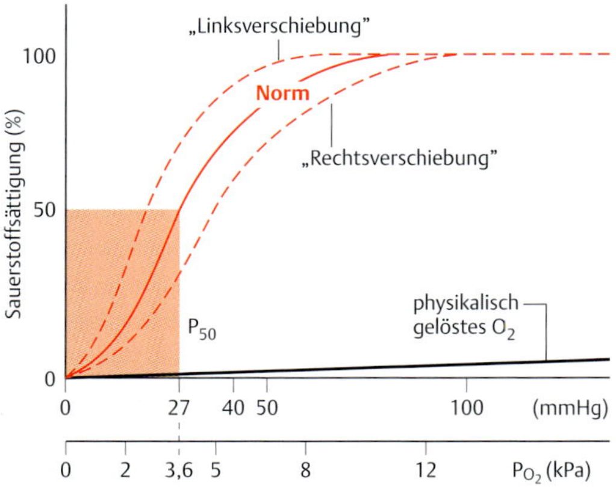

Abb. 5.7 Sauerstoffbindungskurve des Hämoglobins.

sättigung (flacher Anteil der Kurve = geringer PO_2-Abfall führt zu geringem Sättigungsabfall). Erst wenn ein kritischer Wert unterschritten wird, fällt die SO_2 ab.

Im **Gewebe** ist die Sauerstoffabgabe erleichtert. Wenn dort ein erhöhter Sauerstoffbedarf besteht, also der kapilläre PO_2 unter 40 mmHg abfällt, gibt das Hämoglobin leicht O_2 ab (steiler Anteil der Kurve = geringer PO_2-Abfall führt zu starkem Sättigungsabfall).

Die Beeinflussung der Sauerstoffbindungskurve

Es existieren eine Reihe von Faktoren, die die Affinität von Sauerstoff zu Hämoglobin beeinflussen. Die Sauerstoffbindungskurve verschiebt sich dann je nach Affinität nach links oder nach rechts.

Eine **Rechtsverschiebung** bedeutet, dass bei gleich bleibendem arteriellem PO_2 die Sauerstoffsättigung abnimmt, es kommt zu einer *Affinitätsabnahme* des Hämoglobins. Dies bedeutet aber auch, dass Hämoglobin Sauerstoff leichter abgeben kann, ein Effekt der im peripheren Gewebe gewünscht ist. Bedingungen, die zu einer Rechtsverschiebung führen, sind ein steigender PCO_2, eine steigende H^+-Konzentration (pH-Wert fällt), eine steigende Temperatur und eine steigende Konzentration von 2,3-Bisphosphoglycerat (2,3-BPG) im Erythrozyten (→ Rechtsverschiebung bei $PCO_2 \uparrow$, $H^+ \uparrow$ (= pH $\downarrow$), 2,3-BPG-Konzentration $\uparrow$, Temperatur $\uparrow$).

Die entgegengesetzten Veränderungen führen zu einer *Zunahme der Sauerstoffaffinität* des Hämoglobins und somit zu einer **Linksverschiebung** der Bindungskurve (→ Linksverschiebung bei $PCO_2 \downarrow$, $H^+ \downarrow$ (= pH $\uparrow$), 2,3-BPG-Konzentration $\downarrow$, Temperatur $\downarrow$).

Die Abhängigkeit der Sauerstoffaffinität von PCO_2 und pH-Wert bezeichnet man als **Bohr-Effekt**. Er erleichtert sowohl die Sauerstoffabgabe im Gewebe (Rechtsverschiebung) und die Sauerstoffaufnahme in der Lunge (Linksverschiebung).

Ein Parameter, um die Affinität von Sauerstoff an Hämoglobin zu beschreiben, ist der **P_{50}**-Wert. Der P_{50} ist der Sauerstoffpartialdruck, bei dem 50 % der verfügbaren Sauerstoffbindungsstellen mit Sauerstoff beladen sind (sog. Halbsättigungsdruck. Dieser liegt normalerweise bei 3,6 kPa = 27 mmHg. Eine Erhöhung des P_{50} bedeutet geringere Affinität und damit eine Rechtsverschiebung der Kurve, eine Erniedrigung des P_{50} bedeutet höhere Affinität und damit eine Linksverschiebung der Kurve.

Lerntipp

Die O_2-Bindungskurve ist der zentrale Punkt dieses Unterkapitels. Ihren Verlauf müssen Sie aus dem Kopf zeichnen können. In praktisch jeder schriftlichen Physikums-Prüfung kommen Fragen zur Rechts- und Linksverschiebung vor. Hinter kompliziert klingenden Aussagen verbirgt sich oft die Frage nach den entsprechenden Mechanismen: Die Abnahme der Sauerstoffsättigung bei gleichbleibendem arteriellen PO_2 entspräche z. B. einer Rechtsverschiebung. Achten Sie auf solche Formulierungen.

Inaktivierte Hämoglobine

Eine gestörte Anlagerung von O_2 an Hämoglobin führt zu einer Störung im Gastransport. Zwei Formen sind klinisch wichtig:

Gestörte Anlagerung durch Kohlenmonoxid (CO): CO bindet sich auf die gleiche Weise wie O_2 an die Sauerstoffbindungsstellen des Hämoglobins. CO hat allerdings eine 300-mal höhere Affinität zu Hämoglobin als Sauerstoff, die CO-besetzten Bindungsstellen fallen also für den O_2-Transport aus. Aufgrund dieser hohen Affinität reicht schon eine sehr geringe Konzentration von CO in der Atemluft aus, um Vergiftungserscheinungen hervorzurufen. Der physiologische HbCO-Anteil von 1 % kann bei Rauchern auf bis zu 10 % ansteigen. Kritisch wird ein HbCO-Anteil von mehr als 50 %. Blut mit einem hohen HbCO-Anteil kann man an der kirschroten Farbe erkennen. Therapie der Wahl bei einer CO-Vergiftung ist eine Beatmung mit reinem Sauerstoff um durch den erhöhten PO_2 CO aus der Bindung zu verdrängen. Der arterielle PO_2 ist bei einer CO-Vergiftung normal, die O_2-Bindungskurve des nicht durch CO blockierten Hämoglobins ist erniedrigt und nach links verschoben (Auslösung eines kooperativen Effekts auch durch CO), wodurch die Sauerstoffabgabe im Gewebe zusätzlich erschwert wird.

Gestörte Anlagerung durch oxidiertes Eisen im Hämoglobin: Wie oben erwähnt wird das zweiwertige Eisen im Häm bei der Sauerstoffaufnahme nicht oxidiert. Bestimmte Gifte (Oxidationsmittel wie z. B. Nitrite, bestimmte Medikamente) führen zu einer Oxidation zum dreiwertigen Eisen. Oxidiertes Hämoglobin nennt man *Hämiglobin* oder **Methämoglobin** (MetHb). Dieses kann keinen Sauerstoff mehr transportieren. Physiologisch ist ein MetHb-Anteil von 1–2 %. Im Erythrozyten kann eine NADH-abhängige MetHb-Reduktase MetHb zu normalem Hämoglobin reduzieren. Dieses Enzym ist bei Säuglingen noch nicht ausgereift, so dass eine Belastung mit Nitrit (z. B. nitrathaltiges Trinkwasser, in dem Bakterien Nitrit bilden) zu Vergiftungserscheinungen führen kann.

5.3.4 Der CO_2-Transport im Blut

Für CO_2 existiert kein spezifisches Transportmolekül wie für Sauerstoff. Es wird in drei verschiedenen Formen im Blut transportiert (**Abb. 5.8**):

- 10 % des CO_2 werden in **physikalischer Lösung** transportiert.
- 10 % werden an Aminogruppen des Hämoglobins gebunden **(Carbamino-Hämoglobin)**. Bei der Bindung an das Hämoglobin wird ein Proton freigesetzt, das aber vom Hb-Molekül abgepuffert werden kann.
- 80 % werden als **Bicarbonat** (HCO_3^-) transportiert.

Die Umsetzung von CO_2 zu Bicarbonat verläuft nach folgender Reaktionsgleichung:

$CO_2 + H_2O \leftrightarrow H_2CO_3 \leftrightarrow HCO_3^- + H^+$

Die Hydratation zu Kohlensäure (H_2CO_3) verläuft spontan sehr langsam, in den Erythrozyten wird die Reaktion durch **Carboanhydrase** beschleunigt. Die Kohlensäure dissoziiert nach Entstehung spontan zu Bicarbonat und einem Proton. Der größere Teil des Bicarbonats verlässt den Erythrozyten konzentrationsabhängig wieder in Richtung Plasma. Um die Elekroneutralität des Erythrozyten zu wahren, erfolgt dies im Antiport mit Cl^- Ionen (sog. **Hamburger-Shift**).

In der Lunge laufen diese Schritte in umgekehrter Reihenfolge ab und ermöglichen so die Abatmung des CO_2. Bicarbonat spielt auch im Säure-Basen-Haushalt eine wichtige Rolle (s. S. 113).

Insgesamt ist im Blut mehr CO_2 als Sauerstoff gelöst. Die Konzentration aller Transportformen zusammen beträgt im arteriellen Blut 500 ml CO_2/l Blut, die Bicarbonatkonzentration im Serum liegt normalerweise um 24 mmol/l.

Die CO_2-Bindungskurve

Zur Erinnerung: Die O_2-Bindungskurve besitzt ein Plateau, das durch die vollständige Sättigung des Transportmoleküls Hämoglobin bedingt ist. Da ein solches Transportprotein für CO_2 fehlt, strebt dessen Bindungskurve keinem Plateau zu. Daher kann auch der CO_2-Partialdruck in der Kurve nicht gegen die Sättigung, sondern muss gegen die CO_2-Konzentration aufgetragen werden (**Abb. 5.9**).

Mit steigendem CO_2-Partialdruck nimmt die Menge des gebundenen CO_2 immer weiter zu, da die Bildung von Bicarbonat praktisch unbeschränkt fortschreiten kann, nur limitiert durch die Auswirkungen auf Osmolarität und Säure-Basen-Haushalt.

Allerdings muss man bei CO_2 oxygeniertes und desoxygeniertes Blut unterscheiden. Vollständig desoxygeniertes Blut kann mehr CO_2 aufnehmen als oxygeniertes, da desoxygeniertes Hb mehr Kohlendioxid als Carbamino-Hämoglobin binden und vermehrt Protonen abpuffern kann, die bei der Bicarbonat-Entstehung anfallen. Diese Verschiebung der CO_2-Bindungskurve wird als **Haldane-Effekt** bezeichnet. Er erleichtert sowohl die CO_2-Aufnahme im Gewebe als auch die CO_2-Abatmung in der Lunge.

Die wirklich effektive CO_2-Bindungskurve ist allerdings nur die Strecke zwischen den Punkten a und v in **Abb. 5.9**. a und v bezeichnen die physiologischen Werte für den PCO_2 im arteriellen und venösen Blut sowie die dabei normalen CO_2-Konzentrationen.

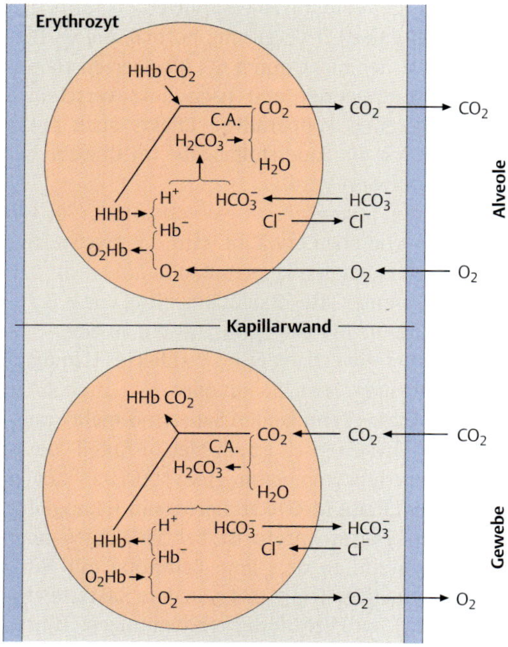

Abb. 5.8 CO_2-Transport im Blut. C.A. = Carboanhydrase.

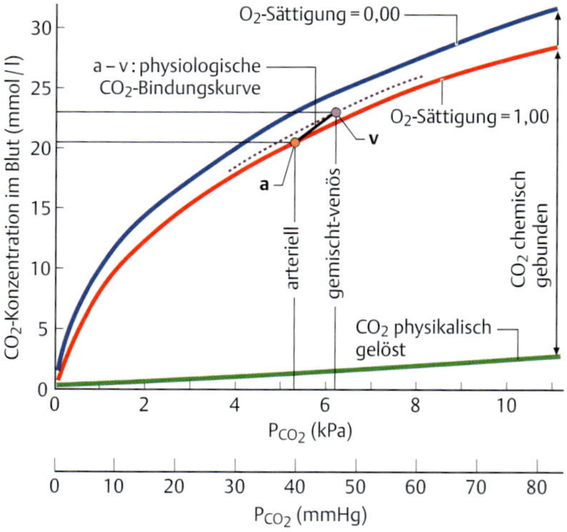

Abb. 5.9 CO_2-Bindungskurve im Blut. (aus Silbernagl, Despopoulos, Taschenatlas Physiologie, Thieme, 2012)

Check-up

- ✓ **Überlegen Sie noch einmal, warum man bei der Sauerstoffbindung an Hämoglobin von der Oxygenierung und nicht von der Oxidation des Hämoglobins spricht.**
- ✓ **Wiederholen Sie, welche Faktoren die Sauerstoffbindung an Hämoglobin beeinflussen und was man unter dem sog. Bohr-Effekt versteht.**
- ✓ **Machen Sie sich klar, warum bei der CO_2-Bindungskurve CO_2 nicht gegen die Sättigung sondern gegen die Konzentration aufgetragen wird.**

5.4 Das Säure-Basen-Gleichgewicht

Lerncoach

- **Der Säure-Basen-Haushalt überschneidet sich mit der Chemie; v. a. Puffersysteme und das Massenwirkungsgesetz sind wichtige Grundlagen.**
- **Verschaffen Sie sich beim Lernen einen Überblick, welche Systeme es zur langfristigen bzw. kurzfristigen Regulation des Blut-pH-Wertes gibt.**

5.4.1 Überblick und Funktion

Für eine Vielzahl an Stoffwechselvorgängen im Körper ist ein konstanter Blut-pH-Wert notwendig. An der *langfristigen* Aufrechterhaltung dieses pH-Wertes sind hauptsächlich zwei Systeme beteiligt: Die Lunge als **das respiratorische System**, das den Säure-Basen-Haushalt über den PCO_2 beeinflusst, und **das nicht-respiratorische (= metabolische) System**, das die Konzentration sog. Pufferbasen reguliert. Das wichtigste Organ des metabolischen Systems ist die Niere, die die H^+-Ionen- und Bicarbonatausscheidung über den Harn regulieren kann, am metabolischen System sind aber auch noch andere Organe beteiligt, die Protonen produzieren oder den Pufferbasen-Stoffwechsel beeinflussen (z. B. Muskulatur, Leber).

Neben diesen beiden Regulationssystemen gibt es sog. **Puffersysteme im Blut**, die v. a. an der *akuten* Regulierung des pH-Wertes beteiligt sind.

Es gibt wichtige **Messparameter für den Säure-Basen-Haushalt** des Körpers, anhand derer man Rückschlüsse über Ursache und mögliche Kompensation einer Störung ziehen kann.

5.4.2 Der Blut-pH-Wert und seine Pufferung

Unter normalen Bedingungen liegt der pH-Wert im arteriellen Blut bei 7,4 (Normalbereich 7,37–7,43), d. h. die Konzentration der H^+-Ionen liegt bei $10^{-7,4}$ mol/l (der pH-Wert ist der negative dekadische Logarithmus der Protonenkonzentration).

Das sog. respiratorische System (die Lunge) und das sog. metabolische System (vorwiegend die Niere) regulieren den Blut-pH-Wert. Ihre Regulationsmechanismen benötigen allerdings einige Zeit, um Wirkung zu zeigen. Kurzfristige oder geringe pH-Schwankungen werden deshalb durch Substanzen mit Puffereigenschaften abgefangen. Hierbei handelt es sich chemisch gesehen um korrespondierende Säure-Base-Paare, die je nach pH-Wert geringe Mengen von Protonen aufnehmen oder abgeben können, ohne dass sich ihr pH-Wert ändert. Diese Puffereigenschaften werden in der **Henderson-Hasselbalch-Gleichung** beschrieben:

$$pH = pK_S + \log \frac{\text{Konzentration der Pufferbase}}{\text{Konzentration der Puffersäure}}$$

K ist die sog. Dissoziationskonstante. Je höher K, desto stärker ist die Säure. Die Pufferkapazität eines korrespondierenden Säure-Base-Paares ist dann am größten, wenn der pH-Wert ungefähr dem pK_S-Wert entspricht. Drei solcher Paare sind im Blut von Bedeutung.

Die Puffersysteme im Blut

Der **Bicarbonat-Puffer** ist das wichtigste Puffersystem im Blut. Es wird durch folgende Reaktionsgleichung beschrieben:

$H^+ + HCO_3^- \leftrightarrow H_2CO_3 \leftrightarrow H_2O + CO_2$

Im Gegensatz zum Kohlendioxidtransport (Carboanhydrase) läuft die Reaktion $H_2CO_3 \leftrightarrow H_2O + CO_2$ im Blut spontan, dafür aber auch langsamer ab. Der pK-Wert dieses Puffersystems liegt bei 6,1. Die Henderson-Hasselbalch-Gleichung für dieses Puffersystem würde lauten:

$$pH = 6{,}1 + \log \frac{[HCO_3^-]}{[CO_2]}$$

Der pK-Wert liegt mit 6,1 doch deutlich von dem physiologischen Blut-pH von 7,4 entfernt. Das Bicarbonat-System im Plasma puffert also bei einem pH-Wert, der deutlich vom dem entfernt ist, bei dem die höchste Pufferkapazität erreicht würde. Dass HCO_3^- trotzdem die wichtigste Pufferbase ist, liegt an zwei Dingen: Zum einen ist die Bicarbonatkonzentration mit normalerweise *24 mmol/l* recht hoch, zum anderen handelt es sich bei diesem System um ein *offenes System.* Überschüssiges CO_2 kann über die Lunge abgeatmet, der HCO_3^--Gehalt des Blutes durch die Niere reguliert werden. Auf dieser Basis funktionieren die Kompensationsmechanismen bei Störungen im Säure-Basen-Haushalt.

Das **Phosphat-Puffersystem**, ein Säure-Base-Paar aus primärem und sekundärem Phosphat, ist ein weiteres Puffersystem des Blutes:

$H^+ + HPO_4^{2-} \leftrightarrow H_2PO_4^-$

Trotz des recht günstigen pK-Wertes (6,8) hat der Phosphat-Puffer nur einen geringen Anteil an der Gesamtpufferkapazität des Blutes. Grund ist die niedrige Konzentration der beteiligten Phosphate im Plasma.

Das **Proteinat-Puffersystem** besteht aus ionisierbaren Seitenketten von Aminosäuren in Proteinen, die ebenfalls Puffereigenschaften haben können. Das Hämoglobin in den Erythrozyten und Albumin im Plasma spielen aufgrund ihrer hohen Blutkonzentration die größte Rolle. Desoxygeniertes Hämoglobin kann Protonen besser abpuffern als oxygeniertes (s. CO_2-Transport S. 112). Der Proteinatpuffer hat den zweitgrößten Anteil an der Gesamtpufferkapazität des Blutes.

Insgesamt addieren sich die Pufferbasen im Blut auf 48 mmol/l. Hierbei halten sich HCO_3^- und Proteinate in etwa die Waage (s. auch S. 181).

Die pH-Regulation durch die Lunge

CO_2, das durch Pufferung anfällt, wird genau wie das CO_2 aus dem Energiestoffwechsel über die Lungen abgeatmet. Etwa 15 mol CO_2 werden so pro Tag ausgeschieden. Steigt die CO_2-Konzentration (und damit auch der PCO_2) im Blut an, so wirkt dies als Reiz auf das Atemzentrum in der Medulla oblongata (s. S. 117). Daraufhin wird die Atmung verstärkt und somit vermehrt CO_2 abgeatmet. Ein fallender pH-Wert hat denselben Effekt.

Die verstärkte CO_2-Elimination verschiebt das Reaktionsgleichgewicht der Puffergleichung nach rechts, so dass mehr Protonen neu abgepuffert werden können. Umgekehrt kann durch eine Hypoventilation CO_2 zurückgehalten werden. Durch den ansteigenden PCO_2 verschiebt sich das Gleichgewicht nach links und der pH-Wert wird durch die Freisetzung von Protonen abgesenkt.

Die pH-Regulation durch die Niere

Die Niere kann über vielfältige Transportprozesse in den Nierentubuli sowohl die Protonenausscheidung als auch die Bicarbonat-Rückresorption regulieren. Im Normalfall werden pro Tag etwa 50 mmol H^+-Ionen mit dem Urin ausgeschieden. Der Großteil davon wird als titrierbare Säure oder Ammonium-Ionen (NH_4^+) ausgeschieden. Der geringe Anteil freier Protonen sorgt dafür, dass der Urin meist leicht sauer ist (pH-Wert ≈ 5,8). Je nach Bedarf kann der Urin aber auch basische pH-Werte annehmen (näheres siehe Kap. Niere S. 169).

5.4.3 Die Parameter zur Überprüfung des Säure-Basen-Haushaltes

Störungen im Säure-Basen-Haushalt können viele Ursachen haben. Der pH-Wert alleine ermöglicht keinerlei Aussage über Ursache und Ausmaß der Störung. Um eine Aussage über die Ursache einer Störung treffen zu können, muss man wissen, welche Messparameter eine Aussage über welches System (respiratorisch oder metabolisch) treffen. Alle im Folgenden besprochenen Parameter werden idealerweise im arteriellen Blut gemessen. Alternativ kann man arterialisiertes Kapillarblut verwenden. Venöses Blut ist untauglich.

Lerntipp

Bei den folgenden Parametern müssen Sie sich immer klar machen, worüber der jeweilige Laborwert eine Aussage trifft. Zur Diagnose einer Störung im Säure-Basen-Haushalt können Sie dann die einzelnen Aussagen zu einem Gesamtbild zusammenfügen (s. u.).

Die Gesamtkonzentration der Pufferbasen

Die Pufferkapazitäten der drei oben erwähnten Puffersysteme addieren sich in ihrer Wirkung. So macht es Sinn, die Gesamtkonzentration der Pufferbasen (im Wesentlichen HCO^-_3 und Proteinate) als Parameter zu nutzen. Veränderungen der HCO_3^--Konzentration durch PCO_2-Schwankungen heben sich mit den entgegengesetzten Veränderungen der Proteinate auf: Protonen, die z. B. durch eine vermehrte Bicarbonat-Entstehung freigesetzt werden, werden durch Proteinate abgepuffert, die dadurch in ihrer Konzentration abfallen. Die Summe aus Bicarbonat und Proteinat (und damit die der Gesamtpufferbasen) bleibt dabei gleich. Der **Normalwert** liegt bei **48 mmol/l** (**Tab. 5.3**). Die Gesamtpufferbasen erlauben eine Aussage über das **metabolische System**.

Der Basenüberschuss

Eine Abwandlung des Parameters der Gesamtpufferbasenkonzentration ist der Basenüberschuss (base excess, BE, auch Basenabweichung genannt). Letztlich bezeichnet der BE eine Zu- oder Abnahme der Gesamtpufferbasen. Messtechnisch gesehen ist der BE-Wert die Menge an Säure oder Basen, die man einer Blutprobe zusetzen muss, um unter Standardbedingungen (PCO_2 = 40 mmHg, T = 37 °C) wieder einen pH-Wert von 7,4 zu erreichen. Als positiven BE

Tab. 5.3

Übersicht über die Normalwerte der Parameter des Säure-Basen-Haushalts

Messgröße	Normalbereich (Mittelwert)
Plasma-pH	7,37–7,43 (7,4)
arterieller P_{CO2}	5,3 kPa = 40 mmHg
aktuelle Bicarbonatkonzentration	21–28 (24) mmol/l
Standardbicarbonat	21–28 (24) mmol/l
Basenabweichung (BE)	−2,5 bis + 2,5 (0) mmol/l
Gesamtpufferbasen	42–56 (48) mmol/l?

bezeichnet man es, wenn man Säuren hinzugeben, als negativen BE, wenn man Basen hinzugeben muss. Ein BE von + 3 mmol/l würde bedeuten, dass in der Blutprobe um diesen Betrag mehr Pufferbasen vorhanden sind als zur Abpufferung der vorhandenen Protonen nötig wären. Der **Normalbereich** für den BE liegt zwischen **–2,5 und + 2,5 mmol/l** (Tab. 5.3). Die Basenabweichung ist ein Parameter nur für das **metabolische System**, da respiratorische Einflüsse durch die Messung bei Standardbedingungen ausgeschaltet werden: Die Blutprobe wird vor der Messung künstlich auf einen PCO_2 von 40 mmHg gebracht.

Die Standardbicarbonatkonzentration

Die **Normwerte** der Standardbicarbonatkonzentration liegen **zwischen 21 und 28 mmol/l**, der **Mittelwert bei 24 mmol/l** (Tab. 5.3). Sie trifft ebenfalls eine Aussage über das **metabolische System** und wird auch unter den oben erwähnten Standardbedingungen gemessen.

Das aktuelle Bicarbonat

Misst man die HCO_3^--Konzentration nicht unter Standardbedingungen sondern unter den im Blut vorgefundenen Bedingungen, so erhält man das aktuelle Bicarbonat. Dieser Wert hat einen eingeschränkten Aussagewert, da sowohl **respiratorische als auch metabolische Einflüsse** auf ihn einwirken. Eine Veränderung kann man daher nicht eindeutig einem System zuordnen. Der **Normalbereich ist identisch mit dem des Standard-Bicarbonats**, da die Standardbedingungen im Blut eines gesunden Menschen erreicht werden.

Der arterielle CO_2-Partialdruck

Sein **Normalbereich** liegt bei **5,3 kPa = 40 mmHg** (Tab. 5.3). Er ist der wichtigste Parameter des **respiratorischen Systems.**

5.4.4 Die Störungen des Säure-Basen-Haushaltes

Definitionen

Als **Azidose** bezeichnet man einen Abfall des pH-Wertes im Plasma unter 7,37, als **Alkalose** einen Anstieg über 7,43. Je nach der zugrunde liegenden Störung spricht man von metabolischen (nicht-respiratorischen) oder respiratorischen Azidosen bzw. Alkalosen.

Ist eines der beiden Systeme (respiratorisches bzw. nicht-respiratorisches System) gestört, so versucht das jeweils andere, die Störung zu kompensieren. Allerdings benötigen die Kompensationsmechanismen eine gewisse Anlaufzeit. Anhand der oben beschriebenen Parameter kann man erkennen, ob es sich um eine akute, eine teilkompensierte oder eine bereits kompensierte Störung handelt:

- Bei akuten Störungen sind nur die Parameter für eines der Systeme verändert.
- Bei teilkompensierten Störungen sind Parameter beider Systeme verändert und der pH-Wert weicht von 7,4 ab.
- Bei voll kompensierten Störungen sind Parameter beider Systeme verändert und der pH-Wert liegt wieder bei 7,4.

Die einzelnen Störungen (Tab. 5.4)

Primär respiratorische Azidose: Eine Funktionsstörung des Atemapparates führt zu einer verminderten CO_2-Abatmung. Durch den erhöhten PCO_2 fällt der pH-Wert im Blut ab. Die metabolischen Parameter BE und Standard-Bicarbonat sind in der akuten Situation unverändert, später führen Kompensationsmechanismen zu einem positiven BE-Wert und einem erhöhten Standard-Bicarbonat. Ursache ist eine alveoläre Hypoventilation, z. B. beim Lungenemphysem, im Asthma-Anfall oder bei Störungen des Atemzentrums.

Primär respiratorische Alkalose: Durch eine alveoläre Hyperventilation kommt es über einen PCO_2-Abfall zu einem pH-Anstieg. Kompensatorisch fände man nach einiger Zeit einen negativen BE-Wert und ein erniedrigtes Standard-Bicarbonat. Die alveoläre Hyperventilation ist oft psychogen bedingt (Aufregung, Stress), kann aber auch bei verstärkter Atmung in großer Höhe oder durch eine direkte oder reflektorische Reizung der Atemzentren, z. B. durch Hirnschädigung, erfolgen.

Primär metabolische Azidose: Ein vermehrter Anfall an Protonen führt zur Ansäuerung des Blutes. Die Pufferbasen fallen ab (BE negativ, Standard-Bicarbonat erniedrigt). Mögliche Ursachen sind eine Keto-

Tab. 5.4

Befundkonstellationen bei Störungen des Säure-Basen-Haushalts (n: normal, ↑: erhöht, ↓: erniedrigt) (nach Lorenz, Checkliste XXL Pneumologie, Thieme 2009)

Störung	pH	PCO_2	Basen-Überschuss/HCO_3^-
akute respiratorische Azidose	↓	↑	n
(teil)kompensierte respiratorische Azidose	n/↓	↑	↑
akute respiratorische Alkalose	↑	↓	n
(teil)kompensierte respiratorische Alkalose	n/↑	↓	↓
akute metabolische Azidose	↓	n	↓
(teil)kompensierte metabolische Azidose	n/↓	↓	↓
akute metabolische Alkalose	↑	n	↑
(teil)kompensierte metabolische Alkalose	n?/↑	↑	↑
kombinierte Azidose	↓	↑	↓?

azidose bei schlecht eingestelltem Diabetes mellitus, anaerobe Glykolyse bei starker Muskelarbeit (Lactat-Azidose) oder eine Niereninsuffizienz, die zu einer zu niedrigen Protonenausscheidung über den Urin führt. Der respiratorische Kompensationsmechanismus besteht in einer Hyperventilation mit resultierendem PCO_2-Abfall und pH-Anstieg.

Primär metabolische Alkalose: Protonen können z. B. über das Erbrechen sauren Magensaftes verloren gehen. Es resultiert ein positiver BE und ein erhöhtes Standard-Bicarbonat. Die respiratorische Kompensationsmöglichkeit durch Hypoventilation (PCO_2 ↑) ist durch den Sauerstoffbedarf des Körpers limitiert.

MERKE

Hypoventilation → PCO_2 ↑ → pH-Wert ↓
Hyperventilation → PCO_2 ↓ → pH-Wert ↑

In der Klinik gibt es oft Mischformen der einzelnen Störungen. Eine Schocksymptomatik mit Multiorganversagen (Niere und Lunge!) kann zu einer Kombination einer respiratorischen und metabolischen Azidose führen. Eine Kompensation ist solchen schwer kranken Personen aus eigener Kraft nicht mehr möglich. Hier ist schnelles ärztliches Handeln geboten.

MERKE

- Neben dem pH-Wert (Frage Azidose/Alkalose?) müssen Sie sich immer einen Parameter des respiratorischen Systems (PCO_2) und einen des metabolischen Systems (BE oder Standard-Bicarbonat) anschauen. Sind nur Parameter eines Systems verändert und die des anderen im Normbereich, so liegt auf jeden Fall eine nicht-kompensierte Störung vor (nämlich des Systems, dessen Parameter verändert sind).
- Sind die Werte beider Systeme verändert, so liegt entweder eine kombinierte oder eine (teil-) kompensierte Störung vor. Bei ersterer wären die Parameter so verändert, dass jedes System für sich genommen schon Ursache der Störung sein kann. Bei einer kompensierten Störung würde ein System so verändert sein, dass es als Ursache in Frage kommt, das andere genau entgegengesetzt.

Klinischer Bezug

Therapieprinzip bei Säure-Basen-Störungen: Wichtigstes Therapieprinzip ist die Behandlung der Grundkrankheit (z. B. Einstellung des Diabetes mellitus bei Ketoazidose, Hämodialyse bei Niereninsuffizienz). In der akuten Notfallsituation ist oft zunächst eine symptomatische Therapie notwendig, um die Zeit bis zur endgültigen Therapie zu überbrücken. Bei Azidosen ist eine ausreichende Flüssigkeitszufuhr zur Verdünnung der Protonenkonzentration wichtig. In bestimmten Fällen würde man den Blut-pH-Wert mit $NaHCO_3$ abpuffern.

Azidose und Hyperkaliämie: Neben der pH-Abweichung entsteht für Patienten mit einer Azidose eine weitere bedrohliche Situation: Mit fallendem pH-Wert im Blut tritt eine zunehmende Verschiebung von K^+-Ionen aus dem Intra- in den Extrazellularraum auf. Da eine Hyperkaliämie erregbare Zellen depolarisiert, können neuromuskuläre Störungen und Herzrhythmusstörungen auftreten.

Psychogene Hyperventilation´: Eine der häufigsten Störungen des Säure-Basen-Haushaltes ist das akute Hyperventilations-Syndrom, das durch Stress, Konflikte oder psychische Erkrankungen ausgelöst wird. Durch die vermehrte Abatmung von CO_2 entsteht eine respiratorische Alkalose mit beeindruckenden neurologischen Symptomen: Kribbeln, Taubheits- und Lähmungsgefühle in den Extremitäten, Schwindel und Sehstörungen. Klassisches Symptom der sog. Hyperventilationstetanie ist jedoch die „Pfötchenstellung" der Hände. Grund für die Symptomatik ist zum einen eine reflektorische Engstellung zerebraler Gefäße und zum anderen eine erhöhte Erregbarkeit von Muskulatur und Neuronen. Diese kommt durch eine vermehrte Proteinbindung der Ca^{2+}-Ionen im Blut durch den alkalischen pH-Wert zustande. Die resultierende Erniedrigung der extrazellulären Calciumkonzentration bewirkt eine Absenkung der Schwelle für die Auslösung von Erregungen und damit eine Erregbarkeitssteigerung.

Als Therapie steht die Beruhigung des Patienten im Vordergrund. Zudem kann der Patient durch Rückatmung der eigenen Ausatemluft aus einer Plastiktüte den PCO_2 wieder steigern. Auch die Gabe eines leichten Beruhigungsmittels kommt in Frage.

Check-up

✓ **Vergegenwärtigen Sie sich noch einmal die Laborparameter zur Überprüfung des Säure-Basen-Haushaltes inklusive ihrer Normwerte. Überlegen Sie auch einmal umgekehrt, wie sich z. B. bei einer respiratorischen Azidose die Laborwerte verhalten.**

5.5 Die Regulation der Atmung unter normalen und besonderen Bedingungen

Lerncoach

- **In diesem Kapitel sind einige Begriffe genannt, mit denen unterschiedliche Atemtätigkeiten beschrieben werden (z. B. Orthopnoe). Merken Sie sich diese Begriffe, sie werden Ihnen später in der Klinik häufig begegnen.**
- **Machen Sie sich beim Lernen klar, dass es mehrere Reize gibt, die die Atmung beeinflussen. Deren Zusammenspiel können Sie besonders gut nachvollziehen bei Atmung unter besonderen Bedingungen (z. B. Atmung in großer Höhe, s. u.).**

5.5.1 Überblick und Funktion

Die Funktion der Atemregulation besteht darin, die an der Atmung beteiligten Prozesse einerseits so zu koordinieren, dass die Atemarbeit für den Körper so ökonomisch wie möglich verläuft, zum anderen geht es darum, die Atmungsvorgänge den sich evtl. ändernden Bedingungen (z. B. veränderte Zusammensetzung der Luft) anzupassen. Zentralstelle der Atmungsregulation ist das **Atemzentrum** in der Medulla oblongata, das durch mehrere **Atemreize** direkt (z. B. Chemorezeptoren) oder indirekt (z. B. über modulierende Afferenzen des zentralen Nervensystems) beeinflusst wird und sich so die Atmung den unterschiedlichen Gegebenheiten anpasst.

Eine jeweils besondere Situation stellt das **Atmen in großen Höhen** aufgrund der veränderten Luftzusammensetzung bzw. die **Atmung unter Wasser**, wo zusätzlich nicht nur die fehlende Luftzufuhr sondern auch der Wasserdruck das physiologische Atmen unmöglich machen, dar.

5.5.2 Die Begriffe zur Beschreibung der Atemtätigkeit

Folgende Begriffe beschreiben unterschiedliche Atemtätigkeiten:

Eupnoe: Normale Ruheatmung.
Dyspnoe: Subjektives Gefühl der Atemnot (z. B. bei Herzinsuffizienz, Lungenerkrankungen).
Orthopnoe: Stärkste Atemnot; der Name kommt von der Haltung des Patienten, der zum effektiven Einsatz der Atemhilfsmuskulatur aufrecht sitzt.
Tachypnoe: Beschleunigte Atemfrequenz.
Bradypnoe: Verlangsamte Atemfrequenz.
Hyperpnoe: Erhöhtes Atemzugvolumen.
Hypopnoe: Vermindertes Atemzugvolumen.
Apnoe: Atemstillstand.
Asphyxie: Atemstillstand oder verminderte Atmung mit Hypoxie, Hyperkapnie und respiratorischer Azidose, verursacht durch zentrale Schädigungen.
Hyperventilation: Gesteigerte alveoläre Ventilation, definitionsgemäß immer vergesellschaftet mit einer Hypokapnie (s. S. 107).
Hypoventilation: Verminderte alveoläre Ventilation, definitionsgemäß immer vergesellschaftet mit einer Hyperkapnie (s. S. 107).

5.5.3 Die Atmungsregulation

Das Atemzentrum

Die Atmung wird durch das **Atemzentrum in der Medulla oblongata** gesteuert.

Die Generierung des **Atemrhythmus** erfolgt in der sog. ventralen respiratorischen Gruppe, nahe des Ncl. ambiguus. Dort existieren – räumlich getrennt, aber verschaltet – separate Neuronengruppen für die Ein- und Ausatmung. Der Atemrhythmus ergibt sich aus deren alternierender Tätigkeit. Zusätzlich gibt es enge Beziehungen zu den Kerngebieten des vegetativen Nervensystems. So erklärt sich die respiratorische Arrhythmie des Herzschlages (Anstieg der Herzfrequenz bei der Inspiration und Abfall bei der Exspiration).

Auf die **Atemfrequenz** wirkt ein zusätzliches Kerngebiet, die sog. dorsale respiratorische Gruppe. Sie sendet aktivierende Signale an die ventrale Gruppe. Dieses Gebiet erhält modulierende Afferenzen aus anderen zentralen Strukturen und aus der Peripherie. Diese Atemreize sorgen für eine Anpassung der Atemfrequenz an den bestehenden Bedarf.

Die Atemreize

Reize, die spezifische Signale an das Atemzentrum senden, bezeichnet man als *rückgekoppelte Atemreize*. Dazu zählen:

Der Hering-Breuer-Reflex (Abb. 5.10): Dehnungsrezeptoren im Lungenparenchym melden über den N. va-

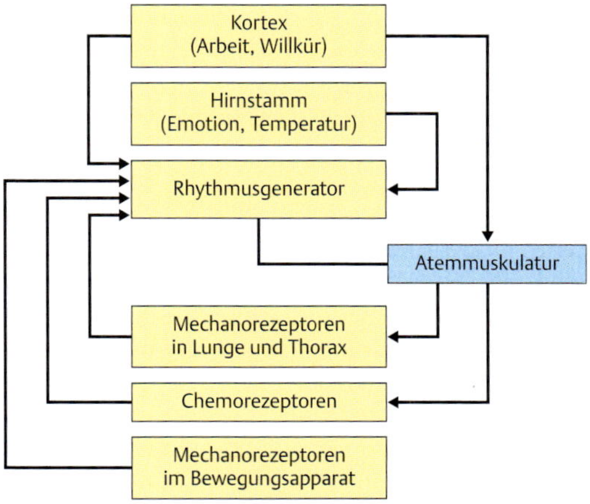

Abb. 5.10 Einwirkung von Atemantrieben auf das Atemzentrum.

gus den Dehnungszustand der Lunge an das Atemzentrum. Bei zunehmender Dehnung wird der Inspirationsvorgang gehemmt. Der Hering-Breuer-Reflex verkürzt so die Inspiration, sorgt für eine ökonomischere Atemarbeit und vermeidet eine Überdehnung der Lunge. Nach Durchtrennung des N. vagus resultiert eine verlangsamte und vertiefte Atmung. Zusätzlich zu diesem Reflex sorgen Muskelspindeln in der Atemmuskulatur für eine reflektorische Kontrolle des Atemvorgangs.

Die chemischen Atemreize: Um der Doppelrolle der Atmung für Gasaustausch und Säure-Basen-Haushalt gerecht zu werden, werden drei chemische Parameter für die Kontrolle der Atmung herangezogen: PO_2, PCO_2 und pH-Wert im arteriellen Blut. Für diese Werte existieren spezielle Chemorezeptoren.

Die *zentralen* Chemorezeptoren liegen in der Medulla oblongata. Aufgrund der guten Diffusionseigenschaften von CO_2 können Veränderungen von **PCO_2** und **pH** im Liquor registriert werden. Die Werte im Liquor entsprechen nach geringer Anpassungszeit denen im Blut.

Die *peripheren* Chemorezeptoren sind in den Glomera aortica und carotica lokalisiert. Sie reagieren außer auf **PCO_2**- und **pH**-Veränderungen auch auf einen fallenden **PO_2**. Die Signale werden über die Nn. vagi und Nn. glossopharyngei an das Atemzentrum weitergeleitet.

Bei langfristigen Erhöhungen des arteriellen CO_2-Partialdrucks adaptieren die Chemorezeptoren nach einiger Zeit. Solche Erhöhungen treten z. B. bei der chronisch-obstruktiven Bronchitis („Raucherbronchitis") auf. Für solche Patienten ist der ebenfalls oft chronisch-erniedrigte PO_2 der einzige Atemreiz. Eine Erhöhung der inspiratorischen Sauerstoffkonzentration (z. B. bei Sauerstoffverabreichung zur Minderung der Atemnot oder bei künstlicher Beatmung) kann in diesem Fall zu einem lebensgefährlichen zentralen Atemstillstand führen.

MERKE

Ein steigender arterieller PCO_2 ist der stärkste Atemantrieb, gefolgt von einem sinkenden pH und einem sinkenden PO_2.

Zusätzlich zu den rückgekoppelten gibt es noch eine Reihe *nicht-rückgekoppelter Atemreize*, die verstärkend auf die Atmung wirken. Dazu zählen Fieber, eine geringe Hypothermie, Schmerz, Adrenalin, Progesteron, ein Blutdruckabfall sowie Emotionen wie Angst, Schreck oder Freude.

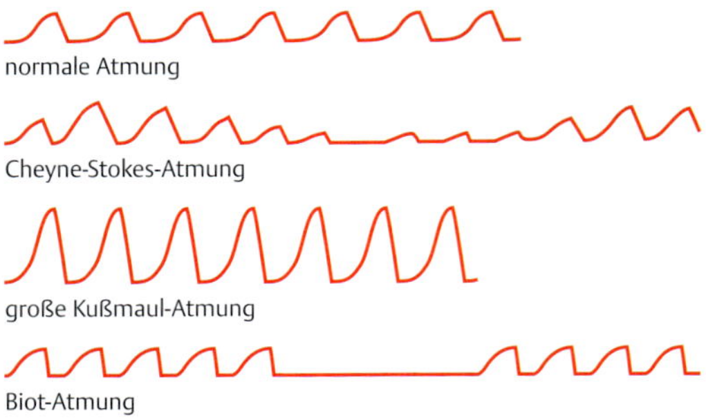

Abb. 5.11 Schematische Darstellung der normalen Atmung und pathologischer Atemtypen. (aus Neurath, Lohse, Checkliste Anamnese und klinische Untersuchung, Thieme, 2006)

Die pathologischen Atemrhythmen

Es gibt Störungen der Rhythmogenese der Atmung, die meist Ausdruck einer Grunderkrankung sind. Hierzu zählen:

- Die **Cheyne-Stokes-** oder die **Biot-Atmung** (**Abb. 5.11**), die Folge von Vergiftungen, Herz-Kreislaufstörungen oder Sauerstoffmangel sein können.
- Die **Kußmaul-Atmung** (**Abb. 5.11**). Dabei handelt es sich um eine beschleunigte und vertiefte Atmung als Kompensationsversuch bei einer metabolischen Azidose. Typischerweise tritt sie bei einem ketoazidotischen Coma diabeticum (Koma durch stark erhöhten Blutzuckerspiegel bei Diabetes mellitus) auf.

5.5.4 Die Atmung in der Höhe

Der veränderte Sauerstoffpartialdruck in der Höhe

Bei gleichbleibender prozentualer Luftzusammensetzung nehmen mit zunehmender Höhe der Gesamtluftdruck und damit verbunden auch die Partialdrücke der Einzelgase ab. Bis zu einer Höhe von ca. 5000 m hat sich der äußere Luftdruck halbiert. Auch der inspiratorische PO_2 ist mit 75 mmHg (10 kPa) nur noch halb so groß wie auf Meereshöhe. Der alveoläre PO_2 ist sogar noch niedriger (ca. 40 mmHg / 5,3 kPa). Der Körper versucht nun, sich den veränderten Bedingungen anzupassen.

Die Anpassungsvorgänge der Atmung in der Höhe

Die kurzfristige Anpassung

Kurzfristig kommt es zu einer Hyperventilation, da der abfallende PO_2 als Atemreiz wirkt. In der Folge entwickelt sich eine respiratorische Alkalose, die wiederum zu einer erhöhten Affinität von Sauerstoff an das Hämoglobin und damit zu einer Linksverschiebung der Sauerstoff-Bindungskurve im Blut führt. Die O_2-Aufnahme in der Lunge wird dadurch erleichtert, die Abgabe ins Gewebe jedoch erschwert. Insgesamt ist die körperliche Leistungsfähigkeit stark eingeschränkt.

Die langfristige Anpassung

Bei längerem Aufenthalt in Höhenlagen kommt es zu weiteren Adaptationsvorgängen:

- Die respiratorische Alkalose wird über die renale Bicarbonat-Elimination ausgeglichen, so dass eine Mehratmung ohne nachteilige Wirkung auf den Säure-Basen-Haushalt möglich ist.
- Der fallende O_2-Gehalt des Blutes stimuliert in der Niere die Bildung von Erythropoetin, das die Neubildung von Erythrozyten im Knochenmark fördert. Durch die damit einhergehende Zunahme der Hämoglobinkonzentration kann der O_2-Gehalt (nicht der PO_2!) wieder normalisiert werden. Die höhere Hämoglobinkonzentration ist das Ziel von Sportlern, die in ein Höhentrainingslager gehen.
- Eine Mehrbildung von 2,3-Bisphosphoglycerat in den Erythrozyten führt zum Ausgleich der durch den erniedrigten PCO_2 bewirkten Linksverschiebung.

Klinischer Bezug

Das Höhenlungenödem: Bei raschem Aufstieg in große Höhen (> 2500 m) kann es am 2.–4. Tag vor allem nachts zu Symptomen eines Lungenödems kommen. Unter Normalbedingungen beträgt der Druck im Lungenkreislauf 10 bis 15 mmHg. Bei Auftreten eines Höhenlungenödems kann er, aufgrund einer hypoxischen Vasokonstriktion, auf Werte um die 60 mmHg ansteigen. Dieser hohe Gefäßdruck führt zu Flüssigkeitsaustritt in die Alveolen mit den Symptomen Reizhusten, Zyanose, Tachykardie, Tachypnoe und schließlich Ruhedypsnoe, Orthopnoe und rötlichem Auswurf. Desweiteren kommt es zur akuten Höhenkrankheit mit Kopfschmerzen, Übelkeit und Müdigkeit, verursacht durch ein Hirnödem.

5.5.5 Die Atmung beim Tauchen

Die Problematik des Tauchens

Tauchen stellt den Menschen vor zwei Probleme: Zum einen ist der Zugang zur Außenluft versperrt und zum anderen übt das Wasser mit zunehmender Tiefe einen immer größer werdenden Druck auf den Körper und die darin befindlichen Gase aus. Mit wachsendem Druck auf die Gase steigen auch die Partialdrücke der Einzelkomponenten an.

MERKE

Der Wasserdruck steigt pro 10 m Tiefe um 98 kPa, er beträgt in 10 m Tiefe also ungefähr 200 kPa (= 2 at = Atmosphäre).

Das Schnorcheln

Das Schnorcheln ist beim Tauchen die einfachste Art an Atemluft zu gelangen. Dies ist allerdings nur bis zu einer Wassertiefe von ca. 40 cm möglich. Limitierend ist hierbei auf der einen Seite die Länge des Schnorchels und auf der anderen Seite der Wasserdruck. Den Schnorchel kann man nicht beliebig verlängern, da es sich um zusätzlichen Totraum (s. S. 107) handelt. Der Wasserdruck ist in 1 m Tiefe bereits so hoch, dass die Atemmuskulatur den Thorax gegen diesen Druck nicht mehr erweitern kann. Eine aktive Einatmung ist dann nicht mehr möglich.

Das Tauchen in größeren Tiefen

Um größere Tiefen zu erreichen (bis ca. 50 m), benutzt man Tauchgeräte mit Druckflaschen, die das Atemgasgemisch immer auf den umgebenden Wasserdruck einstellen und den Thorax so von innen schienen, dass der Taucher mit normalem Kraftaufwand atmen kann. Problematisch ist dabei, dass durch die hohen Drücke die Partialdrücke der Atemluftfraktionen ansteigen. Je größer der Partialdruck eines Gases ist, desto mehr Gas ist im Blut gelöst. So kann es bei Tauchtiefen von > 40–60 m durch einen hohen N_2-Partialdruck zum sog. Tiefenrausch kommen, während ein zu hoher O_2-Partialdruck ab ca. 75 m Tiefe zur sog. Sauerstoffvergiftung führen kann. Ein Tiefenrausch äußert sich in Euphorie, aber auch in Angst, Fehlhandlungen oder Bewusstlosigkeit, eine Sauerstoffvergiftung äußert sich in Krämpfen und Bewusstlosigkeit. Aus den genannten Gründen muss in noch größeren Tiefen Stickstoff durch Helium ersetzt werden.

Klinischer Bezug

Die Dekompressionskrankheit: Die sog. Dekompressionskrankheit entsteht durch zu schnelles Auftauchen aus großer Tiefe. Das unter hohem Partialdruck in Blut und Gewebe gelöste Gas fällt durch den Druckabfall beim Auftauchen in Form von Gasbläschen aus. Dadurch kommt es zu multiplen Gefäßverschlüssen (Gasembolien), die insbesondere in Hirn und Lunge tödlich sein können. Therapie ist die sofortige Rekompression in einer Druckkammer mit anschließender *langsamer* Dekompression.

Hyperoxie

Ein erhöhter Sauerstoffpartialdruck in der Einatemluft kann toxisch wirken. Dies kann beim Tauchen mit O_2-angereicherten Pressluftgemischen (s. o.), aber auch beispielsweise unter einer Sauerstofftherapie erfolgen. Wenn reiner Sauerstoff bei einem Druck von 70 kPa (0,7 at) länger als wenige Stunden verwendet wird, kann es zur Schädigung oder sogar Zerstörung des Surfactants (s. S. 102) kommen. Symptome können Husten und Schmerzen beim Atmen bis hin zu einem Lungenödem sein.

Frühgeborene können erblinden, wenn sie für längere Zeit einem Sauerstoffpartialdruck in der Einatemluft über 40 kPa ausgesetzt sind (bei künstlicher Beatmung), da die Hyperoxie zur sog. Frühgeborenen-Retinopathie führt. Durch die hohe Sauerstoffkonzentration im Blut werden die sich in der Netzhaut entwickelnden Gefäße geschädigt. Als Folge kann es zu Glaskörperblutungen und einer Netzhautablösung kommen. Daher sind Vorsorgeuntersuchungen sehr wichtig, da sich dieses Erkrankungsbild im Frühstadium noch vollständig zurückbilden kann.

Check-up

✓ **Verdeutlichen Sie sich noch einmal die drei wesentlichen Atemantriebe und erinnern Sie sich, welcher davon der stärkste ist.**

✓ **Wiederholen Sie, warum zu schnelles Auftauchen aus großer Tiefe gefährlich ist und welche Grundproblematik das Tauchen für die Atmung darstellt.**

5.6 Die Gewebeatmung

Lerncoach

- **Das folgende Kapitel führt Begriffe ein, die leicht zu verwechseln sind, z. B. Sauerstoffverbrauch eines Organs und Sauerstoffutilisation eines Organs. Um die Begriffe nicht zu verwechseln, ist es hilfreich, sich jeweils die Einheiten zu merken.**
- **Von klinischer Bedeutung sind die verschiedenen Formen der gestörten Gewebeatmung und die Zyanose als äußeres Zeichen einer hypoxämischen Hypoxie.**

5.6.1 Überblick und Funktion

Bei der Gewebeatmung wird Sauerstoff von Zellen zur Energiegewinnung aufgenommen und Kohlendioxid, das bei der Energiegewinnung entsteht, von der Zelle abgegeben. Ein Maß für den Sauerstoff, den die Zellen eines Organs pro 100 g und pro Zeiteinheit benötigt, ist der sog. **Sauerstoffverbrauch**, der spezifisch ist für ein Organ. Wenn man ihn ins Verhältnis zum Sauerstoffangebot setzt, so spricht man von der **Sauerstoffausschöpfung**.

Der Gasaustausch auf zellulärer Ebene erfolgt wie auf alveolärer Ebene über **Diffusion**, wobei auch hier der Partialdruckunterschied die treibende Kraft ist.

Eine **gestörte Gewebeatmung** kann unterschiedliche Ursachen haben (z. B. Anämie).

5.6.2 Der Sauerstoffverbrauch

Die Messgrößen zur Bestimmung des Sauerstoffverbrauchs

In körperlicher Ruhe werden vom Körper nur ca. 25 % des im arteriellen Blut vorhandenen Sauerstoffs verbraucht. Dementsprechend liegt die Sauerstoffsättigung des Hämoglobins im venösen Blut immer noch bei 73–75 %. Der Sauerstoffgehalt sinkt von 0,21 O_2/l Blut im arteriellen Blut auf 0,15 l O_2/l Blut im venösen Blut. Diesen Unterschied bezeichnet man als **arterio-venöse O_2-Differenz** (avDO_2).

Als **Sauerstoffutilisation** oder **Sauerstoffausschöpfung** bezeichnet man den prozentualen Anteil des verbrauchten Sauerstoffs am O_2-Angebot. Die Utilisation berechnet sich als

$$\frac{\text{avDO}_2}{\text{arterielle } O_2 - \text{Konzentration}}.$$

Die Sauerstoffausschöpfung kann bei körperlicher Arbeit auf das Dreifache gesteigert werden. Neben der globalen Differenz kann man avDO_2 bzw. O_2-Ausschöpfung auch für jedes Organsystem separat bestimmen (**Tab. 5.5**).

Der Sauerstoffverbrauch einzelner Organe

Aus der avDO_2 kann man den Sauerstoffverbrauch eines Organs berechnen:

Sauerstoffverbrauch [ml/min] = avDO_2 · Q, wobei avDO_2 die Differenz der O_2-Konzentration in dem zum Organ hinfließenden arteriellen und vom Organ abfließenden venösen Blut und Q die Durchblutung eines Organs in ml/min ist. Die Parameter Durchblutung und Sauerstoffverbrauch kann man sowohl für das Gesamtorgan als auch bezogen auf 100 g Organgewicht angeben. Letzteres hat den Vorteil, dass man die Organe besser untereinander vergleichen kann. Die stärkste O_2-Utilisation finden wir in Herz, Skelettmuskulatur und Gehirn (**Tab. 5.5**). Hier werden bereits in Ruhe 40–60 % des Sauerstoffs ausgeschöpft. In Myokard und Skelettmuskulatur lässt sich dieser Prozentsatz bei Bedarf auf bis zu 90 % steigern. Eine deutlich geringere Utilisation weisen Nieren und Milz auf. Diese Organe werden zwar aufgrund ihrer „blutbearbeitenden" Funktion besonders stark durchblutet, der Sauerstoffverbrauch ist aber relativ gering, das O_2-Angebot also deutlich größer als der Bedarf.

Tab. 5.5

Sauerstoffutilisation einzelner Organe

Organ	O_2-Utilisation
Skelettmuskel (in Ruhe)	50 %
Skelettmuskel (in Arbeit)	75 %
Myokard (normale Herzfrequenz)	50 %
Myokard (schnelle Herzfrequenz)	75 %
Gehirn (Kortex)	50 %
Leber	25 %
Niere	10 %
Milz	5 %?

5.6.3 Der Gasaustausch im Gewebe

Der Gasaustausch zwischen Gewebezelle und Blutkapillare ist, wie in der Lunge, ein **Diffusionsvorgang**. Auch hier ist der **Partialdruckunterschied** die treibende Kraft für die Diffusion der Gase. Der Sauerstoff folgt dabei dem Partialdruckgefälle zwischen kapillärem Blut (PO_2 am Beginn der Kapillare 95 mmHg), dem Interzellularraum (PO_2 = 40 mmHg) und dem Zellinneren (PO_2 = 23 mmHg). Wichtig ist, dass in den Mitochondrien ein kritischer PO_2 von 1–3 mmHg/0,1 kPa erreicht wird. Unterhalb dieser Grenze ist eine oxidative Energiegewinnung an der Atmungskette nicht möglich.

Bis zum Ende der Kapillare ist der PO_2 im Blut auf 40 mmHg/5,3 kPa abgesunken. Dieser PO_2 reicht gerade aus, um den Diffusionsstrom in Richtung Zellen aufrechtzuerhalten. Zellen, die von solchen „Kapillarenden“ mit Sauerstoff versorgt werden, erleiden besonders schnell einen Schaden durch O_2-Mangel (Prinzip der „letzten Wiesen“).

Der CO_2-Austausch verläuft entsprechend umgekehrt. Der intrazelluläre PCO_2 beträgt 46 mmHg/6,13 kPa.

5.6.4 Die Störungen der Gewebeatmung

Die verschiedenen Ursachen

Zu einer Gewebehypoxie, also einer Unterversorgung mit Sauerstoff, können verschiedene Mechanismen führen:

- Eine **hypoxämische Gewebehypoxie** entsteht durch einen verminderten arteriellen PO_2. Ursache hierfür sind alle Zustände, bei denen die Sauerstoffaufnahme in der Lunge beeinträchtigt ist, z. B. Aufenthalt in großen Höhen, Hypoventilation oder Asthma bronchiale.
- Eine **anämische Gewebehypoxie** entsteht durch eine verminderte O_2-Transportkapazität im Blut. Ursachen sind Anämien jeglicher Genese (s. S. 29).
- Bei einer **ischämischen Gewebehypoxie** ist eine Minderdurchblutung Ursache der Gewebshypoxie. Beispiel ist der Verschluss eines Gefäßes wie beim akuten Myokardinfarkt.
- Dazu kommen noch **Störungen der Sauerstoffverwertung auf zellulärer Ebene**, z. B. eine Blockade der Atmungskette durch Zyanid (HCN).

Klinischer Bezug

Periphere arterielle Verschlusskrankheit: Zu einer ischämischen Gewebehypoxie kommt es aufgrund lokaler Durchblutungsstörungen. Ein typisches Beispiel ist die periphere arterielle Verschlusskrankheit (pAVK). Hier kommt es aufgrund von Verengungen der Arterien der unteren Extremitäten zu einer Sauerstoffminderversorgung des entsprechenden Gewebes. Anfangssymptome sind dabei belastungsabhängige Schmerzen, die im weiteren Verlauf in Ruheschmerzen der betroffenen Extremität übergehen können. Risikofaktoren für eine pAVK sind Rauchen, arterieller Hypertonus und Diabetes mellitus. Therapeutisch reicht das Spektrum von Behandlung der Risikofaktoren und Bewegungstraining bis hin zu operativen Maßnahmen.

Die Zyanose: Äußerliches Zeichen einer hypoxämischen Hypoxie ist die **Zyanose**, eine Blaufärbung von Lippen und Akren (z. B. Nagelbette). Sie tritt ab einer Desoxy-Hämoglobinkonzentration von 5 g/dl (50 g/l) auf. Ist die Gesamt-Hämoglobinkonzentration allerdings schon deutlich erniedrigt (Anämie), kann eine gefährliche Hypoxie auch ohne äußerlich sichtbare Zyanose auftreten.

Ateminsuffizienz: Ateminsuffizienz bedeutet alveoläre Hypoventilation mit arterieller Hyperkapnie. Sie kann ganz verschiedene Ursachen haben, z. B. kann das Atemzentrum durch ein Toxin oder Medikament (z. B. Schmerzmittel) beeinträchtigt sein, eine muskuläre Erkrankung kann zur Beeinträchtigung der Atemmuskulatur führen, die Diffusion in den Alveolen kann durch Entzündung gestört sein oder es kommt zu einem vergrößerten funktionellen Totraum wie z. B. beim Lungenemphysem.

Eine Ateminsuffizienz führt generell zu einer hypoxämischen Gewebehypoxie aller Organe, wobei am ehesten die Organe Symptome zeigen, die am empfindlichsten auf eine Sauerstoffminderversorgung reagieren. Eine Ateminsuffizienz im Anfangsstadium führt daher zu unspezifischen Frühsymptomen wie Kopfschmerzen, Tagesmüdigkeit, Konzentrationsstörungen und Abnahme der Leistungsfähigkeit.

Die möglichen Folgen einer Minderversorgung des Gewebes mit O_2

Die Folgen einer Sauerstoffminderversorgung kann man sich am Beispiel des Gehirns verdeutlichen: Wird das Gehirn von der O_2-Versorgung abgeschnitten (z. B. bei Herzstillstand), so tritt nach 10–15 Sekunden Bewusstlosigkeit ein. Diese Zeitspanne bezeichnet man als *Lähmungszeit*. Die Funktion der Zellen (ihr Tätigkeitsumsatz) wird unterbrochen, während sie strukturell noch intakt sind. Erst wenn auch der Erhaltungsumsatz der Zellen nicht mehr gewährleistet ist, kommt es zu irreversiblen Strukturschäden. Beim Gehirn treten irreversible Schäden nach 5–10 Minuten ein. Eine Reanimation sollte in diesem Zeitraum begonnen werden, um bleibende Hirnschäden zu vermeiden. Diese sog. Reanimationszeit liegt für das Herz selbst höher. Es kann auch nach mehr als 15 Minuten Stillstand wieder in Gang gebracht werden.

Die erhöhte Hypoxietoleranz

Die Hypoxietoleranz der Gewebe ist bei Hypothermie erhöht, weshalb z. B. in kaltem Wasser Ertrunkene auch nach längerer Anoxie erfolgreich reanimiert werden können. Auch Säuglinge und Kleinkinder haben eine höhere Hypoxietoleranz.

Check-up

- ✓ Vergegenwärtigen Sie sich noch einmal die Bedeutung des Begriffs O_2-Ausschöpfung. Sie benötigen diese Kenntnisse erneut im Kapitel Arbeits- und Leistungsphysiologie (s. S. 125).
- ✓ Überlegen Sie sich, wann ein Organ mit zu wenig Sauerstoff versorgt sein kann. Machen Sie sich auch klar, warum es bei Patienten mit ausgeprägter Anämie zu keiner Zyanose kommt.

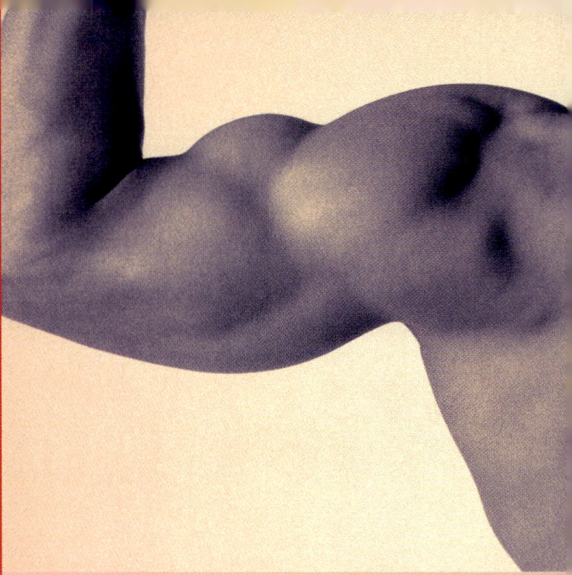

Kapitel 6

Arbeits- und Leistungsphysiologie

Von 80 auf 180

Sibylle liegt keuchend am Boden. Die Anstrengung beim Radfahren war einfach zu groß. Das Herz schlägt ihr bis zum Halse. Welche Vorgänge sich in ihrem Köper abspielen, erfahren Sie im Kapitel „Arbeits- und Leistungsphysiologie". Und das Gelernte können Sie vielleicht gleich bei einer kleinen Radtour oder einer Joggingrunde selbst ausprobieren.

Drei Serpentinen vor der Passhöhe

Karin tritt langsam und stetig in die Pedale. Hinter sich hört sie ihre Freundin Sibylle keuchen. Gleich sind sie oben! Die Idee einer Radtour durch die Alpen war den beiden Mädchen während der Abiturvorbereitung gekommen. Nun, mit dem Abi in der Tasche, sind sie losgeradelt. Der erste Pass ist eine echte Herausforderung! Karin tritt nur langsam in die Pedale. Es ist ihr, als ob sie noch ewig so weiterfahren könnte. Ihr Herz klopft heftig, aber gleichmäßig. Aber wo ist Sibylle? Sie hat sich neben der Passstraße ins Gras gelegt! Erschrocken springt Karin aus dem Sattel, wirft ihr Fahrrad in den Straßengraben und rennt zu ihrer Freundin. Sibylle ist leichenblass. „Ich konnte einfach nicht mehr", murmelt sie. „Mein Herz hat immer schneller geschlagen, und dann ist mir fast schwarz vor Augen geworden." Karin fühlt Sibylle den Puls. „180!" ruft sie. „Kein Wunder, das hält ja kein Mensch länger aus!" Dann zieht sie die Trinkflasche aus der Halterung an Sibylles Fahrrad. „Jetzt trink erst mal, dann ruhen wir uns ein bisschen aus und wenn es dir wieder besser geht, fahren wir weiter."

Steady state: Herzfrequenz auf hohem Niveau konstant

Was war passiert? Bei körperlicher Anstrengung benötigen die Muskeln mehr Energie. Das Herz schlägt schneller (d. h. die Herzfrequenz nimmt zu) und befördert bis zu viermal mehr Blut pro Minute (d. h. das Herzzeitvolumen steigt). So kann genügend Sauerstoff für die Energiegewinnung in die Muskulatur transportiert werden. Bei Dauerleistungen sollten sich Sauerstoffaufnahme und Energiegewinnung die Waage halten. Unterhalb der Dauerleistungsgrenze – der Leistung, die ein Mensch acht Stunden durchhalten kann, ohne zu ermüden – bleibt die Herzfrequenz auf einem Plateau von 130 Schlägen pro Minute, dem so genannten Steady state. Auch die Sauerstoffaufnahme erreicht mit maximal 1,5 l pro Minute einen Steady state. Karin, die besser trainiert war als Sibylle, trat unterhalb der Dauerleistungsgrenze im Steady state in die Pedale. Beim Trainierten kann das Herz pro Herzschlag mehr Blut befördern – bis zu doppelt so viel wie beim Ungeübten. Um dasselbe Herzzeitvolumen zu erreichen wie die trainierte Karin, muss Sibylles Herz schneller schlagen. So stieg ihre Herzfrequenz auf 180 Schläge pro Minute. Denn liegt die Anstrengung oberhalb der so genannten Dauerleistungsgrenze – wie bei Sibylle – steigt die Herzfrequenz kontinuierlich an. Es kommt zur Ermüdung: Die Muskulatur benötigt mehr Sauerstoff und Energie, als der Körper bereitstellen kann. Sibylle kann erst nach einer Erholungspause die restlichen drei Serpentinen bis zur Passhöhe bewältigen. Abends ärgert sie sich ein wenig, dass sie während der Vorbereitung auf das Abitur nicht mehr ins Leichtathletiktraining gegangen war. Karin hingegen hatte jeden Tag eifrig trainiert: Schließlich hatte sie Sport-Leistungskurs.

6 Arbeits- und Leistungsphysiologie

6.1 Die Umstellungsvorgänge bei körperlicher Arbeit

Lerncoach

- **Das folgende Kapitel behandelt viele physiologische Vorgänge, die jedem vertraut sind. Stellen Sie beim Lernen Verbindungen zu Alltagssituationen her um die Zusammenhänge besser zu verstehen.**
- **In diesem Kapitel kann es hilfreich sein, Querverbindungen zu den Kapiteln Herz, Kreislauf, Atmung, Hormone und Muskelphysiologie herzustellen, Sie müssen sie aber nicht vorab lernen.**

6.1.1 Überblick und Funktion

Der menschliche Körper ist in der Lage, Leistung zu erbringen, d.h. unter Energieverbrauch Tätigkeiten zu verrichten. Bei körperlicher Anstrengung muss in erster Linie Muskelarbeit geleistet werden. Hierbei ist die Nährstoffversorgung der Muskulatur der limitierende Faktor für die Leistungsfähigkeit. Damit die Versorgung der Muskulatur mit Nährstoffen, aber auch mit Sauerstoff gewährleistet ist und auch die entstandenen Stoffwechselprodukte abtransportiert werden können, müssen Anpassungsvorgänge fast aller Körpersysteme stattfinden. Das folgende Kapitel beschreibt die **Anpassungsvorgänge** von Herz, Kreislauf, Atmung und Stoffwechsel bei körperlichen Anstrengungen sowie die **Umstellungsvorgänge** im aktiven Muskel.

6.1.2 Die Begriffe Arbeit und Leistung im physikalischen Sinne

Arbeit im rein physikalischen Sinne ist das Produkt aus Kraft F (N) mal Weg s (m) und bezeichnet die Energie, die für eine bestimmte Tätigkeit aufgebracht werden muss. Ihre Einheit ist N · m = Joule (J). Umgangssprachlich – und auch in der Physiologie – wird Arbeit oft mit Leistung gleichgesetzt.

Leistung im physikalischen Sinn ist allerdings Arbeit pro Zeit, angegeben in J/s = Watt (W).

Man unterscheidet **dynamische Arbeit**, z.B. das Hochsteigen einer Treppe, von **statischer Arbeit**, z.B. das Festhalten eines Koffers. Statische Arbeit ist für den Körper relativ ungünstig, da durch die Daueranspannung der Muskulatur deren Durchblutung gedrosselt wird.

6.1.3 Die metabolischen und muskulären Umstellungsvorgänge bei körperlicher Arbeit

Die vermehrte Bereitstellung von Nährstoffen

Unter Belastung verändert sich das Muster der Stoffwechselhormone so, dass eine vermehrte Bereitstellung von Glucose und Fettsäuren im Blut erfolgt. **Katecholamine, ACTH, STH und Glucagon-Spiegel steigen**, der **Insulin-Spiegel fällt**.

Die Energiebereitstellung im aktiven Muskel

Für die Kontraktionsvorgänge muss den Muskelzellen Energie in Form von ATP zur Verfügung stehen (vgl. Kapitel Ernährung, S. 135). Folgende Möglichkeiten hat die Muskelzelle, ATP zu gewinnen:

Für die ersten Sekunden der Muskelaktivität reicht der **intrazelluläre Vorrat an ATP**.

Bei länger andauernden Belastungen wird zuerst die als **Kreatinphosphat** gespeicherte Energie in ATP umgewandelt. Dazu wird durch die mitochondriale Kreatinkinase das Phosphat aus dem Kreatinphosphat abgespalten und auf ADP übertragen. So steht Energie für weitere 20–25 Sekunden zur Verfügung. Dieser Speicher erlaubt kurzfristige Höchstleistungen, z.B. einen 100 m-Sprint.

Etwas verzögert, etwa nach einer halben Minute, setzt dann die **anaerobe Glykolyse** ein. Glucose-6-Phosphat, das dem Glykogenvorrat der Muskelzelle entstammt, wird zu Milchsäure (Lactat) abgebaut. Dabei werden pro Molekül Glucose-6-Phosphat drei Moleküle ATP frei. Nutzt die Muskelzelle freie Glucose aus dem Blut, so werden pro Glucosemolekül sogar nur zwei ATP frei.

Nach ca. 1 Minute setzt die **aerobe Energiegewinnung** durch Glykolyse und Fettsäure-Oxidierung ein. Bei schwerer Arbeit, bei der der Muskel nicht so gut durchblutet ist, muss daneben die anaerobe Glykolyse mitlaufen.

Eine Dauerleistung (s. S. 129) ist nur mit der effektiveren aeroben ATP-Regenerierung möglich (z.B. vollständiger aerober Glucoseabbau: 36 ATP/Glucose). Dazu müssen Kreislauf und Atmung im Sinne der vermehrten Sauerstoffbereitstellung an die Bedürfnisse der Muskulatur angepasst werden.

Die Deckung des Sauerstoffbedarfs im aktiven Muskel

Der erhöhte Sauerstoffbedarf der Muskulatur wird durch eine erhöhte Durchblutung gedeckt, wofür wie oben bereits erwähnt Atmung, Herz und Kreislauf ihre Aktivitäten anpassen müssen. Bis diese Systeme ihre Aktivität allerdings angepasst haben, vergehen einige Minuten. In der Zwischenzeit kann die Zelle ihren Sauerstoffbedarf zum einen Teil durch eine **erhöhte Sauerstoffausschöpfung aus dem Blut** (s. S. 127), zum anderen Teil durch an **Myoglobin** (s. S. 241) gebundenen O_2 decken.

Die Durchblutung des aktiven Muskels

Die Durchblutung der aktiven Muskulatur kann bis um das 40-fache gegenüber der Ruhedurchblutung steigen.

Die Regulierung der Durchblutung erfolgt durch lokale Faktoren, so dass wirklich nur die gerade tätigen Muskeln mehr durchblutet werden: Zu den vasodilatatorischen Faktoren zählen ein fallender O_2-Partialdruck, ein steigender CO_2-Partialdruck sowie ein pH-Abfall. Zusätzlich wird NO gebildet und die Noradrenalin-Freisetzung aus sympathischen Nervenendigungen lokal gehemmt.
Bei statischer Muskelarbeit allerdings kann die Durchblutung kaum gesteigert werden, da die Blutgefäße durch die dauerhafte isometrische Kontraktion komprimiert werden. Bei dynamischer Arbeit wechseln sich hingegen Phasen der An- und Entspannung oft ab, so dass in den Entspannungsphasen eine ausreichende Durchblutung gewährleistet ist. Bereits ab einer tonischen Muskelkontraktion von 30 % der Maximalkraft ist die Versorgungssituation unzureichend. Die Energiegewinnung erfolgt dann anaerob. Die Kontraktion kann bei statischer Arbeit aus den genannten Gründen nur kurz durchgehalten werden. Außerdem ist nur ein kleiner Anteil der Muskelkraft verfügbar.

Der Lactatstoffwechsel bzw. die Energiegewinnung aus Lactat

Bei schwerer körperlicher Arbeit kann es zu einer metabolischen Azidose im Blut kommen. Ursache ist der Anstieg der **Lactat-Konzentration** durch anaerobe Glykolyse. Während der **Ruhewert um 1 mmol/l** liegt, kann im Extremfall ein Lactatspiegel von über **15 mmol/l** erreicht werden. Die Azidose wird zum einen durch die Niere abgefangen, die vermehrt Protonen ausscheidet, zum anderen durch Hyperventilation.
Lactat ist aber kein reines Abfallprodukt des Stoffwechsels sondern kann weiter zur Energiegewinnung genutzt werden. Via Pyruvat kann es in den Citratzyklus eingeschleust werden und vollständig zu CO_2 und H_2O oxidiert werden. Zudem ist Lactat ein möglicher Ausgangsstoff der Gluconeogenese. Beide Wege können allerdings nur unter aeroben Bedingungen beschritten werden, also bei Arbeit unterhalb der Dauerleistungsgrenze oder nach Beendigung einer ermüdenden Tätigkeit.
Die Energiegewinnung aus Lactat findet zum einen in der Skelettmuskulatur (hauptsächlich in den roten Muskelfasern, s. S. 241) und zum anderen im Myokard statt. Während der Arbeit ist Lactat sogar der wichtigste Energielieferant des Herzens.
Die Verwendung des Lactats zur Gluconeogenese findet in der Leber statt. Dazu muss Lactat also zunächst mit dem Blutstrom zur Leber gelangen.

6.1.4 Die Anpassungsreaktionen des Herz-Kreislaufsystems

Die Anpassungsreaktionen des Herz-Kreislaufsystems erfolgen über eine **Aktivierung des Sympathikus**. Im Nebennierenmark werden Katecholamine freigesetzt, die verschiedene Wirkungen entfalten.

Die Anpassungsreaktionen der Gefäße

α_1-Rezeptoren vermitteln eine Engstellung der Gefäße in der Haut und im Splanchnikus-Gebiet. Da gleichzeitig durch die oben erwähnten lokalen Mechanismen die Muskelgefäße weit gestellt sind, wird das **Blut zugunsten der tätigen Muskulatur umverteilt**. Von dieser Umverteilung nicht betroffen sind das Gehirn (gleich bleibende Durchblutung) und das Herz (vermehrte Durchblutung). Gleichzeitig wird der venöse Rückstrom zum Herzen verstärkt (erhöhter Preload). Dies geschieht durch eine **Konstriktion der Venen**, vermittelt über α-Rezeptoren. So wird die Blutmenge, die sich in Ruhe im venösen Blutpool befindet, mobilisiert.

Die Anpassungsreaktionen des Herzens

Am Herzen findet man eine **Steigerung von Herzfrequenz und Kontraktilität** (positive Chrono- und Inotropie). Im Zusammenspiel mit dem verstärkten venösen Rückstrom nehmen das **Schlagvolumen** und das **Herzzeitvolumen** zu. Das Herzzeitvolumen kann beim Untrainierten um den Faktor 3–4 gesteigert werden, also von 5 l/min auf bis zu 20 l/min. Bei Hochleistungssportlern steigt es bis auf 30–40 l/min an. Das erhöhte HZV kommt im Wesentlichen durch die gesteigerte Herzfrequenz (bis 200/min) zustande, da das Schlagvolumen nur zu Beginn relativ gering ansteigt und im weiteren Verlauf der Belastung konstant bleibt.
Bei leichter und mittlerer Arbeit erreicht die Frequenz nach einem anfänglichen Anstieg einen neuen konstanten Wert (**Abb. 6.1**). Das Kreislaufsystem hat sich dann den Erfordernissen der Muskulatur angepasst, ein neues Gleichgewicht hat sich eingestellt. Das erreichte Frequenzplateau bezeichnet man als **steady-state.**
Bei schwerster körperlicher Arbeit findet man einen kontinuierlichen Anstieg der Herzfrequenz (s. S. 67). Dieser sog. **Ermüdungsanstieg** ist ein Zeichen dafür, dass man Arbeit oberhalb der Dauerleistungsgrenze leistet (zur Dauerleistungsgrenze s. S. 129). Unterhalb dieser Grenze liegt der Bereich, in dem man eine Leistung auf Dauer aufrechterhalten kann.
Nach Beendigung der Belastung fällt die Frequenz wieder auf das Ruheniveau ab. Dies geschieht aber mit einer gewissen Verzögerung, da verbrauchte Energiespeicher wieder aufgefüllt werden müssen. Die Anzahl der Herzschläge vom Ende der Belastung bis zum Erreichen des Ruheniveaus bezeichnet man als **Erho-**

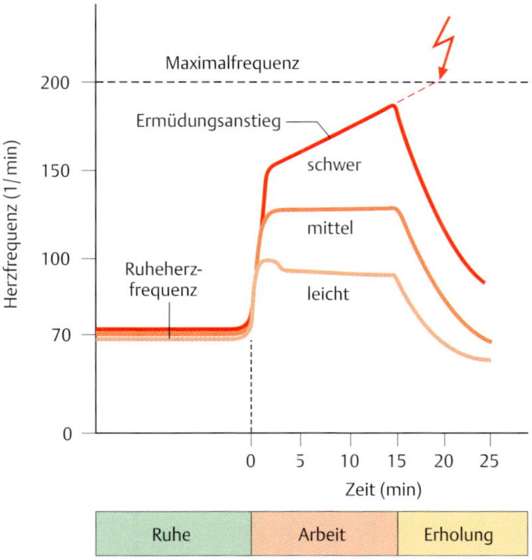

Abb. 6.1 Veränderungen der Herzfrequenz bei wechselnder körperlicher Arbeit. (aus Silbernagl, Despopoulos, Taschenatlas Physiologie, Thieme, 2012)

lungspulssumme. Nach Arbeit unterhalb der Dauerleistungsgrenze sollte sie unter 100 Schlägen liegen.

Klinischer Bezug

Herzinsuffizienz: Bei der Herzinsuffizienz handelt es sich um eine Funktionsstörung des Herzens mit herabgesetztem Herzzeitvolumen, in deren Folge nicht genügend Blut durch die Körperperipherie gepumpt wird, um die Durchblutung aller Organe zu gewährleisten und damit ihren Berdarf an Sauerstoff und Nährstoffen zu decken. Die Ursachen hierfür können vielfältig sein, z. B. Durchblutungsstörungen des Herzmuskels (koronare Herzkrankheit), Entzündung des Herzmuskels (Myokarditis) oder Defekte der Herzklappen, die eine Druck- oder Volumenbelastung des Herzens hervorrufen. Durch diese Funktionsstörung ist das Herz je nach Schweregrad der Störung nicht mehr in der Lage, das HZV entsprechend der körperlichen Belastung zu steigern; es kommt bei körperlicher Belastung zu klinischen Symptomen wie Atemnot und vorzeitiger Erschöpfung. Das Ausmaß dieser Symptome ist Grundlage einer Stadieneinteilung des Schweregrades der Herzinsuffizienz. Eine wichtige Frage bei der Diagnostik einer Herzinsuffizienz ist daher immer die Frage nach der körperlichen Belastbarkeit, z. B.: Wie viele Treppenstufen können Sie nach oben gehen ohne Luftnot zu bekommen?

Die Folgen der Anpassungreaktionen für den Blutdruck

Der **arterielle Blutdruck steigt** durch die Vasokonstriktion in der Peripherie und das erhöhte HZV. Allerdings ist der Effekt auf den systolischen Blutdruck höher als auf den diastolischen. Während ersterer um 20 mmHg oder mehr ansteigen kann, bleibt der diastolische Druck fast unverändert, nimmt nur wenig zu oder sinkt sogar etwas. Der **arterielle Mitteldruck steigt** so nur **leicht** an. Der Blutdruckanstieg ist bei Arbeit mit den Armen stärker ausgeprägt als bei Beinarbeit, da bei Armarbeit eine geringere Muskelmasse tätig ist, deren Gefäße weit gestellt sind. Der systemische Kreislaufwiderstand ist deshalb höher.

6.1.5 Die Anpassungsreaktionen des respiratorischen Systems

Erhöhte Sauerstoffaufnahme

Unter Belastung kann die **Sauerstoffaufnahme** des Körpers je nach Trainingszustand um den Faktor 10–20 gesteigert werden. Ausgehend von einem Ruhewert von 0,25 l/min können so bis zu 5 l O_2/min aufgenommen werden.

Die Steigerung kommt zum einen durch das erhöhte HZV und zum anderen durch ein **gesteigertes Atemzeitvolumen** zustande. Letzteres erreicht bis zu 120 l/min, resultierend aus **tieferen Atemzügen** (bis zu 2 l) und einer **verstärkten Atemfrequenz** (bis zu 60/min). Die atemregulatorischen Zentren im ZNS werden dabei bereits bei Aktivierung der Muskulatur mit angeregt, um möglichst rasch den benötigten zusätzlichen Sauerstoff aufnehmen zu können.

Die Steigerung der Sauerstoffaufnahme wird zusätzlich durch einige lokale Effekte an der Lunge erleichtert. So führt die Sympathikus-Aktivierung bei körperlicher Arbeit zu einer **Bronchodilatation**, vermittelt über β_2-Rezeptoren. Der verstärkte Blutstrom durch die Lunge eröffnet zusätzliche Lungenkapillaren (s. S. 108) und zugleich werden durch die tieferen Atemzüge zusätzliche Alveolen eröffnet. Beides führt zu einer verbesserten **Diffusionskapazität** der Lunge.

Diese beschriebenen Mechanismen greifen bereits im unteren Leistungsbereich. Die Partialdrücke im Alveolarraum verändern sich hierbei allerdings praktisch nicht. Erst bei starker Anstrengung und anaerober Energiegewinnung wird die zunehmende Ansäuerung des Blutes durch Lactat ein zusätzlicher Atemreiz. Die resultierende Mehratmung kann zum Absinken sowohl des *alveolären* als auch des *arteriellen* CO_2-Partialdruckes führen. Der *arterielle* O_2-Partialdruck bleibt bei Arbeit konstant, während der *gemischtvenöse* absinkt. Dies ist bedingt durch eine höhere Sauerstoffausschöpfung, vor allem durch die arbeitende Muskulatur. Die $avDO_2$ (arteriovenöse Sauerstoffdifferenz, s. S. 120) kann von 0,05 auf 0,15 ansteigen.

Die erhöhte Sauerstoffaufnahme des Körpers steigt allerdings nicht sprungartig zu Beginn der körperlichen Arbeit an, sondern benötigt bis zu 5 Minuten, um sich dem Bedarf anzupassen. Sie erreicht dann ebenso wie die Herzfrequenz einen **steady-state** (**Abb. 6.2**).

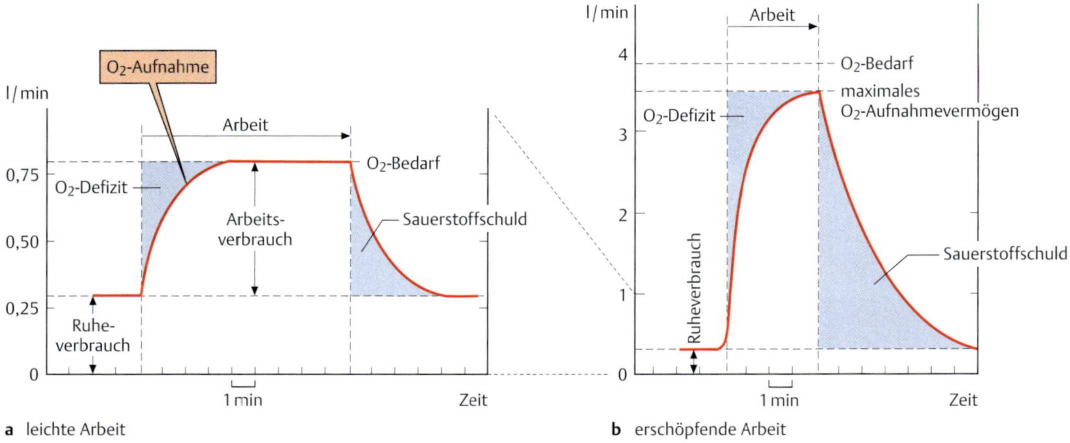

Abb. 6.2 Sauerstoffaufnahme des Körpers bei Arbeit unterhalb der Dauerleistungsgrenze und darüber. Ein zu Beginn der Arbeit entstandenes O_2-Defizit wird nach deren Ende als Sauerstoffschuld ausgeglichen. (aus Klinke, Pape, Kurz, Silbernagl, Physiologie, Thieme 2010)

Klinischer Bezug

Dyspnoe bei körperlicher Belastung: Nicht nur bei der Herzinsuffizienz, auch bei Störungen anderer Organe oder Organsysteme kann es unter körperlicher Belastung zu einer der Belastung nicht adäquaten Luftnot kommen. Dies geschieht immer dann, wenn die jeweiligen Organe oder Organsysteme nicht in der Lage sind, den Körper mit genügend Sauerstoff und Nährstoffen zu versorgen. Bei der Herzinsuffizienz kann das Herz die notwendige Erhöhung des HZV nicht leisten (s. o.), aber auch bei vielen Lungenerkrankungen ist die Luftnot bei körperlicher Belastung oft erstes Symptom, da auch eine kranke Lunge die nötigen Anpassungsvorgänge in Form einer erhöhten Sauerstoffaufnahme bei körperlicher Belastung oft nicht leisten kann (vgl. Klin. Fall, S. 128).

Lerntipp

Die konkreten Zahlen der erhöhten Sauerstoffaufnahme, des gesteigerten Atemzeitvolumens u. a. sind immer wieder Thema in Originalprüfungsfragen, Sie müssen sie daher auswendig lernen.

Die Sauerstoffschuld

So wie das Herz-Kreislaufsystem nach Ende der Belastung mit der sog. Erholungspulssumme dafür sorgt, dass die verbrauchten Energiespeicher wieder aufgefüllt werden können, so muss auch das respiratorische System nach Ende der Belastung vermehrt Sauerstoff aufnehmen, da die aufgebrauchten Energiespeicher natürlich nur unter O_2-Verbrauch aufgefüllt werden können. Man spricht bei der vorübergehenden anaeroben Energiegewinnung über Kreatinphosphat und anaerobe Glykolyse von der Aufnahme einer sog. **Sauerstoffschuld**, die nach der Belastung durch kurzfristige Fortführung der gesteigerten O_2-Aufnahme wieder ausgeglichen wird (**Abb. 6.2**).

Bei Belastungen oberhalb der Dauerleistungsgrenze ist die Nachatmung von Sauerstoff besonders groß. Dieser Sauerstoff wird dann nicht nur benutzt, um die energiereichen Phosphate zu bilden, sondern auch, um das gebildete Lactat zu verstoffwechseln.

Check-up

- ✓ **Machen Sie sich klar, was mit dem Begriff der Erholungspulssumme gemeint ist. Fühlen und zählen Sie z. B. Ihren eigenen Puls (Schläge/min), machen Sie danach 20 Kniebeugen und zählen Sie die Anzahl der Herzschläge (Schläge/min) bis die Frequenz wieder auf dem Ruheniveau angekommen ist – Sie haben dann Ihre eigene Erholungspulssumme bestimmt.**
- ✓ **Wiederholen Sie noch einmal den Begriff der Sauerstoffschuld.**
- ✓ **Führen Sie sich die Anpassungsreaktionen der Gefäße an die Belastungssituation vor Augen und warum der Blutdruck bei Arbeit mit den Armen stärker ansteigt als bei Arbeit mit den Beinen.**

6.2 Körperliche Leistungsfähigkeit und Training

Lerncoach

Stellen Sie sich beim Lernen der verschiedenen Leistungsstufen immer einen Menschen vor, z. B. einen Schlafenden bei der Ermittlung des Grundumsatzes oder den 100 m-Läufer bei Ermittlung der kurzfristigen Höchstleistung.

6.2.1 Überblick und Funktion

Die im vorigen Kapitel beschriebenen Anpassungsvorgänge ermöglichen körperliche Anstrengungen bis zu einer bestimmten Grenze. Es gibt Durchschnittswerte für die Leistungsfähigkeit eines gesunden Erwachsenen, wobei man unterscheidet zwischen Dauerleistung und kurzzeitiger Höchstleistung. Wenn die Leistungsgrenze erreicht ist, kommt es zur Ermüdung. Hierbei unterscheidet man die **physische** von der **psychischen Ermüdung**.

Die Leistungsfähigkeit des Menschen kann mithilfe der sog. **Ergometrie** oder mithilfe des **Lactatspiegels** im Blut gemessen werden. Diese Methoden macht man sich auch zunutze bei der Überprüfung von Trainingseffekten. Durch regelmäßiges Training kann der Mensch seine Leistungsfähigkeit steigern. Dabei fördert das **Ausdauertraining** die Leistungsfähigkeit für andauernde Arbeit, das **Krafttraining** die Leistungsfähigkeit für kurzzeitige Muskelkontraktionen.

6.2.2 Die Leistungsfähigkeit des Menschen

Der **Grundumsatz** des Menschen (d. h. der Energiebedarf in Ruhe unter standardisierten Bedingungen, s. S. 154) beträgt ca. 1 W/kg KG–1,2 W/kg KG.

Auf Dauer kann ein untrainierter Mensch Leistungen im Bereich des **5- bis 10-fachen Grundumsatzes** durchhalten (also 5–10 W/kg KG). Die Leistung, die ein Mensch mindestens acht Stunden durchhalten kann ohne zu ermüden, bezeichnet man als **Dauerleistungsgrenze**. Bei Arbeit unterhalb dieses Bereiches stellt sich ein steady-state der Herzfrequenz und Sauerstoffaufnahme ein, als Zeichen einer ausreichenden Sauerstoffversorgung der Muskulatur. Durch Training lässt sich die Dauerleistunsgrenze etwa bis zum **20-fachen Grundumsatz** (20 W/kg KG) steigern. Für kurzzeitige Höchstleistungen (z. B. 100 m-Lauf) kann der Energieumsatz des Körpers auf das bis zu **275-fache des Grundumsatzes** ansteigen (s. auch Kap. Energie- und Wärmehaushalt, S. 153), also Leistungen bis 275 W/kg Körpergewicht erbracht werden.

6.2.3 Die Leistungsdiagnostik

Die Leistungsdiagnostik mit der Ergometrie

Mithilfe der **Ergometrie** kann man die Leistungsfähigkeit eines Probanden bestimmen. Unter Überwachung der Vitalfunktionen (EKG, Blutdruck) erbringt der Proband eine bestimmte Leistung. Die Ergometrie ist ein häufig angewandtes und etabliertes Verfahren in der Herz-Kreislauf-Diagnostik.

Gebräuchlichstes Verfahren ist die **Fahrradergometrie**. Ein Fahrradergometer ist wie ein Hometrainer aufgebaut. Über Pedale wird ein Schwungrad in Bewegung gesetzt, das den Tretbewegungen einen definierten Widerstand entgegensetzt. Die Leistung des Probanden wird von den meisten Geräten direkt in Watt angezeigt.

Alternativ kann auch ein **Laufbandergometer** eingesetzt werden. Hierbei läuft der Proband auf einer schiefen Ebene gegen die Bandbewegung an. Aus Körpergewicht des Probanden, Neigungswinkel und Bandgeschwindigkeit kann die erbrachte Leistung berechnet werden. Nachteil dieses Verfahrens ist die häufige Überlagerung des EKGs mit Wackel-Artefakten durch die Körperbewegungen beim Laufen. Gerade bei der Diagnostik von Herzerkrankungen ist aber eine exakte Beurteilung von EKG-Veränderungen vonnöten.

Es ist zu beachten, dass das Ergometer nur die nach außen abgegebene Leistung erfasst. Da der Wirkungsgrad (s. S. 153) der Energieverwertung im Muskel aber nur bei maximal 30 % liegt und der Rest als Wärme verloren geht, ist der tatsächliche Energieumsatz entsprechend höher. Die oben angegebenen Werte zur Leistungsfähigkeit beziehen sich auf diesen tatsächlichen Grundumsatz (bei Dauerleistung ca. 5 W/kg KG). Die Dauerleistungsgrenze für die nach außen abgegebene Leistung liegt dann entsprechend geringer, nämlich bei rund 1,5 W/kg KG.

Klinischer Bezug

Belastungs-EKG: Die Ergometrie ist ein häufiges klinisches Verfahren, insbesondere in der Kardiologie. Eine der Hauptindikationen zur Durchführung einer Ergometrie ist das Belastungs-EKG zur Diagnostik einer koronaren Herzerkrankung (= KHK = Durchblutungsstörung der Herzkranzgefäße). Die sog. ST-Streckensenkung (zum Verlauf einer normalen EKG-Kurve s. S. 55) ist eine typische Veränderung im Belastungs-EKG bei einer solchen Durchblutungsstörung. In **Abb. 6.3** sind 2 Kurven von Belastungs-EKGs abgebildet mit typischen ST-Streckenveränderungen bei KHK.

Die Leistungsdiagnostik mithilfe des Lactatspiegels im Blut

Den Trainingszustand kann man zudem an den Lactatspiegeln im Blut ablesen. Je schlechter der Trainingszustand, desto höher wird bei einer bestimmten Leistung der Lactatspiegel sein, da der Muskel vermehrt anaerobe Energiegewinnung betreiben muss. Aus der Lactatkonzentration im Blut kann man außerdem ablesen, ob eine Arbeit über- oder unterhalb der Dauerleistungsgrenze liegt (**Tab. 6.1**).

Lactatspiegel unter 2 mmol/l deuten auf eine ausreichende Energiegewinnung mittels **aerober Vorgänge** hin. Es ist zu erwarten, dass die ausgeführte Arbeit auch über eine lange Zeit hinweg durchgehalten werden kann. Konzentrationen zwischen 2 und 4 mmol/l bezeichnet man als **aerob-anaeroben Übergangsbereich.** Zu den aeroben Vorgängen gesellt sich

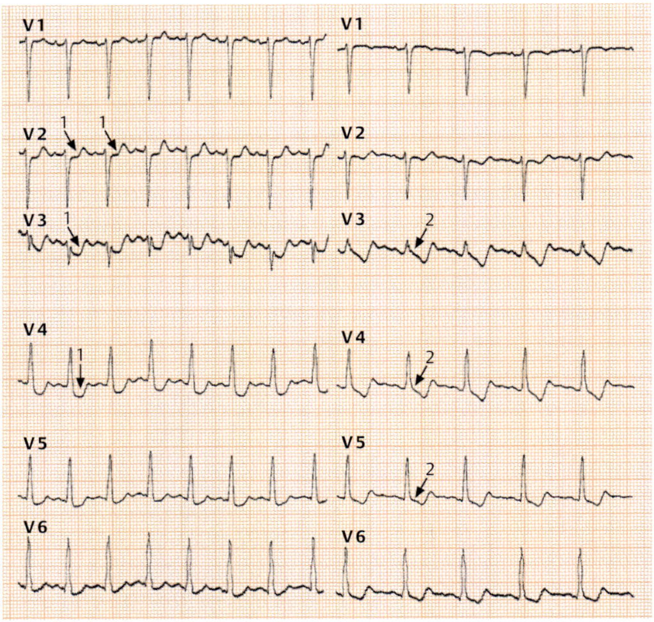

Abb. 6.3 ST-Streckensenkungen im Belastungs-EKG. Links Patient mit horizontaler ST-Streckensenkung (1), rechts anderer Patient mit deszendierenden ST-Streckensenkungen (2). (aus Hamm, Willems, Checkliste EKG, Thieme 2001)

Tab. 6.1

Kennzeichen der Arbeit unterhalb der Dauerleistungsgrenze

Leistungsfaktoren	Werte
Herzfrequenz	steady-state im Bereich < 130/min
Herzzeitvolumen	< 10 l/min
O_2-Aufnahme	steady-state im Bereich < 1,5 l/min
Lactatspiegel	< 2 mmol/l
Erholungspulssumme	< 100

nun auch die anaerobe Energiegewinnung. Wird die sog. **anaerobe Schwelle** von 4 mmol/l Lactat erreicht, so ist eine weitere Leistungssteigerung nicht mehr zu erwarten. Anaerobe Energiegewinnung überwiegt und wird über kurz oder lang zur Ermüdung führen.

6.2.4 Die Ermüdung

Zur Ermüdung kommt es immer dann, wenn eine Diskrepanz zwischen Sauerstoff- und Nährstoffbedarf der Muskulatur auf der einen und der entsprechenden Bereitstellung durch den Körper auf der anderen Seite besteht. Limitierend für die Sauerstoffaufnahme der Muskulatur kann zum einen die lokale Muskeldurchblutung (z. B. bei statischer Arbeit), häufiger aber die generelle Sauerstoffaufnahme des Körpers sein. Dabei ist nicht das Atemzeitvolumen sondern das maximal erreichbare Herzzeitvolumen der leistungsbegrenzende Faktor.

Man kann physische (periphere) Ermüdung von psychischer (zentraler) Ermüdung unterscheiden.

Bei **physischer Ermüdung** kommt es zu einem zunehmenden Verbrauch von Energievorräten und einer Anhäufung von Lactat im Muskel. Bei der dynamisch arbeitenden Muskulatur ist ein Auffüllen dieser Vorräte und ein Abtransport von Lactat nur während der Erschlaffungsphasen möglich. Im kontrahierten Zustand sind die Kapillaren durch den Druck im Muskelinneren komprimiert. Problematisch wird dies bei Arbeit oberhalb der Dauerleistungsgrenze. Die Erschlaffungsphasen sind dann zu kurz für einen effektiven Abtransport des Lactats und die Sauerstoffversorgung des Muskels. Beides führt nach einiger Zeit zur Ermüdung des Muskels und zum Abbruch der ausgeführten Tätigkeit. Bei statischer Arbeit ist die Situation noch ungünstiger. Die Dauerleistungsgrenze für statische Arbeit liegt etwa bei 10 % der maximalen Muskelkraft.

Klinischer Bezug

Erschöpfung: Ein Erschöpfungszustand tritt auf, wenn eine körperliche Arbeit oberhalb der Dauerleistungsgrenze nicht rechtzeitig abgebrochen wird oder wenn nach wiederholten Höchstleistungen die Erholungsphasen zu kurz sind. Die Regulationssysteme sind dann in ihrer Funktion schwer beeinträchtigt, so dass ein Zustand maximaler Ermüdung auftritt, der zum Arbeitsabbruch führt.

Bei *akuten Erschöpfungszuständen* infolge Schwerstarbeit mit hoher Stoffwechselintensität können massive metabolische Azidosen auftreten mit Abnahme des pH-Wertes im Blut bis auf 6,8, im Muskel bis auf 6,4. Solche akuten Erschöpfungszustände müssen noch nicht zu Dauerschäden führen, so kann z. B. eine sportliche Höchstleistung, die ca. 1 min dauert, Lactakspiegel im Blut von 20 mmol/l erzeugen ohne dass Dauerschäden

auftreten. Extreme Höchstleistungen allerdings, wie sie z. B. unter dem Einfluss von Dopingmitteln auftreten, können durchaus zu Dauerschäden führen.
Lang andauernde Schwerstarbeit oder häufige, extreme Belastungen ohne ausreichende Erholung können zur *chronischen Erschöpfung* führen. Dies kann bedeuten, dass es zu lang anhaltenden Störungen oder gar lebensbedrohlichen Zusammenbrüchen der Regulationssysteme kommt.

MERKE

Muskelkater ist entgegen früherer Lehrmeinung keine Folge einer Muskelübersäuerung durch Lactat, sondern Folge einer Zerreißung der Z-Scheiben. In der Folge kommt es zu einer lokalen Entzündungsreaktion mit Schwellung und Schmerzen.

Von **psychischer Ermüdung** spricht man, wenn die Fortsetzung einer Leistung durch eine Abnahme der zentralnervösen Steuerung behindert wird. Das kann zum Beispiel bei anstrengender geistiger Arbeit (z. B. Konzentrations- und Geschicklichkeitsleistungen) der Fall sein, aber auch bei physischer Arbeit auftreten. Gerade Schwerarbeit oder monotone Arbeit kann zur psychischen Ermüdung führen. Durch äußere Faktoren wie Lärm, schlechte Arbeitsplatzgestaltung, Hitze, Schmerzen oder psychische Belastungen kann diese noch verstärkt werden. Besonderes Kennzeichen der psychischen im Gegensatz zur physischen Ermüdung ist die Tatsache, dass die zentrale Ermüdung durch Wechsel der Tätigkeit, plötzliche Aufmerksamkeitssteigerung (z. B. Schreck) oder steigende Motivation aufgehoben werden kann.

6.2.5 Das Training

Als Training bezeichnet man Maßnahmen, die dazu dienen, die Leistungsfähigkeit zu erhalten bzw. zu steigern. Meist versucht man dieses Ziel dadurch zu erreichen, dass man eine Belastung regelmäßig wiederholt, um entsprechende Anpassungsvorgänge im Körper zu erzielen.

Das Ausdauertraining

Beim **Ausdauertraining** erfolgt mehrmals in der Woche die Wiederholung einer länger dauernden, nicht erschöpfenden Tätigeit (z. B. 5 mal in der Woche 30 Minuten Joggen bei einer Herzfrequenz um 130/min). Ausdauertraining fördert die Leistungsfähigkeit des kardiovaskulären Systems. Insbesondere nimmt das Schlagvolumen des Herzens zu. Ein gleich hohes Herzzeitvolumen kann so mit einer geringeren

Tab. 6.2

Leistungsparameter für trainierte und untrainierte 25-jährige, 70 kg schwere Männer (nach Silbernagl, Despopoulos, Taschenatlas Physiologie, Thieme 2012)

	untrainiert		**trainiert**	
	in Ruhe	maximal	in Ruhe	maximal
Herzgewicht (g)	300		500	
Blutvolumen (l)	5,6		5,9	
Herzfrequenz (1/min)	80	180	40	180
Schlagvolumen (ml)	70	100	140	190
Herzzeitvolumen (l/min)	5,6	18	5,6	35
Atemzeitvolumen (l/min)	8,0	100	8,0	200
O_2-Aufnahme (l/min)	0,3	2,8	0,3	5,2

Schlagzahl erreicht werden. Mit zunehmendem Schlagvolumen sinkt auch die Ruhefrequenz des Herzens ab während das Herzgewicht zunimmt. In der Muskulatur selbst wird die Kapillarisierung gefördert, so dass die Muskeldurchblutung verbessert wird.
Eine Übersicht über die Veränderungen beim Ausdauertraining gibt **Tab. 6.2**.

Das Krafttraining

Während die Muskelkraft beim Ausdauertraining nicht wesentlich gesteigert wird, ist dies Ziel des Krafttrainings. Kurzfristige Maximalleistungen der betroffenen Muskelgruppen führen zu einer Hypertrophie der Muskelfasern. Aus dem so erhöhten Muskelquerschnitt folgt die gesteigerte Muskelkraft. Allerdings wird bei reinem Krafttraining nur die Leistungsfähigkeit für kurzzeitige statische Kontraktionen gefördert, die für dynamische und vor allem andauernde Arbeit bleibt unbeeinflusst.

Check-up

- ✓ **Machen Sie sich noch einmal das Verfahren der Ergometrie klar und wiederholen Sie, um ungefähr welchen Faktor der tatsächliche Energieverbrauch des Probanden über der angezeigten Leistung des Gerätes liegt.**
- ✓ **Fühlen Sie nochmals Ihren Ruhepuls und überlegen Sie, auf welchen Trainingszustand Ihr Puls hindeutet. Vergegenwärtigen Sie sich, welche physiologischen Parameter sich durch Ausdauertraining verändern, welche durch Krafttraining.**

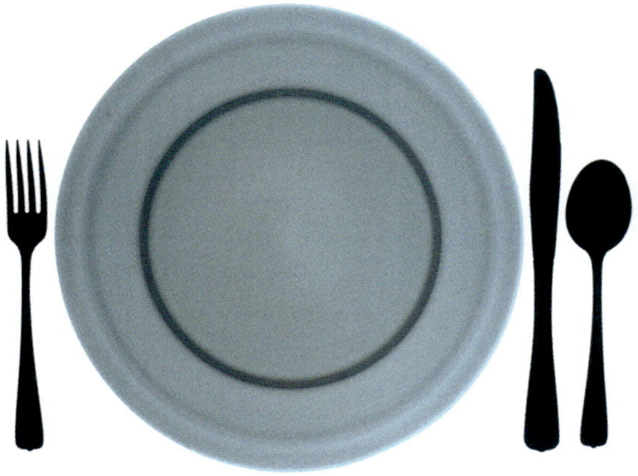

Kapitel 7

Ernährung und Verdauung

Kein schönes Geburtstagsgeschenk

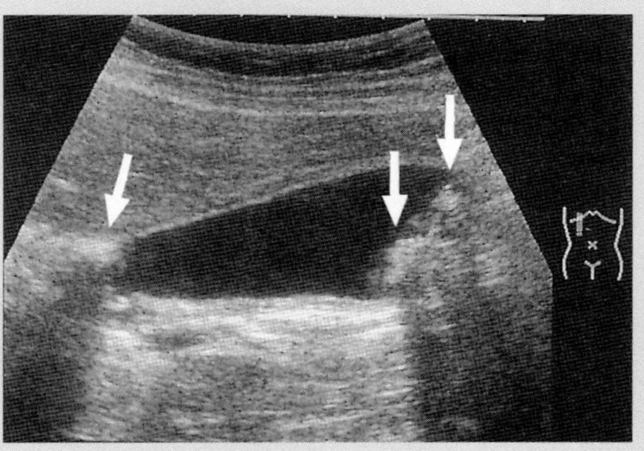

Die Ultraschalluntersuchung des Abdomens zeigt Gallensteine mit dem typischen Schallschatten. Schallschatten entstehen, wenn eine Struktur den Schall nicht fortleitet. (aus Baenkler et al., Duale Reihe Innere Medizin, Thieme 2013)

Plötzliche heftigste Bauchschmerzen – das kann viele Ursachen haben. In der Medizin nennt man dieses Krankheitsbild akutes Abdomen. Dahinter kann sich beispielsweise eine Blinddarmentzündung, ein Darmverschluss oder eine Gallenblasenentzündung verbergen. Bei Lydia T. handelt es sich um eine akute Pankreatitis, eine Entzündung der Bauchspeicheldrüse. Im Pankreas werden Enzyme gebildet, die Proteine, Kohlenhydrate und Fett spalten können (siehe Kapitel „Ernährung, Verdauung"). Normalerweise werden diese Enzyme erst im Darm aktiviert. Bei einer Pankreatitis aber werden die Enzyme bereits in der Bauchspeicheldrüse aktiv und zerstören das Gewebe. Das kann bis zu einer lebensgefährlichen Zerstörung des Pankreas führen. Deshalb muss Lydia T. schnell auf die Intensivstation.

Schmerzen und Übelkeit zum Geburtstag

Lydia T. ist froh, als der letzte Gast gegangen ist. Schon seit einer Stunde spürt sie gürtelförmige Schmerzen im Bauch. Vielleicht waren zwei Stücke Schwarzwälder Kirschtorte einfach zu viel ... Aber man feiert ja nicht jeden Tag Geburtstag. Die Schmerzen werden immer heftiger, ihr ist übel. Schließlich bittet sie ihren Mann, sie in die Klinik zu fahren.

Als sie dort eintreffen, geht es der 55-Jährigen sehr schlecht. Die Ärzte sind besorgt. Da Frau T. auch über Schmerzen in der Brust klagt, schließen sie einen Herzinfarkt nicht aus. Dr. Schneider, der diensthabende Arzt, untersucht Lydia T. gründlich, nimmt Blut ab und lässt ein EKG schreiben. Doch das EKG zeigt keine Zeichen für einen Herzinfarkt. Deshalb macht Dr. Schneider eine Ultraschalluntersuchung des Abdomens. Hier wird er gleich stutzig: Das Pankreas ist vergrößert, die Gallenwege sind erweitert und in der Gallenblase befinden sich mehrere kleine Steinchen. Auch die Pankreasenzyme Lipase und Amylase sind stark erhöht. Wie für Entzündungen typisch, findet sich eine Leukozytose, ein Anstieg der weißen Blutzellen. Auch die Enzyme, die einen Gallenstau (Cholestase) anzeigen, sind erhöht: alkalische Phosphatase (AP), γ-Glutaryltransferase (γ -GT) und Bilirubin.

Wie viele Menschen hat auch Lydia T. Steine in der Gallenblase, ohne es zu wissen. Einer dieser Steine ist bei seinem Weg in den Dünndarm hängen geblieben und hat dabei die Papilla duodeni major verschlossen, die gemeinsame Mündung von Ductus choledochus und Ductus pancreaticus ins Duodenum. So können Gallensaft und Pankreassekret nicht abfließen. Es hat sich eine akute Pankreatitis entwickelt, bei der Verdauungsenzyme freigesetzt werden und das Pankreasgewebe zerstören.

Operation über einen Schlauch

Lydia T. wird sofort auf die Intensivstation gebracht. Sie erhält starke Schmerzmittel, Flüssigkeit und Elektrolyte. Sobald sich ihr Zustand stabilisiert hat, wird bei ihr eine endoskopische Papillotomie durchgeführt. Dabei wird ein Endoskop bis zur Papilla duodeni major vorgeschoben, die Papille mit einem so genannten Papillotom unter endoskopischer Sicht gespalten und der eingeklemmte Stein entfernt. Gallensäfte und Pankreassekret können nun ungehindert abfließen. Die Operation ist bei Lydia T. erfolgreich und so kann sie bereits am nächsten Tag auf die Normalstation verlegt werden. Nach wenigen Tagen haben sich die Laborwerte fast normalisiert, so dass sie bis zu der in 2 Wochen anstehenden Aufnahme in der Chirurgie zur Gallenblasenoperation vorübergehend nach Hause darf. Im Wohnzimmer liegt ein ganzer Berg von Geschenken. „Hier sind deine Geburtstagsgeschenke", erklärt ihr Mann. „Du bist ja gar nicht dazu gekommen, sie auszupacken."

7 Ernährung und Verdauung

7.1 Die Nahrungsbestandteile

Lerncoach

- **Dieses Kapitel überschneidet sich mit der Chemie und Biochemie und eignet sich daher zum fächerübergreifenden Lernen (z. B. Kohlenhydrate, Fette, Eiweiße sowie deren Verstoffwechselung).**
- **Stellen Sie wieder Bezüge zu Alltagssituationen her; überlegen Sie z. B., aus welchen Bestandteilen sich Ihre letzte Mahlzeit zusammengesetzt hat (z. B. Fettanteil).**

7.1.1 Überblick und Funktion

Die Nahrung setzt sich zusammen aus Kohlenhydraten, Fetten, Eiweißen (Proteine), Vitaminen, Spurenelementen, Ballaststoffen, Salzen und Wasser.
Nährstoffe im Sinne der Energiegewinnung sind **Kohlenhydrate, Fette** und **Proteine.** Durch ihre Verbrennung kann der Körper Energie in Form von ATP gewinnen. Hierfür sind die einzelnen Energielieferanten prinzipiell untereinander austauschbar. Man spricht in diesem Zusammenhang von der Isodynamie der Nahrungsstoffe.
Für den Baustoffwechsel, d. h. für den Aufbau von Körpergewebe, ist dagegen die chemische Struktur entscheidend. Da die Substanzen nicht beliebig ineinander umgewandelt werden können (aus Fett kann der Körper beispielsweise keine Glucose bilden), ist ein solcher beliebiger Austausch nicht möglich. Stoffe, die der Körper nicht selbst synthetisieren kann, werden als *essenzielle Nahrungsbestandteile* bezeichnet, von ihnen müssen jeweils bestimmte Mindestmengen aufgenommen werden.
Nähere Informationen zu den Nahrungsbestandteilen Kohlenhydrate, Fette und Proteine finden Sie im Kapitel Energie- und Wärmehaushalt S. 153. Im Folgenden finden Sie eine Auflistung der wichtigsten Vitamine und Spurenelemente.

7.1.2 Die Vitamine

Vitamine sind Stoffe, die der Körper zwar nur in sehr geringen Mengen benötigt, die aber dennoch lebensnotwendig sind. Da der Organismus diese Stoffe nicht selbst synthetisieren kann, stellen sie einen essenziellen Bestandteil der Nahrung dar. Die Bedeutung der Vitamine liegt in ihrer katalytischen Funktion oder ihrer Wirkung als Cofaktor in verschiedenen enzymatischen Reaktionen. Ihr Energiegehalt ist für ihre biologische Funktion unerheblich.
Chemisch lassen sich die Vitamine in fettlösliche (A, D, E und K) und wasserlösliche Vitamine (alle anderen) unterteilen (**Tab. 7.1**, **Tab. 7.2**).

Klinischer Bezug

Vitamin-B1-Mangel: Ursachen eines Thiamin- (Vit-B1-) Mangels kann z. B. ein chronischer Alkoholismus oder parenterale Ernährung, aber auch eine mangelhafte Resorption (Malresorption) im Jejunum sein. Die Mangelsymptome äußern sich u. a. in Gewichtsverlust, Appetitlosigkeit, Muskelschwäche und psychischen Veränderungen wie Reizbarkeit und depressiver Stimmungslage.

7.1.3 Die Spurenelemente

Zu den Spurenelementen gehören verschiedene Elemente, die für die Funktionen des Körpers unerlässlich sind, aber nur in sehr geringen Mengen („in Spuren") benötigt werden. Es handelt sich dabei um Kupfer, Eisen, Zink, Jod, Chrom, Selen, Fluor, Mangan, Molybdän und Cobalt.

Check-up

Checkup:

✓ **Wiederholen Sie, welche Vitamine fettlöslich und welche wasserlöslich sind.**

Tab. 7.1

Fettlösliche Vitamine (nach Klinke et al., Physiologie, Thieme 2010)

Vitamin	Funktion	Mangelsymptome	Quellen	tgl. Bedarf*
Retinol (Vit. A)	Rhodopsinbestandteil (s. S. 301); reguliert Epithelwachstum und -differenzierung	Nachtblindheit, Xerophthalmie, trockene Haut	gelbe Gemüse und Früchte, Leber	1 mg
Calciol (Vit. D)	erhöht Ca^{2+}- und PO_4^--Absorption im Darm (s. S. 197), Mineralisation des Knochens	Rachitis, Osteomalazie	Fischöl	5 µg
Tocopherol (Vit. E)	Antioxidans, schützt Membranproteine	Muskelschwäche, Neuropathie	grünes Gemüse, Pflanzenöle	10 mg
Menachinon (Vit. K)	Cofaktor der γ-Karboxylierung der Gerinnungsfaktoren II, VII, IX und X (s. S. 34)	Gerinnungsstörungen	grünes Gemüse, Synthese durch Darmbakterien	0,03 mg

*empfohlene Menge für einen 70 kg schweren Mann. Werte für Frauen sind sehr ähnlich

Tab. 7.2

Wasserlösliche Vitamine (nach Klinke et al., Physiologie, Thieme 2010)

Vitamin	Funktion	Mangelsymptome	Quellen	tgl. Bedarf*
Thiamin (Vit. B_1)	Dekarboxylierungsfaktor	Beriberi, Wernicke-Enzephalopathie	Schweinefleisch, unbehandeltes Getreide	1,4 mg
Riboflavin	Flavoproteinbestandteil	Glossitis	Leber, Hefe, Milch, Weizenkeime	1,6 mg
Nicotinamid und -säure**	Bestandteil von NAD^+ und $NADP^+$	Pellagra	Leber, Nahrungstryptophan	18 mg
Panthotensäure	CoA-Bestandteil	Burning-feet-Syndrom	Eier, Leber, Hefe	5–10 mg
Folsäure	Coenzym bei der Fettsynthese	Sprue, megaloblastische Anämie	grünes Gemüse, Leber, Getreide	0,4 mg
Pyridoxol (Vit. B_6)	Bestandteil von Pyridoxalphosphat	periphere Neuropathie	Hefe, Weizen, Leber, Fleisch	2,2 mg
Cobalamin (Vit. B_{12})	Coenzym für Homocystinmethylierung	perniziöse Anämie, Neuropathie	Leber, Fleisch, Eier	0,003 mg
Ascorbinsäure (Vit. C)	Redoxsystem	Skorbut	Zitrusfrüchte, Gemüse	60 mg
Biotin (Vit. H)	Coenzym bei der Fettsynthese	Dermatitis, Hypercholesterinämie	Eigelb, Leber, Hefe	0,2 mg

*empfohlene Menge für einen 70 kg schweren Mann. Werte für Frauen sind sehr ähnlich
**Eigensynthese. Pellagra tritt nur bei verminderter Tryptophanbereitstellung auf.

7.2 Die Steuerung und die Motilität des Gastrointestinaltrakts

Lerncoach
Die im folgenden Kapitel erläuterten Prinzipien beziehen sich auf den gesamten Gastrointestinaltrakt. Machen Sie sich diese also zunächst klar. In den verschiedenen Abschnitten des Gastrointestinaltrakts überwiegt je nach Funktion mal das eine, mal das andere Funktionsprinzip (z. B. Schluckakt, S. 139).

7.2.1 Überblick und Funktion

Der Gastrointestinaltrakt dient der Aufnahme von Nahrungsbestandteilen, die der Körper entweder in Energie umwandelt oder als Baustoffe zum Aufbau körpereigener Substanz verwendet. Die gastrointestinale Motilität dient hierbei nicht nur dem Transport der Nahrungsbestandteile durch den Magen-Darm-Trakt sondern auch der Zerkleinerung und der Vermischung mit den Verdauungssäften. Außerdem werden die Nährstoffe so in unmittelbaren Kontakt mit dem absorbierenden Darmepithel gebracht.

7.2.2 Die Grundlagen und Formen der gastrointestinalen Motilität

Zu Beginn des Magen-Darm-Trakts (Oropharynx und oberer Ösophagus) sowie am Ende (Sphincter ani) findet man **quer gestreifte** Muskulatur, die eine **willkürliche** Steuerung ermöglicht. Von dieser willkürlichen Steuerung der Nahrungsaufnahme und der Defäkation abgesehen, unterliegt die gastrointestinale Motilität grundsätzlich der **unwillkürlichen** Kontrolle der **glatten Muskulatur**, die aus einer inneren Ring- und einer äußeren Längsmuskelschicht besteht.

Ausgangspunkt dieser Motilität sind **Schrittmacherzellen**, deren Ruhepotenzial rhythmischen Spontandepolarisationen unterliegt, die langsame Potenzialwellen zur Folge haben.

Nach der Nahrungsaufnahme kommt es in der Verdauungphase zu typischen Bewegungsmustern:

Transport des Chymus (Chymus = Suspension aus zerkleinerten Nahrungsbestandteilen und Magensaft) durch **propulsive Peristaltik**: Der Chymusbolus wird durch wellenförmige Kontraktionen von oral Richtung aboral transportiert. Dazu kontrahiert sich die Ringmuskulatur des betreffenden Darmabschnitts, während die Längsmuskulatur erschlafft. Gleichzeitig erschlafft die Ringmuskulatur und kontrahiert sich die Längsmuskulatur im weiter aboral gelegenen Abschnitt.

Durchmischung des Speisebreis durch **nichtpropulsive Peristaltik**, Segmentationen und Pendelbewegungen: Lokale Kontraktionen der Ringmuskulatur führen zur nicht-propulsiven Peristaltik. Segmentationsbewegungen entstehen durch die gleichzeitige Kontraktion der Ringmuskulatur eng benachbarter Bereiche. Pendelbewegungen wiederum werden durch rhythmische Kontraktionen der Längsmuskulatur ausgelöst, bei denen sich der Darm sozusagen über die Chymussäule schiebt.

Trennung funktionell unterschiedlicher Räume durch tonische Dauerkontraktionen an den Sphinkteren (Ösophagussphinkter, Bauhin-Klappe, etc.): Diese Sphinkteren erschlaffen nur kurzzeitig, um den Durchtritt des Darminhalts zu ermöglichen. So verhindern sie einen ungewollten Rückfluss in proximal gelegene Abschnitte.

7.2.3 Die nervale Steuerung der Motilität

Das enterische Nervensystem

Der Gastrointestinaltrakt verfügt über ein eigenes Nervensystem, das aus zwei Ganglienzellschichten, dem **Plexus myentericus** (**Auerbach**) und dem **Plexus submucosus** (**Meissner**), besteht. Die beiden Plexus sind für die Kontrolle und Koordination der Motorik und für die sekretorische Funktion des Gastrointestinaltrakts verantwortlich. Der Plexus myentericus liegt zwischen Längs- und Ringmuskelschicht und steuert vorwiegend den Muskeltonus und die Kontraktionen der glatten Muskulatur. Der Plexus submucosus liegt zwischen Ringmuskulatur und der Lamina muscularis mucosae und steuert vorwiegend die Sekretion der Epithelzellen der Darmschleimhaut. Afferenzen beider Plexus senden Impulse von Mechano-, Schmerz- und Chemosensoren zum Zentralnervensystem.
Die Aktivität des enterischen Nervensytems wird durch das vegetative Nervensystem (**Sympathikus** und **Parasympathikus**) moduliert. Der Sympathikus hat dabei einen *hemmenden*, der Parasympathikus einen *fördernden* Einfluss. Auf diese Weise kann die Aktivität im Magen-Darm-Trakt an den allgemeinen Aktivitätszustand des Körpers angepasst werden.

7.2.4 Die Steuerung der Motorik durch Hormone und Signalstoffe

An der Steuerung des Gastrointestinaltrakts sind eine Vielzahl verschiedener Botenstoffe beteiligt. Die wichtigsten Vertreter samt ihrer Hauptfunktion sind in Tab. 7.3 aufgelistet.

Lerntipp
Auch hier steckt in den Namen schon viel Information: Gastrin (von gaster = Magen) fördert die Magensaftsekretion und zwar dann, wenn der Magen gefüllt ist. CCK wirkt auf die Gallenblase: Chole- (Gallen-) Cysto- (Blasen-) Kinin (Bewegung / Kontraktion).
Merken Sie sich, welches Hormon welche Wirkung hat. Sie können daraus Rückschlüsse auf die Freisetzungsreize ziehen und brauchen sie nicht auswendig zu lernen.

Klinischer Bezug

Gastrinom (Zollinger-Ellison-Syndrom): Ein gastrinproduzierender Tumor (Gastrinom) führt zu einer stark gesteigerten Bildung von Magensäure. Klinisch äußert sich das in rezidivierenden, oft atypisch lokalisierten Ulzera nicht nur im Magen, sondern auch im Duodenum oder sogar im Jejunum, häufig leiden die Betroffenen auch unter Diarrhö. Dieses Krankheitsbild wird als Zollinger-Ellison-Syndrom bezeichnet. Therapeutisch kann man versuchen, den Tumor zu entfernen, wenn er noch nicht metastasiert ist. Wenn dies nicht möglich ist, kommen eine Chemotherapie und eine medikamentöse Säureblockade mit Protonenpumpenhemmern in Frage.

Check-up
✓ **Wiederholen Sie die Bewegungsmuster und ihre Funktion.**
Wiederholen Sie die gastrointestinalen Hormone mit ihrer Funktion und dem entsprechenden Freisetzungsreiz.

7.3 Der Mund und die Speiseröhre

Lerncoach
In diesem Kapitel lernen Sie den Ablauf des Schluckakts und die Speichelbildung.
Es empfiehlt sich dabei auch die Anatomie der beteiligten Strukturen zu wiederholen (Speicheldrüsen, Rachen und Ösophagus).

7.3.1 Überblick und Funktion

Im Mund wird die Nahrung zunächst durch Kauen grob zerkleinert und mit Speichel vermischt. Durch das Kauen vergrößert sich die Oberfläche der Nahrung und bietet dadurch mehr Angriffsfläche für die Verdauungssäfte. Gleichzeitig wird durch das Kauen der Speichelfluss gefördert. Wenn die Nahrung ausreichend zerkleinert und mit Speichel vermischt ist, kann sie heruntergeschluckt werden. Dabei kann nur der erste Schritt des Schluckaktes willkürlich gesteuert werden. Sobald der Speisebrei gegen den weichen Gaumen gedrückt wird, setzt der unwillkürliche Schluckreflex ein.

7.3.2 Der Speichel

Die Menge und der Produktionsort

Der Speichel entstammt zu 70 % den submandibulären Drüsen, zu 25 % den Parotiden und die restlichen 5 % den sublingualen Speicheldrüsen und den Drüsen der Mundschleimhaut. Pro Tag werden etwa 500 – 1500 ml Speichel gebildet. Die Glandula parotis ist eine rein seröse Drüse und sezerniert eine eiweißhaltige Flüssigkeit, die Glandulae submandibularis und sublinguales sind gemischte Drüsen, die zusätzlich Schleimstoffe (Muzine) sezernieren.

Die Zusammensetzung und die Funktion des Mundspeichels

Speichel besteht zu 99 % aus **Wasser.** Er hält den Mundraum feucht und erleichtert so das Sprechen und Kauen. Außerdem wird die Nahrung durch die Muzine (**Schleimstoffe**) gleitfähig und lässt sich so besser schlucken.

Tab. 7.3

Hormone und Signalstoffe zur Steuerung der Magen-Darm-Tätigkeit (nach Klinke et al., Physiologie, Thieme 2010)

Hormon	Syntheseort	Freisetzungsreiz	Wirkung
Gastrin	– G-Zellen im Magenantrum – in geringen Mengen in der Duodenalschleimhaut	– Magendehnung – Vagusreizung – Proteine im Magen	– **Sekretion von HCl und Pepsinogen** ↑ – Magenmotilität ↑ – Tonus des unteren Ösophagussphinkters ↑
Sekretin	– S-Zellen in Duodenum und Jejunum	– pH im Duodenum < 4 – Gallen- und Fettsäuren im Duodenum	– **HCO_3^--Gehalt im Pankreassaft** ↑ – Gastrin-Ausschüttung ↓ – Magenmotilität ↓ – HCl-Sekretion ↓ – Magenentleerung ↓
CCK (Cholecystokinin)	– I-Zellen in Duodenum und Jejunum	– Peptide und Fettsäuren im Duodenum	– **Enzym-Gehalt im Pankreassekret** ↑ – **Kontraktion der Gallenblase** – Pepsinogensekretion ↑ – Magenmotilität ↓ – HCl-Sekretion ↓ – „Sättigungshormon“
Acetylcholin	– 2. Neuron des Parasympathikus	– Parasympathikusaktivierung	– **Aktivierung der Verdauung durch Stimulation von Sekretion und Motilität** – regt die Gallenblasenkontraktion an – Tonus des unteren Ösophagussphinkters ↑
Histamin	– H- oder ECL-Zellen im Magenfundus	– Vagusreizung	– **Magensäuresekretion** ↑ – Pepsinogensekretion ↑
GIP (Gastric Inhibitory Peptide = Glucose-dependent insulin-releasing peptide)	– K-Zellen im Dünndarm, Duodenum	– Glucose, Fett oder Aminosäuren im Dünndarm	– Insulinfreisetzung ↑ – HCl-Sekretion ↓ – Magenmotilität ↓ – Magenentleerung ↓
VIP (vasoaktives intestinales Peptid)	– Nervenendigungen im Dünndarm	– neuronal (Neurotransmitter)	– Gallesekretion ↑ – Pankreassaftsekretion ↑ – HCl-Sekretion ↓ – Motilität ↓
Somatostatin	– D-Zellen im Pankreas	– Fettsäuren, Glucose, Peptide und Gallensäuren im Dünndarm	– Motilität ↓ – Vagusaktivität ↓ – HCl-Sekretion ↓ – Gastrinfreisetzung ↓ – Magenentleerung ↓ – Gallesekretion ↓ – Pankreassaftsekretion ↓ – Insulinsekretion ↓ – Transmitterfreisetzung ↓
Motilin	– M-Zellen im Dünndarm	– Säure, Fett- und Gallensäuren im Duodenum	– gastrointestinale Motilität ↑ – Tonus des unteren Ösophagussphinkters ↑
Serotonin (5-Hydroxytryptamin)	– APUD-Zellen* im gesamten Magen-Darm-Trakt	– ?	– ↑ cholinerge sekretomotorische Nervenaktivität steigt

*Das APUD-System (**a**min **p**recursor **u**ptake and **d**ecarboxylation) besteht aus verstreut liegenden endokrinen Zellen, die biogene Amine und Polypeptide synthetisieren und speichern. Die APUD-Zellen stammen überwiegend vom Neuroektoderm ab und wandern von dort in die verschiedenen Gewebe ein (u. a. Hypothalamus, Hypophyse, Nebenschilddrüse, endokrines Pankreas, Nebennierenmark, Magen-Darm-Trakt)

7

Daneben enthält Speichel **IgA** und **Lysozym.** Sie sind wichtig für die Mundhygiene und stellen eine erste Barriere gegen Mikroorganismen dar.
Die im Speichel enthaltene **Amylase** leitet die Verdauung der Kohlenhydrate ein.

Die Bildung des Mundspeichels

Die Speichelbildung vollzieht sich in zwei Schritten. Zunächst wird in den **Azini** der sog. **Primärspeichel** gebildet, der in seiner Elektrolytzusammensetzung dem Blutplasma ähnelt. Dazu wird auf der Blutseite sekundär-aktiv über einen Na^+-K^+-$2Cl^-$-Cotransporter Cl^- aufgenommen und dann über einen Anionenkanal ins Lumgen abgeben. Das dadurch entstehende lumennegative transepitheliale Potenzial zieht Na^+ parazellulär nach, aus osmotischen Gründen folgt auch Wasser. Während der Primärspeichel die Ausführungsgänge passiert, wird er dann zum **Sekundärspeichel** modifiziert. Dazu werden **Na^+** und **Cl^-** aus dem Lumen **resorbiert** und **K^+** und **HCO_3^- sezerniert.** Insgesamt überwiegt die Na^+– und Cl^--Rückresorption bei gleichzeitig geringer Wasserpermeabilität der Ausführungsgänge, so dass der Speichel deutlich **hypoton** (bis 50 mosmol/l) wird.

Die endgültige Zusammensetzung und Osmolarität des Speichels ist von der Sekretionsrate abhängig. Je mehr Speichel sezerniert wird, desto schneller muss er durch die Ausführungsgänge fließen und desto weniger Zeit bleibt für die Austauschvorgänge. Bei hohen Sekretionsraten findet man dementsprechend relativ hohe Na^+- und Cl^--Konzentrationen, niedrige K^+- und HCO_3^--Konzentrationen und eine verhältnismäßig hohe Osmolarität.

Die Steuerung der Speichelbildung

Die Speichelsekretion erfolgt reflektorisch. Fördernd wirken psychische Einflüsse, Erwartung und Appetit („das Wasser läuft einem im Mund zusammen"), Reizung von Geruchs- und Geschmacksrezeptoren (besonders Säure fördert eine starke Sekretion dünnflüssigen Spülspeichels zur Neutralisation) und mechanische Reize (z. B. Kauen). Auch Neuropeptide, wie z. B. die Substanz P, sind an der Stimulation der Mundspeichelsekretion beteiligt.

Die Innervation der Speicheldrüsen erfolgt durch vegetative Fasern:

- Der **Sympathikus** bewirkt über Noradrenalin an β_2-Rezeptoren die Sekretion eines muzinreichen, hoch viskösen Speichels.
- Der **Parasympathikus** regt über Acetylcholin die Durchblutung der Speicheldrüsen an, so dass viel wässriger Speichel freigesetzt wird.

7.3.3 Das Schlucken

Der Schluckakt wird über das Schluckzentrum, das wie viele andere Koordinationszentren in der Medulla oblongata liegt, koordiniert. Er gliedert sich in eine willkürlich gesteuerte orale Phase und eine unwillkürliche pharyngeale Phase.

Der Ablauf des Schluckaktes

Zunächst wird mit der Zunge ein Bissen abgetrennt und gegen den weichen Gaumen gedrückt. Dadurch wird der eigentliche Schluckreflex ausgelöst, der nerval über den N. vagus und den N. glossopharyngeus verläuft. Durch die Kontraktion der palatopharyngealen Muskulatur wird die Mundhöhle vom Nasen-Rachen-Raum getrennt. Die Epiglottis legt sich auf den Larynxeingang, so dass nun für die Nahrung nur noch der Weg durch den Ösophagus bleibt. Der obere Ösophagussphinkter erschlafft und der Bissen rutscht durch die Kontraktion der Pharnyxmuskulatur in den Ösophagus. Der untere Ösophagussphinkter erschlafft ebenfalls bereits zu Beginn des Schluckaktes, so dass der Nahrungsbrocken bis in den Magen „durchrutschen" kann. Eine peristaltische Welle sorgt dafür, dass nichts im Ösophagus zurückbleibt (Volumenclearance). Durch sie wird sogar Schlucken „im Kopfstand" gegen die Schwerkraft möglich.

Die Muskulatur des unteren Ösophagussphinkters besitzt einen relativ starken basal-myogenen Tonus und ist sowohl exzitatorisch (über cholinerge Nerven) als auch inhibitorisch innerviert. Von den inhibitorischen Nerven wusste man lange Zeit nur, dass sie weder adrenerg noch cholinerg sind und nannte sie deshalb NANC-Nerven (non-adrenergic, non-cholinergic). Inzwischen geht man davon aus, dass der Transmitter meist NO ist, oft unter der Beteiligung von VIP.

Der Schutz der Ösophagusschleimhaut vor Magensäure

Außerhalb des Schluckaktes sind der obere und der untere Ösophagusshpinkter normalerweise durch eine tonische Dauerkontraktion geschlossen. Dies verhindert ein Rückfließen (**Reflux**) des sauren Mageninhalts in die Speiseröhre. Die Magensäure, die durch sporadischen Reflux (z. B. beim Aufstoßen, Schlucken oder unerwarteten Druck auf den vollen Magen) doch in den Ösophagus gelangt, wird durch den verschluckten Speichel weitgehend abgepuffert.

7

Klinischer Bezug

Refluxösophagitis: Ein gastroösophagealer Reflux („Sodbrennen"), also der Rückfluss von Mageninhalt in die Speiseröhre bei Versagen des Verschlussmechanismus des unteren Ösophagussphinkters, ist sehr häufig und tritt bei ca. 20 % der Bevölkerung auf. Bei chronischem Reflux kann es zu einer entzündlichen Veränderung der Speiseröhre bis hin zu einer Schleimhautmetaplasie („Barrett-Ösophagus") kommen. Hierbei wird das Plattenepithel des Ösophagus in Zylinderepithel vom Magentyp umgewandelt. Ein Barrett-Ösophagus ist eine Präkanzerose und muss daher regelmäßig endoskopisch kontrolliert werden.

Achalasie: Beim Krankheitsbild der Achalasie setzt die Erschlaffung des unteren Ösophagussphinkters zu spät ein und ist zu schwach ausgeprägt, so dass der Sphinkterdruck auch während der Relaxationsphase erhöht bleibt. Dadurch stauen sich die verschluckten Speisen in der Speiseröhre an und können so zu einer enormen Erweiterung führen.

7.3.4 Das Erbrechen

Das Erbrechen ist in erster Linie ein Schutzreflex, der den Körper vor der Aufnahme körperschädlicher Substanzen schützen soll. Das steuernde Brechzentrum liegt in der dopaminergen **Area postrema** der **Medulla oblongata**.

Die Auslöser

Das Brechzentrum kann durch verschiedene Reize erregt werden:

- **Noxen** im Magen-Darm-Trakt über viszerale Afferenzen.

- **Toxine** oder **Medikamete** im Blut durch Reizung der chemosensorischen Trigger-Zone.
- **Bewegungsreize** über das Gleichgewichtsorgan.
- **Hormonelle Reize** (z. B. Schwangerschaftserbrechen).
- **Erhöhter Hirndruck**.

Der Ablauf

Vor dem Erbrechen kommt es zunächst zu Übelkeit und vermehrtem Speichelfluss. Der vermehrte Speichelfluss schützt Zähne und Schleimhäute vor der Magensäure.

Das Erbrechen wird mit einer tiefen Inspiration eingeleitet. Anschließend erfolgen ein Verschluss der Glottis und des Nasopharynx, das Erschlaffen der Ösophagussphinkteren und der Magenmuskulatur und schließlich ein ruckartiges Kontrahieren der Bauchdeckenmuskulatur und des Zwerchfells. Der dabei entstehende Druck presst den Mageninhalt durch den Ösophagus ins Freie.

Das chronische Erbrechen

Chronisches Erbrechen kann erhebliche Auswirkungen auf den Körper haben.

Neben einer verminderten Nahrungszufuhr, die zu Unterernährung führen kann, sind v. a. der Verlust von Magensaft, aber auch von Speichel und Dünndarmsekreten von Bedeutung. Durch den Verlust von Verdauungssäften entsteht eine Hypovolämie. Da durch den Magensäureverlust erhebliche Mengen an H^+-Ionen verloren gehen (10–100 mmol H^+-Ionen/l Magensaft), entwickelt sich eine metabolische Alkalose. Sie wird durch die sich gleichzeitig entwickelnde Hypokaliämie noch verstärkt. K^+ geht zum einen mit dem Erbrochenen verloren, zum anderen wird es aufgrund des hypovolämiebedingten Hyperaldosteronismus vermehrt über die Nieren ausgeschieden.

Check-up

✓ **Wiederholen Sie die Zusammensetzung und Produktion des Mundspeichels.**

✓ **Rekapitulieren Sie den Ablauf des Schluckaktes, insbesondere welche Schritte nacheinander bzw. gleichzeitig ablaufen.**

7.4 Der Magen

Lerncoach

- **Verdeutlichen Sie sich zunächst, welche Hauptfunktionen der Magen hat.**
- **Für dieses Kapitel sind Kenntnisse über die verschiedenen Abschnitte des Magens und deren Histologie hilfreich (z. B.: Belegzellen zur Produktion von Magensäure und Intrinsic factor befinden sich im Fundus und Corpus).**

7.4.1 Überblick und Funktion

Der Magen hat in erster Linie die Aufgabe, die aufgenommene Nahrung zu speichern und dann portionsweise an das Duodenum abzugeben. Während dieser Zeit werden die Speisen zerkleinert, homogenisiert und angedaut und die enthaltenen Fette mechanisch emulgiert.

Für eine optimale Speicherfunktion passt sich die Größe des Magens dem Füllungszustand an. Bei Nahrungsaufnahme relaxiert insbesondere der proximale Magen, so dass der Innendruck trotz des erhöhten Füllungsvolumens kaum ansteigt.

Um eine ungehinderte Vermehrung von Bakterien zu verhindern, ist der Mageninhalt sehr sauer (pH 1–4).

7.4.2 Die funktionelle Anatomie des Magens

Funktionell kann man den Magen in zwei Abschnitte unterteilen.

Der proximale Magen

Cardia, **Fundus** und der **obere Teil des Corpus** bilden zusammen den „proximalen Magen", in dem die aufgenommene Nahrung gespeichert wird. In diesem Bereich wird eine gleichmäßige tonische Wandspannung aufrechterhalten, die bei Nahrungsaufnahme abnimmt. Die Anpassung der Wandspannung erfolgt über vago-vagale Reflexe, wobei man eine „rezeptive Relaxation" bei Erregung von Dehnungssensoren in Pharynx und Larynx und eine „adaptive Relaxation" (oder „Akkommodation") bei Erregung von Dehnungssensoren in der Magenwand unterscheidet.

An der Cardia mündet der Ösophagus in den Magen. Sie enthält viele Drüsen, die alkalischen Schleim produzieren und so die Magen- (und Ösophagus-) Schleimhaut vor der aggressiven Magensäure schützen.

In Fundus und Corpus findet man **Belegzellen**, die *Magensäure* und *Intrinsic factor* bilden, außerdem schleimproduzierende **Nebenzellen** und **Hauptzellen**, denen das *Pepsinogen* entstammt.

Der distale Magen

Im distalen Magen, der die **unteren zwei Drittel des Corpus** und das **Antrum** umfasst, wird der Mageninhalt durch peristaltische Wellen in Richtung Pylorus geschoben. Diese Peristaltikwellen beginnen in einer Schrittmacherzone, die zwischen proximalem und distalem Magen liegt. Sie führen gleichzeitig zur einer Vermischung und Homogenisierung des Nahrungsbreis.

Die Entleerung des Magens erfolgt reflektorisch durch Erschlaffung des Pylorus. Sie hängt von einer Vielzahl von gastrointestinalen Hormonen, der Beschaffenheit der Nahrung und der chemischen Zusammensetzung des Chymus (mit Verdauungssekre-

Tab. 7.4

Die Zellen der Magenschleimhaut und ihre bevorzugte Lokalisation

Zellen	Produkt
Fundus und Corpus:	
Belegzelle	Salzsäure und Intrinsic factor
Hauptzellen	Pepsinogen und Magenlipase
Nebenzellen	Schleim
Antrum:	
G-Zellen	Gastrin?

ten vermischter Speisebrei) ab. Flüssigkeiten und kleine Partikel verlassen den Magen schneller als größere Partikel. Fette, Hyperosmolarität und ein sehr niedriger pH-Wert hemmen die Magenentleerung.
Auch im Antrumbereich bilden spezialisierte Drüsen einen alkalischen Schleim, der den Magen und den gastroduodenalen Übergangsbereich vor der Magensäure schützen. Daneben findet man sog. **G-Zellen**, die bei Dehnung des Magens oder bei hoher Proteinkonzentration *Gastrin* ausschütten.
Die spezialisierten Zellen der Magenschleimhaut und ihre Lokalisation sind in Tab. 7.4 aufgeführt.

7.4.3 Die Magenmotorik und die Magenentleerung

Der proximale Magen zeigt keine Peristaltik, sondern dient vorwiegend der Aufnahme und Speicherung der Nahrung, indem er sich an das aufgenommene Volumen anpasst. Myogene Schrittmacher, die die langsame Peristaltik in Richtung Pylorus steuern, liegen im Corpusbereich.
Die Magenentleerung selbst hängt vom Kontraktionsgrad des Pylorus ab. In Ruhe ist seine dicke Muskelschicht so stark kontrahiert, dass nur Flüssigkeiten ins Duodenum übertreten können. Um auch feste Nahrung durch den Pylorus zu befördern, muss dieser erschlaffen, während sich gleichzeitig die Antrummuskulatur verstärkt kontrahiert. Große, feste und unverdauliche Bestandteile (z. B. Knochen, Fremdkörper) können den Magen während der Entleerungsphase nicht verlassen. Erst in der interdigestiven Phase laufen kräftige Kontraktionswellen über den Magen und befördern die unverdaulichen Bestandteile ins Duodenum.
Viele verschiedene Faktoren haben Einfluss auf die Magenentleerung. So wirken der N. vagus (Parasympathikus), die Dehnung des Magens, Gastrin und Motilin fördernd, der Sympathikus, saurer bzw. hyperosmolarer Chymus, hoher Fettgehalt, Füllung und Dehnung des Duodenums, hohe Osmolarität im Duodenum, Cholecystokinin, Sekretin, GIP und Enteroglucagon hemmend auf die Magenentleerung.

7.4.4 Der Magensaft

Hauptbestandteil des Magensaftes ist Salzsäure (HCl). Darüber hinaus sind im Magensaft proteolytisch wirkendes Pepsin, säurestabile Lipase, Intrinsic factor und Muzine enthalten.

Die Magensäuresekretion

Bildungsort und Funktion der Magensäure

Die Magensäure wird in den **Belegzellen** gebildet. Der niedrige pH-Wert, der bei maximaler HCl-Sekretion bis auf 1 absinken kann, verhindert das Wachstum von Bakterien. Gleichzeitig führt er zu einer Denaturierung von Proteinen und erleichtert so die Verdauung. Auch das pH-Optimum von Pepsin, den von den Hauptzellen gebildeten Proteasen, liegt im stark sauren Bereich (pH 1,8 – 3,5).

7

Die Steuerung der Magensäuresekretion

Die Magensäuresekretion wird durch nervale und humorale Signale in Gang gesetzt und geht mit ausgeprägten morphologischen Veränderungen der Belegzellen einher.
Der **N. vagus** als Teil des Parasympathikus stellt den efferenten Teil verschiedener Reflexbögen dar, über die durch Nahrungsaufnahme oder auch auf Geruchs-, Geschmacks-, Seh- oder „gedankliche" Reize (bedingte Reflexe!) die Säuresekretion stimuliert wird. Transmitter ist **Acetylcholin**, das über muscarinerge M_3-Rezeptoren die Phospholipase C stimuliert.
Gastrin wird in den antralen G-Zellen und der duodenalen Mukosa bei chemischen (Proteine im Magen) oder mechanischen Reizen (Magendehnung) sowie bei Aktivierung durch den Parasympathikus gebildet. Gastrin aktiviert ebenfalls über die Phospholipase C die Magensaftsekretion. Zusätzlich stimuliert es die Histamin-Sekretion.
Histamin stammt aus den H- oder ECL- (enterochromaffin-like) Zellen der Fundusdrüsen. Durch das Binden von Histamin an H_2-Rezeptoren steigt die intrazelluläre cAMP-Konzentration, was ebenfalls die Magensäuresekretion stimuliert.
Für eine optimale Stimulation der Salzsäuresekretion ist eine gemeinsame Aktivierung durch die synergistisch wirkenden Signalstoffe **Acetylcholin**, **Gastrin** und **Histamin** erforderlich. Fällt einer der drei Stimulatoren aus, so verlieren auch die anderen einen Teil ihrer Wirksamkeit. Daher kann man z. B. durch Blockade nur der H_2-Rezeptoren bereits eine deutliche Reduktion der Säuresekretion erzielen.

Die Säuresekretion in den Belegzellen

Wird die Belegzelle stimuliert, so verschmelzen die in Ruhe vorhandenen Tubulovesikel aus dem Zytoplasma mit der Membran der zum Lumen hin geöffneten Canaliculi. In den Tubulovesikel befinden sich

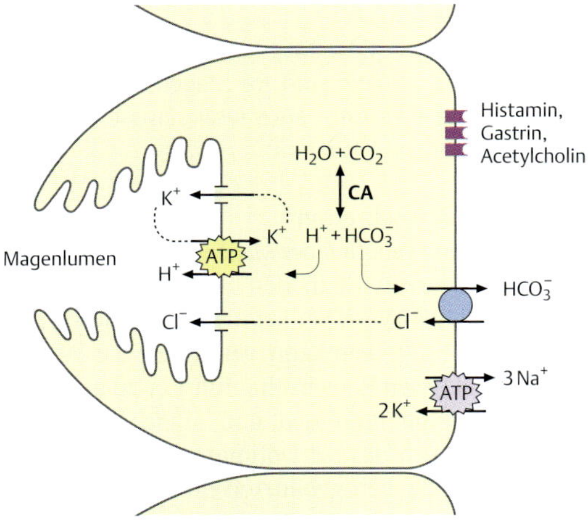

Abb. 7.1 Die Magensaftsekretion (CA = Carboanhydrase).

die zur Salzsäureproduktion benötigten Transportproteine, die K^+-H^+-ATPase und die K^+- und Cl^--Kanäle (**Abb. 7.1**). Durch diesen Vorgang wird die Oberfläche der Canaliculi enorm vergrößert. Die Sekretion kann innerhalb von etwa 10 min effektiv in Gang gesetzt werden.

Die H^+-Konzentration im Lumen (pH 1–4) ist etwa 10^3–10^6-fach höher als im Intrazellularraum (pH ca. 7,3). Daher würden die H^+-Ionen nicht „freiwillig" aus den Belegzellen ins Lumen wandern, sondern müssen aktiv mithilfe einer H^+-K^+-ATPase ins Lumen gepumpt werden. Das Kalium rezirkuliert über einen luminalen K^+-Kanal wieder ins Lumen. Die basolateral lokalisierte Na^+-K^+-ATPase sorgt für die Aufrechterhaltung der ionalen Zellhomöostase.

Das H^+-Ion stammt aus der Reaktion von $H_2O + CO_2 \rightarrow H^+ + HCO_3^-$, die durch die Carboanhydrase katalysiert wird. Das gleichzeitig entstehende HCO_3^- wird auf der basolateralen Seite über einen Anionencarrier gegen Cl^- ausgetauscht. Das Cl^- wandert durch die Belegzelle und folgt den positiv geladenen H^+-Ionen ins Magenlumen, so dass pro sezerniertem H^+-Ion auch ein Cl^--Ion in das Magenlumen gelangt.

Die Steuerung des Magen-pH durch die Nahrung

Während der pH-Wert im Magen durch die Nahrungsaufnahme zunächst auf 3–4 abgepuffert wird, sinkt er mit zunehmender Magenentleerung wieder ab. Der niedrige pH-Wert im Magen und Duodenum hemmt die weitere Ausschüttung von Gastrin und stimuliert gleichzeitig die Ausschüttung von Sekretin, das die Säuresekretion in den Belegzellen zusätzlich hemmt. Auch ein hoher Fettgehalt oder eine Hyperosmolarität des Chymus wirken hemmend auf die Salzsäuresekretion.

Die Menge des produzierten Magensaftes

Pro Tag werden etwa 2–4 l Magensaft produziert, dabei kann der Magen seine Sekretionsleistung je nach Bedarf stark variieren. Im Nüchternzustand (interdigestive Phase) werden nur 10–15 % des eigentlich möglichen Sekretvolumens sezerniert. Im Rahmen der Nahrungsaufnahme nimmt die Sekretionsleistung phasenweise deutlich zu.

In der sog. **kephalen Phase** setzen bereits der Gedanke an das Essen, der Anblick, Geruch oder Geschmack die Magensaftsekretion in Gang. Die Vermittlung dieser bedingten Reflexe verläuft vorwiegend über den N. vagus. Knapp die Hälfte des bei der Nahrungsaufnahme produzierten Magensafts wird in dieser Phase sezerniert.

In der **gastralen Phase** verstärkt die Dehnung des Magens reflektorisch über vagale und intramurale Reflexe die Säuresekretion. Gleichzeitig führen die verschiedenen Nahrungsbestandteile (v. a. Peptide, Alkohol, Kaffee) zu einer Freisetzung von Gastrin. Insgesamt werden etwa 50 % der gesamten Sekretionsleistung in der gastralen Phase erbracht.

In der **intestinalen Phase** überwiegen deutlich die inhibitorischen Faktoren, obwohl eine Dehnung des Dünndarms oder ein hoher Peptidgehalt die Magensäuresekretion auch anregen kann. Ein niedriger pH-Wert (< 4), hyperosmolarer oder stark fetthaltiger Chymus hemmen über Sekretin und verschiedene andere Peptide die HCl-Sekretion.

Klinischer Bezug

Medikamentöse Hemmung der Magensäuresekretion: Um ein peptisches Magenulkus (Magengeschwür) oder eine Refluxösophagitis zur Abheilung zu bringen, gibt es verschiedene Möglichkeiten, die Säuresekretion medikamentös auszuschalten. Fällt der Histamin-Stimulus an den Belegzellen durch Blockade der H_2-Rezeptoren (z. B. durch das Medikament Ranitidin) aus, so kommt es zu einer deutlichen Reduktion der Säuresekretion. Noch wirksamer sind Protonenpumpenhemmer (z. B. Omeprazol), die die H^+-K^+-ATPase blockieren und damit die Magensäuresekretion praktisch vollständig hemmen.

Der Intrinsic factor

Belegzellen produzieren neben Salzsäure auch den **Intrinsic factor**, ein Glykoprotein, das für die Vitamin-B_{12}-Resorption im Ileum benötigt wird.

Vitamin B_{12} (Cobalamin) bindet zunächst an ein sog. R-Protein (Haptocorrin) aus dem Mundspeichel und bildet mit ihm einen magensaftresistenten Komplex. Im oberen Dünndarm wird diese Verbindung durch Pankreasenzyme gespalten und es bildet sich ein Komplex aus Intrinsic factor und Vitamin B_{12}, der im Ileum durch Endozytose aufgenommen wird. Von dort gelangt das Vitamin B_{12} schließlich an Transcobalamin gebunden mit dem Blutstrom in die Leber. Wird kein oder zu wenig Intrinsic factor gebildet (z. B. im Rahmen einer atrophischen Gastritis), kann nicht ausreichend viel Vitamin B_{12} aufgenommen werden und es entwickelt sich eine perniziöse Anämie (s. S 29).

Der alkalische Schleim

Auch die Magenschleimhaut reagiert empfindlich auf Säure und würde ohne Schutzmechanismen durch Pepsin angedaut werden. Deshalb ist sie von einem zähen alkalischen Schleim überzogen, der von den Oberflächenepithelzellen, den Cardia- und Pylorusdrüsen sowie von den Nebenzellen produziert wird. Der Schleim des Oberflächenepithels ist hochviskös und wird von leichter löslichem Schleim aus dem Isthmusbereich und den Nebenzellen überlagert.

Die HCO_3^--Ionen im Schleim neutralisieren die Magensäure direkt an der Magenwand, so dass sich im Schleim ein pH-Gradient ausbildet und die Magenschleimhautzellen selbst in einem neutralen pH-Milieu von etwa 7 liegen. Die Schleimschicht wird unter Prostaglandineinfluss (PGE_2 und PGI_2) ständig erneuert. Die Prostaglandine fördern auch die HCO_3^--Sekretion.

Klinischer Bezug

Medikamentös induzierte Magengeschwüre: Die Prostaglandine PGE_2 und PGI_2 sind wichtig für den Erhalt der Schleimschutzschicht und fördern die HCO_3^--Sekretion. Wird ihre Bildung durch Cyclooxygenase-Hemmer (nichtsteroidale Anti-Rheumatika, z. B. Azetylsalizylsäure (Aspirin®), Diclofenac) gehemmt, so verringert sich der Mukosaschutz und es können Magenulzera entstehen. Dies ist eine häufige Nebenwirkung dieser Medikamente.

Die Sekretion von Pepsinogen

Die Hauptzellen des Magens sezernieren ein Gemisch aus mindestens 8 verschiedenen Proteasevorstufen, die Pepsinogene. Die Aktivierung zu Pepsin erfolgt autokatalytisch in Anwesenheit von Salzsäure durch Abspaltung einer Peptidkette. Das pH-Optimum dieser Enzyme liegt im stark sauren Bereich (pH 1,8–3,5), im alkalischen Milieu werden sie irreversibel gehemmt.

Die Pepsinogen-Sekretion wird wie die Salzsäuresekretion gesteuert (s. o.).

Check-up

- ✓ Vergegenwärtigen Sie sich noch einmal die Faktoren, die die Magenentleerung hemmen bzw. fördern.
- ✓ Machen Sie sich klar, aus welchen Bestandteilen der Magensaft besteht, wo die einzelnen Bestandteile gebildet werden und welche Funktion sie erfüllen.
- ✓ Wiederholen Sie die HCl-Produktion durch die Belegzellen. Fertigen Sie dazu eine kleine Skizze an.

7.5 Das Pankreas

Lerncoach

Sie können sich vorab überlegen, wann und wofür Pankreassekret benötigt wird und versuchen, daraus die Zusammensetzung und die Sekretionssteuerung abzuleiten.

7.5.1 Überblick und Funktion

Das exokrine Pankreas bildet pro Tag etwa 1–1½ l Pankreassekret. Das Pankreassekret enthält als Hauptbestandteile **Bicarbonat** (HCO_3^-) zur Neutralisation des sauren Magensafts und **Pankreasenzyme** zur Aufspaltung der Nährstoffe (**Tab. 7.5**). Es gelangt über den Ductus pancreaticus ins Duodenum.

Tab. 7.5

Die Pankreas-Enzyme

Enzym	Vorstufe	Substrate
proteolytisch wirksame Enzyme:		
Trypsin	Trypsinogen	basische Peptidbindungen
Chymotrypsin	Chymotrypsinogen	aromatische Peptidbindungen
Elastase	Proelastase	Elastin
Carboxypeptidasen	Procarboxypeptidasen	C-terminale Aminosäuren
Aminopeptidasen	Proaminopeptidasen	N-terminale Aminosäuren
lipolytisch wirksame Enzyme:		
Pankreas-Lipase		Triacylglycerine
Phospholipase A	Prophospholipase A	Phospholipide
Cholesterinesterase		Cholesterinester
kohlenhydratspaltende Enzyme:		
α-Amylase		Stärke, Glykogen
nukleolytisch wirksame Enzyme:		
Ribonuclease		RNA
Desoxyribonuclease		DNA

7

Die Pankreasenzyme

Die Pankreasenzyme stammen aus den **Azini** der Drüsenläppchen des Pankreas. Sie werden unter dem Einfluss von **Cholecystokinin** (**CCK**) (s. **Tab. 7.3**) verstärkt sezerniert. Für jede Gruppe von Nahrungsbestandteilen findet man verschiedene Enzyme, die große Moleküle vorwiegend hydrolytisch in resorbierbare Bruchstücke zerlegen.

Um das Pankreas vor Selbstandauung zu schützen, werden die proteolytischen Enzyme (Trypsinogen, Proaminopeptidase etc.) sowie die Colipase und die Phospholipase A in Form von inaktiven Vorstufen sezerniert. Zusätzlich verhindert ein Trypsininhibitor die vorzeitige Aktivierung der Proteasen noch in den Ausführungsgängen. Erst im Duodenum erfolgt schließlich durch eine Enteropeptidase (Enterokinase) die enzymatische Spaltung von Trypsinogen zu Trypsin, das dann wiederum weitere Enzymvorstufen aktiviert.

Lipase, Amylase und die Ribonucleasen werden dagegen bereits in aktiver Form sezerniert. Das ist aber kein Problem, weil die Lipase nur unter dem Einfluss von Colipasen und Galle aktiv wird, Stärke (Substrat der Amylase) zwar in der Nahrung, nicht aber in der Wandstruktur der Ausführungsgänge vorkommt und in die Ausführungsgänge auch keine RNA (Substrat der Ribonuclease) sezerniert wird.

Klinischer Bezug

Akute Pankreatitis: Im Rahmen einer akuten Pankreatitis werden die proteolytischen Enzyme bereits im Pankreas aktiviert. Dadurch kommt es zu einer Selbstandauung des Organs, die zu einer vollständigen Zerstörung des Pankreas führen kann. Die akute Pankreatitis ist ein lebensbedrohliches Krankheitsbild, das eine engmaschige intensivmedizinische Überwachung erfordert (vgl. klinischer Fall).

Exokrine Pankreasinsuffizienz: Eine chronische Pankreatitis kann zu einer fortschreitenden Zerstörung des Pankreasgewebes mit Abnahme der Sekretionsleistung führen. Die häufigste Ursache dafür ist chronischer Alkoholabusus. Aber auch eine Mukoviszidose (Cystische Fibrose), bei der es durch Mutationen im CFTR-Gen zu einer Fehlfunktion eines cAMPabhängigen Chloridkanals und damit einer Veränderung der Zusammensetzung der osmotischen Bestandteile von Körpersekreten kommt, kann das Pankreasgewebe durch Verlegung der Ausführungsgänge mit zähem Schleim irreversibel schädigen.

Ist die Sekretionsleistung so stark eingeschränkt, dass nicht mehr genügend Verdauungsenzyme produziert werden, kommt es zu einer Maldigestion, die sich durch Gewichtsabnahme, fetthaltige Stühle und Diarrhö manifestiert. Zur symptomatischen Therapie kann man den Enzymmangel durch orale Substitution von Pankreasenzymen ausgleichen.

Die Bicarbonat-Sekretion

In den Ausführungsgängen wird unter dem Einfluss von **Sekretin** viel dünnflüssiges, alkalisches Sekret ausgeschüttet. Dabei wird HCO_3^- über einen Anionenaustauscher gegen Cl^- ausgetauscht, das Cl^- rezirkuliert über einen Cl^--Kanal wieder ins Lumen. Pro sezerniertem HCO_3^- wird auf der Blutseite ein H^+ gegen Na^+ ausgetauscht. Durch das HCO_3^- wird der saure Chymus aus dem Magen neutralisiert und das pH-Optimum für die pankreatischen Enzyme erreicht.

Das Pankreassekret ist mit etwa 300 mosmol/l unabhängig von der Sekretionsrate isoton zu Blutplasma. Während die Konzentrationen der beiden wichtigsten Kationen Na^+ und K^+ gleich bleiben, verändern sich die Konzentrationen von HCO_3^- und Cl^- gegenläufig, so dass auch die Anionenkonzentration insgesamt unverändert bleibt. Mit zunehmender Sekretionsrate sinkt jedoch die Cl^--Konzentration stark ab, während gleichzeitig die HCO_3^--Konzentration auf bis zu 140 mmol/l ansteigen kann.

7.5.2 Die Steuerung der Pankreassekretion

Die Pankreassekretion wird v. a. durch den **Parasympathikus** und die beiden gastrointestinalen Hormone **Sekretin** und **Cholecystokinin** (**Tab. 7.3**) **angeregt**. Die Azinuszellen besitzen Rezeptoren für Acetylcholin und Cholecystokinin. Wenn sie stimuliert werden, setzen sie die Proenzyme und Enzyme durch Exozytose frei. Sekretin spielt an den Azini nur eine untergeordnete Rolle. Es wirkt vielmehr auf die Ausführungsgänge und regt dort die Freisetzung eines bicarbonatreichen Sekrets an.

Gehemmt wird die Pankreassekretion durch die **Nn. splanchnici** (**Sympathikus**), **Somatostatin, Glucagon** und **pankreatisches Polypeptid** (PP).

Auch die Pankreassekretion schwankt im Verlauf des Tages in Abhängigkeit von der Nahrungsaufnahme stark. In der *kephalen Phase* steigt die Pankreassekretion und dabei insbesondere der Enzymgehalt bereits deutlich an. Vermittelt wird dieser Anstieg durch den N.vagus. In der *gastrischen Phase* ist neben den vagovagalen Reflexen auch die Gastrinausschüttung an der Sekretionssteigerung beteiligt. Schließlich wird in der *intestinalen Phase*, wenn saurer Chymus ins Duodenum gelangt, vermehrt Sekretin ausgeschüttet, das den Bicarbonatgehalt im Pankreassekret so stark ansteigen lässt, dass die Magensäure neutralisiert wird. Gleichzeitig bremst Sekretin die HCl-Produktion.

Check-up

- ✓ **Machen Sie sich nochmals klar, woraus Pankreasaft besteht und wofür die einzelnen Bestandteile benötigt werden.**
- ✓ **Wiederholen Sie, wodurch die Pankreassekretion gehemmt bzw. gefördert wird.**

7.6 Die Leber und die Galle

Lerncoach
Auch in diesem Kapitel ist es hilfreich, wenn Sie den anatomischen Aufbau der Leber, der Gallenwege und der Gallenblase kennen.

7.6.1 Überblick und Funktion

Eine der wichtigsten Funktionen der Leber ist ihre Entgiftungsfunktion. Dabei werden körpereigene und körperfremde Substanzen biologisch inaktiviert und in ausscheidungsfähige (wasserlösliche) Substanzen umgewandelt. Außerdem produziert die Leber Gallenflüssigkeit, die einen entscheidenden Beitrag zur Fettverdauung leistet und mit der Stoffwechselendprodukte (z. B. Bilirubin, Medikamente, etc.) über den Darm ausgeschieden werden können.

7.6.2 Die Entgiftungsfunktion der Leber

Die Leber ist für die Inaktivierung, Entgiftung und Ausscheidung zahlreicher, auch körperfremder Substanzen (Hormone, Medikamente, etc.) zuständig. Um auch lipophile Stoffe ausscheiden zu können, werden diese in der Leber mit reaktiven Gruppen versehen und anschließend mit hydrophilen Substanzen (Glukuronsäure, Acetat, Glutathion, etc.) gekoppelt (Konjugation). Die auf diese Weise wasserlöslich gemachten Stoffe können dann entweder über die Nieren oder über die Galle ausgeschieden werden.

7.6.3 Die Produktion und die Funktion der Gallenflüssigkeit

In den Leberzellen wird pro Tag kontinuierlich etwa 600–700 ml Gallenflüssigkeit produziert. Sie gelangt über die Gallengänge in die Gallenblase, wo sie auf 1/10 des Volumens konzentriert und gespeichert wird. Die Gallenblase hat ein Fassungsvermögen von ca. 30–70 ml. Tritt fetthaltiger Chymus ins Duodenum über, so kontrahiert sich die Gallenblase unter dem Einfluss von Cholecystokinin und setzt Gallenflüssigkeit frei, die über den Ductus choledochus ins Duodenum gelangt.

Die Gallenflüssigkeit enthält Gallensäuren, Cholesterin, Lecithin (= Phosphatidylcholin), Steroide und Bilirubin sowie körperfremde Substanzen und Abbauprodukte (Giftstoffe, Medikamente etc.), die ausgeschieden werden sollen.

Klinischer Bezug

Gallensteine: Ist das Verhältnis von Cholesterin, Gallensäuren und Phospholipiden in der Gallenflüssigkeit gestört, können sich Gallensteine bilden. In ¾ der Fälle handelt es sich um Cholesterinsteine, deren Entstehung durch einen zu starken Anstieg des Cholesteringehaltes und/oder ein Absinken der Gallensalze oder Phospholipide begünstigt wird.

Die Ausscheidung von Gallensäuren zur Fettverdauung

Die **Gallensäuren** (Cholsäure, Chenodesoxycholsäure) werden in der Leber aus Cholesterin synthetisiert und mit Glycin oder Taurin konjugiert. Auf diese Weise werden die Gallensäuren amphiphil, d. h. sie enthalten sowohl einen lipophilen (Cholesteringerüst) als auch einen hydrophilen (Aminosäurenrest) Teil und können damit als Detergenzien wirken. Sie emulgieren die Nahrungsfette und bilden mit ihnen bzw. ihren Spaltprodukten Mizellen. Dadurch vergrößert sich das Oberflächen-Volumenverhältnis enorm, so dass die Nahrungsfette für die lipidspaltenden Enzyme und die Absorption an der Darmwand besser zugänglich werden.

Die Ausscheidung von Bilirubin

Bilirubin stammt aus den beim Hämabbau entstehenden Porphyrinen. Aus der Zwischenstufe Biliverdin entsteht das schlecht wasserlösliche unkonjugierte (indirekte) Bilirubin, das in den Leberzellen an Glukuronsäure gekoppelt und als konjugiertes (direktes) Bilirubin in die Galle abgegeben wird. Im Darm wird ein Teil des Bilirubins unter der Mitwirkung von Bakterien dekonjugiert und zu Sterkobilinogen, Sterkobilin, Urobilinogen und Urobilin umgewandelt. Ein Teil dieser Abbauprodukte wird rückresorbiert und gelangt zurück in die Leber, um erneut ausgeschieden zu werden (enterohepatischer Kreislauf, s. u.).

Klinischer Bezug

Ikterus („Gelbsucht"): Ein Anstieg der Plasmabilirubinkonzentration über 30 µmol/l führt zu einer Gelbfärbung der Skleren, später auch der Haut. Man bezeichnet dieses Symptom als Ikterus. Ein Ikterus kann verschiedene Ursachen haben.

Ein **prähepatischer Ikterus** entsteht bei einem verstärkten Anfall von Bilirubin (z. B. bei Hämolyse), in einer Menge, die die Kapazität der Leber übersteigt. Dabei ist v. a. das unkonjugierte Bilirubin erhöht.

Ein **intrahepatischer Ikterus** entsteht im Rahmen einer Leberzellschädigung (z. B. bei Hepatitis, Gendefekten, Intoxikationen). Bei diesen Schädigungen kann es zu einer Störung des Transports, der Konjugation oder der Exkretion von Bilirubin kommen.

Bei einem **posthepatischen Ikterus** lässt eine Abflussbehinderung in den Gallenwegen (z. B. Gallensteine, Tumoren) v. a. das konjugierte Bilirubin ansteigen.

7.6.4 Der enterohepatische Kreislauf

Die Fettverdauung, für die die **Gallensäuren** benötigt werden, findet bereits im oberen Teil des Dünndarms statt. Nach erfolgreicher Fettverdauung werden die Gallensäuren im Darmlumen nicht mehr benötigt und können nun „recycled" werden: Über 90 % der Gallensäuren werden im terminalen Ileum rückresorbiert und gelangen mit dem Pfortaderblut zurück zur Leber. Dort werden sie von den Leberzellen aufgenommen, erneut in die Gallenkanälchen abgegeben und stehen dann für eine Abgabe ins Duodenum wieder zur Verfügung. Die relativ geringe Gesamtmenge der Gallensäuren (2–4 g) durchläuft diesen **enterohepatischen Kreislauf** in Abhängigkeit von der Nahrungsaufnahme etwa vier- bis zwölfmal pro Tag.

Die zur Leber zurückgelangten Gallensäuren sind der stärkste Stimulus für die Gallesekretion. Die Synthese von 200–600 mg Gallensäuren aus Cholesterin (s. o.) ersetzt die Menge an Gallensäuren, die täglich mit dem Stuhl ausgeschieden werden.

Auch die durch Darmbakterien entstehenden **Abbauprodukte des Bilirubins** (Sterkobilin, Urobilin) durchlaufen zu 15–20 % einen enterohepatischen Kreislauf. Sie werden zum größten Teil erneut über die Leber, z. T. jedoch auch über die Nieren eliminiert. Der Teil, der ausgeschieden wird, ist für die bräunliche Farbe des Stuhls verantwortlich.

Check-up

- ✓ **Vergegenwärtigen Sie sich nochmals die Hauptfunktion der Leber.**
- ✓ **Wiederholen Sie die Bestandteile und Funktionen der Gallenflüssigkeit.**
- ✓ **Rekapitulieren Sie, was man unter dem enterohepatischen Kreislauf versteht und welche Stoffe ihm unterliegen.**

7.7 Der Darm

Lerncoach

Die Verdauung geht im Darm weiter. Für das folgende Kapitel ist es daher nützlich, wenn Sie sich mit dem Aufbau von Dünn- und Dickdarm auskennen.

7.7.1 Überblick und Funktion

Im **Dünndarm** werden die Nahrungsbestandteile weiter bis in ihre Grundbestandteile zerlegt und die Spaltprodukte zusammen mit Wasser, Elektrolyten und Vitaminen resorbiert.

Die Resorption erfolgt isoosmotisch, d. h. wenn der Chymus hyperton ist, gibt der Dünndarm zusätzlich Wasser ins Darmlumen ab und resorbiert anschließend Wasser im selben Verhältnis wie die osmotisch wirksamen Nahrungsspaltprodukte. Auf diese Weise werden täglich etwa 8–9 l Wasser im Dünndarm resorbiert. Das **Kolon** hat die Aufgabe, die aus dem Dünndarm ins Kolon gelangenden Fäzes durch Wasserresorption weiter einzudicken und zu speichern.

7.7.2 Der Aufbau des Dünndarms

Im Dünndarm lassen sich makroskopisch etwa 1 cm hohe Falten erkennen, die mit Zotten von etwa 1 mm Länge bedeckt sind. Bei genauerer mikroskopischer Betrachtung sieht man, dass auch die Epithelzellen auf den Zotten nochmals fingerartige Ausstülpungen (Mikrovilli) besitzen, die den sog. Bürstensaum bilden. Auf diese Weise wird die Oberfläche des Dünndarms, der je nach Kontraktionszustand 3–6 m lang ist, um das 600-fache auf etwa 200 m^2 vergrößert.

7.7.3 Die Motorik des Dünndarms

Die lokalen **Pendelbewegungen** und rhythmischen **Segmentationen** (s. S. 136) im Dünndarm dienen dazu, den Darminhalt zu durchmischen und in Kontakt mit dem absorbierenden Epithel zu bringen. Auch die Beweglichkeit der Zotten trägt zur besseren Durchmischung und Absorption des Chymus sowie zu einer Entleerung der Lymphkapillaren bei. Die langsamen Kontraktionswellen gehen von Schrittmachern in der Darmwand aus. Ihre Frequenz nimmt vom Duodenum (12/min) zum Ileum (8/min) ab und unterstützt so die Wanderung des Darminhalts von oral in Richtung aboral.

Für die **propulsiven peristaltischen Wellen**, die den Chymus in Richtung Zökum verlagern, sind vor allem die Erregungsimpulse aus dem **Plexus myentericus** verantwortlich. Sie werden durch Dehnung der Darmwand ausgelöst und führen zu einer Verengung des betroffenen Darmabschnitts bei gleichzeitiger Erweiterung des weiter aboral gelegenen Teils und Kontraktion der Längsmuskulatur, so dass sich der Bolus analwärts verschiebt. Der Darminhalt wandert so mit einer Geschwindigkeit von 6-8 cm/min durch den oberen Dünndarm und von 2 cm/min durch den unteren Dünndarm. Die Passagezeit hängt dabei v. a. von der Nahrungszusammensetzung ab. Kohlenhydratreiche Nahrung wird am schnellsten, fettreiche am langsamsten transportiert. Insgesamt erreicht der Darminhalt nach ca. 2–10 h das Zökum. Sympathikus und Parasympathikus haben eine modulierende Wirkung auf die Dünndarmmotilität.

Auch zwischen den Mahlzeiten (interdigestive Phase) finden sich periodisch wiederkehrende motorische Aktivitäten. Nach einer Ruhephase von etwa anderthalb Stunden (Phase 1) treten Minuten bis Stunden dauernde, sporadische Kontraktionen auf (Phase 2). Daran schließt sich eine Phase starker propulsiver Peristaltik (Phase 3) an, die als **myoelektrischer Motorkomplex** (**MMC**) bezeichnet wird. Ausgelöst wird der MMC wahrscheinlich durch Motilin. Auch die Sekretion der Verdauungssekrete in Magen und Pankreas ist währenddessen gesteigert. Dem MMC kommt vermutlich eine Reinigungsfunktion zu, die einer bakteriellen Besiedlung des Dünndarms entgegen wirkt.

7.7.4 Die Motorik des Kolons

Im Dickdarm überwiegt eine **nichtpropulsive Peristaltik** mit vielen Segmentationen (Haustrierungen), Pendelbewegungen und retrograder Peristaltik.

Die Kolonbewegungen dienen zum einen der Beförderung der Fäzes in Richtung Anus, zum anderen der Speicherung im Zökum, dem Colon ascendens und dem Rektum. Der schnellste und damit wichtigste Schrittmacher für die Kolonbewegungen sitzt im Colon transversum, von ihm können Peristaltikwellen sowohl in aboraler als auch in oraler Richtung (retrograde Peristaltik) ausgehen. Auf diese Weise werden die Fäzes vorwiegend im Colon ascendens und dem Zökum, aber auch im Rektum gespeichert. Findet keine Stuhlentleerung statt, so akkommodiert das Rektum (Speicherfunktion).

Zwei- bis dreimal pro Tag finden sog. **Massenbewegungen** statt, die die Fäzes in Richtung Rektum transportieren. Dabei verschwinden die Haustrierungen und die Tänien erschlaffen. Es entsteht ein ringförmiges Kontraktionsband, das von proximal nach distal wandert und dabei den Darminhalt vor sich herschiebt. Diese propulsiven Massenbewegungen stehen unter der Kontrolle des autonomen Nervensystems. Die durch die Fäzes im Rektum verursachte Dehnung löst den Defäkationsreflex aus.

Aufgrund der vorwiegend nichtpropulsiven Peristaltik ergeben sich im Kolon lange Passagezeiten, die interindividuell auch stark variieren können. Je nach Nahrungszusammensetzung – ballaststoffreiche Nahrung beschleunigt die Darmpassage – beträgt die durchschnittliche Passagezeit 1–3 Tage. Die durchschnittliche Stuhlmenge beträgt bei normaler Ernährung ca. 100–200 g pro Tag.

Klinischer Bezug

Ileus: Unter einem Ileus versteht man eine Störung der Darmpassage infolge eines Darmverschlusses aufgrund eines Hindernisses **(mechanischer Ileus)** oder einer Darmlähmung **(paralytischer Ileus)**. Bei einem mechanischen Ileus (z. B. Strangulation, Herniation, Kolonkarzinom) kommt es zunächst zu einer Hyperperistaltik, bei der man charakteristische, metallisch klingende oder spritzende Darmgeräusche auskultieren kann. Diese entstehen wenn der Darm versucht, das Passagehindernis zu überwinden. Ein paralytischer Ileus kann viele verschiedene Ursachen haben (metabolisch, toxisch, reflektorisch), bei der Auskultation fehlen Darmgeräusche („Totenstille“). Die Therapie richtet sich nach der Ursache.

7.7.5 Die Darmbakterien

Während der obere Gastrointestinaltrakt aufgrund der Barrierefunktion des sauren Magens kaum Bakterien enthält, steigt die Zahl der Bakterien an der Bauhin-Klappe (Ileocoecal-Klappe) sprunghaft an. Das Kolon enthält etwa 10^{11}–10^{12} Bakterien pro ml Darminhalt. In der Mehrzahl handelt es sich um obligate Anaerobier. Die Trockenmasse des Stuhls besteht zu 30–70 % aus Bakterien. Die Bakterien spalten unverdaute oder für den Menschen unverdauliche Nahrungsbestandteile (z. B. Zellulose) und produzieren dabei kurzkettige absorbierbare Fettsäuren, Ammoniak, Vit K und Gase (Methan, CO_2, H_2).

Klinischer Bezug

Pseudomembranöse Kolitis: Im Rahmen einer Antibiotikatherapie kann auch ein großer Teil der physiologischen Darmflora abgetötet werden. Die wenigen Bakterien, die gegen das eingesetzte Antibiotikum resistent sind, können sich dann besonders gut vermehren. Ein typisches Beispiel ist Clostridium difficile, das insbesondere nach der Gabe von Clindamycin den Darm überwuchert und eine pseudomembranöse Kolitis hervorruft. Diese Pseudomembranen bestehen aus Fibrin und Exsudat, die sich auf die betroffene Schleimhaut auflagern. Die Patienten leiden unter wässrigen bis blutig-schleimigen Durchfällen, die mit Abdominalkrämpfen, Erbrechen und Fieber einhergehen können. Als Komplikation kann es zu einer Darmperforation mit Peritonitis und Sepsis oder einem toxischen Megakolon kommen. Therapeutisch werden neben dem Ausgleich des Elektrolyt- und Flüssigkeitshaushalts die gegen C. difficile wirksamen Antibiotika Metronidazol oder Vancomycin eingesetzt.

7.7.6 Die Defäkation

Wenn das Rektum durch zunehmende Füllung gedehnt wird, werden anorektale Afferenzen erregt und es entsteht ein verstärkter Stuhldrang. Dabei relaxiert der M. sphincter ani internus durch einen lokalen Reflex, während der Tonus des M. sphincter ani externus zunächst ansteigt. Der Defäkationsreflex kann **willkürlich kontrolliert** werden, d. h. der Stuhldrang lässt sich willentlich unterdrücken. In diesem Fall kontrahiert sich der M. sphincter ani internus wieder.

Wenn die Defäkation erfolgen soll, muss der M. sphincter externus bewusst entspannt werden. Die Defäkation tritt ein, wenn auch der innere Schließmuskel erschlafft und gleichzeitig durch rektale Afferenzen über einen spinalen parasympathischen Reflex die Kontraktion von Sigmoid und Rektum ausgelöst wird. Die willentliche Erhöhung des intraabdominellen Druckes durch Zwerchfellkontraktion und Anspannung der Bauchdecke (Pressen beim Stuhlgang) kann die Defäkation unterstützen. Soll dagegen der Stuhldrang unterdrückt werden, kontrahiert sich der innere Sphinkter wieder und das Rektum passt sich an den vermehrten Inhalt an. Die

Zahl der Defäkationen schwankt zwischen 3/Woche bis zu 3/Tag. Das Stuhlgewicht beträgt bei normaler Ernährung etwa 50–100 g/d.

Check-up

- ✓ **Wiederholen Sie die Motorik in den jeweiligen Darmabschnitten und ihre Funktion.**
- ✓ **Rekapitulieren Sie noch einmal den Ablauf der Defäkation und den Unterschied zwischen der willkürlichen und unwillkürlichen Motorik.**

7.8 Die Resorption der Nahrungsbestandteile

Lerncoach

Für das Verständnis der Resorption ist es von Nutzen, wenn Sie die allgemeinen Transportprozesse an der Zelle beherrschen (vgl. S. 17). Wiederholen Sie auch die Unterschiede zwischen passivem und aktivem Transport.

7.8.1 Überblick und Funktion

Die treibende Kraft für die meisten intestinalen Transportprozesse ist der Na^+-Gradient, der primär aktiv durch die basolaterale Na^+-K^+-ATPase aufgebaut wird. Die Absorption der Nahrungsbestandteile ist daher ein aktiver, energieverbrauchender Prozess (sekundär aktiver Transport). Die organischen Nahrungsstoffe werden fast ausschließlich im oberen Dünndarm absorbiert, Wasser und Elektrolyte auch im Dickdarm.

7.8.2 Die Aufnahme von Wasser, Elektrolyten und Eisen

Für die Stoffaufnahme aus dem Darmlumen kommen zwei Transportwege in Frage.

Der **parazelluläre Transport** erfolgt passiv entlang eines elektrochemischen oder osmotischen Gradienten („passive Permeabilität") durch die Interzellularspalten. Das Ausmaß des parazellulären Transports hängt dabei stark von der Durchlässigkeit der Schlussleisten ab. Sie ist im Dünndarm wesentlich höher als im Dickdarm, weil die Porengröße von proximal nach distal kontinuierlich abnimmt.

Beim **transzellulären Transport** werden Substanzen aktiv über die luminale Membran aufgenommen und durch die Zelle geschleust. Auf diese Weise können Substanzen auch entgegen eines Gradienten in den Körper aufgenommen werden.

Die Na^+-Resorption

Im Dünndarm erfolgt die Na^+-Resorption zu einem großen Teil (40–85 % je nach Nahrungsaufnahme) *parazellulär* durch solvent drag (s. S. 17), im Kolon sind die Schlussleisten deutlich schlechter permeabel, so dass hier anteilsmäßig die *transzelluläre* Na^+-Aufnahme überwiegt.

Der transzelluläre Na^+-Transport erfolgt entweder *elektroneutral* unter Nettoaufnahme von Na^+ und Cl^- unter Beteiligung von Na^+-H^+- und HCO_3^--Cl^--Austauschern oder *elektrogen* über verschiedene **Na^+-Substrat-Cotransportsysteme** (z. B. Na^+-Glucose-Symport, Na^+-Aminosäure-Symport, etc.).

Die Resorption von K^+, Cl^- und HCO_3^-

K^+-Ionen: Die Resorption von K^+ erfolgt im Dünndarm zum größten Teil passiv parazellulär. Insgesamt wird K^+ sowohl resorbiert als auch sezerniert. Im Kolon findet die Resorption vorwiegend bei K^+-Mangel statt. Wie in der Niere wird die Resorption durch Aldosteron beeinflusst: Aldosteron fördert auch hier die Na^+-Retention und K^+-Sekretion.

Cl^--Ionen: Cl^- wird im Dünndarm vorwiegend passiv über solvent drag und durch die transepitheliale Potenzialdifferenz aufgenommen. Im Kolon sind die Schlussleisten dichter, daher findet hier die Cl^--Aufnahme bevorzugt über einen Cl^--HCO_3^--Austauscher statt.

Bicarbonat-Ionen: HCO_3^- wird zum größten Teil im Austausch gegen Cl^- sezerniert, im Jejunum kann es aber auch resorbiert werden.

Die Resorption von Eisen

Der Eisenbestand des Körpers beträgt etwa 2,5 g (Frauen) – 4,5 g (Männer) Eisen, davon ist der größte Teil im Hämoglobin gebunden (70 % Hämeisen, 25 % Speichereisen). Die Eisenresorption im Duodenum hängt vom Eisenbedarf ab (normalerweise 10–15 mg/d) und schwankt zwischen 3–25 %.

In der Nahrung liegt Eisen entweder als anorganisches Salz (Fe^{2+} oder Fe^{3+}) oder in organisch komplex gebundener Form (Häm-Eisen) vor. Die Eisenabsorption kann nur in der zweiwertigen Form (Häm-Eisen oder Fe^{2+}) erfolgen, erst nach der Absorption wird das anorganische Fe^{2+} in der Mukosazelle zu Fe^{3+} oxidiert. Aus diesem Grund begünstigen reduzierende Substantzen wie Vitamin C, die Fe^{2+} in Fe^{3+} umwandeln, die Eisenaufnahme. Häm wird dagegen als intaktes Molekül aufgenommen und erst in der Mukosazelle gespalten. In den Mukosazellen steht Eisen im Gleichgewicht mit Ferritin, wird dessen Eisenbindungskapazität überschritten sinkt die Resorption aus dem Darmlumen. Bei der Zellmauserung geht zudem ein Teil des absorbierten Eisens mit den Mukosazellen wieder verloren. Das sind die Gründe, warum bei ausgeglichener Eisenbilanz die Eisenresorption nur etwa 10 % des zugeführten Eisens beträgt.

Zum Transport im Blut wird Eisen in dreiwertiger Form (Fe^{3+}) an **Transferrin** gebunden transportiert. Gespeichert wird Eisen in Darmmukosa, Leber, Kno-

chenmark, etc. gebunden an **Ferritin,** aus dem Eisen rasch mobilisiert werden kann.
Bei Eisenmangel ist neben dem Serumeisen auch der Ferritinspiegel erniedrigt, das Transferrin dagegen ist erhöht und zeigt eine verminderte Sättigung.

Die Wasserresorption

Etwa 8 – 10 l Wasser müssen pro Tag aus dem Darmlumen resorbiert werden. Als Richtwerte kann man sich dabei folgende Zahlen merken: 2 l orale Wasseraufnahme, 1 l Speichel, 2 l Magensaft, 1 l Pankreassaft, 1 l Galle, 3 l Dünndarmsekret.
Die treibende Kraft für die Wasserresoption ist der osmotische Gradient zwischen Darmlumen und Interstitium. Den osmotisch wirksamen Teilchen, die resorbiert werden, folgt Wasser nach. Auf diese Weise werden über 85 % des Wassers bereits im Dünndarm resorbiert, im Kolon wird der Darminhalt noch weiter eingedickt, so dass nur etwa 1 % des Wassers den Darm mit dem Stuhl verlässt.

7.8.3 Die Kohlenhydratresorption

Die Spaltung der Kohlenhydrate

Stärke und Disaccharide sind die wichtigsten Kohlenhydratlieferanten. Sie können nur als **Monosaccharide** resorbiert werden. Stärke wird durch die Amylase aus den Speicheldrüsen und dem Pankreas in kleinere Bruchstücke (Oligosaccharide) gespalten. Wie die Disaccharide werden sie dann durch Enzyme am intestinalen Bürstensaum (Maltase, Isomaltase, Lactase, Saccharase) weiter zu Monosacchariden hydrolysiert.

Die Resorption der Monosaccharide

Ein **Na^+**-gekoppelter sekundär aktiver Symportcarrier koppelt den Na^+-Einstrom entlang des elektrochemischen Gradienten an die Aufnahme von Monosacchariden. Er ist relativ spezifisch für *Glucose* und *Galactose*, andere Zucker werden von ihm schlechter oder gar nicht transportiert. Von dem Enterozyt aus gelangt die Glucose dann mittels erleichterter Diffusion über den *Glucose-Uniport-Carrier* GLUT 2 ins Pfortaderblut. Die Absorption erfolgt relativ schnell und ist bereits im oberen Dünndarm weitgehend abgeschlossen.
Fructose wird im Gegensatz zu den anderen Zuckern nicht über einen aktiven Transportprozess resorbiert sondern folgt passiv dem Konzentrationsgefälle. Dabei gelangt sie durch ein spezifisches Transportprotein (GLUT 5) in die Enterozyten (**erleichterte Diffusion**).

7.8.4 Die Proteinresorption

Die Spaltung der Proteine

Die Proteinverdauung beginnt im Magen, wo die Proteine durch die Salzsäure denaturiert werden und die enzymatische Spaltung durch die Pepsine eingeleitet wird. Im Dünndarm ist der pH-Wert jedoch so hoch, dass die Pepsine inaktiviert werden. Dafür treffen sie hier auf Proteasen (pH-Optimum 7–8) aus dem Pankreas, die sie in Oligopeptide aus maximal 8 Aminosäuren spalten. Diese werden durch Enzyme des Bürstensaums noch weiter in Di- oder Tripeptide oder einzelne Aminosäuren gespalten.

Die Resorption der Dipeptide, Tripeptide und der freien Aminosäuren

Die **Di- oder Tripeptide** können über einen **H^+-gekoppelten Symport** in die Enterozyten aufgenommen und dann intrazellulär zu freien Aminosäuren hydrolysiert werden.
Die freien **Aminosäuren** werden dagegen größtenteils **sekundär aktiv** über einen **Na^+-Symport** aufgenommen. Dabei existieren für die verschiedenen Amionsäuregruppen unterschiedliche sekundär-aktive Na^+-Symporter mit teils überlappender Aktivität. Folgende Aminosäuregruppen sind dabei zu unterscheiden:

- Neutrale Aminosäuren, z. B. Alanin, Leucin.
- Basische (kationische) Aminosäuren, z. B. Arginin, Lysin, Ornithin.
- Saure (anionische) Aminosäuren, z. B. Glutaminsäure, Asparaginsäure.
- β-Aminosäuren, z. B. Taurin, β-Alanin.
- Iminosäuren.

Bereits im Duodenum wird der größte Teil der Nahrungseiweiße (ca. 60 %) absorbiert. Bis zum Ileum werden weitere 20–30 % absorbiert, während die restlichen 10 % im Kolon bakteriell abgebaut werden.

7.8.5 Die Fettresorption

Nahrungsfette bestehen zu 90 % aus Triacylglycerinen mit vorwiegend langkettigen Fettsäuren, die restlichen 10 % setzen sich aus Cholesterin, Cholesterinestern, Phospho- oder Sphingolipiden und den fettlöslichen Vitaminen (A, D, E und K) zusammen.
Aufgrund ihrer schlechten Wasserlöslichkeit bedürfen die Fette besonderer Mechanismen um resorbiert zu werden.

Das mechanische Emulgieren und das Aufspalten der Fette

Die Fettverdauung beginnt im Magen, wo die Fette durch die peristaltischen Kontraktionen **mechanisch emulgiert** werden. Dadurch entstehen Fetttröpfchen mit einem Durchmesser von 0,5–2 µm, die aufgrund ihres großen Oberflächen-Volumen-Verhältnisses eine gute Angriffsfläche für die Lipasen bieten. Unter der Einwirkung einer säurestabilen Lipase aus den Zungengrunddrüsen und den Hauptzellen des Magens werden hier bis zu 30 % der Nahrungsfette gespalten.

Im Duodenum mischt sich der fetthaltige Chymus mit den **Gallensäuren** und den **lipidspaltenden Enzymen** des Pankreassafts (Pankreas-Lipase, Phospholipase A_2, Cholesterinesterase, etc.). Die Gallensäuren sind für die feine Emulgation und Mizellenbildung notwendig und somit für die Fettverdauung essenziell.

Die Resorption der Fettspaltprodukte

Unter Mitwirkung der Gallensäuren bilden sich aus den Fetten und den Fettspaltprodukten **Mizellen**, deren Durchmesser nur noch 20–50 nm beträgt. In dieser Form gelangen die Fettspaltprodukte leicht zwischen die Mikrovilli des Dünndarmepithels und werden dort rasch passiv (z. T. carriervermittelt) durch die lipophile Zellmembran absorbiert. Unter normalen Umständen werden etwa 97 % der zugeführten Fette resorbiert. Die Fettverdauung ist spätestens am Ende des Jejunums abgeschlossen. Die frei werdenden Gallensalze werden in den „leeren" Mizellen weitertransportiert und schließlich im terminalen Ileum ebenfalls resorbiert (enterohepatischer Kreislauf s. S. 145).

Die kurz- und mittelkettigen Fettsäuren sind relativ polar (und dadurch hydrophil) und gelangen aus den Enterozyten direkt ins Pfortaderblut. Die langkettigen Fettsäuren und Monoacylglycerine werden im endoplasmatischen Retikulum wieder zu Triacylglycerinen zusammengesetzt, ähnlich ergeht es den Phospholipiden und Cholesterinestern. Die resynthetisierten Fette werden zusammen mit Apoproteinen (Apolipoprotein B) als **Chylomikronen** verpackt, die die Zelle per Exozytose verlassen und über den **Lymphweg** in den systemischen Kreislauf gelangen. Wenn der Lymphabfluss blockiert ist, beeinträchtigt das daher v. a. die Fettresorption.

Klinischer Bezug

Maldigestion und Malabsorption: Unter Maldigestion versteht man eine Störung der Verdauung, also der Spaltung der Nahrungsstoffe, z. B. nach Magenresektion oder bei Mangel an Pankreassekret oder Gallenflüssigkeit. Malabsorption meint dagegen eine Resorptionsstörung, z. B. im Rahmen von Darmerkrankungen, Darmresektionen oder bei Störungen der Darmdurchblutung.

Zöliakie (einheimische Sprue, glutensensitive Enteropathie): Bei der einheimischen Sprue liegt eine genetisch prädisponierte Unverträglichkeit gegenüber der Gliadinfraktion des Glutens (einem Getreideprotein) vor, die zu einer Schädigung des resorbierenden Epithels und damit zu einem Malabsorptionssyndrom führt. Klinisch äußert sich die Erkrankung durch chronisch rezidivierende Durchfälle und Mangelernährung, bei Kindern meist auch durch eine Gedeihstöhrung. Durch glutenfreie Ernährung kann Beschwerdefreiheit erzielt werden.

Check-up

✓ **Wiederholen Sie für die Kohlenhydrate, die Fette und die Eiweiße jeweils die Vorgänge der Aufspaltung und der Resorption im Darm.**

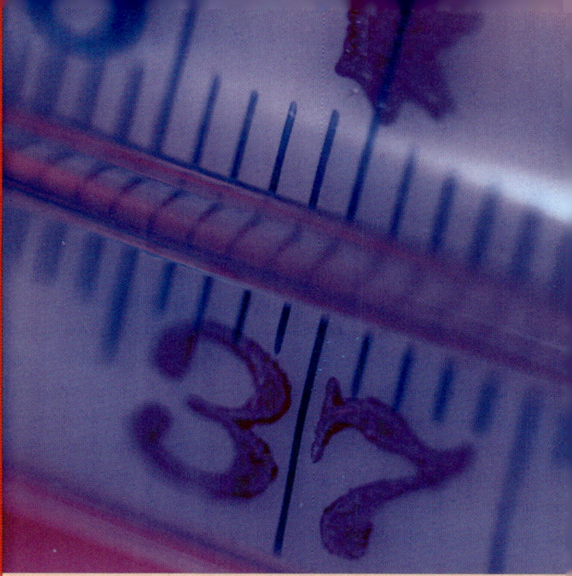

Kapitel 8

Energie- und Wärmehaushalt

Bakterien aus dem Eis

Sabine hat Fieber. Der Wärmehaushalt ihres Körpers, über den Sie auf den folgenden Seiten mehr erfahren werden, ist bei ihr gründlich durcheinander geraten. Infektionen mit Bakterien, Viren oder Parasiten sind der häufigste Grund für eine erhöhte Körpertemperatur. Meist weisen andere Symptome den Weg zur richtigen Diagnose: Schnupfen und Husten bei grippalen Infekten oder häufiges Wasserlassen bei Harnwegsinfekten. Bei Sabine kommen zum Fieber noch Erbrechen und Durchfall hinzu.

Fieber bei der Hochzeitsreise

Eine traumhafte Hochzeitsreise. Nach einer ausgedehnten Wanderung durch Zuckerrohrplantagen im Landesinneren von Mauritius sitzen Sabine und Thomas am Abend des dritten Urlaubstages auf dem Balkon. Doch Sabine fühlt sich nicht wohl. Sie friert, obwohl es nicht kalt ist. Thomas fühlt ihre Stirn: „Meine Güte, Du hast ja Fieber!" Er sucht das Fieberthermometer aus der Reisetasche. Kurz darauf steht fest: Sabine hat eine Körpertemperatur von 39 °C axillär, d. h. unter der Achsel gemessen.

Sollwertverstellung im Hypothalamus

Wenig später liegt Sabine blass und zitternd im Bett. Sie hat die Bettdecke bis zum Hals hochgezogen, friert und klagt nun auch über Kopf- und Gliederschmerzen. Was ist passiert? Sabines Körper versucht mit allen Mitteln, die Körperkerntemperatur zu erhöhen. Denn das Temperaturzentrum im Hypothalamus hat den Sollwert der Körpertemperatur erhöht, eine normale Temperatur von 37 °C kommt dem Köper nun zu kühl vor. Was könnte die Ursache dieser Sollwertverstellung sein? In Sabines Fall ist eine Infektion am wahrscheinlichsten. Wenn sich die eingedrungenen Erreger mit der körpereigenen Abwehr auseinander setzen, wird Interleukin 1 gebildet, das als so genanntes endogenes Pyrogen auf den Hypothalamus einwirkt.

„Ob das wohl Malaria ist?", überlegt Thomas. In der Tat muss man bei Fieber in den Tropen immer an Malaria denken. Doch diese gefährliche Parasitenerkrankung hat eine Inkubationszeit von mindestens fünf Tagen und ist bei Sabine daher unwahrscheinlich.

Cook it, peel it or leave it

Wenig später muss Sabine heftig erbrechen, dann kommen auch Durchfälle hinzu. Sabine und Thomas verbringen eine schlaflose Nacht. Gegen vier Uhr früh beginnt Sabine zu schwitzen, sie wirft die Decke von sich und zieht die beiden Pullover aus, die sie am Abend angezogen hat: Die Körpertemperatur wird wieder auf den normalen Sollwert abgesenkt. Am Morgen geht es Sabine schon etwas besser. Sie hat kein Fieber mehr. Thomas geht hinunter in den Frühstücksraum, um den netten deutschen Arzt zu suchen, den die beiden vor zwei Tagen kennengelernt haben.

Dr. Brückner hört sich Sabines Geschichte an. Dann beruhigt er das aufgeregte Paar: Vermutlich leidet Sabine an der so genannten Reisediarrhö. Ob sie denn irgendetwas nicht Abgekochtes gegessen hätten? Sabine erinnert sich, dass sie bei ihrer Wanderung Coca Cola mit Eiswürfeln getrunken hat. Möglicherweise seien in den Eiswürfeln Bakterien gewesen, zum Beispiel das Darmbakterium Escherichia coli, meint der Arzt. Er rät Sabine, reichlich Flüssigkeit trinken und nur leichte Kost zu sich nehmen. Wenn Fieber und Durchfall erneut auftreten, könne er ihr ein Antibiotikum geben. Und falls sie in drei Tagen noch immer Beschwerden habe, wäre es besser, in eine Arztpraxis zu gehen, in der der Stuhl untersucht werden kann. „Und für die Zukunft gilt die alte Tropenweisheit", sagt Dr. Brückner beim Abschied, „cook it, peel it or leave it."

8 Energie- und Wärmehaushalt

8.1 Der Energiehaushalt

Lerncoach
Dieses Kapitel beschäftigt sich mit der Energiegewinnung aus den Ihnen bereits bekannten Nahrungsbestandteilen (Kohlenhydrate, Fette, Eiweiße). Die aufgeführten Zahlen sind immer wieder Gegenstand von Originalprüfungsfragen.

8.1.1 Überblick und Funktion

Ein Kennzeichen von Lebewesen ist ihr aktiver Energiestoffwechsel. Die vom Organismus aufgenommenen Nahrungsbestandteile Kohlenhydrate, Fette und Eiweiße speichern Energie. Sie werden vom Stoffwechsel schrittweise in energieärmere Formen umgewandelt. Dabei wird Energie frei, die der Zelle zum Aufbau von ATP und damit spezifischen Zelltätigkeiten dient. Je nach Beanspruchung des Organismus wird mehr oder weniger Energie umgesetzt. Diesen Umsatz kann man aus dem Sauerstoffverbrauch des Körpers berechnen.

Bei jedem Vorgang, bei dem Energie verbraucht wird, wird Wärme frei. Das Verhältnis von der tatsächlich für körperliche Leistungen verfügbaren Energie zu der insgesamt umgesetzten Energie bezeichnet man als **Wirkungsgrad**. Der Wirkungsgrad körperlicher Arbeit liegt kaum höher als 25 %, d. h. der Großteil der Energie geht als Wärme verloren. Die so im Körper entstehende Wärme muss in einem Gleichgewicht zu der je nach Umgebungstemperatur nach außen abgegebenen Wärme stehen. Diese Regulation ist Gegenstand des Unterkapitels Wärmehaushalt.

8.1.2 Die energieliefernden Nahrungsbestandteile

Die Kohlenhydrate

Grundbaustein der Kohlenhydrate sind Zuckermoleküle. Die verschiedenen Kohlenhydrate unterscheiden sich hinsichtlich Art und Anzahl der beteiligten Monosaccharide (Einfachzucker) sowie in der Verknüpfung der einzelnen Zucker untereinander. Je nach Anzahl der beteiligten Einfachzucker unterscheidet man **Disaccharide**, bestehend aus 2 Zuckerbausteinen (z. B. der gebräuchliche Haushaltszucker), sowie **Oligosaccharide** und **Polysaccharide**, in denen die einzelnen Zuckermoleküle zu mehr oder weniger langen Ketten verknüpft sind. Diese Ketten werden im Verdauungstrakt wieder zu Monosacchariden (Glucose, Galactose, Fructose etc.) gespalten und dann resorbiert. Mit der Nahrung sollten Kohlenhydrate vorwiegend in Form von Polysacchariden (pflanzliche Stärke oder tierisches Glykogen) aufgenommen werden.

Auch Zellulose ist ein Polysaccharid, das wie Stärke aus Glucose besteht und in pflanzlichen Produkten enthalten ist. In der Zellulose sind die Glucosemoleküle jedoch β(1-4)-verknüpft, eine Verbindung, die der menschliche Organismus mangels eines entsprechenden Enzyms nicht spalten kann. Zellulose kann daher nicht verdaut werden. Als sog. Ballaststoff leistet sie aber trotzdem einen wertvollen Beitrag zur Ernährung.

Kohlenhydrate sind wichtige Energielieferanten für die Zelle. Das Gehirn deckt seinen Energiebedarf fast ausschließlich über Glucose. Lediglich unter Hungerbedingungen kann es auf Ketonkörper als Energielieferanten ausweichen. Auch die Erythrozyten sind für ihren Stoffwechsel auf Glucose angewiesen. Bei ungenügender Glucoseaufnahme werden daher Proteine zur Glucosegewinnung eingesetzt **(Gluconeogenese)**.

Der Glucosebedarf für das Gehirn liegt bei etwa 100 g/d, der körpereigene Glucosevorrat in Form von Glykogen beträgt etwa 350 g. Der Anteil der Kohlenhydrate an der gesamten Energiezufuhr sollte etwa 50–60 % betragen. Der Energiegehalt von Kohlenhydraten beträgt 17 kJ/g (4,1 kcal/g).

Die Fette

Die mit der Nahrung aufgenommenen Fette bestehen hauptsächlich aus **Triglyceriden** (Ester aus Glycerin und Fettsäuren), **Phospholipiden** und **Cholesterin**.

Man unterscheidet zwischen gesättigten und einfach bzw. mehrfach ungesättigten Fettsäuren. Die mehrfach ungesättigten Fettsäuren wie z. B. Linolsäure und Linolensäure stammen v. a. aus pflanzlichen Fetten. Sie können vom menschlichen Organismus nicht selbst synthetisiert werden, es handelt sich daher um essenzielle Fettsäuren.

Neben ihrer Bedeutung für den Baustoffwechsel (s. S. 135) und den Aufbau körpereigener Substanzen dienen Fette v. a. als Energielieferanten, sie stellen mit Abstand den größten Energiespeicher des Körpers dar. Darüber hinaus ist die Fettzufuhr wichtig, weil die Resorption der fettlöslichen Vitamine A, D, E und K (s. S. 135) nur zusammen mit Nahrungsfetten möglich ist.

Die tägliche Fettzufuhr sollte möglichst 30 % der Gesamtenergiezufuhr nicht überschreiten, liegt aber in unserem Kulturkreis häufig deutlich höher. Der Energiegehalt ist mit 39 kJ/g (9,3 kcal/g) pro Gewichtseinheit mehr als doppelt so hoch wie der von Kohlenhydraten oder Eiweiß.

Die Eiweiße

Grundbaustein der Eiweiße (Proteine) sind **Aminosäuren**. Insgesamt werden 20 verschiedene L-Aminosäuren zum Proteinaufbau verwendet. 8 davon sind essenziell, d. h. der Körper kann sie nicht selbst synthetisieren und sie müssen daher mit der Nahrung aufgenommen werden.

Die Aminosäuren als Bausteine der Proteine werden vor allem im *Baustoffwechsel* für den Aufbau körpereigener Strukturen benötigt. Der in den Aminosäuren enthaltene Stickstoff dient zur Synthese stickstoffhaltiger Substanzen (z. B. Purine, Porphyrine, etc.).
Der Energiegehalt von Eiweiß beträgt 17 kJ/g (4,1 kcal/g).

Die biologische Wertigkeit
Die biologische Wertigkeit von Proteinen beschreibt, wie gut sich die aufgenommenen Proteine in körpereigene Proteine umwandeln lassen, d. h. wieviel körpereigenes Eiweiß durch 100 g Nahrungseiweiß ersetzt werden kann. Sie hängt v. a. vom Anteil der essenziellen Aminosäuren ab. Die Wertigkeit ist umso höher, je mehr das Proteinmuster der zugeführten Proteine dem des Organismus ähnelt. Als Bezugsgröße nimmt man Volleiprotein mit einer biologischen Wertigkeit von 100. In der Regel ist die biologische Wertigkeit von tierischem Protein (70–100) höher als die von pflanzlichem (40–70). Wichtig ist daher vor allem die Kombination verschiedener Einzelproteine, da sich die Aminosäuremuster ergänzen.

8

Die Stickstoffbilanz
Beim Abbau von Aminosäuren wird Stickstoff frei. Die Stickstoffbilanz beschreibt die Differenz zwischen aufgenommenem *Protein*stickstoff und abgegebenem *Harn*stickstoff.
Eiweißaufnahme und -abbau stehen normalerweise im Gleichgewicht, so dass die Stickstoffbilanz ausgeglichen ist. Das bedeutet, wenn mehr Eiweiß zugeführt wird, als der Körper für den Baustoffwechsel benötigt, wird das Eiweiß vermehrt im Energiestoffwechsel verbraucht.
Eine **positive Stickstoffbilanz** bedeutet, dass die Stickstoffaufnahme größer ist als die Stickstoffabgabe („Netto-Aufnahme"). Eine positive Stickstoffbilanz findet man, wenn Körpersubstanz aufgebaut wird, also beim Wachstum, Muskelaufbau oder in der Schwangerschaft.
Von einer **negativen Stickstoffbilanz** spricht man, wenn die Stickstoffabgabe größer ist als die Stickstoffaufnahme. Sie ist ein Zeichen für den Abbau von Körpersubstanz, z. B. bei Eiweißmangelernährung, Muskelabbau oder Tumorzerfall.

Der Eiweißbedarf
Alle Proteine im Körper haben eine spezifische Funktion. Anders als Kohlenhydrate oder Fette werden Proteine also nicht gezielt gespeichert, sondern der Körper ist auf eine konstante Eiweißzufuhr angewiesen um seinen täglichen Bedarf an Stickstoff und Aminosäuren zu decken. Ist diese nicht ausreichend, wird Körpersubstanz abgebaut. Der Eiweißbedarf hängt von verschiedenen Faktoren wie biologische Wertigkeit der zugeführten Proteine, Wachstum, Alter, Krankheiten u. a. ab. Bei den folgenden Angaben handelt es sich daher um Richtwerte.
Die **Abnutzungsquote** gibt die Eiweißmenge an, die bei eiweißfreier, kalorisch ausreichender Ernährung pro Tag abgebaut wird (ca. 13–20 g/Tag).
Das **physiologische Eiweißminimum** ist die minimale Eiweißmenge, die zugeführt werden muss, um eine ausgeglichene Stickstoffbilanz zu erreichen. Sie beträgt etwa 0,4 g Eiweiß/kg KG/d (etwa 25–40 g/d).
Das **funktionelle Eiweißminimum** gibt die Eiweißmenge an, bei der die Eiweißbilanz auch unter zusätzlichen Belastungen ausgeglichen bleibt. Bei normaler gemischter Eiweißzufuhr wird eine tägliche Eiweißaufnahme von etwa 1 g Eiweiß/kg KG pro Tag empfohlen (60–80 g/d).

Lerntipp
Vergegenwärtigen Sie sich noch einmal, welche Funktion die Nahrungsbestandteile im Energie- und Baustoffwechsel erfüllen.

8.1.3 Der Energieumsatz des Menschen
Der eigentliche Energieumsatz findet auf **zellulärer** Ebene statt. Hier werden die energiereichen Stoffe (z. B. Fette, Glucose, Eiweiße) verstoffwechselt und die Energie in Form energiereicher Phosphate (z. B. ATP) in den Zellstoffwechsel eingebracht. Bereits auf Zellebene kann man verschiedene Umsatzgrößen unterscheiden.
Als **Erhaltungsumsatz** bezeichnet man den Energiebedarf, der gedeckt werden muss, um die strukturelle Integrität einer Zelle zu wahren. Dazu zählt z. B. die Aufrechterhaltung bestimmter ionaler Konzentrationsdifferenzen für das Membranpotenzial und die Synthese von Membranbestandteilen. Wird dieser Erhaltungsumsatz nicht erreicht, stirbt die Zelle ab.
Als **Bereitschaftsumsatz** bezeichnet man den Umsatz, der nötig ist, um die volle Funktionsfähigkeit der Zelle zu gewährleisten, so dass sie ihre Leistung auf Anforderung hin sofort bereitstellen kann.
Der **Tätigkeitsumsatz** stellt den Energieumsatz der aktiven Zelle dar, die die Leistungen erbringt, für die sie spezialisiert ist (z. B. Kontraktion einer Muskelzelle).
Der Energiebedarf des Körpers ist von vielen Faktoren abhängig, z. B. von der Außentemperatur, von körperlicher und geistiger Aktivität, von der Aktivität einzelner Organsysteme und von der hormonellen Situation (v. a. von der Aktivität der Schilddrüsenhormone, s. S. 195).

Der Grundumsatz
Als **Grundumsatz** bezeichnet man den basalen Energiebedarf des Körpers. Er wird unter standardisierten Bedingungen ermittelt:

- Der Proband ist **nüchtern** (Verdauungstätigkeit erhöht den Energieumsatz) und bei **körperlicher Gesundheit**.
- Die Messung erfolgt **morgens**, bei **Indifferenztemperatur** sowie in **körperlicher und geistiger Ruhe** (liegender, entspannter Proband).

Im Grundumsatz inbegriffen sind die ständig ablaufenden physiologischen Vorgänge (Kreislauf, Atmung etc.) sowie der Energieverbrauch durch den Zellstoffwechsel. Jede zusätzliche Tätigkeit erhöht den Energieumsatz.

Der Anteil der einzelnen Organe am Grundumsatz kann aus **Tab. 8.1** entnommen werden.

Der Grundumsatz ist abhängig von **Geschlecht, Alter, Größe** und **Gewicht** des Probanden. Frauen haben aufgrund des relativ höheren Anteils an Fettgewebe einen um ca. 10 % niedrigeren Grundumsatz. Auch im Alter sinkt der Grundumsatz ab.

Der Grundbedarf an Energie für einen 70 kg schweren Mann beträgt ca. 7100 kJ/d = 7,1 MJ/d. In den alten Einheiten entspricht dies 1700 kcal/d. Für eine Frau beträgt der Grundumsatz ca. 6300 kJ/d = 6,3 MJ/d.

Der tatsächliche Energiebedarf des Körpers liegt in Abhängigkeit von der körperlichen Aktivität höher.

Der Freizeitumsatz

Ein nicht körperlich arbeitender Mensch, der auch außerhalb der Arbeit keine Anstrengungen wie z. B. Sport unternimmt, verbraucht pro Tag etwa 8400 kJ (Frauen) bzw. 9600 kJ (Männer). Körperliche Arbeit erhöht diesen sog. Freizeitumsatz weiter.

Der Arbeitsumsatz

Der zusätzliche Energieumsatz bei leichter körperlicher Arbeit beträgt 2000 kJ/d, bei Schwerstarbeit müssen bis zu 10000 kJ/d zusätzlich zugeführt werden.

Auch bei geistiger Arbeit erhöht sich der Energieumsatz. Diese Steigerung erklärt sich jedoch nicht durch einen erhöhten Energiebedarf des Gehirns, sondern durch eine reflektorische Anspannung der Skelettmuskulatur („angestrengtes Nachdenken").

8.1.4 Die Deckung des Energiebedarfs

Der Körper gewinnt Energie durch die Oxidation der Nahrungsbestandteile („Verbrennung"). Die Hauptenergielieferanten des Körpers sind Fette, Eiweiße und Kohlenhydrate. Sie unterscheiden sich in ihrem Energiegehalt, ihrem sog. **Brennwert** (**Tab. 8.2**). Ein weiterer möglicher Energieträger ist Ethylalkohol (Ethanol). Sein physiologischer Brennwert liegt mit 29,7 kJ/g nur wenig niedriger als der von Fetten.

Der tatsächliche *(physikalische)* Brennwert liegt für Kohlenhydrate und insbesondere für Eiweiße höher als der durch den Körper nutzbare *(physiologische)* Brennwert. Der Unterschied erklärt sich dadurch, dass das entsprechende Stoffwechselendprodukt selbst noch einen Brennwert hat, also selbst noch Energie enthält. Dies gilt speziell für den Harnstoff als Endprodukt des Proteinstoffwechsels.

Für die Verdauung der Nährstoffe selbst wird auch Energie benötigt, d. h. ein Teil der in der Nahrung enthaltenen Energie steht nicht zur Deckung des Grundumsatzes zur Verfügung und geht teilweise als Wärme verloren. Anders ausgedrückt bedeutet dies, dass auch die Nahrungszufuhr selbst zu einer Zunahme des Energieumsatzes führt. Dies bezeichnet man als die **spezifisch-dynamische Wirkung** der Nährstoffe. Am höchsten ist die spezifisch-dynamische Wirkung bei reiner Eiweißkost. Bis zu 1/3 der enthaltenen Energiemenge werden zur Verdauung gebraucht oder gehen als Wärme verloren. Deshalb eignet sich eiweißreiche Kost (z. B. kalte Milchprodukte) nicht uneingeschränkt zur Erfrischung in sommerlichen Hitzeperioden, da bei ihrer Verdauung noch zusätzlich Wärme freigesetzt wird.

Lerntipp

Achten Sie beim Lernen der Zahlen auf die Einheiten! In den Originalprüfungsfragen sind manchmal bekannte Zahlenwerte mit anderen Einheiten kombiniert, was leicht in die Irre führen kann.

Tab. 8.1

Prozentualer Anteil der Organe am Grundumsatz

Organ	prozentualer Anteil
Leber	26 %
Muskulatur	26 %
Gehirn	18 %
Herz	9 %
Nieren	7 %
übrige Organe	14 %?

Tab. 8.2

Brennwerte der Hauptnahrungsbestandteile

Nährstoff	physikalischer Brennwert (kJ/g)	physiologischer Brennwert (kJ/g)
Kohlenhydrate	17,6	17,2
Eiweiß	23	17,2
Fette	38,9	38,9?

8.1.5 Die Methoden zur Bestimmung des Energieumsatzes

Die Bestimmung des Energieumsatzes kann auf verschiedenen Wegen erfolgen. Zum einen kann man ihn aus der im Körper gebildeten Wärme berechnen. Dazu wird die Wärmeabgabe in einer geschlossenen Kammer gemessen **(= direkte Kalorimetrie)**. Hierfür ist ein relativ hoher Aufwand nötig. Man ist daher zur sog. **indirekten Kalorimetrie** übergegangen.

Die Methode der indirekten Kalorimetrie

Dieses Verfahren nutzt den Umstand, dass bei der Verbrennung der Nährstoffe O_2 verbraucht und CO_2 abgegeben wird.

Das kalorische Äquivalent

8

Aufgrund ihres unterschiedlichen Energiegehaltes wird bei den verschiedenen Nährstoffen pro Liter verbrauchtem Sauerstoff unterschiedlich viel Energie gewonnen. Man bezeichnet den Energiewert, der bei einem bestimmten Nährstoff pro Liter Sauerstoff gewonnen wird, als das **kalorische Äquivalent.**

Die Werte für die einzelnen Nährstoffe und ein Durchschnittswert für Mischkost sind in **Tab. 8.3.** aufgelistet. Mit Hilfe des kalorischen Äquivalentes berechnet sich der Energieumsatz als Produkt aus O_2-Aufnahme pro Zeit mal dem kalorischen Äquivalent. Bei einer normalen O_2-Aufnahme von 300 ml/min ergäbe sich bei normaler Mischkost ein Energieumsatz von $0{,}3\,l\ O_2/min \cdot 20\,kJ/l\ O_2 = 6\,kJ/min$, entsprechend 8640 kJ/d.

Der respiratorische Quotient

Für eine exakte Ermittlung des Energieumsatzes müsste der Anteil der einzelnen Nährstoffe an der Energieerzeugung bekannt sein. Ist dies nicht der Fall, so behilft man sich mit dem Durchschnittswert für Mischkost.

Den vorherrschenden Energieträger kann man mithilfe des **respiratorischen Quotienten (RQ)** bestimmen. Der RQ ist definiert als Quotient aus CO_2-Abgabe durch O_2-Aufnahme:

$$RQ = \frac{CO_2 - Abgabe}{O_2 - Aufnahme}$$

Bei der Verstoffwechselung von Kohlenhydraten wird genauso viel O_2 verbraucht wie CO_2 abgegeben wird. Der RQ beträgt 1. Für Fette und Eiweiße wird bei der Verbrennung mehr Sauerstoff verbraucht als Kohlendioxid abgegeben wird, der RQ liegt unter 1 und zwar bei 0,81 für Eiweiße und 0,70 für Fette (**Tab. 8.4**).

Die Messung des Sauerstoffverbrauchs

Der Sauerstoffverbrauch kann auf zwei Arten gemessen werden.

Die Messung im **geschlossenen** System erfolgt mit einem Spirometer, das reinen Sauerstoff enthält. Hieran ist der Proband angeschlossen. Seine Ausatemluft wird nach Elimination des gebildeten CO_2 an einem Kalkabsorber wieder in das Spirometer zurückgeführt. Die Volumenabnahme im Spirometer entspricht dann der aufgenommenen O_2-Menge. Diese gibt man in l O_2/min an. Der RQ lässt sich mit dieser Methode nicht bestimmen, da das CO_2 absorbiert wird, ohne dass man die Gasmenge messen kann.

Im **offenen** System bestimmt man bei Atmung von Raumluft die Konzentrationsdifferenzen von O_2 und CO_2 zwischen Raum- und Ausatemluft des Probanden. So kann man Sauerstoffaufnahme und Kohlendioxidabgabe bestimmen und daraus auch den RQ berechnen.

Klinischer Bezug

Ursache von Übergewicht: Nimmt man mehr Energie als benötigt über die Nahrung zu sich, so speichert der Körper die überschüssige Energie als Fett. Diese Strategie, sich Energiereserven für schlechte Zeiten anzulegen, ist evolutionär bedingt. In der heutigen Zeit des Nahrungsüberflusses führt dieser Mechanismus dazu, dass krankhaftes Übergewicht (Adipositas) zunehmend gesundheitliche Probleme auslöst. Neben der übermäßigen Kalorienaufnahme ist aber auch die genetische Disposition entscheidend für die Ausbildung von Übergewicht. Überernährung äußert sich im sog. metabolischen Syndrom, zu dem neben der (stammbetonten) Adipositas auch eine arterielle Hypertonie, Hyperlipoproteinämie, Hyperurikämie sowie ein Diabetes mellitus Typ II gehören. Schätzungsweise ein Drittel aller Adipösen entwickeln einen Typ-II-Diabetes.

Tab. 8.3

Das kalorische Äquivalent der Hauptnahrungsbestandteile

Nährstoff	kalorisches Äquivalent des O_2 (kJ/l O_2)
Kohlenhydrate	20,96
Eiweiß	18,7
Fette	19,6
„Mischkost“	20,2?

Tab. 8.4

Respiratorischer Quotient der Hauptnahrungsbestandteile

Nährstoff	respiratorischer Quotient (RQ)
Kohlenhydrate	1,0
Eiweiß	0,81
Fette	0,70
„Mischkost“	0,82–0,85?

Check-up

- ✓ **Wiederholen Sie die verschiedenen Umsatzgrößen (z. B. Erhaltungsumsatz, Grundumsatz). Machen Sie sich dabei auch die Größenordnungen klar und rekapitulieren Sie, unter welchen Bedingungen und mit welchem Verfahren der Grundumsatz bestimmt wird.**
- ✓ **Verdeutlichen Sie sich die Unterschiede zwischen den Energieträgern (Kohlenhydrate, Eiweiße, Fette, Ethanol) und überlegen Sie, warum bei Eiweißen der physiologische Brennwert kleiner ist als der physikalische.**

8.2 Der Wärmehaushalt

Lerncoach

Das Kapitel „Wärmehaushalt" überschneidet sich mit der Biochemie (z. B. Atmungskette); Sie können dies zum fächerübergreifenden Lernen nutzen.

8.2.1 Überblick und Funktion

Alle Lebewesen sind den Einflüssen der Umgebungstemperatur ausgesetzt. Die Reaktion auf Änderungen dieser Temperaturen ist jedoch unterschiedlich. **Poikilotherme** (wechselwarme) Lebewesen verfügen über keine aktive Regulation ihrer Körpertemperatur. Die liegt bei diesen Lebewesen nur knapp über der Umgebungstemperatur. Der Mensch gehört zu den **homoiothermen** (gleichwarmen) Lebewesen, d. h. die Temperatur wird im Körperinneren unabhängig von der Außentemperatur konstant gehalten. Diese sog. Kerntemperatur beträgt beim gesunden Menschen 37 °C. Zur Aufrechterhaltung der Kerntemperatur verfügt der menschliche Organismus über einen Temperaturregelkreis mit unterschiedlichen Temperaturregulationsmechanismen.

8.2.2 Die Körpertemperatur und ihre Regulation

Die Körperkern- und Schalentemperatur

Beim menschlichen Körper unterscheidet man die **Kerntemperatur**, die im Inneren von Rumpf und Schädel herrscht, von der Temperatur der **Körperschale.** Die Körperkerntemperatur wird über einen Regelkreis konstant gehalten während die Schalentemperatur auch von der Außentemperatur abhängt. Die Schalentemperatur ist in kalter Umgebung bis zu 9 °C kälter als der Körperkern.

Überschüssige Wärme aus dem Körperkern wird über die Schale an die Umgebung abgegeben. Dazu existiert ein Wärmetransport von zentral in die Peripherie. Die Wärme gelangt zum einen über **Konduktion** (Wärmetransport im Gewebe), zum anderen durch **Konvektion** mit dem Blutstrom an die Körperoberfläche. Dieser Wärmestrom kann über die Hautdurchblutung reguliert werden (s. S. 89).

Klinischer Bezug

Temperaturmessung: Klassische Stellen zur Temperaturmessung sind sublingual, axillär und rektal. Die rektale Messung ergibt hierbei den exaktesten und auch höchsten Wert. Die sublinguale Temperatur liegt um 0,5 °C niedriger. Ebenfalls eine exakte Bestimmung der Kerntemperatur ist durch neue Thermometer möglich, die die Temperatur am Trommelfell messen, allerdings sind die Messwerte der Ohrthermometer nicht so zuverlässig wie die der klassischen Methode. Hierbei wird die Wärmestrahlung aus dem Innenohr registriert und daraus die Kerntemperatur berechnet.

Der Regelkreis zur Temperaturregulation

Sowohl eine Überhitzung als auch eine Unterkühlung ist für den Körper und seine Stoffwechselvorgänge schädlich. Deshalb existiert ein **Regelkreis**, der die Temperatur auf einem bestimmten Sollwert hält. Das Regelzentrum dieses Kreises liegt in den kaudalen Anteilen des **Hypothalamus** (Area hypothalamica posterior). Im Bereich des rostralen Hypothalamus (Regio praeoptica/vorderer Hypothalamus), aber auch im unteren Hirnstamm und besonders im Rückenmark liegen die *inneren* Temperatursensoren. Es handelt sich dabei um temperatursensible Neuronen.

In der **Haut** liegen die *äußeren* Temperatursensoren. Über die Kälte- und Wärmesensoren der Haut kann das Regelzentrum schon auf Änderungen der Umgebungstemperatur reagieren, bevor sich die Kerntemperatur ändert.

Über den Tag verteilt kann man einen **zirkadianen Rhythmus** der Kerntemperatur feststellen. Das Minimum liegt am frühen Morgen zwischen 3.00 Uhr und 6.00 Uhr, das Maximum am Abend. Die Schwankungsbreite liegt bei 1 °C (**Abb. 8.1**).

Auch Hormone wirken auf die Körpertemperatur ein. **Progesteron** bewirkt über eine Sollwertverstellung im Hypothalamus einen Temperaturanstieg um ca. 0,5 °C. Folglich ist die zirkadiane Temperaturkurve von Frauen nach der Ovulation um diesen Betrag nach oben verschoben (**Abb. 8.1**). Diesen Temperaturanstieg kann man nutzen, um den Termin des Eisprungs zu bestimmen. Bei Eintritt einer Schwangerschaft bleibt, ebenfalls durch Progesteron vermittelt, dieser Temperaturanstieg erhalten.

Abzugrenzen von solchen Sollwertverstellungen sind Kerntemperaturanstiege, die z. B. durch extreme körperliche Anstrengungen verursacht sind. So kann die Kerntemperatur eines Marathonläufers durch die Muskelarbeit auf bis zu 40 °C ansteigen.

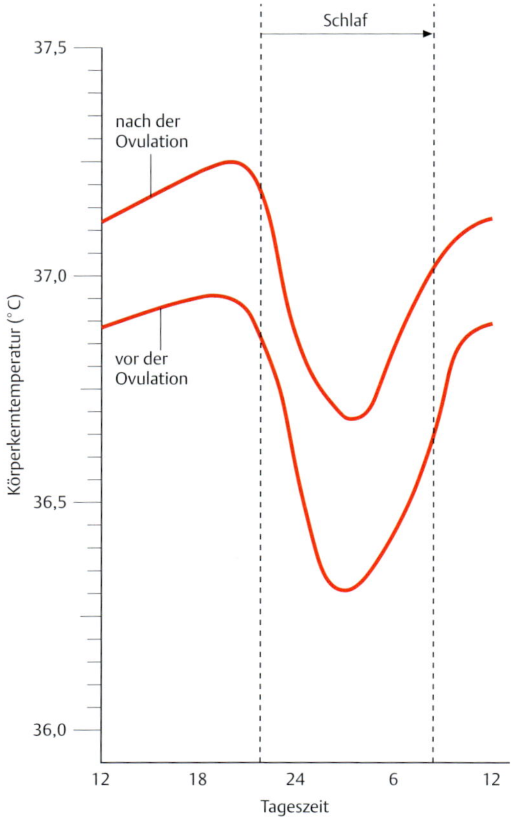

Abb. 8.1 Zirkadianer Verlauf der Körperkerntemperatur mit Minimum während der Schlafphase. (aus Klinke, Pape, Kurz, Silbernagl, Physiologie, Thieme 2010)

8.2.3 Die Wärmebildung

Der wesentliche Teil der Wärme entsteht als „Abwärme“ durch den Energieumsatz des Körpers. Entsprechend entsteht in Ruhe der Großteil der Körperwärme in den inneren Organen und dem Gehirn (**Tab. 8.5**). Bei körperlicher Aktivität überwiegt hingegen die Wärmebildung in der dann aktiven Muskulatur und sie nimmt im Vergleich zur körperlichen Ruhe um ein Mehrfaches zu.

Es gibt Situationen, in denen mehr Wärme nötig ist, um die Kerntemperatur konstant zu halten, als beim Ruhestoffwechsel abfällt. Der Körper muss diese Wärme dann zusätzlich produzieren. Hierfür stehen zwei Mechanismen zur Verfügung.

Eine **verstärkte Muskelaktivität** kann zum einen in Form von *willkürlichen Bewegungen* (z. B. Umherlaufen bei Kälte) und zum anderen als *unwillkürliches Muskelzittern* (Kältezittern) mehr Wärme produzieren. Die Temperatur, bei der Kältezittern einsetzt, bezeichnet man als **Zitterschwelle**. Wärmebildung in der Muskulatur ist der wichtigste Mechanismus zur Wärmeproduktion des Erwachsenen.

Eine **zitterfreie Wärmebildung** spielt vor allem bei Neugeborenen eine Rolle. Sie besitzen braunes Fettgewebe, in dem durch Lipolyse und eine entkoppelt laufende Atmungskette (= ohne ATP-Synthese) Wärme entsteht. Aktiviert wird diese Art der Wärmebildung durch den Sympathikus, der die Lipolyse durch Noradrenalinwirkung an β_3-Rezeptoren steigert. Eine zitterfreie Wärmebildung ist ökonomischer, da durch das Fehlen der Zitterbewegungen die Wärmeverluste durch Konvektion klein bleiben.

Tab. 8.5

Anteile der Organe an der Wärmebildung des Organismus

Organe	in Ruhe	bei Arbeit
Brust- und Baucheingeweide	56 %	8 %
Gehirn	16 %	1 %
Muskulatur	18 %	bis 90 %
übrige Organe	10 %	1 %

8.2.4 Die Wärmeabgabe

Die Gesamtwärmeabgabe erfolgt über die Körperoberfläche und ist ihr deshalb proportional. Sie setzt sich aus vier Komponenten zusammen.

Die Konvektion

Unter **Konvektion** versteht man den Wärmetransport in Zusammenhang mit einem Stofftransport, d. h. Wärme wird durch das Abströmen von erwärmtem Gas oder Flüssigkeit abtransportiert. Wie oben bereits erwähnt wird die Wärme im Bereich des Körperkerns mithilfe der Konvektion über den Blutstrom in die Peripherie transportiert. Im Bereich der Körperoberfläche wird mittels Konvektion die an die Haut angrenzende Luftschicht erwärmt. Die warme Luft steigt auf und wird durch kalte ersetzt. Äußere Luftbewegung (z. B. natürlicher Wind oder Wind durch einen Ventilator) verstärkt den Wärmeverlust durch Konvektion. Deshalb kommt uns die gleiche Lufttemperatur bei Wind kühler vor als bei stehender Luft.

Die Konduktion

Als **Konduktion** bezeichnet man die Wärmeleitung, die entsteht, wenn die Haut mit flüssigem oder festem Material in Berührung kommt, z. B. wenn man sich auf einen kalten Stuhl setzt und sich dieser mit der Zeit erwärmt. Das Ausmaß der Konduktion ist zum einem abhängig von der Temperaturdifferenz zwischen Haut und Gegenstand und zum anderen von der Wärmeleitfähigkeit des Materials.

Die Strahlung

Strahlung bezeichnet die langwellige Infrarotstrahlung, die jeder Körper aussendet. Sie benötigt kein Übertragungsmedium. Wärmetransport durch Strahlung verläuft immer vom wärmeren zum kälteren Gegenstand. Über Strahlung können wir z.B. Wärme an kalte Zimmerwände abgeben, obwohl wir sie nicht berühren. Unser Körper kann durch Strahlung natürlich auch Wärme aufnehmen. Die Wärmestrahlung der Sonne kann uns durch den luftleeren Weltraum hindurch erreichen. Eine *Netto-Wärmeabgabe* durch Strahlung ist nur dann möglich, wenn der Körper mehr Strahlung abgibt als er aufnimmt.

Die Verdunstung

Bei der **Verdunstung (= evaporative Wärmeabgabe)** wird Wärme durch Verdunstung von Wasser auf der Haut entzogen. Pro Liter verdunstetem Wasser werden ca. 2400 kJ Wärme abgegeben. Das Wasser entstammt dem Schweiß aus den entsprechenden Schweißdrüsen der Haut. Damit die Verdunstung auf der Haut stattfinden kann, muss der Wasserdampfdruck auf der Haut höher sein als der Druck der Umgebungsluft. Eine zunehmende Luftfeuchtigkeit behindert deshalb die evaporative Wärmeabgabe.

Bei Außentemperaturen über 36 °C ist Verdunstung praktisch das einzige Mittel des Körpers um Wärme abzugeben. Im Extremfall werden bis zu 4 l des hypotonen Schweißes pro Stunde ausgeschieden. Aktiviert wird die Schweißproduktion durch cholinerge Fasern des sympathischen Nervensystems.

Diesen Vorgang der Wärmeabgabe bezeichnet man auch als **Perspiratio sensibilis** (= Schwitzen). Hiervon abzugrenzen ist die **Perspiratio insensibilis**. Mit diesem Begriff bezeichnet man den *unmerklichen* Wasserverlust durch Verdunstung über die Haut und Schleimhäute, z.B. in den Atemwegen. So gehen täglich ca. 500–800 ml Wasser verloren. Die damit verbundene Wärmeabgabe trägt ebenfalls zur Temperaturregulation bei, kann aber vom Körper nicht beeinflusst werden. Die Verdunstungsvorgänge über die Schleimhäute gehorchen ansonsten denselben Gesetzen wie die Perspiratio sensibilis.

Unter Ruhebedingungen werden 60 % der Wärme über Strahlung, der Rest über Evaporation (20 %), Konvektion (15 %) und Konduktion (5 %) abgegeben. Bei hohen Außentemperaturen oder körperlicher Anstrengung überwiegt die evaporative Wärmeabgabe.

8.2.5 Die Regulation der Körpertemperatur über die Hautdurchblutung

Die Hautdurchblutung spielt eine besondere Rolle in der Temperaturregulierung. Insbesondere die Wärmeabgabe über Konvektion und Konduktion ist nur möglich, da die im Körper gebildete Wärme mit dem Blutstrom (konvektiv) zur Körperoberfläche gelangt. Eine verminderte Durchblutung in der Körperperipherie vermindert diesen Wärmefluss und verringert dadurch auch die Wärmeabgabe.

Die Regulation über den Sympathikus

Die Regulierung der Durchblutungsstärke erfolgt hauptsächlich über den **Sympathikus**. Soll z.B. in kalter Umgebung der Blutstrom möglichst gering sein, so werden die Hautgefäße, vermittelt über die Noradrenalinwirkung an **α_1-Rezeptoren**, eng gestellt. Soll die Durchblutung gesteigert werden, so wird die Sympatikusaktivität verringert und die Gefäße erweitert. Zusätzlich wirken einige Stoffe wie das **Bradykinin**, das bei der Stimulation von Schweißdrüsen freigesetzt wird, ebenfalls vasodilatierend.

Die Regulation über arteriovenöse Anastomosen

Durch die Erweiterung der Blutgefäße werden auch zahlreiche **arteriovenöse Anastomosen** (AVA) geöffnet. Durch die Umgehung des Kapillarbettes sinkt der Strömungswiderstand in den Hautgefäßen. Mehr Blut kann nun über die AVAs fließen, die in Hinblick auf den Wärmetransport vollwertige Austauschgefäße sind. Im Gegensatz dazu findet ein Nährstoffaustausch nur im Kapillarbett und nicht in den AVAs statt.

Die Regulation über das Gegenstromprinzip von Arterien und Venen

Eine weitere Rolle spielt der Wärmeaustausch zwischen Arterien und Venen. Die parallel im Gegenstromprinzip verlaufenden Gefäße ermöglichen einen kontinuierlichen Wärmetransport vom arteriellen in das venöse Blut. Das in die Akren fließende Blut wird so abgekühlt und das zurückströmende Blut wieder aufgewärmt. Bei Kälte und eng gestellten Hautgefäßen ist dieser Austausch besonders intensiv, so dass der Wärmeabstrom in die Peripherie minimiert wird. Eine gesteigerte Durchblutung der Gefäße und AVAs dagegen führt zu einem nur geringen Austausch, so dass Wärme besser abgegeben werden kann (**Abb. 8.2**).

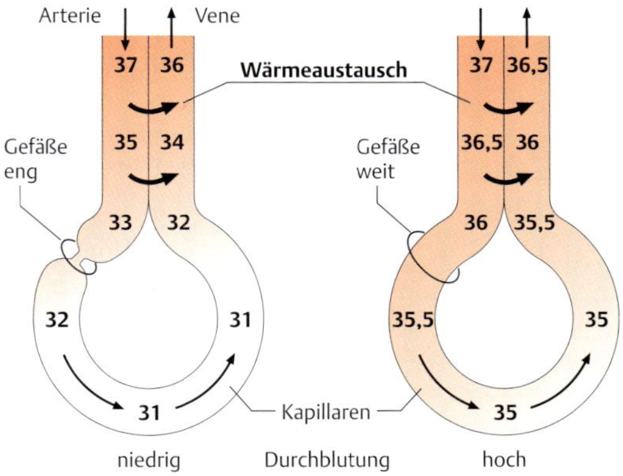

Abb. 8.2 Gegenstromprinzip des arteriovenösen Wärmeaustauschs. (aus Silbernagl, Despopoulos, Taschenatlas Physiologie, Thieme 2012)

Der Schutz der Haut über die Lewis-Reaktion
Wirkt über einen längeren Zeitraum starke Kälte auf einen Hautbezirk ein, so kann man in regelmäßigen Zeitabständen eine kurzzeitige Dilatation der Hautgefäße beobachten. Dieser als **Lewis-Reaktion** bezeichnete Vorgang dient dem Schutz der Haut. Eine lange dauernde Unterkühlung mit gleichzeitiger Minderperfusion könnte zu Gewebeschäden führen. Die Lewis-Reaktion ist lokaler Natur und kann nur an den unterkühlten Hautarealen beobachtet werden.

8.2.6 Die Regulation der Körpertemperatur bei Wärme- und Kältebelastung

Den schmalen Temperaturbereich, den wir als behaglich empfinden, bezeichnet man als **Indifferenztemperatur.** Innerhalb dieser sog. **thermischen Neutralzone** laufen die Regulationsmechanismen im Leerlauf und die nötigen geringen Anpassungen können allein durch die Hautdurchblutung reguliert werden.
Die Indifferenztemperatur hängt ab von relativer Luftfeuchtigkeit, Windgeschwindigkeit, Wärmestrahlung der Umgebung und der Bekleidung. Für einen unbekleideten, ruhenden Menschen liegt diese Temperatur bei 28–30 °C, wenn die relative Luftfeuchtigkeit 50 % beträgt und kein Wind weht.
Im Wasser ist diese Temperatur 5–6 °C höher, da Wasser eine höhere Wärmeleitfähigkeit als Luft besitzt und dem Körper so verstärkt Wärme durch Konduktion und Konvektion entzogen wird.

MERKE

Die als Behaglichkeitstemperatur empfundene Außentemperatur ist umso höher, je stärker die Wärmeabgabe gefördert wird.

Ein **Anstieg der Körperkerntemperatur (Wärmebelastung)** löst über den Hypothalamus eine Dilatation der Hautgefäße und eine Stimulation der Schweißproduktion aus. Ist trotzdem keine Kompensation der Wärmebelastung möglich, kann es zum Hitzschlag kommen.

Klinischer Bezug

Körperschädigungen durch Überhitzung: Gefährlichste Komplikation durch Überwärmung ist der **Hitzschlag.** Steigt die Körpertemperatur über ein tolerables Maß an, kann es zu Bewusstseinsstörungen bis zum Koma, Krampfanfällen und Hypotonie kommen. Lebensgefahr besteht ab einer Körpertemperatur von 41 °C, Temperaturen über 44 °C werden meist nicht überlebt. Davon abzugrenzen ist der **Hitzekollaps**, der auf einer Überforderung der Kreislaufregulation im Stehen (Orthostase) beruht. Begünstigt wird der Hitzekollaps durch die weitgestellten Hautgefäße, die zusätzlich durchblutet werden müssen. Lange anhaltende, direkte Sonneneinstrahlung auf den Kopf kann zum **Sonnenstich** (Insolation) führen. Die Überwärmung des Gehirns kann zum Hirnödem führen, das sich durch starke Kopfschmerzen, Übelkeit, Krampfanfälle und Bewusstseinstrübung bemerkbar machen kann. In allen Fällen besteht die Therapie vorrangig in Kühlung und Flüssigkeitszufuhr.

Die Gegenregulierung bei **Kältebelastung** kommt, vermittelt über die Kälterezeptoren der Haut, bereits in Gang, bevor die Kerntemperatur absinkt. Gegenmechanismen sind eine Vasokonstriktion der Hautgefäße (verbesserte Isolierung des Kerns) und die Aktivierung der Muskulatur (Kältezittern). Fällt die Kerntemperatur trotz Gegenregulation unter 32 °C, so kann Bewusstlosigkeit auftreten, unter 28 °C droht der Tod durch Kammerflimmern.
Eine schwierige Situation stellt die Regulation der Körpertemperatur bei Kältebelastung für ein Neugeborenes dar. Seine Körperoberfläche ist im Verhältnis zum Körpervolumen größer als beim Erwachsenen. Zudem ist der Körperkern durch die schmalere Schale schlechter isoliert. Eine Unterkühlung kann deshalb schon bei für Erwachsene völlig unbedenklichen Temperaturen auftreten. Folglich setzt die aktive Wärmebildung des Neugeborenen schon bei höheren Temperaturen ein.
Neben Muskelzittern verfügt daher das Neugeborene auch noch über zitterfreie Wärmebildung im braunen Fettgewebe (s. S. 158).

8.2.7 Die Akklimatisation an andere Klimabedingungen

Das Leben in Breitengraden mit extremeren Temperaturen als in Mitteleuropa erfordert auf lange Sicht eine Veränderung der Temperaturregulation, um eine bessere Anpassung an die Umweltbedingungen zu erreichen.
Bei der **Hitzeadaptation** verändert sich vor allem die Schweißproduktion. Sie kommt bereits bei geringeren Temperaturen in Gang. Zudem wird der Elektrolytgehalt des Schweißes reduziert, um Mineralstoffe einzusparen. Durch die Ausscheidung einer hypotonen Flüssigkeit wird das Blutplasma leicht hyperton, so dass Durst entsteht und die Trinkmenge gesteigert wird. So wird der Flüssigkeitsverlust ausgeglichen und durch das aufgefüllte Plasmavolumen der Kreislauf stabilisiert. So wird einer Hypotonie durch die weit gestellten Blutgefäße der Haut (Hitzekollaps s. u.) vorgebeugt. Diese Umstellung ist oft erst nach einigen Jahren in heißen Gebieten abgeschlossen.
Wichtigster Mechanismus der **Kälteadaptation** ist eine Verhaltensanpassung durch Auswahl geeigneter Kleidung. Zusätzlich gibt es Hinweise auf vermehrte

Wärmebildung durch einen gesteigerten Grundumsatz. Auch sinkt wohl die Zitterschwelle ab, der Körper toleriert eine geringe (ungefährliche) Hypothermie.

8.2.8 Hyperthermie und Fieber

Von **Hyperthermie** spricht man bei jeder Erwärmung des Körperkerns über 37 °C. Diese kann durch starke körperliche Anstrengung oder auch Wärmebelastung verursacht werden. **Fieber** im engeren Sinne bezeichnet eine **Sollwertverstellung** im Hypothalamus, z. B. als Reaktion auf eine Entzündung. Im Fieberanstieg friert man, da die Kerntemperatur plötzlich unterhalb des nach oben verstellten Sollwertes liegt. Durch Konstriktion der Hautgefäße und Muskelzittern (Schüttelfrost) wird der Körper aufgeheizt. Beim Fieberabfall kommt es zu Vasodilatation der Hautgefäße und zum Schwitzen. Die Körpertemperatur wird dadurch wieder auf den normalen Sollwert abgesenkt. Auslöser der Sollwertverstellung können z. B. **endogene Pyrogene** wie Interleukin-1 oder Prostaglandin E_2 sein, das von Leukozyten bei Entzündungsreaktionen freigesetzt wird. Darüber hinaus gibt es auch noch andere Fieberauslöser (z. B. Bakterienbestandteile).

Check-up

- ✓ **Wiederholen Sie, wo und auf welche Weise Ihr Körper Wärme produziert, z. B. während Sie gerade am Schreibtisch sitzen. Überlegen Sie sich an diesem Beispiel auch, wie Sie die überschüssige Wärme an die Umgebung abgeben.**
- ✓ **Die Hautdurchblutung spielt eine Schlüsselrolle bei der Temperaturregulation. Machen Sie sich nochmals die Regulationsmechanismen klar.**
- ✓ **Vergegenwärtigen Sie sich noch einmal wie es zu Fieber kommt und warum man beim Fieberanstieg friert.**

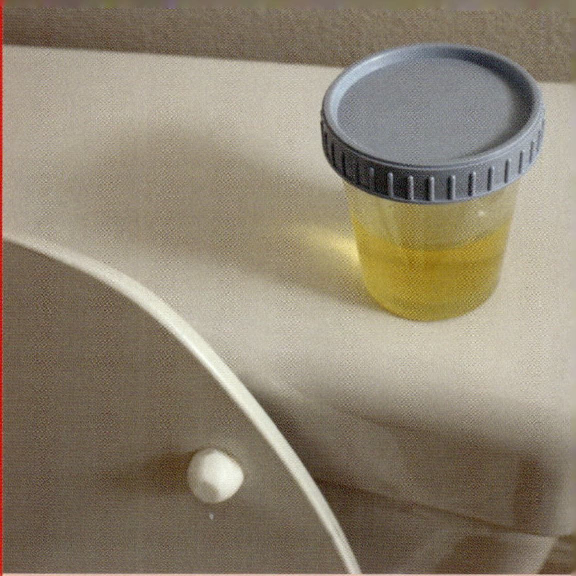

Kapitel 9

Wasser- und Elektrolythaushalt, Nierenfunktion

Völlig unkonzentriert

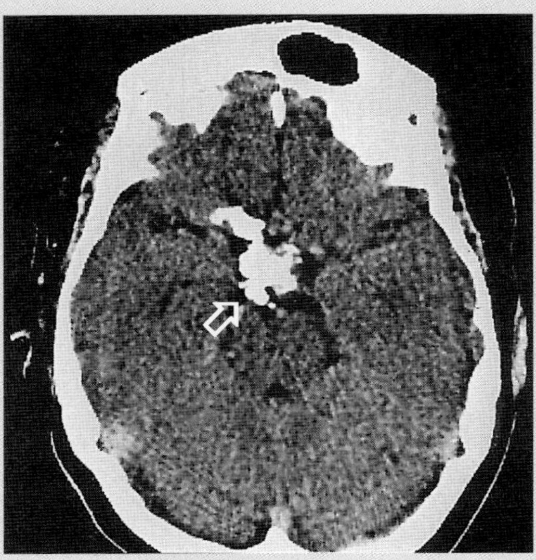

Kraniopharyngeom: Die Computertomographie zeigt einen großen, verkalkten, die Hypopyhse komprimierenden Tumor (→ Pfeil). (aus Baenkler et al., Duale Reihe Innere Medizin, Thieme 2013)

Melanie Z. trinkt seit einiger Zeit täglich viele Liter Wasser, dementsprechend häufig muss sie auch zur Toilette. Sie fragt sich, ob mit ihren Nieren etwas nicht in Ordnung ist?! Über die Niere wird unter anderem der Wasser- und Elektrolythaushalt reguliert. An der Steuerung der Nierenfunktion sind mehrere Hormone beteiligt, die die Wasser- und Salzausscheidung fördern oder hemmen können. Eines davon ist das antidiuretische Hormon ADH. Fehlt ADH – wie bei Melanie Z. –, kann der Harn nicht mehr ausreichend konzentriert werden und es geht sehr viel Wasser verloren. Der Polyurie bei Melanie Z. liegt also keine Nierenerkrankung, sondern eine Störung des Regelkreises zugrunde.

Ständig zur Toilette

Morgens um 11 Uhr geht Melanie Z. schnell auf die Toilette, bevor sie sich die 4. Kanne Tee zubereitet. Sie kommt kaum mehr zum arbeiten, weil sie ständig zur Toilette muss. Kein Wunder, wenn sie dauernd so viel trinkt, aber sie hat eben ständig Durst! Gestern hat sie sich aufgeschrieben, wie viel sie trinkt: 17 l über den Tag verteilt. Aber auch nachts wacht sie auf, weil sie Durst hat. Von einer Freundin hat sie gehört, dass starker Durst ein Zeichen für einen Diabetes mellitus sein kann. Sie lässt sich einen Termin bei einem Internisten geben.

Tatsächlich kann sich, wie bei Melanie Z. vermutet, hinter einer Polyurie (erhöhte Urinausscheidung) und einer Polydipsie (vermehrtes Trinken) ein Diabetes mellitus verbergen. Beim Diabetes mellitus steigt die Glucosekonzentration im Blut durch Insulinmangel an. Wenn die Glucosekonzentration so hoch ist, dass ein Teil der Glucose über den Urin ausgeschieden wird, zieht sie Wasser mit sich, es kommt zu einer osmotischen Diurese.
Doch die Blutuntersuchung bei Melanie Z. ergibt normale Blutzuckerwerte, auch im Urin finden sich keine erhöhten Glucosewerte. Statt dessen fällt auf, dass die Osmolarität von Melanies Urin sehr niedrig ist. Der Arzt vermutet einen Diabetes insipidus.

Durstversuch zur Diagnosestellung

Beim Diabetes insipidus wird der Urin zu wenig konzentriert. Ursache können Störungen im Bereich von Hypothalamus und Hypophyse sein, durch die zu wenig ADH produziert wird (zentraler Diabetes insipidus), in seltenen Fällen sprechen die Nieren aber auf das Hormon einfach nicht an (nephrogener Diabetes insipidus). Zur weiteren Diagnostik weist der Arzt Melanie Z. in die endokrinologische Abteilung des städtischen Klinikums ein. Hier wird zunächst ein Durstversuch durchgeführt: Frau Z. darf den ganzen Tag nichts trinken, alle zwei Stunden wird die Urinosmolarität bestimmt. Beim Gesunden wird der Harn dabei immer konzentrierter, bei Melanie bleibt er jedoch auch während des Tests verdünnt. Schließlich erhält Melanie Z. eine Ampulle Desmopressin, ein ADH-ähnliches Medikament. Beim renalen Diabetes insipidus bleibt die Urinosmolarität niedrig, da die Nieren auch auf das Medikament nicht ansprechen. Bei Melanie Z. steigt die Urinosmolarität jedoch an: Sie leidet an zentralem Diabetes insipidus. Bei einer Kernspintomographie des Gehirns zeigt sich ein Kraniopharyngeom, ein seltener Tumor der Sellaregion, der die Hypophyse komprimiert.

Erst OP, dann ADH als Nasenspray

Melanie Z. wird auf die neurochirurgische Station verlegt und operiert. Aber auch nach der Operation bleibt der Diabetes insipidus bestehen: Der Tumor (oder die Operation) scheint die Hypophyse geschädigt zu haben. Melanie Z. muss deshalb künftig regelmäßig Desmopressin als Nasenspray nehmen, um das fehlende ADH zu ersetzen. Unter dieser Therapie sind ihre Trinkmenge und die Urinosmolarität normal.

9 Wasser- und Elektrolythaushalt, Nierenfunktion

9.1 Der Wasser- und Elektrolythaushalt

Lerncoach

- **In diesem Kapitel begegnen Ihnen die Transportvorgänge an der Zellmembran wieder. Sie können ggf. im Kapitel 1 (S. 17) noch einmal nachsehen.**
- **Beim Lernen der Störungen des Wasserhaushalts sollte man systematisch vorgehen. Fragen Sie sich jeweils, ob das Volumen zu- oder abnimmt und wie sich die Osmolarität verändert.**

9.1.1 Überblick und Funktion

Bei der Betrachtung des Wasser- und Salzhaushalts unterscheidet man verschiedene Kompartimente (Flüssigkeitsräume), die sich in ihrer Zusammensetzung deutlich unterscheiden. Da schon Konzentrationsänderungen um wenige mmol/l massive Auswirkungen auf die Zellfunktion haben können, müssen ihr Volumen und ihre Elektrolytkonzentrationen in engen Grenzen konstant gehalten werden. Dies geschieht vor allem über die Nieren, über die die Ausscheidung von Wasser und Salz an die aktuelle Situation angepasst werden kann. Wird die Homöostasekapazität überschritten, so kann es zu Störungen im Sinne einer De- oder Hyperhydratation kommen.

9.1.2 Der Wassergehalt des Körpers und die Flüssigkeitsräume

Der Hauptbestandteil des Körpers ist Wasser. Der Wasseranteil an der Gesamtkörpermasse nimmt mit zunehmendem Alter ab: Bei Säuglingen beträgt er noch etwa 75 %, der Körper eines gesunden Erwachsenen besteht etwa zu 60 % aus Wasser. Da Fettgewebe von allen Körpergeweben den geringsten Wasseranteil aufweist, ist der relative Wassergehalt außer vom Alter auch von der Menge an Fettgewebe abhängig. Frauen, die natürlicherweise einen etwas höheren Fettgewebeanteil als Männer aufweisen, haben daher prozentual einen geringeren Wasseranteil als Männer.

Der Körper enthält zwei grundsätzlich voneinander getrennte Flüssigkeitsräume (Kompartimente), den Intra- und den Extrazellulärraum (IZR und EZR). Die Verteilung des Körperwassers in diesen Kompartimenten ist in **Tab. 9.1** dargestellt. Zur Ionenzusammensetzung der Flüssigkeitsräume s. S. 21, **Tab. 1.1**.

Tab. 9.1

Wasserverteilung im Organismus (nach TIM Thiemes Innere Medizin, Thieme 1999)

Anteil am Körpergewicht	Wasseranteil des Körperwassers in den Kompartimenten	
extrazelluläres Wasser (25 %)	13 l (ca. 30 %)	interstitielle Flüssigkeit
	3 l (ca. 7 %)	intravasale Flüssigkeit, (Plasmavolumen)
	1 l (ca. 3 %)	transzelluläre Flüssigkeit (Liquor, Kammerwasser, Pleura- und Peritonealflüssigkeit, Drüseninhalt)
intrazelluläres Wasser (40 %)	28 l (ca. 60 %)	in Zytosol und Zellorganellen
Trockensubstanz (35 %)	kein Wasseranteil	

Lerntipp

Sie brauchen nicht die genaue prozentuale Verteilung des Wassers auf die verschiedenen Körperräume auswendig zu lernen. Allerdings sollten Sie eine grobe Vorstellung haben, in welchem Verhältnis sich das Wasser verteilt. Dazu kann man sich vereinfachend merken: Der Mensch besteht etwa zu 2/3 aus Wasser, davon befinden sich wiederum etwa 2/3 intrazellulär. Das restliche Wasser findet sich zu 2/3 interstitiell.

Die Volumenbestimmung der Flüssigkeitsräume

Mithilfe des **Indikatorverdünnungsverfahrens** kann die Größe der Wasserräume bestimmt werden. Hierbei kommen verschiedene Indikatoren zum Einsatz, die sich je nach ihrer Struktur unterschiedlich in den verschiedenen Wasserräumen verteilen. Man appliziert eine bestimmte Menge einer Indikatorsubstanz und misst (nachdem sie sich hinreichend in dem zu messenden Wasserraum verteilt hat) ihre Konzentration. Da die Konzentration als Menge pro Volumen definiert ist, gilt: je geringer die Konzentration, desto größer ist das Verteilungsvolumen:

$$\text{Verteilungsvolumen } V = \frac{\text{applizierte Menge der Substanz S}}{\text{Konzentration [S]}}$$

Je nachdem, welchen Wasserraum man bestimmen möchte, verwendet man eine Substanz, die sich zwar dort, aber nicht in weiteren Wasserräumen verteilt.

Die Bestimmung des Plasma- oder Blutvolumens

Um das Plasmavolumen zu bestimmen benötigt man eine Substanz, die sich im Plasma verteilt, aber die Gefäße nicht verlassen kann. Dazu eignen sich z. B. Evansblau, das an Plasmaproteine bindet, oder radioaktiv markierte Proteine (z. B. Albumin). Zur Bestimmung des Blutvolumens kann man radioaktiv markierte Erythrozyten verwenden.

Die Bestimmung des Extrazellulärraums und des interstitiellen Raums

Zur Abschätzung des Extrazellulärvolumens eignet sich beispielsweise **Inulin**, weil es zwar die Gefäße verlassen kann, aber nicht in die Zellen aufgenommen wird oder auch **radioaktives Na^+**. Da keiner der Indikatoren sich ausschließlich im gesamten Extrazellulärraum verteilt, erlaubt diese Methode nur eine – wenn auch hinreichend genaue – Abschätzung des tatsächlichen Volumens. Um die Größe des interstitiellen Raums abschätzen zu können, zieht man das Plasmavolumen vom Volumen des Extrazellulärraums ab und vernachlässigt die transzelluläre Flüssigkeit.

Die Bestimmung des Gesamtkörperwassers und des Intrazellulärvolumens

9

Zur Bestimmung des Gesamtkörperwassers benötigt man eine Indikatorsubstanz, die sich in allen Wasserräumen des Körpers gleichmäßig verteilt. Dies gilt für **tritiummarkiertes Wasser** (THO), „**schweres Wasser**“ (D_2O) oder Antipyrin. Das Intrazellulärvolumen bestimmt man, indem man vom Gesamtkörperwasser den extrazellulären Anteil abzieht.

Beispiel:

Werden einem 80 kg schweren Mann 10 000 Bq tritiummarkierten Wassers injiziert, so verteilen sich die einzelnen Moleküle im gesamten Wasserbestand des Körpers. Nimmt man etwa 2 Stunden später Blut ab und misst dort eine Aktivität von 200 Bq/l, so ergibt sich das Verteilungsvolumen, das dem Gesamtkörperwasser entspricht:

$$\text{Verteilungsvolumen } V = \frac{10\,000 \text{ Bq}}{200 \text{ Bq/l}} = 50 \text{ l}$$

9.1.3 Die Regulation der Wasseraufnahme und -abgabe

Unterschiedliche Regelmechanismen sorgen für eine Konstanthaltung der Wasserbilanz. Die **Wasseraufnahme** eines Erwachsenen beträgt täglich ca. 2,5 l und setzt sich aus folgenden Bestandteilen zusammen:

- Flüssigkeit (ca. 1000–1500 ml)
- Wasser als Bestandteil fester Nahrung (ca. 700 ml)
- Oxidationswasser aus dem Stoffwechsel (ca. 300 ml).

Für eine ausgeglichene Bilanz muss die tägliche **Wasserabgabe** der **-aufnahme** entsprechen. Sie erfolgt über den Urin (ca. 1000–1800 ml), Perspiratio insensibilis (unwillkürlicher Wasserverlust über Haut und Schleimhäute und die Atmung 500 – 800 ml) und Perspiratio sensibilis (Schwitzen) sowie den Stuhl (ca. 100 ml). Die tatsächlichen Werte können je nach Wasseraufnahme und -verbrauch bzw. -ausscheidung erheblich von den angegebenen Werten abweichen.

Durst

Wenn die Flüssigkeitsaufnahme geringer ist als der aktuelle Bedarf, reagiert der Körper mit Durst. Dazu wird die Plasmaosmolalität im Hypothalamus kontinuierlich mittels Osmoserezeptoren registriert. Bereits auf eine Zunahme der Plasmaosmolalität um 1–2 % wird mit Durstgefühl reagiert. Zusätzlich wird die Füllung der zentralen Gefäße und der Vorhöfe gemessen und bei Volumenmangel Renin und in der Folge Angiotensin II ausgeschüttet, die ebenfalls ein Durstgefühl auslösen.

9.1.4 Die Störungen des Wasser- und Salzhaushalts

Die Regulation des Wasserhaushalts umfasst sowohl das Flüssigkeitsvolumen als auch die osmotische Konzentration. Folgende Störungen der Wasserbilanz werden unterschieden:

- **Hyperhydratation** („Überwässerung“): Das Flüssigkeitsvolumen ist erhöht.
- **Dehydratation** („Wassermangel“): Das Flüssigkeitsvolumen ist vermindert.

Die genannten Störungen des Wasserhaushalts können mit (hyperton oder hypoton), oder ohne (isoton) Änderungen der extrazellulären (und intrazellulären) Osmolarität einhergehen. Die Osmolarität der Körperflüssigkeiten (Plasma) beträgt normalerweise **290 mosmol/l**, sie sind **isoton**. Im Vergleich dazu bezeichnet man eine höhere Osmolarität als **hyperton**, eine niedrigere Osmolarität als **hypoton**. Streng genommen beziehen sich diese Aussagen auf den Extrazellulärraum, allerdings verändert sich der Intrazellulärraum (ausgenommen bei isotonen Störungen) durch **osmotische Wasserverschiebungen** entsprechend den Veränderungen im Extrazellulärraum.

Die Zellmembran ist für Wasser wesentlich besser permeabel als für Ionen, sie verhält sich also ähnlich wie eine semipermeable Membran. Bei einem Anstieg der Konzentration osmotisch wirksamer Teilchen im Extrazellulärraum (**hypertone Störung**) folgt daher Wasser dem osmotischen Druck und strömt aus dem Intrazellulärraum nach extrazellulär. Die Zellen schrumpfen.

Umgekehrt ist bei einer Abnahme der osmotisch wirksamen Konzentration im Extrazellulärraum (**hypotone Störung**) der osmotische Druck des Intrazellulärraums im Verhältnis größer. Es überwiegt nun der intrazelluläre osmotische Druck und Wasser strömt in die Zellen ein. Das Intrazellulärvolumen nimmt zu und die Zellen schwellen an.

Bei **isotonen** Störungen ändert sich der osmotische Druck auf beiden Seiten der Membran nicht, daher finden auch keine nennenswerten Wasserverschiebungen über die Membran statt.

Lerntipp
Um die Störungen des Wasserhaushalts zu klassifizieren, empfiehlt es sich, die beiden Aspekte Volumen und Osmolarität getrennt zu betrachten. Zunächst überlegt man sich: „Hat das Gesamtvolumen zu- oder abgenommen?" (= Hyper- oder Dehydratation). In einem nächsten Schritt stellt sich die Frage: „Ist die Konzentration höher, gleich oder niedriger als im Normalzustand?" (= hyper-, iso- oder hypotone Störung).

Abb. 9.1 zeigt die verschiedenen Störungen des Wasserhaushalts.

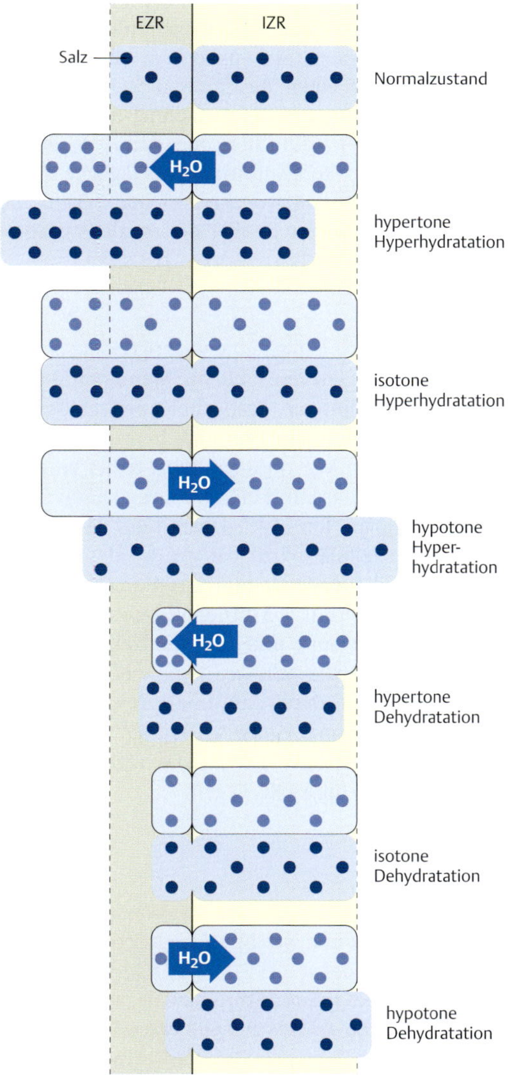

Abb. 9.1 Störungen des Wasserhaushalts.

Die Dehydratation

Isotone Dehydratation: Eine isotone Dehydratation entsteht durch einen Mangel an Wasser und Salz in gleichem Ausmaß, d. h. durch den Verlust isotoner Flüssigkeit. Ursache ist z. B. ein massiver Blutverlust. Betroffen ist ausschließlich der Extrazellulärraum.

Hypertone Dehydratation: Sie entsteht, wenn der Körper mehr Wasser als Salz verliert, also z. B. durch starkes Schwitzen, Dursten oder Durchfälle. Die Osmolarität des EZR steigt dadurch an. Ein Teil des Wassers wird durch Wasser, das aus dem IZR ausströmt, ersetzt. Das Gesamtvolumen ist jedoch erniedrigt (Dehydratation) und die Osmolarität auf beiden Seiten erhöht (hyperton).

Hypotone Dehydratation: Sie wird durch den Verlust hypertoner Flüssigkeit verursacht, also z. B. bei Erbrechen hypertoner Flüssigkeit, oder wenn bei einer bestehenden isotonen Dehydratation nur hypotone Flüssigkeit getrunken wird. Das Gesamtvolumen ist vermindert (Dehydratation) und gleichzeitig geht durch Osmose zusätzlich extrazelluläres Wasser in den Intrazellulärraum „verloren".

Die Hyperhydratation

Isotone Hyperhydratation: Sie ist Folge eines Überschusses an Wasser und Kochsalz, z. B. durch Überinfusion einer isotonen Elektrolytlösung. Das extrazelluläre Volumen nimmt zu, der Intrazellulärraum bleibt dagegen unverändert, weil die Osmolarität in beiden Räumen gleich (isoton) ist.

Hypertone Hyperhydratation: Eine hypertone Hyperhydratation kann man beispielsweise beobachten, wenn ein Schiffbrüchiger das stark hypertone Meerwasser trinkt. Die erhöhte Osmolarität im EZR führt dazu, dass zusätzlich Wasser nach extrazellulär verschoben wird. Das Volumen des IZR nimmt dadurch zwar ab, insgesamt hat das Gesamtvolumen aber zugenommen. Es liegt also eine Hyperhydratation vor, denn die Volumenzunahme im EZR übersteigt die Volumenabnahme im IZR.

Hypotone Hyperhydratation: Sie entsteht durch das Trinken großer Mengen Wasser mit geringer Osmolarität (z. B. destilliertes Wasser). Dadurch steigt das Volumen im EZR, während gleichzeitig die Osmolarität sinkt. Als Folge überwiegt der osmotische Druck im IZR, so dass Wasser dorthin wandert. Die Osmolarität ist durch die Verdünnung auf beiden Seiten erniedrigt (hypoton) und das Gesamtvolumen erhöht (Hyperhydratation).

9.1.5 Wichtige Elektrolyte

Natrium

Natrium (Na^+) stellt den größten Teil der Kationen im Extrazellulärraum. Die Konzentration beträgt hier etwa 145 mmol/l, im Intrazellulärraum dagegen nur

etwa 12 mmol/l. Dieses Konzentrationsverhältnis wird mithilfe der ubiquitär vorkommenden Na^+-K^+-ATPase aufrechterhalten (s. S. 21). Dadurch besteht ein starker Gradient für Na^+ nach intrazellulär, der u. a. für Erregungsprozesse und viele sekundär aktive Transportprozesse genutzt wird.
Der Natriumgehalt des Körpers liegt bei ca. 70–100 g (entsprechend 55–60 mmol/kg KG (ca. 4200 mmol)). Pro Tag werden etwa zwischen 5 und 15 g (85–255 mmol) NaCl mit der Nahrung aufgenommen (entspricht etwa 1 Teelöffel Salz).
Die Na^+-Ausscheidung erfolgt zu 95 % über die Niere und unterliegt der Steuerung durch Aldosteron und das atriale natriuretische Peptid (ANP, s. S. 181), der Rest wird über den Schweiß und den Stuhl ausgeschieden.

Kalium

9

Kalium (K^+), das wichtigste intrazelluläre Kation, befindet sich zu 98 % in der Intrazellularflüssigkeit (überwiegend frei, der Rest an Proteine, Glykogen oder Phosphate gebunden). Da K^+ von allen Ionen die höchste Membranleitfähigkeit aufweist, liegt das Ruhemembranpotential der Zellen in der Nähe des K^+-Gleichgewichtpotenzials (s. S. 22). An der Zellmembran werden 2 K^+ im Austausch gegen 3 Na^+ in die Zelle gepumpt. Mit 155 mmol/l ist die Konzentration intrazellulär etwa 30fach höher als im Extrazellulärraum (5 mmol/l). Die K^+-Ausscheidung ist neben der Zufuhr v. a. von Aldosteron abhängig. Der Körper enthält etwa 40 – 50 mmol K^+/kg KG. Die tägliche K^+-Zufuhr liegt etwa zwischen 2 und 6 g/d (50–150 mmol).

Calcium

Über 99 % des Gesamtcalciumbestandes finden sich als Calciumphosphat im Knochen, nur etwa 0,1 % im Plasma. Die normale Konzentration des Gesamtcalciums im Serum beträgt 2,2–2,6 mmol/l. Etwa 40 % des Serum-Ca^{2+} sind an Plasmaproteine, etwa 12 % an lösliche Anionen (Phosphat, Sulfat, Bicarbonat, etc.) gebunden und damit biologisch inaktiv. Die wirksame Form stellt nur das freie, ungebundene Ca^{2+} dar.
Calcium (Ca^{2+}) wirkt stabilisierend auf Membranen. Schon relativ geringe Schwankungen der freien Ca^{2+}-Konzentration z. B. eine prozentuale Verschiebung des Anteils an gebundenem Calcium bei Azidosen, (s. S. 115) können zu einer erheblichen Veränderung der Erregbarkeit von Zellen führen, daher ist eine Konstanthaltung des Ca^{2+}-Spiegels besonders wichtig (s. S. 197).
Die tägliche Zufuhr sollte etwa 0,8–1,2 g/d betragen.

Klinischer Bezug

Hypoparathyreoidismus: Eine Unterfunktion der Nebenschilddrüse mit Mangel an Parathormon tritt am häufigsten nach einer Schilddrüsenoperation auf, bei der die Epithelkörperchen versehentlich mit entfernt wurden. Klinisch zeigen sich die typischen Symptome einer Hypokalzämie: Parästhesien, gesteigerte Reflexe sowie evtl. Krampfanfälle bei erhaltenem Bewusstsein. Bei langfristig bestehendem Hypoparathyreoidismus treten außerdem Verkalkungen in den Stammganglien und in der Linse des Auges auf. Die Therapie besteht in der oralen Langzeitsubstitution mit Calcium und Vitamin D (s. S. 207).

Phosphat

Der Phosphathaushalt ist eng mit dem Calciumhaushalt verknüpft, jedoch weniger streng geregelt. Die Phosphatkonzentration im Serum beträgt normalerweise etwa 0,8–1,4 mmol/l. Calciumphosphatsalze sind schlecht löslich, ein Anstieg der Phosphatkonzentration über einen bestimmten Wert (Löslichkeitsprodukt) führt zu einer Ausfällung von Calciumphosphatsalzen im Knochen und damit zu einem Sinken der Ca^{2+}-Konzentration. Die tägliche Phosphatzufuhr liegt etwa zwischen 0,7 und 1,3 g/d, die Phosphatbilanz wird v. a. über die renale Ausscheidung bestimmt (s. S. 175).

Magnesium

Magnesium (Mg^{2+}) spielt eine wichtige Rolle als Cofaktor für viele Enzyme und für Membranfunktionen. Mg^{2+} hemmt die Acetylcholin-Freisetzung an der motorischen Endplatte und hemmt K^+- und Ca^{2+}-Kanäle. Ein Mg^{2+}-Mangel führt daher zu einer gesteigerten neuromuskulären Erregbarkeit und Muskelkrämpfen. Ein Mg^{2+}–Überschuss vermindert dagegen die zelluläre Erregbarkeit. 1/3 des Gesamtmagnesiums befinden sich im Serum (ca. 1 mmol/l), davon ist wiederum 1/3 proteingebunden. Insulin, Schilddrüsenhormone und eine intrazelluläre Alkalose stimulieren die zelluläre Mg^{2+}-Aufnahme. Die Mg^{2+}-Bilanz wird durch intestinale Resorption und renale Ausscheidung reguliert. Der Mg^{2+}-Gehalt des Körpers beträgt etwa 0,3 g/kg KG. Die tägliche Zufuhr sollte bei etwa 5 mg/kg KG liegen.

Check-up

Checkup:

- ✓ **Wiederholen Sie, wie sich das Wasser im Körper verteilt und welche Flüssigkeitsräume man unterscheidet.**
- ✓ **Machen Sie sich die Störungen des Wasserhaushalts nochmals klar und überlegen Sie, wie sich das Volumen und die Osmolarität im Intra- und Extrazellulärraum dabei verändern.**

9.2 Die Niere

Lerncoach

Die Niere wird von vielen Studenten als eines der schwierigsten Kapitel in der Physiologie empfunden. Aufgrund der großen klinischen Relevanz ist es aber auch eines der wichtigsten. Es lohnt sich also, sich durch die Nierenphysiologie „durchzubeißen". Versuchen Sie zunächst, sich einen Überblick über die einzelnen Nephronabschnitte zu verschaffen und machen Sie sich die Hauptfunktion des jeweiligen Abschnitts klar. Lernen Sie erst dann die Details.

9.2.1 Überblick und Funktion

Obwohl die Nieren zusammen nur ca. 300 g wiegen, fließen pro Minute ca. 1200 ml Blut (ca. 20 % des Herz-Zeit-Volumens), also das 4fache ihres Eigengewichts, durch sie hindurch. Diese starke Durchblutung ist Ausdruck vielfältiger Funktionen und Stoffwechselleistungen, die die Niere zu erfüllen hat:

- Regulation des **Elektrolyt- und Wasserhaushalts.**
- **Ausscheidung harnpflichtiger Substanzen** (z. B. Abbauprodukte: Harnstoff, Kreatinin und Harnsäure oder Fremdstoffe).
- Konservierung wertvoller Blutbestandteile (z. B. Glucose, Aminosäuren).
- Regulation des **Säure-Basen-Haushalts.**
- Regulation von **Blutdruck** und Blutvolumen.
- **Hormonproduktion** (Erythropoetin, Vitamin D-Hormon).

9.2.2 Die funktionelle Anatomie der Niere

Makroskopisch lässt sich die Niere in Rinde (**Kortex**) und äußeres und inneres Mark (**Medulla**) unterteilen. Die kleinste funktionelle Einheit der Niere ist das **Nephron** (ca. 1 Mio. pro Niere, **Abb. 9.2**). Nephrone stellen die eigentlichen Funktionseinheiten der Niere dar, ihre einzelnen Abschnitte haben charakteristische Funktionen. Sie sind parallel so angeordnet, dass ihre Längsachsen (= auf- und absteigender Teil der Henle-Schleife) zur Papillenspitze hin zeigen. Die Tubulusschleife eines jeden Nephrons kehrt immer zu „ihrem" Glomerulus zurück und ermöglicht so ein tubuloglomuläres Feedback, d. h. die Anpassung der glomerulären Filtrationsrate (GFR) an die Zusammensetzung des Tubulusinhalts.

Der Glomerulus

Die **Glomeruli** liegen in der Nierenrinde und dienen der **Filtration** des Primärharns (s. S. 170). Ein Glomerulus (auch als Malpighi-Körperchen bezeichnet) enthält ein Knäuel aus etwa 30 Kapillarschlingen, die in die bereits zum tubulären System gehörende Bowman-Kapsel eingestülpt sind. Die den „Filter"

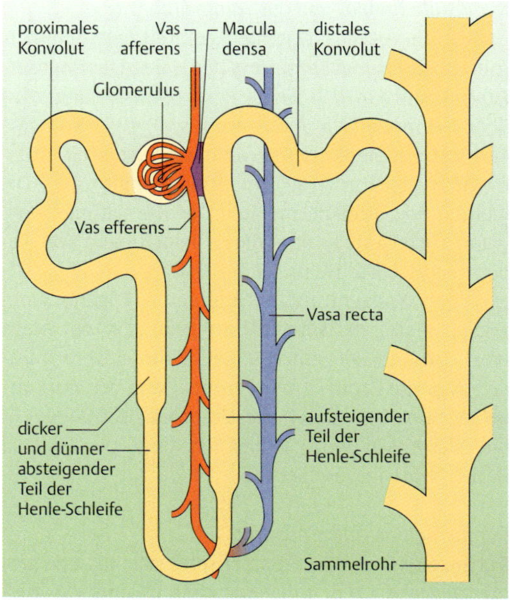

Abb. 9.2 Aufbau eines Nephrons.

bildende Wand der Kapillaren besteht von innen nach außen betrachtet aus gefenstertem Endothel, einer Basalmembran und außen aufsitzenden, sich schlitzförmig verzahnenden Podozyten, die das viszerale Blatt der Bowman-Kapsel darstellen. Das Blut fließt vom Vas afferens in den Glomerulus, wo ein Teil des Blutes als Primärharn in den Raum zwischen viszeralem und parietalem Blatt der Bowman-Kapsel abfiltriert wird. Anschließend vereinigen sich die Kapillaren wieder zum Vas efferens und bilden das peritubuläre Kapillarnetz.

Der proximale Tubulus

Im **proximalen Tubulus** findet bereits der Hauptteil der **Rückresorption** statt (s. S. 174). Ca. 2/3 des filtrierten NaCl und Wassers sowie fast 100 % der filtrierten Aminosäuren und Glucose werden hier rückresorbiert. Treibende Kraft für die Transportprozesse im proximalen Tubulus ist der elektrochemische Na^+-Gradient, der durch die Na^+-K^+-ATPase aufgebaut wird. Es handelt sich also um sekundär-aktive Transportprozesse (s. S. 18).

Die Henle-Schleife

Die **Henle-Schleife** dient in erster Linie dem Aufbau eines interstitiellen **Konzentrations-Gradienten** im Nierenmark, der für die Konzentrationsfähigkeit der Niere unabdingbar ist. Man unterscheidet den dünnen absteigenden Tubulus, in dem praktisch nur passive Transportvorgänge stattfinden, vom dünnen und dicken aufsteigenden Tubulus, die beide für Wasser impermeabel sind, in denen aber NaCl aus dem Lumen resorbiert wird.

9

Der distale Tubulus und das Sammelrohr

Der **distale Tubulus** ist gemeinsam mit dem Sammelrohr für die **Feinabstimmung der Harnzusammensetzung** verantwortlich. Seine Resorptionsleitung wird über Hormone (v. a. Aldosteron, s. u.) gesteuert. Das **Sammelrohr** dient der ADH-abhängigen **Harnkonzentrierung** (ADH s. S. 180). In Anwesenheit von ADH werden sog. Aquaporine (s. u.) in die Sammelrohrwand eingebaut, so dass dieses zunehmend wasserpermeabel wird. Dem durch die Henle-Schleife aufgebauten Konzentrations-Gradienten folgend kann Wasser dann ins Interstitium gelangen, der Harn wird dadurch konzentriert. Die Sammelrohre münden über die Papillen ins Nierenbecken. Von dort aus gelangt der Urin durch die Ureteren (Harnleiter) in die Blase und wird schließlich über die Urethra (Harnröhre) ausgeschieden.

Der juxtaglomeruläre Apparat

9

Der juxtaglomeruläre Apparat setzt sich aus den glomerulusnahen Teilen des Vas afferens und Vas efferens, den Macula densa -Zellen des dicken aufsteigenden Teils der Henle-Schleife und den extraglomerulären Mesangiumzellen zusammen. Der NaCl-Gehalt und die Flussrate im Tubuluslumen werden hier registriert und beeinflussen die Ausschüttung von Renin (s. u.) und die der glomerulären Filtrationsrate (GFR).

9.2.3 Die Funktionsgrößen der Nieren

Der renale Blutfluss und die glomeruläre Filtrationsrate

Mit einem **renalen Blutfluss** (**RBF**) von 1–1,2 l Blut/min (entsprechend 20 % des HZV) sind die Nieren die am besten durchbluteten Organe des Körpers. Da nur Plasmabestandteile filtriert werden können, die zellulären Bestandteile (Erythrozyten, Leukozyten, Thrombozyten) hingegen durch den glomerulären Filter im Gefäßsystem zurückgehalten werden, stellt der **renale Plasmafluss** (**RPF**) die eigentlich klinisch relevante Größe dar. Den renalen Plasmafluss erhält man durch Subtrahieren des zellulären Anteils (Hämatokrit) vom renalen Blutfluss:

$$\text{RPF} = \text{RBF} \cdot (1 - \text{Hkt});\ \text{ca. } 600\ \text{ml/min}.$$

Der Anteil des im Glomerulus abfiltrierten Plasmas (**= glomeruläre Filtrationsrate GFR**) am gesamten Plasma, das durch die Nieren fließt **(= Filtrationsfraktion FF)** beträgt wiederum ca. 20 %.

$$\text{Filtrationsfraktion (FF)} = \frac{\text{GFR [ml/min]}}{\text{RPF [ml/min]}} \approx \frac{120\ \text{ml/min}}{600\ \text{ml/min}} \approx 0{,}2$$

Die **glomeruläre Filtrationsrate** beträgt bei einem gesunden Erwachsenen etwa **120 ml/min**. Sie wird im klinischen Alltag als Kenngröße zur **Beurteilung der Nierenfunktion** herangezogen (vgl. Inulin-Clearance, s. S. 171).

Bei einer Einschränkung des Glomerulusfiltrats mit Zunahme harnpflichtiger Substanzen im Serum spricht man von einer Niereninsuffizienz.

Insgesamt ergibt sich ein Filtrationsvolumen (**Primärharn**) von ca. **180 l** täglich, das zu 99 % wieder rückresorbiert wird. Die Urinausscheidung beläuft sich auf 1–2 l am Tag. In **Tab. 9.2** sind die wichtigsten Funktionsgrößen der Nieren noch einmal zusammengestellt.

Die Clearance

Zum Verständnis des Clearance-Begriffs hier eine kurze Vorbemerkung: „Die Clearance gibt das Plasmavolumen an, das pro Zeiteinheit von einem bestimmten Stoff vollständig gereinigt wird.“ Natürlich ist eine Substanz, von der ein Teil über die Niere ausgeschieden wird, gleichmäßig auf das ganze Blut in der Nierenarterie verteilt. Und auch in der Nierenvene ist die Substanz gleichmäßig nachweisbar, nur ist die Konzentration niedriger, weil ja ein Teil ausgeschieden wurde. Bei der Clearance-Bestimmung stellt man sich jedoch theoretisch vor, die Konzentration der Substanz in der Nierenvene (also nach der Nierenpassage) wäre in einem Teil des Plasmas unverändert und im anderen gleich Null, d. h. ein Teil des Plasmas wäre unverändert und der andere Teil vollständig gereinigt (vgl. **Abb. 9.3**). Je größer der Anteil des „vollständig gereinigten Plasmas“ ist, desto niedriger ist auch die Gesamtkonzentration.

Für alle im Plasma enthaltenen Substanzen lässt sich die Clearance bestimmen, die von Filtration, Sekretion und Resorption der betroffenen Substanz abhängt. Sie wird im klinischen Alltag zur Beurteilung der Nierenfunktion eingesetzt.

MERKE

Die Clearance gibt das Plasmavolumen an, das pro Zeiteinheit von einem bestimmten Stoff vollständig gereinigt wird.

Tab. 9.2

Funktionsgrößen der Nieren

Funktionsgröße	Größe	Bemerkungen
renaler Blutfluss (RBF)	1–1,2 l/min	ca. 20 % des HZV (Herzzeitvolumen)
renaler Plasmafluss (RPF)	600 ml/min	RPF = RBF · (1– Hämatokrit)
Filtration	GFR 120 ml/min gesamt 180 l/Tag	20 % des RPF
Rückresorption	99 %	
Urinausscheidung	1–2 l/Tag	

Die Clearance-Berechnung beruht darauf, dass das Produkt aus gereinigtem Plasmavolumen pro Zeiteinheit und der Plasmakonzentration, dem Produkt aus Urinvolumen pro Zeiteinheit und Urinkonzentration entspricht:

$$\dot{V}_P \cdot c_P = \dot{V}_U \cdot c_U$$

$\dot{V}_P$ = gereinigtes Plasmavolumen pro Zeit
c_P = Konzentration der Substanz X im Plasma
$\dot{V}_U$ = Urinvolumen pro Zeit
c_U = Konzentration der Substanz X im Urin

Um die Clearance, also das gereinigte Plasmavolumen pro Zeit, zu erhalten, muss man die Formel umformen und erhält dann:

$$\dot{V}_P = \frac{\dot{V}_U \cdot c_U}{c_P} (\text{ml/min})$$

Lerntipp
Vielen Studenten fällt es leichter, sich für die Clearance-Berechnung die erstgenannte Formel zu merken, weil man dabei die Variablen nicht so leicht durcheinander bringt. Weil bei der Clearance das gereinigte Plasmavolumen bestimmt werden soll, muss man die Formel dann nur nach V_P auflösen.

Die Inulin-Clearance
Inulin ist ein Polysaccharid (Molekülmasse 5000 Da), das im Körper nicht natürlicherweise vorkommt. Inulin wird frei filtriert und im Tubulus weder sezerniert noch resorbiert, d. h. das gesamte filtrierte Inulin wird ausgeschieden. Aus diesem Grund eignet sich Inulin hervorragend als Indikatorsubstanz zur Bestimmung der **Glomerulären Filtrationsrate** (GFR, s. S. 170): das filtrierte Plasma wird fast vollständig (zu 99 %) rückresorbiert, das Inulin dagegen verbleibt im Tubulus und wird ausgeschieden. Das in die Niere zurück gelangte Plasmafiltrat ist also vollständig von Inulin „gereinigt" worden, die Inulin-Clearance entspricht somit der GFR.
Die GFR ist ein gutes Maß für die Nierenfunktion. Bei gesunden Erwachsenen beträgt sie etwa 120 ml/min und sinkt mit dem Lebensalter, wenn die Zahl funktionstüchtiger Nephrone abnimmt.

Die Kreatinin-Clearance
In der klinischen Praxis wird anstelle der Inulin-Clearance meist die **Kreatinin-Clearance** bestimmt. Kreatinin ist ein Abbauprodukt von Kreatin, das in der Muskulatur ständig anfällt und über die Niere ausgeschieden wird. In der Niere verhält es sich ähnlich wie Inulin: Auch Kreatinin wird frei filtriert und nicht resorbiert, allerdings in geringen Mengen auch tubulär sezerniert. Dadurch fällt die Bestimmung der GFR mithilfe der Kreatinin-Clearance etwas ungenauer aus, nämlich etwas zu hoch. Dafür hat Kreatinin aber den Vorteil, dass es eine körpereigene Substanz ist, d. h. durch die ständige endogene Kreatininbildung hat der Plasmaspiegel einen bestimmten, gleichbleibenden Wert, ohne dass man die Substanz per Venenkatheter infundieren muss. Die Bestimmung der Kreatinin-Clearance zur Abschätzung der GFR ist daher wesentlich weniger aufwändig als die der Inulin-Clearance und im klinischen Alltag hinreichend genau.

Die PAH-Clearance
Paraaminohippursäure (PAH) wird ebenfalls frei filtriert und nicht rückresorbiert, zusätzlich aber auch noch tubulär sezerniert. Dabei wird fast das gesamte restliche (also nicht filtrierte) PAH aus den Gefäßen ins Tubuluslumen sezerniert, so dass über 90 % des durch die Niere fließenden PAH ausgeschieden werden. Die PAH-Clearance ist somit ein hinreichend genaues Maß für den **renalen Plasmafluss** (RPF). (Hinweis: da nicht ganz 100 % sezerniert werden, ist der renale Plasmafluss etwas höher als die PAH-Clearance.) Bei bekanntem Hämatokrit (Hkt) kann man mithilfe der PAH-Clearance auch den **renalen Blutfluss** (RBF) berechnen:

$$\text{RBF} = \text{RPF}\ \frac{1}{(1 - \text{Hkt})}$$

Die Glucose-Clearance
Glucose wird in der Niere frei filtriert, jedoch bereits im proximalen Tubulus praktisch vollständig rückresorbiert (s. S. 174). Die Glucose-Clearance einer gesunden Niere ist damit gleich 0. Im Rahmen einer Entgleisung des Blutzuckers kann die Blutglucosekonzentration aber so stark ansteigen, dass die Transportkapazität des Tubulussystems für Glucose überschritten wird (Nierenschwelle: 1,8–2,0 g/l). Es wird dann also mehr Glucose filtriert als rückresorbiert, die Glucose-Clearance nimmt dadurch einen positiven Wert an.
In **Abb. 9.3** sind einige Beispiele zur Clearance aufgeführt. Vergleichen Sie die Stoffmengen in Nierenarterie und -vene. In **Abb. 9.3a** ist eine Substanz dargestellt, die frei filtriert aber weder sezerniert noch resorbiert wird, die Clearance entspricht der glomerulären Filtrationsrate (z. B. Inulin). Die Substanz in **Abb. 9.3b** wird frei filtriert, zusätzlich aber auch vollständig sezerniert. Die Clearance entspricht dem renalen Plasmafluss (PAH, s. o.). **Abb. 9.3c** zeigt eine Substanz, die frei filtriert, zusätzlich aber komplett resorbiert wird, die Clearance ist 0 (z. B. Glucose).

9

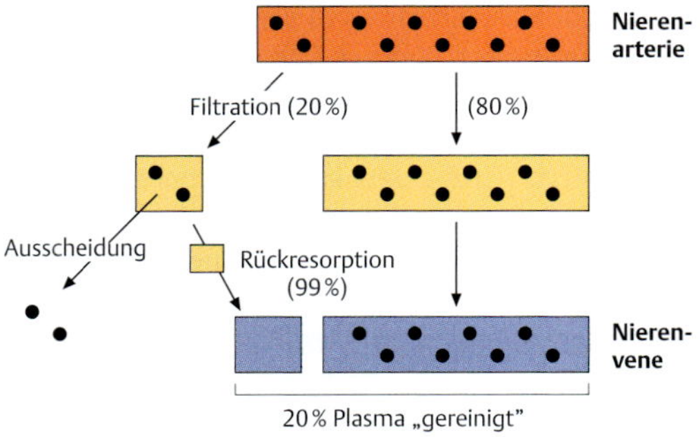

a freie Filtration, keine Resorption, keine Sekretion (z. B. Inulin)

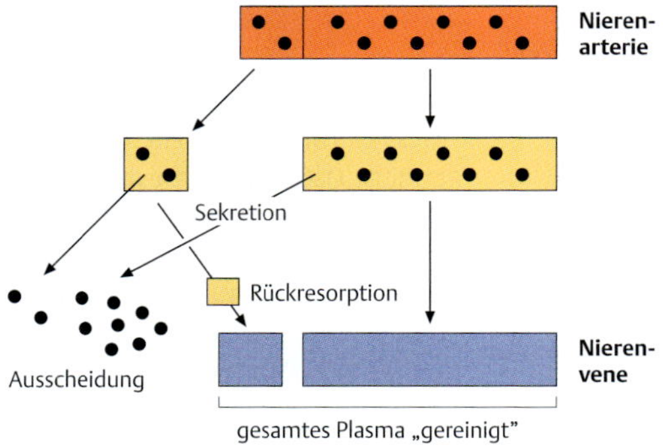

b freie Filtration, keine Resorption, vollständige Sekretion (z. B. PAH)

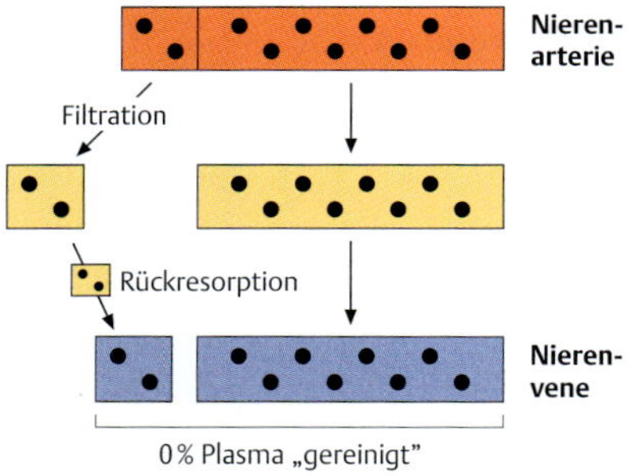

c freie Filtration, vollständige Rückresorption, keine Sekretion (z. B. Glucose)

Abb. 9.3 Clearance.

9.2.4 Die Nierendurchblutung

Die Durchblutung der Nieren beträgt etwa 1200 ml/min, dabei entfallen 90 % des Blutflusses auf die Nierenrinde und nur 10 % auf das Nierenmark.

Das renale Gefäßsystem

Das Blut gelangt aus der **A. renalis** in die **Aa. interlobares**, die sich in die zwischen Rinde und Mark verlaufenden **Aa. arcuatae** aufzweigen. Aus den Aa. arcuatae gehen senkrecht die **Aa. interlobulares** in die Nierenrinde hervor und geben die **Vasa afferentia** ab. Die Vasa afferentia bilden zwei hintereinander geschaltete Kapillarnetze: Zunächst spalten sie sich im Glomerulus in viele parallele Gefäßschlingen, in denen die Filtration des Primärharns stattfindet, und vereinigen sich dann wieder zu den **Vasa efferentia**, die immer noch als arterielle Gefäße gelten. Darauf folgend zweigen sie sich in die **peritubulären Kapillaren** (oberflächliche Nephrone) und die **Vasa recta** (tiefe = juxtamedulläre Nephrone) auf, die über lange Kapillarschleifen die Tubuluszellen versorgen und gleichzeitig die aus dem Tubuluslumen resorbierten Stoffe (v. a. Wasser und Salze) aufnehmen.

Die Markdurchblutung ist relativ gering, weil eine übermäßige Durchblutung dazu führen würde, dass zu viele Teilchen aus dem Interstitium aufgenommen werden und der mithilfe des Gegenstromprinzips in der Henle-Schleife aufgebaute Konzentrationsgradient ausgewaschen wird: Die Konzentrationsfähigkeit der Niere würde dadurch abnehmen. Beobachten lässt sich dieses Phänomen z. B. bei einem erhöhten systemischen Blutdruck mit einer gesteigerten Markdurchblutung, die zu einer vermehrten Diurese („Druckdiurese") führt.

Die Kapillaren sammeln sich schließlich wieder zu den **Vv. interlobulares**, die über die **Vv. arcuatae** und **Vv. interlobares** das Blut zur **V. renalis** leiten.

Der renale Blutdruck

Der Druck im renalen Gefäßsystem wird in zwei Abschnitten besonders deutlich gesenkt. Während sich der Blutdruck in der Aorta und den großen Nierengefäßen nur wenig verändert, fällt der arterielle Mitteldruck im **Vas afferens** stark ab. In den Glomeruluskapillaren ändert sich der Druck kaum, da die Kapillaren nur kurz und zudem parallel geschaltet sind. Erst in den **efferenten Arteriolen** findet ein erneuter deutlicher Druckabfall statt. Da die Filtration stark von dem in den Glomeruluskapillaren herrschenden Druck abhängt (s. S. 170), kann die glomeruläre Filtrationsrate (GFR) über Veränderungen des Widerstands in diesen beiden Gefäßregionen gesteuert werden.

Eine Zunahme des Widerstands im Vas afferens führt über einen verminderten renalen Plasmafluss (RPF) zu einer Abnahme der Filtration, eine Erhöhung des Widerstands im Vas efferens führt über eine Zunahme des Drucks im vorgeschalteten glomerulären Kapillarbett zu einer stärkeren Filtration.

Weil die **Filtration** so stark vom renalen Blutfluss abhängig ist, versucht die Niere, den in den Vasa afferentia herrschenden Strömungswiderstand durch myogene Vasokonstriktion an den aktuellen Blutdruck anzupassen und die Nierendurchblutung dadurch möglichst konstant zu halten. Dieser Autoregulationsmechanismus wird als **Bayliss-Effekt** bezeichnet. Hierdurch wird der RPF weitgehend unabhängig von Schwankungen des systemarteriellen Blutdrucks konstant gehalten. Eine Zunahme der auf das Gefäß wirkenden tangentialen Wandspannung bei Anstieg des intravasalen Blutdrucks führt zu einer Kontraktion der glatten Gefäßmuskulatur, eine

Abnahme des transmuralen Drucks zu einer Vasodilatation. Da die Stromstärke von Perfusionsdruck und Strömungswiderstand gegensinnig beeinflusst wird, kann der renale Blutfluss und damit der Blutdruck in den Glomeruluskapillaren auf diese Weise bei Änderung des arteriellen Mitteldruckes über einen Bereich von 80–180 mmHg konstant gehalten werden. Erst wenn der Druck diese Werte über- oder unterschreitet, wird die glomeruläre Filtrationsrate (GFR) druckpassiv verändert.

9.2.5 Die Filtration

Der glomeruläre Filter

Die Filtration im Glomerulus erfolgt durch drei Schichten, die zelluläre Bestandteile und Makromoleküle nicht passieren lassen:

Das **Endothel** in den Glomeruluskapillaren ist gefenstert mit einer mittleren Porengröße von 50 – 100 nm, durch die größere Moleküle die Blutbahn verlassen können, während zelluläre Bestandteile in den Kapillaren zurückgehalten werden.

Die **Basalmembran** liegt direkt unter dem Endothel. Sie besteht aus einem dichten Netz negativ geladener Proteine, die hochmolekulare Plasmabestandteile mit einer relativen Molekülmasse > 50–400 kDa zurückhalten. Für die Filtrierbarkeit von Makromolekülen spielen dabei nicht nur die absoluten Größenverhältnisse sondern auch die elektrische Ladung eine Rolle: Negativ geladene Moleküle werden elektrostatisch abgestoßen und können den Filter daher schlechter passieren.

Die **Podozyten** bilden das viszerale Blatt der Bowmann-Kapsel, sie bestehen aus stark verzweigten Fortsätzen. Diese Fortsätze verzahnen sich untereinander und bilden auf diese Weise enge Spalträume, durch die nur Moleküle bis zu einer Größe von ca. 5 nm durchtreten können. Umkleidet sind die Podozyten von einer dünnen Schlitzmembran und einer negativ geladenen Glykokalix, die negativ geladene Plasmaproteine ebenfalls am Durchtritt hindert.

Zwischen den Kapillaren befinden sich außerdem **Mesangiumzellen**, die neben einer Stützfunktion v. a. für die Reinigung der Glomeruli verantwortlich sind, indem sie großmolekulare Ablagerungen durch Phagozytose und lysosomalen Abbau entfernen.

MERKE

Frei filtriert werden neben Wasser und Elektrolyten also nur relativ kleine Moleküle bis zu einer Masse von etwa 5 kDa (z. B. Glucose, Aminosäuren, Inulin). Je größer die Moleküle sind, desto schlechter können sie den Filter passieren. Ab einer Molekülmasse von ca. 70 kDa kann der Filter normalerweise nicht mehr passiert werden. Albumin (Molekülmasse 69 kDa), sowie an Albumin oder andere Plasmaproteine gebundene Substanzen werden daher praktisch nicht filtriert.

Die Filtration im Glomerulus

Die Filtration ist ein passiver Vorgang. Die pro Zeiteinheit filtrierte Flüssigkeitsmenge (**GFR**) hängt neben dem effektiven Filtrationsdurck P_{eff} von der hydraulischen Leitfähigkeit L („Durchlässigkeit für Wasser") des glomerulären Filters und der Filtrationsfläche F ab:

$$GFR = P_{eff} \cdot F \cdot L$$

Vereinfachend kann man die Filtrationsfläche F und die Filterleitfähigkeit L zum Filtrationskoeffizienten K_F zusammenfassen:

$$GFR = P_{eff} \cdot K_F$$

Der **effektive Filtrationsdruck P_{eff}** ergibt sich aus der Summe der Drücke, die die Filtration fördern bzw. ihr entgegenwirken:

- Durch den hydrostatischen Druck in den Glomeruluskapillaren P_{kap} („Blutdruck in den Kapillaren") wird das Ultrafiltrat abgepresst.
- Dem entgegen wirken der onkotische (= kolloidosmotische) Druck in den Kapillaren π_{onk} und der hydrostatische Druck in der Bowman-Kapsel P_{bow}.
- Der onkotische Druck in der Bowman-Kapsel kann praktisch vernachlässigt werden, weil das Filtrat nahezu eiweißfrei ist.

Der hydrostatische Druck in den Glomeruluskapillaren P_{kap} beträgt ca. 48 mmHg. Der hydrostatische Druck in der Bowman-Kapsel P_{bow} liegt bei ca. 13 mmHg. Der onkotische Druck in den Glomeruluskapillaren π_{onk} verändert sich im Verlauf der Kapillarstrecken: da die abfiltrierte Flüssigkeit fast kein Eiweiß enthält, dem durchströmenden Blut also v. a. Wasser und Salze entzogen werden, nimmt die Proteinkonzentration im Kapillarbett immer weiter zu. Damit steigt der onkotische Druck von zunächst ca. 25 mmHg auf Werte über 30 mmHg, so dass der **effektive Filtrationsdruck** am Ende des Glomerulus auf 0 mmHg absinkt. Es stellt sich ein Filtrationsgleichgewicht ein.

$$P_{eff} = P_{kap} - \pi_{onk} - P_{bow}$$

$$P_{eff} \approx 48 - 25 - 13 \approx 10\,\text{mmHg}$$

Die GFR kann durch Änderungen des hydrostatischen Kapillardrucks P_{kap} beeinflusst werden, der vom Gefäßwiderstand in den Vasa afferentia und efferentia abhängt. Je höher P_{kap}, desto höher ist auch die GFR. Eine Zunahme des renalen Plasmaflusses kann aber auch direkt über eine weniger steile Zunahme des onkotischen Drucks π_{onk} entlang der Filtrationsstrecke zu einer Erhöhung der GFR führen, selbst wenn sich der hydrostatische Druck in den Glomeruluskapillaren nicht ändert.

9.2.6 Der tubuläre Transport organischer Stoffe

Die Resorptions- und Sekretionsmechanismen im proximalen Tubulus

Der **proximale Tubulus** umfasst das proximale Konvolut und den dicken absteigenden Teil der Henle-Schleife. Er spielt mengenmäßig die größte Rolle für die **Rückresorption**: ca. 2/3 des Wassers und des NaCl, 95 % des Bicarbonats und praktisch 100 % der filtrierten Glucose und Aminosäuren werden bereits hier isoosmotisch rückresorbiert. Der proximale Tubulus besitzt zwar eine hohe Transportkapazität, kann aber keine hohen Gradienten aufbauen.

Treibende Kraft für die Resorption ist in erster Linie der elektrochemische Na^+-Gradient. Er wird mithilfe der an der basolateralen Seite lokalisierten Na^+-K^+-ATPase aufrechterhalten und ermöglicht eine Reihe **Na^+-gekoppelter Transportprozesse** (NaCl, Glucose, Aminosäuren, Phosphat, organische Säuren, etc.) (s. Abb. 9.4).

9

Im früh-proximalen Tubulus wird Na^+ über verschiedene **Symportcarrier** (z. B. Glucose, Aminosäuren, Phosphat) und über **Antiportcarrier** (v. a. Bicarbonat, s. u.) resorbiert. Diese Carrier sind größtenteils elektrogen, d. h. die elektrische Ladung des Tubulusinhalts verändert sich, weil durch die Transportprozesse vorwiegend positive Ladungen entzogen werden. So entsteht ein lumennegatives transepitheliales Potenzial, das die negativ geladenen Cl^--Ionen aus dem Lumen drängt, so dass sie parazellulär resorbiert werden können. Im Strom des durch diese Resorptionsprozesse resorbierten Wassers können weitere gelöste Teilchen mitgerissen werden (**solvent drag**).

Durch die zunehmende Resorption von Cl^- -Ionen aus dem Tubuluslumen ändert sich das transepitheliale Potenzial wieder, bis es im Verlauf des proximalen Tubulus schließlich lumenpositiv wird. Dies ermöglicht dann die **parazelluläre Resorption** von positiv geladenen Ionen (Kationen), wie Na^+, K^+, Ca^{2+} und Mg^{2+}. Der proximale Tubulus verfügt neben den genannten Resorptionsmechanismen auch über **Sekretionsmechanismen** zur Ausscheidung von Fremdstoffen sowie organischen Säuren oder Basen (z. B. Penicillin, Furosemid, Harnsäure).

Die im proximalen Tubulus resorbierte Flüssigkeit gelangt über die **peritubulären Kapillaren** zurück in den Kreislauf. Der Einstrom in die Kapillaren ist abhängig vom hydrostatischen und onkotischen Druck in den peritubulären Kapillaren und im Interstitium sowie von der Permeabilität der Kapillaren: Die Widerstandsgefäße (Vas afferens und Vas efferens) senken den Druck in den peritubulären Kapillaren auf etwa 10 mmHg, während im Interstitium durch die Salz- und Wasserresorption aus dem Tubulus der hydrostatische Druck relativ hoch ist. Außerdem herrscht in den Kapillaren ein hoher onkotischer Druck, da durch die Filtration einer eiweißfreien Flüssigkeit die Proteinkonzentration in den Kapillaren erhöht ist. Beides fördert den Einstrom von Flüssigkeit aus dem Interstitium zurück in das Gefäßbett.

Energiestoffwechsel

Die tubulären Transportprozesse verbrauchen viel Energie, die in erster Linie aus freien Fettsäuren und Ketonkörpern gewonnen wird. Im proximalen Tubulus findet auch Gluconeogenese aus Glutamin statt. In den distalen Tubulusabschnitten und in den Sammelrohren (die ja im Papillenbereich liegen, der nur mit relativ wenig Sauerstoff versorgt ist, wird auch aus anaerober Glykolyse ATP gewonnen. Insgesamt entfallen ca. 7 % des gesamten Energieumsatzes auf die Niere.

Die Glucoseresorption

Glucose als kleines Molekül wird **frei filtriert**. Die Glucosekonzentration im Ultrafiltrat entspricht also der im Plasma und liegt beim Gesunden nüchtern bei etwa 0,8–1,0 g/l. Normalerweise wird Glucose über einen sekundär-aktiven **Na^+-Glucose-Symport** im proximalen Tubulus praktisch vollständig rückresorbiert. Bei erhöhten Glucosemengen nimmt die Rückresorption zunächst proportional zu. Steigt die Glucosekonzentration allerdings darüber hinaus bis über die Sättigungskonzentration des Glucose-Carriers von **1,8–2,0 g/l** (10 mmol/l; **Schwellenwert**) an, so kann die Rückresorption nicht noch weiter gesteigert werden, da bereits alle Carrier maximal arbeiten. Die im Tubulus verbleibende Glucose wird dann mit dem Urin ausgeschieden **(Glukosurie)**.

Eine Glukosurie tritt z. B. beim unbehandelten **Diabetes mellitus** auf (s. S. 196). Da Glucose eine osmotisch wirksame Substanz ist, reisst sie vermehrt Wasser mit sich (osmotische Diurese). Der erhöhte Wasserverlust (Polyurie) wird über eine erhöhte Trinkmenge ausgeglichen (Polydipsie). Auch angeborene Defekte des Carriers können zur Glukosurie führen.

Die Aminosäure-Resorption

Aminosäuren werden im Prinzip sehr ähnlich wie Glucose resorbiert., d. h. die meisten filtrierten Aminosäuren werden im proximalen Tubulus mithilfe **sekundär-aktiver Na^+-Symporte** rückresorbiert. Die verschiedenen Transportsysteme sind dabei jeweils für unterschiedliche, strukturell verwandte Aminosäuregruppen (saure Aminosäuren, basische Aminosäuren, neutrale Aminosäuren) spezifisch. Eine (vermehrte) Aminosäuren-Ausscheidung mit dem Urin bezeichnet man als (Hyper-)Aminoazidurie. Die Ursache für eine vermehrte Aminosäuren-Ausscheidung kann prärenal (durch erhöhte Plasmakonzentration mit Überschreiten der Transportkapazität der

Carrier) oder renal (z. B. durch Defekte im Transportsystem) bedingt sein. Durch die relative Spezifität der Transporter kann auch nur eine Gruppe von Aminosäuren betroffen sein (z. B. Zystinurie). Außerdem können sich Aminosäuren, die den gleichen Carrier benutzen, gegenseitig kompetitiv in ihrer Resorption hemmen. Bei einem Überangebot von Arginin kommt es beispielsweise auch zu einer vermehrten Ausscheidung von Lysin und Ornithin, weil diese Aminosäuren alle durch denselben Transporter resorbiert werden.

Die Resorption von Peptiden und Proteinen

Oligopeptide (kurzkettige Peptide) werden größtenteils in der luminalen Membran des proximalen Tubulus durch spezifische **Hydrolasen** in Dipeptide und Aminosäuren zerlegt und erst dann resorbiert. Bestimmte Oligopeptide und verschiedene **Proteine** können jedoch auch komplett per **Endozytose** aufgenommen werden. Erst in der Zelle werden sie schließlich hydrolysiert und ihre Spaltprodukte ins Interstitium abgegeben. Normalerweise wird durch die Resorption im proximalen Tubulus eine nennenswerte Ausscheidung von Proteinen verhindert. Ist die Durchlässigkeit des Glomerulus jedoch erhöht oder besteht ein tubulärer Defekt, dann werden Proteine im Urin ausgeschieden (**Proteinurie** = erhöhte Eiweißausscheidung > 150 mg/d oder Abweichung vom physiologischen Proteinmuster). Um herauszufinden, welcher Teil des Nephrons wahrscheinlich geschädigt ist, ist die Größe der Proteine relevant. Bei glomerulären Schäden (z. B. Glomerulonephritis, nephrotisches Syndrom) ist häufig die Filterfunktion gestört, so dass auch größere Proteine (z. B. Albumin) in das Ultrafiltrat gelangen. Bei tubulären Schäden ist dagegen die Rückresorption der physiologischerweise im Ultrafiltrat enthaltenen kleinen Proteine (v. a. β_2-Mikroglobulin) gestört.

Die Natrium-Resorption

Na^+ wird in allen Nephronsegmenten resorbiert. Treibende Kraft für die Na^+-Resorption ist der **elektrochemische Na^+-Gradient**. Er ermöglicht den Na^+-Einwärtsstrom, der mit weiteren **sekundär-aktiven Co-Transporten** gekoppelt ist (z. B. Na^+-Glucose-Symport, Na^+-Aminosäure-Symport, Na^+-H^+-Antiport etc.). Ca. 1/3 des filtrierten Natriums wird im proximalen Tubulus über diese sekundär-aktiven Transportprozesse aufgenommen. Der Rest wird über **parazelluläre Shunts** und **solvent drag** resorbiert. Die Na^+-Ionen folgen dabei den Cl^--Ionen, die durch interzelluläre Spalten entlang ihres chemischen Gradienten aus dem Tubuluslumen diffundieren. Durch die Resorption von Elektrolyten, Glucose und Aminosäuren sinkt die Anzahl osmotisch aktiver Teilchen im Tubuluslumen. Wasser strömt daher osmotisch ebenfalls aus dem Tubuluslumen aus und reisst dabei weitere gelöste Teilchen mit (u. a. Na^+ und Cl^-) (solvent drag). Normalerweise wird nur ca. 1 % des filtrierten Na^+ ausgeschieden. Die Regulation der Na^+-Ausscheidung erfolgt im spätdistalen Tubulus und im Sammelrohr durch Aldosteron und ANF (s. u.).

Die Bicarbonat-Resorption

Im proximalen Tubulus wird der größte Teil des anfallenden Bicarbonats (HCO_3^-) rückresorbiert. Die Rückresorption ist Na^+-abhängig und erfolgt mithilfe des sekundär-aktiven **Na^+-H^+-Antiporters**, über den ein Na^+ im Tausch gegen ein H^+-Ion elektroneutral in die Zelle aufgenommen wird. Im Tubuluslumen reagieren die H^+-Ionen mit HCO_3^- zu H_2O und CO_2. Das gebildete CO_2 diffundiert in die Zelle und reagiert dort mit Wasser wieder zu HCO_3^- und H^+. Da diese Reaktionen normalerweise nur sehr langsam ablaufen würden, werden sie in beiden Fällen von der **Carboanhydrase** katalysiert. Während das H^+-Ion erneut gegen ein Na^+-Ion ausgetauscht werden kann, verlässt das HCO_3^- die Zelle auf der basolateralen Seite. Dazu stehen verschiedene Transportmechanismen zur Verfügung: Na^+-HCO_3^--Symport, HCO_3^--CO_3^{2-}-Na^+-Symport oder HCO_3^--Cl^--Antiport (s. **Abb. 9.4**) In der Bilanz werden so Natrium und der größte Teil des filtrierten Bicarbonats resorbiert.

Die Calcium-Resorption

Von den gesamten Calcium-Ionen im Plasma sind etwa 40 % an Albumin gebunden und werden daher gar nicht erst filtriert. Von den übrigen, freien Calcium-Ionen werden etwa 2/3 ohne besondere Regulation im proximalen Tubulus und etwa 1/3 unter dem Einfluss von Parathormon und Calcitriol im dicken aufsteigenden Teil der Henle-Schleife und im frühdistalen Tubulus rückresorbiert. Treibende Kraft für die Ca^{2+}-Resorption ist das lumenpositive, transepitheliale Potenzial, das im mittleren bis späten proximalen Tubulus und im dicken aufsteigenden Teil der Henle-Schleife durch die Cl^--Resorption entsteht. Neben diesem passiven, parazellulären Transport im proximalen Tubulus und dem dicken aufsteigenden Teil der Henle-Schleife gibt es im distalen Tubulus außerdem einen sekundär-aktiven Na^+-Ca^{2+}-Antiporter, der durch den Na^+-Einstrom angetrieben wird.
Die Regulation der Ca^{2+}-Ausscheidung erfolgt hormonabhängig im frühdistalen Tubulus: Eine Hyperkalzämie hemmt die Resorption und fördert so die Ca^{2+}-Ausscheidung. Parathormon und Calcitriol steigern die Ca^{2+}-Resorption.

Die Phosphat-Resorption

Phosphat wird im proximalen Tubulus über einen **Na^+**-Phosphat-Symport sekundär-aktiv resorbiert. Dabei schwankt die Resorptionsrate in Abhängigkeit

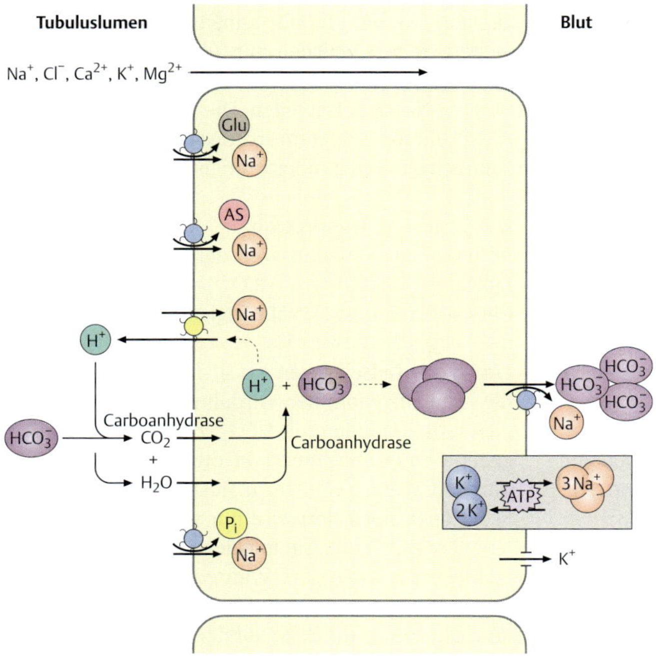

Abb. 9.4 Transportvorgänge im proximalen Tubulus (Glu: Glucose, AS: Aminosäuren, CA: Carboanhydrase, P_i: anorganisches Phosphat).

von der Parathormonkonzentration und der Phosphat-Konzentration im Plasma zwischen 80 und 95 %. Parathormon senkt, niedrige Phosphat-Konzentrationen steigern die Transportaktivität (s. S. 197).

Die Kalium-Resorption

Die K^+-Resorption im proximalen Tubulus macht 60–70 % der filtrierten Menge aus und erfolgt fast ausschließlich passiv durch Diffusion und Solvent drag. Im dicken Teil der aufsteigenden Henle-Schleife werden weitere 25–35 % im Cotransport mit Na^+ und Cl^- resorbiert. Im distalen Tubulus und im Sammelrohr kann K^+ entweder passiv (über luminale K^+-Kanäle) sezerniert oder aktiv (über eine H^+-K^+-ATPase) resorbiert werden. Die K^+-Sekretion im distalen Tubulus ist an die Na^+-Resorption gekoppelt und insgesamt sehr variabel: die ausgeschiedene Menge kann bei einem hohen Na^+-Angebot im distalen Tubulus, unter dem Einfluss von Aldosteron oder bei hoher K^+-Zufuhr sogar die flitrierte Mege übersteigen (fraktionelle Ausscheidung > 1). Bei hoher H^+-Sekretion (akute Azidose) ist sie vermindert.

Die Harnsäure-Ausscheidung

Harnsäure ist ein Endprodukt des Purinstoffwechsels und wird über die Niere ausgeschieden. Im proximalen Tubulus werden normalerweise über 90 % der filtrierten Harnsäure zunächst wieder **resorbiert** und ein Teil davon gegen Ende des proximalen Tubulus erneut **sezerniert**. Die Netto-Ausscheidung beträgt ca. 10 %. Harnsäure besitzt nur eine geringe, vom pH-Wert abhängige Wasserlöslichkeit. Bei hoher Harnsäurekonzentration (Hyperurikämie) oder niedrigem pH-Wert kann Harnsäure ausfallen (v. a. in den Gelenken) und Urat-Kristalle bilden. Eine schmerzhafte Entzündungsreaktion ist die Folge (Gicht). In der Niere können die Uratablagerungen zu einer interstitiellen Nephritis oder zur Bildung von Harnsäuresteine führen.

Der Harnstoff

Harnstoff ist ein Stoffwechselendprodukt, das über die Niere ausgeschieden wird. Bevor er den Körper jedoch endgültig verlässt, spielt er neben NaCl für den **Aufbau des Konzentrationsgradienten** noch eine wesentliche Rolle. Da Harnstoff ein sehr kleines, ungeladenes Molekül ist, wird er frei filtriert und kann durch die meisten biologischen Membranen leicht hindurch treten.

Der proximale Tubulus, der dünne Teil der Henle-Schleife und das papilläre Sammelrohr sind für Harnstoff gut permeabel. Während der Passage durch den proximalen Tubulus wird mehr als die Hälfte des filtrierten Harnstoffs mit dem Wasserstrom mitgerissen und resorbiert. Der dicke aufsteigende Teil der Henle-Schleife, das distale Konvolut und das erste Stück des Sammelrohrs sind dagegen kaum durchlässig für Harnstoff. Weil dort jedoch Wasser resorbiert wird, nimmt die Harnstoffkonzentration zu. Der papillennahe Abschnitt des Sammelrohrs ist (besonders bei Antidiurese in Anwesenheit von ADH, s. S. 180) wieder permeabel für Harnstoff, zusammen mit dem Wasser verlässt er daher das Tubuluslumen und gelangt ins Interstitium. Von dort

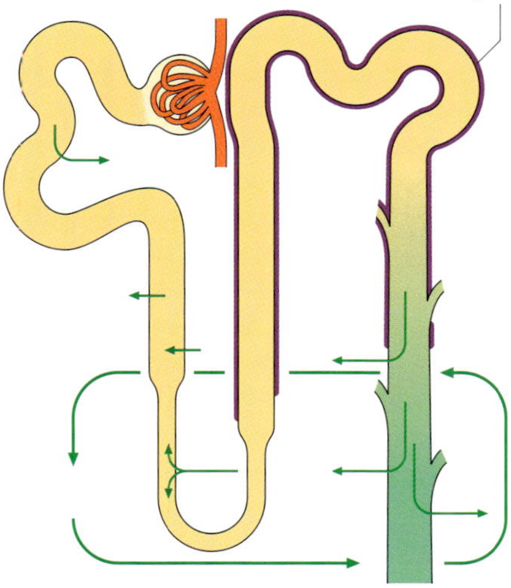

Abb. 9.5 Verhalten des Harnstoffs in der Niere: Durch das Rezirkulieren des Harnstoffs im Nierenmark wird dort eine hohe Osmolarität erreicht.

aus kann er entlang seines Konzentrationsgradienten erneut in den dünnen Teil der Henle-Schleife diffundieren. Der **Harnstoff rezirkuliert dadurch im Nierenmark** und trägt so zu ca. 50% zur Aufrechterhaltung der Hyperosmolarität bei. So bleibt die NaCl-Konzentration niedrig genug, um noch eine passive NaCl-Resorption im inneren Mark zu ermöglichen (**Abb. 9.5**).
Normalerweise werden ca. 40% des filtrierten Harnstoffs ausgeschieden. Die Harnstoff-Clearance (s. S. 170) ist jedoch direkt von der glomerulären Filtrationsrate und Diurese oder Antidiurese abhängig: bei niedriger glomerulärer Filtrationsrate oder starker Antidiurese gelangt nur relativ wenig Wasser in das distale Sammelrohr, die Harnstoffkonzentration ist dadurch erhöht und es wird mehr Harnstoff rückresorbiert. Die Harnstoffkonzentration im Nierenmark und letztlich auch im Plasma steigt dadurch an. Bei starker Diurese bleibt die Harnstoffkonzentration aufgrund der großen Wassermenge im Sammelrohr niedrig, der Gradient ist gering und nur wenig Harnstoff wandert ins Interstitium. Dadurch geht dort die Osmolarität immer weiter (bis auf ca. 700 mosmol/l) zurück. Die Konzentrationsfähigkeit der Niere nimmt ab.

9.2.7 Die Harnkonzentrierung

Die Henle-Schleife

Der Aufbau eines Konzentrationsgradienten

Die Henle-Schleife dient in erster Linie dem **Aufbau eines osmotischen Konzentrationsgradienten** im Niereninterstitium, der eine Anpassung der Wasserausscheidung an die Bedürfnisse des Körpers ermöglicht. Auf diese Weise kann die Konzentration des Harns zwischen 50 und 1200 mosmol/l variiert werden. Insgesamt werden in der Henle-Schleife etwa 25–30% des filtrierten NaCl über einen Na^+-K^+–$2Cl^-$-Cotransport resorbiert.
Das Prinzip der Harnkonzentrierung beruht auf dem sog. **Gegenstrommechanismus**, einer parallelen Anordnung von auf- und absteigenden Tubuli der Henle-Schleife und der Sammelrohre mit gegenläufiger Flussrichtung.
Voraussetzung für den Aufbau des Konzentrationsgradienten ist der unterschiedliche Bau des ab- und aufsteigenden Teils der Henle-Schleife. Sie besteht aus einem

- **dicken absteigenden Teil**, der noch dem proximalen Tubulus zugerechnet wird
- **dünnen absteigenden Teil,** der **durchlässig für NaCl und Wasser** ist und mit dem zunehmend hypertonen Interstitium in einem **isoosmotischen Gleichgewicht** steht
- **aufsteigenden Teil**, der **undurchlässig für Wasser** ist, während **NaCl** gleichzeitig passiv (dünner aufsteigender Teil) und aktiv (dicker aufsteigender Teil) resorbiert wird.

Aus dem proximalen Tubulus, in dem die Flüssigkeit isoosmotisch resorbiert wurde, tritt Harn mit 290 mosmol/l in den dünnen absteigenden Teil der Henle-Schleife ein. Die Henle-Schleife zieht dann haarnadelförmig durch das Interstitium. Da der absteigende Teil wasserdurchlässig ist, gleicht sich die Konzentration an die des interstitiellen Raums an: Wasser wird dem Tubulus entzogen und über die Vasa recta abtransportiert, die Konzentration des im Tubulussystem verbleibenden Harns nimmt dadurch wie das Interstitium zur Papillenspitze hin zu.
Der konzentrierte Harn erreicht dann den aufsteigenden, wasser*un*durchlässigen Teil der Henle-Schleife. Der dort lokalisierte **Na^+-K^+-$2Cl^-$-Cotransporter**, befördert Ionen aus dem Tubuluslumen in das Interstitium und sichern dort die hohe Osmolarität. Auf diese Weise kann durch den Gegenstrommechanismus in Papillennähe eine Osmolarität von bis zu 1200–1400 mosmol/l erzeugt werden. Weil nur Salze und kein Wasser das Lumen verlassen konnten, wird der Tubulusinhalt gleichzeitig wieder zunehmend hypoton und erreicht am Ende der Henle-Schleife eine Osmolarität von ca. 100 mosmol/l.

MERKE

Insgesamt werden in der Henle-Schleife ca. 25% des filtrierten Wassers und Kochsalzes resorbiert. Der Konzentrationsgradient, der dabei aufgebaut wird, ist die Voraussetzung für die Anpassung der Urinkonzentration an die Bedürfnisse des Körpers.

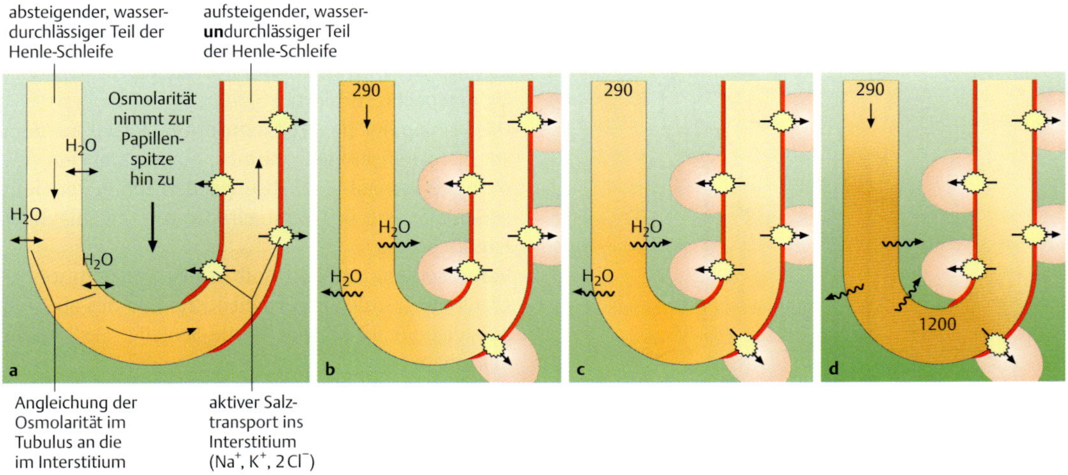

Abb. 9.6 Aufbau eines Konzentrationsgradienten durch das Gegenstromprinzip.

In Abb. 9.6 sind die Vorgänge beim Aufbau des Konzentrationsgradienten noch einmal schematisch dargestellt. Abb. 9.6b zeigt, wie aus dem proximalen Tubulus Flüssigkeit mit ca. 290 mosmol/l in die Henle-Schleife einströmt. Der absteigende Teil ist wasserdurchlässig, und passt sich an die Osmolarität im Interstitium an. Der aufsteigende Teil erzeugt die hohe interstitielle Osmolarität indem er NaCl ins Interstitium pumpt, gleichzeitig aber das Wasser im Lumen zurückbehält.

Die Na^+-K^+-$2Cl^-$-Symportcarrier im aufsteigenden Teil pumpen Salze nach außen, die Osmolarität im Interstitium steigt. Aus dem absteigenden Teil entweicht deshalb aus osmotischen Gründen Wasser, der Harn wird so konzentrierter (Abb. 9.6c), gleichzeitig rezirkuliert dabei das aufgenommene K^+ über K^+-Kanäle zurück ins Lumen, so dass die luminale Membran hyporpolarisiert und eine lumenpositives transepitheliales Potenzial entsteht, das wiederum die passive transepitheliale Na^+-Resorption begünstigt. Aus dem stärker konzentrierten Harn können die Na^+-K^+-$2Cl^-$-Symportcarrier noch mehr NaCl ins Interstitium pumpen, die Osmolarität dort steigt weiter an (Abb. 9.6d). Gleichzeitig nimmt die intraluminale Konzentration im aufsteigenden Teil wieder ab und der Tubulusinhalt wird schließlich hypoton. Insgesamt sind also mehr Salze als Wasser entzogen worden.

Lerntipp

Das Ziel des Aufbaus eines Konzentrationsgradienten ist nicht primär die Rückresorption in der Henle-Schleife (die würde auch „ganz normal“ ohne Haarnadelprinzip funktionieren). Vielmehr ist der Konzentrationsgradient notwendig, damit später im Sammelrohr der Urin konzentriert werden kann.

Das Gegenstromprinzip

Neben dem Tubulussystem bilden auch die Vasa recta ein Gegenstromsystem. Dieses **kapilläre Gegenstromsystem** trägt dazu bei, die hohe Osmolarität in Papillennähe aufrechtzuerhalten. Würden die Kapillaren nur einfach durch das Nierenmark ziehen, hätte dies zur Folge, dass Salze abtransportiert und der osmotische Gradient ausgeschwemmt würde. Stattdessen wird durch den haarnadelartigen Verlauf der Kapillaren im Nierenmark Wasser zwischen den parallelen, ab- und aufsteigenden Kapillaren ausgetauscht und fließt dadurch quasi am Nierenmark vorbei. Dieser osmotische Wasseraustausch konzentriert das Blut in Richtung Papillenspitze und gleicht es so der hohen Osmolarität des Interstitiums an. Wenn die Kapillaren wieder nach oben ziehen, nehmen sie aus den absteigenden Kapillaren wieder Wasser auf und erhalten so ihre vorherige Osmolarität zurück. Auf diese Weise wird die Versorgung des Nierenmarks mit Blut gewährleistet, ohne die Konzentrationsfähigkeit wesentlich zu beeinflussen.

Lerntipp

Verdeutlichen Sie sich, dass die beschriebenen Vorgänge (Salzresorption im aufsteigenden Teil der Henle-Schleife, osmotische Angleichung im absteigenden Teil, etc.) parallel ablaufen. Streng genommen ist der in Abb. 9.6 gezeigte, Neuaufbau des Konzentrationsgradienten rein theoretisch. In der Niere besteht ja bereits ein Konzentrationsgradient und muss durch die genannten Mechanismen nur aufrecht erhalten werden.

Das distale Nephron

Distaler Tubulus und **Sammelrohr** bilden zusammen das distale Nephron und dienen der Harnkonzentrierung und **Feinabstimmung** der Harnzusammensetzung. Dabei unterliegen sie der Regulation durch verschiedene Hormone (Aldosteron, ADH, ANF, s. u.). Im Gegensatz zum proximalen Tubulus besitzt das distale Nephron nur eine relativ geringe Transportkapazität, kann dafür aber hohe Gradienten aufbauen. Die Harnkonzentrierung erfolgt mithilfe des in der Henle-Schleife aufgebauten Konzentrationsgradienten. Die Na^+-Resorption erfolgt im distalen Konvolut vor allem über Na^+-Cl^--Cotransporter und im Sammelrohr vorwiegend über Aldosteron-abhängige Transportsysteme, die Na^+ im Austausch gegen K^+-Ionen resorbieren.

Der **distale Tubulus** ist wasserdurchlässig und besitzt Na^+-Cl^--Cotransporter, die etwa 10 % des filtrierten Kochsalzes resorbieren. Cl^- und K^+ verlassen die Zelle auf der basolateralen Seite passiv, Na^+ wird aktiv über die Na^+-K^+-ATPase aus der Zelle befördert.

Im spätdistalen Konvolut werden Na^+-Ionen Aldosteron-abhängig im Austausch gegen K^+- oder H^+-Ionen resorbiert. Cl^- und Wasser folgen dem resorbierten Na^-.

Aus osmotischen Gründen gibt der, aus dem aufsteigenden Teil der Henle-Schleife stammende, hypotone Harn Wasser an die Umgebung ab, bis seine Osmolarität der des plasmaisotonen Interstitiums der Nierenrinde (ca. 290 mosmol/l) entspricht. Auf diese Weise wird etwa die Hälfte des noch vorhandenen Wassers rückresorbiert.

In **Verbindungsstück** und **Sammelrohr** gelangt Na^+ über Na^+-Kanäle aus dem Lumen in die sog. **Hauptzellen**, die es auf der basolateralen Seite mithilfe der Na^+-K^+-Pumpe wieder verlässt. Das auf diese Weise kumulierende Kalium kann die Zelle durch luminale K^+-Kanäle verlassen. Eine gesteigerte Na^+-Resorption geht daher mit einem gesteigerten K^+-Verlust einher.

Das Sammelrohr kann seine Wasserdurchlässigkeit ADH-abhängig variieren: in Anwesenheit von ADH werden kleine Wasserkanälchen (**Aquaporine**) in die Sammelrohrwand eingebaut. Wasser kann dann dem osmotischen Gradienten folgend ins Interstitium entweichen. Fehlt dagegen ADH ist das Sammelrohr wasserundurchlässig und der Harn wird sogar wieder hypoton, weil auch im distalen Nephron weiterhin NaCl resorbiert wird, Wasser aber nicht nachfolgen kann.

Die Harnkonzentrierung (**Antidiurese**) erfolgt über den Ausgleich des osmotischen Gradienten, der zwischen dem Tubuluslumen und dem Interstitium herrscht. Die Urinosmolarität kann dabei maximal bis auf die im Interstitium herrschenden Werte (ca. 1200–1400 mosmol/l) gesteigert werden. Der osmotische Gradient stellt schließlich die treibende Kraft zur Wasserresorption dar, sobald er ausgeglichen ist, gibt es keinen Grund mehr für Wasser, das Tubuluslumen zu verlassen. Bei maximaler Wasserausscheidung (**Diurese**) kann die Osmolarität des Urins bis auf 50 mosmol/l sinken. Die Urinosmolarität kann also zwischen 1/6 und dem 4fachen der Plasmaosmolarität variiert werden.

Klinischer Bezug

Akutes Nierenversagen: Beim akuten Nierenversagen handelt es sich um eine akut auftretende, in der Regel reversible Niereninsuffizienz mit Abnahme der glomerulären Filtrationsrate und Ansteigen der Nierenretentionswerte (Harnstoff, Kreatinin). Ursachen können u. a. eine verminderte Nierendurchblutung (Minderperfusion z. B. im Rahmen eines Schocks), strukturelle Schädigungen der Niere (z. B. akute tubuläre Nekrose) oder Störungen des Urinabflusses sein. Je nach Lokalisation der Störung spricht man von prä-, intra-, oder postrenalem Nierenversagen. Die Therapie richtet sich nach der Ursache.

9

9.2.8 Die Steuerung der Nierenfunktion durch Hormone

Während die Reabsorption in den proximalen Nephronabschnitten unabhängig von Hormonen erfolgt, wird die Feinabstimmung der Harnzusammensetzung im distalen Nephron (distaler Tubulus und Sammelrohr) durch Aldosteron, ADH und ANF bestimmt.

Lerntipp
Wie bei den meisten Hormonen lohnt es sich auch hier, etwas genauer auf die Namen zu achten, weil die wichtigsten Funktionen meist schon „drinstecken".

Das antidiuretische Hormon ADH hieß früher Vasopressin, da es neben einer Antidiurese auch eine konstriktorische Wirkung („-pressin") auf die Gefäße („Vaso-") besitzt. Neben seiner stimulierenden Wirkung auf die Aldosteronausschüttung „spannt" („-tensin") Angiotensin II die Gefäße („Angio-"): Angiotensin II ist einer der stärksten bekannten Vasokonstriktoren. Atriales natriuretisches Peptid (ANP) ist ein Peptid, das aus den Vorhöfen („atrial") stammt und über eine Natriumausscheidung („natriuretisch") eine vermehrte Wasserausscheidung bewirkt.

Aldosteron (s. a. S. 191)

Das in der Zona glomerulosa der Nebenniere produzierte **Mineralocorticoid** Aldosteron induziert die Synthese der beiden Proteine, die für die tubuläre Rückresorption von Na^+ im Austausch gegen K^+-Ionen verantwortlich sind: der **luminale Na^+-Kanal** und die **basolaterale Na^+-K^+-ATPase**. Durch die gesteigerte Na^+-Resorption entsteht ein lumennegatives transepitheliales Potenzial (die luminale Mem-

bran wird also depolarisiert), was wiederum den Auswärtsstrom der K^+-Ionen verstärkt.
Zudem steigert Aldosteron die Aktivität des Na^+-H^+-Antiports, so dass vermehrt H^+-Ionen ausgeschieden werden. Auch die daraus resultierende intrazelluläre Alkalose (s. S. 115) fördert den K^+-Ausstrom. Auf diese Weise führt Aldosteron zu einer gesteigerten Na^+-Resorption bei gleichzeitig gesteigerter K^+- und H^+-Sekretion. Dem Na^+ folgend wird auch vermehrt Cl^- und Wasser resorbiert, was eine Zunahme des Extrazellulärvolumens zur Folge hat.

MERKE

Aldosteron bewirkt durch Na^+-Retention und K^+- und H^+-Sekretion eine Volumenzunahme und dadurch einen Blutdruckanstieg.

Die wichtigsten Stimuli für die Aldosteron-Ausschüttung sind ein Blutdruckabfall bei Volumenmangel und eine Hyponatriämie, die durch die verstärkte Resorption von Natrium, dem Wasser nachfolgt, gegenreguliert werden. Auch eine Hyperkaliämie und eine Azidose oder ein erhöhter Sympathikotonus stimulieren die Aldosteron-Sekretion.

Die Steuerung der Aldosteron-Sekretion

Die Aldosteron-Sekretion wird über verschiedene Mechanismen geregelt. Zum einen wirken ein Na^+-Mangel (Hyponatriämie) oder Kaliumüberschuss (Hyperkaliämie) direkt auf die Zona glomerulosa und stimulieren dort die Aldosteron-Sekretion. Auch ACTH aus der Adenohypophyse kann die Aldosteronfreisetzung steigern.
Zum anderen unterliegt die Aldosteronsekretion einem über die Niere gesteuerten Regelkreis, dem Renin-Angiotensin-Aldosteron-System.

Das Renin-Angiotensin-Aldosteron-System (RAAS)

Renin ist eine Protease, die vom juxtaglomerulären Apparat ins Blut freigesetzt wird, wenn der renale Perfusionsdruck sinkt. Auch eine Hyponatriämie oder die Aktivierung von β_1-Rezeptoren fördern die Renin-Freisetzung (**Abb. 9.7**).

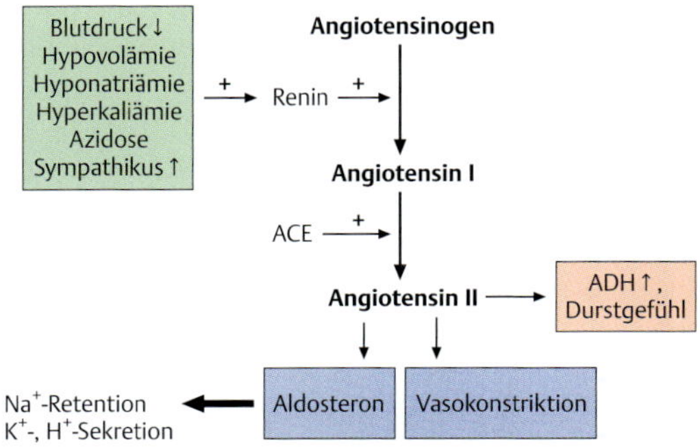

Abb. 9.7 Renin-Angiotensin-Aldosteron-System.

Im Kreislauf spaltet **Renin** das aus der Leber stammende **Angiotensinogen** in das (biologisch inaktive) **Angiotensin I**. Angiotensin I wiederum wird durch Abspaltung von 2 weiteren Aminosäuren durch das **Angiotensin-Converting-Enzym** (**ACE**), das aus dem Gefäßendothel v. a. der Lunge stammt, weiter zum Oktapeptid **Angiotensin II** hydrolysiert. Angiotensin II erhöht in der Nebennierenrinde die Freisetzung von **Aldosteron** und ist einer der stärksten bekannten **Vasokonstriktoren**. Angiotensin II fördert weiterhin im Hypothalamus die ADH-Ausschüttung und vermittelt ein vermehrtes Durstgefühl und einen verstärkten Salzhunger, was die blutdrucksteigernde Wirkung noch ergänzt.

Antidiuretisches Hormon (ADH)

ADH (syn. Adiuretin, Vasopressin) wird im **Hypothalamus** produziert und erreicht über axonalen Transport den **Hypophysenhinterlappen** (s. S. 190). Bei erhöhter Osmolarität des Plasmas oder Volumenmangel wird es von dort in den Kreislauf ausgeschüttet. Das antidiuretische Hormon stimuliert den Einbau sog. **Aquaporine** (AQP2, „Wasserkanälchen") in die luminale Membran des distalen Tubulus und des Sammelrohrs. Wasser kann dann durch die Aquaporine dem osmotischen Gradienten folgend ins Interstitium gelangen. Gleichzeitig fördert ADH den Übertritt von Harnstoff ins Interstitium, so dass die Menge osmotisch wirksamer Teilchen dort zusätzlich ansteigt. Die Osmolarität des Tubulusinhalts steigt aufgrund der vermehrten Wasserresorption an und es wird nur wenig Wasser ausgeschieden (Antidiurese). Der Harn kann so maximal bis auf die Osmolarität des Interstitiums (ca. 1300 mosmol/l) konzentriert werden.
Bei Wasserüberschuss wird kein ADH ausgeschüttet und das Sammelrohr bleibt wasserundurchlässig. Der Tubulusinhalt passiert das hochosmolare Nierenmark ohne Wasser abzugeben (Diurese), gleichzeitig wird durch aktive NaCl-Resorption der Urin noch weiter verdünnt. Auf diese Weise kann die Osmolarität des Urins bis auf 50 mosmol/l absinken. Wird kein oder nicht genügend ADH ausgeschüttet (Diabetes insipidus centralis) oder ist die Wirksamkeit des ADH in der Niere beeinträchtigt (Diabetes insipidus renalis), so kommt es zu einer pathologisch gesteigerten Diurese. Die Patienten scheiden große Mengen (5–25 l/Tag) hypotonen Urin aus.

MERKE

ADH führt zu einer Steigerung des Blutvolumens und damit auch des Blutdrucks. Der blutdrucksteigernde Effekt wird durch die vasokonstriktorische Wirkung auf die meisten Gefäße verstärkt.

Eine Ausnahme bilden die ZNS- und Koronargefäße, die auf ADH mit einer endothelvermittelten Vasodilatation reagieren, um auch bei größerem Blutverlust die Versorgung von Gehirn und Herz sicherzustellen.

Atriales natriuretisches Peptid (ANP)

ANP (syn. Atriopeptid, atrialer natriuretischer Faktor [ANF]) wird bei einer vermehrten Dehnung der Vorhöfe des Herzens (z. B. bei **Erhöhung des zentralvenösen Drucks**) aus den Myozyten der Vorhöfe ausgeschüttet und bewirkt eine **Senkung des Blutdrucks und des Blutvolumens**. Es wirkt auf diese Weise als Antagonist zu ADH und Aldosteron. ANP steigert die **Na^+-Ausscheidung** (Natriurese), indem es die glomeruläre Filtrationsrate steigert und die renale Na^+-Rückresorption hemmt. Als Folge geht mit dem Natrium auch Wasser verloren: Das Blutvolumen nimmt ab. Außerdem hemmt ANP die Freisetzung von Renin, Aldosteron und ADH und wirkt vasodilatierend auf kleine periphere Gefäße.

9.2.9 Die Niere als endokrines Organ

Während die Nierenfunktion durch verschiedene extrarenal gebildete Hormone gesteuert wird, ist sie auch selbst als endokrines Organ aktiv. Die beiden wichtigsten in der Niere gebildeten Hormone sind Erythropoetin und Calcitriol = $1{,}25(OH)_2$-Vitamin D_3.

Erythropoetin

Erythropoetin ist ein Glykoprotein-Hormon, das vorwiegend in den Endothelzellen der Nierenkapillaren, zu einem kleinen Teil auch in den Hepatozyten gebildet wird. Es stimuliert die Reifung und Proliferation der Erythrozyten, indem es auf die erythrozytären Vorstufen Apoptose-hemmend wirkt. Einer der stärksten Stimuli für die Erythropoetin-Freisetzung ist ein Sauerstoffmangel. Eine verminderte Erythropoeitin-Synthese, wie sie z. B. in Folge einer Nierenerkrankung mit Niereninsuffizienz auftreten kann, führt zu einer **renalen Anämie**. In den letzten Jahren sind noch zahlreiche weitere Effekte von Erythropoetin auch auf nicht blutbildende Gewebe entdeckt worden, so dass am therapeutischen Einsatz von Erythropoetin bei verschiedenen insbesondere neurologischen Erkrankungen geforscht wird.

Calcitriol

siehe Seite 198.

9.2.10 Die renale Säure- und Basenausscheidung

Um ihre Rolle in der Regulation des Säure-Basen-Haushalts (s. S. 113) wahrzunehmen, muss die Niere in der Lage sein, HCO_3^- zu resorbieren und H^+ zu sezernieren. Normalerweise wird das filtrierte Bicarbonat vollständig resorbiert (s. S. 175). Bei einer Alkalose kann die HCO_3^--Resorption aber so weit gedrosselt werden, dass der Urin-pH sogar alkalisch wird. Pro Tag müssen zur Konstanthaltung des Säure-Basen-Gleichgewichts etwa 60–100 mmol H^+-Ionen über die Niere ausgeschieden werden. Bei vegetarischer Kost fällt weniger Säure an als bei Kost tierischer Herkunft. Der Urin-pH kann aber nur bis auf einen Wert von etwa 3,5 absinken. Zur Ausscheidung der H^+-Ionen sind deshalb Puffersysteme erforderlich. Die beiden wichtigsten Puffersysteme sind der **Phosphatpuffe** (**HPO_4^{2-}–/$H_2PO_4^-$**, 30–50 %) und das **Ammoniaksystem** (**NH_3/NH_4^+**, 40–60 %). Nur ein kleiner Teil (< 0,1 %) verlässt den Körper in Form freier H^+-Ionen. Die Sekretion der H^+-Ionen durch den Na^+-H^+-Antiport dient dabei gleichzeitig auch der Rückresorption von Bicarbonat (**Abb. 9.8**). Ein kleiner Teil von H^+ wird außerdem an Harnsäure gebunden ausgeschieden.

Der Phosphatpuffer

Etwa 30–50 % der H^+-Ionen werden im Form von titrierbarer Säure ausgeschieden. Da die H^+-Ionen dabei an Puffer gebunden werden, erfolgt ihre Ausscheidung **pH-neutral**. Das wichtigste Puffersystem stellt der **Phosphatpuffer** (**HPO_4^{2-}/$H_2PO_4^-$**, pK_s 6,8) dar. Phosphat ist eine trivalente Säure, die in Abhängigkeit vom pH-Wert unterschiedlich dissoziiert ist:

alkalisch – $PO_4^{3-} + 3H^+ \rightarrow HPO_4^{2-} + 2H^+ \rightarrow H_2PO_4^- + H^+ \rightarrow H_3PO_4$ – sauer

Bei einem pH-Wert im Blut von 7,4 liegt Phosphat zu 80 % als HPO_4^{2-} und zu 20 % als $H_2PO_4^-$ vor. Im Tubuluslumen werden die H^+-Ionen an HPO_4^{2-} gebunden. Der $H_2PO_4^-$-Anteil steigt dadurch an, bis schließlich fast ausschließlich (> 99 %) $H_2PO_4^-$ vorliegt. Um die Menge H^+ zu ermitteln, die in Form titrierbarer Säure ausgeschieden wurde, pipettiert man den Harn mit NaOH so lange, bis man den Blut-pH von 7,4 wieder erreicht.

Der Ammoniak-Weg

Protonen können auch in Form von nicht-titrierbarer Säure als NH_4^+ ausgeschieden werden. **Ammoniak** entsteht beim Abbau von Aminosäuren und ist für den Körper bereits in geringen Konzentrationen toxisch. Daher wird er vor allem in der Leber unter ATP-Verbrauch in **Harnstoff** ($CO(NH_2)_2$) umgewandelt und der Rest über die Niere ausgeschieden. Für die Umwandlung in Harnstoff wird pro Ammonium-Ion ein Bicarbonat-Ion verbraucht, die direkte Ausscheidung von NH_4^+ spart also gleichzeitig Bicarbonat ein. Ammoniak ist eine schwache Base (pK_s 9,2), das Gleichgewicht $NH_3 \Leftrightarrow NH_4^+$ liegt bereits bei einem Blut-pH von 7,4 (und erst recht im leicht sauren Tubuluslumen) auf Seite des NH_4^+. NH_3 kann leicht durch biologische Membranen diffundieren, wohingegen NH_4^+ Zellmembranen nur mit Hilfe von Transportsystemen passieren kann. NH_4^+ kann an-

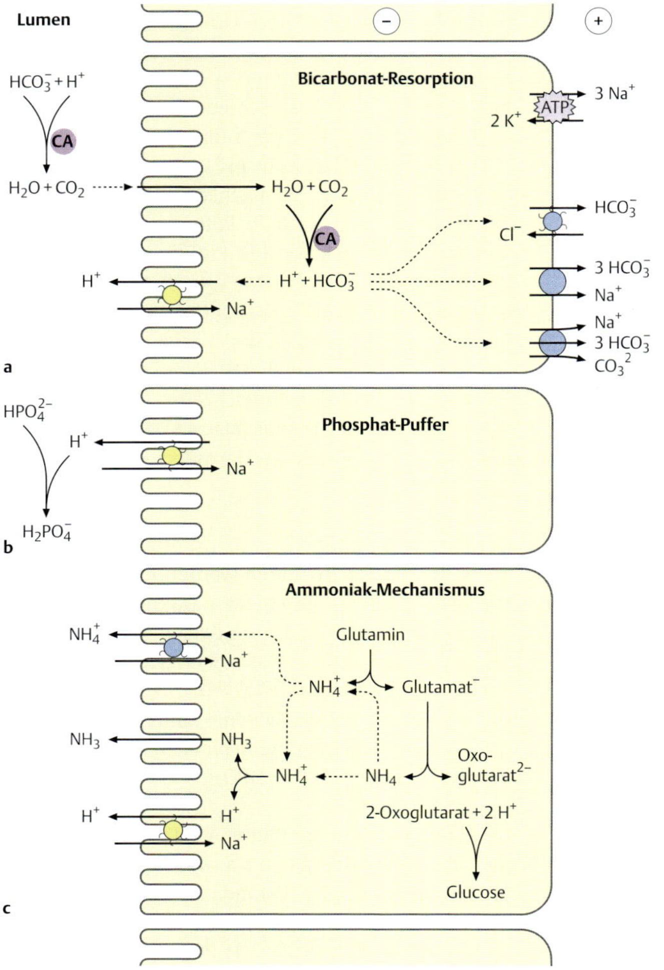

Abb. 9.8 Bicarbonat-Resorption mithilfe der H^+-Sekretion (a), Phosphatmechanismus (b), Ammoniakmechanismus (c).

stelle von K^+ durch einige K^+-Kanäle diffundieren oder über den Na^+-K^+–$2Cl^-$-Transporter transportiert werden, zudem kann es auch anstelle von H^+ über den H^+-Na^+-Antiporter ausgetauscht werden.

Für den Transport zur Niere und die Ausscheidung wird NH_4^+ durch die Kopplung an Glutamat⁻ mit Hilfe der Glutaminsynthetase in die Aminosäure **Glutamin** eingebaut. In den Tubuluszellen der Niere wird Glutamin zunächst durch das mitochondriale Enzym Glutaminase zu **NH_4^+** und Glutamat gespalten. In einem zweiten Schritt kann das Glutamat durch die Glutamat-Dehydrogenase weiter zu **NH_4^+** und **2-Oxoglutarat** (α-Ketoglutarsäure), das zur Gluconeogenese verwendet wird, desaminiert werden.

Die neu entstandenen NH_4^+-Ionen haben zwei Möglichkeiten ins Tubuluslumen zu gelangen. Sie können entweder zu NH_3 und H^+ dissoziieren und das gut membrangängige NH_3 diffundiert direkt über die Membran ins Lumen. Dort kann es mit dem H^+-Ion, das durch die Na^+-H^+-ATPase ins Lumen gepumpt wird, erneut NH_4^+ bilden. Oder NH_4^+ wird anstelle eines H^+-Ions direkt gegen Na^+ ausgetauscht und ins Lumen gepumpt (Na^+-NH_4^+-Antiport).

Aufgrund der Konzentrationsdifferenz zwischen Tubuluslumen und Zelle kann NH_4^+ das Tubuluslumen nicht mehr per Diffusion verlassen. Allerdings wird ein Teil im dicken aufsteigenden Teil der Henle-Schleife anstelle von K^+ über den Na^+-K^+–$2Cl^-$-Cotransporter resorbiert und akkumuliert im Nierenmark, so dass dort hohe Konzentrationen von $NH_4^+ \Leftrightarrow NH_3 + H^+$ erreicht werden. NH_3 gelangt durch **nichtionische Diffusion** zurück ins Sammelrohr und bildet dort mit H^+ erneut NH_4^+. Etwa 80 % der proximal sezernierten Menge werden so ausgeschieden.

MERKE

Der Beitrag der NH_4^+-Ausscheidung zum Säure-Base-Haushalt kommt eigentlich dadurch zustande, dass pro ausgeschiedenem NH_4^+ ein HCO_3^- zur Harnstoffsynthese eingespart wird (und nicht weil NH_3 im Lumen ein H^+ bindet). $NH_4^+ \leftrightarrow NH_3$ (pK_s 9,2) wirkt also nicht als Puffer im klassischen Sinne.

Bei der Gluconeogenese aus 2-Oxoglutarat werden außerdem 2 H^+-Ionen verbraucht, allerdings müssen zur Glutaminsynthese in der Leber auch 2 HCO_3^- eingesetzt werden, so dass dies in der Gesamtbilanz unberücksichtigt bleibt.

Die renale Ausscheidung von H^+ über NH_4^+ hängt davon ab, ob das Glutamin vorwiegend für die Harnstoffsynthese in der Leber oder für die NH_4^+-Ausscheidung in der Niere genutzt wird:

- Bei **Alkalose** ist die hepatische Glutaminase aktiv und die Harnstoffsynthese in der Leber überwiegt, weil dabei formal zwei NH_4^+ und zwei HCO_3^- verbraucht werden.
- Bei **Azidose** wird dagegen die hepatische Glutaminase gehemmt und die renale Glutaminase stimuliert, so dass NH_4^+ vermehrt ausgeschieden wird und netto HCO_3^- „übrig bleibt". Dieses kann dann die H^+-Ionen neutralisieren.

Die renalen Kompensationsmechanismen bei Azidosen

Bei einer Azidose ist der pH-Wert zu niedrig, d. h. die Konzentration von H^+-Ionen erhöht (s. S. 115). Dadurch steigt auch die Konzentration der H^+-Ionen in der Tubuluszelle an und sie werden vermehrt sezerniert. Die Rückresorption von HCO_3^-, die ja von der H^+-Sekretion abhängig ist, wird dadurch gesteigert. Außerdem kann die Niere die Ausscheidung von titrierbaren Säuren um den Faktor 1,5 und die H^+-Ausscheidung über den Ammoniak-Mechanismus sogar um den Faktor 10 steigern.

Die renalen Kompensationsmechanismen bei Alkalosen

Bei einer Alkalose ist der pH-Wert zu hoch, d. h. die Konzentration von H^+-Ionen vermindert (s. S. 115). Dadurch steht auch in den Tubuluszellen weniger H^+ zur Verfügung, als Folge nimmt die H^+-Sekretion ab. Da die H^+-Sekretion aber die Voraussetzung für die HCO_3^--Resorption ist, wird vermehrt Bicarbonat ausgeschieden. Außerdem wird bei einer metabolischen Alkalose mit erhöhtem Bicarbonat-Spiegel im Plasma bereits mehr HCO_3^- filtriert. Durch die geringe HCO_3^--Rückresorption kann der Urin, der normalerweise leicht sauer ist, sogar alkalisch werden.

9.2.11 Diuretika

Diuretika sind harntreibende, den Harnfluss (Diurese) fördernde Mittel. Sie bewirken eine vermehrte Wasser- und Salzausscheidung, indem sie entweder direkt die Wasserresorption hemmen (z. B. osmotische Diuretika) oder die Salzresorption beeinflussen (z. B. Schleifendiuretika). Eine vermehrte Salzausscheidung geht dabei mit einer vermehrten Wasserausscheidung einher (**Abb. 9.9**).

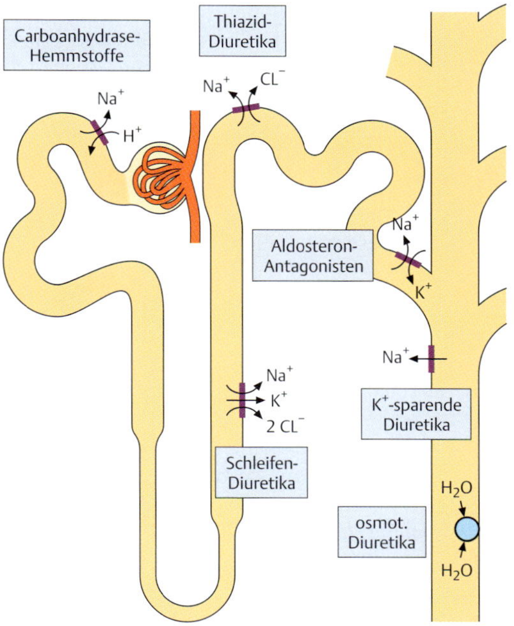

Abb. 9.9 Angriffspunkte und Wirkmechanismen von Diuretika.

Osmotische Diuretika

Osmotische Diuretika (z. B. der Zuckeralkohol Mannitol [= Mannit]) werden intravenös zugeführt, verteilen sich im Plasma und werden aufgrund ihrer geringen Molekülgröße wie auch andere Zucker frei filtriert.

Da es sich jedoch um eine körperfremde Substanz handelt, kann Mannit nicht rückresorbiert werden und verbleibt im Tubulussystem. Dort erzeugt die zunehmende Mannitol-Konzentration einen osmotischen Druck, der den Übertritt von Wasser ins Interstitium hemmt. Das so im Tubuluslumen verbleibende Wasser wird schließlich ausgeschieden. Eine osmotische Diurese kann man auch einem entgleisten Diabetes mellitus mit stark erhöhten Glucosekonzentrationen beobachten, wenn mehr Glucose filtriert wird, als rückresorbiert werden kann.

Carboanhydrase-Hemmstoffe

Carboanhydrase-Hemmstoffe (z. B. Acetazolamid) hemmen die Carboanhydrase im proximalen Tubulus, die H^+ für den Na^+-H^+-Antiport zur Verfügung stellt. Der Na^+-H^+-Austausch und damit auch die Resorption von Natrium und Bicarbonat werden auf diese Weise eingeschränkt. Insgesamt ist die natriuretische Wirkung jedoch nur relativ schwach ausgeprägt.

Thiazid-Diuretika

Thiazide (z. B. Hydrochlorothiazid) hemmen den Na^+-K^+-$2Cl^-$-Cotransporter in der luminalen Membran des frühdistalen Tubulus. Neben der vermehrten Ausscheidung von NaCl steht auf diese Weise auch im distalen Tubulus mehr Na^+ zum Austausch mit K^+ zur Verfügung. Die K^+-Ausscheidung wird dadurch deutlich gesteigert.

Schleifendiuretika

Schleifendiuretika (z.B. Furosemid) sind die am stärksten wirksamen Diuretika. Sie hemmen den Na^+-K^+–$2Cl^-$-Cotransporter im aufsteigenden Teil der Henle-Schleife, so dass diese Salze verstärkt ausgeschieden werden und gleichzeitig kein so hoher Konzentrationsgradient mehr aufgebaut werden kann. Als Folge sinkt die Osmolarität im Nierenmark und die Rückresorption von Wasser im Sammelrohr nimmt ab. Als Nebenwirkung kann es zu starken K^+-Verlusten und einer Hypokaliämie kommen.

Kalium-sparende Diuretika

K^+-sparende Diuretika (z.B. Amilorid, Triamteren) hemmen Na^+-Kanäle im spätdistalen Tubulus und im kortikalen Sammelrohr. Dadurch wird der Austausch von Na^+ gegen K^+ verringert, Na^+ wird vermehrt ausgeschieden, K^+ dagegen zurückbehalten.

Aldosteron-Antagonisten

Aldosteron-Antagonisten (z.B. Spironolacton) blockieren die Aldosteron-Rezeptoren und hemmen dadurch die Synthese der beiden Aldosteron-induzierten Transport-Proteine, den luminalen Na^+-Kanal und die basolaterale Na^+-K^+-ATPase. Auf diese Weise wird die Aldosteron-Wirkung (Na^+-Resorption, K^+- und H^+-Sekretion) blockiert und es kommt umgekehrt zu einer vermehrten Na^+-Ausscheidung und gleichzeitiger K^+- und H^+-Retention.

Check-up

Checkup:

- ✓ **Wiederholen Sie die Lerninhalte nach unterschiedlichen Aspekten, z.B. „Was passiert in den einzelnen Nephronabschnitten?“ oder „Wie und wo werden Na^+-Ionen resorbiert und wovon hängt die Menge der Na^+-Resorption ab?“**
- ✓ **Machen Sie sich klar, wie sich verschiedene Substanzen in der Niere verhalten (z.B. Na^+, K^+, HCO_3^-, Glucose, Proteine, PAH, Inulin), d.h. ob und wenn ja, wo und in welchem Ausmaß sie filtriert, sezerniert und resorbiert werden.**

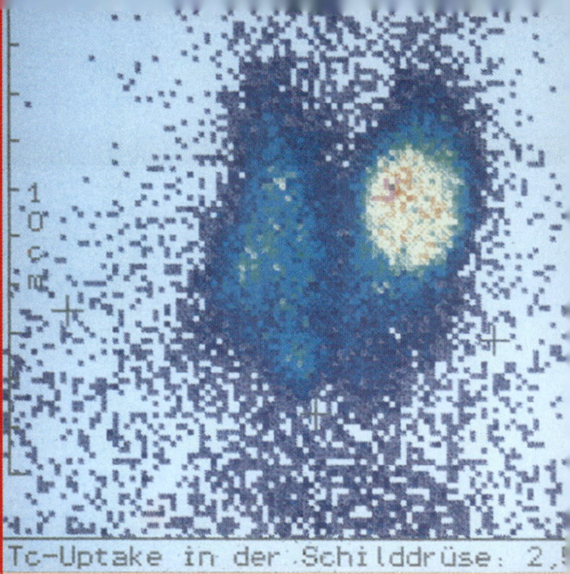

Kapitel 10

Hormone

Herzklopfen

In den Gebirgsregionen der Alpen haben viele Menschen einen Kropf, weil sich in Trinkwasser und Nahrung nicht genug Jod für die Synthese der Schilddrüsenhormone findet. Deshalb kommt es zu einer Vergrößerung der Schilddrüse.
Bei Robert H. dagegen haben sich im Schilddrüsengewebe autonome Areale gebildet: Knoten, die unabhängig vom hypophysären Regelkreis Hormone produzieren. Denn wie Sie im Kapitel „Hormone" lesen können, werden viele Hormone von anderen Hormonen in einem Regelkreis gesteuert. Die Schilddrüse wird z. B. vom Hormon Thyreotropin (TSH) aus der Hypophyse „überwacht". Was passieren kann, wenn sich Schilddrüsenbereiche aus diesem Regelkreis ausklinken, hat Robert H. am eigenen Leib erlebt.

Herzklopfen, Nervosität und Gewichtsverlust

Ich werde alt, denkt Robert H., als er mit klopfendem Herzen in der Straßenbahn steht. Er ist die letzten Meter zur Haltestelle gerannt, aber früher hat ihn das nicht so aus der Puste gebracht. Erst die Magen-Darm-Geschichte und nun das Herzklopfen und die Nervosität. Ein paar Tage später bemerkt er, dass er trotz eines wahren Heißhungers 4 kg abgenommen hat. Er sucht seinen Hausarzt Dr. Heimlich auf und berichtet ihm von seinen Beschwerden. Der Arzt untersucht ihn gründlich. Bis auf eine gesteigerte Herzfrequenz von 116 Schlägen pro Minute ist alles unauffällig. Dr. Heimlich wirft einen Blick auf den Brief, den ihm der Gastroenterologe geschickt hat, der Robert T. wegen seiner Bauchschmerzen behandelt hatte. Der Kollege hat in vielen Untersuchungen, einschließlich einer Röntgenuntersuchung mit Kontrastmittel, keine Ursachen für die Beschwerden gefunden. Dr. Heimlich will den Brief schon zur Seite legen, als ihm ein Verdacht kommt. Möglicherweise leidet Robert T. an einer Hyperthyreose, einer Schilddrüsenüberfunktion.

Knoten in der Schilddrüse

So wie viele Menschen in Jodmangelgebieten, hat Robert H. eine leicht vergrößerte Schilddrüse mit autonomen Adenomen. Er merkt jedoch nichts von seiner Erkrankung, da die Schilddrüsenhormone Thyroxin (T_4) und Trijodthyronin (T_3) im Normbereich sind. Bei der Röntgenuntersuchung des Magen-Darm-Trakts hat er jedoch jodhaltiges Kontrastmittel, und damit viel Jod, aufgenommen. Dadurch ist der Stoffwechsel entgleist und es ist zu einer Hyperthyreose gekommen.
Die Laboruntersuchung bestätigt Dr. Heimlichs Verdacht. Die Schilddrüsenhormone T_3 und T_4 sind jetzt erhöht, TSH erniedrigt. Bei der sonographischen Untersuchung findet der Arzt im linken Schilddrüsenlappen einen Knoten. Die Schilddrüsenszintigraphie (eine Untersuchung, bei der die Schilddrüsenfunktion gemessen wird) ergibt, dass dieser Knoten ein autonomes Adenom ist, das Schilddrüsenhormone bildet.

Medikamente und Radiojodtherapie

Zur Therapie der Hyperthyreose verschreibt Dr. Heimlich seinem Patienten Thyreostatika, Medikamente, die die Herstellung der Schilddrüsenhormone verhindern. Schon nach wenigen Tagen geht es Robert H. deutlich besser. Auch die Laborwerte sind wieder im Normbereich. Jetzt kann man das autonome Schilddrüsenadenom behandeln. Robert H. unterzieht sich während eines stationären Krankenhausaufenthalts einer Radiojodtherapie. Dabei nimmt er eine Kapsel mit ^{131}Jod ein. Das Radiojod reichert sich in der Schilddrüse an und zerstört das Gewebe durch seine β-Strahlung. Vier Monate später kann Robert H. die Thyreostatika wieder absetzen. Dr. Heimlich wird die Schilddrüsenfunktion dennoch weiterhin regelmäßig überprüfen. Denn nach einer Radiojodtherapie kann es zu einer Schilddrüsenunterfunktion, einer Hypothyreose, kommen, wenn zu viel des normalern Schilddrüsengewebes ebenfalls zerstört wurde. In diesem Fall muss Robert H. dann Schilddrüsenhormone in Form von Tabletten einnehmen.

10 Hormone

10.1 Die Einteilung der Hormone und die Steuerung der Hormonausschüttung

Lerncoach

- **Das Lernen der einzelnen Regelkreise gelingt leichter, wenn Sie sich zunächst das Grundprinzip eines komplexen Regelkreises einprägen (Hypothalamus, Hypophyse, Erfolgsorgan, s. u.).**
- **Lernen Sie nicht nur die Abkürzungen, sondern die kompletten Bezeichnungen der einzelnen Hormone. Dies ist sinnvoll, da zum einen im Namen meist schon die wichtigste Funktion steckt, und man zum anderen Hormone mit ähnlichen Abkürzungen dann nicht so leicht verwechselt.**

10.1.1 Überblick und Funktion

Hormone sind **körpereigene Signalstoffe**, die den Stoffwechsel und die Funktion von Erfolgsorganen steuern. Ihre Synthese und Freisetzung erfolgt entweder in **endokrinen Drüsen** (z. B. Schilddrüse, NNR), in **Nervenzellen** (z. B. Hypothalamus) oder in verstreut liegenden, endokrinen Zellen (z. B. im Herzvorhof, im Magen-Darm-Trakt), die man auch als **diffuses endokrines System** bezeichnet. Die klassischen Hormone wirken **endokrin**, d. h. durch die Sekretion ins Blut verteilen sie sich im gesamten Körper und gelangen so auch an entfernt liegende Zielorgane. Im weiteren Sinne kann man aber auch **parakrin** (lokal auf umliegende Zellen) wirkende Mediatorsubstanzen (z. B. Leukotriene, Prostaglandine) als sog. Gewebehormone zur Gruppe der Hormone zählen. Von einem **autokrinen** Effekt spricht man, wenn Zellen durch die Abgabe bestimmter Substanzen ihre eigene Funktion beeinflussen. Ein Hormon kann sowohl auto- als auch para- oder endokrin wirken.

10.1.2 Die Einteilung der Hormone

Hormone können nach verschiedenen Gesichtspunkten eingeteilt werden. Die Kenntnis dieser Systematik ermöglicht schnelle Aussagen über Bildungsort, Rezeptoren oder bestimmte chemische Eigenschaften.

Die Einteilung der Hormone nach ihrer Funktion

Die Releasing- und Inhibiting-Hormone

Alle **Releasing- bzw. Inhibiting-Hormone** werden im **Hypothalamus** gebildet und gelangen über das Pfortadersystem in die Adenohypophyse, wo sie die Ausschüttung der glandotropen Hypophysenhormone beeinflussen.

Beispiele: CRH (Corticotropin-Releasing-Hormon), TRH (Thyreotropin-Releasing-Hormon), GnRH (Gonadotropin-Releasing-Hormon).

MERKE

Alle Hormone, die auf -RH bzw. -IH (oder mit dem alten Name auf -liberin bzw. -statin) enden, stammen aus dem Hypothalamus und wirken auf die Hypophyse (Ausnahme: Somatostatin wird auch in anderen Organen gebildet, z. B. Pankreas).

Die glandotropen Hormone

Die **glandotropen Hormone** („Tropine") werden in der **Adenohypophyse** (Hypophysenvorderlappen) gebildet. In nachgeschalteten peripheren Hormondrüsen stimulieren sie die Ausschüttung effektorischer Hormone.

Beispiele: ACTH (AdrenoCorticoTropesHormon),TSH (Thyreoidea-stimulierendes Hormon), FSH (Follikelstimulierendes Hormon).

MERKE

Die glandotropen Hormone werden auch als „Tropine" bezeichnet (z. B. TSH = Thyreotropin, ACTH = Adrenocorticotropin) und stammen aus der Adenohypophyse.

Die effektorischen Hormone

Die effektorischen Hormone wirken direkt auf die verschiedenen Zielorgane und den Stoffwechsel. Sie stammen größtenteils aus **peripheren Hormondrüsen** oder verstreut liegenden endokrinen Zellen. Ausnahmen sind ADH und Oxytocin, die aus dem Hypothalamus stammen, sowie Somatotropin und Prolactin (aus der Hypophyse). Weitere Beispiele für effektorische Hormone sind Thyroxin, Aldosteron, Insulin und Progesteron.

Die Einteilung nach der chemischen Struktur

Die hydrophilen Peptidhormone

Peptidhormone bestehen aus Aminosäuren. Man kann sie noch weiter in kleinere Oligopeptide (z. B. ADH, TRH), größere Polypeptide (z. B. Insulin, ACTH) oder Glykoproteine, die zusätzliche Kohlenhydratketten enthalten (z. B. Erythropoetin, FSH), unterteilen. Da ein Teil der Aminosäuren geladen ist, sind Peptidhormone hydrophil. Aus diesem Grund benötigen sie im Blut keine spezifischen Transportproteine, sind aber auch nicht in der Lage, die lipophile Zellmembran der Zielzellen zu durchdringen. Deshalb wirken sie über **membranständige, extrazelluläre Rezeptoren** und ein „second messenger"-System (s. S. 19). Die Synthese der Peptidhormone (Transkription, Translation, etc.) dauert verhältnismäßig lange. Daher werden Peptidhormone in den hormonproduzierenden Zellen „auf Vorrat" produziert

10

und in Membranvesikeln gespeichert, aus denen sie bei Bedarf freigesetzt werden können.

Die Steroidhormone

Die **Steroidhormone** (Androgene, Östrogene, Gestagene, Aldosteron, Cortisol, Vitamin D) leiten sich von der Grundstruktur des Cholesterins ab, sie sind also lipophil. Daher können sie leicht durch lipophile Zellmembranen in ihre Zielzellen gelangen. In der Zelle bilden sie zusammen mit den dort befindlichen intrazellulären Rezeptoren **Rezeptor-Hormon-Komplexe**, die sich an spezifische DNA-Abschnitte anlagern und dadurch die Transkription bestimmter Gene beeinflussen. So fördert Cortisol beispielsweise die Transkription der Schlüsselenzyme für die Gluconeogenese.

Aus der Lipophilie ergibt sich auch, dass Steroidhormone nicht in den Hormon produzierenden Zellen gespeichert werden – die lipophilen Steroide könnten die Membran der Speichervesikel einfach durchdringen. Sie müssen also bei Bedarf stets neu synthetisiert werden. Aufgrund ihrer schlechten Wasserlöslichkeit werden sie im Blut an Transportproteine gebunden.

10

Die Tyrosinderivate

Zu den Tyrosinderivaten gehören zum einen die hydrophilen Katecholamine Dopamin, Noradrenalin und Adrenalin, die enzymatisch aus L-Tyrosin gebildet werden und ihre Wirksamkeit über extrazelluläre Rezeptoren entfalten. Ihre Halbwertszeit ist sehr kurz (Sekunden bis Minuten). Eine weitere Gruppe von Tyrosinderivaten sind die Schilddrüsenhormone T_3 und T_4, die durch Zusammenlagerung zweier iodierter Tyrosinmoleküle entstehen. Sie sind lipophil und binden daher wie die Steroidhormone an intrazelluläre Rezeptoren. Durch ihre hohe Plasmaeiweißbindung entziehen sie sich der Inaktivierung, ihre Halbwertszeit ist daher sehr lang. Die Tyrosinderivate gehören zu der Klasse der biogenen Amine, die duch Decarboxylierung von Aminosäuren entstehen.

10.1.3 Die Steuerung der Hormonausschüttung über Regelkreise

Da Hormone schon in sehr geringen Konzentrationen wirksam sind, kommt der Kontrolle der freigesetzten Menge eine besondere Bedeutung zu. Alle Hormone unterliegen deshalb Regelkreisen.

Die einfachen Regelkreise

Im Falle eines einfachen Regelkreises wird die Hormonausschüttung direkt durch den zu regelnden Stoffwechselparameter beeinflusst. Ein Beispiel für einen solchen einfachen Regelkreis ist die Regulation des Blutzuckers: Ein Anstieg der Glucosekonzentration führt zu vermehrter Freisetzung von Insulin. Dadurch sinkt der Glucosespiegel und hemmt so die weitere Freisetzung von Insulin. Weitere Beispiele sind die Regulation der ADH-Ausschüttung über die Plasmaosmolalität oder die Freisetzung von Gastrin bei Nahrungsaufnahme (s. S. 141).

Die neuroendokrinen Regelkreise

Ein neuroendokriner Regelkreis besteht aus einer Achse dreier hierarchisch hintereinander geschalteter Instanzen: Hypothalamus, Hypophyse und effektorische Hormondrüse. Im **Hypothalamus** werden *Releasing-Hormone* freigesetzt und gelangen über das hypophysäre Pfortadersystem in die **Hypophyse**. Dort bewirken sie die Ausschüttung von glandotropen Hormonen, die wiederum in den **peripheren effektorischen Hormondrüsen** zur Freisetzung der eigentlich stoffwechselaktiven *Effektorhormone* führen. Die Effektorhormone erreichen über den Blutweg nicht nur ihre Erfolgsorgane, sondern auch Hypothalamus und Hypophyse und bremsen dort die weitere Hormonausschüttung. Diesen Effekt bezeichnet man als **negative Rückkopplung**, er gewährleistet eine Konstanthaltung der Hormonkonzentration (**Abb. 10.1**).

Ist dagegen zu wenig Effektorhormon vorhanden, fällt diese Hemmung weg und Hypothalamus und Hypophyse produzieren wieder verstärkt Hormone.

Ein Beispiel für einen neuroendokrinen Regelkreis ist die Steuerung der Schilddrüsenhormone: TRH (Thyreotropin-Releasing-Hormon) aus dem Hypothalamus bewirkt in der Hypophyse die Ausschüttung von TSH (Thyreoidea-stimulierendes Hormon). TSH seinerseits stimuliert in der Schilddrüse die Abgabe der Schilddrüsenhormone T_3 und T_4. Durch negative Rückkopplung verhindern diese die weitere

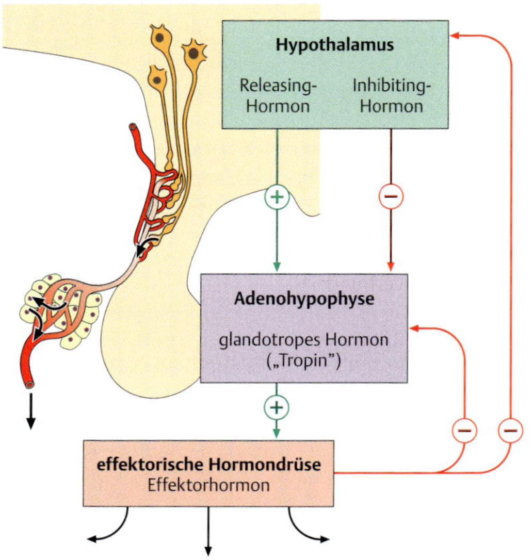

Abb. 10.1 Das Prinzip eines neuroendokrinen Regelkreises.

Freisetzung von TRH und TSH. Sinkt ihre Konzentration jedoch zu weit ab, fällt die hemmende Wirkung auf Hypothalamus und Hypophyse weg und die TRH- und TSH-Synthese nimmt wieder zu.

Die Wirkdauer

Die **Plasmahalbwertszeit** gibt an, nach welcher Zeit 50 % der Hormonmenge aus dem Plasma eliminiert ist. Lipophile Hormone (Steroidhormone, Schilddrüsenhormone) sind durch ihre hohe Plasmaeiweißbindung vor einem schnellen Abbau geschützt, ihre Halbwertszeit ist daher deutlich höher (Stunden bis Tage) als die der hydrophilen Hormone (Peptidhormone: Minuten bis Stunden und Katecholamine: Sekunden).

Die **Inaktivierung der Hormone** erfolgt meist entweder direkt im Erfolgsorgan oder in der Leber. Peptidhormone werden durch Proteolyse in Aminosäuren gespalten, die dann im Stoffwechsel weiterverwendet werden können. Steroidhormone werden vorwiegend in der Leber in unwirksame Metaboliten umgewandelt und an hydrophile Substanzen gekoppelt (Glucuronsäure, Sulfat), so dass sie über die Galle oder mit dem Urin ausgeschieden werden können. Schilddrüsenhormone werden zunächst deiodiert und dann ebenfalls sulfatiert oder glucuronidiert. Katecholamine werden durch Desaminierung und Methylierung inaktiviert.

Klinischer Bezug

Störungen der Hormonproduktion: Bei Störungen der Hormonproduktion (Hormonüberschuss oder -mangel) unterscheidet man zwischen primären und sekundären Störungen.

Bei **primären Störungen** ist die periphere Hormondrüse selbst betroffen und produziert dadurch zuviel (z. B. NNR-Adenom) oder zu wenig (z. B. nach hämorrhagischer Infarzierung beider Nebennieren) Hormone. Die glandotropen Hormone und Releasing-Hormone sind entsprechend supprimiert oder erhöht.

Bei **sekundären Störungen** liegt die Störung in der Hypophyse. Der Mangel an Effektorhormon ist dabei auf eine unzureichende Stimulation der peripheren Hormondrüse zurückzuführen, daher sind sowohl die Konzentration des Effektorhormons als auch des glandotropen Hormon vermindert.

Um zwischen primären und sekundären Ursachen zu unterscheiden, kann man einen Stimulationsversuch mit dem entsprechenden glandotropen Hormon durchführen. Bei sekundären Ursachen steigt die Konzentration des Effektorhormons nach exogener Zufuhr des Tropins an, bei primären Störungen bleibt sie unverändert niedrig.

Check-up

✓ **Wiederholen Sie noch einmal die Grundbestandteile eines komplexeren Regelkreises und machen Sie sich die Wechselwirkungen zwischen den einzelnen Komponenten klar.**

10.2 Die Hypothalamus- und Hypophysenhormone

Lerncoach

Für viele Studenten wirkt die Vielzahl der Bezeichnungen der hypothalamischen und hypophysären Hormone verwirrend. Machen Sie sich daher beim Lernen die Systematik der Nomenklatur klar: bei „Tropinen" handelt es sich um hypophysäre Hormone, d. h. FSH (follikelstimulierendes Hormon) ist synonym mit Follikotropin, TSH (Thyreoidea-stimulierendes Hormon) ist das gleiche wie Thyreotropin usw.

10.2.1 Überblick und Funktion

In den hypophysiotropen Kerngebieten des Hypothalamus werden unter Einfluss des limbischen Systems, der Formatio reticularis und der Großhirnrinde **Releasing- und Inhibitinghormone** gebildet, die die Produktion und Sekretion der Hypophysenhormone steuern.

10.2.2 Die Hormone des Hypothalamus

Der Weg, den die Releasing- und Inhibiting-Hormone bis zu ihrem Zielort, den endokrinen Zellen der Hypophyse, nehmen, beginnt in den sekretorischen (neuroendokrinen) Neuronen, deren Axone zum Hypophysenstiel (Infundibulum) ziehen. Dort gelangen sie in Kapillaren, die der A. hypophysea superior entspringen. Diese Kapillaren bilden im Bereich des Infundibulums sog. Portalgefäße, die sich im Bereich des Hypophysenvorderlappens zu einem zweiten Kapillarsystem aufzweigen (Pfortadersystem). In der Adenohypophyse können sie durch das gefensterte Endothel leicht aufgenommen werden und dort die Inkretion der glandotropen Hormone beeinflussen. **Releasing-Hormone** (Liberine) fördern die Ausschüttung des entsprechenden glandotropen Hormons, **Inhibiting-Hormone** hemmen sie.

Neben den Releasing- und Inhibiting-Hormonen werden im Hypothalamus auch ADH und Oxytocin gebildet, die über axonalen Transport direkt den Hypophysenhinterlappen (Neurohypophyse) erreichen und dort bei Bedarf freigesetzt werden (**Tab. 10.1**). Anders als die Releasing- und Inhibiting-Hormone wirken sie nicht auf die Hypophyse, sondern direkt auf periphere Organe.

10.2.3 Die Hormone der Hypophyse

Die Hypophyse besteht entwicklungsgeschichtlich, funktionell und morphologisch aus drei verschiedenen Teilen:

- Adenohypophyse (Hypophysenvorderlappen)
- Neurohypophyse (Hypophysenhinterlappen)
- Hypophysenzwischenlappen (spielt bei Säugetieren nur eine untergeordnete Rolle).

Die Adenohypophyse (Hypophysenvorderlappen, HVL)

Die Adenohypophyse bildet unter dem Einfluss der hypothalamischen Releasing- und Inhibiting-Hormone glandotrope Hormone (Tropine), die über das Blut zu den endokrinen Drüsen gelangen (= Zielorgan) und dort die Freisetzung von Effektorhormonen steuern (**Tab. 10.1**).

Die Neurohypophyse (Hypophysenhinterlappen, HHL)

10

ADH und **Oxytocin** werden im Hypothalamus im Ncl. supraopticus und Ncl. paraventricularis gebildet und gelangen über axonalen Transport in den HHL. Dort werden sie in den axoterminalen Strukturen gespeichert (vergleichbar mit Neurotransmittern in synaptischen Vesikeln). Ein Aktionspotenzial der Nervenzelle führt zur exozytotischen Freisetzung der Hormone. So gelangen die Hormone ins Blut und zu ihren Zielorganen.

ADH und Oxytocin sind sich strukturell sehr ähnlich: sie bestehen beide aus 9 Aminosäuren mit jeweils 2 Zysteinmolekülen, die eine Disulfidbrücke bilden. Trotz ihrer Ähnlichkeit kann eine Zelle aber jeweils nur entweder ADH oder Oxytocin synthetisieren. In beiden Kerngebieten des Hypothalamus findet man jedoch beide Zelltypen.

- **ADH** (Adiuretin, Vasopressin) induziert den Einbau von Aquaporinen in die Sammelrohrwand und bewirkt so eine vermehrte Wasserrückresorption entlang des osmotischen Gradienten des Niereninterstitiums (s. S. 180).
- **Oxytocin** steigert die Uteruskontraktiliät (→ Wehen) und löst Kontraktionen der myoepithelialen Zellen der Milchdrüsen aus (→ Milchejektion) (s. S. 210).

MERKE

ADH und Oxytocin werden im Hypothalamus (Ncl. supraopticus und paraventricularis) gebildet, aber in der Neurohypophyse freigesetzt.

Klinischer Bezug

Sheehan-Syndrom: Infolge eines starken intra- oder postpartalen Blutverlusts kann es zu einer ischämischen Nekrose des Hypophysenvorderlappens mit teilweise völligem Verlust der Hormonproduktion kommen. Die nachgeordneten peripheren Hormondrüsen (Nebenniere, Ovar, Schilddrüse) zeigen entsprechende Ausfallserscheinungen. Klinisch manifestiert sich die Hypophysenvorderlappeninsuffizienz durch eine fehlende Milchproduktion (Prolactinmangel), im weiteren Verlauf entwickeln sich eine Hypothyreose (TSH-Mangel), Nebenniereninsuffizienz (ACTH-Mangel) und eine Amenorrhö (FSH-Mangel). Therapeutisch müssen je nach Ausmaß der Ausfallserscheinungen die effektorischen Hormone substituiert werden.

Tab. 10.1

Hypothalamus- und Hypophysenhormone (nach Silbernagl, Despopoulos, Taschenatlas Physiologie, Thieme 2012)

Abkürzung	Name	Wirkung
Hypothalamus (Releasing-Hormone)		
Abkürzung	***Name***	***stimuliert die Freisetzung von***
TRH	Thyreotropin-Releasing-Hormon, Thyreoliberin	TSH und Prolactin
CRH	Corticotropin-Releasing-Hormon, Corticoliberin	ACTH (Vorstufe: POMC)
GnRH	Gonadotropin-Releasing-Hormon, Gonadoliberin (GnRH)	LH und FSH
GHRH	Growth-Hormon-Releasing-Hormon, Somatoliberin	Somatotropin (= Growth Hormon)
Hypothalamus (Inhibiting-Hormone)		
Abkürzung	***Name***	***hemmt die Freisetzung von***
GHIH	Somatostatin	Somatotropin
PIH	Dopamin, Prolactin-Inhibiting-Hormon	Prolactin
Adenohypophyse (Glandotrope Hormone)		
Abkürzung	***Name***	***wirkt stimulierend auf***
ACTH	Adrenocorticotropes Hormon, Corticotropin	Corticoide, insbesondere Glucocorticoide
TSH	Thyreoidea-stimulierendes Hormon, Thyreotropin	T_3 und T_4, Iodaufnahme und Schilddrüsenwachstum
FSH	Follikel-stimulierendes Hormon, Follikotropin	Frauen: Follikelreifung, Östrogenfreisetzung Männer: Spermatogenese
LH	Luteinisierendes Hormon, Luteotropin	Frauen: Ovulation, Progesteronfreisetzung Männer: Testosteronfreisetzung
Prl	Prolactin	Milchbildung, Hemmung der GnRH-Freisetzung
STH (= GH)	Somatotropin, Growth Hormon	Körperwachstum, Blutzucker ↑, Lipolyse ↑, Freisetzung von Insulin-like growth factor (IGF-I)
MSH	Melanozyten-stimulierendes Hormon, Melanotropin	Pigmentbildung in den Melanozyten?

Check-up

✓ Wiederholen Sie noch einmal für die wichtigsten Releasing-Hormone, welchen Einfluss sie auf die Hormonsekretion der Hypophyse haben. Verwenden Sie dabei immer die vollständigen Namen, nicht nur die Abkürzungen.

10.3 Die Hormone der Nebennierenrinde

Lerncoach

- In diesem Kapitel werden unter anderem die Mineralcorticoide besprochen, deren Wirkung sich vor allem an der Niere entfaltet. Diese Überschneidung können Sie zum themenübergreifenden Lernen nutzen (Kapitel Niere, s. S. 169).
- Was bei einem Hormonmangel bzw. -überschuss passiert, ist klinisch wichtig und wird, gerade zu den Hormonen der Nebennierenrinde, auch gerne in Prüfungen gefragt. Die Ausfall- bzw. Überschusserscheinungen lassen sich aus der Hormonfunktion meist leicht herleiten.

10.3.1 Überblick und Funktion

Die Nebenniere besteht aus zwei entwicklungsgeschichtlich unterschiedlichen und funktionell weitgehend unabhängigen Teilen: der **Nebennierenrinde** (NNR), die Steroidhormone bildet, und dem **Nebennierenmark** (NNM), das Katecholamine produziert (s. S. 251). Die Nebennierenrinde lässt sich histologisch und funktionell von außen nach innen in drei Schichten gliedern:

- Die **Zona glomerulosa** produziert **Mineralocorticoide** (v. a. **Aldosteron**), die der Regulation des Wasser-Salz-Haushaltes und des Blutdrucks dienen. Aldosteron bewirkt in der Niere eine Na^+-Retention und eine K^+- und H^+-Sekretion. Dem Natrium folgt Wasser nach, dadurch nimmt das Volumen zu und der Blutdruck steigt (s. S. 180).
- In der **Zona fasciculata** werden **Glucocorticoide** (v. a. **Cortisol**) gebildet, die Einfluss auf fast alle Stoffwechselvorgänge haben und v. a. der Energiebereitstellung in Stresssituationen dienen.
- Die **Zona reticularis** setzt **Androgene** (v. a. **Dehydroepiandrosteron**) frei, die als männliche Sexualhormone wirken und außerdem die Vorstufe für Östrogene darstellen (s. S. 210).

Die Hormone des Nebennierenmarks werden auf S. 251 ff. besprochen.

10.3.2 Die Mineralocorticoide

Mineralocorticoide werden primär in der Zona glomerulosa produziert. Der wichtigste Vertreter ist das **Aldosteron**. Die Mineralocorticoide sind v. a. an der Regulation des Elektrolyt- und Wasserhaushalts beteiligt.

Die Wirkung von Aldosteron

Das Hauptzielorgan von Aldosteron ist die Niere, wo es die **Na^+-Resorption** und die **K^+- und H^+-Sekretion** steigert. Dem Na^+ folgend wird auch vermehrt Cl^- und Wasser resorbiert, was eine Zunahme des Extrazellulärvolumens und einen Anstieg des Blutdrucks zur Folge hat. Auch im Magen-Darm-Trakt wird die Na^+- und Wasserresorption unter Aldosteron-Einfluss gesteigert.

MERKE

Aldosteron bewirkt eine Na^+-Retention und eine K^+- und H^+-Sekretion.

Die Regulation der Aldosteron-Freisetzung

Die Aldosteron-Freisetzung wird in erster Linie über das **Renin-Angiotensin-Aldosteron-System** (RAAS) in Abhängigkeit von der Plasmaosmolatität und dem Blutdruck reguliert (s. S. 180). Außerdem beeinflusst die Natrium- und -Kaliumkonzentration im Plasma direkt die Zellen der Zona glomerulosa: eine niedrige Natrium- und hohe Kaliumkonzentration steigert, eine hohe Natrium- und niedrige Kaliumkonzentration hemmt die Aldosteron-Synthese. Auch der pH-Wert spielt eine, wenn auch nur untergeordnete Rolle: Bei Azidose wird vermehrt, bei Alkalose vermindert Aldosteron ausgeschüttet. ACTH, das die Zona fasciculata zur Produktion von Glucocorticoiden anregt, hat auch eine schwache stimulierende Wirkung auf die Aldosteronproduktion, allerdings in sehr viel geringerem Ausmaß als auf die Cortisolfreisetzung.

10.3.3 Die Glucocorticoide

Glucocorticoide werden vorwiegend in der Zona fasciculata, aber auch in der Zona reticularis gebildet. Sie beeinflussen vor allem Stoffwechselprozesse und dienen der Energiebereitstellung in Stresssituationen. Wichtigster Vertreter ist das **Cortisol**. Im Blut liegt Cortisol zu 90 % an Plasmaeiweiß gebunden vor (75 % an Transcorticotin = Corticosteroid-bindendes Globulin = CBG, 10 % an Albumin).

Die Wirkung der Glucocorticoide

Als lipophile Steroidhormone wirken Glucocorticoide über intrazelluläre Rezeptoren. Gemeinsam binden sie als Rezeptor-Hormon-Komplex an die DNA und beeinflussen die Transkription spezifischer Gene. Dabei ist die Spezifität der Rezeptoren nicht ab-

solut, sodass auch Glucocorticoide leicht mineralocorticoide Wirkungen und umgekehrt haben.
Die Wirkungen der Glucocorticoide sind vielfältig und spielen insbesondere für den Stoffwechsel eine zentrale Rolle:

- Anstieg des Blutzuckerspiegels durch vermehrte **Gluconeogenese** und Senkung des Glucoseverbrauchs in der Peripherie.
- Steigerung der **Lipolyse**. Die Konzentratrion der Fettsäuren, die z. T. in Ketonkörper umgewandelt werden, steigt.
- **Katabole Wirkung** auf den Proteinstoffwechsel mit negativer Stickstoffbilanz (die dabei freiwerdenden Aminosäuren werden zum großen Teil zur Gluconeogenese verwendet). Bei hohen Glucocorticoidkonzentrationen kann der Proteinkatabolismus zur Muskelschwäche führen.
- Mineralocorticoide Wirkung: Na^+-Retention und K^+- und H^+-Sekretion führen zum **Blutdruckanstieg**.
- Abbau von Knochensubstanz
- Sensibilisierung verschiedener Organe (z. B. Gefäße, Fettgewebe, etc.) für die Wirkung der Katecholamine.
- **Hemmung von Immunprozessen**: Die antiphlogistische, antiallergische und immunsuppressive Wirkung kommt über eine Hemmung von Lymphozyten und Granulozyten sowie eine verminderte Zytokinfreisetzung zustande, bei längerer Anwendung wird auch die Antikörperbildung herabgesetzt. Dieser Effekt wird zur Unterdrückung unerwünschter Immunreaktionen (z. B. Verhindern einer Abstoßung nach Transplantation, bei Asthma bronchiale, chronisch-entzündlichen Darmerkrankungen) genutzt.
- Beeinflussung des ZNS mit Steigerung der Erregbarkeit gegenüber sensorischen Reizen, euphorisierende oder auch depressionsauslösende Wirkung, Senkung der Krampfschwelle.

10

Die Regulation der Glucocorticoidsekretion

Das aus dem Hypothalamus stammende **CRH** (Corticotropin-Releasing-Hormon) stimuliert in der Hypophyse die Ausschüttung von **ACTH** (AdrenoCorticoTropes Hormon). Allerdings wird ACTH nicht direkt als einzelnes Peptid synthetisiert sondern ist Bestandteil eines größeren Proteins, dem sog. **POMC** (**Pro**O**pio**M**elano**C**orticotropin). POMC wird posttranslational in 4 wirksame Bruchstücke und mehrere Teilpeptide geteilt: β-Endorphin („Opio"), α- und γ-MSH („Melano"), ACTH („Cortico") und γ-LPH (lipotropes Hormon). Eine stark vermehrte ACTH-Sekretion geht daher mit einer vermehrten Sekretion auch der übrigen Bruchstücke einher. ACTH wirkt auf die Zona fasciculata und regt dort die Abgabe

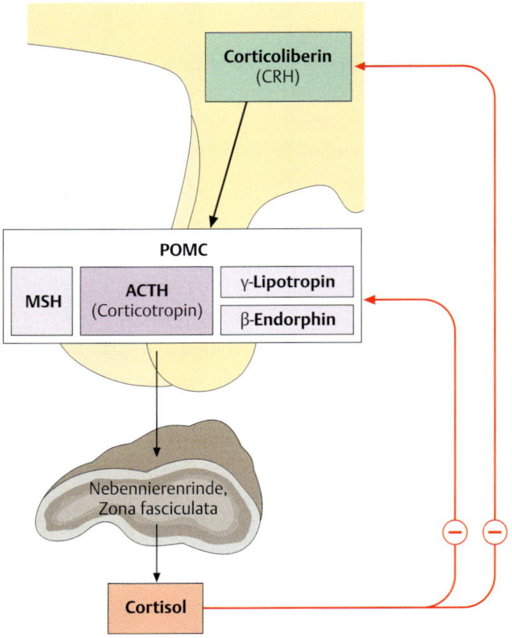

Abb. 10.2 Regelkreis und Funktion von Cortisol.

von **Cortisol** an. Über negative Rückkopplung hemmt Cortisol die CRH- und ACTH-Freisetzung (Abb. 10.2).
Die Freisetzung von Cortisol unterliegt einer ausgeprägten **zirkadianen Rhythmik**, besonders hoch ist der Cortisolspiegel am frühen Morgen. Zu diesem Tag-Nacht-Rhythmus kommt die bedarfsangepasste Freisetzung, dabei ist der stärkste Stimulus für die Cortisolausschüttung körperliche oder psychische Belastung („Stress").

10.3.4 Die Androgene

Weil beim Mann die Androgenproduktion im Hoden die in der Nebennierenrinde um ein Vielfaches übersteigt, spielt diese eigentlich nur bei Frauen eine nennenswerte Rolle. In der Zona reticularis wird vorwiegend **Dehydroepiandrosteron** (DHEA), ein relativ schwach wirksames männliches Sexualsteroid, synthetisiert, das peripher z. T. in Testosteron, Dihydrotestosteron oder Östrogene umgewandelt wird. Weitere Informationen s. Kapitel Sexualentwicklung und Reproduktionsphysiologie S. 203.

10.3.5 Die Funktionsstörungen der Nebennierenrinde

Hyperaldosteronismus (Conn-Syndrom)

Das wichtigste Leitsymptom übermäßiger Aldosteronproduktion ist eine **hypokaliämische Hypertonie**. Häufig leiden die Patienten unter Kopfschmerzen, Obstipation, Muskelschwäche, Polyurie und -dipsie, EKG-Veränderungen und einer metabolischen Alkalose mit Parästhesien. Die Ursache für die vermehrte Aldosteronproduktion kann entweder in der Nebennierenrinde selbst (primärer Hyperaldosteronismus) liegen, z. B. Nebennierenrinden-Adenom, oder durch eine Überstimulation der NNR bedingt sein (sekundärer Hyperaldosteronismus), z. B. durch Überstimulation des RAAS bei Nierenarterienstenose.

Cushing-Syndrom

Die Symptome eines Hyperkortisolismus (Cushing-Syndrom) sind aufgrund der Wirkung der Glucocorticoide auf den gesamten Stoffwechsel vielfältig.

Die gesteigerte Gluconeogenese begünstigt eine diabetische Stoffwechsellage („Steroiddiabetes"), durch die Umverteilung des Fettgewebes entwickeln sich eine Stammfettsucht, Stiernacken und Vollmondgesicht. Gleichzeitig sind die Extremitäten auffallend dünn, was durch den Muskelschwund (Proteinkatabolismus!) verstärkt wird. An der Haut sieht man neben einer Atrophie Striae distensae und Purpura. Der Blutdruck ist erhöht und die Immunabwehr herabgesetzt. Die Wirkung auf das ZNS kann zu einem endokrinen Psychosyndrom führen.

Als endogene Ursachen für ein Cushing-Syndrom kommen Störungen der Nebennierenrinde (z. B. NNR-Adenom) oder erhöhte ACTH- oder CRH-Sekretion (z. B. ektope ACTH-Sekretion bei kleinzelligem Bronchialkarzinom) infrage. Weitaus häufiger ist jedoch das exogene, iatrogene Cushing-Syndrom durch Langzeitbehandlung mit Steroiden (z. B. zur Immunsuppression nach Transplantation oder bei Autoimmunkrankheiten). Dabei kann eine langdauernde exogene Cortisolzufuhr zu einer Atrophie der Nebennierenrinde führen.

Hypokortisolismus

Glucocorticoide sind lebensnotwendig. Ein Mangel an Glucocorticoiden manifestiert sich mit Hypotonie, Schwäche und rasche Ermüdbarkeit, Adynamie, Gewichtsverlust und Dehydratation. Auch beim Hypokortisolimus unterscheidet man zwischen primären (NNR-Insuffizienz) und sekundären (Insuffizienz von Adenohypophyse oder Hypothalamus) Störungen, die man bereits klinisch unterscheiden kann. Bei einer NNR-Insuffizienz (Morbus Addison) ist die ACTH-Produktion wegen der fehlenden negativen Rückkopplung deutlich gesteigert. Als Nebenprodukt fällt bei der ACTH-Synthese (Vorstufe POMC, vgl. S. 192) immer auch MSH (= Melanozyten-stimulierendes Hormon) an, die Haut und Schleimhäute sind dadurch stark pigmentiert. Im Gegensatz zum Morbus Addison ist die Haut bei einer Hypophyseninsuffizienz durch den MSH-Mangel blass und pigmentlos.

MERKE

Die vermehrte Hautpigmentierung kommt nur bei primärer Nebenniereninsuffizienz (Morbus Addison) vor, bei einer sekundären Nebenniereninsuffizienz (z. B. infolge einer Hypophyseninsuffizienz) nicht, da in diesem Fall nicht genügend ACTH und dann natürlich auch kaum MSH produziert wird.

Klinischer Bezug

Addison-Krise: Besonders gefährlich ist eine unerkannte, latente NNR-Insuffizienz. Unter besonderen Belastungen (Stress, Krankheit, Operationen) kann es zu einer akuten Dekompensation (Addison-Krise) kommen, die eine lebensbedrohliche Situation darstellt. Klinisch äußert sich die Addison-Krise durch Schock, Dehydratation und Hypotension. Der Blutzucker ist erniedrigt und es besteht eine metabolische Alkalose. Häufig beobachtet man auch gastrointestinale Symptome wie Übelkeit, Durchfall, Erbrechen und Pseudoperitonismus.

Check-up

✓ **Wiederholen Sie noch einmal die Wirkungen und den Regelkreis des Cortisols. Machen Sie sich klar, wie sich bei einem Hyper- oder Hypokortisolismus der ACTH-Spiegel im Blut verändern und wie man dadurch Rückschlüsse auf die Ursache der Störung ziehen kann.**

10.4 Die Schilddrüsenhormone Thyroxin (T_4) und Triiodthyronin (T_3)

Lerncoach

- **Der Regelkreis der Schilddrüsenhormone stellt den Prototyp eines neuroendokrinen Regelkreises dar. Er eignet sich daher sehr gut, um in Prüfungen das Wirkprinzip zu erklären oder sich herzuleiten, welche Auswirkungen ein Mangel oder ein Überschuss eines der beteiligten Hormone auf den Regelkreis hat.**
- **Die Synthese der Schilddrüsenhormone wird in der Biochemie ausführlich behandelt. Sie können dies zum fächerübergreifenden Lernen nutzen.**

10.4.1 Überblick und Funktion

Die Schilddrüsenhormone spielen eine wichtige Rolle für die körperliche und geistige Entwicklung. Sie beeinflussen den Stoffwechsel und damit auch den Energieumsatz und die Leistungsfähigkeit.

Die Schilddrüse ist der Synthese- und Speicherort für die Schilddrüsenhormone Thyroxin (T_4) und Triiodthyronin (T_3). Sie untersteht der ständigen Kontrolle durch Hypothalamus (TRH) und Hypophyse (TSH), die sowohl die Synthese- als auch die Abgabegeschwindigkeit der Schilddrüsenhormone steuern. In der Schilddrüse findet man außerdem auch die so genannten C-Zellen, die Calcitonin produzieren, das an der Regulation des Calcium-Haushalts beteiligt ist.

10.4.2 Die Bildung und Regulation der Schilddrüsenhormone

Der Regelkreis

Im Hypothalamus wird das Tripeptid **TRH** (Thyreotropin-Releasing-Hormon) produziert. TRH fördert in der Adenohypophyse die Ausschüttung von **TSH** (Thyreoidea-stimulierendes Hormon = Thyreotropin), das wiederum die Bildung und Freisetzung der Schilddrüsenhormone **T_3** (Triiodthyronin) und **T_4** (Thyroxin) sowie das Wachstum der Schilddrüse stimuliert. Die Schilddrüsenhormone wirken ihrerseits durch negative Rückkopplung hemmend auf Hypothalamus und Hypophyse und halten so den Hormonspiegel konstant (**Abb. 10.3**).

10

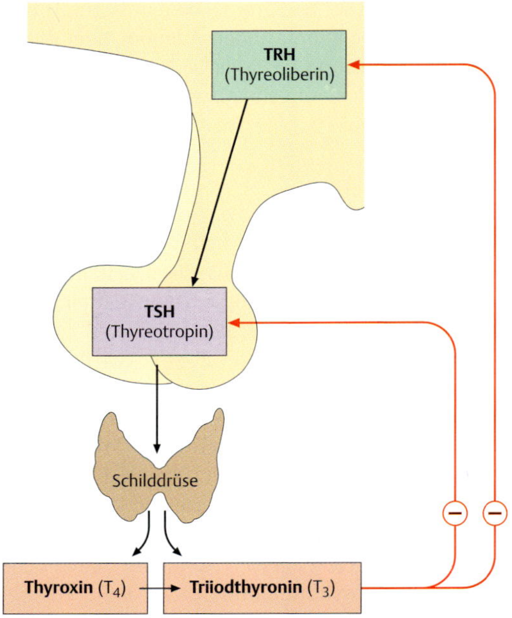

Abb. 10.3 Regelkreis und Funktion der Schilddrüsenhormone.

Klinischer Bezug

Morbus Basedow: Beim Morbus Basedow, einer Autoimmunkrankheit, werden Autoantikörper gegen die TSH-Rezeptoren der Schilddrüse produziert. Diese Antiköper stimulieren wie TSH selbst die Freisetzung von Schilddrüsenhormonen, es kommt zu einer unkontrollierten Freisetzung von T_3 und T_4. Die Schilddrüsenhormone wirken zwar negativ rückkoppelnd auf Hypothalamus und Hypophyse (TRH und TSH sind also niedrig), da die Schilddrüse aber durch die Antikörper weiter stimuliert wird, besteht trotzdem eine Hyperthyreose. (Hinweis: Die Autoantikörper können außerdem im retrobulbären Fettgewebe eine Entzündungsreaktion induzieren, dadurch kann es zu Exophthalmus kommen – dies ist aber keine Wirkung der Schilddrüsenhormone!)

Die Hormonsynthese

Schilddrüsengewebe besteht aus Follikeln, die von einschichtigem Epithel umgeben sind und in deren Innern Thyreoglobulin mit daran gebundenen Schilddrüsenhormonen gespeichert wird. Für die normale Synthese der Schilddrüsenhormone sind am Tag etwa 150 µg Iod notwendig.
Ausgangsstoff für die Schilddrüsenhormonsynthese bildet neben Iod das **Thyreoglobulin**, ein Protein, das reich an **Tyrosinmolekülen** ist. Bei den Seitenketten des Thyreoglobulins handelt es sich vorwiegend um **Tetraiodthyronylreste** (T_4 = Thyroxin), zu einem kleineren Teil um Triiodthyronylreste (T_3 = Triiodthyronyl), die im Kolloid gespeichert werden und bei Bedarf zu Schilddrüsenhormonen hydrolysiert werden können.

Iodid-Ionen gelangen über einen sekundär-aktiven Na^+-I^--Cotransport in die Follikelepithelzellen. Mit Hilfe einer in der apikalen Membran lokalisierten **Peroxidase** wird Iodid zu **elementarem Iod** oxidiert und reagiert dann im Bereich der Mikrovilli unter Bildung von Monoiodtyrosyl- bzw. Diiodtyrosylresten mit den Tyrosinresten des Thyreoglobulins. Im nächsten Schritt können die iodierten Tyrosylreste nun miteinander kondensieren, so dass die Thyreoglobulinkette jetzt **Tetraiodtyronylreste** und Triiodtyronylreste enthält. Die iodierten T_3- und T_4-Reste bleiben zunächst noch an Thyreoglobulin gebunden, das als Kolloid im Follikellumen gespeichert wird. Unter dem Einfluss von TSH wird das Thyreoglobulin per **Endozytose** wieder in die Schilddrüsenzellen aus dem Kolloid aufgenommen und mit Hilfe von **Proteasen hydrolysiert**. Die Spaltprodukte T_3 und T_4 werden in die Blutbahn sezerniert.
Die Schilddrüse sezerniert vorwiegend das nur sehr schwach wirksame T_4, das in der Peripherie durch Abspaltung eines Iodrests in das eigentlich wirksame T_3 umgewandelt wird. Neben aktivem Triiodthyronin kann durch Deiodierung am Phenol- statt am Tyrosinring auch sog. reverses T_3 entstehen, das biologisch inaktiv ist.

Der Transport

Im Blut liegt nur ein sehr kleiner Teil (< 0,3 %) der Schilddrüsenhormone in freier Form vor. Der größte Teil ist an Albumin, thyroxinbindendes Präalbumin und vor allem **Thyroxin-bindendes Globulin** (**TBG**) gebunden. (Achtung: nicht mit Thyreoglobulin verwechseln – Thyreoglobulin ist die Speicherform in der Schilddrüse, TBG ist die Transportform im Blut!). Proteingebundene Schilddrüsenhormone sind inaktiv. Biologisch aktiv sind nur das freie T_3 und T_4.

10.4.3 Die Wirkung der Schilddrüsenhormone

Schilddrüsenhormone vermitteln ihre Wirkung über die intrazelluläre Bildung von Rezeptor-Hormonkomplexen, die die Transkription verschiedener Gene beeinflussen. Unter dem Einfluss von T_3 und T_4 kommt es zu:

- Steigerung des Intermediärstoffwechsels mit Zunahme des intrazellulären ATP-Verbrauchs und erhöhtem Energieumsatz
- Anregung des Glucosestoffwechsels
- Steigerung der Fettsäurekonzentration durch verstärkte Lipolyse, Abbau von VLDL und Umbau von Cholesterin in Gallensäuren
- Förderung der Gehirnentwicklung und Ausbildung von Synapsen
- Steigerung des Längenwachstums (z.T über Steigerung der Somatotropin-Ausschüttung)
- Sensibilisierung des Herzens für Katecholamine durch vermehrte Expression von β-Rezeptoren
- gesteigerte neuromuskuläre Erregbarkeit.

10.4.4 Die Funktionsstörungen

Hypothyreose

Bei einer Unterfunktion bzw. einem Funktionsausfall der Schilddrüse mit Verminderung des Thyroxingehaltes des Blutes spricht man von einer Hypothyreose. Ein **angeborener Mangel** an Schilddrüsenhormonen ist meist durch eine Aplasie oder Hypoplasie der Schilddrüse bedingt und führt unbehandelt innerhalb kurzer Zeit zu massiver und irreversibler Beeinträchtigung der Intelligenz und zu verzögertem und vermindertem Wachstum (**Kretinismus**).

Bei der **erworbenen Hypothyreose** fallen die Patienten vor allem durch Antriebslosigkeit, kalte, trockene, schuppige Haut, Obstipation und Gewichtszunahme sowie schnelle Ermüdbarkeit auf.

Hyperthyreose

Eine Hyperthyreose wirkt sich auf den gesamten Organismus im Sinne eines **Hypermetabolismus** aus. Grundumsatz, Herzfrequenz und Körpertemperatur sind erhöht, die Patienten verlieren Gewicht und leiden u.a. unter Unruhe, Schwitzen, Tremor, Diarrhö und Schlafstörungen. Die möglichen Ursachen für eine Überfunktion sind vielfältig: sie kann autoimmun (z.B. Morbus Basedow, s.u.), entzündlich, durch funktionelle Autonomie (z.B. Adenom), neoplastisch, durch erhöhte TSH-Spiegel oder exogene Hormonzufuhr bedingt sein.

Check-up

✓ **Machen Sie sich klar, warum eine ausreichende Iodzufuhr für die Schilddrüsenhormonsynthese so wichtig ist, bzw. welche Auswirkungen Iodmangel auf den Stoffwechsel und den Regelkreis hat.**

✓ **Wiederholen Sie, wie sich die Blutwerte von TSH und T_3/T_4 bei einer Über- bzw. Unterfunktion der Schilddrüse verhalten.**

10.5 Der Inselapparat des Pankreas: Die Pankreashormone

Lerncoach

- **Insulin und Glucagon sind antagonistisch wirksam. Wenn Sie sich die Wirkungen des Insulins eingeprägt haben, können Sie sich die des Glucagons als umgekehrte Effekte herleiten.**
- **Beachten Sie: Insulin hat eine so große klinische Bedeutung, weil es das einzige Hormon ist, das den Blutzuckerspiegel senkt. Gesteigert werden kann der Blutzucker dagegen über verschiedene Hormone (Glucagon, Somatotropin, Cortisol, etc), so dass der Ausfall eines dieser Hormone leichter kompensiert werden kann.**

10.5.1 Überblick und Funktion

Das Pankreas besitzt exokrine und endokrine Anteile. Zwischen den exokrinen Drüsen und Ausführungsgängen, in denen der Bauchspeichel gebildet wird, liegen locker verstreut die endokrinen Langerhans-Inseln, die sich aus vier verschiedenen hormonproduzierenden Zelltypen zusammensetzen. Die B-Zellen (β-Zellen) bilden Insulin, die A-Zellen (α-Zellen) produzieren Glucagon. Insulin und Glucagon sind die beiden zentralen Hormone für die Regulation des Blutzuckers. Außerdem gibt es noch D-Zellen, die Somatostatin produzieren, und PP-Zellen, die das pankreatische Polypeptid synthetisieren. Somatostatin wirkt sowohl auf die Insulin- als auch auf die Glucagonfreisetzung hemmend.

10.5.2 Insulin

Die Synthese und die Freisetzung von Insulin

Insulin ist ein Peptidhormon und besteht aus zwei Aminosäureketten (insgesamt 51 Aminosäuren), die über Disulfidbrücken miteinander verknüpft sind. In den β-Zellen (B-Zellen) des Pankreas wird das Vorläufermolekül Proinsulin gebildet, aus dem durch proteolytische Abspaltung eines Zwischenstücks, dem sog. **C-Peptid** (connecting peptide), das aktive Insulin entsteht. Es wird als Zink-Insulin-Hexamer gespeichert und bei Bedarf per Exozytose freigesetzt.

Dabei werden äquimolare Mengen des C-Peptids frei, so dass die C-Peptid-Konzentration Rückschlüsse auf die vom Körper produzierte Insulinmenge erlaubt.
Hauptreiz für die Insulinausschüttung ist ein **erhöhter Blutzuckerspiegel** (Normalwert: 0,8–1,0 g/l). Die Glucoseaufnahme in die β-Zellen erfolgt Carrier-vermittelt (GLUT 2) proportional zum Blutzuckerspiegel: Je höher der Blutzuckerspiegel, desto mehr Glucose wird aufgenommen und zur Synthese von ATP verwendet. Durch die Bindung von ATP an ATP-abhängige K^+-Kanäle schließen sich diese und die Zelle depolarisiert. Die Depolarisation wiederum führt zur Öffnung von spannungsgesteuerten Ca^{2+}-Kanälen, und der Anstieg der intrazellulären Ca^{2+}-Konzentration zur Exozytose von Insulin.
Acetylcholin und verschiedene gastrointestinale (z. B. Gastrin, Sekretin) und hypophysäre (Somatotropin, ACTH) Hormone **sensibilisieren** die β-Zellen für den Einfluss von Glucose und fördern so ebenfalls die Insulinausscheidung. Bei niedrigen Blutzuckerwerten sind sie jedoch unwirksam. Durch die Kopplung der Insulinausschüttung an die Nahrungsaufnahme (über gastrointestinale Hormone und Vagusreize) werden hohe Blutzuckerspitzen nach den Mahlzeiten vermieden. **Hemmend** auf die Insulinausschüttung wirken der Sympathikus (über Noradrenalin an α-Rezeptoren) und Somatostatin aus den D-Zellen des Pankreas.

10

Die Wirkungen des Insulins

Die wichtigste Aufgabe von Insulin ist die **Senkung des Blutzuckers**. Daneben hat Insulin aber auch noch weitere Wirkungen auf den Stoffwechsel und den Elektrolythaushalt:

- Insulin induziert Enzyme der **Glykolyse** und **Glykogenese** und hemmt Enzyme der Gluconeogenese
- Insulin fördert die **Speicherung von energiereichen Substraten** (Glucose, Fettsäuren und Aminosäuren) v. a. in Muskel-, Fett- und Leberzellen
- Insulin fördert die Glucoseaufnahme in Muskel- und Fettzellen über erleichterte Diffusion, indem es die Synthese und den Einbau **insulinabhängiger Glucose-Transporter** (GLUT 4) induziert. Achtung: In den anderen Geweben (Leber, Erythrozyten, ZNS etc.) erfolgt die Glucoseaufnahme insulinunabhängig.
- Insulin wirkt **proteinanabol** (positive Stickstoffbilanz)
- Insulin hemmt die Lipolyse und fördert die **Lipogenese**
- Insulin fördert die **K^+-Aufnahme** in den Intrazellulärraum durch Stimulation der Na^+-K^+-ATPase.

Die Tatsache, dass Insulin die Kaliumaufnahme in die Zellen fördert, ist von großer klinischer Bedeutung. Diesen Effekt kann man sich bei der Behandlung einer **Hyperkaliämie** zunutze machen (z. B. im Rahmen einer Niereninsuffizienz), indem man den Kaliumspiegel durch eine Infusion aus Glucose und Insulin ausgleicht. Aus dem gleichen Grund muss man umgekehrt bei einer Stoffwechselentgleisung im Rahmen eines Diabetes mellitus, die durch Insulingabe therapiert werden soll, gleichzeitig Kalium substituieren, um eine gefährliche Hypokaliämie zu vermeiden.

Klinischer Bezug

Diabetes mellitus: Während viele Hormone (z. B. Cortisol, Somatotropin, Glucagon) einen Anstieg des Blutzuckerspiegels bewirken, ist Insulin das einzige Hormon, das ihn senkt. Deshalb ist ein Insulinmangel von so großer klinischer Bedeutung. Das Krankheitsbild, das aus einem absoluten oder relativen Insulinmangel resultiert, bezeichnet man als **Diabetes mellitus**. Die beiden häufigsten Formen sind

- **Typ-I-Diabetes** (juveniler Diabetes mellitus, **IDDM** = Insulin-dependent D. m.): Durch Zerstörung der β-Zellen (meist infolge eines Autoimmunprozesses) kommt es zu einem absoluten Insulinmangel. Therapeutisch kann dieser Mangel nur durch die exogene Zufuhr von Insulin ausgeglichen werden.
- **Typ II Diabetes** (Altersdiabetes, **NIDDM** = Non-Insulin-dependent D. m.): Durch Resistenz der Zielorgane gegenüber Insulin kommt es zu einem relativen Insulinmangel, obwohl die absolute Menge an Insulin sogar erhöht sein kann. Diese Resistenz ist oft die Folge von Adipositas und einer damit verbundenen Down-Regulation der Rezeptoren. Da die β-Zellen selbst nicht geschädigt sind, kann man versuchen, die Insulinempfindlichkeit in der Peripherie durch Gewichtsreduktion zu erhöhen oder die Insulinproduktion mit Hilfe oraler Antidiabetika weiter zu steigern.

Bei Fehlen von Insulin werden Glykogen, Proteine und Fette vermehrt abgebaut und ins Blut abgegeben. Neben einer Hyperglykämie steigen die freien Fettsäuren im Blut an und werden wiederum in Ketonkörper und Aceton umgewandelt. Diese Mechanismen führen zu einer **Ketoazidose**, die der Körper durch eine vertiefte Atmung (Kußmaul-Atmung) respiratorisch zu kompensieren versucht (s. S. 118). Übersteigt die Glucosekonzentration die maximale Transportkapazität der Niere („Nierenschwelle" bei ca. 10 mmol/l), kommt es zur osmotischen Diurese mit Glukosurie und dadurch zu einer hypertonen Dehydratation (s. S. 174).
Insulinom: Als Insulinom bezeichnet man einen meist gutartigen Tumor der B-Zellen des endokrinen Pankreas, der Insulin produziert. Klinisch fallen die Patienten durch die typischen Symptome einer Hypoglykämie auf: Schwitzen, Übelkeit, Tachykardie, Zittern, Heißhunger sowie verschiedene zentrale Symptome, wie Sehstörungen, Parästhesien oder Verhaltensänderungen. Nach

oraler oder intravenöser Gabe von Glucose bessert sich die Symptomatik rasch. Diagnostisch ist die fehlende physiologische Insulinsuppression bei Abfall des Blutzuckers im Hungerversuch typisch. Außerdem ist der Wert für Proinsulin im Blut erhöht. Die Therapie der Wahl besteht in der chirurgischen Entfernung des Tumors.

10.5.3 Glucagon

Glucagon wird in den α-Zellen (A-Zellen) des Pankreas gebildet und ist der direkte **Gegenspieler des Insulins.** Es dient der Bereitstellung energiereicher Substanzen (v. a. Glucose). Stimulus für die Freisetzung ist vor allem ein niedriger Blutzuckerspiegel, aber auch ein Absinken der Konzentration an freien Fettsäuren und ein Anstieg der Aminosäurenkonzentration. Auch eine Aktivierung des Sympathikus fördert über β_2-Rezeptoren die Glucagonfreisetzung.

Glucagon besitzt weitgehend genau die umgekehrten Wirkungen wie Insulin. Ziel ist es, den Blutzuckerspiegel auch zwischen den Mahlzeiten und bei hohem Glucoseverbrauch konstant zu halten und Energiereserven zu mobilisieren. Dies geschieht durch

- gesteigerte **Glykogenolyse** und Förderung der Gluconeogenese
- **Lipolyse, β-Oxidation** und Bildung von Ketonkörpern aus Fettsäuren in der Leber
- **Proteolyse**, wobei die freiwerdenden Aminosäuren zur Gluconeogenese eingesetzt werden.

Check-up

✓ **Wiederholen Sie noch einmal die Wirkungen von Insulin und Glucagon und welche Faktoren hemmend bzw. fördernd auf die Ausschüttung wirken.**

✓ **Rekapitulieren Sie, worin die Ursache für einen Diabetes mellitus vom Typ-I bzw. Typ-II besteht und wo die Therapie ansetzen muss.**

10.6 Die Regulation des Calciumhaushalts

Lerncoach

Das Verständnis der Regulation des Calciumhaushalts bereitet vielen Studenten Schwierigkeiten. Widersprüchlich scheint vor allem die Tatsache zu sein, dass die einzelnen beteiligten Hormone teils synergistische und teils antagonistische Wirkungen haben. Machen Sie sich deshalb beim Lernen immer wieder klar, dass das oberste Ziel die akute Konstanthaltung des Calciumspiegels im Blut ist, dem alle anderen Ziele (z. B. Knochenmineralisation) zunächst untergeordnet werden.

10.6.1 Überblick und Funktion

An der Kontrolle des Calciumhaushalts sind die drei Hormone Parathormon, 1,25-$(OH)_2$-Vitamin D_3 und Calcitonin beteiligt. Oberstes Ziel dieser Hormone ist die Konstanthaltung der Konzentration von Ca^{2+}-Ionen im Blut bei 2,1–2,6 mmol/l. Für die akute Calciummobilisierung ist Parathormon verantwortlich, das aber langfristig zu einer Entkalkung des Knochens führen würde. Diesem Effekt wirken längerfristig Vitamin D_3 und Calcitonin entgegen.

10.6.2 Die Bedeutung von Ca^{2+} für den Organismus

Calcium ist an vielen Steuerungsprozessen und Zellfunktionen (Muskelkontraktion, Blutgerinnung, second messenger, etc.) beteiligt und spielt eine entscheidende Rolle für die **neuromuskuläre Erregbarkeit**. Calcium wirkt dabei **stabilisierend auf Membranen**: Ist zuviel Calcium vorhanden, werden die Membranen zu stark stabilisiert und Erregungen lassen sich schlecht auslösen. Ist zuwenig Calcium vorhanden, kommt es zu einer Übererregbarkeit, die sich z. B. durch Muskelkrämpfe bemerkbar macht. Entscheidend für die biologischen Funktionen ist die Konzentration des **freien Calciums**. Normalerweise sind etwa 40 % der Calcium-Ionen an Proteine gebunden und damit biologisch inaktiv. Ändert sich das relative Verhältnis zwischen freiem und proteingebundenem Calcium bei unverändertem Gesamtcalcium (entspricht einer Zu- oder Abnahme des freien Calciums!), so kommt es zu den gleichen Symptomen wie bei einem tatsächlichen (absoluten) Calciumüberschuss oder -mangel. Dies ist z. B. bei Änderung des pH-Werts der Fall: bei Alkalosen werden vermehrt Proteinbindungsstellen frei und Calcium wird stärker an Proteine gebunden, damit sinkt die Konzentration der freien Ca^{2+}-Ionen. Bei Azidosen dagegen sinkt der Anteil des proteingebundenen Calciums am Gesamtcalcium und die Konzentration des freien Calciums steigt (s. S. 115).

Der größte Teil des Körpercalciums befindet sich im Knochen (> 99 %), wo es überwiegend in Verbindung mit Phosphat (Apatit-Kristalle) die mineralische Knochengrundsubstanz bildet.

Um den Calciumspiegel konstant zu halten, nutzt der Organismus zum einen den Knochen als großen körpereigenen Calciumspeicher, aus dem in kurzer Zeit Calcium mobilisiert oder in den es eingebaut werden kann. Zum anderen wird der Calciumspiegel längerfristig über die vermehrte Aufnahme oder Ausscheidung von Calcium über Darm und Niere reguliert.

Der Calciumhaushalt ist gleichzeitig untrennbar mit dem Phosphathaushalt verknüpft. Das Löslichkeitsprodukt der Calciumphosphatsalze ist sehr niedrig, so dass der Anstieg einer der beiden Ionensorten zum Ausfallen von Calciumphosphat führen kann, wenn nicht gleichzeitig die Konzentration der anderen Ionensorte gesenkt wird. Um den Calciumspiegel zu steigern reicht es daher auch nicht aus, Calciumsalze aus dem Knochen freizusetzen, sondern es muss gleichzeitig die Phosphatkonzentration gesenkt werden.

10.6.3 Parathormon (PTH)

Das Peptidhormon Parathormon (PTH, syn. Parathyrin) dient der **schnellen Mobilisation von Calcium** und wird bei Absinken des Blutcalciumspiegels von den Epithelkörperchen der Nebenschilddrüsen freigesetzt. Parathormon stimuliert den Knochenumbau und aktiviert indirekt über die Induktion eines Osteoklastendifferenzierungsfaktors **Osteoklasten**, die Knochen abbauen und dabei Calciumsalze (Calciumphosphat, Calciumcarbonat) freisetzen. Aufgrund ihrer schlechten Löslichkeit besteht dabei die Gefahr, dass sich schlecht lösliche Calciumphosphatsalze bilden und ausfallen (d. h. dass das parallel freigesetzte Phosphat auf diese Weise sozusagen das Calcium „wegfängt"). Um dies zu verhindern, wird durch PTH in der Niere nicht nur die Resorption von Calcium sondern gleichzeitig auch die Ausscheidung von Phosphat gefördert, sodass auch bei steigendem Calciumspiegel das Löslichkeitsprodukt nicht überschritten wird.

10

Parathormon ist zwar gut geeignet um **kurzfristig** eine Hypocalcämie auszugleichen, langfristig würde die ständige Osteoklastenaktivierung aber zu einer Entmineralisierung des Knochens führen. Deswegen stimuliert Parathormon außerdem die Ausschüttung von Calcitriol (Vitamin-D-Hormon), das den kurzfristigen Knochensubstanzverlust durch verstärkte Mineralisation des Knochens wieder ausgleicht.

Calcitriol und Parathormon wirken also in Bezug auf die Erhöhung des Calciumspiegels synergistisch. Allerdings fördert Calcitriol den Knochenaufbau, wohingegen beim Parathormon-induzierten Knochenumbau normalerweise der Knochenabbau überwiegt (**Abb. 10.4**).

Klinischer Bezug

Hyperparathyreoidismus: Eine vermehrte Bildung von Parathormon kann verschiedene Ursachen haben und für eine Vielzahl unterschiedlicher Symptome verantwortlich sei. Sind die Nebenschilddrüsen selbst betroffen (z. B. Adenom) spricht man von einem primären Hyperparathyreoidismus, der sich v. a. an der Niere (Nephrolithiasis, Nephrokalzinose), am Knochen (negative Knochenbilanz, Osteopenie) im Magen-Darm-Trakt (Ulzera, Pankreatitis, etc.) und am Nervensystem (Muskelschwäche, Depression) manifestiert. Von einem sekundären Hyperparathyreoidismus spricht man, wenn eine andere Erkrankung zu einem Absinken des Serumcalciums führt, auf die die Nebenschilddrüsen mit einer Mehrsekretion von Parathormon reagieren. Diese Mehrsekretion kann sich verselbstständigen, so dass sich schließlich sogar eine Hyperkalzämie entwickeln kann (tertiärer Hyperparathyreoidismus).

10.6.4 Calcitriol = 1,25-$(OH)_2$-Vitamin D_3 = 1,25-Dihydroxy-Cholecalciferol

1,25-$(OH)_2$-Vitamin D_3 steigert die Resorption von Calcium in Darm und Niere und fördert die Mineralisation des Knochens. Beachten Sie, dass für dieses Hormon mehrere Synonyme gebräuchlich sind: Calcitriol, 1,25-$(OH)_2$-Vitamin D_3 und 1,25-Dihydroxycholecalciferol meinen alle das gleiche Hormon. Etwas vereinfachend, wird auch oft einfach von Vitamin-D-Hormon gesprochen.

Die Calcitriolsynthese

Calcitriol ist ein Steroidhormon, das in mehreren Syntheseschritten, die in verschiedenen Organen ablaufen, gebildet wird. Vorstufe des Calcitriols ist Vitamin D_3 (Cholecalciferol = Calciol), das entweder mit der Nahrung aufgenommen, oder unter dem Einfluss von UV-Strahlen in der Haut aus 7-Dehydrocholesterin gebildet wird. Im nächsten Schritt entsteht daraus in der Leber durch Hydroxylierung Calcidiol (25-[OH]-D_3), welches dann abschließend in der Niere durch die 1-α-Hydroxylase zum wirksamen Calcitriol (1,25-$[OH]_2$-D_3) umgewandelt wird. Geregelt wird der Calcitriol-Spiegel über den letzten Syntheseschritt in der Niere und durch den Abbau des wirksamen Hormons. Dabei steigern vor allem das bei Hypokalzämie ausgeschüttete Parathormon, aber auch eine Hypophosphatämie oder Prolactin (Muttermilch ist Ca^{2+}-reich) den Calcitriolspiegel.

Die Calcitriolwirkung

Calcitriol fördert primär die Ca^{2+}-Resorption in Darm und Niere und trägt dadurch zu einer Erhöhung des Blutcalciumspiegels bei. Es kann die Ca^{2+}-Resorption bis auf 90 % steigern (bei ausgeglichener Calcium-Bilanz wird das mit der Nahrung zugeführte Calcium dagegen zum großen Teil wieder mit dem Stuhl ausgeschieden). Da Calcitriol außerdem für den Aufbau des Knochens zuständig ist, wird gleichzeitig auch die Phosphatresorption gefördert, was über einen Anstieg des Calcium-Phosphat-Ionenprodukts zu einer verstärkten Mineralisation des Knochens führt.

Calcitriol und Parathormon erhöhen den Ca^{2+}-Spiegel über zwei unterschiedliche Mechanismen (**Abb. 10.4**). Parathormon ist v. a. für die kurzfristige Calciummobilisation zuständig und setzt daher Calcium aus dem Knochen frei. Um langfristig eine Ent-

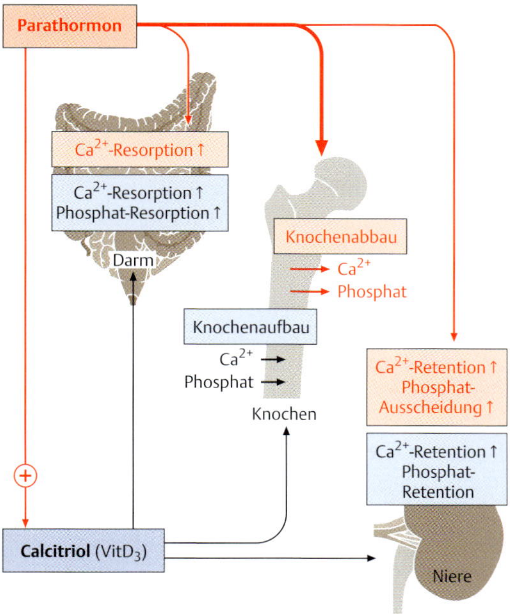

Abb. 10.4 Wirkungen von Parathormon (rot) und Calcitriol (schwarz) auf den Blutcalciumspiegel.

kalkung des Knochens zu verhindern, aktiviert es gleichzeitig Calcitriol, das Calcium durch eine verstärkte enterale Resorption gewinnt und den Knochenaufbau fördert.

Rachitis und Osteomalazie

Ein Mangel an Vitamin-D-Hormon führt bei Kindern zum Krankheitsbild der Rachitis mit einer gestörten Mineralisation des Knochens und Desorganisation der Wachstumsfuge, bei Erwachsenen (bei denen die Epiphysenfugen ja schon geschlossen sind) zur Osteomalazie mit einer mangelnden Knochenmineralisation. Klinisch imponieren Knochenschmerzen und Skelettdeformitäten, Pseudofrakturen, Muskelschwäche etc. Ursache kann ein Vitamin-D-Mangel bei ungenügender Zufuhr oder fehlender UV-Strahlung oder eine Störung des Vitamin-D-Stoffwechsels z. B. im Rahmen einer Niereninsuffizienz sein.

10.6.5 Calcitonin

Calcitonin ist ein Peptidhormon, das in den C-Zellen (parafollikuläre Zellen) der Schilddrüse bei Anstieg der Plasmacalciumkonzentration gebildet wird und im Vergleich zu Parathormon und Calcitriol nur eine untergeordnete Rolle spielt. Calcitonin wirkt in erster Linie als Gegenspieler des Parathormons, es hemmt die Osteoklasten und stimuliert stattdessen die Osteoblasten, die Calciumphosphatsalze in den Knochen einbauen. Auch über die Nieren wirkt Calcitonin calciumsenkend, indem es die Ausscheidung von Calcium und Phosphat fördert.

Check-up

✓ **Wiederholen Sie noch einmal die wichtigsten Regulationsprozesse zur Konstanthaltung des Blut-Calcium-Spiegels.**

10.7 Das Wachstumshormon Somatotropin

Lerncoach

Der folgende Regelkreis weist einige Besonderheiten auf: anders als die übrigen adenohypophysären Hormone vermittelt Somatotropin auch selbst direkt an den Zielorganen verschiedene Stoffwechselwirkungen. Die Leber dient als „effektorische Hormondrüse“, die wachstumsfördernde Somatomedine freisetzt.

10.7.1 Die Bildung und Regulation des Wachstumshormons

Somatotropin (STH, GH, Growth Hormone) wird in den azidophilen Zellen der Hypophyse gebildet. Seine Sekretion ist abhängig von den hypothalamischen Hormonen **Somatoliberin** (= Somatotropin-Releasing-Hormon) und **Somatostatin** (= Somatotropin-Inhibiting-Hormon): Je nachdem, ob der Einfluss des Releasing- oder Inhibiting-Hormons überwiegt, wird mehr oder weniger Somatotropin gebildet. Die Wirkungen des Somatotropins auf die Zielorgane kommen größtenteils über in der Leber gebildete Somatomedine zustande (das wichtigste Somatomedin ist IGF-1 = Insulin-like Growth Factor 1). Anders als andere hypophysäre Hormone kann Somatotropin jedoch auch selbst direkt Zielorgane beeinflussen.

An der Regulation der Somatotropinausschüttung sind viele weitere, z. T. noch ungeklärte Faktoren beteiligt. Fördernd wirken z. B. TRH, körperliche Arbeit oder Hypoglykämien, auch im Tiefschlaf wird vermehrt Somatotropin freigesetzt.

Hemmend wirken dagegen hohe Blutzuckerspiegel oder zirkulierende Wachstumsfaktoren im Sinne einer negativen Rückkopplung. Somatotropin ist außerdem streng **artspezifisch**, d. h. anders als beispielsweise Insulin ist tierisches Somatotropin beim Menschen wirkungslos (**Abb. 10.5**).

10.7.2 Die Funktion des Wachstumshormons

Somatotropin fördert das Wachstum von Knochen und Organen und stellt dem Körper die dafür notwendige Energie bereit. Es ist aber auch nach der Wachstumsphase an der Steuerung des Stoffwechsels beteiligt. Dabei werden die Steigerung der Proteinsynthese, das Längenwachstum und die Zellteilung vorwiegend über IGF-1 vermittelt, die metabolischen Effekte auf Kohlenhydrat- und Fettstoffwech-

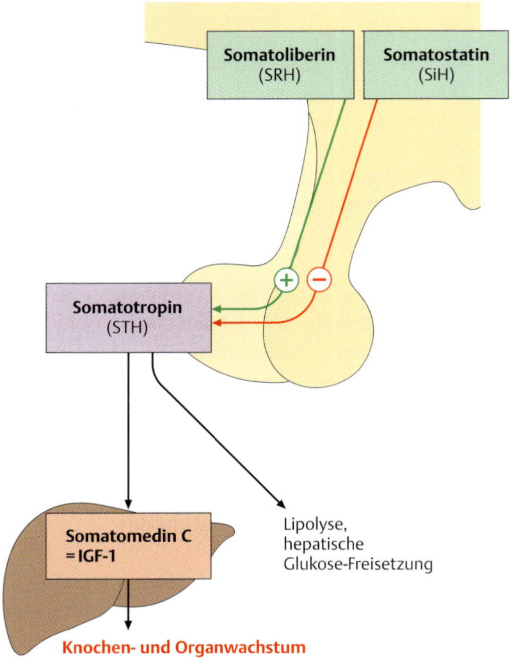

Abb. 10.5 Neuroendokriner Regelkreis des Somatotropin.

sel entfaltet Somatotropin dagegen direkt. Im Einzelnen kann man folgende Wirkungen abgrenzen:

- Vor Schluss der Epiphysenfugen gesteigerte enchondrale Ossifikation (→ Längenwachstum), nach Schluss der Epiphysenfugen gesteigertes apophysäres und periostales Knochenwachstum (→ Dickenzunahme)
- Proteinanabolismus (positive Stickstoffbilanz) mit Wachstum von Weichteilgewebe
- vermehrte Lipolyse (direkt und durch Sensibilisierung für die lipolytische Katecholaminwirkung)
- Beeinflussung des Blutzuckerspiegels: akut wirkt Somatotropin Insulin-ähnlich und senkt den Blutzuckerspiegel, langfristig kommt es jedoch zu einem Blutzuckeranstieg
- gesteigerte Ca^{2+}-Resorption aus dem Darm (→ Knochenaufbau)
- Na^+-Cl^--Retention in der Niere.

Ein **Somatotropinmangel** führt im Kindesalter zum sog. **hypophysären Zwergwuchs.** Die Kinder sind zwar wohlproportioniert, die erreichte Endgröße ist aber zu gering. Ein **Überschuss an Somatotropin** (z. B. durch einen Hypophysentumor) führt dagegen im Kindesalter zu überschießendem Längenwachstum **(Gigantismus)**. Im Erwachsenenalter sind die Epiphysenfugen bereits geschlossen, d. h. auch ein übermäßig erhöhter Somatotropinspiegel kann kein erneutes Längenwachstum auslösen. Stattdessen zeigt sich ein appositionelles Knochenwachstum v. a. an den Akren (z. B. Kinn, Nase, Stirnwülste) sowie eine Vergrößerung der inneren Organe (z. B. Herz, Zunge). Dieses Krankheitsbild nennt man **Akromegalie**. Aufgrund der blutzuckersteigernden Wirkung kann es gleichzeitig zu einer diabetischen Stoffwechsellage kommen.

Check-up

✓ **Machen Sie sich nochmals klar, welche Wirkungen Somatotropin hat und welche Symptome bei einem Mangel bzw. Über-schuss auftreten.**

Hinweis: Weitere Hormone werden in folgenden Kapiteln besprochen:

- Kap. 2 Blut und Immunsystem: Erythropoetin, Histamin
- Kap. 4 Kreislauf: Eicosanoide, Prostaglandine, Serotonin, Histamin, Kinine
- Kap. 7 Ernährung und Verdauung: APUD-System, Gastrin, CCK, Sekretin, etc.
- Kap. 20 Integrative Leistungen des ZNS: Leptin.

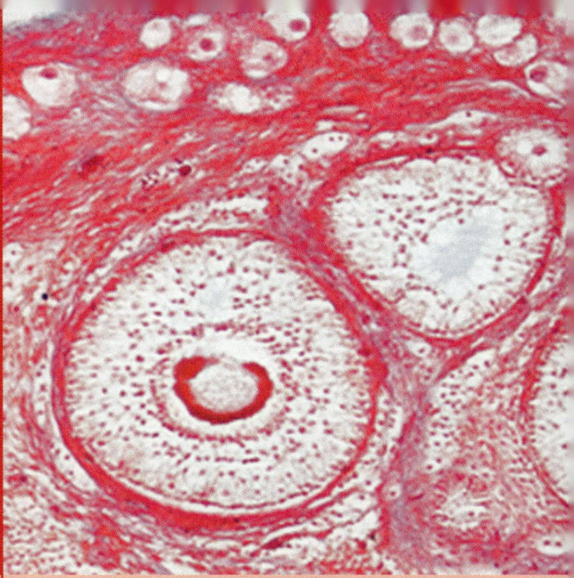

Kapitel 11

Sexualentwicklung und Reproduktionsphysiologie, Altern

Nur ein blauer Streifen

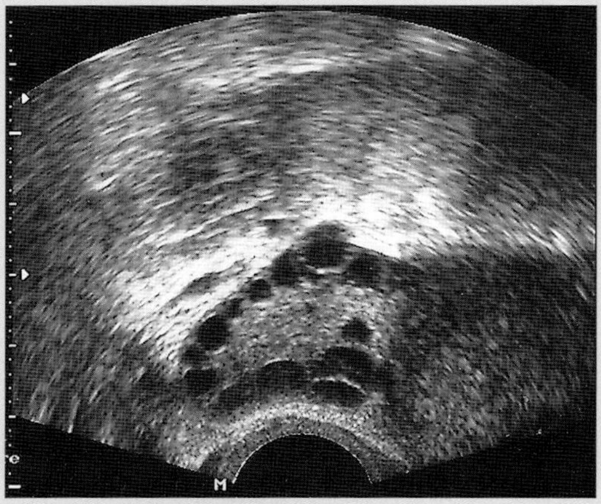

Vaginalsonographie bei Syndrom der polyzystischen Ovarien mit typischer perlschnurartiger Aufreihung der Follikel.

Als bei Patrizia G. die Menstruationsblutung ausbleibt, glaubt sie, endlich schwanger zu sein. Doch der Schwangerschaftstest ist negativ. Liegt eine ovarielle Erkrankung vor oder ist das zyklische Zusammenspiel der Hormone gestört? Der Menstruationszyklus beruht auf einem komplexen Regelkreis, in dem zwei Hormone des Hypophysenvorderlappens eine wichtige Rolle spielen: das luteinisierende Hormon (LH) und das Follikel stimulierende Hormon (FSH). Im folgenden Kapitel können Sie lesen, wie durch das Zusammenspiel der Hormone die Ovulation und später die Menstruation ausgelöst wird. Bei Patrizia G. liegt eine ovarielle Störung vor, die die Hormonproduktion gründlich durcheinander bringt.

Kein Temperaturanstieg, keine Ovulation

Enttäuscht blickt Patrizia G. auf den Schwangerschaftstest. Wieder nur ein blauer Streifen. Sie ist nicht schwanger. Dabei ist ihre Periode schon seit drei Monaten ausgeblieben und im letzten Monat hat sie zwei Kilogramm zugenommen – sind das nicht Anzeichen für eine Schwangerschaft? Seit neun Monaten versuchen Peter und Patrizia nun, ein Kind zu bekommen. Mindestens dreimal in der Woche haben sie Geschlechtsverkehr. Warum klappt es nicht? Patrizia macht sich Sorgen, ernsthaft krank zu sein.

Patritzia lässt sich einen Termin bei ihrer Gynäkologin geben. Diese erhebt eine ausführliche Anamnese und untersucht die 27-Jährige. Auf der Karteikarte hält sie fest: Amenorrhö (d. h. fehlende Menstruationsblutung) seit 3 Monaten bei Kinderwunsch, anamnestisch unregelmäßige Regelblutungen. Körperliche Untersuchung unauffällig, auffällige Behaarung am Unterbauch. Sie bittet Patrizia, jeweils morgens vor dem Aufstehen ihre Körpertemperatur zu bestimmen. Mit dieser Basaltemperaturkurve geht sie sechs Wochen später erneut zu ihrer Gynäkologin. Die gemessenen Körpertemperaturen liegen zwischen 36,5 und 36,7 °C. Ein Temperaturanstieg ist nicht zu sehen: Eine Ovulation hat also im untersuchten Zeitraum nicht stattgefunden.

LH erniedrigt, Androgene erhöht

Die gynäkologische Untersuchung bei Patrizia G. ist unauffällig. Bei der Sonographie entdeckt die Ärztin jedoch auf beiden Seiten kleine Zysten an der Oberfläche des Ovars. Dies spricht für ein Syndrom der polyzystischen Ovarien (PCO-Syndrom), eine Funktionsstörung der Eierstöcke. Um ihre Vermutung zu bestätigen, nimmt Dr. Meyer-Holz Patrizia G. Blut ab und untersucht die wichtigsten Sexualhormone. Wie erwartet ist LH erhöht und FSH erniedrigt. Auch Androgenparameter wie Testosteron und Dehydroepiandrosteronsulfat (DHEAS) sind erhöht. Auch das spricht für ein PCO-Syndrom. Wie es zu dieser ovariellen Funktionsstörung kommt, ist noch nicht ganz geklärt. Fest steht jedoch, dass die gesteigerte LH-Produktion bei fehlender Ovulation die Ovarien stimuliert, Androgene zu synthetisieren. Die Symptome beim PCO-Syndrom – z. B. Amenorrhö, ein männlicher Behaarungstyp, Akne – beruhen auf den erhöhten Androgenspiegeln.

Schwanger durch Stimulation

Wie kann man nun Patrizia G. helfen? Sie erhält das Medikament Clomifen, das in der Hypophyse eine vermehrte Gonadotropinausschüttung bewirkt und so eine Ovulation auslösen soll. Bei diesem Medikament kann es zu einer Überstimulation des Ovars kommen und die Rate von Mehrlingsschwangerschaften ist erhöht. Patrizia G. und ihr Mann sind jedoch bereit, dieses Risiko einzugehen. Dennoch dauert es fast ein Jahr, bis Patrizia schwanger wird. Neun Monate später wird ihre Tochter Lilian geboren.

11 Sexualentwicklung und Reproduktionsphysiologie, Altern

11.1 Sexual- und Reproduktionsphysiologie

Lerncoach

Schwierigkeiten beim Lernen der Sexualphysiologie bereitet v. a. die Tatsache, dass mehrere verschiedene Hormone in einem Regelkreis kombiniert sind, die zudem auch noch geschlechtsspezifische Funktionen aufweisen. Versuchen Sie sich daher zunächst ganz bewusst die Systematik des Regelkreises klar zu machen und besonders auf Ausnahmen und Besonderheiten (zwei glandotrope Hormone, positive Rückkopplung bei hohen Östrogenspiegeln etc.) zu achten.

11.1.1 Überblick und Funktion

Für die Entwicklung der Geschlechtsmerkmale, die dem genotypisch festgelegten Geschlecht entsprechen, sind die verschiedenen Sexualhormone (Androgene, Östrogene, Gestagene) verantwortlich. Alle Sexualhormone sind Steroidhormone, die sich vom Cholesterin ableiten und deren gemeinsame Vorstufe das Progesteron darstellt. Während der intrauterinen Entwicklung bedingt Testosteron die Entwicklung männlicher Geschlechtsmerkmale. Fehlt dagegen Testosteron, bildet sich ein weiblicher Phänotyp aus.

Grundsätzlich gilt, dass sowohl Männer als auch Frauen männliche und weibliche Geschlechtshormone bilden, und auch die Wirkung bei männlichen und weiblichen Individuen prinzipiell gleich ist. Da diese Wirkung jedoch dosisabhängig und die Konzentration der Sexualhormone je nach Geschlecht deutlich unterschiedlich ist, überwiegen bei Männern die androgenen, bei Frauen die östrogenen Wirkungen.

Mit Einsetzen der Pubertät kommt es zur weiteren Differenzierung und Ausbildung sekundärer Geschlechtsmerkmale. Dabei unterliegt die Steuerung der Sexualfunktion bei beiden Geschlechtern einem Regelkreis, an dem Hypothalamus, Adenohypophyse und die entsprechenden effektorischen Hormondrüsen (Hoden bzw. Ovar) beteiligt sind.

11.1.2 Die Hormone zur Steuerung der Sexualfunktion

Gonadotropin-Releasing-Hormon (GnRH)

GnRH wird bei Frauen und Männern im Hypothalamus pulsatil freigesetzt (alle 90 Minuten in der ersten Zyklushälfte, alle 2,5–4 Stunden in der zweiten Zyklushälfte und bei Männern). Von dort gelangt es über das hypophysäre Pfortadersystem in den Hypophysenvorderlappen, wo es die (ebenfalls pulsatile) Ausschüttung der **Gonadotropine FSH** (follikelstimulierendes Hormon) und **LH** (luteinisierendes Hormon) fördert. Modulierend auf die Ausschüttung von GnRH wirken übergeordnete Zentren (Großhirnrinde, limbisches System, Formatio reticularis) oder Umweltfaktoren. Dies erklärt, warum es unter starken Belastungen wie z. B. großem psychischem Stress zu Zyklusunregelmäßigkeiten kommen kann.

Anmerkung: Wird GnRH nicht pulsatil, sondern kontinuierlich verabreicht, kommt es zunächst zu einer akuten Ausschüttung der Gonadotropine und dann zu einem Sekretionsabfall von FSH und LH. Diesen Effekt kann man sich zunutze machen, um eine reversible chemische Kastration durchzuführen, z. B. im Rahmen einer Therapie hormonabhängiger Tumoren (sog. GnRH-Analoga).

Follikelstimulierendes Hormon (FSH)

FSH stimuliert die **Keimzellreifung**. Im Ovar beginnen unter FSH-Einfluss die Follikel heranzureifen und dabei gleichzeitig Östrogene zu produzieren. Dabei gilt: je größer die Follikel werden, desto mehr Östrogene bilden sie. Die FSH-Freisetzung wird durch diesteigende Östrogenkonzentration (negative Rückkopplung) und durch das von den Granulosazellen sezernierte Inhibin gehemmt.

Beim Mann stimuliert FSH über die Sertoli-Zellen im Hoden die Spermatogenese. Außerdem fördert es die Sekretion von Inhibin und induziert die Bildung des Androgenbindungsproteins (ABP), das ebenfalls für die Spermatogenese wichtig ist.

Luteinisierendes Hormon (LH)

Das luteinisierende Hormon (LH) ist nach dem Corpus luteum (Gelbkörper) benannt, für dessen Erhalt es auch verantwortlich ist. Bei der Frau löst der LH-Peak in der Zyklusmitte die Ovulation aus. Aus den Überresten des Follikels entsteht der Gelbkörper, der Progesteron und in geringen Mengen auch Östrogene produziert. Indem LH den Gelbkörper erhält, ist es also indirekt für die Progesteronsynthese verantwortlich.

Beim Mann wirkt LH auf die Leydig-Zwischenzellen im Hoden und stimuliert dort die Synthese von Testosteron.

MERKE

Zur Wirkung von FSH und LH beim Mann kann man sich merken:

- **L**H wirkt auf **L**eydig-Zwischenzellen (→ Testosteron)
- **F**SH wirkt auf die **F**unktion der Sertolizellen (→ Spermatogenese, ABP, Inhibin).

11

11.1.3 Die weiblichen Sexualhormone

Die Östrogene

Östrogene sind Steroidhormone und werden vor allem im Ovar (Granulosa- und Thekazellen), aber auch in der Plazenta, peripher im Fettgewebe, in der Nebennierenrinde und beim Mann in den Leydig-Zwischenzellen des Hodens gebildet. Das wichtigste Östrogen ist das **Estradiol** (Östradiol). Zum Transport im Blut werden Östrogene v. a. an das Sexualhormonbindende Globulin (SHBG) gebunden. Nur 1–3 % kommen in ungebundener, biologisch aktiver Form vor.

Östrogene sind für die Entwicklung und Reifung **primärer** (Uterus, Scheide, Ovarien) und **sekundärer Geschlechtsmerkmale** (weibliche Brust, typisch weibliche Fettverteilung) verantwortlich. Sie **bremsen das Längenwachstum**, weil sich unter ihrem Einfluss die Epiphysenfugen schließen, und wirken sich insgesamt positiv auf den Knochenaufbau aus, Östrogenmangel (z. B. nach der Menopause) erhöht dagegen die Osteoporosegefahr. Östrogene wirken **arterioprotektiv** indem sie die Blutfette günstig beeinflussen und so die Gefäßwände vor Arteriosklerose schützen. Gleichzeitig führen sie aber zu einer **verstärkten Gerinnungsneigung** des Blutes und damit zu einer erhöhten Thrombosegefahr. Auch eine vermehrte **NaCl- und Wasserretention** lässt sich unter Östrogeneinfluss beobachten.

11

Neben den Wirkungen auf den Gesamtorganismus besitzen die Östrogene **zyklische Effekte**, die die Voraussetzungen für eine erfolgreiche Befruchtung schaffen:

- Proliferation des Endometriums
- Förderung der Follikelreifung
- erhöhte Durchlässigkeit des Zervixschleims
- gesteigerte Tubenmotilität
- Epithelproliferation in der Vagina.

Östrogene spielen eine wichtige Rolle in der **Steuerung des Menstruationszyklus**. Bis zu einer bestimmten Konzentration wirken sie im Sinne einer negativen Rückkopplung hemmend auf die Gonadotropinfreisetzung in der Hypophyse. Daher steigt der FSH-Spiegel im Laufe des Follikelwachstums trotz fortgesetzter GnRH-Sekretion nicht weiter an. Überschreitet die Östrogenkonzentration jedoch einen bestimmten Wert, so **schlägt die negative Rückkopplung plötzlich in eine positive Rückkopplung** um und der Gonadotropinspiegel steigt steil an.

MERKE

Rückkopplungsmechanismus der Östrogene auf die Gonadotropinfreisetzung:
Niedrige bis mittlere Östrogenkonzentration → negative Rückkopplung
Hohe Östrogenkonzentration → positive Rückkopplung

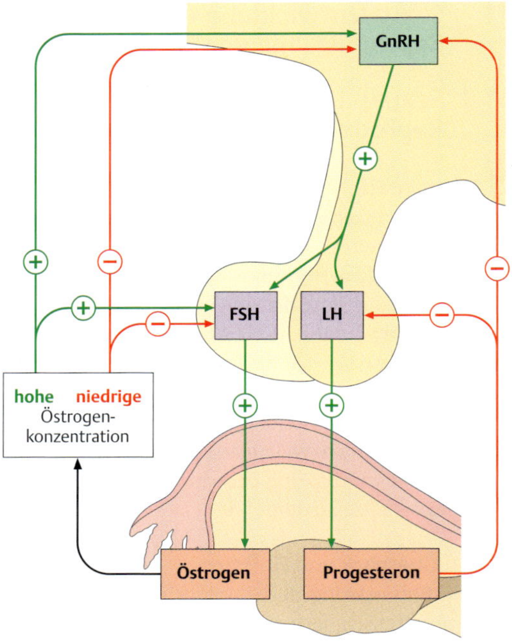

Abb. 11.1 Steuerung der Sexualfunktionen der Frau.

Die Gestagene

Das wichtigste Gestagen ist das **Progesteron**. Progesteron hat die Aufgabe, die Voraussetzungen für eine Schwangerschaft zu schaffen bzw. eine bereits eingetretene Schwangerschaft zu schützen (**„Schwangerschaftsschutzhormon"**). Aus Progesteron können außerdem durch weitere enzymatische Veränderungen alle anderen Steroidhormone gebildet werden. Es wird nicht nur im Corpus luteum und der Plazenta, sondern auch in der Nebennierenrinde gebildet. Progesteron sorgt u. a. für

- die sekretorische Transformation des proliferierten Endometriums als Voraussetzung für die Nidation
- den Erhalt des Endometriums
- eine Viskositätszunahme des Zervixschleims
- eine Verminderung der Uteruskontraktionen
- das Wachstum von Uterus und Mammae
- die Erhöhung der Basaltemperatur um ca. 0,5 °C.

Auf die Gonadotropinfreisetzung wirkt es negativ rückkoppelnd (**Abb. 11.1**).

11.1.4 Der Menstruationszyklus

Lerntipp

Der Menstruationszyklus wird von vielen Studenten als eines der am schwierigsten zu lernenden Themen empfunden. Versuchen Sie daher, Schritt für Schritt jeweils zu überlegen, warum welches Hormon ansteigt oder abfällt. Die Grundlage für den gesamten Rhythmus ist die

rückkoppelnde Wirkung der Östrogene auf die Gonadotropinfreisetzung. Wenn Sie sich ins Gedächtnis rufen, dass Östrogene in geringen Konzentrationen negativ, in hohen Konzentrationen aber genau umgekehrt, also positiv rückkoppelnd auf die Gonadotropinfreisetzung wirken, lassen sich darauf aufbauend die übrigen Hormonverläufe relativ leicht herleiten.

Unter dem zyklischen Einfluss der Gonadotropine und der Sexualhormone reift jeden Monat ein befruchtungsfähiges Ei heran. Der Menstruationszyklus dauert im Durchschnitt 28 Tage. Er beginnt mit dem 1. Tag der Menstruationsblutung (= Tag 1), die ca. 2–6 Tage dauert. Die 1. Hälfte des Menstruationszyklus (Follikelphase) hat eine variable Dauer. Die 2. Hälfte (Lutealphase) dauert regelmäßig 14 Tage. Zwischen den beiden Phasen liegt der Eisprung.

Lerncoach

Zwar wird auch dieser Regelkreis über Hypothalamus, Hypophyse und effektorische Hormondrüse (Ovar) geregelt, als Besonderheit ist aber zu beachten:

- **das Releasing-Hormon (GnRH) steuert nicht nur die Ausschüttung von einem, sondern zwei glandotropen Hormonen (FSH und LH)**
- **effektorische Hormone wirken normalerweise immer im Sinne einer negativen Rückkopplung auf Hypothalamus und Hypophyse; die Ausnahme stellen hier hohe Östrogenspiegel dar, die positiv rückkoppelnd wirken!**

Die Follikelphase (1. Zyklushälfte)

Der Hypothalamus setzt pulsatil **GnRH** frei und stimuliert so die Hypophyse, die beiden **Gonadotropine FSH** und **LH** zu bilden. Unter dem Einfluss von FSH beginnen im Ovar einige **Follikel** (40–100) heranzureifen und gleichzeitig **Östrogene** zu synthetisieren. Die kleinen Follikel produzieren zu Beginn noch wenig, mit zunehmender Größe aber immer mehr Östrogene. Die zunächst noch **niedrige Östrogenkonzentration** führt zu einer **negativen Rückkopplung** auf die Hypophyse, so dass die LH- und FSH-Spiegel nicht weiter ansteigen.

Aufgrund des niedrigen FSH-Spiegels können nicht mehrere Follikel zur Sprungreife heranreifen, sondern nur der Follikel, der die meisten FSH-Rezeptoren besitzt, wird ausreichend stimuliert und entwickelt sich bis zum reifen Follikel (Graaf-Follikel). Dabei produziert dieser dominante Follikel neben Östrogenen auch noch Inhibin. Inhibin drosselt die FSH-Freisetzung in der Hypophyse zusätzlich, so dass der FSH-Spiegel sogar abfällt. Für den dominanten Follikel reicht die niedrige FSH-Konzentration dank der vielen FSH-Rezeptoren gerade noch aus. Während sich der dominante Follikel zum sprungbereiten Graaf-Follikel entwickelt, werden die nicht selektierten Follikel atretisch und gehen zugrunde.

Die Ovulation

Ab dem 12./13. Tag hat die Östrogenproduktion des Follikels so stark zugenommen, dass die negative in eine positive Rückkopplung umschlägt (FSH ↑; LH ↑). Der steile Anstieg der LH-Konzentration („LH-Peak") löst die Ovulation aus. Während das Ei vom Fimbrientrichter der Tuba uterina aufgefangen wird und in Richtung Uterus wandert, blutet der Rest des Follikels ein und wandelt sich dann in das Corpus luteum (Gelbköper) um: aus den Follikelepithelzellen und der Theca interna entstehen Granulosa- und Thekaluteinzellen, die v. a. Progesteron, daneben aber auch Östrogene bilden.

Die Lutealphase (2. Zyklushälfte)

Das neu entstandene Corpus luteum beginnt unter dem Einfluss von LH mit der Steroidhormonsynthese. Die Progesteronkonzentration steigt daher an und auch der Östrogenspiegel, der durch den Eisprung abgesunken war, nimmt wieder zu. Dabei werden allerdings keine ganz so hohen Östrogenspiegel mehr wie vor der Ovulation erreicht. Unter dem Einfluss des Progesterons steigt die Basaltemperatur 1–2 Tage nach der Ovulation bis zum Zyklusende um 0,5 °C an.

Sowohl das Progesteron als auch die (nicht mehr ganz so hohen!) Östrogene wirken negativ rückkoppelnd auf die Hypophyse, die Gonadotropinspiegel fallen daher nach dem Eisprung wieder ab. Das Corpus luteum ist aber auf LH angewiesen: sinkt die LH-Konzentration zu stark ab, geht es zugrunde. Mit dem Abfall des LH-Spiegels unter einen bestimmten Wert degeneriert das Corpus luteum und kann dann natürlich auch keine Hormone mehr bilden. Da Progesteron aber unbedingt nötig ist, um das Endometrium zu erhalten, geht nun auch das Endometrium zugrunde und es kommt zur **Menstruationsblutung**.

In **Abb. 11.2** sind die wichtigsten hormonellen Veränderungen während des Menstruationszyklus noch einmal zusammengefasst: Unter FSH-Stimulation beginnen Follikel heranzureifen und Östrogene zu produzieren, aufgrund der negativen Rückkopplung steigen die Gonadotropinspiegel aber nicht weiter an (**Abb. 11.2a**). Der hohe Östrogenspiegel führt schließlich dazu, dass die negative in eine positive Rückkopplung umschlägt: Die Gonadotropinspiegel steigen steil an. Der LH-Peak löst die Ovulation aus (**Abb. 11.2b**), durch das Platzen des Follikels nimmt die Östrogen-Produktion zunächst wieder deutlich ab. Der Gelbkörper produziert Progesteron und Östroge-

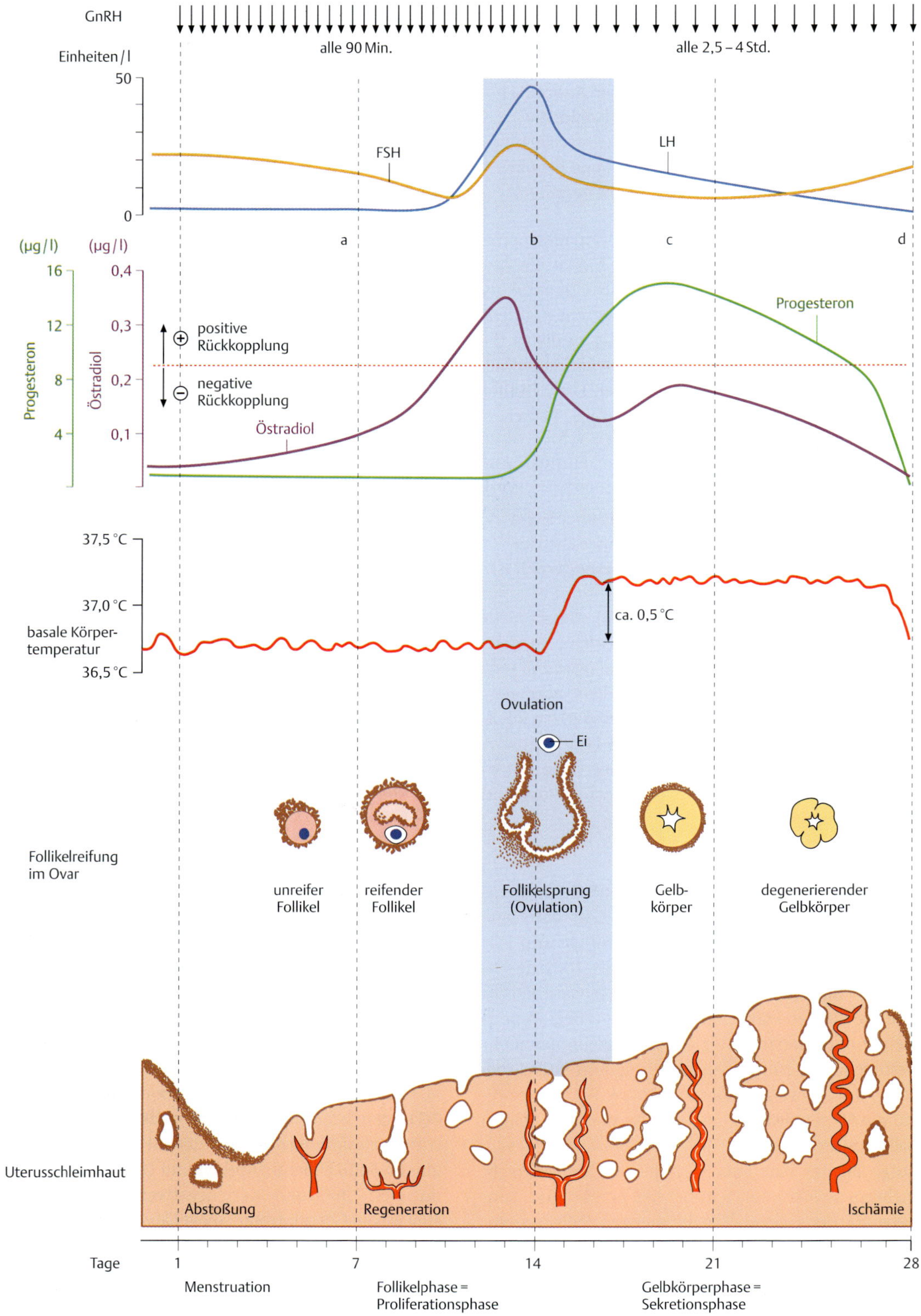

Abb. 11.2 Die hormonellen Vorgänge während des weiblichen Zyklus.

ne, das Progesteron und der nur mäßig hohe Östrogenspiegel wirken wieder negativ rückkoppelnd auf die Hypophyse, LH und FSH fallen ab (**Abb. 11.2c**). Der LH-Spiegel ist zu niedrig, um den Gelbkörper zu erhalten. Dadurch geht dieser zugrunde, die Hormonsynthese sistiert und das Endometrium wird abgestoßen (**Abb. 11.2d**).

Weitere zyklische Veränderungen

Das Endometrium

Das Endometrium unterliegt zyklischen Veränderungen, die sich jeweils einer bestimmten Phase des Menstruationszyklus zuordnen lassen:

- **Proliferationsphase**: In der ersten Zyklushälfte steigern die Östrogene die Proliferation des Endometriums, die Schleimhautdicke nimmt deutlich zu.
- **Sekretionsphase**: In der zweiten Zyklushälfte wird das Endometrium unter dem Einfluss von Progesteron sekretorisch transformiert. Es wird zunehmend Glykogen eingelagert und es bilden sich die charakteristischen Spiralarterien und geschlängelten Drüsen aus, um möglichst optimale Bedingungen für die Eieinnistung (Nidation) zu schaffen.
- **Desquamationsphase**: Wenn das Corpus luteum zugrunde geht, fällt der Progesteronspiegel ab. Als Folge kann das Endometrium nicht mehr erhalten werden und wird abgestoßen. Es kommt zur Menstruationsblutung, die eigentlich eine Hormonentzugsblutung darstellt.

Das Zervixsekret

Östrogene verändern den Zervixschleim im Sinne einer verringerten Viskosität und **besseren Durchlässigkeit**. Das Sekret wird glasig und ist leicht spinnbar, d. h. es kann in langen Fäden ausgezogen werden. Auch das sog. Farnkrautphänomen ist positiv: auf einem Objektträger kristallisiert der eingetrocknete Schleim in einem farnkrautähnlichen Muster aus. Die Penetrierbarkeit des Zervixsekrets erreicht zum Zeitpunkt der Ovulation ihr Maximum und ermöglicht es den Spermien, in die Gebärmutter einzudringen. Nach der Ovulation überwiegt der Einfluss des **Progesterons**, das die **Durchlässigkeit des Zervixschleims verringert**. Wenn bereits eine Schwangerschaft eingetreten ist, wird sie so vor der Aszension pathogener Keime geschützt.

Die Basaltemperatur

Progesteron führt 1–2 Tage nach der Ovulation zu einer Erhöhung der **basalen Körpertemperatur** um ca. 0,5 °C. Bei regelmäßiger morgendlicher Temperaturmessung kann man so feststellen, wann die Ovulation stattgefunden hat. Die „Messung" des Ovulationszeitpunkts ist damit jedoch nur retrospektiv (und damit für eine sichere Kontrazeption zu spät) möglich, allerdings kann man damit bei einem regelmäßigen Zyklus berechnen, wann die nächste Ovulation voraussichtlich stattfinden wird.

Die hormonelle Kontrazeption

Die Wirkung der oralen Kontrazeptiva („Pille") setzt die regelmäßige Einnahme von östrogen- und gestagenhaltigen Präparaten voraus. Für die kontrazeptive Wirkung wären auch schon Gestagene allein ausreichend, die Östrogene dienen vorwiegend zur Synchronisation des Zyklus. Der Wirkmechanismus beruht auf dem Prinzip der negativen Rückkopplung: die exogen zugeführten Sexualhormone hemmen die Gonadotropinfreisetzung (FSH und LH) in der Hypophyse. Ohne FSH reift kein befruchtungsfähiges Ei heran, so dass es nicht zur Ovulation und folglich auch nicht zu einer Schwangerschaft kommen kann. Außerdem modifiziert und desynchronisiert die Pille den regelrechten Aufbau des Endometriums, die Zusammensetzung des Zervixschleims wird verändert und die Tubenmotilität gestört. Auf diese Weise können sehr niedrig dosierte reine Gestagenpräparate („Minipille") auch ohne Ovulationshemmung kontrazeptiv wirken, das Risiko einer ungewollten Schwangerschaft ist aber höher.

11

11.1.5 Die Schwangerschaft

Zum Thema „Cohabitation" s. S. 255.

Die Befruchtung und Nidation der Eizelle

Durch den LH-Peak wird in der Zyklusmitte die Ovulation ausgelöst. Dabei rupturiert die Wand des Graaf-Follikels und das Ei wird mit der umgebenden Corona radiata aus dem Ovar ausgeschwemmt und vom Fimbrientrichter der Tube, der sich über den sprungbereiten Follikel gelegt hat, aufgefangen. Innerhalb von etwa 4 Tagen wird es durch den Zilienschlag des Tubenepithels in den Uterus transportiert. Die Eizelle (Oozyte) ist nur etwa 6–24 h befruchtungsfähig. Die Vereinigung mit einer aszendierten Samenzelle (Spermium, Spermatozoon) findet daher in der Regel noch im ampullären Teil der Tube statt. Dazu müssen die Spermien zunächst mit Hilfe hydrolytischer Enzyme und der Protease Akrosin die Zona pellucida auflösen und durchdringen (Akrosomenreaktion). Unmittelbar nach Eindringen des ersten Spermiums (**Imprägnation**) verändert sich die Zona pellucida und wird dadurch für weitere Spermien unüberwindbar. Durch den Kontakt mit dem Spermatozoon wird die 2. Reifeteilung ausgelöst. Anschließend verschmelzen die beiden Gametenkerne zum diploiden Chromosomensatz des neuen Menschen (**Konjugation**).

Während die so entstandene Zygote in Richtung Uterus wandert, beginnt sie, sich mitotisch zu teilen.

Nach etwa 3 Tagen ist die aus 32 Zellen bestehende Morula entstanden. Im weiteren Verlauf bildet sich ein flüssigkeitsgefüllter Hohlraum. Aus der Morula ist die Blastozyste geworden, die sich weiter in eine äußere Trophoblasten-Schicht, aus der sich später die Plazenta entwickelt, und den inneren Embryoblasten differenziert.
Etwa im Alter von 6 Tagen nistet sich die Blastozyste in die Uterusschleimhaut ein (**Nidation, Implantation**). Zu diesem Zeitpunkt befindet sich das Endometrium gerade auf dem Höhepunkt der Sekretionsphase. Dort wo die Blastozyste auf das Endometrium trifft, verschmelzen die Trophoblastzellen miteinander und wandeln sich in den Synzytiotrophoblasten um, der das Epithel des Endometriums enzymatisch abbaut und so ein Vordringen des Keims in die Uterusschleimhaut ermöglicht.

Klinischer Bezug

Extrauteringravidität: Wenn sich die Blastozyste außerhalb des Uterus einnistet, bezeichnet man dies als Extrauteringravidität. Die häufigste Form ist die Eileiterschwangerschaft (Tubargravidität). Da sich die Tube nicht so stark dehnen kann, wie es das starke Wachstum der Zygote erfordert, kommt es entweder zu einem Abort (Tubarabort) oder zu einer Ruptur der Tube. Als Komplikation kann es dabei zu einer starken intraabdominalen Blutung kommen, die bis zum Tod der Schwangeren führen kann. Das Beschwerdebild ist variabel und hängt u. a. von der Lokalisation und dem Alter der Schwangerschaft ab. Die Klinik reicht von völliger Symptomfreiheit über rezidivierende kolikartige Unterbauchschmerzen bis zum akuten Kreislaufschock. Das therapeutische Vorgehen richtet sich nach der Lokalisation, dem Entwicklungsstadium und dem klinischen Beschwerdebild. Die Schwangerschaft wird medikamentös oder operativ unterbrochen, wobei i. d. R. versucht wird, die Tube zu erhalten.

11

Die hormonellen Veränderungen während der Schwangerschaft

Nach Befruchtung der Eizelle und ihrer Einnistung in das sekretorisch transformierte Endometrium muss die Progesteronproduktion unbedingt gesichert werden, weil sonst die Schleimhaut und mit ihr die Blastozyste abgestoßen wird. Da die LH-Konzentration aber aufgrund der negativen Rückkopplung durch Progesteron und Östrogen immer weiter absinkt, droht der Gelbkörper und damit auch die Progesteronproduktion zugrunde zu gehen. Um das zu verhindern, beginnt der Synzytiothrophoblast schon in einem sehr frühen Stadium das Plazentahormon **hCG** (= **humanes Chorion-Gonadotropin)** als LH-Ersatz zu bilden.

hCG ist dem LH sehr ähnlich (es ist wie LH ein Gonadotropin, nur stammt es aus dem Chorion und nicht aus der Hypophyse). Unter seinem Einfluss bleibt der Gelbkörper, der dann als **Corpus luteum graviditatis** bezeichnet wird, erhalten und produziert weiter **Progesteron**. Ab etwa dem 2. Schwangerschaftsdrittel kann die Plazenta die Progesteronproduktion selbst in ausreichender Menge übernehmen. Das Corpus luteum wird nun nicht mehr benötigt und der hCG-Spiegel sinkt nach dem ersten Schwangerschaftsdrittel wieder ab. Schwangerschaftstests basieren übrigens auf dem Nachweis von hCG im Urin (ab dem 6.–8. Tag nach der Befruchtung nachweisbar).

Klinischer Bezug

Bedeutung von Progesteron: Progesteron ist unbedingt notwendig, um eine Schwangerschaft zu erhalten. Ist zu wenig Progesteron vorhanden, geht das Endometrium und damit auch die Schwangerschaft zugrunde. Künstlich kann man einen Progesteron-Mangel durch die Gabe eines Anti-Progesterons (z. B. die „Abtreibungs-Pille" RU 486, Mifepriston) auslösen und dadurch medikamentös einen Schwangerschaftsabbruch induzieren.

Im Verlauf der Schwangerschaft entwickelt sich aus dem Trophoblasten die **Plazenta**, die für die **Austauschprozesse** zwischen Mutter und Kind notwendig ist und wichtige **endokrine Funktionen** erfüllt. Dabei ist die Plazenta z. T. auf die Anlieferung von Vorstufen (z. B. Östrogen-Vorstufen) durch den Fetus, für die ihr selbst die Enzyme fehlen, angewiesen, man spricht daher auch von der **fetoplazentaren Einheit** (Mutter, Fetus, Plazenta). Die Zulieferung der Hormonvorstufen erfolgt v. a. aus der fetalen Nebennierenrinde.
Die wichtigsten in der Plazenta gebildeten Hormone sind neben dem **hCG Östrogene**, **Gestagene** und **HPL** (= humanes plazentares Lactogen, oder: HCS = humanes Chorion-Somatomammotropin). HPL wirkt wie Somatotropin auf den Kohlenhydrat- und Fettstoffwechsel und fördert das Gewebewachstum (vgl. S. 199). Zusammen mit den steigenden Östrogenspiegeln ist es an der Vorbereitung der Brustdrüse auf die Laktation beteiligt.
Während die ansteigenden Östrogenspiegel in der Hypophyse die Synthese von Prolactin stimulieren, wirken sie gleichzeitig in der Brustdrüse selbst prolactinanatagonistisch und verhindern so, dass der Milchfluss schon vor der Geburt einsetzt. Östrogene sensibilisieren zudem den Uterus für die Wirkung von Oxytocin, während die hohen Progesteronspiegel die Muskelaktivität des Uterus hemmen und dadurch eine vorzeitige Wehentätigkeit verhindern.

11.1.6 Die Geburt

Ein Wechselspiel aus fetalen Signalen, Hormonwirkungen und weiteren, bisher noch nicht genau geklärten Faktoren leitet etwa 40 Wochen post menstruationem (also ca. 38 Wochen nach der Konzeption) die Geburt ein. Unter dem Einfluss vasodilatatorischer und chemotaktischer Substanzen (v. a. Prostaglandine) wird das zervikale Bindegewebe erweicht und der Muttermund öffnet sich. Im Hypothalamus und der aktivierten Dezidua wird Oxytocin freigesetzt, auf das das Myometrium (in dem unter dem Einfluss von Östrogen vermehrt kontraktionsassoziierte Proteine exprimiert worden sind) mit koordinierten rhythmischen Kontraktionen (Wehen) reagiert. Der Druck des Kindes in Richtung Cervix uteri reizt die dort befindlichen Mechanorezeptoren und verstärkt die Oxytocinsekretion (Ferguson-Reflex). Nach der Geburt von Kind und Plazenta werden die Mechanorezeptoren nicht mehr gereizt und die Oxytocin-Sekretion lässt wieder nach. Die Konzentrationen der plazentaren Hormone sinken ab.

11.1.7 Die Lactation

Während der Schwangerschaft reift das Drüsengewebe der Brust unter dem Einfluss verschiedener Hormone (Prolactin, HPL, Östrogene, Progesteron, plazentare Steroide) heran (Lactogenese). Die hohen Östrogenspiegel wirken dabei in der Brustdrüse prolactinantagonistisch und verhindern so das vorzeitige Einsetzen der Milchproduktion. Nach der Geburt der Plazenta fallen die Östrogen- und Progesteronspiegel dann rasch ab. Die nach der Geburt weiterhin erhöhten Prolactinspiegel setzen die Milchsynthese in Gang (Galactogenese).

Unterhalten wird die Lactation durch einen neurohormonalen Reflex: Das Saugen des Kindes an der Mamille stimuliert die Freisetzung von Prolactin und Oxytocin (**Abb. 11.3**).

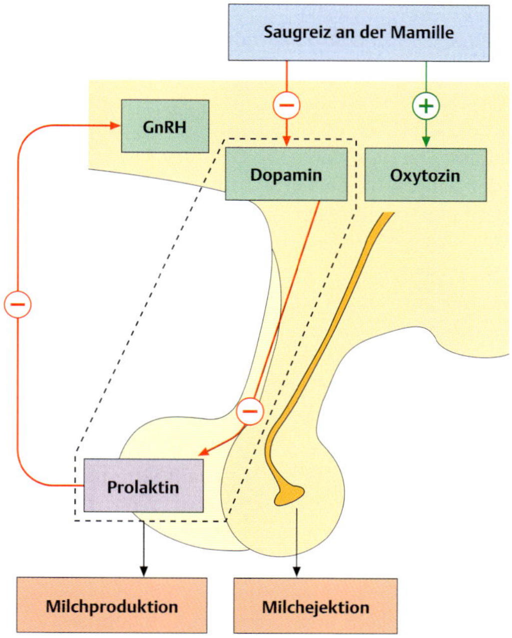

Abb. 11.3 Steuerung der Lactation über einen neurohormonalen Reflex. Prinzip der doppelten Hemmung: Die Hemmung des Hemmstoffs (Dopamin) führt zu einer verstärkten Prolactinfreisetzung. Außerhalb der Stillperiode wird die Prolactinsekretion durch einen inhibitorischen Regelkreis blockiert (gestrichelter Kasten).

Prolactin

Prolactin dient dazu, die Lactation in Gang zu setzen (Galactogenese) und die Milchproduktion zu erhalten (Galactopoese). Zudem hat Prolactin eine hemmende Wirkung auf die GnRH-Freisetzung. Dadurch wird in der Regel verhindert, dass die Frau noch während der Stillperiode erneut schwanger wird. Das daraus resultierende Ausbleiben eines normalen Zyklus wird als „Stillamenorrhö“ bezeichnet.

Die Prolactinfreisetzung aus den lactotropen Zellen der Hypophyse unterliegt einem multifaktoriellen Regelkreis, der v. a. über inhibitorische Faktoren (Prolactin-Inhibiting-Hormon, Dopamin) reguliert wird. Im Gegensatz zu den anderen HVL-Hormonen steht die Prolactinsekretion normalerweise dauernd unter der direkten Hemmung des Hypothalamus. In der Stillperiode hemmt das Saugen des Kindes an der Mamille reflektorisch die Dopaminfreisetzung im Hypothalamus und durch den Wegfall dieser Hemmung wird in der Hypophyse nun vermehrt Prolactin freigesetzt. Zusätzlich wird die Prolactinsekretion durch verschiedene andere Hormone (z. B. TRH) stimuliert.

Klinischer Bezug

Hyperprolaktinämie: Eine pathologisch erhöhte Prolactinkonzentration führt bei der Frau zu einer Einschränkung der pulsatilen GnRH-Freisetzung und dadurch zu einer sekundären Ovarialinsuffizienz. Diese manifestiert sich u. a. durch Follikelreifungsstörungen, Zyklus- und Fertilitätsstörungen. Außerdem kann eine Galaktorrhö auftreten (spontane milchige Absonderung aus der Brustdrüse außerhalb der Stillzeit). Als Ursache für den erhöhten Prolactinspiegel muss ein hormonproduzierender Tumor der Hypophyse (Prolaktinom) ausgeschlossen werden, was mit Hilfe bildgebender Verfahren möglich ist (CT, MRT). Die Therapie bei Nachweis eines Prolaktinoms besteht je nach Größe des Tumors in der Gabe von Dopaminagonisten (= Prolactinhemmer) oder in der neurochirurgischen Entfernung.

Oxytocin (vgl. S. 190)

Oxytocin wird in den neurosekretorischen Neuronen des Hypothalamus (Ncl. supraopticus und Ncl. paraventricularis) gebildet und im Hypophysenhinterlappen gespeichert. Oxytocin wird bei Reizung der Genitalorgane (v. a. durch die Dehnung bei der Geburt) oder Saugen an den Brustwarzen beim Stillen ausgeschüttet. Unter dem Einfluss von Oxytocin kontrahieren sich die Myoepithelzellen in der Brustdrüse und pressen dadurch die Milch aus den Azini in die Ausführungsgänge (Milchejektion). Auch am Myometrium löst Oxytocin Kontraktionen aus. Während der Schwangerschaft werden die Oxytocin-Rezeptoren am Uterus aufreguliert, so dass am Ende der Schwangerschaft effektiv Wehen ausgelöst und gesteuert werden können. Nach der Geburt bedingt die hohe Rezeptordichte schmerzhafte Uteruskontraktionen beim Stillen („Nachwehen"): das Oxytocin, das durch das Saugen ausgeschüttet wird, wirkt neben den Myoepithelzellen auch auf den Uterus. Diese Kontraktionen begünstigen die Rückbildung des Uterus und den Abfluss der Lochien („Wochenfluss").

11

11.1.8 Die männlichen Sexualhormone

Die männlichen Sexualhormone werden als Androgene bezeichnet. Das wichtigste Androgen ist das Testosteron und sein Metabolit 5α-Dihydrotestosteron. Androgene werden in den Keimdrüsen (Hoden, Ovar) und in der Nebennierenrinde gebildet. Anteilsmäßig spielt das in der Nebennierenrinde gebildete Testosteron eigentlich nur bei Frauen eine nennenswerte Rolle, bei Männern übertrifft die Androgenproduktion im Hoden die der NNR bei weitem.

Androgene haben sowohl bei Männern als auch bei Frauen eine Vielzahl von Funktionen, ihre Wirkung ist dosisabhängig und daher bei Männern stärker ausgeprägt:

- Differenzierung des Fötus in einen männlichen Phänotyp
- Ausbildung primärer (Hoden, Penis, etc.) und sekundärer (z. B. tiefe Stimme) männlicher Geschlechtsmerkmale
- Ausbildung der Scham- und Achselbehaarung
- Förderung des Längenwachstums, in hohen Dosen Schluss der Epiphysenfugen
- anabole Stoffwechselwirkung mit Zunahme von Muskel- und Knochenmasse
- Förderung von Libido und Potenz
- Stimulation der Erythropoese
- Steuerung der Spermatogenese (zusammen mit FSH).

Die Testosteronfreisetzung unterliegt der Regulation durch Hypothalamus und Hypophyse: GnRH fördert die Sekretion von LH, das an die Leydig-Zellen im Hoden bindet und dort die Testosteronbiosynthese

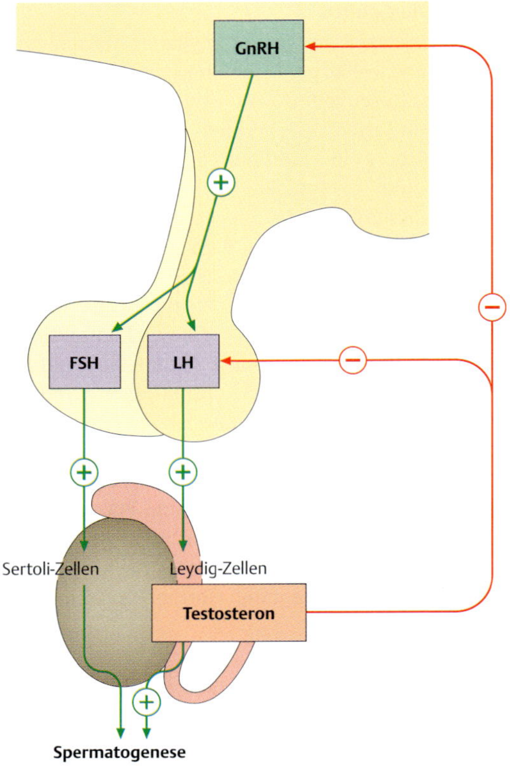

Abb. 11.4 Steuerung der männlichen Sexualhormone und der Spermatogenese.

stimuliert. Testosteron übt wiederum eine negative Rückkopplung auf Hypothalamus und Hypophyse aus (**Abb. 11.4**).

Klinischer Bezug

Testikuläre Feminisierung: Männliche Geschlechtshormone sind für die Ausbildung eines männlichen Phänotyps verantwortlich. Ist der Androgenrezeptor defekt, können die Androgene ihre Wirkung nicht entfalten und aufgrund dieser Androgenresistenz bildet sich trotz des männlichen Genotyps (46, XY) ein weiblicher Phänotyp aus. Da auch die Ausbildung der Scham- und Achselbehaarung über Androgene vermittelt wird, fehlt diese bei Patienten mit testikulärer Feminisierung („hairless women"). Die Patienten wachsen ganz normal als Mädchen auf und fallen meist erst in der Pubertät durch eine primäre Amenorrhö auf; Uterus, Tuben und Eierstöcke fehlen.

Die Spermatogenese

Die Reifung der Spermien (Spermatogenese) erfolgt unter dem Einfluss von Testosteron (direkt) und FSH (über die Sertoli-Zellen) und dauert etwa 74 Tage. FSH wirkt auf die Sertoli-Zellen, die in engem Kontakt zu den Spermatozyten und Spermatiden stehen und die Voraussetzungen und das Milieu für ihre

Entwicklung und Differenzierung schaffen. Dazu gehört die Bildung von Androgen-bindendem Protein (ABP), über das Testosteron aufgenommen und zu den Keimzellen transportiert werden kann und das für die Aufrechterhaltung einer ausreichenden Testosteron-Konzentration in den Tubuli seminiferi notwendig ist. Daneben sezernieren die Sertoli-Zellen verschiedene weitere Peptide wie z. B. Inhibin, das im Sinne einer negativen Rückkopplung die weitere FSH-Ausschüttung bremst.

Check-up

✓ **Wiederholen Sie den Verlauf der Hormonspiegel und die Vorgänge im Ovar während des weiblichen Zyklus. Beachten Sie dabei, wie welcher Peak bzw. Abfall zustande kommt.**

✓ **Wiederholen Sie auch die zyklischen Veränderungen von Endometrium, Basaltemperatur und Zervixsekret, und die jeweils verantwortlichen Hormone.**

✓ **Machen Sie sich nochmals klar, welche Hormone an der Spermatogenese beteiligt sind und wie diese reguliert werden.**

11.2 Das Alter

Lerncoach

Die Veränderungen, denen der Körper im Alter unterliegt, sind Ihnen wahrscheinlich schon geläufig. Nachfolgend finden Sie die in der Physiologie prüfungsrelevanten Fakten dazu.

11.2.1 Überblick und Funktion

Alle lebenden Organismen unterliegen einem **multifaktoriell** bedingten Alterungsprozess, der durch Veränderung exogener Faktoren (z. B. Ernährung, Lebensweise) zwar in seiner Progredienz beeinflusst, nicht aber wirklich aufgehalten oder gar umgekehrt werden kann.

11.2.2 Die Organveränderungen im Alter

Der Alterungsprozess ist durch eine Abnahme der Organreserven gekennzeichnet, die sich besonders bei Belastungen bemerkbar macht.

- Das **endokrine System** unterliegt im Verlauf des Lebens eingreifenden Veränderungen. Am deutlichsten sind diese Veränderungen an den Sexualhormonen zu beobachten. Nachdem in der Pubertät die Synthese der Sexualhormone eingesetzt hatte, nimmt ihre Produktion nach der reproduktiven Phase wieder ab (s. u.).
- Das **Herz** ist vermindert ansprechbar auf β-adrenerge Reize, die maximale Herzfrequenz sinkt.
- Die **Gefäße** verlieren an Elastizität, daher steigt der Blutdruck an. Die im Alter häufig zu beobachtende Arteriosklerose ist aber dennoch als pathologisch anzusehen.
- Das **Knochenmark** wird im Verlauf des Lebens zunehmend durch Fett- und Bindegewebe ersetzt, trotzdem sinkt der Hämatokrit allenfalls leicht ab. Die Abnahme der Lymphozyten sowie ihre eingeschränkte Funktion führen zu einer Abnahme der immunologischen Kompetenz und einer zunehmenden Abwehrschwäche.
- In der **Lunge** führen morphologische Veränderungen zu einer Abnahme der Vitalkapazität, der Diffusionskapazität und der Compliance. Die Ziliendichte verringert sich, so dass die Reinigungsfunktion des Respirationstrakts eingeschränkt ist.
- Die **Leberfunktion** nimmt leicht ab. Daher muss die Dosierung von Medikamenten, die von der Leber metabolisiert werden, im Alter angepasst werden.
- In den **Nieren** nimmt die Zahl der Nephrone im Laufe des Lebens ab, gleichzeitig unterliegen sie einer verstärkten glomerulären Sklerose. Die glomeruläre Filtrationsrate nimmt deutlich ab. Deshalb muss bei älteren Menschen die Dosis von Medikamenten, die über die Nieren eliminiert werden, an die Nierenfunktion angepasst werden.
- Im **Nervensystem** kommt es zu einem zunehmenden Verlust von Nervenzellen, da diese nicht regeneriert werden können. Die Erregungsleitgeschwindigkeit verringert sich, so dass die Reaktionszeiten verlängert werden. Trotzdem ist ein Nachlassen der intellektuellen Fähigkeiten nicht alterstypisch, sondern ebenfalls pathologisch. Die Leistungsfähigkeit der Sinnesorgane geht aufgrund von Veränderungen deutlich zurück (Presbyopie durch Elastizitätsverlust der Linse, Presbyakusis, etc.).
- Die **Muskelmasse** und **-kraft** nimmt bereits ab dem 30. Lebensjahr kontinuierlich ab und Muskelgewebe wird zunehmend durch Bindegewebe und Fett ersetzt. Neben genetischen Einflüssen sind dafür die reduzierten Blutspiegel der Wachstums- und Sexualhormone verantwortlich.

11.2.3 Die Altersveränderungen bei der Frau

Die Übergangszeit von der vollen Geschlechtsreife bis zur Zeit der hormonellen Ruhe der Ovarien bezeichnet man als **Klimakterium**. Die letzte Menstruationsblutung erleben Frauen durchschnittlich mit 52 Jahren, sie wird als Menopause bezeichnet. Nach der Menopause stellen die Ovarien die Hormonproduktion ein. Die im Klimakterium auftretenden psychovegetativen oder somatischen Symptome lassen sich auf das postmenopausale Östrogendefizit zurückführen. Etwa 2/3 aller Frauen leiden mehr oder weniger stark ausgeprägt unter vegetativen Beschwerden (Hitzewallungen, Schlafstörungen, etc.), psychischen Symptomen (z.B. depressive Verstimmung, Reizbarkeit) oder somatischen Veränderungen (Atrophie der Genitalorgane, kardiovaskuläre Erkrankungen, etc.). Der Östrogenmangel begünstigt eine beschleunigte Demineralisierung des Knochens mit einem erhöhten Risiko für Osteoporose.

Klinischer Bezug

Osteoporose: Am Skelettsystem kann man bei Frauen in der Postmenopause eine beschleunigte Demineralisation beobachten, die zur Ausbildung einer **Osteoporose** führen kann. Klinisch äußern sich osteoporotische Beschwerden in Form von Knochenschmerzen (v.a. Rückenschmerzen), einer Körpergrößenabnahme und einer Zunahme von Frakturen ohne adäquates Trauma.

11.2.4 Die Altersveränderungen beim Mann

Im Gegensatz zu den Frauen erfahren die Männer keinen abrupten Abbruch der sexuellen und reproduktiven Zellfunktionen. Die Produktion des männlichen Hormons Testosteron im Hoden ist langsam rückläufig. Ab dem 40. Lebensjahr sinken die mittleren Hormonspiegel um jährlich rund 1 % mit großen individuellen Unterschieden. Die Fortpflanzungsfähigkeit bleibt bis ins hohe Alter erhalten, allerdings nimmt die Spermienqualität ab. Mit zunehmendem Alter treten außerdem vermehrt Erektionsstörungen auf.

Check-up

- ✓ **Wiederholen Sie noch einmal die typischen altersbedingten Veränderungen bei der Frau und beim Mann.**

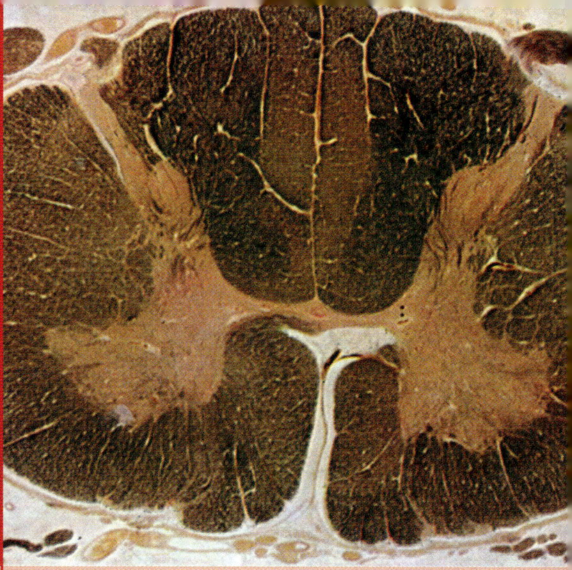

Kapitel 12

Allgemeine Neurophysiologie

Ameisen auf dem Bein

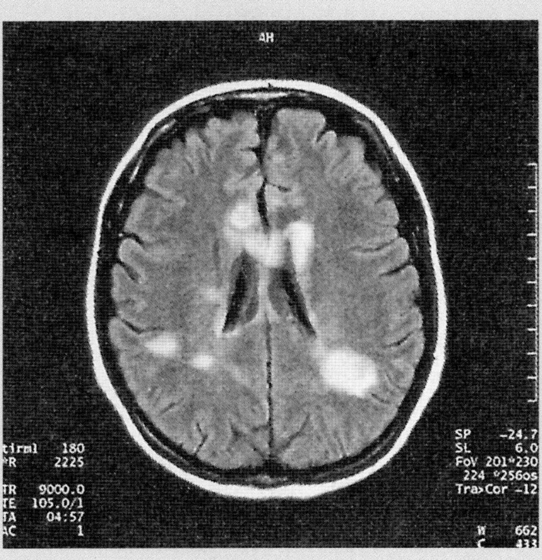

In der Kernspintomographie sind bei multipler Sklerose zahlreiche Entmarkungsherde (helle Flecken) sichtbar. (aus Grehl, Reinhardt, Checkliste Neurologie, Thieme 2008)

Bis zu 120 Metern pro Sekunde kann ein Impuls im Nerv weitergeleitet werden, was einer Geschwindigkeit von über 400 km/h entspricht. Besonders schnell wird die Erregung in myelinisierten Nerven weitergegeben, Nerven, die mit einer Markscheide umgeben sind. Im zentralen Nervensystem (ZNS) wird diese Markscheide aus Oligodendrozyten gebildet. Wie die Impulse im Nervensystem entstehen und weitergeleitet werden, lesen Sie im Kapitel „Allgemeine Neurophysiologie".

Bei der Patientin Tanja Z. ist die Impulsleitung im Nerv gestört. Was sie anfangs für Muskelkater hält, entpuppt sich schließlich als eine schwerwiegende Krankheit: multiple Sklerose (MS).

Schmerzen und Missempfindung in den Beinen

Tanja Z. hat Muskelkater. Das Training im Fitnessstudio ist wirklich anstrengend gewesen. Die 26-jährige Buchhändlerin stellt sich unter die Dusche und lässt das Wasser auf die Beine prasseln. Irgendwie fühlt sich der linke Oberschenkel seltsam an. Möglicherweise hat sie eine Muskelzerrung. Auf dem Weg zur Arbeit hält sie bei einer Apotheke und kauft eine Tube Salbe. Doch die Schmerzen lassen nicht nach. Nach drei Wochen sucht sie eine Neurologin auf.

Dr. Zander erhebt zunächst die Anamnese der Patientin. Tanja Z. berichtet, immer gesund gewesen zu sein. Bei der Untersuchung stellt die Neurologin eine Dysästhesie am linken Bein fest, d. h., das Berühren des Beins löst eine Missempfindung aus – als ob Ameisen auf dem Bein herumkrabbelten. Die Bauchhautreflexe fehlen, die Reflexe an den Beinen sind jedoch gesteigert. Außerdem fällt Dr. Zander eine gestörte Feinmotorik der Arme auf. Auf die Frage der Neurologin bestätigt Tanja, seit kurzer Zeit schlechter als früher zu sehen. Seit einiger Zeit habe sie auch Probleme bei der Harnblasenentleerung. Dr. Zander überweist Tanja Z. zur weiteren Diagnostik in die neurologische Ambulanz der Universitätsklinik.

Zerfall der Markscheiden

Auf den Überweisungsschein schreibt sie „Verdacht auf multiple Sklerose". Häufige Symptome dieser Erkrankung sind – wie bei Tanja Z. – Sensibilitätsstörungen, Augensymptome (typisch: Sehnervenentzündung mit Schleiersehen), Blasenfunktionsstörungen und motorische Störungen. Die Ursache der MS ist unbekannt, vermutlich handelt es sich um eine Autoimmunerkrankung, d. h. eine Krankheit, bei der sich im Körper gebildete Antikörper gegen den eigenen Organismus richten. Es kommt an vielen Stellen im ZNS zu Entzündungen der Markscheiden, die schließlich zerfallen. Diese Entmarkungsherde kann man in der Kernspintomographie sehen. Tatsächlich zeigt das Kernspintomogramm bei Tanja multiple Entmarkungsherde. Auch die Untersuchung des Liquors weist auf eine MS hin.

Medikamente und Selbsthilfegruppe

Tanja Z. erschrickt sehr, als Dr. Zander ihr die Diagnose multiple Sklerose mitteilt. Dr. Zander erklärt ihr, dass MS in Schüben verläuft und nicht zwangsläufig zu einer starken Behinderung führt. Eine Therapie, die die Entmarkung verhindert, gibt es noch nicht. Die einzelnen Schübe können jedoch gut behandelt werden. Tanja Z. erhält über 5 Tage hochdosiertes Cortison intravenös. Darüber hinaus muss sich Tanja Z. künftig selbst Interferon subkutan spritzen. Dieses Medikament soll das Immunsystem unterstützen. Fünf Jahre später hat Tanja Z. zwei weitere Schübe der MS durchgemacht. Die Sensibilitätsstörungen in den Beinen haben zugenommen. Sie hat auch Probleme beim Gehen und benutzt nun manchmal einen Stock. Trotz allem hat Tanja Z. die Hoffnung nicht aufgegeben, dass die MS bei ihr milde verläuft. Sie ist in ständiger Behandlung bei ihrer Neurologin und engagiert sich in der Selbsthilfegruppe der MS-Kranken.

12 Allgemeine Neurophysiologie

12.1 Die Übersicht

Lerncoach

- **Die allgemeine Neurophysiologie besteht zunächst aus viel grauer Theorie. Die beschriebenen Vorgänge sind aber nicht nur Lieblingsthemen in der Prüfung, sondern auch wichtig für das Verständnis nachfolgender Kapitel. Vielleicht ist es ein Trost, dass dieses Kapitel fast jedem schwer fällt – also nur Mut!**
- **Verschaffen Sie sich mit Hilfe des folgenden Abschnitts erst einmal einen Überblick.**

Unser Körper besitzt ein sehr komplexes Netzwerk aus Nervenfasern. Sog. **efferente** Nervenfasern ziehen vom ZNS in die Peripherie, wo sie eine Reaktion auslösen. Diese Reaktion kann z. B. eine Muskelkontraktion oder eine Funktion des vegetativen Nervensystems sein.

Ihnen entgegen verlaufen die **afferenten** Fasern, die Signale aus den Sinnesrezeptoren, z. B. der Haut, zum ZNS leiten, wo sie verarbeitet werden.

Der Grundbaustein des Nervensystems ist das **Neuron**, die Nervenzelle, deren Ausläufer die Nervenfasern sind. Die von ihr ausgehenden Impulse werden in Form elektrischer Potenziale, insbesondere von sog. **Aktionspotenzialen**, weitergeleitet und über **Synapsen** an andere Zellen weitergegeben.

MERKE

Zur Unterscheidung zwischen efferenten und afferenten Nervenzellen: Efferente Fasern lösen einen Effekt aus.

12.2 Die Erregungsentstehung und -weiterleitung in der erregbaren Zelle

Lerncoach

Die folgenden Kapitel sind so aufgebaut, dass Sie sich Schritt für Schritt von der einzelnen Nervenzelle, in der die Erregung entsteht und weitergeleitet wird, über die daran anschließende Nervenzelle, den kompletten Nervenzellverbund bis zum ZNS vorarbeiten.

12.2.1 Überblick und Funktion

Erregbare Zellen sind Zellen, die auf eine Depolarisation (Abnahme) ihres Membranruhepotenzials (s. S. 21) über ein bestimmtes Maß hinaus mit der Ausbildung eines sog. **Aktionspotenzials** reagieren. Dazu brauchen sie spezielle Na^+-Kanäle, die nur bei **Nerven-**, **Sinnes-** und **Muskelzellen** zu finden sind. Zur Depolarisation einer Zelle führen z. B. erregende Synapsen oder ein adäquater Reiz, der eine Sinneszelle erregt. Eine solche Erregung wird durch Auslösen weiterer Aktionspotenziale entlang der Zelle weitergeleitet. Je nachdem ob eine Nervenzelle eine Markscheide besitzt oder nicht, erfolgt diese Weiterleitung schnell oder langsam. Voraussetzung für die Weiterleitung der Erregung ist die passive Erregungsweiterleitung entlang der Zellmembran vergleichbar mit der Weiterleitung von Strom in einem Kabel.

12.2.2 Der Aufbau der Nervenzelle (Neuron)

Eine Nervenzelle besitzt einen Zellleib **(Soma)** und eine Reihe von Ausläufern, über die sie in Form von sog. Synapsen mit anderen Zellen in Verbindung treten kann. Ausläufer, die Signale *zum Soma hin leiten*, werden als **Dendriten** bezeichnet. Der Ausläufer, der die Signale *vom Zellsoma wegleitet*, wird **Axon** genannt. Ein Neuron kann *mehrere* Dendriten aufweisen. Dagegen besitzt jede Nervenzelle nur *ein* Axon. Dieses Axon kann sich jedoch aufspalten und **Kollateralen** bilden. Diese werden aber immer alle *gleichzeitig* erregt. Der Ausgangspunkt des Axons am Zellsoma wird als **Axonhügel** bezeichnet. Hier entstehen die Aktionspotenziale, die über das Axon fortgeleitet werden (**Abb. 12.1**).

Die 0,5–20 µm dicken Axone sind oftmals von Markscheiden **(Myelinscheiden)** umhüllt, die eine schnellere Weiterleitung der Nervenimpulse erlauben. Die Myelinscheide wird dabei in *peripheren Nerven* durch **Schwann-Zellen**, im *ZNS* durch **Oligodendrozyten** gebildet. Sie umhüllt das Axon nicht kontinuierlich, sondern ist regelmäßig kurzstreckig unterbrochen. Diese Myelin-freien Stellen nennt man **Ranvier-Schnürringe**, die myelinisierten Strecken **Internodien**. Ein Internodium ist ca. 300–2000 µm lang.

12.2.3 Die passive Erregungsausbreitung

Die passive Ausbreitung elektrischer Potenziale ist die Grundvoraussetzung für eine Erregungsleitung in den myelinisierten wie auch marklosen Nervenfasern. Sie beruht auf depolarisierenden Strömen, die zwischen erregten und unerregten Membranabschnitten verlaufen. Ein erregender Impuls, der z. B. durch eine exzitatorische Synapse ausgelöst wird, führt lokal zu einer **Depolarisation** (= Erregung), die sich von diesem Punkt aus konzentrisch über die Membran ausbreitet. Diese Art der Ausbreitung, an der keine Ionenkanäle beteiligt sind, bezeichnet man als **elektrotonische Erregungsleitung**. Sie ist vergleichbar mit der Stromleitung in einem Kabel.

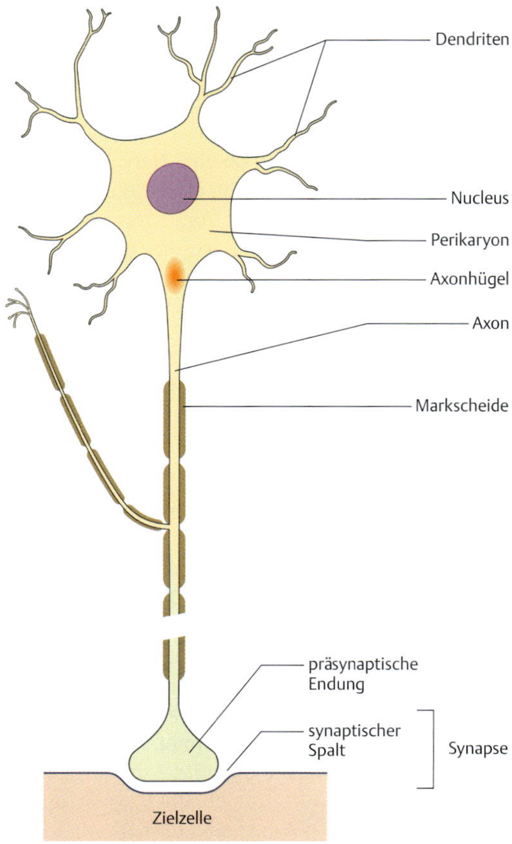

Abb. 12.1 Schematischer Aufbau eines Neurons.

Die Beeinflussung der passiven Erregungsausbreitung

Für die Geschwindigkeit und Ausbreitung der Erregung sind drei Eigenschaften der Zellmembran bzw. der Nervenfaser maßgeblich.

Die **Isolierung** der Zelle: Ist eine Nervenfaser schlecht isoliert, gibt sie ständig Strom an das umgebende Gewebe ab. Die Erregung wird dann nicht weit geleitet, sondern versiegt rasch. Da Myelinscheiden als Isolatoren dienen, leiten markhaltige Nervenfasern Erregungen sehr viel besser als marklose.

Der **Axondurchmesser** und **Innenlängswiderstand** der Nervenfaser: Die Faser selbst setzt der Erregungsausbreitung einen Widerstand entgegen. Dieser Widerstand ist abhängig von der Dicke der Faser und nimmt mit dem Quadrat des Durchmessers ab. Folglich können dickere Fasern Erregungen schneller elektrotonisch leiten als dünnere.

Die **Kondensatoreigenschaften** der Nervenfasermembran: Die Membran kann eine Ladungsmenge ähnlich wie ein Kondensator aufnehmen. Diese Ladung steht der elektrotonischen Weiterleitung nicht mehr zur Verfügung. Eine hohe Membrankapazität führt also zu einer schlechteren Erregungsleitung. Da die Membrankapazität mit der Dicke der Faser und proportional der Membranfläche zunimmt, klingt es zunächst paradox, dass eine dickere Faser schneller leiten soll als eine dünne. Die Abnahme des Längswiderstands wiegt aber die Zunahme der Membrankapazität bei weitem auf. Zudem sind dicke Nervenfasern oft myelinisiert und eine Markscheide wirkt der Membrankapazität entgegen.

MERKE

Zusammenfassend gilt:
Dicke, myelinisierte Fasern leiten am besten.

Das Maß für die passive Erregungsausbreitung

Das Maß für die elektrotonische Leitfähigkeit ist die **Membranlängskonstante λ**. Sie gibt die Entfernung vom Reizort an, in der das Potenzial nur noch 37 % der Amplitude am Reizort aufweist. Sie liegt je nach Faserdicke und Myelinisierung zwischen 0,1 und 5 mm. Je größer λ, desto besser ist die elektrotonische Leitfähigkeit. Die Abnahme der Signalamplitude mit dem Laufweg bezeichnet man als **Dekrement**.

12.2.4 Die Erregungsausbreitung über das Aktionspotenzial

Das Dekrement ist der große Nachteil der elektrotonischen Leitung – nach einer gewissen Entfernung erlischt das Signal und es ist unmöglich, dass Rezeptorpotenziale oder postsynaptische Potenziale alleine durch elektrotonische Ausbreitung an das Gehirn weitergeleitet werden können. Für Impulsleitungen über lange Strecken ist daher ein System erforderlich, das die Signalamplitude durch aktive Vorgänge aufrechterhält – dies leistet das **Aktionspotenzial (AP)**.

Die Entstehung eines AP

Das Prinzip der Entstehung und Weiterleitung

Wird die Zellmembran einer erregbaren Zelle in Richtung auf weniger negative Werte depolarisiert und dabei ein kritischer Schwellenwert (das sog. **Schwellenpotenzial)** erreicht, so öffnen sich in der Membran sog. **schnelle, spannungsabhängige Na^+-Kanäle**, die daraufhin über einen Na^+-Einstrom die Membran schnell und stark depolarisieren. Dieses Potenzial wird zunächst elektrotonisch weitergeleitet, trifft aber in der Nachbarschaft auf weitere Na^+-Kanäle, die sich wiederum öffnen und so erneut ein identisches AP erzeugen. Auf diese Weise werden Aktionspotenziale fortgeleitet, ohne dass ihre Amplitude abnimmt.

Die Auslösung eines AP

Das Potenzial, das erreicht werden muss, um ein AP auszulösen, heißt **Schwellenpotenzial**. Für das Aktionspotenzial gilt dabei das sog. **„Alles-oder-nichts-**

Prinzip“. Wird das Schwellenpotenzial überschritten, wird ein Aktionspotenzial ausgelöst, egal wie stark der auslösende Reiz war. An den Nervenzellen läuft die Umwandlung von Depolarisationen (z. B. durch exzitatorische Synapsen, s. u.) in Aktionspotenziale am **Axonhügel** ab. Diese können dann direkt über das Axon weitergeleitet werden.

Die Vorgänge an den schnellen Na^+-Kanälen

Die Entstehung von Aktionspotenzialen ist, wie oben beschrieben, an das Vorhandensein der schnellen, spannungsabhängigen Na^+-Kanäle gebunden. Diese transmembranären Kanäle können in drei Formen vorliegen, *geschlossen und aktivierbar*, *offen* sowie *geschlossen und inaktiviert*.

Die morphologische Grundlage dieser Formen sind zwei Tore des Kanalproteins.

In der Ruhestellung ist das untere (innen) Tor geöffnet und das obere (außen) geschlossen – der Kanal ist *geschlossen, aber aktivierbar*.

Kommt es zum Erreichen des Schwellenpotenzials, so öffnet sich auch das obere Tor. Der Kanal ist *offen* und die Na^+-Ionen können in die Zelle einströmen. Es resultiert eine starke Depolarisation.

Eine Depolarisation führt aber dazu, dass sich das innere Tor verschließt und der Kanal inaktiviert wird – er ist *geschlossen und nicht mehr aktivierbar*.

Erst die auf das AP folgende Repolarisation öffnet das untere Tor wieder und macht den Kanal erneut aktivierbar. Die schnellen Na^+-Kanäle sind also nur zu Beginn des AP aktiv und werden dann sehr schnell wieder inaktiviert.

Die Beeinflussbarkeit der Na^+-Kanäle

Folgende Faktoren können die Na^+-Kanäle beeinflussen:

Da die Erregbarkeit einer Zelle, wie oben bereits beschrieben, vom Funktionszustand der Na^+-Kanäle abhängt, ist auch das **Membranpotenzial** entscheidend für ihre Aktivierbarkeit. Eine sog. Vordepolarisation, also ein gegenüber dem normalen Ruhepotenzial (–70 mV bis –90 mV) erniedrigtes Potenzial, führt dazu, dass bereits einige Kanäle in den inaktivierten Zustand übergegangen sind, ohne dass ein AP abgelaufen ist. Eine *vordepolarisierte (hypopolarisierte)* Zelle (z. B. –60 mV) ist also weniger erregbar als eine Zelle im Ruhezustand.

Umgekehrt ist die Erregbarkeit einer *hyperpolarisierten* Zelle größer. Bei einem Membranpotenzial von –100 mV ist die Aktivierbarkeit des schnellen Na^+-Systems am höchsten.

Daneben ist für die Aktivität der Na^+-Kanäle auch die **extrazelluläre Ca^{2+}-Konzentration** von Bedeutung. Erhöhte Ca^{2+}-Spiegel heben das Schwellenpotenzial an und vermindern so die Erregbarkeit einer Zelle. Umgekehrt führen zu niedrige Ca^{2+}-Spiegel zu einer gesteigerten Erregbarkeit. An Muskelzellen kommt es dadurch zu Muskelkrämpfen.

Letztlich kann das schnelle Na^+-System auch noch durch Toxine oder Medikamente beeinflusst werden. **Tetrodotoxin**, das Gift des Kugelfisches, blockiert das äußere Tor des Na^+-Kanals und schaltet so das gesamte schnelle Na^+-System aus. Tetrodotoxin ist ein sehr potentes Nervengift. **Lokalanästhetika** wie das Lidocain hemmen reversibel den schnellen Na^+-Kanal. Bei lokaler Injektion wird dadurch die Bildung von Aktionspotenzialen und deren Weiterleitung in sensiblen Nerven gehemmt, so dass an dieser Stelle eine Schmerzunempfindlichkeit resultiert. Eine Überdosis führt aber auch zu einer u. U. kritischen Beeinflussung des ZNS.

Die Phasen des Aktionspotenzials

Form und Verlauf des Aktionspotenzials bleiben immer gleichförmig. Der Ablauf läuft regelhaft in drei Phasen ab:

Aufstrich oder Depolarisationsphase: Bei Erreichen des Schwellenpotenzials öffnen sich schnelle Na^+-Kanäle, die zu einer raschen Depolarisation der Zelle führen. Dieser Abschnitt wird auch der Aufstrich des Aktionspotenzials genannt. Er dauert ca. 0,2–0,5 ms und kann sogar positive Potenziale von bis zu + 20 bis + 30 mV erreichen **(Overshoot)**.

Repolarisationsphase: Durch die fortschreitende Depolarisation verschließen sich immer mehr der schnellen Na^+-Kanäle bis letztendlich alle vormals aktivierten inaktiviert sind. Diese Abnahme der Na^+-Leitfähigkeit setzt bereits vor Erreichen des Overshoots ein. Gleichzeitig werden durch die Depolarisation K^+-Kanäle geöffnet, die die Repolarisationsphase des AP einleiten.

Nachpotenziale: Die Repolarisation endet nicht punktgenau am ursprünglichen Ruhepotenzial der Zelle, sondern dauert meist noch etwas länger an. Es entsteht ein *hyperpolarisierendes* Nachpotenzial. Daneben können aber auch *depolarisierende* Nachschwankungen auftreten.

Insgesamt dauert ein AP der Nervenzelle 1–2 ms, das einer Skelettmuskelzelle ca. 10 ms. Eine Ausnahme stellen Herzmuskelzellen dar. Ihr Aktionspotenzial dauert ca. 200 ms (s. S. 52).

Lerntipp

Merken Sie sich die Dauer des AP. Die Dauer des AP einer Nervenzelle, einer quergestreiften Muskelzelle oder einer Herzmuskelzelle, aber auch die Dauer von Refraktärzeiten (absolut und relativ, s. S. 53) ist immer wieder beliebter Gegenstand von Originalprüfungsfragen.

Die Ionenströme während eines Aktionspotenzials

Der Aufstrich des Aktionspotenzials ist wie oben dargestellt durch einen **Na^+-Einstrom**, die Repolarisation durch einen **K^+-Ausstrom** gekennzeichnet. Insgesamt ist die Menge der dabei bewegten Ionen im Verhältnis zur ihrer Gesamtkonzentration jedoch vernachlässigbar gering. Die Na^+– und K^+-Konzentration sowohl im Intra- als auch im Extrazellularraum bleiben deshalb auch nach mehreren abgelaufenen Aktionspotenzialen konstant. Deshalb sind Ionenpumpen wie die Na^+-K^+-ATPase auch nur indirekt für das Zustandekommen von Aktionspotenzialen notwendig. Sie müssen vor allem das Membranruhepotenzial aufrechterhalten, in dem sie dem passiven K^+-Ausstrom durch Diffusion entgegenwirken. Unmittelbar nach Blockade der Na^+-K^+-Pumpe verändert sich nichts, weil die Ionenflüsse quantitativ so gering sind, dass über Minuten hinweg keine messbaren Konzentrationsänderungen stattfinden, selbst wenn einige Erregungen über den Nerven hinweglaufen. Die Potenzialänderungen während des Aktionspotenzials kann man gegen die Zeit in einem Diagramm aufzeichnen und erhält so eine charakteristische Kurve (**Abb. 12.2**).

Lerntipp

Prägen Sie sich den ungefähren Verlauf dieser Kurven ein, sie sind immer wieder Gegenstand von Prüfungsfragen.

Die Refraktärzeit

Nach einer überschwelligen Reizung kann eine Nervenzelle zunächst für einige Zeit kein weiteres Aktionspotenzial auslösen. Diese Phase, in der erregende Reize unbeantwortet bleiben müssen, heißt **Refraktärzeit**. Sie ist durch die Inaktivierung der schnellen Na^+-Kanäle bei Depolarisation bedingt. Während das AP noch andauert, ist eine neue Erregung also unmöglich – man spricht von der *absoluten* Refraktärzeit. Sie dauert bei Nervenzellen ca. 2 ms.

Nach Ablauf des Aktionspotenzials werden die Na^+-Kanäle langsam wieder aktivierbar. Da dies aber erst nach und nach geschieht und zudem oft noch hyperpolarisierende Nachpotenziale auftreten, ist ein deutlich stärkerer Reiz als normal nötig, um ein Aktionspotenzial auszulösen. Ein Aktionspotenzial, das während dieser *relativen* Refraktärzeit ausgelöst wird, weist aufgrund der noch geringeren Anzahl aktivierbarer Na^+-Kanäle eine deutlich kleinere Amplitude als normal auf, wobei die typische Gestalt erhalten bleibt. Die relative Refraktärzeit kann mehrere ms andauern. Aktionspotenziale während der Refraktärzeit sind das einzige Beispiel im ZNS, bei dem die Amplitude eines Aktionspotenzials variiert wird.

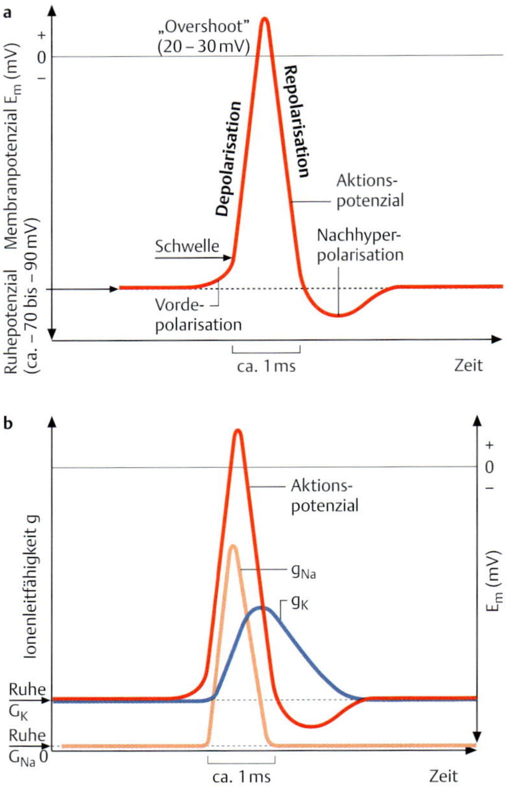

Abb. 12.2 Charakteristischer Verlauf des Aktionspotenzials einer Nervenzelle sowie die dabei auftretenden Leitfähigkeitsänderungen für Natrium und Kalium. (aus Silbernagl, Despopoulos, Taschenatlas Physiologie, Thieme 2012)

Die Weiterleitung eines Aktionspotenzials

Die Weiterleitung in marklosen Nerven

Aktionspotenziale werden in einer Nervenfaser zunächst wie eine normale Potenzialänderung **elektrotonisch** fortgeleitet. Die Besonderheit besteht darin, dass die elektrotonischen Ströme erneut ein AP auslösen, wenn sie an einem benachbarten Membranbezirk das Schwellenpotenzial überschreiten. So entstehen nebeneinander immer wieder Aktionspotenziale, die sich an der Nervenfaser entlang bewegen. Die Ausbreitung erfolgt dabei physiologischerweise immer in eine Richtung, da die Nervenfaser in der Richtung, aus der das Aktionspotenzial kommt, noch refraktär ist, wenn die neuen Aktionspotenziale entstehen (**Abb. 12.3**).

Der kontinuierliche Aufbau von Aktionspotenzialen kostet Zeit. Deshalb ist die Leitungsgeschwindigkeit von marklosen Nerven auch im Hinblick auf Aktionspotenziale niedriger als die von markhaltigen Fasern.

Die Weiterleitung in markhaltigen Nerven

Viele Steuerimpulse des ZNS müssen möglichst schnell das Zielorgan erreichen. Deshalb werden die entsprechenden Aktionspotenziale über myelinisierte Fasern geleitet. Dort werden sie **saltatorisch** geleitet, das heißt, die Erregung springt von einem Ranvier-Schnürring zum nächsten (**Abb. 12.3**). Nur im Bereich der Schnürringe werden Aktionspotenziale aufgebaut, während die myelinisierten Internodien durch elektrotonische Leitung übersprungen werden. Diese Leitung ist schnell, aber mit einem Amplitudenverlust verbunden (s. o.). Das bedeutet, dass das so geleitete Potenzial den nächsten Schnürring erreicht haben muss, bevor es in der Amplitude so abgenommen hat, dass es unterschwellig wird. Dies wird durch eine besonders hohe Dichte von schnellen Na^+-Kanälen in den Schnürringen erleichtert. Nach dem Grad der Myelinisierung, der Dicke und damit der Leitungsgeschwindigkeit kann man verschiedene Faserklassen unterscheiden. Dabei gilt die Einteilung nach Erlanger und Gasser für efferente und afferente Fasern, die nach Lloyd und Hunt nur für afferente (sensorische) Fasern (**Tab. 12.1**).

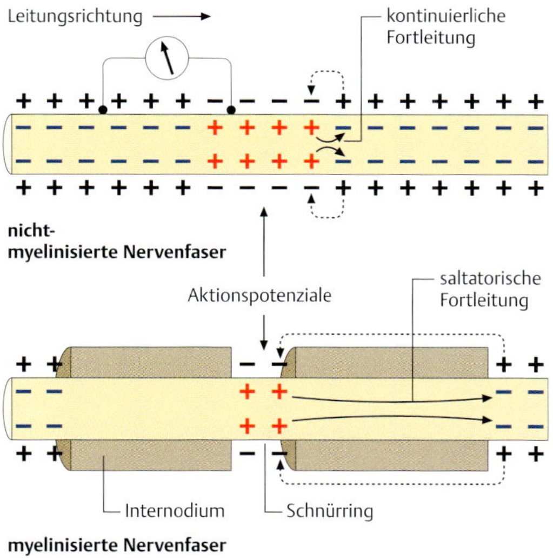

Abb. 12.3 Weiterleitung von Aktionspotenzialen in marklosen und markhaltigen Nervenfasern. (aus Klinke, Pape, Kurz, Silbernagl, Physiologie, Thieme 2012)

Klinischer Bezug

Demyelinisierende Erkrankungen: Eine Vielzahl neurologischer Erkrankungen geht mit einem Verlust der Markscheiden einher. Besonders zu erwähnen ist dabei die **Multiple Sklerose** (MS), bei der sich multiple, disseminierte Entmarkungsherde im ZNS finden (vgl. klinischer Fall zum Kapiteleinstieg). Weitere demyelinisierende Erkrankungen sind z. B. die Neuromyelitis optica (Devic) und die akute disseminierte Enzephalomyelitis (ADEM).

12.2.5 Die künstliche Erregung von Nervenzellen

Das Prinzip

Durch elektrische Ströme (traditionell Gleichstrom) kann man die Membranen von Nervenzellen und -fasern von außen künstlich erregen. Dabei bewirkt eine über einem Nerven aufgelegte Kathode eine Depolarisation, also eine Erregung, der Membran. Wird dabei das Schwellenpotenzial erreicht, kommt es auch zur Ausbildung von Aktionspotenzialen. Diese pflanzen sich von diesem Punkt aus wie eine physiologische Erregung fort. Allerdings erfolgt neben der Weiterleitung in der physiologischen, orthodromen Richtung auch eine entgegengesetzte, antidrome Leitung. Mittels einer zweiten Elektrode kann man dann die Effekte dieser Reizleitung erfassen, z. B. die Erregung eines Muskels.

Die notwendige Stromstärke und Impulsdauer

Je nach erregbarer Struktur und anatomischer Lage (z. B. die Dicke des umgebenden Gewebes bis zur Haut) braucht man eine bestimmte Mindeststromstärke und Impulsdauer. Beschrieben wird die Beziehung zwischen Reizstärke und Reizdauer durch die beiden Parameter Rheobase und Chronaxie. Als **Rheobase** (Schwellenstromstärke) bezeichnet man die Stromstärke, die bei unendlich langer Reizdauer gerade noch eine Reizantwort (Erregung) hervorrufen würde. Als **Chronaxie** bezeichnet man die Reizdauer, mit der ein Strom von doppelter Rheobasen-

Tab. 12.1

Überblick über die Einteilung der Nervenfasern nach der Myelinisierung (nach Erlanger u. Gasser[1] sowie Lloyd u. Hunt[2])

Faserklasse[1] (afferent u. efferent)	Faserklasse[2] (afferent)	markhaltig	Durchmesser (µm)	Leitungsgeschwindigkeit (m/s)	Vorkommen
Aα	I	++	15	70–120	efferent: α-Motoneurone afferent: Muskelspindelafferenzen
Aβ	II	+	5–10	40–70	afferent: Mechanoafferenzen der Haut
Aγ		+	5–10	30–40	efferent: Muskelspindelefferenzen
Aδ	III	(+)	3	10–30	afferent: Thermoafferenzen, nozizeptive Afferenzen („heller Sofortschmerz“)
B		(+)	1–3	5–20	efferent: präganglionäre vegetative Fasern
C	IV	–	1	0,5–2	efferent: postganglionäre vegetative Faser-nafferent: nozizeptive Afferenzen („dumpfer Spätschmerz“)?

stärke wirken muss, um eine Erregung auszulösen. Die Chronaxie als Nutzzeit der doppelten Rheobase stellt ein Maß für die nervale Erregbarkeit dar.

Die klinische Anwendung

Die beiden Größen Rheobase und Chronaxie sind u. a. wichtig für die Implantation von Herzschrittmachern. Deren Elektrode, die von innen dem Myokard aufliegt, muss elektrische Impulse abgeben, die den Herzmuskel sicher erregen.

Des Weiteren nutzt man die elektrische Nervenreizung auch zur Untersuchung der Nerven selbst (Bestimmung der **Erregungsleitungsgeschwindigkeit, Elektroneurographie** [ENG]) und der Muskulatur (**Elektromyographie**, EMG).

MERKE

Hochfrequenter Wechselstrom hat keinen erregenden Einfluss auf Nervengewebe, da durch die hohe Frequenz der ständig die Polung wechselnde Strom keine ausreichend lange Zeit zum Erreichen des Schwellenpotenzials zur Verfügung steht.

Check-up

- ✓ **Wiederholen Sie noch einmal die ionalen Vorgänge bei der Entstehung von Aktionspotenzialen und machen Sie sich klar, worin der Unterschied zwischen der Fortleitung von APs gegenüber der elektrotonischen Fortleitung besteht.**
- ✓ **Machen Sie sich auch noch einmal die Rolle der Markscheiden klar.**

12

12.3 Die interzelluläre Weitergabe einer Erregung

Lerncoach

Machen Sie sich auch in diesem Kapitel immer wieder klar, was gerade passiert. Dabei ist es auch wichtig, dass Sie die Bezeichnung der Strukturen kennen. Das Lernen wird Ihnen dann leichter fallen.

12.3.1 Überblick und Funktion

Im Rahmen der Informationsverarbeitung in neuronalen Netzwerken und auch bei der Entfaltung einer Wirkung am Erfolgsorgan müssen die Impulse der Nervenzellen (Aktionspotenziale) von einer Zelle an eine andere Zelle weitergegeben werden. Diesem Zweck dienen **Synapsen.** Dies sind Kontaktstellen zwischen dem Axon einer Nervenzelle und einer weiteren Zelle (entweder ein weiteres Neuron oder z. B. eine Muskelzelle). Dabei kann man mit den elektrischen und chemischen Synapsen zwei grundsätzliche Formen der Synapsen unterscheiden.

12.3.2 Die elektrische Synapse

Bei elektrischen Synapsen handelt es sich um direkte Verbindungen zweier Zellen durch interzelluläre Ionenkanäle (**Connexone**) im Bereich der Gap junctions. So können erregende Ströme direkt von Zelle zu Zelle weitergegeben werden. Diese Art von Synapse dient der Erregungsweiterleitung z. B. im Myokard und zwischen glatten Muskelzellen. Im ZNS findet man sie z. B. als Verbindungen zwischen bestimmten Glia-Zellen, den Astrozyten. Eine Erregungsweiterleitung mittels elektrischer Synapsen zwischen Neuronen ist eher die Ausnahme und findet sich z. B. in Retina und Hirnstamm. Neurone bedienen sich in der Regel chemischer Synapsen.

12.3.3 Die chemische Synapse

Lerntipp

Gerade beim Aufbau der chemischen Synapse sind die genauen Begriffe wichtig. Achten Sie immer darauf, wovon gerade die Rede ist: von der präsynaptischen Endigung, der postsynaptischen Membran oder dem synaptischen Spalt.

Der Aufbau

Im Bereich einer chemischen Synapse treten zwei Zellen in engen Kontakt miteinander, bleiben aber durch einen schmalen **synaptischen Spalt** voneinander getrennt (ca. 30 nm). Das Ende des Axons, das Signale zu der Synapse leitet, wird als *prä*synaptische Endigung bezeichnet, die Membran der Zielzelle wird als *post*synaptische Membran bezeichnet (**Abb. 12.4**). Der von der präsynaptischen Endigung bedeckte Teil der postsynaptischen Membran wird z. T. als **subsynaptische Membran** gekennzeichnet.

In der *prä*synaptischen Endigung befinden sich Membranvesikel, die mit einem bestimmten Signalmolekül, dem **Transmitter**, gefüllt sind. Erreicht ein Aktionspotenzial die *prä*synaptische Endigung, so wird der Transmitter in den synaptischen Spalt ausgeschüttet und löst an der *sub*synaptischen Membran bestimmte Vorgänge (z. B. eine Depolarisation) aus. Seine Wirkung entfaltet der Transmitter über spezifische Rezeptoren in der *sub*synaptischen Membran. Durch die Zeit, die die beschriebenen Vorgänge benötigen, verzögert sich die Signalweiterleitung an einer Synapse um ca. 0,3–0,5 msec.

Chemische Synapsen eignen sich nur für eine Signalübertragung in eine Richtung, da die *sub*synaptische Membran *keine* Transmitter freisetzen kann und der *prä*synaptischen Endigung entsprechende Rezeptoren fehlen (mit Ausnahme von Rezeptoren, die die Transmitterfreisetzung stoppen, s. u.).

Synapsen kann man auch nach der Art der beteiligten Zellregionen unterteilen. Typische Synapsenformen sind axo-axonale, axo-dendritische, axo-somatische und dendro-denritische Synapsen.

Die Transmitterfreisetzung

Eine Nervenzelle kann in ihren Synapsen immer nur den gleichen Transmitter freisetzen. Es gibt jedoch sog. **Co-Transmitter**, die gleichzeitig mit den Transmittern in den synaptischen Spalt ausgeschüttet werden und die das ausgelöste Signal an der *sub*synaptischen Zelle modifizieren. Beispiele für Co-Transmitter sind ATP oder Peptide wie die Substanz P.

Die Transmitter werden im Zellsoma synthetisiert und mittels anterogradem axonalem Transport in die *prä*synaptischen Endigungen gebracht. Dort werden sie nahe der *prä*synaptischen Membran in Vesikeln gespeichert.

Kommt ein Aktionspotenzial an der *prä*synaptischen Endigung an, so öffnen sich dort durch die Depolarisation spannungsabhängige Ca^{2+}-Kanäle und es kommt zu einem **Ca^{2+}**-Einstrom. Vermittelt durch die Ca^{2+}-Ionen werden daraufhin die Transmitter-Moleküle mittels Exozytose in den synaptischen Spalt freigesetzt. Die Menge des freigesetzten Transmitters ist dabei abhängig von der Ca^{2+}-Konzentration. Je mehr Ca^{2+} einströmt, desto mehr Transmitter werden freigesetzt und desto stärker ist das Signal, das dieser an der *sub*synaptischen Membran auslöst.

Dieses Prinzip ist dann von Bedeutung, wenn mehrere Aktionspotenziale hintereinander ankommen. Ist die Ca^{2+}-Konzentration in der *prä*synaptischen Endigung noch nicht auf den Ruhewert abgesunken bevor das nächste Aktionspotenzial einläuft, so addiert sich die neu einströmende Ca^{2+}-Menge zu dem noch vorhandenen Restcalcium. Eine hohe AP-Frequenz (> 30/s) führt also zu einer erhöhten Transmitterfreisetzung (sog. **synaptische Bahnung**, s. auch S.224). Auch eine *prä*synaptische Hemmung bzw. Bahnung (s. S. 225) scheinen über die Ca^{2+}-Konzentration in der *prä*synaptischen Endigung zu wirken.

Ein möglicher Störfaktor der Transmitterfreisetzung ist eine erhöhte extrazelluläre Mg^{2+}-Konzentration. Da Ca^{2+} und Mg^{2+} um die gleichen Ionenkanäle konkurrieren, kommt es bei einer erhöhten Mg^{2+}-Konzentration zu einem niedrigeren Ca^{2+}-Einstrom in die *prä*synaptische Endigung und damit zu einer verminderten Transmitterfreisetzung.

Klinischer Bezug

Synapsen als Angriffsort von Bakterien: Tetanus: Bagatellverletzungen der Haut können zu dem gefährlichen Krankheitsbild des Wundstarrkrampfes (Tetanus) führen. Erreger dieser Krankheit ist das Bakterium Clostridium tetani, das ubiquitär z. B. im Erdboden vorkommt. Dringt dieses durch Hautverletzungen in den Körper ein, so produziert es das Tetanustoxin, das von peripheren Nervenfasern aufgenommen und in den Axonen retrograd ins Rückenmark transportiert wird. Dort zerstört es das **Synaptobrevin**, ein Protein, das für die Glycin-Freisetzung aus hemmenden Interneuronen in den synaptischen Spalt gebraucht wird. Es resultiert eine Übererregbarkeit der Motoneurone, die zu einer starken Erhöhung des Muskeltonus (Spasmus) und schmerzhaften Muskelkrämpfen führt. Das Vollbild des Wundstarrkrampfes führt zur Atemlähmung durch Daueranspannung der Atemmuskulatur. Da die Therapie des Tetanus schwierig ist, kommt der Prophylaxe eine besondere Bedeutung zu. Eine Tetanus-Schutzimpfung sollte jeder haben. Bei der Versorgung von Bagatellverletzungen ist immer die letzte Tetanus-Impfung des Patienten zu erfragen und gegebenenfalls eine Auffrischung des Impfschutzes vorzunehmen.

Die ionotropen und metabotropen Rezeptoren

Die Transmitter entfalten ihre Wirkung an der *sub*synaptischen Membran über spezifische Rezeptoren (vgl. **Abb. 12.4**). Dabei kann man zwei häufige Typen unterscheiden.

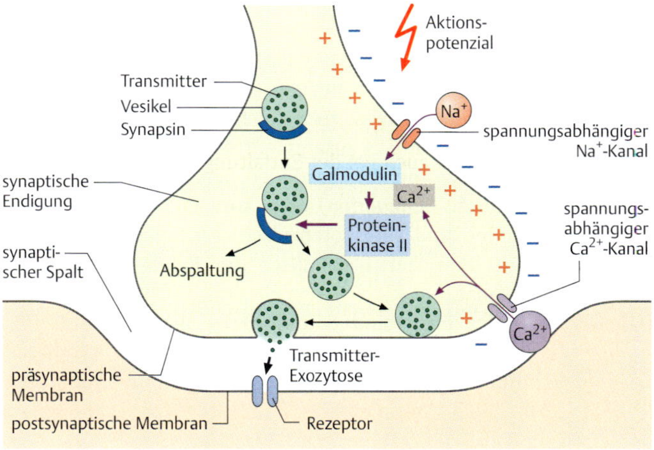

Abb. 12.4 Aufbau einer chemischen Synapse.

Die **ionotropen Rezeptoren** sind von der Struktur her Ionenkanäle, die sich bei der Bindung des Transmitters öffnen. Sie vereinigen in einem Molekül die Bindungsstelle für den Transmitter und den eigentlichen Ionenkanal. Charakteristisch ist die schnelle Öffnungsgeschwindigkeit und die somit schnelle synaptische Übertragung. Ionotrope Synapsen findet man vor allem zwischen Neuronen und an den motorischen Endplatten, also an Stellen, an denen eine schnelle Signalübertragung wichtig ist.

Je nach Kanal kann die Wirkung des Rezeptors eine *Hemmung* oder eine *Aktivierung* der Zielzelle sein. Na^+-Kanäle sorgen z. B. für eine Depolarisation und Erregung der Zielzelle. Transmitter solcher *exzitatorischer* Rezeptoren sind z. B. Glutamat und Acetylcholin. Ist der geöffnete Kanal ein Cl^--Kanal, so resultiert bei Öffnung eine Hyperpolarisation und Hemmung der Zielzelle. γ-Aminobuttersäure (GABA) und Glycin wirken über solche *inhibitorischen* Rezeptoren.

Die **metabotropen Rezeptoren** wirken über ein second-messenger-System (s. S. 19). Die Transmitterbindung an solche Rezeptoren aktiviert ein G-Protein, das entweder selbst Ionenkanäle öffnet oder dies indirekt über cAMP oder IP_3 bewirkt. Bespiele für metabotrope Rezeptoren sind der muscarinerge Acetylcholin-Rezeptor oder β-Rezeptor für Noradrenalin (s. u.).

Die subsynaptischen Potenziale

Die Wirkung einer Synapse auf die Zielzelle kann diese, wie oben bereits beschrieben, entweder aktivieren oder hemmen. Wird durch die Transmitterbindung am Rezeptor die Na^+-Permeabilität (und in geringem Maße auch die für K^+) erhöht, so wird die *sub*synaptische Membran depolarisiert. Diese Depolarisation breitet sich über die Zielzelle aus und kann bei Überschreiten des Schwellenpotenzials am Axonhügel ein Aktionspotenzial der Zielzelle auslösen. Eine Depolarisation der *sub*synaptischen Membran erleichtert also die Erregungsbildung in der zweiten Zelle – man spricht von einem **exzitatorischen** *post*synaptischen Potenzial (EPSP). Ein einzelnes EPSP reicht aber in der Regel noch nicht aus, um am Axonhügel das Schwellenpotenzial zu erreichen. Dazu müssen meist mehrere EPSPs zusammentreffen, die entweder gleichzeitig von verschiedenen Synapsen eintreffen *(räumliche Summation)* oder kurz nacheinander eintreffen und sich potenzieren *(zeitliche Summation)*. Ein typischer Transmitter, der EPSPs auslöst, ist Glutamat.

Das Gegenteil der EPSP sind **inhibitorische** *post*synaptische Potenziale (IPSP). Ihre Ausbildung führt zu einer Hemmung der Zielzelle. Durch Öffnung von K^+– oder Cl^--Kanälen kommt es zu einer leichten Hyperpolarisation (bis 4 mV), die einer Erregungsbildung entgegenwirkt. Entscheidend ist jedoch nicht diese geringe Hyperpolarisation, sondern die Öffnung der Kanäle. Eine hohe Membranleitfähigkeit für die erwähnten Ionen führt zu einem „Kurzschluss" der elektrotonischen Ströme, die für die Ausbreitung eines EPSP nötig sind. Typische inhibitorische Transmitter sind GABA und Glycin.

Die Beendigung der Signalübertragung

Die Signalübertragung in einer Synapse wird in der Regel nach kurzer Zeit beendet. Verantwortlich dafür sind verschiedene Mechanismen.

Zum einen kommt es bei manchen Transmittern im synaptischen Spalt zu rascher **Inaktivierung** und **Abbau** (z. B. Acetylcholin durch die Cholin-Esterase), zum anderen zu einer **Wiederaufnahme** der Transmitter in die *prä*synaptische Endigung (z. B. Noradrenalin).

Ein weiterer Mechanismus ist die **Autoinhibiton**. In der *prä*synaptischen Membran befinden sich ebenfalls Rezeptoren für den ausgeschütteten Transmitter. Die Transmitterbindung führt hier zu einer Beendigung der Transmitterfreisetzung aus der Endigung (z. B. präsynaptische α_2-Rezeptoren in noradrenergen Synapsen).

Als Schutz vor einer zu starken Transmitterfreisetzung und -wirkung dient die **Desensitierung**, eine Abnahme der Öffnungswahrscheinlichkeit der Ionenkanäle bei gleichbleibender Transmitterkonzentration im synaptischen Spalt.

12.3.4 Die Transmitter und ihre Rezeptoren

Lerntipp

Die Informationen zu den einzelnen Transmittern werden oft geprüft. Hier empfiehlt es sich, auch die Details zum jeweiligen Transmitter auswendig zu lernen, z. B. die Art des Rezeptors oder die Form der induzierten zellulären Informationsübermittlung über Ionenkanäle und/ oder second messenger.

Acetylcholin

Für den *exzitatorischen* Transmitter Acetylcholin (ACh) existieren zwei große Rezeptorfamilien.

Bei den **muscarinergen ACh-Rezeptoren** handelt es sich um metabotrope Rezeptoren, die entweder über eine Verminderung der cAMP-Konzentration (Subtyp M2) oder eine erhöhte IP_3-Konzentration wirken (Subtypen M1, M3). Muscarinerge ACh-Rezeptoren findet man vor allem im vegetativen Nervensystem und zwar an den postganglionären Fasern des Parasympathikus (s. S. 249).

Nicotinerge ACh-Rezeptoren sind Kationenkanäle, die bei Öffnung ein EPSP hervorrufen. Sie finden sich

z. B. an der motorischen Endplatte und an zahlreichen anderen Synapsen.
Die Wirkung von ACh wird mittels Abbau des Moleküls durch die Cholinesterase beendet.

Hemmung bzw. Verstärkung der Acetylcholinwirkung
In den Übertragungsmechanismus cholinerger Synapsen greifen eine Reihe von Pharmaka ein. **Succinylcholin** und **Curare** (d-Tubocurarin) binden kompetitiv an die ACh-Rezeptorender motorischen Endplatten und wirken so muskelrelaxierend (s. S. 237).
Das **Botulinustoxin**, ein Toxin des Bakteriums Clostridium botulinum, zerstört ein Protein des sog. SNARE-Komplexes, das für die Ausschüttung von ACh aus den Vesikeln durch Verschmelzung mit der präsynaptischen Membran verantwortlich ist. Bereits geringe Mengen dieses Giftes führen über eine Lähmung der Atemmuskulatur zum Tode. In der Klinik wird die lokale Injektion geringster Mengen Botulinustoxin in der Therapie spastischer Muskelzustände benutzt.
Verstärkt wird die ACh-Wirkung durch **Hemmstoffe der Cholinesterase**. Bei einer Vergiftung mit solchen Mitteln kommt es zu einer schlaffen Lähmung durch Dauerdepolarisation der Endplattenmembran, so dass kein AP ausgelöst werden kann. Daneben wird auch die muscarinerge Übertragung gesteigert. Es kommt zu einem Überwiegen des Para-Sympathikus mit den Symptomen Miosis, Bradykardie, Bronchospasmus sowie vermehrter Tränen- und Speichelfluss.
Physostigmin und **Neostigmin** sind reversible Hemmstoffe der Cholinesterase, die als Medikamente genutzt werden. Organische Phosphorsäureester, die als Insektizide Verwendung finden (z. B. Alkylphosphate wie **E605)**, wirken irreversibel.

Noradrenalin und Adrenalin
Noradrenalin (NA) und **Adrenalin** gehören zur Gruppe der *Katecholamine*. Während Adrenalin nicht in Synapsen vorkommt, sondern nur vom Nebennierenmark ins Blut freigesetzt wird, findet man NA als Transmitter postganglionärer sympathischer Nervenfasern (s. S. 251) sowie in den noradrenergen Kernen des Hirnstamms. Man unterscheidet α_1-, α_2-, und β-Rezeptoren, die sich in der Affinität zu Adrenalin und Noradrenalin sowie in der Funktion unterscheiden. Alle gehören sie zu den metabotropen Rezeptoren.
Eine Aktivierung der α_1-Rezeptoren führt zu einer Erhöhung der intrazellulären Ca^{2+}-Konzentration und zu einer erhöhten IP_3-Konzentration. α_1-Rezeptoren finden sich z. B. in der Wand vieler Blutgefäße und verengen diese bei Transmitterbindung.
α_2-Rezeptoren befinden sich oft in der präsynaptischen Membran. Ihre Aktivierung führt über eine Abnahme der Ca^{2+}-Leitfähigkeit und über eine erniedrigte cAMP-Konzentration zu einer Hemmung der synaptischen NA-Ausschüttung (Autoinhibition, s. o.).
Bei Aktivierung der β-Rezeptoren wird die intrazelluläre cAMP-Konzentration erhöht. Über diese Rezeptoren wird z. B. die aktivierende Wirkung des Sympathikus auf das Herz vermittelt. Antagonisten an diesem Rezeptor, die sog. β-Blocker, werden heute bei vielen Herzkrankheiten sowie beim Bluthochdruck angewandt.
Weitere Medikamente, die in die noradrenergen Synapsen eingreifen, sind z. B. α-Methyldopa und Clonidin. Sie aktivieren die präsynaptischen α_2-Rezeptoren. Auch Reserpin greift durch Störung der NA-Speicherung in den Vesikeln in die Mechanismen der noradrenergen Synapsen ein. Alle diese Medikamente werden bzw. wurden zur Behandlung des Bluthochdrucks eingesetzt.

Dopamin
Auch **Dopamin** gehört zu den Katecholaminen. Es findet sich vor allem in zentralen Neuronen, z. B. in den Basalganglien. Es existieren dabei mehrere Subtypen von Rezeptoren, die sämtlich *metabotrop* sind. Dopamin spielt eine Rolle bei der Regulation der Motorik in den Basalganglien sowie bei der Steuerung von Denk- und Wahrnehmungsprozessen im limbischen System. Eng mit Dopaminstoffwechsel verknüpft ist die Parkinson-Krankheit (s. S. 273) und die Schizophrenie (s. S. 347).

γ-Aminobuttersäure (GABA)
GABA ist der wichtigste inhibitorische Transmitter des ZNS überhaupt und findet sich in vielen verschiedenen Kerngebieten. Der wichtigste Rezeptor ist der $GABA_A$-Rezeptor, ein Cl^--Kanal, der sich bei Transmitterbindung öffnet. Es resultiert ein IPSP (s. S. 235). Daneben existieren auch metabotrope Rezeptoren. Benzodiazepine wie Diazepam (z. B. Valium oder Faustan) sind Agonisten am $GABA_A$-Rezeptor. Über eine allgemeine Dämpfung des ZNS wirken sie sedierend, angstlösend und zentral muskelrelaxierend.

Weitere Transmitter
Serotonin als Neurotransmitter spielt v. a. im Bereich des Hirnstamms und der Hypophyse eine Rolle. Es existieren sowohl metabotrope als auch ionotrope Rezeptoren.
Glutamat ist der wichtigste exzitatorische Transmitter im ZNS und ist an vielen Prozessen beteiligt. Ein spezieller Glutamat-Rezeptor, der NMDA-Rezeptor, ist an Lernprozessen beteiligt (s. S. 346).
Glycin ist ein inhibitorischer Transmitter, dessen Rezeptor wie der $GABA_A$-Rezeptor ebenfalls ein Cl^--Kanal ist. Glycin findet sich v. a. auf Rückenmarksebene

als Transmitter inhibitorischer Interneurone. Diese Interneurone sind Angriffspunkt des **Tetanustoxins**, einem Produkt des Bakteriums Clostridium tetani, dem Auslöser des Wundstarrkrampfs (s. o.). Dieses Toxin verhindert die Glycin-Freisetzung aus den hemmenden Interneuronen, in dem es das Protein **Synaptobrevin** spaltet. So kommt es zu einem Überwiegen exzitatorischer Impulse auf die Motoneurone des Rückenmarks und damit zu Muskelkrämpfen. Den gleichen Endeffekt hat das Gift **Strychnin**, das Glycin von den Rezeptoren der subsynaptischen Membran verdrängt.

12.3.5 Die unterschiedliche Reaktion von Synapsen auf AP-Salven

Eine Serie kurz hintereinander ausgelöster APs **(tetanische Reize)** können je nach Synapse verschiedene Phänomene auslösen.

Die Amplitude des registrierten EPSP kann durch steigende Transmitterfreisetzung pro AP steigen, da durch die schnelle Reizfolge die Ca^{2+}-Konzentration in der präsynaptischen Endigung ansteigt (s. o.). Dieses Phänomen bezeichnet man als **posttetanische Potenzierung**. Tritt die Potenzierung auch noch lange Zeit nach der auslösenden Salve auf, so spricht man von einer **Langzeitpotenzierung.** Dieses Phänomen ist an sog. NMDA-Rezeptoren für Glutamat gebunden und spielt eine wichtige Rolle bei der Gedächtnisbildung im Hippocampus.

12

Das genaue Gegenteil der Potenzierung kann auftreten, wenn durch die ständige Reizung der Transmittervorrat in der präsynaptischen Endigung abfällt. Damit wird die Menge des pro AP freigesetzten Transmitters immer geringer. Man spricht von einer **Depression**.

Check-up

- ✓ **Wiederholen Sie den Unterschied zwischen elektrischen und chemischen Synapsen und die Signalübertragung in chemischen Synapsen.**
- ✓ **Überlegen Sie noch einmal, welche Unterschiede zwischen hemmenden und erregenden Synapsen bestehen und welche Transmitter ein IPSP, welche ein EPSP auslösen.**
- ✓ **Wiederholen Sie auch die einzelnen Transmitter inklusive ihrer Rezeptoren (metabotrop/ionotrop), ihrem Wirkungsort und der von ihnen ausgelösten Reaktion.**

12.4 Die Grundlagen der Signalverarbeitung im Nervensystem

Lerncoach

- **Im Folgenden geht es um die Prinzipien der komplexen Informationsverarbeitung im gesamten Nervensystem. Hier können Sie an das Vorhergehende anknüpfen, da die unterschiedlichen Eigenschaften von Synapsen bei dieser Erregungsverarbeitung eine große Rolle spielen.**
- **Machen Sie sich die genannten Prinzipien Schritt für Schritt klar und merken Sie sich dann zur Vertiefung jeweils ein Beispiel, wo dieses Prinzip im Nervensystem auftaucht.**

12.4.1 Überblick und Funktion

Welcher Reiz im menschlichen Organismus zu welchem Sinneseindruck führt, ist abhängig von der Signalverarbeitung im Nervensystem. Mechanismen der unterschiedlichen Signalverarbeitung finden sich zum einen auf der Ebene der Synapsen, wo Aktionspotenziale verschiedene Reaktionen auslösen können, aber auch auf der Ebene von Neuronenverbänden. Hierunter verstehen wir die Vernetzung zwischen Nervenzellen durch Verbindung von Dendriten und Axonen. Dabei können mehrere Dendriten einer Nervenzelle zum Axon einer anderen Nervenzelle Verbindung haben, die Dendriten einer Nervenzelle können aber auch Verbindung zu den Axonen mehrerer anderer Nervenzellen haben. Auf diese Art entsteht ein Netzwerk, das je nach Erregung oder Hemmung Reize modifizieren kann.

12.4.2 Die Signalverarbeitung an der Synapse

Signalverarbeitung findet nicht nur in großen Netzwerken statt. Bereits auf der Ebene einer Synapse werden Signale modifiziert und erleichtern so oft die zentrale Verarbeitung. Dabei kann man einige grundsätzliche Vorgänge unterscheiden.

Summation, Bahnung und Okklusion

Unter **Summation** versteht man, dass mehrere unterschwellige Reize sich zu einem überschwelligen Reiz addieren und so doch noch ein Aktionspotenzial am Axonhügel des Zielneurons auslösen können. Dabei unterscheidet man die **räumliche** von der **zeitlichen Summation**. Bei Ersterer erreichen nahezu zeitgleich erregende Impulse von mehreren Synapsen die Zielzelle und addieren sich. Die zeitliche Summation ist seltener. Bei ihr addieren sich hochfrequente Impulssalven an einer erregenden Synapse zu einem überschwelligen EPSP.

Bei der **Bahnung** erleichtert ein Signal die Übertragung der nachfolgenden Signale. Auf synaptischer Ebene bedeutet dies eine gesteigerte Transmitterfreisetzung pro Impuls. Der intrazelluläre Mechanismus entspricht dem der posttetanischen Potenzierung (s. S. 224). Bedeutung hat die Bahnung aber auch in neuronalen Netzwerken. Hat ein Impuls einmal einen bestimmten Weg beschritten, erleichtert er dies so auch den folgenden Impulsen.
Das Gegenteil der Bahnung ist die **Okklusion**. Der Erfolg mehrerer hintereinander einlaufender Impulse wird gegenüber einem Einzelreiz immer geringer. Hier kann eine synaptische Depression (s. S. 224) der Grund sein. Insgesamt sind die Begriffe Bahnung und Okklusion eher für Netzwerke aus Neuronen gebräuchlich als bei Einzelsynapsen.

Formen der Hemmung an der Synapse

Unter dem Begriff der Hemmung versteht man in diesem Zusammenhang die Hemmung der über eine erregende Synapse erfolgenden Signalübertragung auf eine Zielzelle infolge gleichzeitiger Aktivität einer oder mehrerer anderer Synapsen. Dabei kann man zwei Formen unterscheiden.
Die *post*synaptische Hemmung kommt zustande durch gleichzeitige Aktivität von einer an derselben Zielzelle ansetzenden hemmenden Synapse. Das im Bereich der subsynaptischen Membran von dieser hemmenden Synapse erzeugte IPSP erschwert die Erregung der Membran durch die exzitatorischen Transmitter der eigentlichen Synapse.
Bei der *prä*synaptischen Hemmung setzt eine axo-axonale Synapse – d. h. die Verbindung eines Axons an ein anderes Axon – an der präsynaptischen Endigung an. Wird diese aktiviert, so kommt es zu einer Verringerung der Effektivität der nachgeschalteten synaptischen Verbindung, indem diese dadurch weniger Transmittermoleküle in den eigentlichen synaptischen Spalt freisetzen kann. Diese Form der synaptischen Verschaltung erlaubt die selektive Kontrolle einzelner synaptischer Eingänge. Die hemmende axo-axonale Synapse benutzt GABA als Transmitter. Ein Beispiel für diese Art der Hemmung ist die Verschaltung afferenter Ia-Fasern auf die α-Motoneurone im Rückenmark (s. S. 264).

12.4.3 Die Signalverarbeitung in Neuronenverbänden

An kleinen neuronalen Netzen kann man einige Vorgänge gut beobachten, die auch bei komplexen Verschaltungen eine Rolle spielen, aber aufgrund der Komplexität schlecht beobachtet werden können.

Die Divergenz und Konvergenz

Die meisten Axone stehen über Kollateralen mit mehreren Zielzellen in Verbindung. So ist ein Übergreifen der Impulse eines Neurons auf mehrere weitere Neurone möglich. Von jedem dieser Neurone können wiederum mehrere Neurone erregt werden. Dieses Phänomen der Erregungsausbreitung von einem auf mehrere Neurone bezeichnet man als **Divergenz**.
Das Gegenteil hierzu ist die **Konvergenz**. In diesem Fall laufen die Informationen mehrerer Neurone auf einer Zelle zusammen. Ein Beispiel ist das α-Motoneuron des Rückenmarks, auf das mehrere tausend Neurone konvergieren können.

Die neuronale Hemmung

In neuronalen Netzen findet man immer auch hemmende Synapsen, die oftmals sog. Interneurone darstellen, also Neurone, die lediglich zwischen zwei andere Neuronen geschaltet sind. Dabei existieren verschiedene Möglichkeiten (**Abb. 12.5**).
Bei der **Vorwärts-Hemmung** erregt die Kollaterale eines Axons ein hemmendes Interneuron, das wiederum seine Zielzelle hemmt. Die Wirkweise kann man sich am Beispiel der Antagonisten-Hemmung klar machen. Bei der Innervation z. B. eines beugenden Muskels (Flexor) wird über ein Interneuron gleichzeitig der antagonistisch wirkende Extensor gehemmt, so dass die Beugung ungestört durchgeführt werden kann.
Bei der **Rückwärts-Hemmung** (= rekurrente Hemmung) wird über eine Axon-Kollaterale ein hemmendes Interneuron innerviert, das das aktivierende Neuron hemmt. Auch hierfür existiert ein Beispiel auf Rückenmarksebene. Das Axon der α-Motoneurone aktiviert über Kollateralen sog. **Renshaw-Zellen**, die wiederum mittels Glycin das α-Motoneuron hemmen. Über diese Rückkoppelung hemmt sich das Motoneuron also praktisch selbst (s. S. 264).
Eine Sonderform der rekurrenten Hemmung ist die **laterale-** oder **Umfeld-Hemmung**. Hier hemmen die

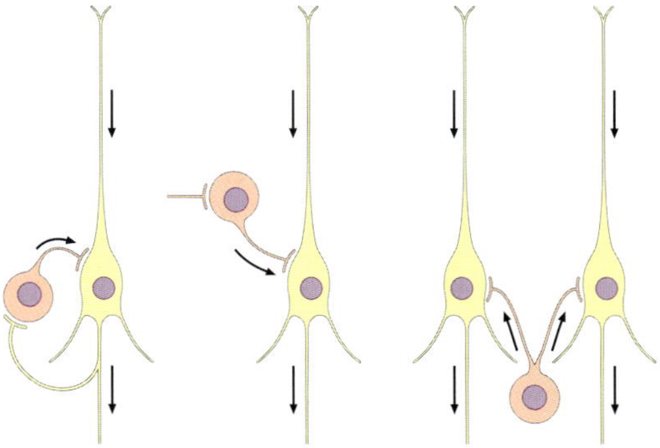

Abb. 12.5 Verschiedene Formen der neuronalen Hemmung. Hemmende Interneurone sind rot dargestellt.

12

Interneurone nicht die sie innervierende Zelle, sondern vorwiegend die benachbarten Neurone. Dies führt zu einer Kontrasterhöhung. Dabei wird das Reizmaximum hervorgehoben und zudem noch von einem hemmenden Umfeld umgeben. Solche Umfeld-Hemmung findet man v. a. in sensorischen Systemen, z. B. in der Retina (s. S. 326).
Als **deszendierende Hemmung** bezeichnet man efferente Systeme, die die Reizleitung eines afferenten Systems herabsetzen. So kann z. B. die Weiterleitung von Schmerzimpulsen im Rückenmark dadurch herabgesetzt werden, dass aus dem Hirnstamm kommende Fasern die Signalübertragung inhibieren. Durch diesen Mechanismus kann die Empfindlichkeit eines sensiblen Systems gesenkt werden.

Klinischer Bezug

Imbalancen zwischen hemmenden und erregenden Synapsen als Teilkomponente der Epilepsie: Epileptische Krampfanfälle entstehen, wenn sich Gruppen von Neuronen synchron und unkontrolliert entladen. Geschieht dies bei Neuronen des Motorkortex, so kommt es zu dem typischen Bild des zuckenden Anfallskranken. Diese Impulssalven können sich vom Entstehungsort auf weite Teile des Kortex ausbreiten (Vollbild des generalisierten Anfalls). Pathophysiologisch liegt epileptischen Anfällen eine gesteigerte Erregbarkeit der Neuronengruppen zugrunde, die entweder durch ein Überangebot exzitatorischer Transmitter (Glutamat) oder einen Mangel an inhibitorischen Transmittern (GABA) entsteht. Außerdem greifen hemmende Schaltkreise, die normalerweise die Ausbreitung von einem Hirnareal auf andere verhindern, nicht richtig ein, so dass es zum generalisierten Anfall kommen kann.

12

Check-up

✓ **Machen Sie sich noch einmal die Vorgänge klar, die die Signalverarbeitung in den Neuronenverbänden steuern. Wiederholen Sie insbesondere die verschiedenen Möglichkeiten der neuronalen Hemmung.**

12.5 Die Prinzipien sensorischer Systeme

Lerncoach

- **Das folgende Kapitel beschäftigt sich mit den Zellen, die Umweltreize aufnehmen und in Erregung umwandeln können.**
- **Gehen Sie auch hier Schritt für Schritt vor. Machen Sie sich erst die Unterschiede zwischen den Zellen klar und beschäftigen Sie sich dann mit dem Reizaufnahme- und Reizumwandlungsprozess.**

12.5.1 Überblick und Funktion

Sensorische Systeme dienen dazu, uns mit Informationen über die Außenwelt bzw. den Funktionszustand unseres Körpers zu versorgen. Ein Reiz erregt einen **Sensor** (Sinnesrezeptor). Dieser Sensor wandelt den Reiz (z. B. Berührung) in die „Sprache des Körpers", d. h. in Aktionspotenziale um **(Reiztransduktion)**. Die entstandenen Nervenimpulse werden dann ins ZNS weitergeleitet und dort verarbeitet.

12.5.2 Die Sensoren

Die Sensoren sind für die Aufnahme einer bestimmten Reizart (z. B. Berührung, Schall, Licht etc.) bestimmt. Dieser Reiz, der einen bestimmten Sensortyp optimal erregt, wird als **adäquater Reiz** bezeichnet. Inadäquate Reize sind Reize, die den Sensortyp *nicht optimal* ansprechen, aber dennoch zu einer Sensorerregung führen. Man kann die Sensoren nach der Art ihrer adäquaten Reize einteilen. Es existieren *Photo-*, *Mechano-*, *Thermo-* und *Chemo*sensoren. Darüber hinaus gibt es die *Schmerz*sensoren (Nozizeptoren). Bei ihnen handelt es sich um eine polymodale Rezeptorart, die auf alle der erwähnten Reizarten reagieren kann, wenn sie stark genug sind (s. S. 306).
Morphologisch kann man die Sensoren unterteilen in spezialisierte Sinneszellen (z. B. Photorezeptoren), spezialisierte Nervenendigungen (z. B. die Mechanosensoren der Haut) und freie Nervenendigungen (Thermosensoren und Nozizeptoren).
Für die genaue Wahrnehmung eines Reizes ist nicht nur die Kenntnis der Reizstärke von Bedeutung, sondern auch, wie schnell sich der Reiz dabei geändert hat. Für beides existieren Rezeptoren mit einer entsprechenden Charakteristik.
Man unterscheidet **Proportional-** oder **Intensitätssensoren, Differenzial-** oder **Geschwindigkeitssensoren** (D-Sensoren) sowie **Beschleunigungssensoren** (s. S. 282). Eine Mischform stellen die **Proportional-Differenzial-Sensoren** (PD-Sensoren) dar. Sie informieren das ZNS sowohl über Reizintensität als auch über die Reizänderungen. Auf konstante Reize weisen sie eine der Intensität proportionale Impulsfrequenz auf, reagieren auf Reizänderungen jedoch in Abhängigkeit von der Änderungsgeschwindigkeit mit einer überschießenden Zu- oder Abnahme der Impulsrate.

Die Adaptation

Adaptation könnte man übersetzen als Gewöhnung an einen Dauerreiz. So nehmen wir über längere Zeit gleich bleibende Reize irgendwann kaum noch wahr. Neben zentralnervösen Vorgängen sind vor allem die Rezeptoren daran beteiligt. Je nach Geschwindigkeit der Adaptation, die sich in einer Abnahme der Aktionspotenzialfrequenz bei längerdauernden gleichförmigen Reizen zeigt, unterscheidet man zwei Gruppen. **Tonische Sensoren** adaptieren langsam (SA-Sensoren = slow adapting). **Phasische Sensoren** adaptieren schnell (FA-Sensoren = fast adapting). Zu den SA-Rezeptoren zählen z. B. die Drucksensoren der Haut und die Nozizeptoren, zu den FA-Sensoren z. B. die Vater-Pacini-Körperchen. Die Adaptationsgeschwindigkeit ist die Ursache für das Proportional- bzw. Differenzial-Antwortverhalten der Sensoren.

Die primären und sekundären Sinneszellen (Sensoren)

Bei den zur Reizaufnahme notwendigen Sensoren unterscheidet man primäre und sekundäre Sinneszellen. Handelt es sich bei dem Sensor um Axon- oder Dendritenendigungen einer afferenten Nervenfaser (also eine spezialisierte oder freie Nervenendigung), so spricht man von einer **primären Sinneszelle**. Die Umwandlung des Reizes vom Rezeptorpotenzial in Aktionspotenziale findet an einer sensornahen Stelle der Nervenfaser statt, die über spannungsabhängige Na^+-Kanäle verfügt. Dies ist typischerweise kurz vor Beginn der Myelinscheide. Beispiele für primäre Sinneszellen sind Geruchssensoren und Sensoren der somatoviszeralen Sensibilität (Spinalganglienzelle).

Bei den **sekundären Sinneszellen** handelt es sich dagegen um spezialisierte Sinneszellen neuraler (Fotosensoren) oder nicht neuraler Herkunft (Haarzellen des Innenohrs, Geschmackszellen), die nur mit der Signaltransduktion betraut sind. Sie sind durch eine chemische Synapse mit ihrer afferenten Nervenfaser verbunden. Das Sensorpotenzial wird in eine Transmitterausschüttung übersetzt, die an der folgenden Nervenfaser über ein EPSP Aktionspotenziale auslöst. Beispiele für sekundäre Sinneszellen sind Sensoren des Innenohrs und Geschmackszellen.

12.5.3 Die Reiztransduktion

Bei den meisten Sensoren führt eine adäquate Reizung zu einer **Depolarisation** des Sensors, es entsteht das sog. **Sensorpotenzial**. Diese Höhe der Depolarisation ist der Reizintensität proportional, weshalb man auch von der **Amplitudenkodierung** der Reizintensität (Transduktion) spricht. Die daran beteiligten Mechanismen sind bisher nur für die Geschmacks- und Photosensoren gut untersucht (s. S. 330, 301). Über die anderen Sensoren weiß man wenig. Sicher ist, dass am Ende nichtselektive Kationenkanäle geöffnet werden, die zu der Depolarisation führen. Das Sensorpotenzial breitet sich zunächst elektrotonisch über den Sensor aus.

Ist die Amplitude des Sensorpotenzials hoch genug oder summieren sich mehrere solcher Potenziale, kann an der Impulsentstehungszone das Schwellenpotenzial erreicht werden. Diese Zone ist durch das Vorhandensein schneller spannungsabhängiger Na^+-Kanäle gekennzeichnet. Hier erfolgt die Umkodierung (Transformation) des Sensorpotenzials in Aktionspotenziale. Je höher das Sensorpotenzial, desto höher ist die Frequenz der ausgelösten Aktionspotenziale. Man spricht von der **Frequenzkodierung** des Sensorpotenzials. Da das Sensorpotenzial zur Generierung von Aktionspotenzialen führt, spricht man auch von einem Generatorpotenzial.

12.5.4 Die rezeptiven Felder

Als **rezeptives Feld** bezeichnet man das Gebiet, aus dem eine einzelne Sensorzelle (sensorische Afferenz) aktiviert werden kann, z. B. das Hautareal, in dem Berührungen einen Tastsensor erregen. Während sich dieses sog. *primäre* rezeptive Feld auf eine Sinneszelle mit allen peripheren Aufzweigungen ihrer Afferenz (z. B. eine Spinalganglienzelle) bezieht, bezeichnet der Begriff *sekundäres* rezeptives Feld das Gebiet, aus dem die afferenten Neurone auf ein zentrales Neuron konvergieren. Erhält ein zentrales Neuron Informationen von vielen afferenten Fasern, so resultiert ein großes rezeptives Feld. Da die zentrale Zelle nicht mehr entscheiden kann, wo in ihrem Feld ein Reiz aufgetreten ist, ist das räumliche Auflösungsvermögen schlecht. In Regionen, wo eine hohe Auflösung notwendig ist (z. B. Fingerkuppen), konvergieren deshalb nur wenige periphere Neurone auf ein zentrales Neuron.

12

Check-up

- ✓ **Wiederholen Sie den Unterschied zwischen primären und sekundären Sinneszellen.**
- ✓ **Machen Sie sich auch das Prinzip der Adaptation noch einmal klar sowie den Unterschied zwischen SA-Sensoren und FA-Sensoren.**

12.6 Die Reizverarbeitung im ZNS und die subjektive Komponente der Sinnesphysiologie

Lerncoach

- **Das Thema der subjektiven Komponente der Sinnesphysiologie, insbesondere die Psychophysik, wird zwar recht wenig im schriftlichen Physikum gefragt, ist aber ein beliebtes Thema in den Semesterprüfungen.**
- **Nutzen Sie bei der Erarbeitung der folgenden Inhalte Alltasgserfahrungen, indem Sie sich jeweils überlegen, welche verschiedenen Reize Sie aufnehmen können und worin der Unterschied zwischen einer Empfindung und einer Wahrnehmung liegt.**

12.6.1 Überblick und Funktion

Bisher wurden hauptsächlich Vorgänge im Nervensystem beschrieben, die objektiv nachweisbar sind. Gerade bei der Verarbeitung von Reizen im ZNS kommen jedoch Komponenten mit ins Spiel, die objektiven Methoden nicht zugänglich sind. Ein gutes Beispiel dafür ist der Schmerz (s. S. 306). Man weiß zwar, über welche Bahnen ein Schmerzsignal geleitet wird, es existiert aber keine Vorstellung darüber, welcher objektiv nachweisbare Prozess ein Korrelat für die Stärke eines Schmerzes darstellt, geschweige denn existiert ein Verfahren, mit dem man die Stärke eines Schmerzes objektiv bestimmen kann. Hier ist man auf die subjektiven Angaben des Patienten angewiesen. Mithilfe der Methoden aus der sog. Psychophysik versucht man, subjektive Empfindungen zu quantifizieren.

12.6.2 Die Begriffe Empfindung und Wahrnehmung

Wichtige Begriffe der subjektiven Komponente der Sinnesphysiologie sind Empfindung und Wahrnehmung. Während man die integrativen neuronalen Vorgänge im ZNS noch mit objektiven Methoden darstellen kann, ist es nicht mehr möglich, diese beiden Dimensionen objektiv zu erfassen. Unter einer **Empfindung** versteht man das *Bewusstwerden* eines Sinneseindruckes, also z. B. die Tatsache, dass man eine Berührung spürt. Nicht alle Signale, die uns aus den sensorischen Systemen erreichen, führen zu einer Empfindung. Viele nicht relevante Informationen werden vom Thalamus nicht zur Großhirnrinde (= Ort des Bewusstwerdens) weitergeleitet. Unser Bewusstsein wäre sonst mit der Masse der einströmenden Informationen völlig überfordert.

12

Die *Interpretation* der Empfindung, also deren Bewertung bzw. auch deren emotionale Begleitumstände, führen zu einer **Wahrnehmung**. Dazu werden die Empfindungen aus verschiedenen Systemen zusammengebracht und verarbeitet. Aus dem gehörten Motorengeräusch und der gefühlten Bewegung kann man z. B. auch bei geschlossenen Augen wahrnehmen, dass man in einem Auto unterwegs ist.

12.6.3 Die Sinnesmodalitäten

Die von einem *bestimmten* Sinnesorgan vermittelten Empfindungen werden als **Sinnesmodalität** bezeichnet. Beim Menschen unterscheidet man fünf Modalitäten („die fünf Sinne"): Sehen, Hören, Riechen, Schmecken und Fühlen. Sehen und Hören fasst man dabei als die **Fernsinne,** Riechen, Schmecken und Fühlen als die **Nahsinne** zusammen. Das Fühlen umfasst dabei den Tastsinn, das Temperaturempfinden, Schmerz-, Lage- und Stellungssinn. Solche Differenzierungen innerhalb einer Modalität bezeichnet man auch als **Submodalität** oder **Qualität**. Ein anderes Beispiel für Qualitäten wären die Geschmacksrichtungen süß, sauer, bitter und salzig innerhalb der Modalität Geschmack. Reizungen (sowohl adäquate als auch inadäquate) des entsprechenden Sinnesorgans führen immer zu einer der Sinnesmodalität entsprechenden Wahrnehmung (z. B. das Sehen von Lichtblitzen bei einem Schlag auf das Auge).

Des Weiteren kann man einen Reiz noch in Hinblick auf die **Intensität** (also empfundene Reizstärke, z. B. Lautstärke eines Tons) und die **Extensität** (der zeitlichen oder räumlichen Ausdehnung) beschreiben.

12.6.4 Die Psychophysik

Die Psychophysik beschäftigt sich mit der Zuordnung von Empfindungsintensitäten zu physikalischen Reizparametern. Mittels sog. **eigenmetrischer Messmethoden** kann man dabei versuchen, die subjektive Stärke einer Empfindung zu quantifizieren. Diese Methoden beruhen sämtlich auf rein subjektiven Verfahren. Dazu zählt z. B. die visuelle Analogskala, bei der ein Schmerzpatient anhand einer Skala von 1--10 einstellt, wie stark die Schmerzen sind, unter denen er leidet, oder die Verwendung eines Handdynamometers, bei der der Proband entsprechend der Empfindungsstärke unterschiedlich fest zudrückt. Zu solchen eigenmetrischen Methoden zählen keine Methoden, die sich objektiver Hilfsmittel wie z. B. EEG-Registrierungen bedienen!

Die Absolut- und die Unterschiedsschwelle

Mittels der eigenmetrischen Methoden kann man beispielsweise die sog. **Absolutschwelle** bestimmen, also die Intensität, die ein Reiz haben muss, um gerade noch empfunden zu werden. Dies wäre z. B. die geringste Lautstärke, bei der wir einen bestimmten Ton gerade noch hören.

Des Weiteren ist die **Unterschiedsschwelle** von Bedeutung. Die Unterschiedsschwelle ist der Betrag, um den die Reizstärke zunehmen muss, damit wir einen Unterschied zum Vorreiz erkennen.

Das Weber-Gesetz

Im Bereich mittlerer Intensitäten gilt für die Unterschiedsschwelle das **Weber-Gesetz.** Es besagt, dass der Quotient aus Reizzuwachs (ΔR) und vorheriger Reizintensität (R) konstant bleibt: $\Delta R/R = \text{konstant}$. Das bedeutet, dass die absolute Unterschiedsschwelle mit der Reizstärke zunimmt, aber das Verhältnis von Reizzuwachs und Reizintensität (im Bereich mittlerer Intensitäten) gleich bleibt (relative Unterschiedsschwelle). Konkret bedeutet dies, das z. B. die Stärke eines Druckreizes auf die Haut um 3 % zunehmen muss, um stärker empfunden zu werden. 3 % ist die relative Unterschiedsschwelle für den mechanischen Sinn der Haut. Weitere relative Unterschiedsschwellen sind in **Tab. 12.2** aufgelistet.

Tab. 12.2

Relative Unterschiedsschwellen verschiedener Modalitäten

Sinnesorgan	Unterschiedsschwelle
Ohr (Tonfrequenz)	0,3 %
Auge	1–2 %
Tastsinn der Haut	3 %
Ohr (Lautstärke)	3 %
übrige Modalitäten	10–20 %?

Lerntipp

Die Unterschiedsschwelle bei den einzelnen sensiblen Systemen ist beliebter Stoff für mündliche Semesterprüfungen.

Das Weber-Fechner-Gesetz

Das Weber-Gesetz ist durch den Mathematiker Fechner noch verfeinert worden. Das **Weber-Fechner-Gesetz** – auch „Grundgesetz der Psychophysik" genannt – besagt, dass die subjektive Empfindung E proportional dem dekadischen Logarithmus des Quotienten aus objektiver Reizstärke (R) und der Reizstärke an der Absolutschwelle (R_0) ist:

$E = k \cdot \lg(R/R_0)$

k ist dabei ein Proportionalitätsfaktor, der charakteristisch ist für die untersuchte Sinnesmodalität.

Die Stevens-Potenzfunktion

Der gleiche Zusammenhang wie im Weber-Fechner-Gesetz wird von Stevens auf eine kontinuierliche Rationalskala bezogen. Nach seinem Verfahren wird ein **intermodaler Intensitätsvergleich** durchgeführt, z. B. soll ein Proband die Intensität von Lichtreizen durch eine Kraftentwicklung an einem Handdynamometer ausdrücken, die für ihn die gleiche Intensität hat. Dann kann man die relative Reizstärke des Lichtreizes auf der x-Achse und die Kraftentwicklung auf der y-Achse abtragen. Die Empfindungsstärke hängt dann in Form der Stevens-Potenzfunktion von der Differenz aus Reizstärke (R) und der Reizstärke an der Absolutschwelle (R_0) ab:

$E = k \cdot (R - R_0)^n$

k ist dabei eine von der Skalierung des Reizes abhängige Konstante, während n der für die Sinnesmodalität charakteristische Exponent ist. Typischerweise liegt er zwischen 0,2 und 3,5. Je größer der Exponent n, desto größer ist die durch einen Reizunterschied verursachte Empfindungsänderung. Schmerz ist dabei der einzige Reiz mit einem n deutlich über 1, d. h. eine kleine Verstärkung des Schmerzreizes führt zu

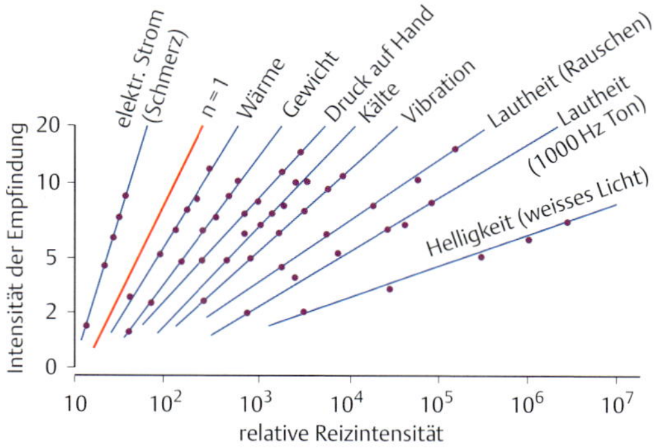

Abb. 12.6 Zusammenhang zwischen Reizstärke und Empfindungsintensität.

einem stark gesteigerten Schmerzempfinden (**Abb. 12.6**). Das Gegenbeispiel ist der Lichtsinn, der mit einem sehr niedrigen n große Reizunterschiede benötigt, um einen Unterschied zu empfinden, dafür aber über einen sehr breiten Bereich empfindlich bleibt (große Bandbreite).

Klinischer Bezug

Unterschied zwischen Empfindungsstörung und Wahrnehmungsstörung am Beispiel des auditorischen Systems: Von einer Empfindungsstörung spricht man, wenn man einen Reiz gar nicht erst als solchen bemerkt, z. B. wenn ein schwerhöriger Patient leise Geräusche einfach nicht hört. Der Grund einer Empfindungsstörung kann zum einen eine gestörte Signaltransduktion, zum anderen aber auch eine Erregungsleitungsstörung (z. B. Nervenläsionen) oder eine Störung in den primären sensorischen Kortexarealen (z. B. die primäre Hörrinde) sein.

Einer Wahrnehmungsstörung hingegen liegt eine Störung bei der Interpretation des Reizes im ZNS (also einer höheren Hirnfunktion) zugrunde. Eine Wahrnehmungsstörung hätte zum Beispiel ein Patient, der jemanden sprechen hört (also die Geräusche der Sprache wahrnimmt), aber das Gehörte nicht als Sprache erkennt, sondern nur als (für ihn) sinnlose Geräusche.

Check-up

- ✓ **Machen Sie sich noch einmal klar, was man unter einer Sinnesmodalität versteht und welches die fünf Sinnesmodalitäten des Menschen sind.**
- ✓ **Wiederholen Sie, was man unter der sog. Absolutschwelle und Unterschiedsschwelle versteht und mit welchen Methoden man sie bestimmt.**

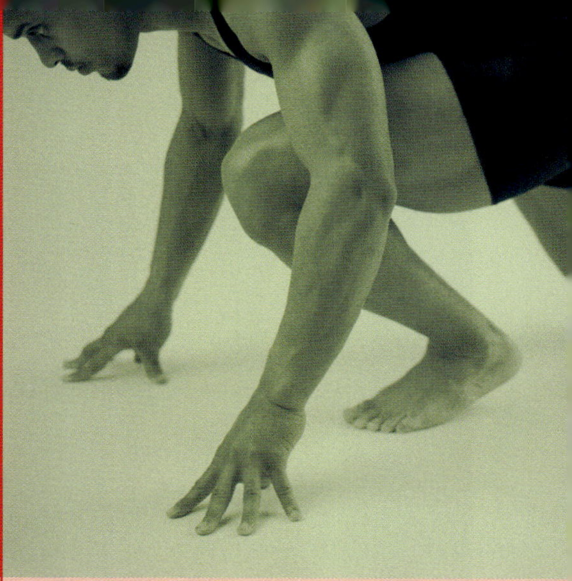

Kapitel 13

Muskulatur

Falsche Muskeln

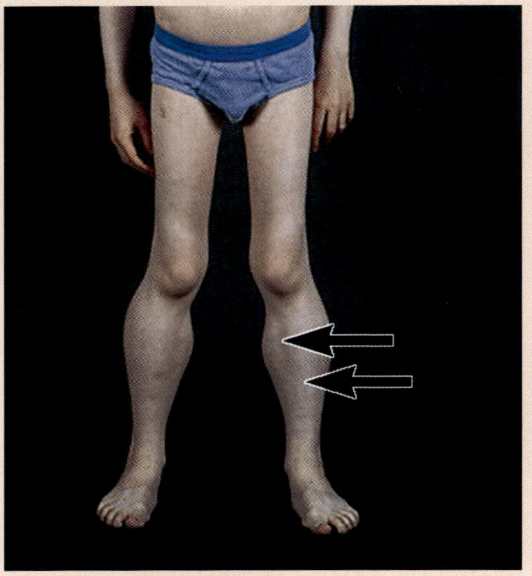

Wadenhypertrophie und Atrophie der oberen Extremitäten bei einem 10-jährigen Jungen mit Muskeldystrophie vom Typ Duchenne. (aus Sitzmann, Duale Reihe Pädiatrie, Thieme 2007)

Der dreijährige Paul hat kräftige Waden. Doch was bei Gesunden Ausdruck einer gut trainierten Muskulatur ist, ist bei ihm Symptom einer schweren Krankheit.

Im Kapitel „Muskelphysiologie" lesen Sie, wie sich die Muskulatur kontrahiert und welche Kontraktionsformen es gibt. Durch Muskelerkrankungen kann diese Kontraktion schwierig oder unmöglich werden. Auch bei Paul. Seine kräftigen Waden bestehen nicht aus echten Muskeln: Neben hypertrophischen Muskelfasern liegen dünne, atrophische. Einige Muskelfasern sind durch Bindegewebe ersetzt. Paul leidet an einer Muskeldystrophie, einer Krankheit, bei der die Muskeln langsam abgebaut werden.

Stolpern und Fallen

Paul war schon immer ein langsames Kind gewesen; in der Krabbelgruppe war er der letzte gewesen der Laufen lernte und als seine Freunde an den Klettergeräten turnten, blieb Paul im Sandkasten sitzen und baute Burgen. Nun ist Paul drei Jahre alt, kann nur langsam gehen, stolpert häufig und hat Schwierigkeiten, Treppen zu steigen. Lange haben sich die Eltern gesagt: „Jedes Kind hat seinen eigenen Rhythmus", aber nun machen sie sich Sorgen. Sie stellen Paul bei seiner Kinderärztin, Dr. Messerschied, vor.

Dr. Messerschied hatte Paul das letzte Mal bei der U7 gesehen, der Vorsorgeuntersuchung für Kinder im Alter von zwei Jahren. Damals war seine motorische Entwicklung noch normal gewesen. Nun stellt sie einige Auffälligkeiten fest. So stützt sich Paul beim Aufstehen aus der Bauchlage an den Unter- und Oberschenkeln ab und klettert so an sich selbst hoch. Außerdem fallen ihr eine Lendenlordose (Krümmung der Wirbelsäule), eine betonte Wadenmuskulatur und leichte Spitzfüße auf. Die Symptome sind eindeutig: Paul leidet an einer Muskeldystrophie. Um die Diagnose zu sichern, weist sie ihn in eine Kinderklinik ein.

Dort wird Paul Blut abgenommen. Tatsächlich ist das Muskelenzym Kreatinkinase (CK) im Serum 30fach höher als normal. Am nächsten Tag wird eine Muskelbiopsie durchgeführt, d. h., in einer kleinen Operation wird ein Stück Muskelgewebe entnommen und unter dem Mikroskop untersucht. Die Biopsie bestätigt, dass Paul an einer Muskeldystrophie vom Typ Duchenne erkrankt ist.

Dystrophinmangel führt zu Muskelabbau

Muskeldystrophien sind genetische Erkrankungen. Bei der Duchenne-Muskeldystrophie handelt es sich um eine X-chromosomal rezessiv vererbte Muskelkrankheit, bei der Dystrophin, ein Protein der Muskelzelle, fehlt. Dadurch wird die Skelettmuskulatur langsam abgebaut. Die Krankheit beginnt im Kleinkindalter mit einer Muskelschwäche in den Beinen, wenig später sind auch Schulter- und Armmuskulatur betroffen. Ab etwa 12 Jahren sitzen die meisten Erkrankten im Rollstuhl. Schließlich erkranken auch Herz- und Atemmuskulatur – fast alle Betroffenen sterben vor Erreichen des 25. Lebensjahres.

Pauls Schwestern: Konduktorinnen

Für Pauls Eltern ist die Diagnose schockierend. Eine Therapie der Erkrankung gibt es nicht. Paul beginnt noch im Krankenhaus mit physiotherapeutischen Übungen, die er ambulant fortsetzen wird. Später können Operationen und Medikamente seinen Leidensweg erleichtern. Neben der Sorge um Paul machen sich seine Eltern auch Gedanken um ihre beiden Töchter. Die genetische Untersuchung hat ergeben, dass beide Mädchen Konduktorinnen sind, d. h., sie tragen – wie auch ihre Mutter – die Mutation im Dystrophin-Gen auf dem kurzen Arm eines X-Chromosoms. Die Wahrscheinlichkeit, dass ein Sohn der Töchter ebenfalls an der Duchenne-Muskeldystrophie erkrankt, liegt bei 50 %.

13 Muskulatur

13.1 Allgemeine Muskelphysiologie

Lerncoach

- **Verschaffen Sie sich im Folgenden erst einen Überblick über den allgemeinen Aufbau der Muskulatur und der Muskelzelle. Überlegen Sie sich dabei, worin sich eine Muskelzelle von einer „normalen" Körperzelle unterscheidet.**
- **Prägen Sie sich dann den Kontraktionszyklus der Muskelzelle ein. Er läuft in allen Muskelzellen ähnlich ab und dient so als Grundlage für die Vorgänge in den verschiedenen Muskelzellen.**

13.1.1 Überblick und Funktion

Die Muskulatur ist ein spezielles Körpergewebe, das in der Lage ist, sich zu verkürzen bzw. Kraft zu erzeugen. So ermöglicht das Gewebe, dass der Mensch sich bewegen kann und viele lebensnotwendige Organfunktionen ablaufen können. Dabei läuft der grundlegende Prozess der Kontraktion im Wesentlichen in allen Muskelzellen gleich ab. Um aber die unterschiedlichen Aufgaben der Skelettmuskulatur bzw. Organmuskulatur erfüllen zu können, muss es einige Unterschiede in der Funktionsweise der jeweiligen Muskelzellen geben. Man unterscheidet daher im Organismus die sog. quergestreifte Muskulatur (= Skelettmuskulatur) von der glatten Muskulatur. Eine dritte Form der Muskulatur stellt die Herzmuskulatur dar. Ihre Besonderheiten sind im Kapitel Herz (s. S. 51) beschrieben. Im Folgenden werden zunächst die anatomischen und funktionellen Elemente einer Muskelzelle allgemein beschrieben. Die genauen Unterschiede zwischen der Sklettmuskulatur und der glatten Muskulatur folgen dann in den nächsten beiden Unterkapiteln.

13.1.2 Der allgemeine Aufbau der Muskelzelle

Der Aufbau einer Muskelzelle, die bei der Skelettmuskulatur auch als Muskelfaser bezeichnet wird, unterscheidet sich von dem anderer Zellen. Die Zellmembran wird als **Sarkolemm** bezeichnet. Sie enthält eine zusätzliche kollagenhaltige Schicht, die in die Sehnen des Muskels übergeht. Das Zytoplasma der Muskelfaser wird als **Sarkoplasma** bezeichnet. Im Sarkoplasma liegen die sog. **Myofibrillen**, die wiederum aus den beiden kontraktilen Elementen (Filamenten) **Aktin** und **Myosin** aufgebaut sind.

Um die Myofibrillen herum befinden sich die **Mitochondrien** sowie das **sarkoplasmatische Retikulum**. Letzteres ist das endoplasmatische Retikulum der Muskelfaser und wird auch als *longitudinale* Tubuli (L-Tubuli) bezeichnet. Im Sarkolemm der Skelettmuskelfaser finden sich immer wieder Einstülpungen nach innen. Die so entstandenen *transversalen* Tubuli (T-Tubuli) stehen mit dem Extrazellularraum in Verbindung und sind bei der Skelettmuskulatur von Bedeutung bei der elektromechanischen Koppelung (s. S. 237), der Umwandlung des elektrischen Nervenimpulses in eine mechanische Bewegung (Kontraktion).

Der kontraktile Apparat der Muskelfaser

Der kontraktile Apparat der Muskelfaser beruht auf den beiden Filamenten Aktin und Myosin (**Abb. 13.1**), deren Ineinandergleiten zu ediner Kontraktion führt.

Der Aufbau des Aktin-Filaments

Aktin-Filamente finden sich nicht nur in Muskelzellen, sondern als Bestandteile des Zytoskeletts in allen kernhaltigen Zellen. Sie bestehen aus zwei umeinander gewundenen Ketten von **F-Aktin-Molekülen** (**Abb. 13.2**). Die F-Aktin-Moleküle wiederum setzen sich aus einzelnen **G-Aktin-Molekülen** zusammen. G-Aktin ist dabei ein globuläres Protein, das sich wie die Perlen einer Perlenkette aufreiht. Sie werden auch dünne Filamente genannt. An diese Moleküle binden die Myosin-Köpfe bei der Muskelkontraktion. Das sog. **Tropomyosin**, eine gewundene Spirale aus zwei α-helikalen Proteinen, findet sich in jeder Muskelzelle, die Funktion ist bislang aber nur für die Skelettmuskelzelle geklärt (s. S. 236). Daneben finden sich noch Regulatorproteine, und zwar Troponin in der Skelettmuskelzelle und Caldesmon und Calponin in der glatten Muskelzelle. Diese Regulatorproteine veranlassen calciumabhängig die Muskelkontraktion (Skelettmuskulatur s. S. 235, glatte Muskulatur s. S. 242). Dabei wird in der Skelettmuskulatur Ca^{2+} von Troponin C, in der glatten Muskulatur von Calmodulin, einem zytoplasmatischen Protein, gebunden. Auf je nach Muskelart unterschiedlichen molekularen Wegen erlaubt die Calciumbindung erst den Ablauf des sog. Querbrückenzyklus, der den eigentlichen Kontraktionsmechanismus darstellt.

13

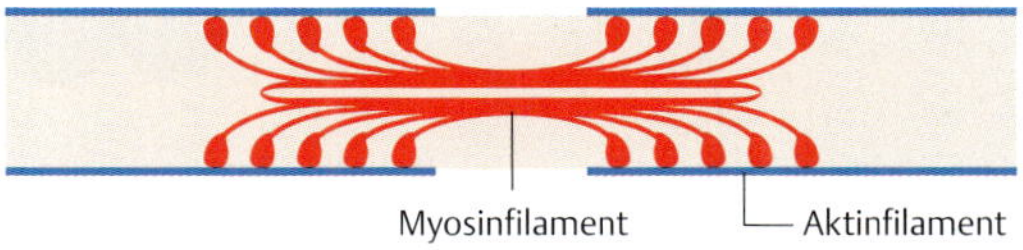

Abb. 13.1 Schematische Darstellung von Aktin und Myosin.

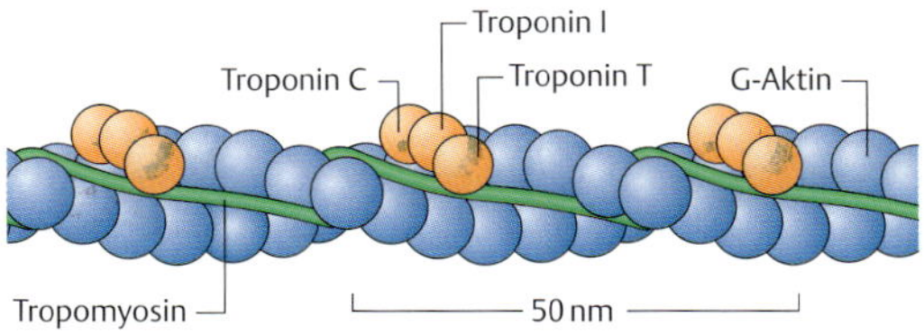

Abb. 13.2 Der Aufbau des Aktinfilamentes in der quergestreiften.

Lerntipp
Merken Sie sich gut, dass Calcium in der Skelettmuskelzelle von Troponin, in der glatten Muskelzelle von Calmodulin gebunden wird. Dies ist immer wieder eine beliebte Frage im Physikum.

Der Aufbau des Myosin-Filaments

Auch das Myosin-Filament setzt sich aus Einzelmolekülen zusammen (**Abb. 13.3**). Grundstruktur ist das **Myosin**, ein längliches Protein, das wiederum aus zwei schweren und je zwei leichten Ketten besteht. Die schweren Ketten sind stabförmig und umeinander gewunden. Am N-terminalen Ende besitzen sie einen nach außen abgewinkelten Kopf. An diesem Kopf trägt jede der beiden schweren Ketten zwei leichte Ketten. Etwa 300 Myosin-Moleküle bilden ein Filament. Sie lagern sich so zusammen, dass die Myosin-Köpfchen an beiden Enden des Filamentes herausragen, während in der Mitte keine vorhanden sind. Die Myosin-Filamente werden auch als dicke Filamente bezeichnet.

Die Myosinköpfe gewinnen durch ATP-Spaltung die für die Muskelkontraktion nötige Energie. Dabei kippt der Kopf ab und zieht sich nach Bindung an das Aktin-Filament an diesem entlang. Dieser sich immer wiederholende Vorgang ergibt die Verkürzung der Muskulatur.

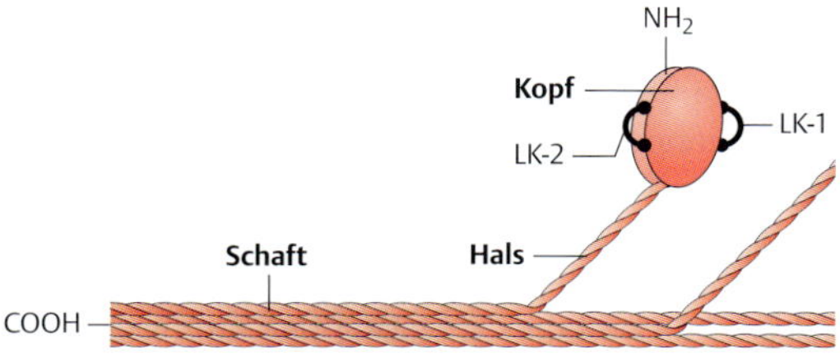

Abb. 13.3 Der Aufbau des Myosin-Filaments (LK = leichte Kette).

13.1.3 Der Kontraktionszyklus einer Muskelzelle

Die Entstehung der Kontraktion

Die Interaktion zwischen den Aktin- und Myosin-Filamenten ist der eigentliche krafterzeugende Mechanismus. Dabei läuft ein immer wiederkehrender Zyklus ab (**Abb. 13.4**):

- (1) An Myosin gebundenes ATP wird zu ADP und P_i hydrolysiert. Die dabei gewonnene Energie wird in dem Myosin-Molekül durch Konformationsänderung (Aufrichten des Myosin-Kopfes) gespeichert.
- (2) Nach dieser Aktivierung kommt es zur **Querbrückenbildung**, also der Bindung des Myosin-Kopfes an das Aktin-Filament. Der Winkel zwischen Myosin-Kopf und Myosin-Schwanz beträgt dabei 90°.
- (3) Als nächstes werden nacheinander P_i und ADP freigesetzt. Dabei knickt der Myosin-Kopf um 45°

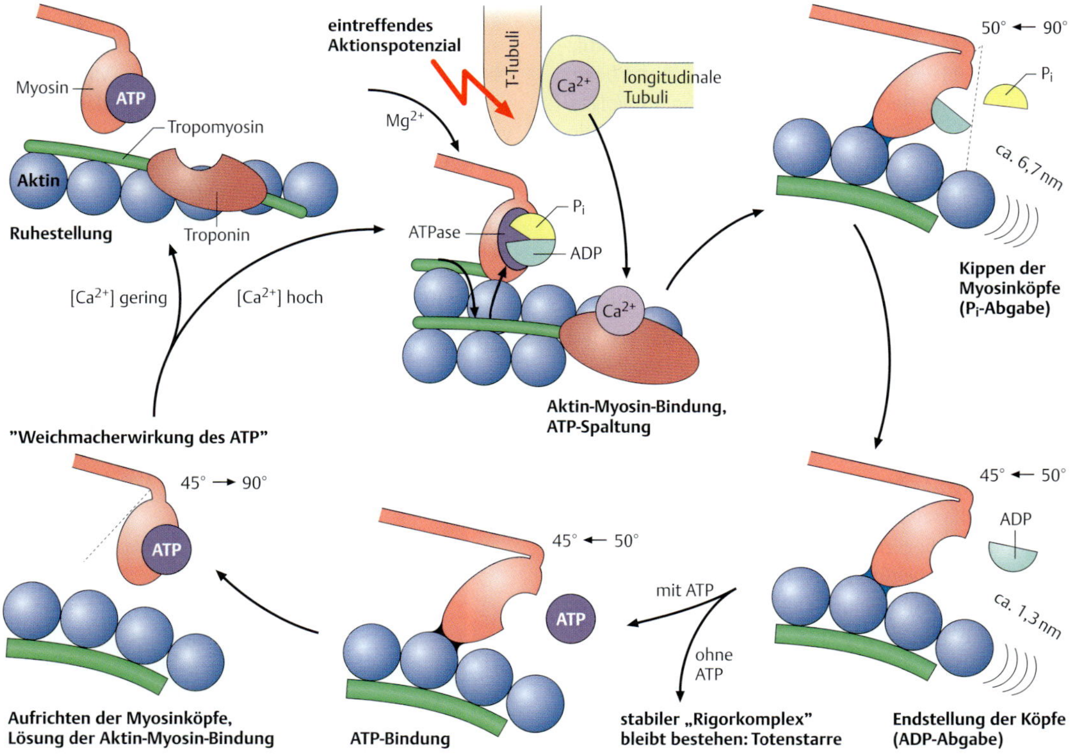

Abb. 13.4 Schematische Darstellung des Kontraktionszyklus zwischen Aktin und Myosin.

ab, so dass das Myosin das Aktin-Filament an sich entlangzieht (Kraftschlag). So entsteht eine Verkürzung.

- (4) Um die feste Bindung des Myosin-Kopfes an Aktin wieder zu lösen, muss nun erneut ATP gebunden werden. Erst danach löst sich die Querbrückenbildung wieder auf und der Kreislauf kann von vorne beginnen.

Fehlt ATP im Sarkoplasma, so können sich die Querbrücken zwischen den Filamenten nicht mehr lösen. Der Muskel verliert seine Elastizität und erstarrt. Dies ist der molekulare Mechanismus der **Totenstarre** (Rigor mortis). Nach Eintritt des Todes erstarren dabei zunächst die Muskeln, die zum Todeszeitpunkt aktiv waren (Herz, Nackenmuskulatur). Die Lösung der Totenstarre erfolgt erst wieder durch die eintretende Autolyse.

MERKE

Das Vorhandensein von Calcium ist eine wichtige Voraussetzung, damit dieser Mechanismus ablaufen kann. Steht der Zelle genügend Calciumzur Verfügung, so wird es in der Skelettmuskelzelle von Troponin, in der glatten Muskelzelle von Calmodulin gebunden und bewirkt je nach Art der Muskelzelle auf unterschiedlichem molekularem Weg (Skelettmuskelzelle s. S. 235, glatte Muskelzelle, s. S. 242), dass der Querbrückenzyklus ablaufen kann.

Klinischer Bezug

Curschmann-Steinert-Batten-Syndrom: Beim Curschmann-Steinert-Batten-Syndrom (syn. myotonische Dystrophie) handelt es sich um die häufigste erbliche Muskeldystrophie des Erwachsenenalters in Europa. Ursache ist ein Gendefekt mit Störung der zellulären Proteinsynthese. Hauptsymptome sind eine von distal fortschreitende Muskelschwäche, eine Myotonie (Muskelkrämpfe) und eine Katarakt (Linsentrübung des Auges, s. S. 298). Im Laufe der Erkrankung ist fast immer auch die mimische Muskulatur betroffen. Die Therapie besteht in lebenslanger Physiotherapie, ggf. mit logopädischer Behandlung, falls eine Sprach- und Schluckstörung auftritt. Eine medikamentöse Behandlung ist nicht möglich.

Check-up

✓ **Wiederholen Sie den Aufbau der Muskelzelle sowie den Aufbau des kontraktilen Elementes der Muskelzelle.**

✓ **Vollziehen Sie den sog. Querbrückenzyklus der Aktin- und Myosin-Filamente nach und machen Sie sich klar, an welcher Stelle ATP gespalten wird. Wiederholen Sie auch, wie es zur Totenstarre kommt.**

13.2 Die quer gestreifte Muskulatur

Lerncoach

- **Das folgende Kapitel beschäftigt sich mit den funktionellen Besonderheiten der Skelettmuskulatur. Machen Sie sich zuerst klar, wie der kontraktile Apparat der Skelettmuskulatur aufgebaut ist.**
- **Lernen Sie dann, auf welche Weise ein nervaler Reiz die Kontraktionsreaktion der Skelettmuskulatur auslöst und welche molekularen Vorgänge bei der elektromechanischen Koppelung und während der Kontraktion ablaufen.**

13.2.1 Überblick und Funktion

Die quer gestreifte (Skelett-)Muskulatur macht einen großen Teil unseres Körpergewichtes aus. Sie ist an allen unwillkürlichen und willkürlichen Bewegungen beteiligt – vom Buchseiten umblättern bis zum Marathonlauf. Die Muskeltätigkeit wird durch das ZNS gesteuert, das sowohl die Bewegungsrichtung als auch die Muskelkraft präzise regulieren kann. Die Kontraktionsvorgänge werden intrazellulär durch Ca^{2+}-Ionen gesteuert und verbrauchen sehr viel Energie in Form von ATP. Molekularbiologisch beruht die Kontraktion auf dem Zusammenspiel von Aktin und Myosin (Querbrückenzyklus s. S. 234).

13.2.2 Der spezielle Aufbau der Skelettmuskulatur

Ein Skelettmuskel besteht aus einer Bündelung von Muskelfasern. Diese Muskelfaserbündel können makroskopisch abgegrenzt werden.

Der Aufbau der Skelettmuskelfaser

Der Aufbau der Zelle und des kontraktilen Apparates

Bei der einzelnen Muskelfaser handelt es sich um synzytiale Riesenzellen mit zahlreichen randständigen Zellkernen (**Abb. 13.5**). Diese Riesenzellen sind durch Verschmelzung von Einzelzellen entstanden. Muskelfasern können einen Durchmesser von bis zu 100 µm und eine Länge von bis zu 15 cm erreichen.

Die Myofibrillen sind in der Skelettmuskulatur ganz regelmäßig angeordnet. Aktin und Myosin schachteln sich parallel ineinander und bilden so die sog. **Sarkomere**. Die Sarkomere wiederum werden durch sog. **Z-Scheiben** voneinander getrennt. Sie stellen Haltestrukturen für die Aktin-Filamente dar. Die Sarkomere bewirken die für die Skelettmuskulatur typische Querstreifung. Sie ist im Polarisationsmikroskop besonders gut erkennbar und gibt dieser Muskulatur ihren Namen. Die sog. **A-Bande** (A = anisotrop, doppelbrechend) stellen den Bereich der Myosin-Filamente dar, die sog. **I-Bande** (I = isotrop) an beiden Enden des Sarkomers den Bereich, in dem nur Aktin-Filamente vorliegen.

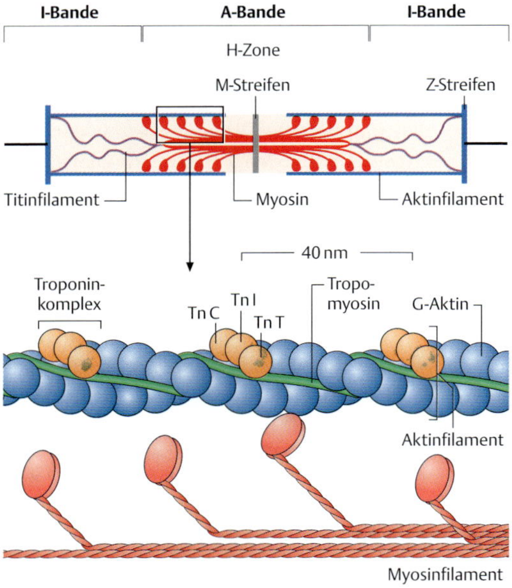

Abb. 13.5 Schematische Darstellung von Aktin und Myosin in der Skelettmuskelzelle.

Den Bereich, in dem nur Myosin-, aber keine Aktin-Filamente vorliegen, bezeichnet man als **H-Zone**.

Neben Aktin und Myosin findet sich in der Skelettmuskelzelle das **Titinfilament**, das verantwortlich ist für den Spannunganstieg bei passiver Dehnung (s. S. 237), für die Rückstellung des kontraktilen Apparates nach der Dehnung und für die Zentrierung der dicken Filamente im Zentrum des Sarkomers. Es ist an den Z- und M-Streifen verankert.

Das Tropomyosin legt sich in der Skelettmuskelzelle im *Ruhezustand* in die Windungen zwischen den F-Aktin-Ketten, verdeckt so die Myosin-Bindungsstellen des Aktins und verhindert, dass Aktin- und Myosin-Filamente miteinander in Kontakt treten. Ist genügend Calcium vorhanden, wird dies von Troponin gebunden und bewirkt, dass das Tropomyosin die Myosin-Bindungsstelle am Aktin freigibt.

Die Tubuli-Systeme

Das **sarkoplasmatische Retikulum** der Muskelfaser hat sich zum Calcium-Speicher entwickelt. Das dort gespeicherte Ca^{2+} kann schnell in das Sarkoplasma abgegeben werden. Dort wird es bei der Kontraktion benötigt, damit das Tropomyosin die Myosin-Bindungsstellen des Aktins freigibt. Eine **Ca^{2+}-ATPase** transportiert die Ionen aktiv in das Retikulum hinein. So wird dort eine bis zu 10000fach höhere Ca^{2+}-Konzentration als im Sarkoplasma erreicht.

Das sarkoplasmatische Retikulum wird auch als **longitudinales Tubuli-System** (L-Tubuli) bezeichnet, da es in Faserrichtung ausgerichtet die Fibrillen umgibt. Im Bereich der Z-Scheiben bildet es breitere Kanäle, die als **terminale Zisternen** bezeichnet werden.

Die terminalen Zisternen befinden sich dabei nur noch wenige Nanometer von den Membranen der **transversalen Tubuli** (T-Tubuli) entfernt. Bei diesen handelt es sich um Einstülpungen des Sarkolemms, die die ganze Muskelfaser durchziehen. Sie stehen, im Gegensatz zu den longitudinalen Tubuli, mit dem Extrazellularraum in Verbindung. Die enge räumliche Verbindung zwischen beiden Tubuli-Systemen ist wichtig für die **elektromechanische Koppelung**, also die Umwandlung des elektrischen Aktionspotenzials der Muskelzelle in die mechanische Kontraktion.

Die Innervation der Skelettmuskulatur

Die Skelettmuskeln werden von motorischen Nervenfasern innerviert, die entweder dem Spinalnerven oder den Hirnnerven entstammen. An den Muskelfasern befindet sich jeweils eine **motorische Endplatte**, bei der das Axon des Motoneurons mit dem Sarkolemm in Kontakt tritt. Im Grunde genommen handelt es sich dabei um eine chemische Synapse mit **Acetylcholin** (ACh) als Transmitter. ACh führt zu einem exzitatorischen **Endplattenpotenzial** (EPP), das, wenn es überschwellig wird, ein Aktionspotenzial in der Muskelfaser auslöst. Dieses wiederum führt zur Kontraktion. Das EPP entsteht durch Erhöhung der Öffnungswahrscheinlichkeit von Kationen-Kanälen.

Während eine Muskelfaser i. d. R. nur durch ein Motoneuron innerviert wird, kann umgekehrt ein Neuron mehrere Muskelfasern ansteuern. Die Gruppe von Muskelfasern, die durch eine Nervenzelle innerviert wird, und das Neuron selbst bezeichnet man als **motorische Einheit**. Dabei handelt es sich um die kleinste funktionelle Einheit eines Muskels. Je feiner Bewegungen gesteuert werden müssen, desto kleiner werden die motorischen Einheiten: Bei äußeren Augenmuskeln enthält eine Einheit ca. 5 Muskelfasern, beim M. temporalis sind es ca. 100.

Klinischer Bezug

Myasthenia gravis: Die Myasthenia gravis gehört zu den Autoimmunerkrankungen, also Erkrankungen, bei denen das Immunsystem auf körpereigenes Gewebe reagiert. In diesem Fall werden Antikörper gegen den ACh-Rezeptor der motorischen Endplatte gebildet und diese so langsam zerstört. Klinisches Symptom ist die daraus resultierende Muskelschwäche, die sich zuerst an Muskeln mit einer besonders hohen Endplattendichte manifestiert. Dies sind vor allem die Augenmuskeln, so dass Doppelbilder und ein herabhängendes Oberlid (Ptosis) Frühsymptome sind. Bei Befall der Atemmuskulatur droht der Tod. Therapeutisch setzt man Immunsuppressiva und Hemmstoffe der Acetylcholin-Esterase (z. B. Neostigmin) ein. Letzere sollen über ein erhöhtes ACh-Angebot den Rezeptormangel ausgleichen.

13.2.3 Die Auslösung und der Ablauf einer Kontraktion

Die elektromechanische Koppelung und der Ablauf der Kontraktion

Prinzipiell ist die motorische Endplatte eine cholinerge Synapse. Das Axon des innervierenden Motoneurons spaltet sich in viele Verzweigungen auf und bildet eine Reihe von **Endkolben**, aus denen bei einem ankommenden Aktionspotenzial des Nerven **Acetylcholin** (ACh) freigesetzt wird. An der Membran der Muskelfaser (postsynaptische Membran) bindet ACh an **nicotinerge Cholinorezeptoren**, die bei ACh-Bindung einen Kationen-Kanal öffnen. Der resultierende Na^+-Einstrom führt zu einer Depolarisierung, dem **Endplattenpotenzial** (EPP). Das EPP breitet sich elektrotonisch aus und löst schließlich ein **Aktionspotenzial** (AP) in der Muskelfaser aus. Das AP wiederum breitet sich nun rasch über die ganze Muskelfaser aus. Dabei kann es durch die transversalen Tubuli auch in das Zellinnere hineinlaufen und dort die Ca^{2+}-Freisetzung aus dem sarkoplasmatischen Retikulum triggern. Für diese Koppelung sind zwei verschiedene Ca^{2+}-Kanäle mit modifizierten Kanalproteinen von Bedeutung: Die Depolarisierung durch das Aktionspotenzial öffnet in der Membran der T-Tubuli die spannungsabhängigen **Dihydropyridin-Rezeptoren**. So fließt zum einen Ca^{2+} von außen in die Muskelfaser, zum anderen kommt es zu einer Konfigurationsänderung dieses Kanals. Durch diese Änderung wird der **Ryanodin-Rezeptor** in der Membran des sarkoplasmatischen Retikulums aktiviert, der in direktem Kontakt zu dem Dihydropyridin-Rezeptor steht. Es folgt ein Ausstrom von Ca^{2+}-Ionen aus den Terminalzisternen der L-Tubuli. Die Ca^{2+}-Konzentration im Sarkoplasma steigt dadurch von 10^{-7} auf 10^{-5} mol/l. Jetzt gibt das Tropomyosin die Myosin-Bindungsstellen des Aktin-Filamentes frei und der sog. Querbrückenzyklus (s. S. 234) kann beginnen. Den Bezirk des engen Kontaktes zwischen T- und L-Tubuli bezeichnet man als **Triade**.

Ein einzelner solcher Zyklus würde jedoch nur eine Verkürzung des Sarkomers um ca. 1 % bewirken. Eine stärkere Kontraktion wird dadurch erreicht, dass viele dieser Zyklen hintereinander ablaufen. Zudem läuft der Zyklus gleichzeitig in allen Sarkomeren einer Muskelfaser ab. So kann sich eine Skelettmuskelfaser um bis zu 50 % verkürzen.

Klinischer Bezug

Muskelrelaxanzien: Die Möglichkeit, unwillkürliche, reflektorische Muskelkontraktionen während einer Operation auszuschalten, ist eine Voraussetzung der modernen Chirurgie. Entsprechende Medikamente, die die neuromuskuläre Übertragung hemmen, finden breite Anwendung. Dabei unterscheidet man **depolarisierende** von **nicht-depolarisierenden Muskelrelaxanzien**. Zu Letzteren gehören die **Curare-Derivate**, wie das d-Tubocurarin. Sie verdrängen ACh von den Rezeptoren an der motorischen Endplatte und blockieren diese. So wird das Membranpotenzial stabilisiert und die ACh-Wirkung aufgehoben. Ursprünglich wurde Curare von südamerikanischen Indianern als Pfeilgift verwendet.

Das **Succinylcholin** gehört zur Gruppe der depolarisierenden Muskelrelaxanzien. Dabei wird die subsynaptische Membran durch die verlängerte Öffnung der Rezeptorkanäle dauerdepolarisiert. Dies führt zu einer Inaktivierung der potenzialgesteuerten Na^+-Kanäle (sog. Depolarisationsblock).

Die Gabe von Muskelrelaxanzien zieht immer die Notwendigkeit einer künstlichen Beatmung nach sich, da auch die Atemmuskulatur relaxiert wird!

Die Beendigung der Kontraktion

Der oben beschriebene Kontraktionszyklus läuft so lange ab, wie der Ca^{2+}-Spiegel hoch genug und ATP verfügbar ist. Kommen an der motorischen Endplatte keine weiteren Aktionspotenziale an, so wird Ca^{2+} wieder aktiv zurück in das sarkoplasmatische Retikulum gepumpt. Dazu dient eine ATP-abhängige Ca^{2+}-Pumpe in der Membran des Retikulums, die in ähnlicher Form auch im Sarkolemm vorkommt. Während der Großteil des Ca^{2+} so für die nächste Kontraktion wieder zwischengespeichert wird, wird also auch ein kleiner Teil in die extrazelluläre Flüssigkeit gepumpt. Zur Relaxation des Muskels kommt es in dem Moment, in dem die intrazelluläre Ca^{2+}-Konzentration so weit gesunken ist, dass das Tropomyosin wieder auf die Myosin-Bindungsstellen zurückrutscht und so den Aktin-Myosin-Kontakt unterbricht.

13.2.4 Die mechanischen Eigenschaften des Skelettmuskels

Lerntipp

Merken Sie sich die im Folgenden auftretenden Kurvenverläufe. Sie sind immer wieder Gegenstand sowohl schriftlicher als auch mündlicher Prüfungen.

Die Kontraktionsformen des Skelettmuskels

Die Skelettmuskulatur ist in der Lage, sich auf unterschiedliche Weise zu kontrahieren. Bei dieser Betrachtung liegen allen Untersuchungen und den daraus resultierenden Kurven Messungen am isolierten Muskel zugrunde, der elektrisch zur Kontraktion gereizt werden kann. Grundlage der Betrachtung der einzelnen Kontraktionen ist die sog. **Ruhedehnungskurve** der Skelettmuskulatur.

Die Ruhedehnungskurve

Bei der Ermittlung der Ruhedehnungskurve werden an den isolierten Muskel (z. B. eines Frosches) Gewichte gehängt und die Längenänderung registriert. Bei zunehmender Muskeldehnung findet man dabei einen überproportionalen Anstieg der dafür nötigen Anhängelast. Diese Anhängelast entspricht der Muskelspannung. Die Elastizität des Muskels nimmt also mit zunehmender Dehnung ab. Der Dehnungswiderstand beruht dabei auf elastischen Elementen, die **parallel** zu den kontraktilen Fibrillen angeordnet sind. Dies sind hauptsächlich Sarkolemm, Bindegewebe, Titin und Blutgefäße. Diese Elemente sind in Ruhestellung entspannt und werden mit zunehmender Muskeldehnung angespannt bzw. in die Länge gezogen. Von eher geringer Bedeutung für die elastischen Eigenschaften sind die **in Serie** geschalteten Widerstände der Sehnen.

Im Experiment kann man verschiedene Kontraktionsformen des isolierten Muskels unterscheiden. Dazu wird der isolierte Muskel durch elektrische Reizung zur Kontraktion gebracht. Die Kontraktion kann von jedem Punkt der Ruhedehnungskurve aus vorgenommen werden. Dabei kann man zwei Grundformen der Kontraktion und mehrere aus beiden Grundformen bestehende weitere Kontraktionsformen unterscheiden:

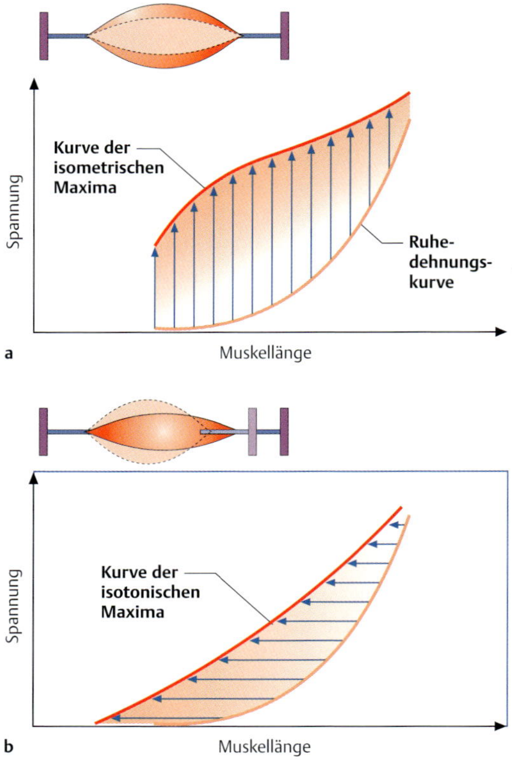

Abb. 13.6 Kurve der isometrischen (a) und isotonischen Maxima (b).

13

Die isometrische Kontraktion und die Kurve der isometrischen Maxima

Bei der **isometrischen Kontraktion** wird der Muskel an beiden Enden fixiert und dann gereizt. Isometrisch bedeutet dabei, das die Länge des Muskels konstant bleibt. Bei Reizung entwickelt der Muskel eine Spannung, die mit einem Spannungs-(Kraft-) messer bestimmt wird, der an einem der Muskelenden angebracht ist. Ein Beispiel für eine isometrische Kontraktion ist das Tragen eines Gegenstandes auf konstanter Höhe.

Entgegen unserer täglichen Erfahrung, dass auch solche Haltearbeit anstrengend ist, leistet der Muskel dabei keine Arbeit. Physikalische Arbeit ist definiert als das Produkt aus Kraft und Weg, wobei ein sich isometrisch kontrahierender Muskel keinen Weg zurücklegt, das Produkt somit 0 ergibt. Verbrauchte Energie wird ausschließlich zu Wärme umgesetzt.

Die Messung der maximalen Kraftentwicklung der isometrischen Kontraktionen ist abhängig von der Vordehnung der Muskulatur. Ausgehend von jeder möglichen Vordehnung, also von jedem Punkt der Ruhedehnungskurve, kann man die jeweils entwickelte maximale Kraft in ein Diagramm einzeichnen. Man erhält die **Kurve der isometrischen Maxima**, aus der man die maximale Kraftentwicklung bei jeder Vordehnung ablesen kann (**Abb. 13.6**).

Die isotonische Kontraktion und die Kurve der isotonischen Maxima

Die zweite Grundform der Muskelkontraktion ist die **isotonische Kontraktion**. Hier bleibt die Spannung des Muskels gleich (isoton) während er sich verkürzt. Beispiel ist das Anheben eines frei beweglichen Gewichtes. Im Versuchsaufbau würde der isolierte Muskel an einem Ende mit einem Gewicht beschwert und dann zur Kontraktion gebracht. Auch bei der isotonischen Kontraktion existiert ein Zusammenhang zwischen Vordehnung und Kraftentwicklung. Je größer die Vordehnung (also je schwerer das angehängte Gewicht), desto geringer kann sich der Muskel verkürzen. Entsprechend der isometrischen Kontraktion kann man auch die jeweils mögliche maximale Längenänderung des Muskels in ein Diagramm von der Ruhedehnungskurve ausgehend einzeichnen (**Kurve der isotonischen Maxima**, **Abb. 13.6**).

Die kombinierten Kontraktionsformen

Ausgehend von diesen beiden Grundformen kann man verschiedene Kombinationen der beiden unterscheiden:

Bei der **Anschlagszuckung** folgt auf eine isotonische Kontraktion eine isometrische. Bestes Beispiel dafür

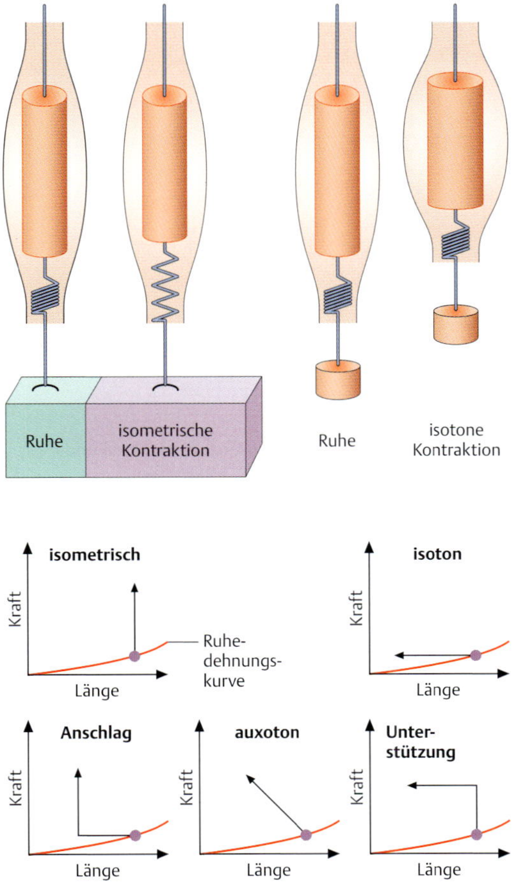

Abb. 13.7 Schematische Darstellung der einzelnen Kontraktionen und ihre Darstellung im Kraft-Längen-Diagramm.

ist der Kieferschluss. Hierbei erfolgt zunächst die isotonische Heranführung des Unter- an den Oberkiefer, danach kommt es zu einer isometrischen Druckentwicklung. Ein anderes Beispiel für eine Anschlagszuckung ist die Ohrfeige.

Als **Unterstützungszuckung** bezeichnet man die genau umgedrehte Abfolge, d. h. auf eine isometrische Komponente folgt eine isotonische. Beispiel ist das Anheben eines schweren Gewichtes. Dabei spannt sich der Muskel zunächst isometrisch an, bis er die Spannung (Kraft) erreicht hat, die er benötigt, um den Gegenstand in der nächsten Phase (isotonisch) in die Höhe zu heben (Abb. 13.7).

Der Wirklichkeit am nächsten kommt die Vorstellung einer **auxotonischen Kontraktion**. Hierbei ändern sich Länge und Spannung des Muskels gleichzeitig. Dies ist in der Anatomie begründet. Die Fixierung an den Sehnenansätzen führt bei einer Kontraktion zum einen zu einer Spannungserhöhung, zum anderen kann sich der Muskel, z. B. durch die zwischengeschalteten Gelenke gleichzeitig auch verkürzen.

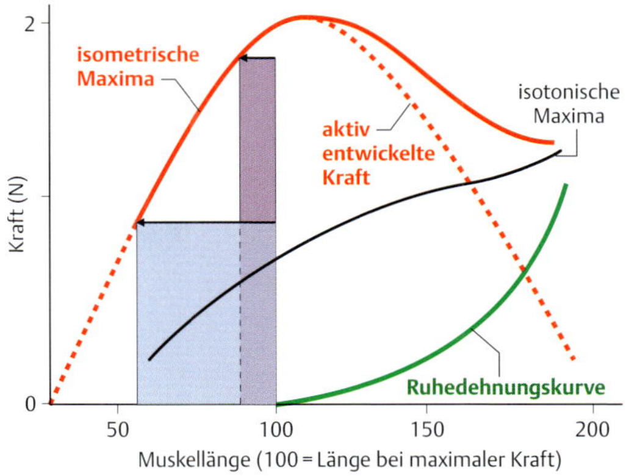

Abb. 13.8 Das Kraft-Längen-Diagramm: Die farbigen Flächen stellen die jeweils geleistete Arbeit dar.

Das Kraft-Längen-Diagramm und die Muskelarbeit

Die geleistete **Muskelarbeit** kann man aus den Kraft-Längen-Diagrammen (Abb. 13.8) ablesen. Die Arbeit ergibt sich dabei aus dem Produkt Kraft mal Weg (= Verkürzung des Muskels). Daraus lässt sich ableiten, dass der Muskel bei einer rein isometrischen Kontraktion (Weg = 0) oder bei Verkürzung ohne Anhängelast (Kraft = 0) keine Arbeit leistet. Die Arbeit ist bei einer mittleren Last am höchsten; bei höherer Anhängelast nimmt die Arbeit wieder ab, da ein schweres Gewicht nur eine kürzere Strecke angehoben werden kann als ein leichteres.

Die geleistete Arbeit eines Muskels ist immer niedriger als die Energie, die er dafür verbraucht. Das Verhältnis zwischen beidem bezeichnet man als **Wirkungsgrad** der Muskelarbeit. Energie, die nicht in Arbeit umgesetzt wird, geht als Wärme verloren. Unter normalen Bedingungen liegt der Wirkungsgrad **um die 30 %**. Besonders ineffiziente Kontraktionsformen sind dabei isometrische Kontraktionen und isotonische Kontraktionen ohne Last. Da hierbei keine physikalische Arbeit geleistet wird, geht praktisch die gesamte verbrauchte Energie in Wärme über.

Das Kraft-Geschwindigkeits-Diagramm und die Muskelleistung

Zur Berechnung der **Muskelleistung** muss man zusätzlich die **Verkürzungsgeschwindigkeit** des Muskels kennen (Leistung = Muskelkraft · Verkürzungsgeschwindigkeit). Für diese gilt die **Hill-Kraft-Geschwindigkeitsrelation:** Je geringer die Last, desto schneller die mögliche Verkürzungsgeschwindigkeit. Die Leistung kann man dabei aus einem Kraft-Geschwindigkeits-Diagramm ablesen (Abb. 13.9). Ähnlich der Arbeit ist auch die Leistung bei einer mittleren Anhängelast und einer mittleren Verkürzungsgeschwindigkeit (jeweils ca. 1/3 des Maximums) maximal.

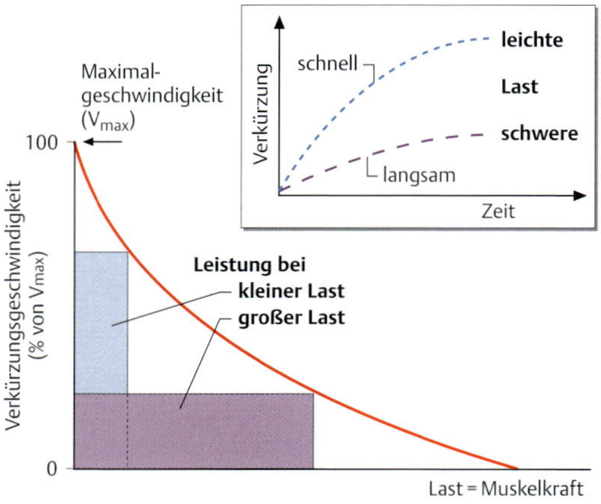

Abb. 13.9 Kraft-Geschwindigkeits-Diagramm eines isolierten Muskels. a die Fläche des eingezeichneten Vierecks entspricht der maximalen Leistung bei der entsprechenden Kraftentwicklung; **b** Verkürzungsgeschwindigkeit.

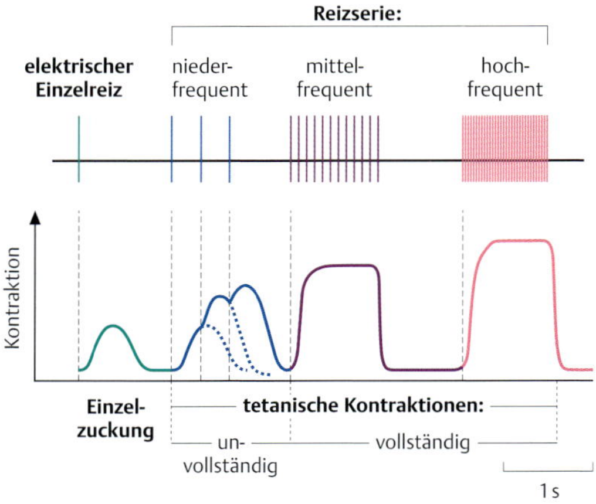

Abb. 13.10 Superposition von Einzelzuckungen und tetanische Kontraktionen einer Skelettmuskelfaser.

Die Regulation der Kontraktionsstärke

Um einen ökonomischen Bewegungsablauf zu gewährleisten, muss das ZNS in der Lage sein, die Muskulatur auch in Hinblick auf die entwickelte Kraft fein zu steuern. Zwei Mechanismen sind hier von besonderer Bedeutung: Die Summation über **Rekrutierung motorischer Einheiten** und die Steuerung über die **neuronale Aktionspotenzialfrequenz**.

13

Die Rekrutierung motorischer Einheiten

Ein Skelettmuskel besteht aus einer Vielzahl mehr oder weniger großer motorischer Einheiten. Die Fasern, die von einem Motoneuron über Kollateralen innerviert werden, liegen dabei oft über den ganzen Muskel verteilt. Über die Ansteuerung verschieden großer Einheiten kann so die Muskelkraft reguliert werden. Die Einbeziehung mehrerer motorischer Einheiten zur Kraftsteigerung wird dabei auch als **Rekrutierung** bezeichnet. Muskelkraft und Bewegung können um so feiner reguliert werden, je kleiner die motorischen Einheiten sind. Die äußeren Augenmuskeln, die besonders feine Bewegungen durchführen müssen, haben deshalb die kleinsten motorischen Einheiten (ca. 5–10 Muskelfasern/motorische Einheit). Zum Vergleich: Der M. glutaeus hat bis zu 1000 Muskelfasern/motorische Einheit.

Die Steuerung über die neuronale Impulsfrequenz

Ein einzelnes Aktionspotenzial führt an der Muskelfaser zu einer **Einzelzuckung**, d. h. durch die Ca^{2+}-Freisetzung kommt kurzzeitig der Kontraktionsmechanismus in Gang, wird aber sofort wieder durch die wieder abnehmende Ca^{2+}-Konzentration unterbrochen. Eine solche Zuckung ist in der Regel zu kurz, um eine maximale Verkürzung des Muskels zu erreichen. Kommt es noch in der Phase der beginnenden Relaxation zu einem weiteren Aktionspotenzial, so überlagert sich die neue Zuckung mit der alten. Diese sog. **Superposition** führt zu einer stärkeren Muskelverkürzung und einer stärkeren Kraftentwicklung, da über die weitere Ca^{2+}-Ausschüttung das Filamentgleiten länger stattfinden kann (**Abb. 13.10**). Dabei ist zu beachten, dass die erhöhte Muskelkraft nicht mit einer erhöhten Ca^{2+}-Konzentration in der Muskelfaser einhergeht, sondern ausschließlich daraus resultiert, dass die für das Filamentgleiten nötige Ca^{2+}-Konzentration über einen längeren Zeitraum hinweg erhalten bleibt.
Treffen mehrere Aktionspotenziale hintereinander mit einer gewissen Frequenz ein, so superponieren mehrere Zuckungen zu einer *unvollständigen* tetanischen Kontraktion. Noch höhere Frequenzen führen zum *vollständigen* Tetanus, bei dem die Einzelzuckungen nicht mehr voneinander abgrenzbar sind. Durch tetanische Kontraktionen kann Muskelkraft und -verkürzung auf das Maximum gesteigert werden. Die Reizfrequenz, die gerade einen vollständigen Tetanus auslöst, bezeichnet man als **Fusionsfrequenz**. Ein normales α-Motoneuron arbeitet mit Reizfrequenzen von 25 Hz meist unterhalb der Fusionsfrequenz. Da die einzelnen motorischen Einheiten jedoch asynchron erregt werden, wirkt die Bewegung eines Skelettmuskels dennoch gleichmäßig.

Klinischer Bezug

Elektromyographie (EMG): Die Elektromyographie (EMG) ermöglicht eine Messung der elektrischen Aktivität (Aktionspotenziale) eines Muskels. Dafür verwendet man Nadelelektroden, die in den Muskel eingestochen werden, oder auch Oberflächenelektroden. Anhand der gemessenen Potenzialmuster lassen sich verschiedene neurogene und myopathische Erkrankungen differenzieren, je nachdem ob der Muskel physiologische oder pathologische Reaktionen auf bestimmte Reize zeigt bzw. wie sich diese genau darstellen.

Bei der **Myotonie**, einer angeborenen Muskelerkrankung, findet man auch nach dem eigentlichen Ende einer willkürlichen Bewegung noch pathologisch verlängerte Muskelaktivität. Betroffene Patienten können z. B. nach einem erfolgten Faustschluss die Hand einige Sekunden lang nicht mehr willentlich öffnen.

Bei einer **Denervation**, also dem Untergang des versorgenden Motoneurons, findet man sog. Fibrillationen, feine mechanisch unwirksame Muskelzuckungen, die durch eine Überempfindlichkeit des denervierten Muskels auf Acetylcholin zustande kommen.

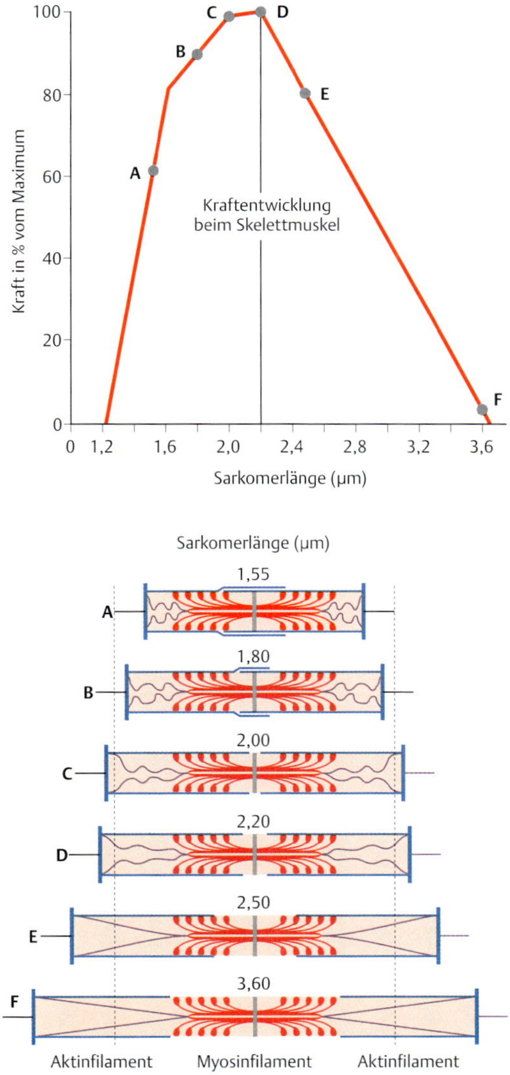

Abb. 13.11 Beziehung zwischen Sarkomerlänge und möglicher aktiver Kontraktionskraft.

Die Regulation der Muskelkraft durch Vordehnung

Neben diesen Regulationsmechanismen ist die Kraftentwicklung der quergestreiften Muskulatur noch von der **Vordehnung** des Muskels abhängig, also der Länge, die der Muskel zu Kontraktionsbeginn hat. Die Vordehnung hat Einfluss auf die Vorgänge im Sarkomer. Dieses kann eine maximale Kontraktionskraft entwickeln, wenn alle Myosin-Köpfe Verbindungen zu Aktin-Filamenten eingehen können. Ideal ist die Ruhelänge des Sarkomers von 2,0–2,2 µm. Bei einer größeren Vordehnung überlagern sich die köpfchentragenden Anteile des Myosin-Filamentes und die Aktin-Filamente nicht mehr vollständig. Die Anzahl der Myosinköpfchen, die den Kontraktionszyklus effektiv durchlaufen können, ist dadurch geringer. Somit sinkt auch die aktive Kraftentwicklung. Ab einer Sarkomerlänge von über 3,6 µm überlappen sich die beiden Filamente gar nicht mehr. Eine Kontraktion ist unmöglich.

Auch eine zu geringe Vordehnung mindert die mögliche Kraftentwicklung, da sich die Sarkomere irgendwann nicht weiter verkürzen können. Es ergibt sich eine ungefähr umgekehrt U-förmige Beziehung zwischen Sarkomerlänge und maximaler aktiver Kraftentwicklung (**Abb. 13.11**).

13.2.5 Die verschiedenen Arten von Skelettmuskelfasern

Je nach anatomischer Lokalisation muss unsere Skelettmuskulatur unterschiedlichen Anforderungen gerecht werden. Während die Extremitätenmuskeln überwiegend schnelle Bewegungen ausführen, muss die Rückenmuskulatur hauptsächlich statische Aufgaben bewältigen. Dementsprechend haben sich verschiedene Muskelfasertypen entwickelt, die sich auf bestimmte Bewegungsformen spezialisiert haben. Diese lassen sich bereits histologisch unterscheiden.

Weiße Muskelfasern (Typ II B-Fasern) sind auf schnelle Bewegungen spezialisiert, ermüden dafür aber rasch. Solche Fasern werden auch als **phasische Fasern** bezeichnet. Die rasche Kontraktionsfähigkeit erklärt sich durch eine besonders hohe ATPase-Aktivität der Myosinköpfchen. Durch die schnellere ATP-Spaltung kann auch der Filament-Gleitmechanismus schneller ablaufen. Der dadurch höhere ATP-Bedarf muss durch eine schnelle ATP-Regeneration gedeckt werden. In weißen Muskelfasern wird ATP hauptsächlich aus der anaeroben Glykolyse gewonnen. Sie sind deshalb besonders reich an entsprechenden Enzymen (z. B. Lactatdehydrogenase LDH) und besitzen große Glykogenvorräte. Die Dauer der Einzelzuckung solcher Muskelfasern ist sehr kurz. Dies hat zur Folge, dass eine tetanische Kontraktion erst bei höheren Erregungsfrequenzen erfolgt als bei einem langsamen Muskel.

Rote Muskelfasern (Typ I-Fasern) stellen den Großteil der Fasern in Muskeln mit Haltefunktion. Sie kontrahieren langsamer als weiße Fasern, sind dafür aber ausdauernder. Sie werden als **tonische Fasern** bezeichnet. Ihren Energiebedarf decken sie hauptsächlich aus dem aeroben Stoffwechsel. Entsprechend besitzen sie viele Mitochondrien und Blutkapillaren. Als zusätzlichen Sauerstoffspeicher enthalten sie viel Myoglobin, welches auch für die rote Färbung verantwortlich ist.

Daneben gibt es noch einen Zwischentyp (Typ II A), der sowohl reich an Myoglobin ist, als auch eine hohe glykolytische Aktivität aufweist.

Die Differenzierung der Muskelfasern in die einzelnen Fasertypen erfolgt erst postnatal und ist von der Innervation abhängig. Mit hohen Aktionspotenzial-Frequenzen angesteuerte Muskelfasern werden zu phasischen, die anderen zu tonischen Fasern. Dementsprechend gehören alle Fasern, die von einem Neuron innerviert werden (motorische Einheit), zu ein und demselben Fasertyp. Die Festlegung ist dabei nicht endgültig. Denerviert man eine tonische Einheit und verbindet sie mit dem Motoneuron einer phasischen Einheit, so wandeln sich die roten Fasern in schnell kontrahierende weiße Fasern um.

Beide Fasertypen reagieren unterschiedlich auf eine gesteigerte Belastung (z. B. Training). Rote Muskelfasern steigern ihre Kapillarisierung und den Myoglobingehalt, weiße Fasern reagieren mit einer Zunahme der Fibrillenzahl und des Glykogenvorrats. Während sich das Zellvolumen der roten Fasern dabei kaum ändert, nimmt das der weißen Fasern deutlich zu (**Hypertrophie**). Es kommt aber zu keiner Zunahme der Zellzahl (keine **Hyperplasie**)!

13

Check-up

- ✓ **Rekapitulieren Sie die Unterschiede zwischen isotonischer und isometrischer Kontraktion. Wiederholen Sie auch die Mischformen.**
- ✓ **Machen Sie sich nochmals klar, wie die Kontraktionskraft der Skelettmuskulatur reguliert werden kann.**

13.3 Die glatte Muskulatur

Lerncoach

Im Gegensatz zur Skelettmuskulatur nimmt die glatte Muskulatur in der Regel nur wenig Raum in der Physiologie ein. Merken Sie sich vor allem die Unterschiede zur Skelettmuskulatur!

13.3.1 Überblick und Funktion

Glatte Muskulatur findet sich vor allem in den Hohlorganen wie Magen-Darm-Trakt, Uterus, Ureteren und Gallenwege sowie in der Wand von Blutgefäßen. Ein besonderer Zelltyp bildet auch richtige Muskelgebilde aus (z. B. Mm. erectores pili). Im Vergleich mit der Skelettmuskulatur kontrahieren sich glatte Muskelzellen langsamer, aber mit in etwa gleicher Kraft (bezogen auf den gleichen Muskelquerschnitt).

13.3.2 Der Aufbau der glatten Muskulatur

Der Aufbau der glatten Muskelzelle

Glatte Muskelzellen unterscheiden sich in einigen Bereichen von der quergestreiften Muskulatur. Im Gegensatz zu diesen sind sie **spindelförmige Einzelzellen** mit nur *einem* Kern und deutlich *kleiner.* Ihre Länge beträgt 30–200 µm, ihr Durchmesser 5–10 µm. Außerdem sind die Aktin- und Myosin-Filamente nicht so regelmäßig angeordnet wie im Skelettmuskel. Auch bei den glatten Muskelzellen dienen Aktin und Myosin der Kontraktion, allerdings fehlt die regelmäßige Anordnung der Filamente zu Sarkomeren. Stattdessen finden sich an der Zellmembran und im Zellinneren sog. **dense bodies**, die analog zu den Z-Scheiben der Sarkomere die Anheftungspunkte der kontraktilen Elemente darstellen (**Abb. 13.12**). Die dense bodies werden durch ein dichtes Netzwerk aus **Intermediär-Filamenten** (Desmin, Vimentin, Filamin) miteinander vernetzt. So entsteht ein dichtes Zytoskelett, in das Aktin und Myosin mit eingeflochten sind. Diese Architektur der Filamente ermöglicht es der glatten Muskulatur, sich stärker als die Skelettmuskulatur zu verkürzen. Der Filament-Gleit-Mechanismus verläuft in beiden Muskelarten ähnlich. Unterschiede sind u. a. das fehlende Troponin C, dessen Funktion durch **Calmodulin** übernommen wird sowie die Mechanismen der Ca^{2+}-Bereitstellung (s. S. 234) und der Aufbau und die molekularen Vorgänge am Myosin. Ca^{2+} und Calmodulin bilden zusammen einen Komplex, der Caldesmon phosphoryliert und so die Myosinbindungsstelle des Aktins freilegt. Das Myosin der glatten Muskulatur besitzt leichte Myosinketten (LC_{20}), die phosphoryliert werden können (s. S. 234).

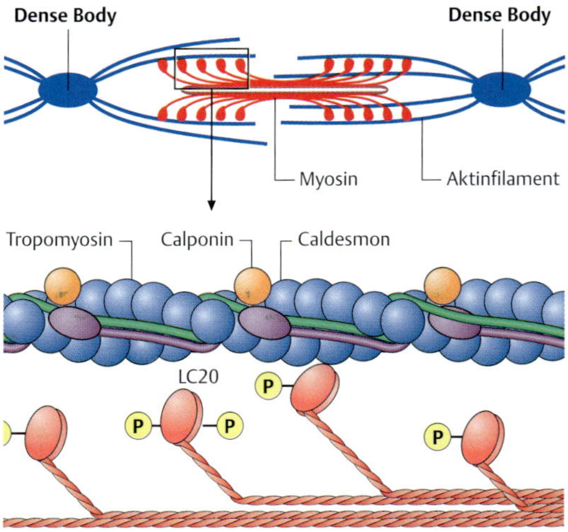

Abb. 13.12 Schematische Darstellung von Aktin und Myosin in der glatten Muskelzelle.

MERKE

Calcium bindet in der glatten Muskelzelle an Calmodulin.

Die Verbindung der glatten Muskelzellen untereinander und ihre Innervation

Die Muskelzellen sind untereinander eng verbunden. Sie sind eingebettet in eine Matrix aus Bindegewebe, das die Dehnbarkeit des Gewebes verringert. Zudem sind auch die einzelnen Muskelzellen untereinander mechanisch verbunden. Durch interzelluläre Kanäle **(gap junctions)** können auch Ionenströme und second messenger von einer Zelle zur anderen passieren. Als second messenger wirken im glatten Muskel Calcium, cAMP, Inositoltriphosphat und Diacylglycerin. So können auch elektrische Signale wie ein Aktionspotenzial von Zelle zu Zelle weitergegeben werden. Je nach Ausprägung dieser Verknüpfung kann man zwei Muskeltypen unterscheiden:

Verbände aus **Single-Unit-Zellen** sind durch gap junctions eng miteinander verbunden. Alle Zellen eines solchen Verbandes (Hunderte bis Millionen Zellen) kontrahieren praktisch zeitgleich, da sich die Erregung rasch von Zelle zu Zelle ausbreitet. Die Erregungsauslösung ist dabei nicht nerval gesteuert, sondern durch eine Reihe von Umgebungsfaktoren (s. u.). Eine individuelle nervale Versorgung der Einzelzelle wie bei der Skelettmuskulatur existiert nicht. Single-Unit-Muskulatur findet sich vorwiegend in Hohlorganen sowie in den Wänden von Blutgefäßen.

MERKE

Der Single-Unit-Typ heißt so, weil alle Muskelzellen eines Verbandes wie eine einzige Einheit reagieren, nicht weil jede Zelle eine einzelne Einheit darstellt!

Multi-Unit-Zellen hingegen werden ähnlich der quergestreiften Muskulatur innerviert. Allerdings stammen ihre Afferenzen nicht von Motoneuronen, sondern von Neuronen des vegetativen Nervensystems. Multi-Unit-Zellen findet man z. B. in größeren Blutgefäßen und Bronchien sowie den Mm. erectores pili. Die Muskelzellen sind untereinander nicht durch gap junctions verbunden, sondern zusätzlich durch eine basalmembranähnliche Schicht umgeben, die sie voneinander isoliert. Nur so ist eine differenzierte Kontraktion der einzelnen Zellen möglich.

13.3.3 Die Kontraktion der glatten Muskelzelle

Die Auslösung

Auslösungsfaktoren

Die Kontraktion der glatten Muskulatur wird nicht nur durch Nervenimpulse, sondern auch durch eine Vielzahl von **Umgebungsfaktoren** ausgelöst. Dazu zählen u. a. mechanische Reize (Dehnung), Hormone (z. B. Histamin, Serotonin, Oxytocin) und metabolische Faktoren (pH-Wert, O_2-Versorgung etc.). Wenn eine nervale Steuerung vorliegt, so wird der Transmitter (Acetylcholin oder Noradrenalin) in unmittelbarer Nähe zu den Muskelzellen aus den Vesikeln der vegetativen Nervenfaser ausgeschüttet. Motorische Endplatten wie bei der Skelettmuskulatur gibt es nicht.

Eine weitere Besonderheit der glatten Muskulatur ist es, einen autonomen Eigenrhythmus entwickeln zu können. Der Grund ist das relativ instabile Membranruhepotenzial der Muskelzellen (zwischen −40 und −70 mV). In manchen Zellverbänden (vorwiegend vom single-unit-Typ) existieren **Schrittmacherzellen**, von denen aus sich solche Schwankungen des Membranpotenzials über die gap junctions verbreiten. Diese Eigenrhythmen findet man z. B. im Magen-Darm-Trakt (Peristaltik).

Für eine Kontraktion der glatten Muskulatur sind nicht unbedingt Aktionspotenziale nötig. Ein „Alles-oder-nichts"-Prinzip der Kontraktion ähnlich der Skelettmuskulatur gibt es nicht. Vielmehr sorgt eine zunehmende Depolarisation der Muskelzelle für einen verstärkten Ca^{2+}-Einstrom in die Zelle und eine entsprechend zunehmende Kontraktion. Die Gefäßmuskulatur z. B. reguliert so ihren Tonus und kommt praktisch gänzlich ohne Aktionspotenziale aus.

Mögliche Aktionspotenzialformen an der glatten Muskelzelle

Wenn ein Aktionspotenzial entsteht, unterscheidet sich dies deutlich von denen quergestreifter Muskulatur. Es ist deutlich langsamer und kommt nicht durch Na^+-, sondern durch Ca^{2+}-Einstrom zustande. Die entsprechenden Kanalproteine sind entweder spannungs- oder rezeptorgesteuert. Daneben existiert ein weiterer Kationenkanal, der sich bei Dehnung der Zelle öffnet. Aktionspotenziale der glatten Muskulatur können zudem noch verschiedene Formen annehmen:

Sog. **Spike-Potenziale** ähneln den Aktionspotenzialen der Skelettmuskulatur, sind allerdings um den Faktor 5–10 langsamer (Dauer 50–100 ms). Für Spike-Potenziale gelten die gleichen mechanischen Gesetzmäßigkeiten wie bei der Skelettmuskulatur (Superposition, tetanische Kontraktionen, s. S. 240).

Daneben existieren auch **Aktionspotenziale mit Plateau**. Die zugehörigen Muskelzellen sind auf länger anhaltende Kontraktionen ausgelegt. Sie finden sich z. B. im Uterus (Wehen) und in den Ureteren (Peristaltik).

Auf der Aktivität der oben erwähnten Schrittmacherzellen beruhen die **Slow-wave-Potenziale**. Langsame Potenzialschwankungen führen zur Auslösung von Aktionspotenzialen, sobald das Schwellenpotenzial erreicht wird. Es resultieren regelmäßige Kontraktionsrhythmen, die man z. B. im Magen-Darm-Trakt findet.

Der Ablauf

Die Kraftentwicklung durch Aktin-Myosin-Interaktionen ist in der glatten Muskulatur ähnlich der Skelettmuskulatur (elementarer Zyklus s. S. 234). Abweichungen gibt es bei der elektromechanischen Koppelung (Calciumfreisetzung) und den molekularen Vorgängen am Myosin.

Der Calciumeinstrom und die Vorgänge am Myosin

Glatte Muskelzellen besitzen kein besonders ausgeprägtes sarkoplasmatisches Retikulum. Die vorhandenen Tubuli liegen meist membrannah in der Nähe rudimentärer T-Tubuli (sog. **Caveoli**). Entsprechend ist die Freisetzung aus dem sarkoplasmatischen Retikulum nicht der Hauptmechanismus, um die Ca^{2+}-Konzentration im Sarkoplasma zu erhöhen. Wenn Calcium aus dem sarkoplasmatischen Retikulum freigesetzt wird, so erfolgt dies durch eine Erhöhung des intrazellulären IP_3 (Inositoltriphosphat), das an dort vorhandene IP_3-Rezeptoren bindet und die Calciumfreisetzung veranlasst.

Der Großteil der Ca^{2+}-Ionen in der glatten Muskelzelle stammt aber aus dem **Extrazellularraum** und strömt durch spezifische Ca^{2+}-Kanäle und unspezifische Kationenkanäle in das Zellinnere ein. Dies kann während eines Aktionspotenzials oder aber auch unabhängig davon durch Hormone oder mechanische Reize geschehen.

13

Das eingeströmte Ca^{2+} bindet sich im Zytoplasma an das Protein **Calmodulin**. Der gebildete Calcium-Calmodulin-Komplex aktiviert nun ein spezielles Enzym, die **Myosin-leichte-Ketten-Kinase**, das ATP spaltet und das Phosphat auf die leichte Kette der Myosinköpfe überträgt. Erst das Myosin mit phosphorylierter leichter Kette besitzt nun seinerseits ATPase-Aktivität und kann so in den Querbrückenzyklus eintreten. Bei sinkendem Ca^{2+}-Spiegel werden die leichten Ketten durch die **Myosin-leichte-Ketten-Phosphatase** wieder dephosphoryliert und der Querbrückenzyklus so unterbrochen.

Die Mechanismen zur Relaxation

Zur Relaxation der Muskelzelle wird das Ca^{2+} durch eine Ca^{2+}-ATPase und einen Na^+-Ca^{2+}-Austauscher aus der Zelle herausgepumpt. Ein kleinerer Teil wird zurück in das sarkoplasmatische Retikulum aufgenommen.

Eine weitere Rolle bei der Relaxation spielen die second messenger **cAMP** und **cGMP**. Beide hemmen die Myosin-leichte-Ketten-Kinase und damit die Ca^{2+}-Empfindlichkeit der Muskelzelle. Viele Medikamente, die zu einer Relaxation der glatten Muskulatur führen, wirken über eine Konzentrationserhöhung von cAMP oder cGMP.

Die Besonderheiten der Kontraktion

Typisch für die glatte Muskulatur sind **tonische Kontraktionen**, also das Aufrechterhalten einer bestimmten Muskelspannung über einen langen Zeitraum. Dies gilt besonders für die Gefäßmuskulatur und die Sphinkteren. Um bei solch langen Kontraktionen Energie zu sparen, heften sich einige Querbrücken fest aneinander, die Myosinköpfe lösen sich nicht mehr vom Aktin-Filament. Nachdem die gewünschte Spannung einmal aufgebaut ist, nimmt der O_2- und ATP-Verbrauch wieder auf ein niedrigeres Niveau ab, ohne dass die Spannung wieder abfällt. Glatte Muskelzellen benötigen so für einen Dauertonus nur einen Bruchteil der Energie, die Skelettmuskelfasern aufwenden müssten.

Für die Funktion von Hohlorganen ist die **Plastizität** der glatten Muskulatur entscheidend. Vergrößert sich das Füllungsvolumen (z. B. der Harnblase), so kommt es initial zu einem Anstieg der Wandspannung und somit zu einer Druckerhöhung in dem Hohlorgan. Nach kurzer Zeit sinkt der Druck allerdings wieder nahezu auf den Ausgangswert ab (sog. Stress-Relaxation). So werden möglichst große Füllvolumina bei konstanten Druckverhältnissen erreicht.

Dehnung der glatten Muskulatur kann aber auch zur Kontraktion der Muskelzellen führen. Verantwortlich dafür sind dehnungsgesteuerte Ca^{2+}-Kanäle in der Zellmembran. Dehnung führt so zu einer erhöhten intrazellulären Ca^{2+}-Konzentration. Durch Reaktionen auf Dehnung wird z. B. die Peristaltik von Ureteren, Darm oder Gallenwegen mitgesteuert. Abflussstörungen im Bereich dieser Hohlorgane führen zu einem raschen Druckanstieg im Lumen, auf den die Muskulatur mit verstärkten Kontraktionsversuchen reagiert **(Hyperperistaltik)**. Zusammen mit der begleitenden Entzündungsreaktion und der Überdehnung ist die Hyperperistaltik Ursache des wellenförmigen **Kolikschmerzes**, der z. B. bei Uretersteinen, Gallensteinen im Ductus choledochus oder einem mechanischen Darmverschluss (Ileus) auftritt.

Klinischer Bezug

Motorik des Uterus: Das fetale ACTH bzw. Cortisol regt im Verlauf der Schwangerschaft die Östrogenbildung in der Plazenta an. Dadurch nimmt die Progesteron bedingte Hyperpolarisation der Uterusmuskulatur ab. Zusätzlich vermehren sich Muskelzellen sowie Oxitozin- und α-Rezeptoren. Kontraktionskraft und Erregbarkeit werden dadurch erhöht. Im Verlauf der Schwangerschaft erfolgt eine weitere Aktivierung der Uterusmuskulatur durch ein Zusammenspiel von Östrogenen, Oxytocin, Prostaglandinen und Dehnungsrezeptorerregung. Vor Beginn der Geburtsperiode steht die Mutter unter erhöhtem Sympathikotonus, der sie an die gewaltige

Wehenarbeit anpassen soll. Mit Zervixdehnung am Geburtstermin wird vermehrt Oxitocin ausgeschüttet, was zu Kontraktionen (Wehen) mit weiterer Aufdehnung der Zervix führt (positive Rückkopplung). Am Beginn der Eröffnungsphase haben die Wehen eine Frequenz von 3 pro 10 Minuten.

Check-up

✓ **Wiederholen Sie die Unterschiede zwischen glatter Muskulatur und Skelettmuskulatur. Denken Sie dabei insbesondere an Zellaufbau, Innervation, Auslösung einer Kontraktion, Calciumbereitstellung und Besonderheiten beim Querbrückenzyklus.**

✓ **Wiederholen Sie auch die Unterschiede zwischen Single-unit-Zellen und Multi-unit-Zellen.**

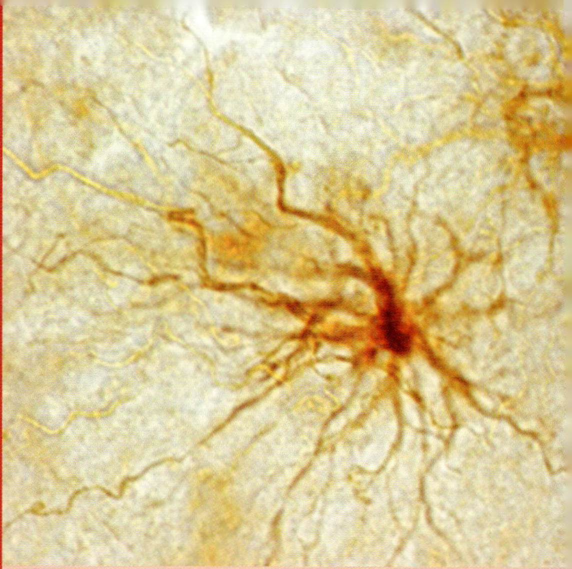

Kapitel 14

Vegetatives Nervensystem (VNS)

Streich der Nerven

Martina R., eine gesunde 15-Jährige, bricht plötzlich ohnmächtig zusammen. Synkope nennt die Medizin einen solchen kurzdauernden Bewusstseinsverlust. Dafür gibt es viele Ursachen. Beispielsweise können Herzrhythmusstörungen, epileptische Anfälle oder Hypoglykämie (zu niedriger Blutzucker) bei Diabetikern zu einer Synkope führen. Bei Martina R. ist die Ursache jedoch zum Glück harmloser: Ihr hat das vegetative Nervensystem (siehe folgendes Kapitel) einen Streich gespielt.

Noch zwei Meter bis zur Bühne

Martina R. klopft das Herz bis zum Halse. Fast ihr gesamtes Erspartes hat sie ausgegeben, um auf dem Schwarzmarkt eine Karte für das Konzert ihrer Lieblingsgruppe zu ergattern. Vor Aufregung hat die 15-Jährige fast die ganze Nacht nicht geschlafen. Nun hat sie es geschafft: Sie steht in der Halle, weit vorne, die Bühne fast zum Greifen nah. Um sie herum viele andere Fans, es ist heiß, stickig und ziemlich eng. Noch wenige Minuten, dann wird die Vorgruppe auf die Bühne kommen. Wenn nur nicht alle so drängeln würden. Der Schweiß bricht Martina aus, ihr Herz klopft noch heftiger. Am liebsten würde sie sich hinsetzen. Aber es ist kein Platz. Auf einmal bekommt sie auch keine Luft mehr. Vielleicht sollte sie weiter nach hinten gehen? Dann beginnt der Boden zu schwanken, ihr wird schwarz vor Augen, sie versucht, sich zu fangen, doch dann sackt sie zusammen.

Vom Sympathikus zum Parasympathikus

Was ist passiert? Martina hat eine vasovagale Synkope erlitten – die häufigste Form der Synkope bei jungen, gesunden Menschen. Sie wird in der Regel durch emotionalen Stress oder Angst ausgelöst. In der Halle, kurz vor dem Konzert, ist bei Martina der Sympathikotonus erhöht: ihr Herz klopft schnell und heftig. Die starke psychische Anspannung aber führt schließlich zu einer zentralen Stimulation der sympathisch-cholinergen Innervation der Muskelgefäße und des N. vagus. Es kommt zur peripheren Vasodilatation und zur Bradykardie, d. h., die Gefäße der Extremitäten erweitern sich, das Herz schlägt langsamer und der Blutdruck sinkt. Die Durchblutung des Gehirns nimmt ab, es kommt zur Bewusstlosigkeit und zum Tonusverlust der Muskulatur. Martina bricht zusammen.

Sanitätsraum statt Konzerthalle

Martina R. wird in den Sanitätsraum getragen. Dort kommt sie wieder zu sich. Sie liegt auf einem Feldbett, ihre Beine sind auf einer Decke hochgelagert. Ein Sanitäter misst ihren Blutdruck, ein Arzt hört die Herztöne ab, fragt, ob sie irgendwelche Krankheiten habe. Sie verneint. Der Arzt beruhigt sie: Sie habe höchstwahrscheinlich keine ernste Erkrankung, aber wenn solche Ohnmachtsanfälle wiederkämen, solle sie ihren Hausarzt aufsuchen. Der Sanitäter bringt ihr ein Glas Apfelsaftschorle und versucht, Martina zu trösten. Aber Martina ist untröstlich. Sie muss das Konzert auf einem Bildschirm im Sanitätsraum ansehen. Die Band ist großartig. Beinahe hätte sie auch dort vorne gestanden und ihre Hände ausgestreckt. Der Sänger ist wirklich so süß! Aber dafür kann sie morgen in der Schule von ihrer Ohnmacht erzählen. Und der Sani mit den blonden Haaren ist eigentlich auch ganz nett.

14 Vegetatives Nervensystem (VNS)

14.1 Die funktionelle Organisation

Lerncoach

- **Machen Sie sich die grundsätzliche Funktion von Sympathikus und Parasympathikus klar, indem Sie sich die Auswirkungen einer Sympathikusaktivierung auf die einzelnen Organe verdeutlichen. Sie können sich z. B. überlegen: „Was würde mir bei der Flucht vor einem Feind helfen?" Die Wirkung des Parasympathikus ist dann meist genau entgegengesetzt (Ausnahme: Sexualfunktion).**
- **Die Funktionen der einzelnen Rezeptoren müssen Sie auswendig lernen, ihr Vorkommen ergibt sich dann aber oft aus der Funktion. Klinisch ist dies relevant, weil eine selektive Beeinflussung der vegetativen Funktionen durch Pharmaka möglich ist (z. B. selektive β_1-Blocker am Herzen, s. u.).**

14.1.1 Übersicht und Funktion

Das vegetative Nervensystem innerviert die inneren Organe und passt ihre Funktion an die aktuellen Bedürfnisse des Körpers an. Es besteht aus zwei Komponenten, die meistens **gegensätzliche Effekte** an den Organen vermitteln: dem **Sympathikus** und dem **Parasympathikus**. Zusammenfassend kann man sagen, dass der **Sympathikus** eine **ergotrope Wirkung** hat, d. h. eine allgemeine Aktivierung und Erhöhung der Leistungsbereitschaft („fight-and-flight-reaction") vermittelt, wohingegen die Wirkung des **Parasympathikus trophotrop** ist, d. h. er dient der Erholung und Erneuerung körpereigener Reserven. Da die Steuerung des vegetativen Nervensystems weitgehend der willkürlichen Kontrolle entzogen ist, wird das vegetative Nervensystem auch als **autonomes Nervensystem** bezeichnet.

Sympathikus und Parasympathikus lassen sich sowohl funktionell als auch anhand anatomischer Gesichtspunkte unterscheiden. Beiden gemeinsam ist, dass ihre Neurone nicht direkt aus dem Zentralnervensystem ins Erfolgsorgan ziehen, sondern zuvor noch einmal in Ganglien umgeschaltet werden. Die Neurone im Zentralnervensystem werden als „erste" oder **präganglionäre** Neurone bezeichnet, die Neurone, deren Axone zu den Erfolgsorganen ziehen, als „zweite" oder **postganglionäre** Neurone.

14.1.2 Die funktionelle Anatomie

Der zentrale Anteil

Der Sympathikus

Die präganglionären Neurone des Sympathikus liegen in den Seitenhörnern des **thorakolumbalen Rückenmarks** (C_8-L_2), im Ncl. intermediolateralis.

Der Parasympathikus

Die präganglionären Neurone des Parasympathikus befinden sich in den **Hirnnervenkernen** im Hirnstamm und im **Sakralmark** (**Abb. 14.1**). Vier der 12 Hirnnerven haben parasympathische Anteile:

- **N. oculomotorius (III):** M. sphincter pupillae und M. ciliaris
- **N. facialis (VII):** Tränen- und Speicheldrüsen (außer Gl. parotis)
- **N. glossopharyngeus (IX):** Glandula parotis
- **N. vagus (X):** Brust- und Bauchorgane bis zum Cannon-Böhm-Punkt (mittleres Drittel des Colon transversum).

MERKE

Der N. vagus ist der wichtigste parasympathische Nerv, in ihm verlaufen etwa 75 % aller parasympathischen Fasern.

Die Fasern aus dem sakralen Teil des Rückenmarks ziehen in den Plexus sacralis und versorgen von dort über den N. splanchnicus pelvinus den Urogenitaltrakt und den Endabschnitt des Magen-Darm-Trakts.

Die zentrale Steuerung

Gesteuert wird das vegetative Nervensystem von **übergeordneten Regulationszentren** (v. a. Hypothalamus, limbisches System, Formatio reticularis). Im Hypothalamus werden viele Regulationsvorgänge des Organismus koordiniert (z. B. Körpertemperatur, Wach- und Schlafrhythmus, Wasserhaushalt). Über das limbische System wirken sich Emotionen und Affekte (Angst, Wut, Freude) auf die Körperfunktionen aus. In der Formatio reticularis werden über polysynaptische Bahnen Informationen aus dem Hypothalamus vermittelt, hier befinden sich außerdem die Zentren für viele vegetative Reflexe.

Der periphere Anteil

Der Sympathikus

Die präganglionären Fasern ziehen aus dem Ncl. intermediolateralis des Rückenmarks über die Rami communicantes albi in die **Grenzstrangganglien**. Dort werden sie entweder auf das postganglionäre Neuron umgeschaltet, oder sie ziehen durch sie hindurch weiter zu einem der unpaaren Hals- oder Bauchganglien, um dort umgeschaltet zu werden. Die zweiten Neurone des Sympathikus liegen also rückenmarksnah und damit relativ „organfern". Die postganglionären Fasern, die von ihnen zu den Erfolgsorganen ziehen, sind daher relativ lang.

Der Parasympathikus

Die Fasern aus den Hirnnervenkernen (III, VII, IX und X) verlassen gemeinsam mit den Hirnnerven den Hirnstamm um zu den postganglionären Neuronen

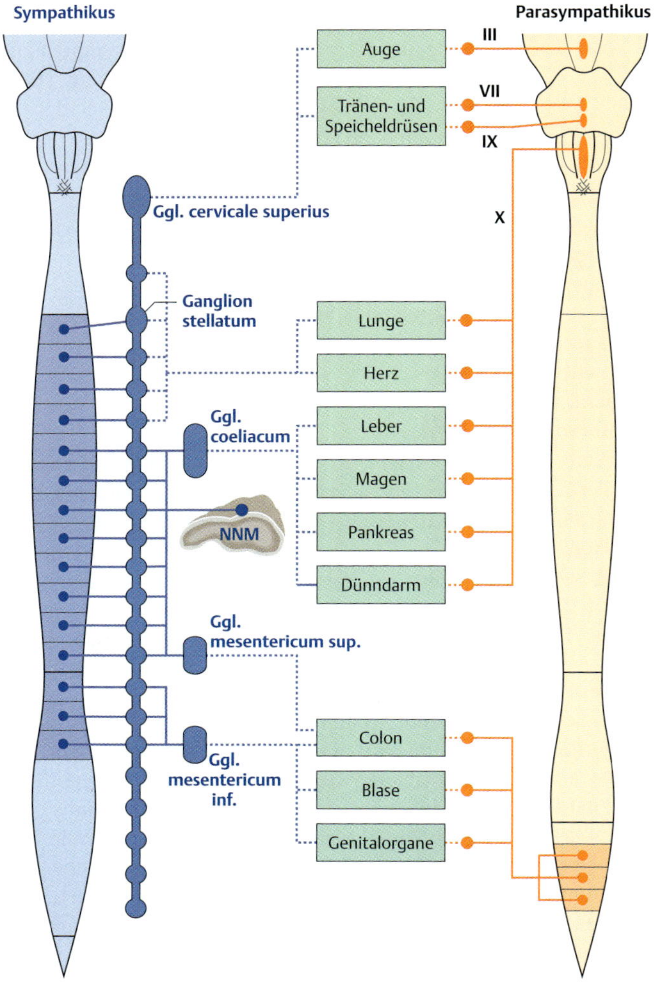

Abb. 14.1 Aufbau des vegetativen Nervensystems (durchgezogene Linie = präganglionär, gestrichelte Linie = postganglionär).

zu ziehen. Die zweiten Neurone des Parasympathikus liegen „organnah", d. h. in der Nähe oder sogar in den Erfolgsorganen selbst. Die präganglionären Fasern sind daher relativ lang, wohingegen die postganglionären Fasern sehr kurz sind.

Das Nebennierenmark

Das Nebennierenmark (NNM) stellt eine weitere Schnittstelle zwischen Nerven- und Hormonsystem dar. Bei den NNM-Zellen handelt es sich eigentlich um **spezialisierte postganglionäre („zweite") Sympathikusneurone**, die (wie die übrigen sympathischen postganglionären Neurone auch) Katecholamine als „Transmitter" verwenden. Aus diesem Grund wird das Nebennierenmark auch nicht wie andere Organe durch postganglionäre sympathische und parasympathische Neurone innerviert, sondern es verschalten nur präganglionäre muscarinerge Sympathikusfasern direkt auf die NNM-Zellen.

Bei den aus dem NNM stammenden Katecholaminen handelt es sich vorwiegend um Adrenalin (80–90 %) und nur zu einem kleinen Teil um Noradrenalin. Anders als die „normalen" postganglionären Sympathikusneurone geben die NNM-Zellen ihren Transmitter auch nicht in Synapsen, sondern direkt ins Blut ab. Dadurch sind die freigesetzten Katecholamine systemisch wirksam, sie wirken also als Hormone. Reize für die Adrenalin-Freisetzung aus dem NNM sind u. a. körperliche Arbeit, Kälte, Hitze, Angst und Stress.

14.1.3 Die zellulären und molekularen Mechanismen der Signaltransduktion im VNS

Die Transmitter

Die präganglionären Neurone

Bei der Umschaltung von **prä- auf postganglionär** findet sich sowohl beim Sympathikus als auch beim Parasympathikus **Acetylcholin** als Transmitter. Die Achetylcholin-Rezeptoren des postganglionären Neurons (Synapse zwischen dem ersten und zweiten Neuron) sind in beiden Fällen **nicotinerg** (vgl. S. 251).

Die postganglionären Neurone

An den postganglionären Neuronen unterscheiden sich die Transmitter von Sympathikus und Parasympathikus:

- Der **Parasympathikus** verwendet auch postganglionär (Synapse zwischen zweitem Neuron und Erfolgsorgan) **Acetylcholin** als Transmitter, allerdings wird die Wirkung hier über **muscarinerge Acetylcholinrezeptoren** vermittelt.
- Der **Sympathikus** nutzt postganglionär in den meisten Fasern **Noradrenalin** (zu einem geringen Teil auch Adrenalin) als Transmitter. Eine Ausnahme stellen die **Schweißdrüsen** dar, die ebenfalls über **muscarinerge Acetylcholinrezeptoren** erregt werden (**Abb. 14.2**).

Die Rezeptoren

Die cholinergen Rezeptoren

Cholinerge Rezeptoren werden durch Acetylcholin aktiviert. Funktionell kann man nicotinerge und muscarinerge Achetylcholinrezeptoren unterscheiden. Sie sind nach den Stoffen (Nicotin, Muscarin) benannt, durch die sie sich experimentell selektiv aktivieren lassen.

- **Nicotinerge ACh-Rezeptoren** (n-Cholinozeptoren) sind **Rezeptor und Ionenkanal in einem**: die Bindung von Acetylcholin an den Rezeptor führt direkt zu einer Öffnung des Ionenkanals. Durch Na^+-Einstrom wird die nachfolgende Zelle depolarisiert und erregt. Außer an allen vegetativen Synapsen, an denen von prä- auf postganglionär umgeschaltet wird, findet man N-Cholinozeptoren auch an den motorischen Endplatten (vgl. S. 236).
- **Muscarinerge ACh-Rezeptoren** (m-Cholinozeptoren) funktionieren über Signalketten: die Bindung von Acetylcholin an den Rezeptor setzt einen Signalprozess in Gang, an dem **G-Proteine und Funktionsproteine** beteiligt sind. Muscarinerge Cholinozeptoren findet man an den postganglionären parasympathischen Fasern und als Ausnahme an einigen postganglionären sympathischen Fasern (Schweißdrüsen!)

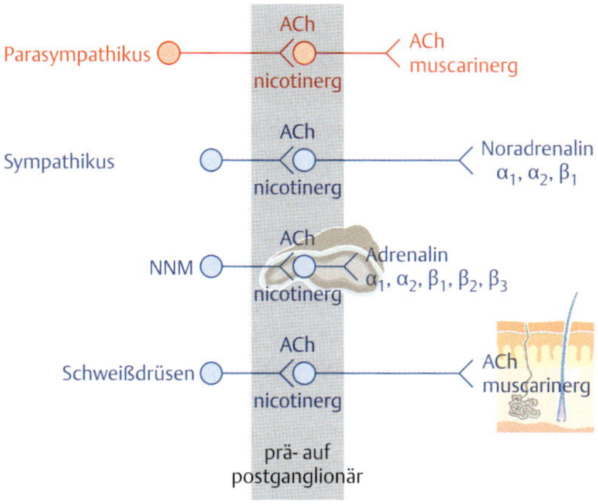

Abb. 14.2 Überträgerstoffe im vegetativen Nervensystem.

Die adrenergen Rezeptoren

Adrenerge Rezeptoren (Adrenozeptoren) werden durch **Katecholamine** (Noradrenalin, Adrenalin, Dopamin) erregt (vgl. S. 223). Man unterscheidet α-(α_1, α_2) und β-(β_1, β_2, β_3) Rezeptoren. Alle Adrenozeptoren funktionieren über G-Proteine, allerdings unterscheiden sich die zugehörigen Funktionsproteine der verschiedenen Rezeptoren. Über sie wird entweder die Stimulierung von Schlüsselenzymen (z. B. Adenylatzyklase A, Phospholipase C) vermittelt oder es werden direkt Ionenkanäle beeinflusst.

Noradrenalin wirkt vorwiegend auf die **α- und β_1-Rezeptoren** und kaum auf β_2-Rezeptoren, **Adrenalin** kann dagegen **alle Rezeptortypen** aktivieren. Das Ausmaß der Aktivierung ist von der Adrenalin-Konzentration abhängig: in niedrigen (physiologischen) Dosen werden vorwiegend β-Rezeptoren aktiviert, in hohen Dosen sprechen zunehmend auch die α-Rezeptoren an.

- **α_1-Rezeptoren** finden sich in der glatten Muskulatur (Gefäße, Bronchiolen, Sphinkter etc.) und vermitteln dort eine Kontraktion (Vasokonstriktion). Sie entfalten ihre Wirkung über die Aktivierung der Phospholipase C mit den second messenger n IP_3 und DAG, vgl. S. 19).
- **α_2-Rezeptoren** sind v. a. in der präsynaptischen Membran der sympathischen Varikositäten (synaptische Auftreibungen), aber auch verteilt im ZNS, an Drüsen, Gefäßen, etc. zu finden. Die Wirkung wird über eine Hemmung der Adenylatzyklase und damit verringerte cAMP-Konzentration vermittelt. Durch ihren präsynaptischen Sitz hemmen die α_2-Rezeptoren die weitere Noradrenalin-Freisetzung (negative Rückkopplung).
- **β_1-Rezeptoren** sind alle G-Protein-gekoppelt und vermitteln ihr Signal über die Aktivierung einer Adenylatzyklase und einen Anstieg der cAMP-Konzentration. Durch cAMP wird die Proteinkinase A aktiviert, die je nach Zielzelltyp verschiedene Proteine phosphoryliert.
- **β_1-Rezeptoren** sitzen am Herzen (Wirkung s. **Tab. 14.1**) und bewirken die Öffnung von L-Typ-Ca^{2+}-Kanälen, was wiederum eine positive ino-, chrono- und dromotrope Wirkung hat.
- **β_2-Rezeptoren** senken den intrazellulären Ca^{2+}-Spiegel und führen dadurch zu einer Erschlaffung der glatten Muskulatur. Auf diese Weise kommt es u. a. zu Vasodilatation und Bronchodilatation. Zugleich wird die Insulinfreisetzung und die Glykogenolyse gesteigert.
- **β_3-Rezeptoren** kommen im Fettgewebe vor, wo sie die Lipolyse steigern.

Tab. 14.1

Wichtige rezeptorvermittelte Wirkungen des vegetativen Nervensystems (nach Lüllmann et al., Pharmakologie und Toxikologie, Thieme 2003)

	Parasympathikus (muscarinerge ACh-Rezeptoren)	Sympathikus mit beteiligtem Adrenozeptortyp	
Pupille	Verengung (M. sphincter pupillae)	Erweiterung (M. dilatator pupillae)	α_1
Bronchien	Verengung	Erweiterung	β_2
Bronchialdrüsen	Erregung	Hemmung	α_1
Magen	Frequenz und Tonussteigerung, HCl Produktion ↑	Hemmung	α_1, α_2, β_2
Darm	Frequenz- und Tonussteigerung	Hemmung	α_1, α_2, β_1, β_2
Leber	Gluconeogenese	Glykogenolyse	β_2
Pankreas	Insulinsekretion ↑	Insulinsekretion ↓	α_2
Niere		Reninsekretion	β_1
Uterus	unterschiedlich, je nach Funktionszustand	Wehenhemmung	β_2
Harnblase (M. detrusor vesicae)	Tonussteigerung	Tonussenkung	β_2
Harnblase (M. sphincter int.)		Tonussteigerung	α_1
Blutgefäße	Dilatation [Endothel vermittelt] in den Genitalorganen	Konstriktion (*geringe Dosen Adrenalin erweitern z. B. Skelettmuskulatur- und Koronararteriolen)	α_1, α_2 (*β_2)
Herz			
– Sinusknoten	negativ chronotrop	positiv chronotrop	β_1 (β_2)
– Vorhof	negativ inotrop	positiv inotrop	β_1
– AV-Knoten	negativ dromotrop	positiv dromotrop	β_1
– Ventrikel	kein Einfluss auf die Kontraktionskraft	positiv inotrop, arrhythmogen	β_1
– Speicheldrüsen	viel dünnflüssiger Speichel	wenig zäher Speichel	α_1
Schweißdrüsen		Sekretion	muscarinerge ACh-Rezeptoren?

Tab. 14.1 fasst die wichtigsten rezeptorvermittelten Wirkungen des vegetativen Nervensystems an den Organsystemen noch einmal zusammen.

Die Cotransmitter

An der Signalübertragung in den Varikositäten des vegetativen Nervensystems sind neben Acetylcholin und Noradrenalin auch noch zahlreiche andere Substanzen und Neuropeptide (z. B. NO, ATP, VIP (= vasoactive intestinal peptide), NPY (= Neuropeptid Y), Somatostatin, etc.) beteiligt. Als sog. Cotransmitter modulieren sie die synaptische Übertragung.

14.1.4 Die medikamentöse Beeinflussung der vegetativen Steuerung

Die verschiedenen Rezeptoren des vegetativen Nervensystems lassen sich selektiv beeinflussen. Substanzen, die die Wirkung von Sympathikus oder Parasympathikus imitieren, werden als **Sympatho- bzw. Parasympathomimetika** bezeichnet, solche, die die Wirkung aufheben, als **Sympatho- bzw. Parasympatholytika**. Blockiert man einen Teil des vegetativen Nervensystems, kommt es zu einem relativen Überwiegen des anderen Teils. Man kann sich daher vereinfachend merken, dass Sympathomimetika und Parasympatholytika eine ähnliche, nämlich Sympathikus-artige Wirkung haben. Sympatholytika und Parasympathomimetika wirken dagegen beide Parasympathikus-artig.

Die Beeinflussung des Sympathikus

Die Sympathomimetika

Sympathomimetika imitieren die Sympathikuswirkung, indem sie entweder direkt als Rezeptoragonisten wirken oder indem sie die Noradrenalinkonzentration im synaptischen Spalt erhöhen. Je nach Angriffsort unterscheidet man Agonisten an α-, β- oder beiden Rezeptortypen.

- **Direkte Sympathomimetika** wirken als Agonisten direkt an adrenergen Rezeptoren (z. B. Clonidin an α-Rezeptoren; Salbutamol, Dobutamin, Fenoterol an β-Rezeptoren).
- **Indirekte Sympathomimetika** (z. B. Ephedrin, Amphetamin, Cocain) erhöhen die Noradrenalin-Konzentration im synaptischen Spalt, indem sie entweder die Noradrenalinfreisetzung fördern oder die Wiederaufnahme in das freisetzende Neuron hemmen. Die β_2-Rezeptoren werden durch indirekte Sympathomimetika praktisch nicht beeinflusst, weil ihre Nordadrenalin-Affinität zu gering ist.

Die Sympatholytika

Sympatholytika (z. B. β-Blocker: Propanolol, Metoprolol; α-Blocker: Prazosin) hemmen die Sympathikuswirkung, indem sie selektiv die unterschiedlichen Rezeptortypen blockieren.

Die Beeinflussung des Parasympathikus

Die Parasympathomimetika

Parasympathomimetika führen wie Acetylcholin zu einer Aktivierung der ACh-Rezeptoren.

- **Direkte Parasympathomimetika** (z. B. Nicotin, Muscarin, Pilocarpin, Carbachol) binden selbst direkt an die ACh-Rezeptoren und imitieren so die Wirkung von Acetylcholin direkt. Je nach Struktur wirken sie an nicotinergen, muscarinergen oder beiden Rezeptortypen.
- **Indirekte Parasympathomimetika** (z. B. Physostigmin, Neostigmin) hemmen die Acetylcholinesterase und reduzieren so den Abbau von Acetylcholin. Dadurch steigt die ACh-Konzentration im synaptischen Spalt an und die Wirkung nimmt zu. Aufgrund ihres Wirkmechanismus werden indirekte Parasympathomimetika auch als Acetylcholinesterasehemmer bezeichnet.

Die Parasympatholytika

Parasympatholytika (z. B. Atropin, Scopolamin) binden zwar an cholinerge Rezeptoren, entfalten dort aber keine Wirkung. Acetylcholin kann dann nicht mehr an die Rezeptoren binden (**kompetitive Hemmung**), die Parasympathikuswirkung ist dadurch blockiert.

Klinischer Bezug

Obstruktive Atemwegserkrankungen: Beim Asthma bronchiale kommt es zu einer anfallsweise auftretenden Atemnot infolge einer reversiblen Atemwegsobstruktion, die durch entzündliche Veränderungen (Schleimhautschwellung, zäher Schleim) und Bronchospasmen bei bronchialer Hyperreaktivität verursacht wird. Therapeutisch kann man β_2-Mimetika (z. B. Salbutamol) verabreichen um diese Bronchospasmen zu lösen. Durch ihre relative Selektivität bewirken sie wie Adrenalin eine Bronchodilatation, jedoch ohne das Herz, das vorwiegend β_1-Rezeptoren besitzt, zu stark zu stimulieren. Bei einer chronisch-obstruktiven Bronchitis können auch Parasympatholytika (z. B. Ipratropium) eingesetzt werden, um die Atemwege gegen bronchospastische Einflüsse abzuschirmen.

Check-up

- ✓ **Vergleichen Sie nochmals Sympathikus und Parasympathikus und machen Sie sich dabei die Gemeinsamkeiten und Unterschiede klar.**
- ✓ **Wiederholen Sie die verschiedenen Rezeptortypen, ihr Vorkommen und ihre Wirkungsweise.**

14.2 Der Einfluss des vegetativen Nervensystems auf verschiedene Organe

Lerncoach

Um sich die Wirkung von Sympathikus und Parasympathikus an einem bestimmten Organ einzuprägen, ist es hilfreich, sich klarzumachen, dass der Sympathikus überwiegend der Erhöhung der aktuellen körperlichen Leistungsfähigkeit dient, der Parasympathikus dagegen der Erholung und Auffüllung der Energiereserven. Fragen Sie sich also beim Lernen, ob das entsprechende Organ in Stresssituationen eine erhöhte Leistung erbringen muss und wie diese Leistungssteigerung erfolgen kann.

14.2.1 Übersicht und Funktion

Zusammenfassend sollen hier noch einmal die wichtigsten Funktionen und Einflüsse des vegetativen Nervensystems auf verschiedene Organe aufgezählt werden. Bezüglich weiterer Informationen zu den einzelnen Organen sei außerdem auf die entsprechenden Kapitel dieses Buches verwiesen.

14.2.2 Das Herz (vgl. S. 68)

Ganz allgemein lässt sich sagen, dass die Herzleistung durch den Sympathikus gesteigert und durch den Parasympathikus verringert wird. Der **Sympathikus** erreicht das gesamte Herz und wirkt **positiv inotrop, dromotrop und chronotrop**. Er erzielt seine Wirkung in erster Linie β_1-vermittelt über das **Ca^{2+}-System**. Seine positiv ino-, chrono- und dromotrope Wirkung kommt über eine erhöhte Ca^{2+}-Leitfähigkeit mit einer steileren diastolischen Spontandepolarisation und einer verstärkten Ca^{2+}-Aufnahme in intrazelluläre Speicher zustande. Der Parasympathikus erreicht nur die Vorhöfe und hat daher keine direkte Wirkung auf die Inotropie. Am Schrittmacher- und Erregungsleitungsgewebe wirkt er negativ chrono- und dromotrop, indem er K^+-Kanäle aktiviert und so die K^+-Leitfähigkeit erhöht.

14.2.3 Die Blutgefäße (vgl. S. 87)

Für die nervale Regulation der **Gefäßweite** ist fast ausschließlich der **Sympathikus** verantwortlich, weil die glatte Muskulatur der meisten Gefäße nur von postganglionären sympathischen Neuronen innerviert wird. Über die α_1-Rezeptoren hält der Sympathikus den Grundtonus der Gefäße in Ruhe auf einem bestimmten Niveau. Zu einer neurogenen Vasodilatation kommt es beim Nachlassen des Sympathikotonus.

Der Parasympathikus ist direkt nur an der Vasodilatation in den Genitalorganen sowie in den Speichel- und Schweißdrüsen nennenswert beteiligt. Da er die glatte Gefäßmuskulatur nicht direkt erreicht, kann er nur über die Endothel-vermittelte Freisetzung gefäßaktiver Substanzen (z. B. Stickstoffmonoxid = NO) Einfluss auf die Gefäßweite nehmen.

14.2.4 Die Lunge (vgl. S. 117)

In der Bronchialmuskulatur finden sich zahlreiche β_2-Rezeptoren, an denen Noradrenalin jedoch kaum wirksam ist (vgl. S. 251). Adrenalin wirkt dagegen gut auf β_2-Rezeptoren und ist stark bronchodilatatorisch wirksam, insbesondere wenn der Tonus der Bronchialmuskulatur erhöht ist. Die Bronchienweite wird daher weniger von sympathischen Fasern, sondern eher durch die aus dem NNM freigesetzten Katecholamine bestimmt.

Der Parasympathikus bewirkt eine Bronchokonstriktion und stimuliert zusätzlich die bronchiale Sekretion. Bei Vorliegen eines hyperreagiblen Bronchialsystems oder eines Asthma bronchiale kann man daher β_2-Mimetika zur Bronchodilatation und Parasympatholytika zur Hemmung der übermäßigen Produktion von zähem Sekret einsetzen.

14

14.2.5 Der Verdauungstrakt (vgl. S. 137)

Ösophagus, Magen und Darm besitzen ein eigenes, **intrinsisches (enterales) Nervensystem**, das die Grundfunktionen der Verdauung autonom reguliert. Es besteht aus den Ganglienzellen im Plexus myentericus (Auerbach) und im Plexus submucosus (Meißner). Die extrinsische Innervation erfolgt über das vegetative Nervensystem, das in die Steuerung lediglich modulierend eingreift, d. h. es passt die Aktivität des Magen-Darm-Trakts an den Aktivitätszustand des übrigen Körpers an.

Der **Parasympathikus** verstärkt die Sekretion und Peristaltik und fördert die Verdauung. Der obere Abschnitt des Verdauungstrakts und das Kolon bis zum Cannon-Böhm-Punkt (im Colon transversum) werden parasympathisch über den N. vagus versorgt. Das distale Kolon wird von sakralen Fasern versorgt, die im N. splanchnicus pelvinus zum Sigmoid, Rektum und Anus ziehen. Sie sind maßgeblich an der Steuerung des Defäkationsreflexes beteiligt (s. u.). Bei einem großen Teil der vagalen Fasern handelt es sich um Afferenzen, die in die vegetativen Zentren der Medulla oblongata ziehen und über vagale Reflexe an der Kontrolle der Magen-Darm-Funktion beteiligt sind.

Der **Sympathikus** hemmt die Verdauungsvorgänge, indem er die Durchblutung des Gastrointestinaltrakts reduziert, die Sekretion hemmt und die Peristaltik verlangsamt. Der Muskeltonus nimmt zwar insgesamt ab, steigt aber im Bereich der Sphinkteren α-Rezeptor-vermittelt an (s. S. 136).

Die sympathischen Fasern stammen aus den Segmenten Th_5–L_2 und werden in den prävertebralen Ganglien (Ggl. coeliacum, Ggl. mesentericum superius et inferius) umgeschaltet.

Das vegetative Nervensystem ist außerdem noch an einer Vielzahl anderer vegetativer Reflexe im Verdauungstrakt beteiligt:

- Der **Defäkationsreflex** (vgl. S. 147) wird durch füllungsbedingte Dehnung des Rektums ausgelöst. Reflektorisch wird der M. sphincter int. entspannt, der Tonus im M. sphincter ext. erhöht und Stuhldrang ausgelöst. Bei der Defäkation erschlafft dann der M. sphincter ext. Durch ihn kann die Defäkation willkürlich kontrolliert werden.
- Die Füllung des Magens führt reflektorisch zu einer verstärkten Kolon-Peristaltik, dadurch gelangen Fäzes ins Rektum und es entsteht Stuhldrang **(gastrokolischer Reflex)**.
- Die Reizung des Peritoneums (z. B. nach Operationen im Bauchraum), der Niere (z. B. durch Nierensteine) oder der Blase kann eine Hemmung der Peristaltik auslösen, die im Extremfall bis zum paralytischen Ileus (Darmverschluss) führen kann **(peritoneo-, reno- oder vesiko-intestinaler Reflex)**. Die motilitätssteigernde cholinerge Innervation kann in diesem Fall durch die Gabe direkter oder indirekter Parasympathomimetika unterstützt werden.

14.2.6 Die Harnblase

Die Entleerung der Harnblase (**Miktion**) verläuft über spinale und supraspinale Reflexe, die einer willkürlichen Kontrolle unterliegen. Die Miktion wird überwiegend durch den **Parasympathikus** gesteuert, die zugehörigen präganglionären Neurone liegen im Sakralmark. Der Sympathikus spielt dagegen nur eine untergeordnete, der Parasympathikuswirkung entgegengesetzte Rolle.

Die Wand der Harnblase besteht aus insgesamt drei Schichten glatter Muskulatur, die zusammenfassend als **M. detrusor vesicae** bezeichnet werden. Am Blasenhals bilden speziell angeordnete Muskelfasern den **M. sphincter vesicae internus**, der die Blase verschließt. Der **M. sphincter vesicae externus** enthält quergestreifte Muskulatur und kann daher willkürlich kontrolliert werden (Innervation durch den N. pudendus).

Bei zunehmender Füllung der Blase relaxiert der M. detrusor, so dass der intravesikale Druck zunächst kaum ansteigt. Gleichzeitig melden Dehnungsrezeptoren in der Harnblasenwand die zunehmende Füllung ins Sakralmark und in supraspinale Zentren. Ab einem bestimmten Füllungsgrad wird der **Miktionsreflex** eingeleitet: durch Kontraktion steigt der Druck in der Blase nun relativ stark an. Dieser Druckanstieg verstärkt über einen supraspinalen Reflexweg die Aktivität des Parasympathikus, und damit die Kontraktion des M. detrusor. Zur Harnentleerung wird der M. sphincter int. vorwiegend mechanisch geöffnet, die Erschlaffung des durch den N. pudendus innervierten M. sphincter ext. kann dagegen willkürlich kontrolliert werden.

MERKE

Der Parasympathikus sorgt für die Entleerung der Harnblase. Der Sympathikus wirkt dagegen hemmend auf die Miktion.

14.2.7 Die Genitalorgane

Die Veränderungen der Genitalorgane während des sexuellen Reaktionszyklus unterliegen der Steuerung durch den **sakralen Parasympathikus** und den **lumbalen Sympathikus**. Als Auslöser spielen neben sensorischen Reizen v. a. psychogene Faktoren eine wichtige Rolle.

Die Genitalreflexe des Mannes

Der sexuelle Reaktionszyklus des Mannes umfasst Erektion, Emission und Ejakulation. Die **Erektion** kommt durch die Dilatation der Schwellkörperarterien (Corpora cavernosa und Corpus spongiosum urethrae) zustande, in deren Folge sich die Sinusoide des erektilen Gewebes prall mit Blut füllen. Der damit verbundene Druckanstieg erschwert passiv den venösen Abfluss. Gesteuert wird diese Vasodilatation vom sakralen **Parasympathikus**. Er vermittelt die Freisetzung von Stickstoffmonoxid (NO), das cGMP-vermittelt die glatte Gefäßmuskulatur erschlaffen lässt. Die Rolle des **Sympathikus** für die Erektion ist nicht ganz klar. Männer mit zerstörtem Sakralmark können zu 25 % trotzdem psychogen eine Erektion auslösen, die in diesem Fall sympathisch vermittelt wird.

Der Orgasmus des Mannes beginnt mit der Emission und endet nach der Ejakulation. Die **Emission** von Samen und Drüsensekreten in die Urethra interna erfordert die **sympathisch** vermittelte Kontraktion von Epididymis, Ductus deferens, Vesicula seminalis und Prostata. Die parallele reflektorische Kontraktion des M. sphincter vesicae int. verhindert den Rückfluss des Ejakulats in die Harnblase.

Die **Ejakulation** wird ebenfalls durch den **Sympathikus** ausgelöst und setzt nach der Emission ein. Sie entsteht reflektorisch durch Reizung von Afferenzen aus Urethra und Prostata und geht mit tonisch-klonischen Kontraktionen der Beckenbodenmuskulatur und der Mm. bulbo- und ischiocavernosi einher. Während der Ejakulationsphase sind die parasympathischen und sympathischen Neurone, die die Genitalorgane innervieren, maximal erregt.

Die Genitalreflexe der Frau

Die Genitalorgane der Frau unterliegen ähnlichen Veränderungen wie die des Mannes. Das **erektile Gewebe** der Frau (u. a. Klitoris, Labia majora et minora) schwillt durch Vasokongestion (= Blutgefäßfüllung mit Abflussbehinderung) an, sodass sich der Vaginalzylinder vergrößert und die Klitoris Richtung Symphyse wandert. Analog zur Erektion beim Mann wird die Erektion auch bei der Frau durch den Parasympathikus vermittelt.

Kurz nach Beginn der afferenten oder psychogenen sexuellen Stimulation setzt die **Transsudation** der Vaginalflüssigkeit ein, die für die Gleitfähigkeit und damit auch für die adäquate Reizung des Penis notwendig ist. Die Transsudation erfolgt durch das Vaginalepithel auf dem Boden der venösen Stauung und wird wahrscheinlich vor allem parasympathisch ausgelöst.

Zum **Orgasmus** kommt es, wenn sich die „orgastische Manschette" des Vaginalschlauchs kontrahiert. Diese Kontraktionen werden wahrscheinlich durch den Sympathikus vermittelt und sind mit der Emissions- und Ejakulationsphase des Mannes vergleichbar.

Klinischer Bezug

Spinaler Schock: Als spinalen Schock bezeichnet man den unmittelbar nach einer Querschnittsläsion auftretenden totalen Verlust sensorischer, motorischer und vegetativer Funktionen. Je nach Lokalisation der Läsion macht sich der spinale Schock neben einer schlaffen Plegie und Gefühlsausfällen auch durch Dilatation der Hautgefäße und den Ausfall von Defäkations- und Miktionsreflex bemerkbar. Es entsteht eine Überlaufblase, die künstlich mittels Katheter entleert werden muss.

Nach 1–6 Monaten erholt und reorganisiert sich das Rückenmark distal der Schädigung unter Neubildung von Synapsen. Es lassen sich spinale Reflexe auslösen (nicht zu verwechseln mit Willkürbewegungen!), so dass trotz fehlender supraspinaler Kontrolle eine Beeinflussung der vegetativen Funktionen wieder möglich wird. So kann z. B. durch Beklopfen der Blase der Miktionsreflex ausgelöst werden.

Check-up

- ✓ Machen Sie sich noch einmal klar, wie die Harnentleerung abläuft und welche Wirkung Sympathikus und Parasympathikus auf die Harnblasenmuskulatur haben.
- ✓ Versuchen Sie, das Gelernte aus verschiedenen Blickwinkeln zu wiederholen, indem Sie einmal nach anatomischen Abschnitten bzw. Organen gliedern und einmal nach Sympathikus oder Parasympathikus.

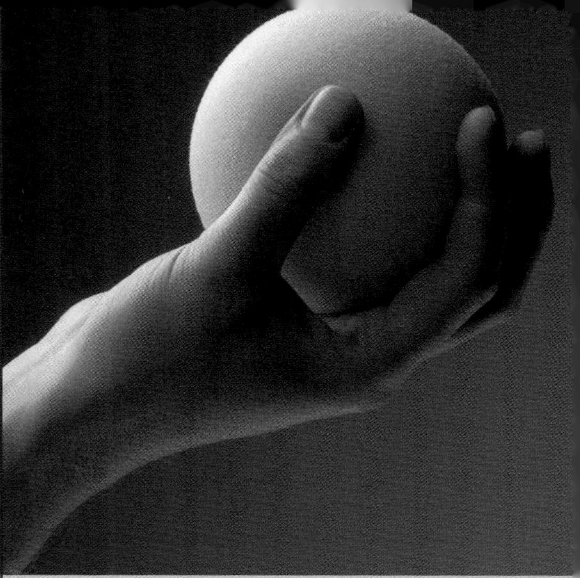

Kapitel 15

Motorik

Wie in Zeitlupe

Abermilliarden Neurone sind im zentralen Nervensystem (ZNS) miteinander verschaltet. Ein Teil von ihnen dient der Motorik. Wie diese Neurone zusammenarbeiten, um Muskeln in Bewegung zu setzen, lesen Sie im Kapitel „Motorik".
Bei unserem Patienten Klaus M. arbeitet die Motorik seit einem halben Jahr nur in Zeitlupe. Auch sein Wesen scheint verändert. Das kann auf eine neurologische Erkrankung hinweisen bzw. Ausdruck einer Demenz (z. B. Morbus Alzheimer) oder einer Depression sein.

Rigor, Tremor, Akinese

Brigitte M. runzelt die Stirn. Kann ihr Mann wirklich nicht schneller die Tür aufschließen? Wie in Zeitlupe zieht er den Schlüssel aus der Jackentasche. Wahrscheinlich merkt er gar nicht, wie langsam er ist. Doch dem 55-jährigen Klaus M. sind seine Probleme durchaus bewusst. Der Postbeamte weiß, dass er immer länger braucht, um am Schalter die Kunden zu bedienen. Dabei kann er wirklich nicht schneller. Als die Beschwerden vor etwa einem halben Jahr angefangen haben, ist er ein paarmal bei seinem Hausarzt Dr. Schultes gewesen. Der hat abwechselnd von Muskelverspannungen und „Schulter-Arm-Syndrom" gesprochen. Vielleicht sollte er noch mal hingehen.

Dr. Schultes ist überrascht, als er Klaus M. wiedersieht. Klaus' Gesichtszüge sind ausdruckslos. Er bewegt sich langsam und gestikuliert kaum. Als er seine Beschwerden schildert, klingt seine Stimme monoton. Dr. Schultes bittet Klaus M., aufzustehen, und durch den Raum zu gehen. Dabei fallen dem Arzt die kleinen Schritte des Patienten auf. Seine Arme bewegt Klaus M. beim Gehen nicht mit. Bei der körperlichen Untersuchung nimmt Dr. Schultes den Unterarm von Klaus M. und versucht, ihn zu beugen. Doch Klaus' Muskeln sind so steif, dass sich der Arm kaum bewegen lässt. Nur langsam und ruckartig gibt der Arm nach. „Ein Zahnradphänomen", denkt der Arzt. „Rigor und Akinese – aber der Tremor fehlt."

Dopamin fehlt

Rigor, Tremor, Akinese – dies ist die typische Symptomentrias bei Morbus Parkinson. Als Akinese bezeichnet man die Bewegungsarmut bei Parkinsonpatienten, als Rigor die Steifheit der Muskulatur. Tremor nennt man das Zittern der Hände (oder auch der Beine), das bei Parkinsonkranken so stark sein kann, dass es Essen oder Schreiben unmöglich macht. Ursache für diese Symptome ist die Degeneration von Neuronen in den Basalganglien. Die Basalganglien sind für die Koordination komplexer Aktionen verantwortlich. Dort sind hauptsächlich Dopamin und γ-Aminobuttersäure (GABA) die Transmitter. Dopamin fördert die Motorik, während GABA einen hemmenden Einfluss hat. Bei Morbus Parkinson gehen die dopaminergen Neurone der Substantia nigra in den Basalganglien zugrunde. Dadurch fehlt Dopamin im Striatum – und die motorikhemmenden Transmitter gewinnen die Oberhand. Nicht alle Symptome der typischen Trias Rigor, Tremor, Akinese müssen gleich stark ausgeprägt sein. Klaus M. leidet unter einer akinetisch-rigiden Form der Erkrankung.

Wie neugeboren

Zur Therapie erhält Klaus M. L-Dopa, eine Vorstufe von Dopamin, das im ZNS zu Dopamin umgewandelt wird. Außerdem erhält er einen Dopaminagonisten, ein Präparat, das in den Basalganglien ähnlich wie Dopamin wirkt. Einen Monat später haben sich Akinese und Rigor deutlich gebessert. Und Klaus M. fühlt sich wie ein anderer Mensch.

15 Motorik

15.1 Der Überblick

Lerncoach

- **Verschaffen Sie sich zunächst einen Überblick darüber, welche neuronalen und muskulären Systeme an der Motorik beteiligt sind (Abb. 15.1) und stellen Sie in den folgenden Unterkapiteln wieder den Zusammenhang zur Gesamtübersicht her.**
- **Wichtig für das Verständnis der Motorik ist, welche Struktur im ZNS für welche Leistung zuständig ist. Wie die Strukturen untereinander verbunden sind, kann man oft daraus herleiten. Im Zweifelsfall gilt in Prüfungen: Eher eine Verbindung mehr für möglich halten als eine weniger!**

15.1.1 Die motorischen Anteile des Nervensystems

Das motorische System setzt sich aus mehreren Elementen zusammen, die sich auf unterschiedlicher Ebene befinden. Dabei steht eine Ebene jeweils unter der Kontrolle der nächst höheren Ebene. Oberste Instanz sind die **motorischen Areale der Großhirnrinde**. Diese arbeiten im engen Zusammenspiel mit den **Basalganglien**, dem **Kleinhirn** und dem **Hirnstamm** Bewegungsprogramme aus (**Abb. 15.1**). Die spinale Ebene ist einerseits Umschaltstation durchlaufender Nervenbahnen von und zur Muskulatur. Auf dieser Ebene findet allerdings auch eine aktive Regulierung der Bewegungen statt, ohne dass die Informationen bzgl. dieser Bewegungen alle Systeme des motorischen Systems durchlaufen. Bei diesen Bewegungen handelt es sich um die sog. Reflexe.

15.1.2 Der Begriff der Sensomotorik

Die genannten motorischen Anteile des Nervensystems bewirken über den Muskeltonus eine aufrechte Körperhaltung (Stützmotorik) und über die Aktivierung von Muskeln bzw. Muskelgruppen Bewegungen (Zielmotorik). Der richtige Ablauf und die Koordination dieser Bewegungen setzt voraus, dass die entsprechenden Systeme ständig mit sensorischen Informationen über die aktuelle motorische Situation versorgt werden. Man spricht in diesem Zusammenhang daher auch von der Sensomotorik.

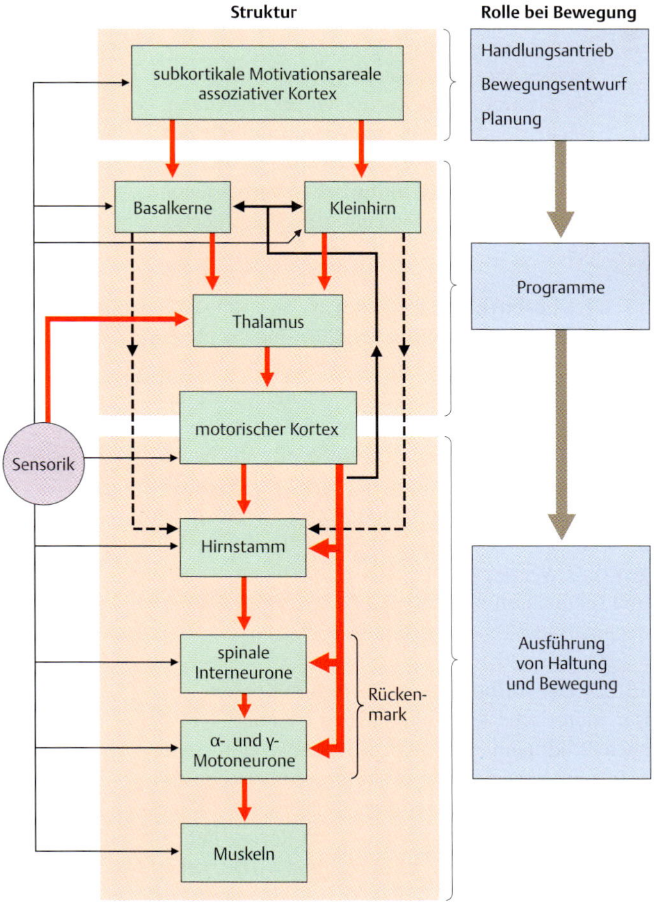

Abb. 15.1 Beteiligung der motorischen Systeme an Planung und Ausführung von Bewegungen.

15.1.3 Die Entstehung einer Bewegung

Die Entstehung einer Bewegung kann man sich vereinfacht folgendermaßen vorstellen: Zunächst entsteht in sog. subkortikalen Strukturen (z. B. im limbischen System) ein *Handlungsantrieb*. Der limbische Kortex und der sensorische Kortex projizieren in den assoziativen Kortex, wo der *Bewegungsentwurf* entsteht. Vom Kleinhirn und den Basalganglien werden die *Bewegungsprogramme* abgerufen. Der Thalamus ist an der Projektion der Programme in den Motorkortex beteiligt. Im Motorkortex wird die *Bewegungsausführung* gesteuert und die hierzu notwendigen Impulse über das Rückenmark an die Muskulatur weitergegeben. Aus dem Rückenmark erhält das Gehirn dann auch die notwendigen Rückmeldungen über die peripheren motorischen Aktivitäten.

Check-up

✓ **Vollziehen Sie nochmals den Weg einer Bewegung von der Idee bis zur Ausführung nach und wiederholen Sie, welche Hirnstrukturen daran beteiligt sind.**

15.2 Die Strukturen des motorischen Kortex

Lerncoach

Merken Sie sich zuerst die grobe Funktion, die der motorische Kortex bei der Bewegung erfüllt, danach die einzelnen Bestandteile des motorischen Kortex. Beschäftigen Sie sich schließlich mit den motorischen Verbindungen vom Motorkortex weg und zum Motorkortex hin.

15

15.2.1 Überblick und Funktion

Die motorischen Areale der Großhirnrinde sind maßgeblich an der Willkürmotorik beteiligt. Von hier aus werden Bewegungen bzw. deren Planung veranlasst. Dabei arbeitet der Kortex eng mit Basalganglien und Kleinhirn zusammen, in denen die eigentlichen Bewegungsprogramme zusammengestellt werden. Man unterteilt den motorischen Kortex in verschiedene Bestandteile, denen unterschiedliche Funktionen zugeordnet werden können. Man spricht vom primären und sekundären motorischen Kortex, wobei letzterer nochmals in 2 Teile unterteilt werden kann.

15.2.2 Der Aufbau des motorischen Kortex

Der motorische Kortex umfasst die Areale 4 und 6 nach Brodmann und lässt sich weiter unterteilen: Man unterscheidet den *primären* motorischen Kortex und den *sekundären* motorischen Kortex (**Abb. 15.2**). Der primäre motorische Kortex liegt im Bereich des Gyrus praecentralis (Area 4). Der sekundär motorische Kortex besteht aus dem *supplementär-motorischen* Kortex, der mantelkantennah in der Area 6 liegt und dem weiter lateral liegenden *prämotorischen* Kortex.

Der primär-motorische Kortex

Der primäre Motorkortex ist **somatotop** gegliedert, d. h. jeder Stelle des Motorkortex können bestimmte Muskelgruppen des Körpers zugeordnet werden. Es werden jeweils die Muskeln der *kontralateralen* Körperseite innerviert.

Reizt man eine Stelle des primär-motorischen Kortex elektrisch, so kommt es im zugehörigen Muskelbereich zu einer Muskelzuckung. Dabei sind die Muskelgebiete nicht entsprechend ihrer anatomischen Größenverteilung repräsentiert, sondern nach funktioneller Bedeutung und Feinmotorik. So ist die Handmuskulatur, die einer starken Feinmotorik bedarf, im Verhältnis sehr stark repräsentiert. Ordnet man den Kortexarealen die Körperregion zu, so erhält man das Bild des motorischen Homunkulus (**Abb. 15.3**). Der primär-motorische Kortex ist somit

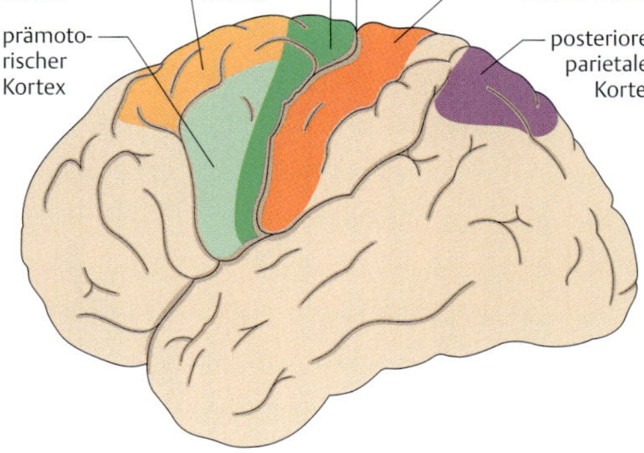

Abb. 15.2 Der Aufbau des motorischen Kortex.

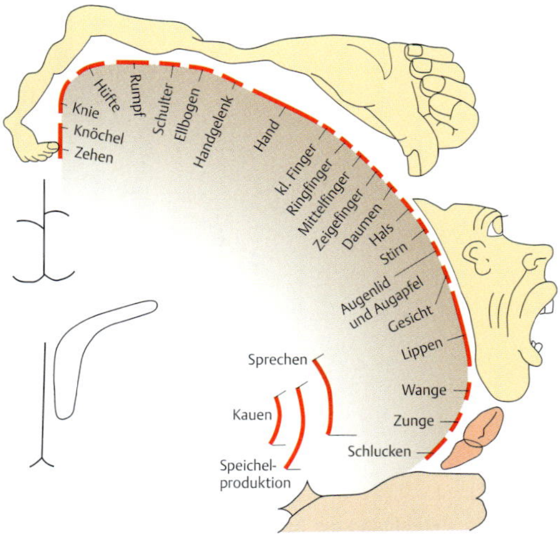

Abb. 15.3 Repräsentation der Körpermuskulatur im primär-motorischen Kortex (motorischer Homunkulus).

zuständig für die Umsetzung des Bewegungsprogrammes in Impulse für die Motoneurone des Rückenmarks.

Der sekundär-motorische Kortex

Beide Teile des sekundär-motorischen Kortex, also sowohl der prämotorische als auch der supplementär-motorische Kortex, sind ebenfalls **somatotop** gegliedert. Sie stehen in enger Verbindung mit dem primären Motorkortex. Somit sind die einzelnen Muskelgruppen in mehreren Arealen des ZNS repräsentiert.

Der *prämotorische* Kortex ist in die Organisation vieler motorischer Funktionen involviert. Insbesondere die Koordination der Körperhaltung und die Orientierung zum Bewegungsziel hin ist wohl eine Leistung des prämotorischen Kortex.

Der *supplementär-motorische* Kortex ist an der Planung und Durchführung komplexer motorischer Aufgaben beteiligt. Insbesondere bei der Ausarbeitung von motorischen Problemlösestrategien und feinmotorischen Leistungen (z. B. der Hand) ist der supplementär-motorische Kortex gefordert.

Über dem supplementär-motorischen Kortex und dem Vertex (Scheitel) kann man in der Planungsphase der Bewegung im EEG ein sog. **Bereitschaftspotenzial** messen. Dieses zeigt die neuronale Aktivität der Bewegungsplanung an und beginnt etwa 0,3–3 s vor Bewegungsbeginn. Dauer und Stärke sind abhängig vom Schwierigkeitsgrad der Bewegung. Von diesem beidseitig auftretenden Potenzial muss man das **Motorpotenzial** abgrenzen, das man ca. 100 ms vor Bewegungsbeginn über dem primären Motorkortex ableiten kann. Dieses tritt nur auf der zur geplanten Bewegung kontralateralen Hirnhälfte auf.

Lerntipp

Hier und auch in den folgenden Kapiteln geht es immer wieder um Bahnen, die zu der jeweiligen Struktur hinziehen oder von ihr wegführen. Beachten Sie immer wieder den kleinen Unterschied, ob es sich um eine *afferente* oder eine *efferente* Bahn handelt.

15.2.3 Die Afferenzen des motorischen Kortex

Die motorischen Kortexareale erhalten Afferenzen aus einer Vielzahl untergeordneter Hirnstrukturen wie Basalganglien, Kleinhirn und Thalamus. Diese Strukturen nehmen an der Bewegungsprogrammierung teil und sind in Funktionsschleifen eingebettet, d. h. neben ihren Efferenzen zum Kortex zurück erhalten sie von dort auch Afferenzen, die ihnen die Informationen über die auszuführende Bewegung vermitteln. Daneben projizieren auch sensorische Fasern in den Motorkortex.

15.2.4 Die Efferenzen des motorischen Kortex

Efferente Fasern ziehen aus dem *primär-motorischen* Kortex in die subkortikalen Kerngebiete der Basalganglien, des Kleinhirns und des Hirnstamms sowie zum Rückenmark (Einzelheiten s. S. 270).

Daneben verlassen weitere Bahnen die Area 4, die innerhalb des Großhirns verbleiben. Es sind dies kommissurale Fasern, die zum kontralateralen Motorkortex ziehen, und Assoziationsfasern, die innerhalb einer Hemisphäre verlaufen.

Der prominenteste efferente motorische Trakt ist die **Pyramidenbahn (Tractus corticospinalis, s. u.)**, die aus dem *primären* Motorkortex ins Rückenmark zieht. Die strenge Teilung zwischen Pyramidenbahn und den sog. extrapyramidalen Bahnen wird zunehmend aufgegeben, da man inzwischen festgestellt hat, dass die verschiedenen motorischen Trakte alle mehr oder weniger eng mit Neuronen der Pyramidenbahn verwoben sind.

Diese breite Vernetzung der Motorik ermöglicht eine ständige Anpassung der Bewegungsimpulse an die Erfordernisse durch unterschiedliche ZNS-Strukturen.

Die Pyramidenbahn

Die zahlreichen Fasern der Pyramidenbahn ziehen aus den sensomotorischen Kortexarealen über die **Capsula interna** und die Hirnschenkel in den Pons, bilden die Markpyramiden an der Medulla oblongata und kreuzen am Übergang zum Rückenmark auf die Gegenseite (**Abb. 15.4**). Von dort laufen sie als **Tractus corticospinalis lateralis** im Rückenmark zu ihren Zielzellen. Ein Teil der Fasern verläuft als **Tractus corticospinalis ventralis** zunächst ungekreuzt abwärts, kreuzt aber auf Segmentebene im Rückenmark über die Commissura alba auf die Gegenseite.

Entgegen früherer Lehrmeinung ziehen dabei nicht alle Fasern der Pyramidenbahn direkt – also monosynaptisch – zu den α-Motoneuronen (s. S. 264). Die Mehrzahl der Fasern innerviert die Vorderhornzellen indirekt über Interneurone.

Bereits im Hirnstamm gibt die Pyramidenbahn Kollateralen u. a. an Thalamus, Ncl. ruber, Olive und Hinterstrangkerne ab. Ein weiterer Faseranteil verlässt die Pyramidenbahn innerhalb der Pyramide, um als **Tractus corticobulbaris** die motorischen Hirnnervenkerne zu versorgen.

Die Fasern der Pyramidenbahn entstammen nicht nur dem primären motorischen Kortex (etwa 30 % der Fasern), sondern auch dem sekundären Motorkortex (30 %) und sogar zum Großteil dem sensomotorischen Kortex (Gyrus postcentralis, Area 1–3, 40 %!). Auch besteht die Bahn nicht ausschließlich aus dicken, markhaltigen und somit schnell leitenden Nervenfasern. Die meisten Axone sind dünn und

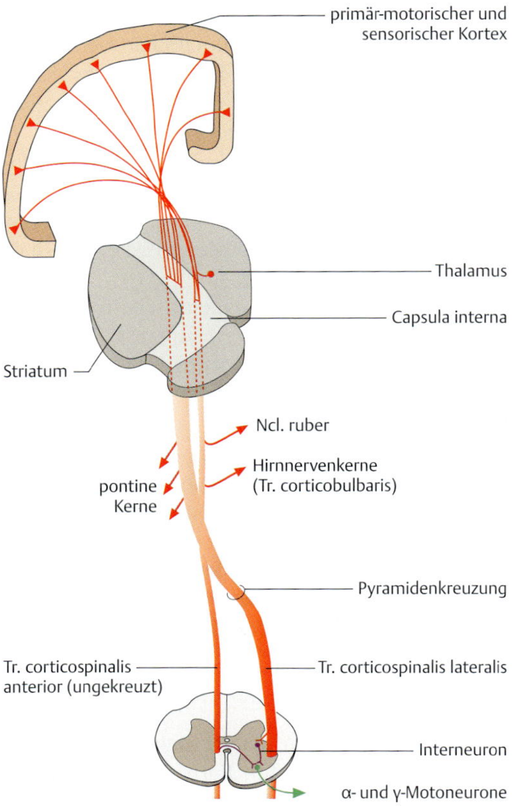

Abb. 15.4 Efferente motorische Bahnen und Verlauf der Pyramidenbahn.

marklos mit Leitungsgeschwindigkeiten bis 25 m/s. Die vorhandenen schnell leitenden markhaltigen Axone gehören zu den **Betz-Riesenpyramidenzellen** des Gyrus praecentralis. Dabei handelt es sich um phylogenetisch junge Fasern, die monosynaptisch auf die α-Motoneurone projizieren und dabei vor allem die distale Extremitätenmuskulatur innervieren (z. B. Handmuskeln). Die monosynaptischen Verbindungen sind also hauptsächlich für feinmotorische Leistungen zuständig, deren Signale von den Motoneuronen 1 : 1 umgesetzt werden müssen. Weitere Verschaltungen würden nicht nur die Leitungszeit verlängern sondern auch das Signal verfälschen.

Die Auswirkungen einer Schädigung der Pyramidenbahn

Auf ihrem langen Weg durch das ZNS ist die Pyramidenbahn vielfältigen Schädigungsmöglichkeiten ausgesetzt. Eine alleinige Unterbrechung der Pyramidenbahn ist dabei sehr selten. Sie würde aber zu keiner vollständigen Lähmung, sondern eher zu einem Zusammenbruch der Feinmotorik führen. Während Massenbewegungen der Extremitäten (z. B. Anwinkeln eines Beines) noch möglich sind, können Betroffene z. B. keine feinen Handbewegungen mehr durchführen. Der sog. Pinzettengriff, das Halten eines Gegenstandes zwischen Daumen und Zeigefinger, ist dann z. B. nicht möglich. Stattdessen werden Gegenstände mit allen Fingern der Hand (sog. Massengriff) gefasst.

Läsionen der Pyramidenbahn führen zur Enthemmung einiger pathologischer Reflexe, die dadurch auslösbar werden. Prominentestes dieser **Pyramidenbahnzeichen** ist das Zeichen nach **Babinski**, eine tonische Dorsalextension der Großzehe bei Bestreichen der lateralen Fußsohle mit einem spitzen Gegenstand.

Sehr häufig kommt eine Läsion der Pyramidenbahn im Bereich der Capsula interna vor. Ursache ist ein Gefäßverschluss oder eine Blutung in diesem Bereich (A. lenticulostriata), z. B. bei arterieller Hypertonie. Es resultiert das klinische Bild eines Schlaganfalls, gekennzeichnet durch eine zunächst schlaffe Halbseitenlähmung der kontralateralen Körperhälfte **(Hemiplegie)**.

Im Gegensatz zur isolierten Schädigung der Pyramidenbahn kommt es beim Capsula-interna-Syndrom zum *kompletten* Zusammenbruch der Motorik, da neben der Pyramidenbahn auch noch die efferenten Bahnen zu Thalamus, Basalganglien, Hirnstamm und Kleinhirn unterbrochen sind, die ebenfalls in der Capsula interna verlaufen. Je nach Schädigungsort innerhalb der Kapsel kommt es zu unterschiedlichen Symptomausprägungen. Da die Pyramidenbahn in ihrem Verlauf somatotop gegliedert ist, kommen z. B. arm- oder beinbetonte Hemiplegien zustande.

Nach anfänglicher *schlaffer* Lähmung und Areflexie der betroffenen Extremität kommt es nach einigen Tagen oder Wochen zum Übergang in eine *spastische* Lähmung mit Überwiegen des Flexorentonus in den Armen und des Extensorentonus in den Beinen. Durch Wegfall der zentralen Hemmung sind die Muskeleigenreflexe (s. S. 266) pathologisch gesteigert.

Durch neurologische Rehabilitationsmaßnahmen lässt sich oft wieder eine gewisse Grobmotorik aufbauen, die u. U. auch wieder eigenständiges Gehen erlaubt. Das typische Gangbild, der sog. Prädilektionstyp nach Wernicke-Mann, ist durch die oben erwähnte Spastik geprägt: Der erhöhte Extensorentonus des betroffenen Beins verbietet eine Beugung im Kniegelenk, so dass dieses als Schwungbein durch eine halbkreisförmige Bewegung nach vorn gebracht werden muss (Zirkumduktion). Der betroffene Arm wird im Ellenbogengelenk angewinkelt vor der Brust gehalten.

Die Efferenzen außerhalb der Pyramidenbahn

Kollateralen der Pyramidenbahn ziehen als **Tractus corticoreticularis** und **Tractus corticorubralis** in den Hirnstamm. Sie haben Bedeutung für die Koordinati-

Tab. 15.1

Pyramidenbahnzeichen (nach Neurath, Lohse, Checkliste Anamnese und klinische Untersuchung, Thieme, 2006)

Pyramidenbahnzeichen	Auslösung	pathologische Reaktion
Babinski-Zeichen	Bestreichen der lateralen Fußsohle von proximal nach distal	tonische Dorsalextension der Großzehe
Chaddock-Zeichen	Bestreichen des lateralen Fußrückens von proximal nach distal	
Gordon-Zeichen	Kneifen in die Wade	
Oppenheim-Zeichen	kräftiges Bestreichen der Schienbeinkante von proximal nach distal?	

on von Zielmotorik und der im Hirnstamm organisierten Stützmotorik (s. o.). So werden die für die gezielte Bewegung notwendigen Anpassungen in Hinblick auf Körperhaltung und Gleichgewicht veranlasst. Nach Verarbeitung in Formatio reticularis und Nucleus ruber werden die Impulse von dort als **Tractus reticulospinalis** bzw. **Tractus rubrospinalis** in das Rückenmark weitergeleitet. Die strikte Trennung von Pyramidenbahn und diesen extrapyramidalen Bahnen ist aufgrund der engen funktionellen Verzahnung beider Systeme nicht sinnvoll. Ohne eine funktionierende Stützmotorik wäre eine Zielmotorik gar nicht möglich.

Klinischer Bezug

Weitere Pyramidenbahnzeichen: Neben dem Zeichen nach Babinski gibt es noch eine Reihe weiterer Zeichen, die auf eine Schädigung der Pyramidenbahn hinweisen. Eine Übersicht gibt **Tab. 15.1**, **Abb. 15.5** zeigt das praktische Vorgehen.

Check-up

- ✓ Wiederholen Sie nochmals den motorischen Homunkulus und wo welcher Muskelbereich repräsentiert ist.
- ✓ Rekapitulieren Sie den Verlauf der Pyramidenbahn. Überlegen Sie dabei, welche Folgen eine Pyramidenbahnschädigung haben kann. Differenzieren Sie zwischen einer isolierten Schädigung der Pyramidenbahn und einer Schädigung im Bereich der Capsula interna.

a

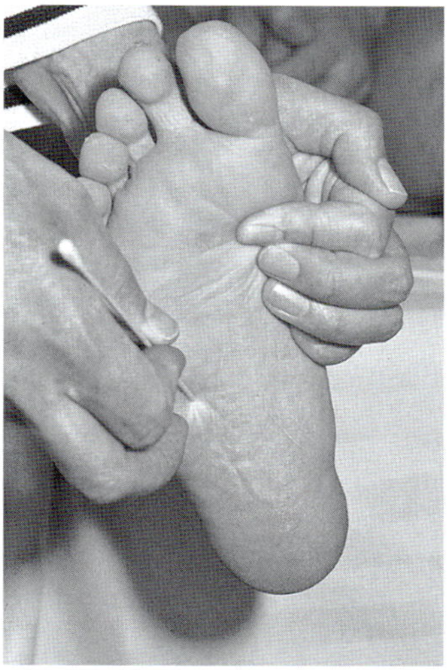

b

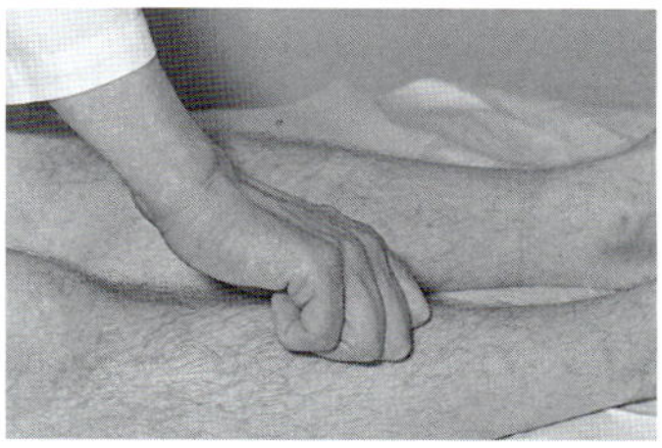

Abb. 15.5 Prüfen der Pyramidenbahnzeichen. a Babinski, **b** Oppenheim. (aus Neurath, Lohse, Checkliste Anamnese und klinische Untersuchung, Thieme, 2006)

15.3 Die motorischen Systeme des Rückenmarks und des peripheren Nervensystems

Lerncoach

- Von der topographisch höchsten begeben wir uns nun zur topographisch niedrigsten Ebene des sensomotorischen Systems. Dies ist die eigentliche Effektorebene, also die Ebene der Bewegungsausführung.
- Lernen Sie die einzelnen muskulären und neuronalen Bestandteile, die in der Peripherie für die Informationsaufnahme des muskulären Status und deren Weiterleitung sorgen.
- Begeben Sie sich dann auf die spinale Ebene. Die spinale Ebene ist einerseits Umschaltstation für komplexe Bewegungen, andererseits werden Bewegungen durch Reflexe direkt ausgelöst. Diese nehmen nicht den „Umweg“ über höher geschaltete motorische Systeme.

15.3.1 Überblick und Funktion

Die Nervenfasern, die die Skelettmuskulatur innervieren, sind die sog. Motoneurone. Ihre Zellkörper liegen im Rückenmark, ihre Axone ziehen vom Rückenmark in den peripheren Muskel. Man unterscheidet die α-Motoneurone und die γ-Motoneurone, wobei erstere die Bewegung der Muskulatur veranlassen. Die γ-Motoneurone dagegen innervieren die sog. Muskelspindeln (intrafusale Muskelfasern, s. S. 265), die für die Messung der Muskellänge verantwortlich sind.

Informationen über den Status der Muskulatur wie Längenänderung oder Muskelspannung und auch Informationen über die Stellung der Extremitäten sind wichtig für das ZNS, um Bewegungen planen und ausführen zu können. Diese Informationen aufzunehmen und weiterzuleiten ist Aufgabe spezieller Rezeptoren wie **Muskelspindeln, Golgi-Sehnenorgane** und **Gelenksensoren**. Diese einzelnen Rezeptoren haben dabei jeweils hinsichtlich der Erfassung von Muskellänge und Muskelspannung individuell unterschiedliche Aufgaben.

Bewegungen der *Spinal*motorik sind auf Reflexebene organisiert, d. h. auf einen bestimmten Reiz hin erfolgt automatisch eine Bewegung. Der Vorgang wird nicht bewusst. Zum Teil handelt es sich dabei um **Schutzreflexe**, die möglichst schnell ablaufen müssen, um eine Gefahr abzuwenden (z. B. Flexorenreflexe, s. S. 268). Die Weiterleitung bis zum Großhirn und eine entsprechende Verarbeitung würde wertvolle Zeit kosten. Deshalb sind die sensorischen und motorischen Systeme bereits auf spinaler Ebene miteinander verschaltet.

15.3.2 Die Motoneurone

Unter dem Begriff der Motoneurone versteht man diejenigen Nervenzellen, deren Axone zu den Skelettmuskeln ziehen und diese innervieren. Die Zellkörper liegen dabei im Vorderhorn des Rückenmarks. Man kann zwei große Populationen unterscheiden.

α-Motoneurone

α-Motoneurone innervieren die Muskelzellen, die für die Ausführung der Bewegungen verantwortlich sind und haben keine Verbindungen zu den sog. Muskelspindeln. Sie stellen die Endstrecke der Motorik dar. Alle Bewegungsprogramme, alle Reflexbögen, alle an der Regulation der Motorik beteiligten Systeme münden in diese Zellpopulation ein. Neben den kortikospinalen Bahnen gehören auch die Verschaltungen mit der Sensorik auf spinaler Ebene dazu. Nur die α-Motoneurone können letztlich die Kontraktion eines Muskels auslösen. Die efferenten Fasern der α-Motoneurone gehören zur **Aα-Klasse**, d. h. sie sind dicke, markhaltige Fasern mit einer hohen Leitgeschwindigkeit (ca. 60–100 m/s).

Ein α-Motoneuron und die von ihm innervierten Muskelfasern bezeichnet man als **motorische Einheit**, die kleinste funktionelle Einheit der Motorik. Die Anzahl der Muskelfasern einer motorischen Einheit variiert stark zwischen 10 und 1000. Je feiner die Bewegungen eines Muskels gesteuert werden müssen, desto kleiner sind die Einheiten (z. B. äußere Augenmuskeln).

Die motorischen Einheiten kann man nach der Zellgröße des Motoneurons noch weiter unterteilen. Große Motoneurone innervieren große motorische Einheiten, die hauptsächlich aus weißen Muskelfasern bestehen (s. S. 241). Weiße Muskelfasern enthalten große Glykogenvorräte und sind durch eine starke ATPase-Aktivität der Myosinköpfe gekennzeichnet. Sie eignen sich gut für schnelle, kräftige Bewegungen, aber nicht für Haltearbeit. Die zugehörigen α-Motoneurone sind in ihrer Entladungsfrequenz und -dauer an diese Eigenschaften angepasst und werden auch als **phasisch feuernde Motoneurone** bezeichnet.

Die kleineren, **tonisch feuernden Motoneurone** innervieren kleinere motorische Einheiten, die zum Großteil aus roten Muskelfasern (s. S. 241) bestehen. Rote Muskelfasern arbeiten auf aerober Basis, kontrahieren sich langsamer, aber ausdauernd, so dass sie sich gut für Haltearbeiten eignen. Tonisch feuernde Motoneurone innervieren dazu passend ebenfalls lang anhaltend.

Klinischer Bezug

Poliomyelitis (Kinderlähmung): Die Kinderlähmung wird durch ein Virus aus der Familie der Enteroviren verursacht. Meist verläuft eine Infektion asymptomatisch, in einigen Fällen kommt es aber zum Befall von Rückenmark und Hirnstamm. Dabei kommt es zur Schädigung vor allem von Ganglienzellen in den Vorderhörnern des Rückenmarks (Motoneurone). Die Folge sind asymmetrische, schlaffe Lähmungen der Muskulatur, die unter Umständen auch nach überstandener Krankheit bestehen bleiben. Besonders gefährlich ist ein Befall der Rückenmarkssegmente C3–C5, die für die Zwerchfell-Innervation verantwortlich sind und deren Ausfall zur Atemlähmung führt. Vor der Entwicklung von Beatmungsgeräten war dies die häufigste Todesursache bei der Poliomyelitis. Erst die Entwicklung der „eisernen Lunge“ konnte die Polio-Sterblichkeit deutlich senken. Eine kausale Therapie der Poliomyelitis ist auch heute noch nicht möglich, wohl aber die Schutzimpfung. Durch konsequente Durchimpfung der Bevölkerung konnte die Kinderlähmung inzwischen weltweit stark zurückgedrängt werden. Ziel der WHO ist es, die Kinderlähmung in naher Zukunft auszurotten.

γ-Motoneurone

γ-Motoneurone innervieren die intrafusale Muskulatur der Muskelspindeln (Aufbau der Muskelspindel. Die zugehörigen Nervenfasern gehören der **Aγ-Klasse** an, die dünner sind und langsamer leiten als die Aα-Fasern (ca. 30 m/s). Da γ-Motoneurone über die intrafusale Muskulatur die Empfindlichkeit der Muskelspindeln regulieren, bezeichnet man sie auch als **Fusimotoneurone** (lat. fusus = Spindel).

15.3.3 Die Messung des Muskelstatus und die Weiterleitung der Information

Die Messung der Muskellänge

Die Muskellänge wird von den **Muskelspindeln** erfasst, die dem ZNS Informationen über die **Dehnung** des Muskels liefern. Die Dichte an Spindeln in der Muskulatur ist nicht gleichmäßig. Muskeln, die sehr feine Bewegungen durchführen müssen (z. B. Augenmuskulatur), besitzen im Vergleich zu denen der Grobmotorik sehr viele Muskelspindeln.

Der Aufbau der Muskelspindel

Die Muskelspindeln liegen innerhalb der Muskeln und bestehen aus besonderen Muskelfasern, die parallel zu denen der Arbeitsmuskulatur angeordnet sind (**Abb. 15.6**). Diese Fasern bezeichnet man als **intrafusale Muskelfasern**. Sie erstrecken sich meist nicht über die Länge des gesamten Muskels, sondern sind an ihren Enden mit der Arbeitsmuskulatur verbunden.
Im Inneren der Muskelspindeln findet man zwei Unterarten der intrafusalen Fasern: Schlankere **Kernkettenfasern**, deren Zellkerne kettenartig im Zellleib angeordnet sind, und dickere **Kernsackfasern**, deren Kerne in einer zentralen Auftreibung der Faser liegen. Die Fasern sind sowohl afferent als auch efferent innerviert.

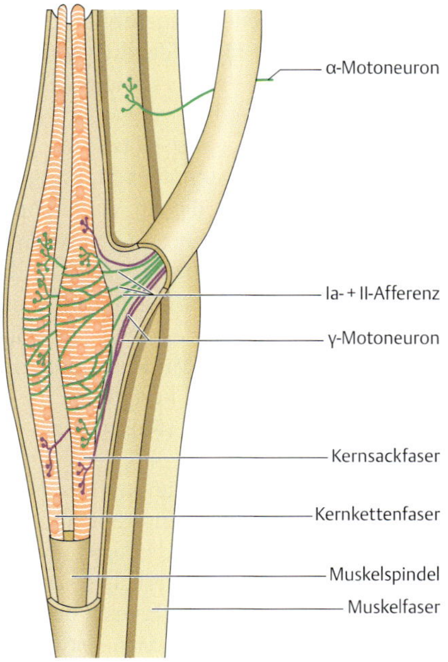

Abb. 15.6 Schematischer Aufbau einer Muskelspindel und ihre Innervation.

Die Innervation der Muskelspindel

Die **afferente** Innervation einer Muskelspindel erfolgt primär durch dicke, markhaltige *Klasse-Ia-Fasern.* Diese winden sich spiralförmig um den mittleren Abschnitt der intrafusalen Muskelfasern (sog. **anulospirale Endigungen)**. Sie feuern bei Ruhelänge des Muskels mit einer bestimmten, konstanten Frequenz (Ruheaktivität). Wird der Muskel gedehnt, so nimmt die Entladungsfrequenz zu und umgekehrt. So wird das ZNS über die aktuelle Muskellänge informiert. Hinzu kommt aber auch eine Komponente, die Auskunft über die *Geschwindigkeit der Längenänderung* gibt. Während einer Muskeldehnung findet man zunächst eine starke Zunahme der Entladungsrate, die mit der Dehnungsgeschwindigkeit korreliert. Ist der Muskel am Endpunkt seiner Bewegung angekommen und verharrt in Ruhe, so geht die Frequenz auf das Maß zurück, das der nun aktuellen Muskellänge entspricht. Bei einer Muskelverkürzung würde man entsprechend zunächst eine Abnahme der Frequenz finden. Solche Sensoren, die sowohl eine statische **(Muskellänge)** als auch eine dynamische Komponente **(Dehnungsgeschwindigkeit)** haben, bezeichnet man, wie in Kapitel 12 bereits beschrieben, als **Proportional-Differenzial-(PD)Sensoren**.
Neben den Ia-Fasern existiert eine sekundäre Innervation der Muskelspindel durch dünnere *Klasse-II-Fasern*, die sich zusätzlich um die Kernkettenfasern herumwinden. Bei den Klasse-II-Fasern der sekundären sensiblen Innervation handelt es sich hauptsächlich um Proportional-Fühler, die nur die Muskellänge erfassen. Sie arbeiten mit einer höheren Reizschwelle als die Ia-Fasern.
Efferent werden die intrafusalen Muskelfasern wie bei den Motoneuronen bereits erwähnt von den im Vorderhorn des Rückenmarks liegenden **γ-Motoneuronen** innerviert. Die Nervenfasern gehören zur Aγ-Klasse, leiten also etwas langsamer als die Axone der α-Motoneurone, die die Arbeitsmuskulatur innervieren. An den Muskelfasern enden die γ-Axone im peripheren Bereich, entweder als **γ-Endplatte** (Kernsackfasern) oder in Form von **γ-Endnetzen** (Kernkettenfasern). Die efferente Innervation durch die γ-Motoneurone ist für die Funktion der Muskelspindeln essenziell. Die γ-Innervation ermöglicht eine Verkürzung der intrafusalen Muskulatur und damit eine Aktivierung der um die Muskelfasern gewundenen sensiblen Nervenendigungen. Über diese Vorspannung der intrafusalen Fasern lässt sich die Rezeptorempfindlichkeit der Muskelspindel steigern. Dabei existieren spezielle dynamische und statische γ-Motoneurone. Die Aktivierung statischer Moto-

neurone erhöht die Empfindlichkeit für die Muskellänge, die der dynamischen Fasern die Empfindlichkeit für die Dehnungsgeschwindigkeit.

Die α-γ-Coaktivierung

Ohne die γ-Innervation könnten die Muskelspindeln Bewegungen nur in einem engen Rahmen erfassen. Bei starker Muskelverkürzung wären die intrafusalen Fasern irgendwann so schlaff, dass eine weitere Verkürzung nicht gemessen werden könnte. Ähnliches gilt für geplante Bewegungen. Die abrupte aktive Verkürzung des Muskels würde bei nicht vorgedehnten Muskelspindeln zu einem starken Abfall der Entladungsrate führen, aus dem das ZNS keine Rückinformation über die Extremitätenposition gewinnen könnte. Die Bewegung würde sozusagen blind ablaufen. Bei gewollten Bewegungen greift deshalb die sog. **α-γ-Coaktivierung**. Eine Aktiverung der α-Motoneurone eines Muskels ist immer auch von einer Aktivierung der γ-Motoneurone begleitet. So verkürzen sich die intrafusalen Fasern parallel zu denen der Arbeitsmuskulatur und die Empfindlichkeit der Muskelspindeln bleibt während der gesamten Bewegung erhalten. So können die supraspinalen motorischen Zentren die Ausführung der Bewegung überwachen und bei Bedarf nachregulieren.

Die Messung der Muskelspannung

Muskelspindeln liefern wie oben erklärt Informationen über die *Muskellänge* und die *Geschwindigkeit von Längenänderungen*, aber keine Information über die dabei entwickelte *Muskelkraft (Spannung)*. Bei einer maximalen isometrischen Kontraktion fände man keine großen Änderungen in der Entladungsrate der Muskelspindeln. Rezeptoren für die *Muskelspannung* sind die **Golgi-Sehnenorgane**, die *in Serie* zu den Fasern der Arbeitsmuskulatur geschaltet sind. Anatomisch handelt es sich um einige *extrafusale* Muskelfasern, die direkt am Übergang von Muskel zu Sehne bindegewebig umgeben sind und durch *Klasse-Ib-Fasern* afferent innerviert werden. Golgi-Sehnenorgane sind langsam adaptierende PD-Rezeptoren. Für ihre Funktion ist allerdings die Proportionalkomponente entscheidend. Für eine Antwort der Golgi-Sehnenorgane reicht bereits die Kontraktion einiger weniger motorischer Einheiten. Eine Erregung der Sehnenorgane führt über inhibitorische Synapsen im Rückenmark zu einer Hemmung der α-Motoneurone des entsprechenden Muskels. Diese Form der Hemmung bezeichnet man als **autogene Hemmung**. Auf diese Weise soll die Spannung des Muskels begrenzt werden.

Die Messung der Gelenkstellung

Bei den **Gelenksensoren** handelt es sich um PD-Sensoren (s. S. 226), die die Stellung des Gelenkes und die Geschwindigkeit einer Gelenksbewegung nach zentral weitermelden. Die Verarbeitung dieser Signale erfolgt nicht mehr auf spinaler Ebene, sondern im Thalamus.

15.3.4 Die Reflexe

Von einem Reflex spricht man, wenn eine afferente Erregung zu einer unbewussten, stereotyp-efferenten Reaktion (z. B. Kontraktion von Skelettmuskulatur oder glatter Muskulatur, Drüsensekretion) führt. Die aktive Bewegungsregulation auf *spinaler* Ebene ist in Reflexen organisiert.

Die Verschaltung, die von der Reizaufnahme bis zur Reflexantwort führt, bezeichnet man als **Reflexbogen**. Ein solcher Bogen besteht aus einem **Sensor**, der einen Reiz aufnimmt, einem **afferenten Schenkel**, über den das Signal nach zentral geleitet wird, den **zentralen Neuronen**, die als Schaltstelle die Reflexantwort auslösen, einem **efferenten Schenkel** und einem **Effektor**, dem ausführenden Erfolgsorgan der Reflexantwort. In der Regel handelt es sich bei den afferenten Schenkeln um sensible Nervenfasern, bei dem efferenten Schenkel um Axone von Motoneuronen oder (bei vegetativen Reflexen) um postganglionäre Fasern des vegetativen Nervensystems.

Die Latenzzeit zwischen Reizbeginn und Reflexantwort bezeichnet man als **Reflexzeit**. Sie ist überwiegend durch die Laufzeiten des Signals entlang der Schenkel und die Übertragungszeiten in den Synapsen bedingt.

Die einfachste Reflexform, der Muskeldehnungsreflex, besitzt nur eine einzige synaptische Verschaltung und zwar zwischen dem afferenten sensiblen Neuron und dem ausführenden efferenten Motoneuron.

Die Muskeldehnungsreflexe/Eigenreflexe

Der Reflexbogen eines Muskeldehnungsreflexes besteht aus den **Ia-Fasern der Muskelspindeln** als *afferentem* und den **α-Motoneuronen** als *efferentem* Schenkel. Kommt es zu einer plötzlichen passiven Dehnung des Muskels, so kommt es zur Erregung der Muskelspindel-Afferenzen, die im Vorderhorn eine direkte synaptische Verbindung zu den α-Motoneuronen desselben Muskels haben. Diese lösen daraufhin die phasische Kontraktion des Muskels aus. Solche **monosynaptischen Reflexe** haben eine sehr kurze Latenzzeit (ca. 30 ms). Die Muskeldehnungsreflexe werden auch als **Eigenreflexe** bezeichnet, da Sensor (Muskelspindel) und Effektor (Muskelfaser) im selben Organ (Muskel) liegen.

Das Auslösen der Muskeldehnungsreflexe ist in der Klinik eine wichtige Untersuchungsmethode. Man kann dabei Auskunft über Schädigungen und Ort der Schädigung im Nervensystem erhalten, da sich jedem Reflex ein umschriebener Bereich des Rückenmarks zuordnen lässt (Tab. 15.2). Man löst die Reflexe aus, indem man mit einem Reflexhammer auf die Sehne des zugehörigen Muskels schlägt und diesen so kurz dehnt. Die Stärke der reflektorischen Muskelkontraktion ist individuell sehr unterschiedlich. Sicher diagnostisch verwertbar sind deshalb nur Seitendifferenzen. Pathologisch sind dabei gesteigerte (zu starke) oder abgeschwächte bzw. ausgefallene Reflexantworten. Gesteigerte Reflexe weisen in der Regel auf eine zentral liegende Störung hin (z. B. Hyperreflexie der gelähmten Extremität nach einem Schlaganfall), während Reflexausfälle verschiedene Ursachen haben können (Läsion des α-Motoneurons, Störungen der Sensibiliät bei Polyneuropathien, Multiple Sklerose usw.).

Klinischer Bezug

Bei Patienten mit sehr schwer auslösbaren Reflexen ist es möglich, die Reflexe zu bahnen, sie also leichter auslösbar zu machen. Will man z. B. den PSR auslösen, so kann man den Patienten auffordern, die ineinander gehakten Hände vor der Brust auseinander zu ziehen **(Handgriff nach Jendrassik)**. Dabei kommt es zu einer Bahnung der Reflexantwort, so dass die Reflexauslösung vereinfacht wird.

Ein Muskeldehnungsreflex läuft immer zusammen mit einer ebenfalls reflektorischen Hemmung der Antagonisten ab, damit die Reflexantwort nicht mit der Aktivität der antagonistischen Muskulatur interferiert. Man spricht dabei von der **reziproken Hemmung der Antagonisten**. Die Hemmung erfolgt dabei

Tab. 15.2

Übersicht über die klinisch wichtigsten Muskeleigenreflexe (nach Neurath, Lohse, Checkliste Anamnese und klinische Untersuchung, Thieme, 2006)

Reflex	Auslösung	Reflexantwort	Abbildung
Patellarsehnenreflex (PSR)	Schlag auf die Patellarsehne z. B. bei locker herabhängendem Bein	Anspannung M. quadriceps femoris mit Streckbewegung im Kniegelenk	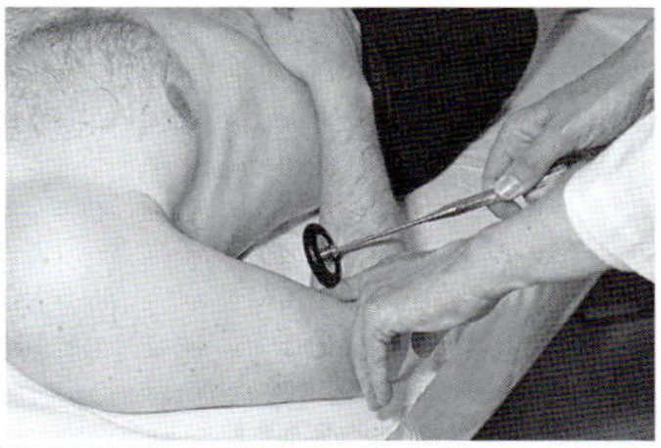
Achillessehnenreflex (ASR)	Schlag auf die Achillessehne bei Patienten in Rückenlage und freihängendem Fuß	Plantarflexion des Fußes durch Anspannung des M. gastrocnemius	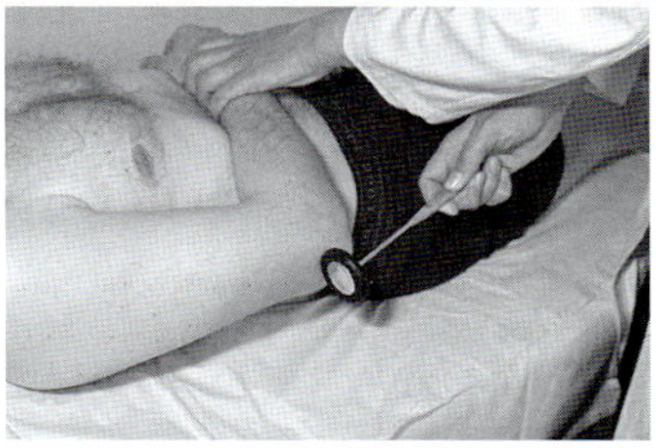
Bizepssehnenreflex (BSR)	Schlag auf den Finger des Untersuchers, der auf der Bizepssehne in der Ellenbeuge liegt	Kontraktion des M. biceps brachii, evtl. mit Unterarm-Beugung	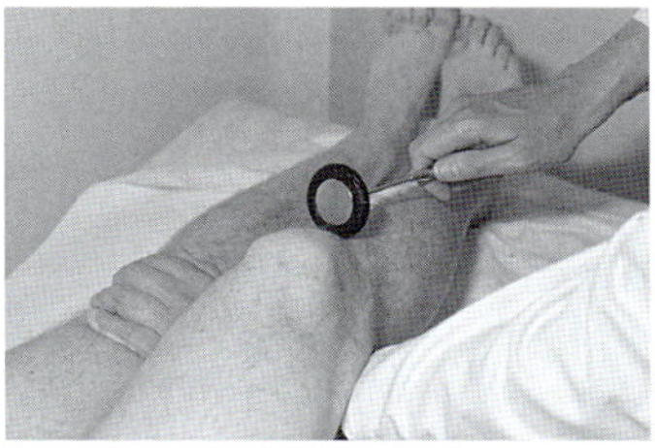
Trizepssehnenreflex (TSR)	Schlag auf die Trizepssehne direkt proximal des Olecranons bei locker gebeugtem Ellenbogen	Unterarm-Streckung durch Kontraktion des M. triceps brachii	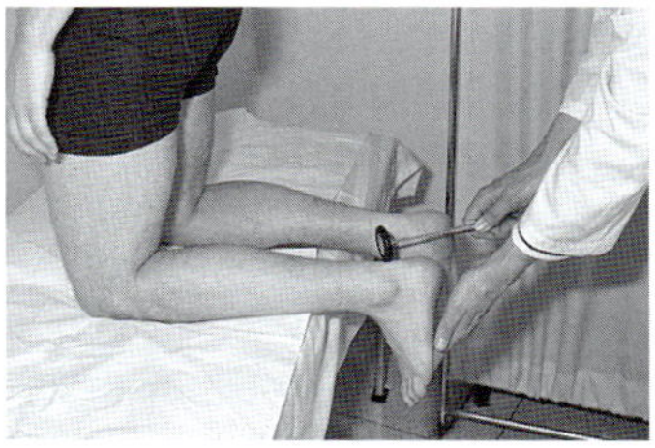

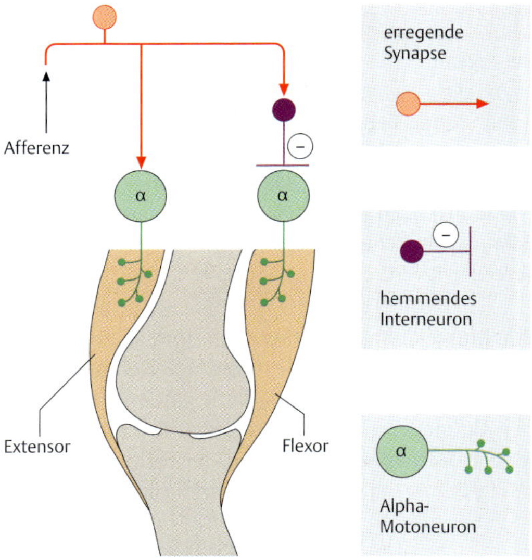

Abb. 15.7 Reziproke Antagonisten-Hemmung.

disynaptisch über die Ia-Afferenzen der Muskelspindeln und ein zusätzliches inhibitorisches Interneuron (**Abb. 15.7**). Beim Patellarsehnenreflex werden z. B. die Flexoren des Kniegelenks gehemmt, damit die Extensoren ihre Bewegung ungestört ausführen können. Bei der disynaptischen Hemmung handelt es sich um einen **Fremdreflex** (s. S. 268), d. h. Sensor (hier Muskelspindeln der Extensoren) und Effektor (hier die Flexoren) liegen nicht in einem Organ.

Der Hoffmann-Reflex (H-Reflex)

15

Den Hammerschlag auf die Muskelsehnen kann man auch elektrisch imitieren. Dabei reizt man über Hautelektroden den Nerv, der den gewünschten Muskel innerviert. Dies bezeichnet man nach dem Entdecker Paul Hoffmann auch als **H-Reflex.**

Bei kleineren Reizstärken (20–40 V) depolarisieren zunächst nur die Ia-Fasern, die daraufhin ein Signal zum Rückenmark weiterleiten, das dort genauso wie beim Muskeldehnungsreflex verarbeitet wird. Die bei der Innervation des Muskels entstehenden Aktionspotenziale werden mittels Elektromyogramm (EMG, s. S. 240) durch eine Elektrode erfasst (sog. **H-Welle)**.

Bei höheren Reizstärken werden zusätzlich auch die Axone der α-Motoneurone erregt, die wiederum direkt eine Muskelkontraktion auslösen, ohne dass eine Reizverarbeitung im Rückenmark stattfindet. Die daraus resultierende **M-Welle** hat folglich auch eine geringere Latenzzeit (5–10 ms) als die H-Welle. Während man zunächst noch H- und M-Wellen hintereinander messen kann, kommt es bei steigender Reizstärke zu einer Amplitudenzunahme der M-Welle und einer Amplitudenabnahme der H-Welle, die schließlich ganz erlischt. Grund ist die retrograde Erregungsweiterleitung der α-Motoneurone ins Rückenmark, wo schließlich das Signal der Ia-Fasern auf dadurch refraktäre Motoneurone trifft.

Die Fremdreflexe

Die Tatsache, dass Sensor und Effektor nicht in einem Organ liegen, erfordert meist eine höhere Anzahl an Verschaltungen im Rückenmark. Deshalb bezeichnet man Fremdreflexe auch als **polysynaptische Reflexe.** Die stärkere Verschaltung ermöglicht zum einen eine bessere Kontrolle durch supraspinale Zentren, zum anderen sind auch kompliziertere Bewegungen möglich. Oftmals handelt es sich um **Schutzreflexe**, wie z. B. den **Beuge-/gekreuzten Streckreflex**.

Der **Beugereflex** wird durch Schmerzrezeptoren der Haut ausgelöst, die das Schmerzsignal über Afferenzen der Klasse II, III oder IV ins Rückenmark weiterleiten (s. **Tab. 12.1**, S. 219). Über mehrere Interneurone kommt es zur Aktivierung der Flexor-Motoneurone und somit zu einem Wegziehen der Extremität. Kommt man z. B. einer Kerzenflamme mit der Hand zu nahe und verbrennt sich, so kommt es durch den Flexorenreflex bereits zu einem Zurückziehen der Hand, noch ehe einem der Schmerz bewusst geworden ist.

Oft kommt es gleichzeitig zu einer reflektorischen Tonuserhöhung der kontralateralen Extensoren **(gekreuzter Extensorreflex)**. Gerade an der unteren Extremität hat dies zum Ziel, dass das kontralaterale Bein das Körpergewicht tragen kann, während das andere Bein zurückgezogen wird.

Ähnlich dem Muskeldehnungsreflex kommt es auch hier zu einer reflektorischen Hemmung der jeweils antagonistischen Muskulatur.

Auch der **Bauchhautreflex** ist ein polysynaptischer Fremdreflex. Streicht man mit einem spitzen Gegenstand über die Bauchhaut, so kontrahiert sich reflektorisch die ipsilaterale Bauchmuskulatur.

Zu den Fremdreflexen gehören des Weiteren der Cremasterreflex, der Blinzelreflex und der Würgereflex.

Die Unterschiede zwischen Eigen- und Fremdreflexen

Für die polysynaptischen Reflexe gelten die Gesetzmäßigkeiten kleiner neuronaler Netze, wie wir sie im Kap. 12 besprochen haben. Insbesondere das Phänomen der **Summation** kann man bei Fremdreflexen beobachten: Mehrere unterschwellige Reize können durch die neuronale Verarbeitung zu einem überschwelligen Reiz integriert werden. Dies ist bei Eigenreflexen durch die monosynaptische Verarbeitung nicht möglich.

Die Reflexantwort von Fremdreflexen kann, im Gegensatz zu den Eigenreflexen, verändert bzw. angepasst werden. Dazu spielen Lernvorgänge durch **Konditionierung** eine Rolle.

Außerdem kann man bei Fremdreflexen einen Zusammenhang zwischen Reizstärke sowie Reizhäufigkeit und Reflexantwort finden:

- Ein stärkerer Reiz führt zu einer kürzeren Reflexzeit.
- Ein wiederholter, gleichstarker Reiz führt zu einem Nachlassen der Reflexantwort **(Habituation)**. Dabei handelt es sich ausschließlich um ein Phänomen der Verarbeitung, nicht etwa um ein Nachlassen der Sensor-Empfindlichkeit.
- Bleibt die wiederholte Reizung aus, so kommt es zur Rückkehr der normalen Reflexaktivität.

Die Beendigung der Reflexantwort und die Reflexhemmung

Die Reflexantwort besteht physiologisch nur aus einer kurzen Muskelzuckung, die schnell abgebrochen wird. Bei der elektrischen Untersuchung äußert sich dies als sog. **postreflektorische Innervationsstille**, einer etwa 100 – 500 ms anhaltenden Inaktivität der Muskulatur. Diese ist durch vier Hauptmechanismen bedingt:

- Fehlende Aktivität der Ia-Afferenzen durch Entdehnung der Muskelspindeln.
- Verstärkte Aktivität der Ib-Afferenzen durch Reizung der Golgi-Sehnenorgane (autogene Hemmung, s. o.).
- Hyperpolarisierende Nachpotenziale nach dem Aktionspotenzial des Motoneurons.
- Rekurrente Hemmung der α-Motoneurone durch sog. **Renshaw-Zellen**.

Bei den **Renshaw-Zellen** handelt es sich um hemmende Interneurone, über die sich die α-Motoneurone quasi selbst hemmen (**Abb. 15.8**). Kollateralen ihrer Axone ziehen im Rückenmark zu den Renshaw-Zellen und erregen sie mittels Acetylcholin. Diese wiederum hemmen mittels glycinerger Synapsen das Ausgangsmotoneuron und andere synergistische Motoneurone. Eine solche Art der Aktivitätskontrolle bezeichnet man als **Feedback-** oder **rekurrente Hemmung** (s. S. 225).

Renshaw-Zellen sind die prominentesten, aber nicht die einzigen Interneurone auf Rückenmarksebene. Andere Zellen wirken z. B. über präsynaptische Hemmung auf die Synapsen zwischen Muskelspindelafferenzen und α-Motoneuronen.

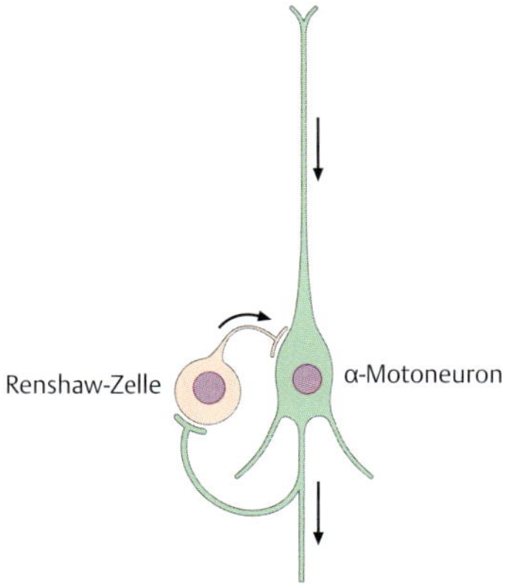

Abb. 15.8 Renshaw-Hemmung.

Die hemmenden Interneurone stehen wiederum unter dem Einfluss sowohl hemmender Afferenzen supraspinaler Zentren, die über eine Hemmung der Hemmung die motorische Aktivität steigern **(Disinhibition)**, als auch erregender Afferenzen, die die motorische Aktivität vermindern.

Klinischer Bezug

Die Querschnittslähmung: Zu einer Querschnittslähmung kommt es nach vollständiger Durchtrennung des Rückenmarks. Als Ursachen kommen neben einem Trauma auch Durchblutungsstörungen oder im Rückenmarkskanal wachsende Tumoren in Frage. Tritt der Querschnitt akut (z. B. nach Trauma) ein, so kommt es zunächst zur Phase des **spinalen Schocks**. Der spinale Schock ist durch eine schlaffe Lähmung (Plegie) des Körpers unterhalb der Höhe der Schädigung gekennzeichnet. Muskeldehnungs- und Fremdreflexe sind erloschen. Nach etwa 6 Wochen geht der spinale Schock in das chronische Querschnittsyndrom über. Aus der schlaffen Lähmung wird eine **spastische Plegie**. Als Spastik bezeichnet man einen pathologisch erhöhten Muskeltonus. Auch die Reflexe kehren wieder (erst Flexoren-, dann Extensorenreflexe). Typischerweise findet man dabei **gesteigerte Reflexe**. Außerdem findet man die sog. **Pyramidenbahnzeichen** (PBZ), pathologische Fremdreflexe, die auf eine Schädigung des Tractus corticospinalis hinweisen. Zu den PBZ zählt das **Babinski-Zeichen**, eine tonische Dorsalextension der Großzehe bei Bestreichen der Fußsohle. Zu den Auswirkungen eines Querschnittsyndroms auf die Sensibilität s. Kap. 16.

MERKE

Schlaffe Lähmung durch Zerstörung des zweiten motorischen Neurons (α-Motoneuron), spastische Lähmung durch Läsion des ersten motorischen Neurons (Pyramidenzelle des Motorkortex, Axon im Tractus corticospinalis).

Check-up

- ✓ **Wenn Sie oder einer Ihrer Kommilitonen bereits einen Reflexhammer haben, können Sie die erwähnten Reflexe gegenseitig auslösen. Machen Sie sich dabei noch einmal klar, wie ein Reflex entsteht und welche Mechanismen ablaufen.**
- ✓ **Fragen zum Aufbau und zur Innervation einer Muskelspindel sind sehr häufig. Wiederholen Sie daher die charakteristischen funktionellen und anatomischen Eigenschaften einer Muskelspindel.**

15.4 Die motorische Funktion des Hirnstamms

Lerncoach

- **Die nächsten beiden Kapitel beschäftigen sich mit den „neuronalen Zwischenstationen“ zwischen Peripherie/Rückenmark und Motorkortex, beginnend mit dem Hirnstamm. Merken Sie sich zunächst die allgemeine Funktion, die der Hirnstamm bei der Motorik erfüllt.**
- **Beschäftigen Sie sich dann mit den Kerngebieten des Hirnstamms, die zum motorischen System gehören, und mit den Verbindungen, die zwischen Hirnstamm und anderen Bausteinen des motorischen Systems bestehen.**

15.4.1 Überblick und Funktion

Um gezielte Bewegungen (Zielmotorik) sicher auszuführen, ist es notwendig, dass die Haltung des Körpers gesichert ist. So besteht die Hauptaufgabe der Hirnstammmotorik in der sog. **Stützmotorik**, dem Sichern der Körperhaltung im Raum. Die Körperhaltung muss aber nicht nur gesichert, sondern auch ständig an die aktuellen Gegebenheiten angepasst werden. Auch dies ist Aufgabe des Hirnstamms, der sich hierfür deszendierender Bahnsysteme bedient, die die spinalen Reflexe sowie die Aktivität der α- und γ-Motoneurone beeinflussen. Er erhält Informationen aus übergeordneten Zentren (Großhirnrinde, Kleinhirn) und dem vestibulären System, über die er eine Anpassung an die aktuellen Erfordernisse in Hinblick auf die Körperhaltung vornimmt. Reaktionen, die dem Sichern der aufrechten Haltung dienen, bezeichnet man auch als **posturale Reaktionen bzw. Programme**.

15

15.4.2 Der Aufbau und die Funktionen der motorischen Systeme im Hirnstamm

Die Kerngebiete

Zum Hirnstamm zählen **Medulla oblongata, Pons** und das Mittelhirn **(Mesencephalon)**. Die motorischen Funktionen sind dabei nur ein Teil der Aufgaben, die der Hirnstamm bewältigt. Daran beteiligt sind nur einige wenige Kerngebiete: der **Nucleus ruber**, mediale und laterale Anteile der **Formatio reticularis** sowie die Kerne des vestibulären Systems, insbesondere der **Ncl. vestibularis lateralis** (Deiters-Kern).

Die Verbindungen

Der Hirnstamm bekommt **Afferenzen** von Kleinhirn, Motorkortex sowie von den Propriozeptoren des Halses und dem Gleichgewichtssystem. Die **Efferenzen** bestehen in mehreren mächtigen Trakten, die aus dem Hirnstamm in das Rückenmark projizieren und dort segmental die Reflexaktivität und die Motoneurone beeinflussen.

Der **Rubrospinaltrakt** beginnt am Ncl. ruber im Mesencephalon, kreuzt zur Gegenseite und zieht dann im Seitenstrang des Rückenmarks kaudalwärts. Er wirkt erregend auf die Motoneurone von Flexoren und hemmend auf die von Extensoren.

Genau umgekehrt wirkt der **Vestibulospinaltrakt**, der vom Deiters-Kern aus ungekreuzt zu den Motoneuronen verläuft.

Aus dem Gebiet der pontinen Formatio reticularis verläuft der **mediale Retikulospinaltrakt** ungekreuzt zum Rückenmark. Auch er wirkt erregend auf Extensoren und hemmend auf Flexoren. Der **laterale Retikulospinaltrakt** zieht aus der medullären Formatio reticularis sowohl gekreuzt als auch ungekreuzt abwärts. Er hemmt die Extensoren und erregt die Flexoren.

Die spezifischen Funktionen des Hirnstamms

Die posturalen Reaktionen des Hirnstamms, d. h. die unbewusst ablaufenden Teile motorischen Verhaltens, lassen sich in zwei Gruppen unterteilen: Statische Reflexe, die die Körperhaltung sichern sollen, und statokinetische Reflexe, die Reaktionen auf Bewegungen darstellen bzw. selbst Bewegungen auslösen. Insgesamt ist hier der Begriff des Reflexes etwas fragwürdig, da posturale Reaktionen koordinierte Bewegungsprogramme beinhalten, die von einem zentralen Programm aufgerufen werden. Über einen reinen Reflex gehen die Reaktionen hinaus.

Stell- und Haltereflexe

Stell- und Haltereflexe stabilisieren die Blickstellung und halten den Körper im Gleichgewicht.

Haltereflexe dienen dabei der Aufrechterhaltung des Gleichgewichtes bei Lageänderungen des Kopfes in Bezug auf den Körper oder den Raum. Diese Lageänderungen werden durch die Propriorezeptoren des Halses **(tonische Nackenreflexe)** bzw. durch das vestibuläre System **(tonische Labyrinthreflexe)** an den Hirnstamm gemeldet. Die Reaktion darauf besteht in einer Tonusanpassung der Skelettmuskulatur. In Körperregionen, die durch die Lageänderung stärker belastet werden, wird der Tonus erhöht. Entlastete Regionen weisen nach Ablauf des Reflexes einen schwächeren Tonus auf.

Die Haltereflexe spielen eine wichtige Rolle beim aufrechten Stand: Das Standbein wird durch Tonuserhöhungen so versteift, dass es ein sicheres Widerlager bildet. Der auslösende Reiz hierfür ist u. a. der Kontakt der Fußsohle mit dem Boden und die nachfolgende Dehnung der Unterschenkel-Flexoren.

Stellreflexe führen zum Einnehmen einer bestimmten Grundstellung des Körpers, z. B. dem Aufrichten des Kopfes und Rumpfes gegen die Schwerkraft. So wird eine aufrechte Körperhaltung gewährleistet. Die entsprechenden Informationen über die Haltung stammen aus dem Vestibularisapparat, den Propriorezeptoren der Nackenmuskulatur (Muskelspindeln) und dem visuellen System. In der Bewegungsabfolge des Aufrichtens würde zunächst der Kopf mit Hilfe der Informationen des Vestibularisapparates in die Grundstellung gebracht, danach würde der Körperstamm dem Kopf folgen (Afferenz: Propriorezeptoren des Nackens).

Klinischer Bezug

Die Dezerebrationsstarre als Folge einer Mittelhirnschädigung: Bei einer Schädigung des Mittelhirns kann es zur sog. **Dezerebrationsstarre**, einem seltenen aber charakteristischen Krankheitsbild, kommen. Durch den Verlust der Fasern, mit denen die Aktivität der Hirnstammkerne von Klein- und Großhirn kontrolliert wird, kommt es zu einem Ungleichgewicht zwischen Flexoren- und Extensorentonus.

Im Normalfall wird der Extensorentonus durch fördernde Einflüsse aszendierender Bahnsysteme, der Flexorentonus durch hemmende Impulse von Klein- und Großhirn reguliert. Bei Durchtrennung der von zentral deszendierenden Bahnen überwiegen die fördernden Einflüsse auf den Tonus der Extensoren, der sog. Anti-Schwerkraft-Muskulatur. Das Bild der Dezerebrationsstarre ist folglich gekennzeichnet durch Extension der Extremitäten, Plantarflexion der Füße, Überstreckung des Rückens sowie Dorsalbeugung des Kopfes.

In dieser reinen Form ist dieses Syndrom selten, da die zugrunde liegenden Störungen, z. B. schwere Hirnblutungen oder Hirnverletzungen, meist weitere diffuse Schädigungen des ZNS nach sich führen, die das Bild der Dezerebrationsstarre überlagern.

Die weiteren Hirnstammreflexe

Zu den weiteren motorischen Leistungen des Hirnstamms zählen die **statokinetischen Reflexe**, zu denen u. a. reflektorische Augenbewegungen gehören. Bei einer passiven Drehung des Rumpfes bewegen sich Kopf und Augen reflektorisch in die Gegenrichtung, so dass die Blickrichtung insgesamt konstant bleibt. Die dazu nötigen Informationen erhält der Hirnstamm aus dem vestibulären System (vestibulookulärer Reflex), dem optischen System (optokinetischer Reflex) und der Nackenmuskulatur (zervikookulärer Reflex).

Ebenfalls Hirnstammreflexe sind die Reflexe zur Nahrungsaufnahme, von denen einige besonders im Säuglingsalter stark ausgeprägt sind. Hierzu zählt der **Saugreflex**, ausgelöst über Mechanorezeptoren der Lippen, die **reflektorische Speichelsekretion** durch gustatorische und olfaktorische Reize und der **Schluckvorgang**.

Zu den im Hirnstamm verschalteten Schutzreflexen zählen **Hustenreflex** und **Kornealreflex**. Der Hustenreflex wird durch einen Berührungsreiz der Trachealschleimhaut ausgelöst, der reflektorische Lidschluss beim Kornealreflex durch Berührung der Cornea. Bei beiden handelt es sich um Fremdreflexe.

Klinischer Bezug

Überprüfung der Hirnstammreflexe bei komatösen Patienten: Die Hirnstammreflexe sind von besonderem Interesse bei komatösen Patienten, da ihr Ausfall zum einen auf eine schwerwiegende Hirnschädigung hinweist, und sie zum anderen meist Schutzreflexe sind, bei deren Ausfall die Patienten hochgradig gefährdet sind (z. B. Ausfall Hustenreflex → Gefahr der Aspiration von Magensaft in die Luftwege mit nachfolgender Aspirationspneumonie). Folgende Reflexe kann man untersuchen:

- **Kornealreflex:** Betupfen der Hornhaut mit einem Watteträger sollte zum Schluss des Auges führen.
- **Würgereflex:** Auslösen mit Holzspatel an der Rachenhinterwand.
- **Hustenreflex:** Einführung eines Absaugkatheters in den Bronchialbaum.
- **Okulozephaler Reflex:** Eine passive horizontale Kopfdrehung mit offen gehaltenen Augen führt zu einer gegenläufigen Bewegung der Bulbi um die Fixation zu erhalten. Beim wachen Patienten wird dieser Reflex unterdrückt, beim leicht bewusstlosen Patienten erfolgt die Augenbewegung („Reflex positiv"), beim schwer komatösen Patienten ist der okulozephale Reflex wieder aufgehoben (sog. Puppenkopfphänomen).

Ein Ausfall sämtlicher Hirnstammreflexe ist unter anderem auch eines der Kriterien, anhand dessen die Diagnose des Hirntodes gestellt werden kann.

Check-up

✓ **Rekapitulieren Sie die verschiedenen Hirnstammreflexe und ihre Funktion.**

15.5 Die Basalganglien

Lerncoach
Die Basalganglien mit ihren Verschaltungen und ihrer Pathophysiologie sind häufige Prüfungsthemen. Die Vielfalt der Verschaltungen und Verbindungen erscheint auf den ersten Blick unübersichtlich. Hier hilft es, die einzelnen Schaltungen Schritt für Schritt durchzugehen und daraus ein Gesamtbild herzuleiten.

15.5.1 Überblick und Funktion

Bei den Basalganglien handelt es sich um Kerngebiete, die subkortikal in der Tiefe des Gehirns liegen. Im Einzelnen handelt es sich um das **Striatum (Ncl. caudatus** und **Putamen)**, den **Globus pallidus** mit seinen beiden Teilen (pars interna und pars externa), die **Substantia nigra** (pars compacta und pars reticulata) sowie den **Ncl. subthalamicus**. Die Basalganglien sind an der Erstellung von Bewegungsprogrammen beteiligt, insbesondere für langsame, gleichmäßige Bewegungen. Gerade komplexe Aktionen wie z. B. das Essen mit Messer und Gabel werden in Hinblick auf die Bewegungsmaße und Geschwindigkeit durch die Basalganglien koordiniert und kontrolliert.

15.5.2 Die Verschaltung der Basalganglien mit dem Kortex

Die Basalganglien sind in sog. Rückkopplungsschleifen mit dem Kortex verschaltet, d. h. Signale aus dem Kortex erreichen die Basalganglien, werden dort verarbeitet und wieder zum Kortex zurückgesendet.

15

Die *Eingangsstruktur*, über die die Signale die Basalganglien erreichen, ist das **Striatum** (Putamen und Ncl. caudatus). Die *Ausgangsstrukturen* sind der **Globus pallidus pars interna** sowie die **Substantia nigra pars reticulata**. Über die Zwischenstation Thalamus (Ncl. ventralis anterior und Ncl. ventralis lateralis) erreichen die modifizierten Signale über thalamokortikale Projektionen den Kortex.

Je nach Funktion unterscheidet man verschiedene Funktionsschleifen. Die **skeletto-motorische Schleife** projiziert in den supplementär-motorischen und prämotorischen Kortex. Über sie werden die oben beschriebenen Bewegungen kontrolliert.

Die **okulo-motorische Schleife** ist an der Kontrolle der Augenbewegungen beteiligt. Die Schleife projiziert zurück zu den frontalen und supplementär-motorischen Augenfeldern (Area 7 und 8 nach Brodmann).

Über die **limbische** und die **präfrontale Schleife** sind die Basalganglien auch an höheren Hirnfunktionen der Emotion und Kognition beteiligt. Diese Schleifen sind noch weitgehend unerforscht.

15.5.3 Die Transmitter und der Schaltkreis innerhalb der Basalganglien

Im Bereich der Basalganglien spielen die Transmitter Glutamat, Dopamin und GABA die Hauptrolle. Die GABA-ergen Neurone des Striatums benutzen dabei noch **Cotransmitter**, die die Signalübertragung modifizieren. Dabei handelt es sich um die Neuropeptide **Substanz P** und **Enkephalin**. Auch Acetylcholin ist als Transmitter im Bereich der Basalganglien tätig, spielt aber eine untergeordnete Rolle.

Glutamat als exzitatorischer Transmitter wird von den Pyramidenzellen des Motorkortex verwendet, die zum Striatum hin projizieren, sowie von den Neuronen des Ncl. subthalamicus, die zu den beiden Ausgangskernen hinlaufen.

Bei den Verschaltungen innerhalb der Basalganglien überwiegt der inhibitorische Transmitter **GABA.** Zusätzlich wirkt noch **Dopamin** als Modulator zwischen bewegungshemmenden und bewegungsfördernden Impulsen des Striatums. Dopamin stammt aus den Neuronen der Substantia nigra pars compacta. Eine Degeneration dieser Neurone mit folgendem Dopamin-Mangel im Striatum führt zu einem starken Übergewicht der bewegungshemmenden Impulse und löst so die Parkinson-Krankheit aus.

Man unterscheidet bei den Basalganglien einen *direkten, motorikfördernden* und einen *indirekten, motorikhemmenden* Weg (**Abb. 15.9**).

Beim **direkten Weg** hemmen GABA-erge Neurone des Striatums mit Substanz P als Cotransmitter direkt die beiden Ausgangskerne (Globus pallidus pars interna, Substantia nigra pars reticulata). Da beide sonst hemmend auf den Thalamus (Ncl. ventralis lateralis) einwirken, wird dieser enthemmt (Hemmung der Hemmung = **Disinhibition**). Der ventrolaterale Thalamus wiederum wirkt exzitatorisch (über Glutamat) auf den motorischen Kortex ein und fördert so Bewegungen.

Im Gegensatz dazu wirkt der **indirekte Weg** motorikhemmend. GABA-erge Neurone des Striatums, die Enkephalin als Cotransmitter benutzen, hemmen den Globus pallidus pars externa, der normalerweise GABA-erg den Ncl. subthalamicus hemmt. Durch diese Disinhibition wird der Ncl. subthalamicus angeregt, über Glutamat als Transmitter die beiden Ausgangskerne zu erregen. So wird der ventrolaterale Thalamus und damit der Motorkortex verstärkt gehemmt.

Die Bedeutung von **Dopamin** liegt in dem Gleichgewicht zwischen beiden Wegen. Dopamin wirkt über D_1-Rezeptoren exzitatorisch auf die striatalen Neurone des direkten Wegs, aktiviert hier das Adenylatzyklase-System und fördert die Bildung von cAMP. Über D_2-Rezeptoren wirkt es inhibitorisch auf die Neurone des indirekten Wegs. So kommt dem Dopamin insgesamt eine motorikfördernde Wirkung zu.

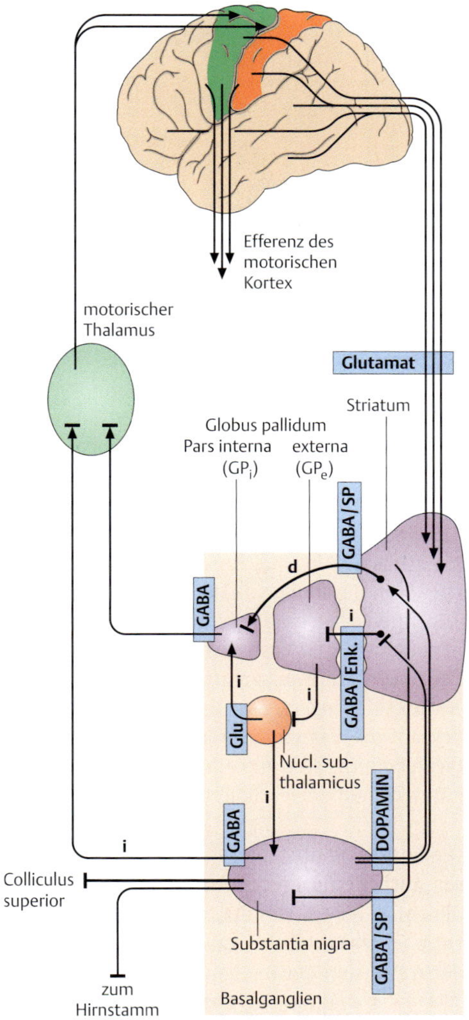

Abb. 15.9 Direkter (d) und indirekter (i) Weg der Verschaltung innerhalb der Basalganglien (SP = Substanz P; Enk = Enkephalin).

15.5.4 Erkrankungen bei Schädigung der Basalganglien

Morbus Parkinson

Der Morbus Parkinson ist durch einen Untergang der dopaminergen Neurone der Substantia nigra pars compacta gekennzeichnet. In der Folge kommt es zu einem Dopamin-Mangel im Striatum, was ein Überwiegen des indirekten, motorikhemmenden Wegs zur Folge hat. Klinisch fällt eine typische Trias aus **Rigor, Tremor** und **Akinesie** auf.

Unter Rigor versteht man eine Steifheit der Muskulatur, die wohl auf verstärkte tonische Anspannungen des Muskels bei Dehnung zurückzuführen ist. Untersucht man den Widerstand, den die Muskulatur einer passiven Bewegung entgegensetzt, so findet man erst einen sog. wächsernen Widerstand, der typischerweise nach einer kurzen Bewegungsstrecke ruckartig abnimmt **(Zahnradphänomen)**.

Der Tremor des Parkinson-Kranken ist ein **feinschlägiger Ruhetremor**, der besonders stark im Bereich der Hände auftritt **(Pillendrehertremor)**.

Das Überwiegen des motorikhemmenden Weges zeigt sich besonders in der **Akinesie**, einer allgemeinen Bewegungsarmut. Charakteristisch ist eine Start-Hemmung, also das erschwerte Beginnen einer Bewegung sowie das „freezing", das plötzliche Innehalten mitten in einer Bewegung.

Die Akinesie betrifft auch die Gesichtsmuskulatur: Das Gesicht wirkt ausdruckslos und starr. Das Gangbild ist charakterisiert durch eine gebeugte Körperhaltung, kleine Schritte und ein fehlendes Mitschwingen der Arme beim Gehen.

Eine mögliche Behandlungsstrategie ist die Gabe von **L-Dopa**, einer Dopamin-Vorstufe, die von den noch vorhandenen dopaminergen Neuronen aufgenommen und zu Dopamin decarboxyliert wird. So wird das Dopamin-Angebot im Striatum erhöht. Dopamin selbst ist als Medikament ungeeignet, da es nicht die Blut-Hirn-Schranke zu überwinden vermag.

Chorea Huntington

Die Chorea Huntington ist im Gegensatz zum Morbus Parkinson eine hyperkinetische Bewegungsstörung. Durch einen Verlust GABA- bzw. enkephalinhaltiger Neurone im Striatum wird der Globus pallidus pars externa enthemmt und dadurch der Ncl. subthalamicus gehemmt. Die Krankheit äußert sich durch plötzlich einschießende unkoordinierte Bewegungen, die auch in geplante Bewegungen einfallen und diese so sehr erschweren. Begleitet wird die Chorea Huntington durch psychische Veränderungen mit verstärkter Reizbarkeit und Demenz. Die Krankheit wird autosomal-dominant vererbt und tritt meist erst im mittleren Erwachsenenalter auf.

15

Klinischer Bezug

Andere hyperkinetische Störungen: Degenerationen im Bereich von Striatum und Pallidum führen zur **Athetose**. Athetosen sind langsame, wurmförmige Bewegungen, die zu bizarren Stellungen der Extremitäten führen (**Abb. 15.10**).

Schnelle, schleudernde Bewegungen treten bei Läsionen des Ncl. subthalamicus auf. Das entstehende Krankheitsbild, das fast nur einseitig auftritt, wird als **Hemiballismus** bezeichnet. Die Hyperkinesien, die meist Becken und Schultergürtel betreffen, können so stark werden, dass die Patienten das Gleichgewicht verlieren.

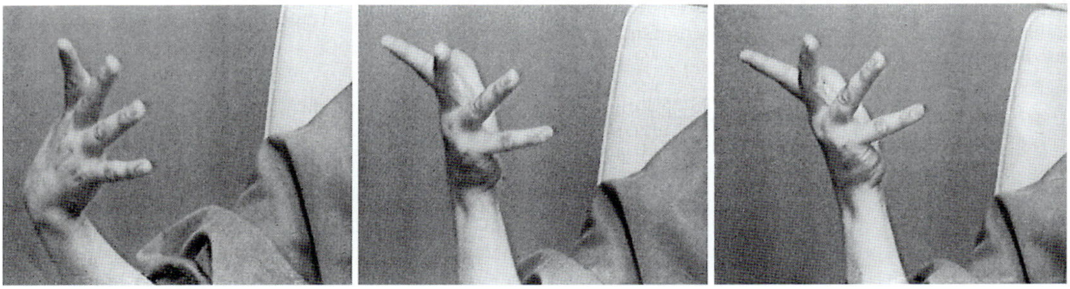

Abb. 15.10 Athetose (Bildsequenz). (aus Masuhr, Neumann, Duale Reihe Neurologie; Thieme 2007)

Check-up

- ✓ **Wiederholen Sie die Basalganglien und ihre Verschaltungen mit dem Kortex.**
- ✓ **In den meisten Prüfungen zu diesem Gebiet liegt der Schwerpunkt auf der Pathophysiologie und der zugrunde liegenden Transmitter-Imbalanzen. Vollziehen Sie die Veränderungen bei Morbus Parkinson bzw. Chorea Huntington nach.**

15.6 Das Kleinhirn

Lerncoach

- **Das Kleinhirn besteht aus drei verschiedenen Teilen, denen man unterschiedliche motorische Funktionen zuordnen kann. Jeder Teil besitzt spezifische Kerne und Verbindungen. Merken Sie sich die Einzelheiten; nutzen Sie dazu Tab. 15.3.**
- **Die „Wege der Motorik" im Kleinhirn wirken auf den ersten Blick verwirrend. Machen Sie sich zunächst den zellulären Aufbau der Kleinhirnrinde klar und erarbeiten Sie sich dann die einzelnen Verbindungen zwischen den Zellen. Diese Details werden gerne geprüft.**

15

15.6.1 Überblick und Funktion

Das Kleinhirn spielt eine große Rolle bei der Bewegungsprogrammierung sowie bei der Stützmotorik und beim Gleichgewicht. Im Laufe der Evolution haben sich immer neue Teile entwickelt, die verschiedene Aufgaben erfüllen. So kann man heute verschiedene Anteile des Kleinhirns unterscheiden. Die afferenten Signale laufen in der Kleinhirnrinde ein, werden dort verarbeitet und verlassen das Kleinhirn wieder über die Zwischenstation der Kleinhirnkerne, die in der Tiefe des Cerebellums liegen. Eine Übersicht über die Dreiteilung und die afferenten und efferenten Bahnen des Kleinhirns zeigt **Abb. 15.11**.

15.6.2 Die funktionelle Dreiteilung des Kleinhirns

Nach dem phylogenetischen Alter kann man drei Kleinhirnteile unterscheiden.

Das Archicerebellum

Das **Archicerebellum** stellt den ältesten Anteil dar. Da es hauptsächlich Gleichgewichtsaufgaben erfüllt, wird es auch als **Vestibulocerebellum** bezeichnet. Zu ihm gehören die Rindenareale des **Lobus flocculonodularis**. *Afferenzen* erhält es von den Makula- und Cupulaorganen, den Vestibulariskernen und dem visuellen System (Corpus geniculatum laterale, visueller Kortex). Die *efferenten* Fasern projizieren direkt zurück auf die Vestibulariskerne. Die Ausgänge des Archicerebellums sind die einzigen, die nicht in den Kleinhirnkernen umgeschaltet werden.

Das Paläocerebellum

Dieser auch **Spinocerebellum** genannte Anteil des Kleinhirns ist an der Stützmotorik und der Koordination von Stütz- und Zielmotorik beteiligt. Zugehörige Rindenareale sind der mediale Anteil des Kleinhirns, der **Vermis**, sowie die angrenzende **Zona intermedia** der Kleinhirnhemisphären.

Die einlaufenden *Afferenzen* stammen zum einen aus direkten spinocerebellären Trakten, die propriozeptive Informationen aus dem Bewegungsapparat (Muskelrezeptoren, Hautrezeptoren) an das Spinocerebellum übertragen. Zum anderen existieren viele indirekte Verbindungen zwischen Rückenmark und Kleinhirn, unter denen die Fasern vom unteren Olivenkern eine besondere Rolle spielen: Die untere Olive ist der einzige Ursprung der sog. Kletterfasern (s. u.). Außerdem erhält das Spinocerebellum Kollateralen der Pyramidenbahnfasern (sog. **Efferenzkopie**), die Informationen über die geplante Bewegung vermitteln.

Die *Efferenzen* des **Vermis** innervieren über den **Ncl. fastigii** die retikulospinalen und vestibulospinalen Trakte. Über diese Verbindungen wird die Stamm- und proximale Extremitätenmuskulatur gesteuert und so die Körperhaltung an die Erfordernisse der Zielmotorik angepasst und umgekehrt.

Tab. 15.3

Übersicht über Funktion und Verbindungen der Kleinhirnanteile

	Funktion	Eingänge	Ausgänge
Lobus flocculonodularis	Gleichgewicht, vestibulo-okulärer Reflex	vestibuläres System, visuelles System	direkt zu den Vestibulariskernen
Vermis	Kontrolle der Stützmotorik, v. a. proximale Muskelgruppen	Somatosensorik (spinozerebelläre und olivozerebelläre Trakte)	Ncl. fastigii → medulläre u. pontine Formatio reticularis → reticulospinale Trakte bzw. Ncl. vestibularis lateralis (Deiters) → vestibulospinale Trakte
Zona intermedia	Kurskorrektur langsamer Zielmotorik, Kontrolle der distalen Muskelgruppen	Somatosensorik (spinozerebelläre und olivozerebelläre Trakte), Efferenzkopie der Pyramidenbahn	Ncl. interpositus → Ncl. ruber → rubrospinale Trakte bzw. Thalamus → Motorkortex
Hemisphären	Programmierung schneller Zielmotorik	motorischer Assoziationskortex über Brückenkerne	Ncl. dentatus → prim. Motorkortex (Area 4) + supplementärmotorischer Kortex (Area 6)

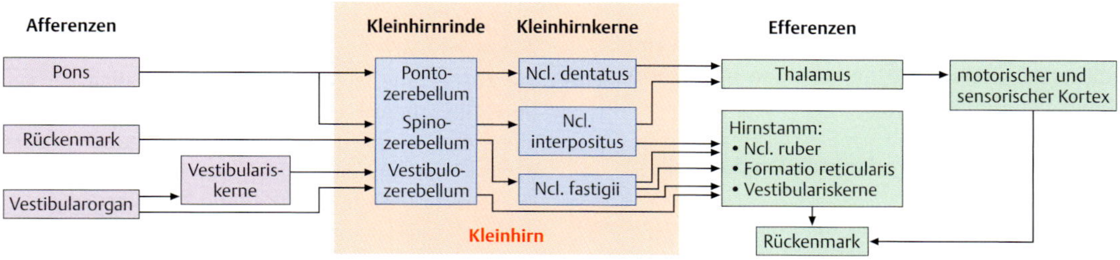

Abb. 15.11 Funktionelle Gliederung des Kleinhirns. Afferenzen und Efferenzen.

Die *Efferenzen* der **Zona intermedia** ziehen zunächst zum **Ncl. interpositus** und von dort zum Ncl. ruber und über den Thalamus zum Motorkortex. Die intermediäre Zone beeinflusst so hauptsächlich die distale Extremitätenmuskulatur. Da die Zona intermedia zum einen über Informationen aus der Körperperipherie und zum andern über die Efferenzkopie des Motorkortex verfügt, kann es beide miteinander vergleichen und bei Abweichungen vom geplanten Bewegungsprogramm Korrekturen vornehmen.

Das Neocerebellum

Der jüngste Anteil des Kleinhirns wird aufgrund seiner engen Verschaltung mit der Großhirnrinde auch als **Cerebrocerebellum** bezeichnet. Zu ihm gehören die **lateralen Hemisphären**, also der Großteil des Kleinhirns. Die Aufgaben des Neocerebellums liegen in der Ausarbeitung von Bewegungsprogrammen schneller (sog. ballistischer) Bewegungen. Dabei handelt es sich um Bewegungen, bei denen eine spätere Kurskorrektur aufgrund der hohen Bewegungsgeschwindigkeit nicht mehr möglich ist (z. B. beim Sport). Entsprechend erhält das Cerebrocerebellum auch keine Informationen aus dem sensiblen System. Die einzigen *Afferenzen* sind die Bewegungsentwürfe des **motorischen Assoziationskortex**, die das Kleinhirn über die **Brückenkerne** erreichen. Die *Efferenzen* verlassen das Kleinhirn über den **Ncl. dentatus** und ziehen von dort weiter über den **ventrolateralen Thalamus** zum **primären Motorkortex** (Area 4). Diesem wird das fertige Bewegungsprogramm zur direkten Ausführung übergeben. Daneben ziehen auch Efferenzen zum **Ncl. ruber**, über die die Stützmotorik an die geplanten Bewegungen angepasst wird. Weitere Efferenzen ziehen zum supplementär-motorischen Kortex (Area 6).

Tab. 15.3 zeigt einen Überblick über Funktion und Verbindungen der Kleinhirnanteile.

15

15.6.3 Der Aufbau und die Verschaltung der Kleinhirnrinde

Die Dreischichtung der Rinde

Im Gegensatz zum sechsschichtigen Aufbau der Großhirnrinde ist die Kleinhirnrinde nur in drei Teile gegliedert, in die äußere **Molekularschicht**, die mittlere **Purkinje-Zellschicht** und die innere **Körnerschicht** (**Tab. 15.4**). Jede Schicht enthält charakteristische Zellen. **Korbzellen** und **Sternzellen** dominieren die Molekularschicht, **Purkinje-Zellen** liegen in der nach ihnen benannten Schicht, die Körnerschicht enthält **Körner-** und **Golgi-Zellen**.

Die zentrale Zellart der Kleinhirnrinde sind die Purkinje-Zellen. Diese großen Zellen besitzen baumartig verzweigte Dendriten, die sich in der Molekularschicht verzweigen. Ihre Axone, die die **einzigen Efferenzen der Kleinhirnrinde** darstellen, ziehen zu den Kleinhirnkernen. Dort wirken sie über GABA inhibierend.

Bei den anderen Zellen handelt es sich sämtlich um Interneurone, die mit Ausnahme der Körnerzellen

Tab. 15.4

Aufbau und Verschaltung der Kleinhirnrinde

Zellschicht von außen nach innen	in der Zellschicht enthaltene Zellen	Funktion der Zellen
Molekularschicht	Korbzellen und Sternzellen	Interneurone mit inhibitorischer Wirkung über GABA
Purkinje-Zellschicht	Purkinje-Zellen	Efferenz zu den Kleinhirnkernen; dort inhibierende Wirkung über GABA
Körnerschicht	Körnerzellen	Interneurone mit exzitatorischer Wirkung
	Golgi-Zellen	Interneurone mit inhibitorischer Wirkung über GABA?

alle inhibitorisch wirken (mit GABA als Transmitter). **Körnerzellen** sind also die **einzigen exzitatorischen Zellen** der Kleinhirnrinde!

Die Aktivierung der Purkinje-Zellen durch die Eingangssysteme

Das größte Kontingent der Kleinhirnafferenzen sind die **Moosfasern**, die ihren Ursprung in den pontinen, retikulären und spinalen Kerngruppen haben. Diese Kerngruppen werden von weiten Bereichen des ZNS innerviert, z. B. die pontinen Kerne durch den Motorkortex. Die Moosfasern ziehen zu den **Körnerzellen** der Körnerschicht und aktivieren diese. Die Axone der Körnerzellen ziehen in die Molekularschicht und breiten sich dort als **Parallelfasern** aus. Diese bilden exzitatorische Synapsen mit den Dendriten der Purkinje-Zellen, die durch die Moosfasern zu hochfrequenten, tonischen Entladungen (50 – 100 Hz) angeregt werden. Bei Bewegungen wird diese Frequenz moduliert. Über die Parallelfasern erregen die Körnerzellen auch die Golgi-, Korb- und Sternzellen.

Das zweite Eingangssystem stellen die **Kletterfasern** da, die ausschließlich vom **Ncl. olivaris inferior** (untere Olive) stammen. Die untere Olive erhält ihre Impulse wiederum aus spinalen, retikulären und zerebralen Gebieten. Die Kletterfasern ziehen bis in die Molekularschicht und winden sich dort um die Dendriten der Purkinje-Zellen, an denen sie eine Vielzahl von Synapsen bilden. Während eine Kletterfaser divergiert und 7–10 Purkinje-Zellen erreicht, wird jede Purkinje-Zelle nur von einer einzigen Kletterfaser innerviert. Durch die große Zahl der Synapsen löst ein Impuls der Kletterfaser ein sehr starkes EPSP an der Purkinje-Zelle aus, die sich dadurch in einer kurzen, hochfrequenten Salve entladen.

Die Erregung der Purkinje-Zellen durch Moos- oder Kletterfasern führt also zu einer verstärken **Inhibition der Kleinhirnkerne**.

15

Lerntipp

Moosfasern enden im „Unterholz" der Körnerschicht, Kletterfasern klettern an den Purkinje-Zellen in die Molekularschicht empor.

Die Hemmung der Purkinje-Zellen durch Interneurone

Stern- und **Korbzellen** werden wie oben beschrieben durch die Parallelfasern der Körnerzellen erregt. Sie bilden inhibitorische Synapsen an den Axonen der Purkinje-Zellen. Über diese Verbindungen werden vor allem die Purkinje-Zellen inhibiert, die nicht durch diese Parallelfaser innerviert werden. So entsteht ein **räumliches Muster** von aktivierten und inhibierten Purkinje-Zellen.

Die **Golgi-Zellen** werden ebenfalls durch die Parallelfasern aktiviert. Die Golgi-Zellen hemmen wiederum die Körnerzelle, die zu der aktiven Parallelfaser gehört. Über diese Feedback-Hemmung wird der aktivierende Einfluss der Körnerzelle beendet, so dass diese immer nur kurz aktiv sein kann. So entsteht ein **zeitliches Muster** der Purkinje-Zell-Erregung.

Die direkte oder indirekte (Golgi-Zellen) Hemmung der Purkinje-Zellen führt zu einer **Disinhibition der Kleinhirnkerne**.

MERKE

Die Kleinhirnrinde ist ein riesiges Hemmsystem! Mit Ausnahme der Körnerzellen wirken alle anderen Zellarten über GABA inhibitorisch: Golgi-Zellen hemmen Körnerzellen, Stern- und Korbzellen Purkinje-Zellen und die Purkinje-Zellen hemmen die Kleinhirnkerne (**Abb. 15.12**).

15.6.4 Kleinhirnschädigung

Eine Schädigung des Kleinhirns führt zu einer **gestörten Bewegungskoordination**, wobei die genaue Symptomatik vom Ort der Schädigung des Cerebellums abhängt (**Tab. 15.5**).

Unter **Ataxie** versteht man schwankende Bewegungen, die auf einer Unsicherheit der Stützmotorik beruhen. Ein ataktischer Gang zeigt sich z. B. durch breitbeiniges Laufen, um eine möglichst große Standfläche zu erreichen, die das Gleichgewichthalten vereinfacht. Die Gangataxie ist das charakteristische Symptom für eine alkoholische Schädigung des Kleinhirns, bei der vor allem die Purkinje-Zellen der medialen Kleinhirnanteile zerstört werden. Alkoholmissbrauch ist die häufigste Ursache für Kleinhirnschäden.

Ein **pathologischer Nystagmus** bezeichnet unwillkürliche, rhythmische Augenbewegungen in horizontaler oder vertikaler Richtung. Der Bulbus schlägt dabei in eine Richtung schnell aus um danach langsam in Ausgangsposition zurückzukehren. Die Rich-

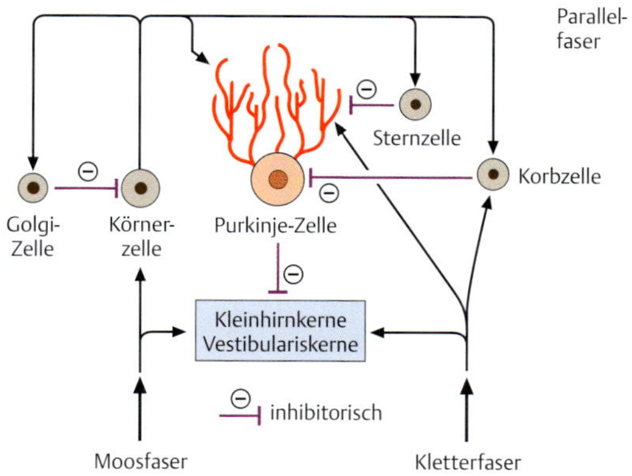

Abb. 15.12 Die Verschaltung der Kleinhirnrinde.

Tab. 15.5

Symptome der Kleinhirnschädigung bezogen auf den Ort der Läsion

Kleinhirnanteil	Symptomatik
Vestibulocerebellum	Nystagmus, posturale Störungen: Rumpf- und Gangataxie
Spinocerebellum	Stand- und Gangataxie, Asynergie, Dysarthrie
Cerebrocerebellum	Asynergie: Dysdiadochokinese, Dysmetrie, Intentionstremor?

tung des Nystagmus wird dabei nach der schnellen Phase benannt.

Unter dem Begriff der **Asynergie** fasst man Störungen der Muskelkoordination zusammen. Dabei können zu kurze oder zu weite Bewegungen auftreten (**Dysmetrie**). Eine andere asynergische Störung ist die **Dysdiadochokinese**, die Unfähigkeit Bewegungsrichtungen schnell hintereinander zu wechseln (z. B. schnelle Drehbewegungen der Hände wie beim Einschrauben einer Glühbirne). Da die Asynergie auch die Sprechmuskulatur betrifft, ist der Sprachfluss stockend und erschwert (sog. **skandierende Sprache**).

Des Weiteren ist ein **Intentionstremor** typisch für eine Schädigung der Kleinhirnhemisphären: Bei Beginn einer Bewegung tritt ein Tremor der Extremität auf, der mit Annäherung an das Ziel an Stärke zunimmt (im Gegensatz zum Tremor bei Morbus Parkinson, der ein reiner Ruhetremor ist und bei Bewegung verschwinden kann). Gezielte Bewegungen können so kaum noch ausgeführt werden.

Klassisch wird die Kleinhirnschädigung durch die **Charcot-Symptomentrias** aus **Nystagmus, Intentionstremor** und **skandierender Sprache** beschrieben.

Viele der oben erwähnten Störungen kann das Großhirn mit Hilfe visueller Eindrücke kompensieren. Gerade das Gleichgewicht kann durch optische Orientierung im Raum besser gehalten werden.

Klinischer Bezug

Unterscheidung zwischen spinaler und zerebellärer Ataxie: Eine Gangunsicherheit kann mehrere Ursachen haben. Zu unterscheiden ist vor allem eine spinale (sensible) von einer zerebellären Ataxie. Bei einer spinalen Ataxie ist die sensible Erregungsleitung ins ZNS gestört. Der Patient läuft unsicher, da er nicht spürt, ob seine Füße den Boden berühren oder nicht bzw. da er Bodenunebenheiten nicht bemerkt. Die zerebellär-ataktische Ataxie hingegen beruht auf einer zentralen Regulationsstörung der Motorik. Klinisch lassen sich die beiden Formen der Ataxie durch zwei Merkmale unterscheiden: Zum einen ist die zerebelläre Ataxie in Ruhe und Bewegung gleich ausgeprägt, d. h. die Patienten haben schon im Stand Probleme, das Gleichgewicht zu halten.

Bei einer spinalen Ataxie ist die Fallneigung bei Bewegung stärker ausgeprägt, da im Stand die sensible Steuerung der Motorik weniger wichtig ist. Zum anderen ist es Patienten mit einer spinalen Ataxie noch möglich, die fehlenden Signale der Tiefensensibilität durch optische Eindrücke teilweise zu kompensieren. Sie schauen sich regelrecht auf die Füße, um zu sehen, wo sie hintreten, und die Bewegung optisch zu steuern. Bei geschlossenen Augen verstärkt sich folglich die Symptomatik. Patienten mit einer zerebellären Störung haben die Möglichkeit der optischen Kompensation hingegen nicht.

Check-up

- ✓ **Vergegenwärtigen Sie sich nochmals die funktionelle Gliederung des Kleinhirns und den zellulären Aufbau der Kleinhirnrinde.**
- ✓ **Rekapitulieren Sie, welche Zellarten inhibitorisch, welche exzitatorisch wirken und wie sie miteinander verschaltet sind.**
- ✓ **Wiederholen Sie einige Symptome, die auf Kleinhirnschädigungen hinweisen (z. B. Nystagmus, Rumpf- und Gangataxie, Intentionstremor). Beachten Sie dabei, auf welchen Läsionsort sie hinweisen.**

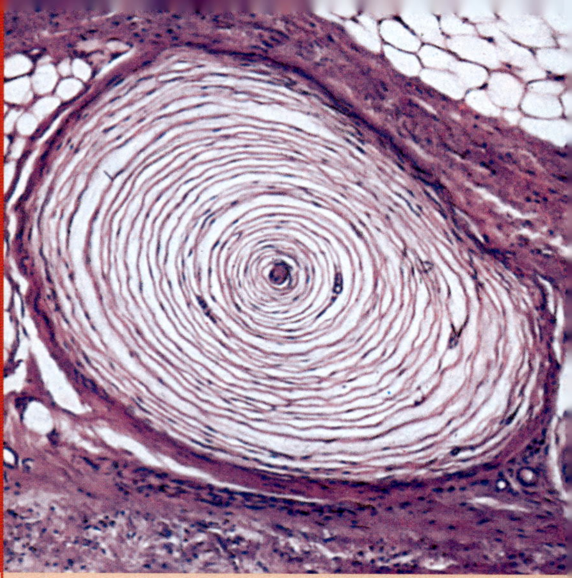

Kapitel 16

Somatoviszerale Sensorik

Folgenreicher Weihnachtseinkauf

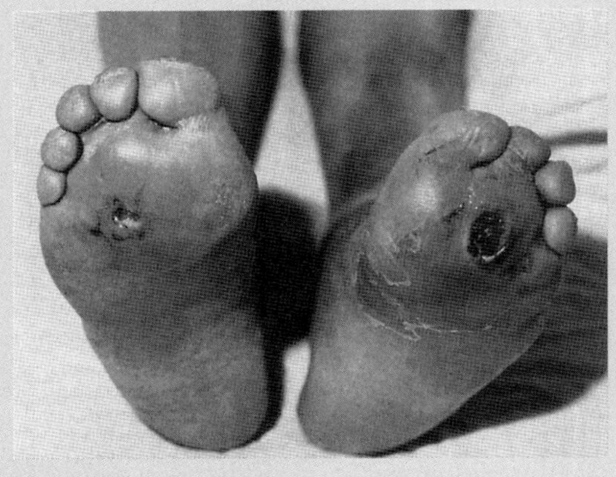

Wadenhypertrophie und Atrophie der oberen Extremitäten bei einem 10-jährigen Jungen mit Muskeldystrophie vom Typ Duchenne. (aus Sitzmann, Duale Reihe Pädiatrie, Thieme 2007)

Gerlinde K. hat ein Geschwür am Fuß. Als Folgeerkrankung ihres Diabetes mellitus leidet Gerlinde K. an einer diabetischen Polyneuropathie. Die peripheren Nerven sind geschädigt. Die Sensibilität, über die Sie im Kapitel „Somatoviszerale Sensibilität" mehr erfahren, ist in Gerlindes Füßen eingeschränkt: Tastsinn, Temperatursinn und Schmerzempfindung sind vermindert. So ist es zu den offenen Stellen an ihrem Fuß gekommen.

Amputationsgefahr!

Acht Enkel hat Gerlinde K., und für alle muss sie ein schönes Weihnachtsgeschenk finden. Doch so anstrengend die Weihnachtseinkäufe auch sind – der 78-jährigen Rentnerin macht es Spaß, in den Läden zu stöbern und für jeden etwas Passendes zu suchen. Anschließend gönnt sie sich ein paar Leckereien auf dem Weihnachtsmarkt. Diabetes hin oder her – ein bisschen Süßes braucht der Mensch. Als sie nach Hause kommt, ist sie durchgefroren und nimmt ein warmes Bad. In der Wanne fallen ihr die roten Flecken an ihrem linken Vorfuß zum ersten Mal auf. Kein Wunder, bei dem vielen Laufen.

Anfang Januar ist die Rötung größer geworden und drei Wochen später bemerkt Gerlinde K. zwei offene Stellen an den Zehen des linken Fußes. Zum Glück schmerzen die Wunden nicht, so dass sie keine Veranlassung sieht, ihre Hausärztin aufzusuchen. Erst kurz vor Ostern, als der gesamte linke Fuß rot und geschwollen ist, macht Gerlinde K. einen Termin aus. Ihre Hausärztin, Dr. Schober, erschrickt über den Zustand von Gerlindes Fuß. Als sie darüber hinaus noch einen deutlich erhöhten Blutzuckerspiegel von 270 mg/dl misst, weist sie Frau K. sofort ins Krankenhaus ein. Dort soll der entgleiste Diabetes wieder eingestellt werden. Für den Fuß macht sich Dr. Schober wenig Hoffnung: Die Chirurgen werden ihn wohl amputieren müssen.

Insulin statt Tabletten, Antibiotika statt Amputation

Im Krankenhaus wird die Therapie des Diabetes von Tabletten auf Insulin umgestellt. Gerlinde K. muss sich künftig mehrmals täglich Insulin spritzen. Schon zwei Tage später ist der Blutzuckerspiegel wieder im Normbereich. Der Fuß bereitet den Ärzten mehr Kopfzerbrechen. Gerlinde K. leidet an einer diabetischen Polyneuropathie: Das Schmerz- und Temperaturempfinden an ihren Füßen ist herabgesetzt. Weil die kleinen Verletzungen an den druckbelasteten Stellen des Fußes ihr nicht wehgetan haben, hat Gerlinde K. sie nicht behandelt. So konnte es zu Ulzerationen, großen offenen Stellen am Fuß kommen. Inzwischen ist der Fuß auch infiziert. Da aber im Röntgenbild keine Knochenschäden zu sehen sind, lässt sich eine Amputation möglicherweise vermeiden. Gerlinde K. muss strenge Bettruhe halten und erhält Antibiotika. Nach wenigen Tagen geht die Rötung zurück – der Fuß ist gerettet. Einige Wochen später ist auch das Ulkus abgeheilt. Dabei hat Gerlinde K. Glück: Die Zuckerkrankheit hat ihre Gefäße noch nicht so stark geschädigt. Wären die Durchblutungsstörungen aufgrund ihrer diabetischen Angiopathie (diabetische Gefäßschäden) größer gewesen, hätte es wesentlich länger gedauert, bis das Ulkus verheilt wäre.

Mit zwei Füßen

Gerlinde K. verlässt das Krankenhaus mit zwei Füßen. Sie spritzt nun täglich zweimal Insulin und achtet gut auf ihre Füße. Um Überlastungen zu vermeiden, bittet sie ihre Enkel, ihr bei größeren Einkäufen zu helfen. Auch ihre Ernährung hat sie umgestellt: Sie hält strenge Diät und verzichtet auf kleine Naschereien zwischendurch. Und an den Geburtstagen ihrer Enkel isst sie eben Diabetiker-Torte; Hauptsache sie kann ihre lieben Kleinen um sich haben.

16 Somatoviszerale Sensorik

16.1 Überblick

Lerncoach
Der Schwerpunkt dieses Kapitels ist aufgrund der klinischen Bedeutung das Kapitel über den Schmerz. Insbesondere die verschiedenen Schmerzqualitäten, die Schmerzkontrolle und die zentrale Verarbeitung werden in Prüfungen gerne und häufig abgefragt.

Unter somatoviszeraler Sensibilität versteht man alle Empfindungen, die durch Reizung der Sinnessensoren des Körpers mit Ausnahme der Sinnesorgane Auge, Ohr, Nase und Zunge ausgelöst werden. Folgende Modalitäten werden unterschieden:

- **Exterozeption:** Sinneseindrücke, die durch Sensoren in Haut und Schleimhäuten vermittelt werden. Dabei handelt es sich um Eindrücke, die von außen kommen (daher der Name). Die Exterozeption lässt sich weiter in **Tastsinn** und **Temperatursinn** unterteilen.
- **Propriozeption:** Signale, die vom eigenen Körper, speziell dem Bewegungsapparat, vermittelt werden. Diese auch Tiefensensibilität genannte Modalität umfasst **Stellungssinn, Bewegungssinn** und **Kraftsinn.**
- **Enterozeption:** Unter diesem Begriff werden Sinneseindrücke aus den inneren Organen zusammengefasst und deshalb auch als viszerale Sensibilität bezeichnet.
- **Nozizeption:** Eine Sonderstellung nimmt die Schmerzempfindung ein. Die Rezeptoren sind nicht nur in der Haut, sondern auch in vielen anderen Organen vorhanden.

Eine andere Einteilung nach dem englischen Neurologen Head unterscheidet die **epikritische** und **protopathische Sensibilität**. Zur epikritischen Sensibilität zählen Tast-, Bewegungs- und Stellungssinn, zur protopathischen Sensibilität Nozizeption und Temperatursinn. Die epikritische Sensibilität vermittelt auch Informationen über den genauen Ort des Reizes, wohingegen Reize der protopathischen Sensibilität nur schwer lokalisiert werden können. Diese Unterteilung lässt sich auch neuroanatomisch nachvollziehen: Die epikritische Sensibilität verläuft über das lemniskale System (Hinterstrang → Lemniscus medialis, s. S. 289), die protopathische über den Vorderseitenstrang (s. S. 290).

16.2 Der Tastsinn

Lerncoach
In diesem Kapitel bestehen enge Verbindungen zur Anatomie und Histologie, dies können Sie ggf. zum fächerübergreifenden Lernen nutzen.

16.2.1 Überblick und Funktion

Zum Tastsinn rechnet man die drei Sinnesqualitäten **Druck, Berührung** und **Vibration**, die alle durch spezielle Sensoren vermittelt werden. Diese sog. **Mechanorezeptoren** unterscheiden sich nicht nur anatomisch, sondern auch durch eine unterschiedliche Rezeptorcharakteristik (Proportional- oder Differenzialfühler) aufgrund ihres Adaptationsverhaltens. Der Tastsinn ist wichtig für die Form-, Gestalt- und Raumwahrnehmung (Stereognosie). Die Sensoren sind hauptsächlich in der Handinnenfläche (v. a. Fingerspitzen), auf der Zunge und in der Mundhöhle lokalisiert (**Abb. 16.1**).

16.2.2 Die Mechanosensoren

Die Intensitätsdetektoren (Drucksensoren)

Die Druckfühler der Haut reagieren auf die Verformung der Haut durch den auf ihr lastenden Druck (**Abb. 16.2**). Die von ihnen ausgehende Impulsrate ist *proportional* zur Reizstärke **(Proportionalfühler)**. Da die Drucksensoren langsam an langanhaltende Reize adaptieren, werden sie als **SA-Sensoren** (SA = slowly adapting) bezeichnet.

Man unterscheidet zwei Gruppen von Drucksensoren in der Haut:

- Die **Merkel-Zellen** sind die Drucksensoren der unbehaarten Haut. In behaarten Arealen sind sie dagegen zu Scheiben zusammengelagert **(Merkel-Tastscheiben)**. Sie liegen an der Grenze zwischen Corium und Epidermis und registrieren senkrecht auf die Haut ausgeübten, anhaltenden Druck. Auf-

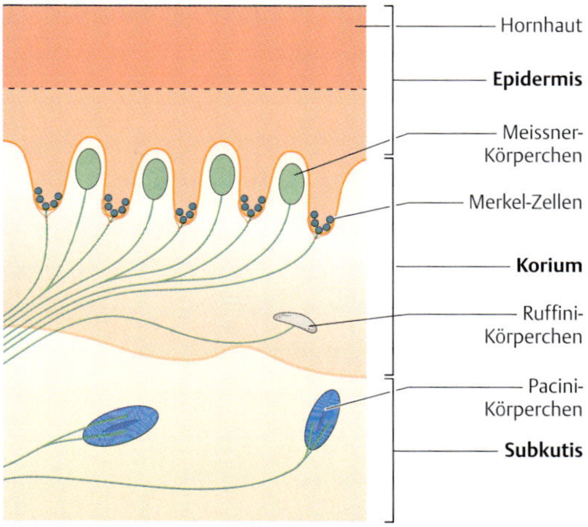

Abb. 16.1 Lage und Morphologie der wichtigsten kutanen Mechanosensoren.

16

grund ihrer Adaptationscharakteristik werden sie auch als **SA-I-Sensoren** der Haut bezeichnet. Ihre Aktionspotenzialfrequenz ist neben der Druckstärke auch von der Geschwindigkeit der Druckänderung abhängig. Merkel-Zellen sind daher eine Mischung aus Proportional- und Differenzialsensor (s. u.).

- **Ruffini-Körperchen** reagieren vor allem auf die Dehnung des Gewebes bzw. auf die dabei auftretenden Scherkräfte. Sie befinden sich in den tieferen Schichten des Coriums, aber auch im submukösen Bindegewebe von Schleimhäuten und in Gelenkkapseln. Deshalb spielen sie wohl auch eine Rolle bei der Proprio- und Enterozeption (s. u.). Ruffini-Körperchen sind die **SA-II-Afferenzen** der Haut, d. h. die Reizantwort des SA-II-Sensors ist proportional der Druckintensität. Aufgrund der Größe der rezeptiven Felder (s. S. 227) ist ihr räumliches Auflösungsvermögen geringer als das der SA-I-Afferenzen.

Die Geschwindigkeitsdetektoren (Berührungssensoren)

Im Gegensatz zu den Drucksensoren registrieren die Berührungssensoren nicht die Stärke eines Reizes, sondern die Geschwindigkeit, mit der sich der Reiz ändert **(Differenzialfühler)** (**Abb. 16.2**). Reiz ist auch hier eine druckbedingte Hautdeformation bzw. die hierdurch auftretenden Scherkräfte. Die Geschwindigkeit, mit der die Deformation eintritt, wird in Entladungsfrequenzen kodiert. Auf einen Reiz mit gleichbleibender Intensität reagiert ein Berührungssensor zu Reizbeginn mit Entladungen; bleibt der Reiz dann gleich, adaptiert der Rezeptor rasch (nach 50–500 ms). Es handelt sich um einen sog. **RA-Sensor** (RA = rapidly adapting).

Die **Meissner-Körperchen** in den Papillen des Coriums sind die Berührungssensoren in der unbehaarten Haut. Sie sind die **RA-Afferenzen** und durch relativ kleine rezeptive Felder charakterisiert. Entsprechend gut ist die Diskriminationsfähigkeit für eng beieinander liegende Reize.

In der behaarten Haut entsprechen die **Haarfollikelsensoren** den Meissner-Körperchen. Sie sprechen nicht auf die Verformungsgeschwindigkeit der Haut, sondern auf die Auslenkungsgeschwindigkeit der Haarschäfte an.

Die Beschleunigungsdetektoren (Vibrationssensoren)

Die **Pacini-Körperchen** im subkutanen Bindegewebe reagieren auf die **Beschleunigung**, mit der sich eine Hautverformung entwickelt, und stellen so das anatomische Substrat für das **Vibrationsempfinden** dar (**Abb. 16.2**). Vibrationen bestehen aus ständig wechselnden Beschleunigungen. Das Empfindungsoptimum für die Pacini-Körperchen liegt im Bereich von 100–400 Hz. Sie besitzen die niedrigste Reizschwelle aller Mechanorezeptoren der Haut. Neben dem subkutanen Fettgewebe kommen sie auch in Gelenken, Knochen, Faszien, in Blutgefäßen und im Bauchraum vor.

Aufgebaut sind die Körperchen aus einigen Lamellen, die zwiebelschalenartig eine sensible Nervenendigung umhüllen. In der Membran dieser Nervenendigung befinden sich unspezifische Ionenkanäle, die durch Verformung geöffnet werden. So entsteht ein Sensorpotenzial, das am Beginn der Markscheide in Aktionspotenziale umgewandelt wird. Pacini-Körperchen sind also ebenfalls primäre Sinneszellen (s. S. 227). Würde man die umgebenden Lamellen entfernen, bliebe die Faser weiterhin mechanosensibel.

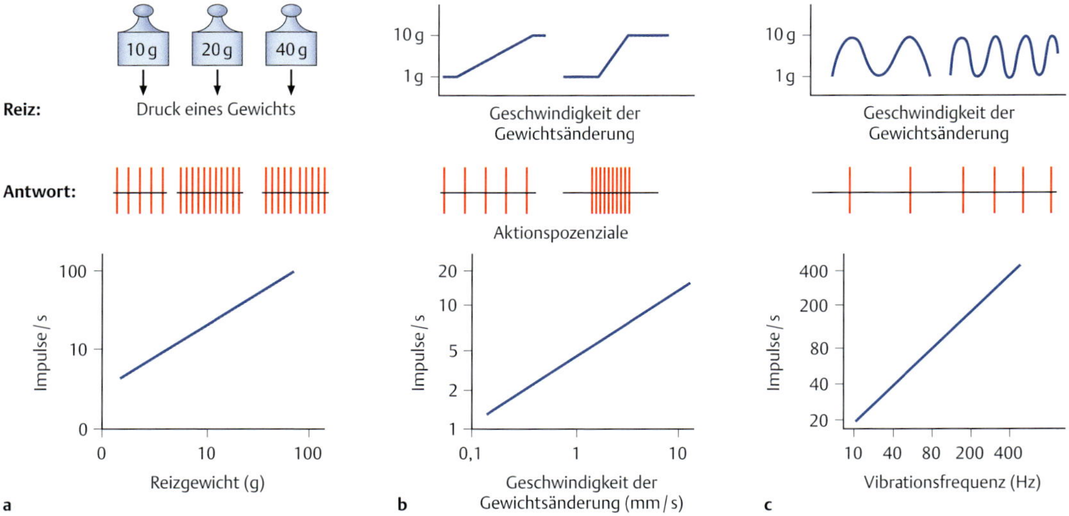

Abb. 16.2 Reaktion der Hautsensoren. a auf Druck, **b** auf Berührung, **c** auf Vibration. (aus Silbernagl, Despopoulos, Taschenatlas Physiologie, Thieme 2012)

Die Vibrationssensoren **adaptieren sehr schnell (PC-Sensoren)**, besitzen aber ein geringes räumliches Auflösungsvermögen, da sie über recht große rezeptive Felder verfügen.

MERKE

Die Vibrationssensoren adaptieren sehr schnell und haben die niedrigste Reizschwelle aller Mechanosensoren.

Klinischer Bezug

Die Polyneuropathien: Bei verschiedenen Erkrankungen (v. a. metabolischen Erkrankungen) werden die peripheren Nerven geschädigt. Da meist mehrere unzusammenhängende Nerven betroffen sind, spricht man von Polyneuropathien. Es können autonome, motorische und sensible Nerven betroffen sein. Ein **Frühsymptom** ist der **Ausfall des Vibrationsempfindens**, das durch Aufsetzen einer Stimmgabel getestet werden kann. Diese wird angestoßen und über verschiedenen Gelenken aufgesetzt. Der Patient gibt mit geschlossenen Augen an, ob und wie lange er ein Vibrieren spürt.
Weitere Symptome der Polyneuropathie sind Schmerzen, Missempfindungen wie Kribbeln, Brennen oder unangenehme Temperaturempfindungen, aber auch die verminderte Wahrnehmung von Berührung und Schmerz. Typischerweise beginnen die Beschwerden distal. Häufige Ursachen für Polyneuropathien sind der Diabetes mellitus oder ein Alkoholmissbrauch.
Medikamentös bedingte Neuropathien: Auch bestimmte Medikamente können eine Neuropathie auslösen. Ein Beispiel hierfür ist Isoniazid, ein Medikament für die Tuberkulosebehandlung. Bei der Anwendung von Isoniazid können Nebenwirkungen im Bereich des zentralen und des peripheren Nervensystems auftreten. Hierbei kann es sich z. B. um Schwindel, Kopfschmerzen, Benommenheit und Empfindungsstörungen an Händen und Füßen handeln. Diese Nebenwirkungen entstehen durch einen von Isoniazid verursachten Mangel an Pyridoxin (Vit. B_6). Um diese Nebenwirkungen zu verhindern, wird Vit. B_6 zusätzlich verabreicht.

16.2.3 Die funktionelle Organisation

Aus unserer täglichen Erfahrung wissen wir, dass unsere Haut nicht überall gleich empfindlich auf Berührungen reagiert. Nicht zuletzt spricht man von „Feingefühl" in den Fingern, denn dort kann man viel feinere Unterschiede wahrnehmen als z. B. auf dem Rücken. Grund dafür ist die **ungleichmäßige Verteilung** der Mechanorezeptoren.

Bei Untersuchungen mit besonders feinen Reizen stellt man außerdem fest, dass die Haut überhaupt nur an bestimmten Stellen druckempfindlich ist, den sog. **Tastpunkten**. Dazwischen liegen Hautareale, die keine Mechanorezeptoren besitzen. Je dichter die Tastpunkte aneinander liegen, desto besser ist das **räumliche Auflösungsvermögen** der Haut. Ein Maß hierfür ist die **räumliche Unterschiedsschwelle** (Raumschwelle, Zweipunktdiskrimination), d. h. die Entfernung, die zwei Reize voneinander haben müssen, um als getrennt wahrgenommen werden zu können (**simultane Raumschwelle** bezogen auf zwei gleichzeitig eintretende Reize). In der Praxis kann diese Schwelle mit einem Stechzirkel oder (einfacher) mit einer auseinander gebogenen Büroklammer bestimmt werden. Man verkleinert die Abstände der beiden Enden, setzt diese auf die Haut des Probanden auf und beobachtet, ab wann er die beiden Enden nur noch als einen einzigen Reiz empfindet. Je kleiner die Raumschwelle, desto größer ist das räumliche Auflösungsvermögen der Haut. Am besten ist das Auflösungsvermögen im Bereich der Zungenspitze (Zweipunktschwelle 1 mm) und der Fingerkuppen (Zweipunktschwelle 2 mm), also in den Körperbereichen mit dem besten Tastvermögen. Zum Vergleich: Am Handrücken beträgt die Zweipunktschwelle ca. 31 mm, am Rücken 54 mm.

Daneben gibt es noch die **sukzessive Raumschwelle** bei der die Reize nacheinander gesetzt werden. Der Wert für die sukzessive Raumschwelle ist in der Regel kleiner als die simultane Raumschwelle. Auch das ist eine Erfahrung aus dem täglichen Leben: Will man sich einen Überblick über feine Oberflächenstrukturen verschaffen, betastet man sie und legt nicht einfach nur ruhig die Finger darauf, um eine Erregung aller vier Arten von Hautsensoren zu erreichen.

16.2.4 Die zentrale Weiterleitung

Die Signale der Mechanorezeptoren erreichen über die Hinterwurzel das Rückenmark. Dort verlaufen sie ohne Umschaltung in den **Hintersträngen** zentralwärts (s. S. 289).

16

Check-up

- ✓ **Wiederholen Sie nochmals die verschiedenen Mechanorezeptoren der Haut und ihre Charakteristika.**
- ✓ **Die Bestimmung der räumlichen Unterschiedsschwelle können Sie mit einer zweiten Person üben, z. B. mit einer auseinander gebogenen Büroklammer (der Proband darf natürlich nicht sehen, wo Sie testen).**

16.3 Der Temperatursinn

Lerncoach
Der Schwerpunkt liegt hier auf dem Verhalten der Impulsfrequenzen von Warm- und Kaltsensoren bei Temperaturänderungen.

16.3.1 Überblick und Funktion

Als Temperatursinn bezeichnet man die durch Thermosensoren vermittelte Fähigkeit der Haut zur Wärme- und Kälteempfindung. Die Thermorezeption wird dabei durch Kalt- und Warmsensoren vermittelt.

16.3.2 Die Thermosensoren

Ähnlich den Tastpunkten gibt es auf der Haut auch Wärme- und Kältepunkte, an denen entsprechende Temperaturreize wahrgenommen werden. Allerdings sind diese Punkte weniger dicht verteilt: Auf 20 Tastpunkte kommen nur ca. 3 Kälte- und 1–2 Wärmepunkte. Deren Dichte ist im Gesichtsbereich am höchsten. Die Empfindungen „Wärme" und „Kälte" werden von verschiedenen Sensoren vermittelt: den **Kalt- und Warmsensoren**. Histologisch handelt es sich bei diesen Sensoren um **freie Nervenendigungen** (wie für die Nozizeption, s. u.). Die Nervenfasern sind marklos (Klasse IV = C), nur ein Teil der Kaltfasern gehört der markarmen Klasse III(Aδ) an. Die Endigungen der Kaltsensoren befinden sich unmittelbar unter der Epidermis, die der Warmsensoren etwas tiefer im Corium. Eine besonders hohe Sensordichte findet man im Mundbereich.

Die Rezeptoren vermitteln kein absolutes Temperaturempfinden, wie z. B. die Gradangabe eines Thermometers, sondern registrieren Veränderungen der Hauttemperatur sowie die Geschwindigkeit dieser Veränderung. Es handelt sich also um **Proportional-Differenzial-Sensoren**.

16

Insgesamt wird auch nur ein kleiner Temperaturbereich registriert: **Kaltsensoren** bilden Aktionspotenziale in einem Temperaturbereich von 15 bis 35 °C, **Warmsensoren** im Bereich von 30–43 °C. Bei einer als angenehm empfundenen Normaltemperatur der Haut (Indifferenztemperatur: 31–35 °C) besitzen beide Sensortypen eine gewisse Ruheaktivität. Die Impulsrate der Kaltsensoren steigt zunächst mit fallender Hauttemperatur, um ab ca. 20 °C wieder abzufallen. Spiegelbildlich verhalten sich die Warmsensoren, deren maximale Impulsfrequenz bei etwa 40 °C liegt (**Abb. 16.3**). Zusätzlich wird die Geschwindigkeit der Temperaturänderung mitkodiert, indem sich zu Beginn eines Temperaturreizes eine überschießende bzw. abnehmende Impulsfrequenz ausbildet, die sich dann auf einen statischen Wert entsprechend der neuen Temperatur angleicht (zunächst Differenzial- danach Proportionalverhalten).

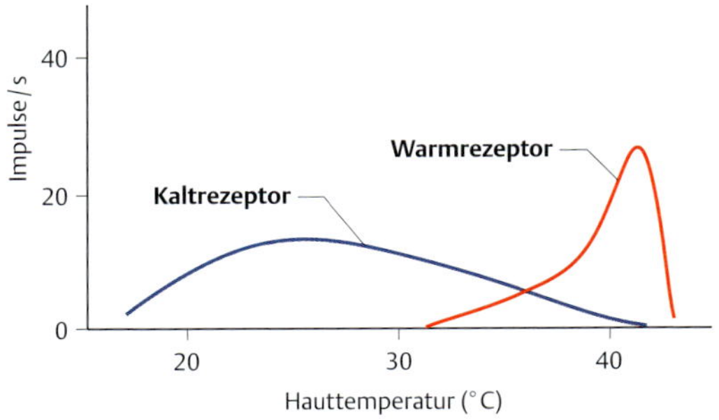

Abb. 16.3 Verhalten der Thermosensoren bei Temperaturänderungen.

MERKE
Eine Aktivitätssteigerung der Kaltsensoren vermittelt die Empfindung Abkühlung, eine Aktivitätszunahme der Warmsensoren die Empfindung Erwärmung.

16.3.3 Das Temperaturempfinden

Im Bereich der Indifferenztemperatur (31–35 °C) kommt es zu keiner Temperaturwahrnehmung, da das Empfinden „alles normal" zentral unterdrückt wird. Auch bei langsamen Temperaturänderungen innerhalb des Indifferenzbereiches findet keine Temperaturempfindung statt.

Erst beim Abfall der Hauttemperatur unter 30 °C wird Kälte empfunden, bei unter 15 °C werden zusätzlich noch die Schmerzfasern mit erregt (Kälteschmerz). Eine Wärmeempfindung stellt sich ab ca. 36 °C ein und geht bei etwa 45 °C über in den Hitzeschmerz.

Darüber hinaus gibt es noch die sog. **paradoxe Kälteempfindung**: Die Ursache dafür ist vermutlich, dass oberhalb von 45 °C die Kältesensoren wieder damit beginnen Aktionspotenziale auszusenden. Wenn man z. B. die Hand kurz unter zu heißes Wasser hält, kommt es einem so vor, als wäre das Wasser sehr kalt.

Ein gutes Beispiel für die Temperaturvermittlung der Thermosensoren ist der folgende einfache Versuch: Hält man die linke Hand in warmes, die rechte Hand in kaltes Wasser, so adaptieren die Thermosensoren langsam und man erhält ein indifferentes Temperaturgefühl. Taucht man danach beide Hände in lauwarmes Wasser, so empfindet die linke Hand Kälte und die rechte Hand Wärme, da hauptsächlich der Temperaturunterschied der vorherigen Temperatur wahrgenommen wird.

Klinischer Bezug

Syringomyelie: Eine Höhlenbildung des Rückenmarks bezeichnet man als Syringomyelie. Die langen Bahnen werden sekundär durch eine gestörte Liquorzirkulation geschädigt. Durch Verdrängung des Nervengewebes kann es zu unterschiedlichen Ausfallserscheinungen kommen. Erstes Symptom sind Schmerzen im Schultergürtel. Bei Schädigung der Rückenmarksbahnen treten außerdem Störungen des Schmerz- und Temperaturempfindens sowie der Tiefensensibilität auf. Die Ursachen einer Syringomyelie können entzündlich oder traumatisch sein; aber auch Tumoren können von einer Höhlenbildung des Rückenmarks begleitet werden.

16.3.4 Die zentrale Weiterleitung

Der Temperatursinn zählt zur **protopathischen Sensibilität**, die über das **Vorderseitenstrangsystem** zentralwärts geleitet wird (s. S. 290). Ein Teil der Bahnen erreicht die Formatio reticularis und die intralaminären Thalamuskerne, ein anderer Teil der Fasern den Gyrus postcentralis (somatosensibler Kortex). Auf diesem Weg entsteht die bewusste Temperaturempfindung.

Check-up

✓ **Machen Sie sich noch einmal das unterschiedliche Verhalten der Warm- und Kaltrezeptoren auf thermische Reize klar.**

16.4 Die Tiefensensibilität

Die Tiefensensibilität oder Propriozeption liefert uns Informationen über Position und Bewegungen des Körpers (Ausnahme: der Vestibularapparat gilt als eigenständiges System). Man unterscheidet drei Sinnesqualitäten:

- **Stellungssinn**: liefert Informationen über die Stellung der Extremitäten, genauer über die Stellung der Gelenke. Im Kniegelenk werden beispielsweise Stellungsunterschiede von 2–3° erfasst. Die Rezeptoren des Stellungssinns adaptieren praktisch nicht.
- **Bewegungssinn**: registriert die Geschwindigkeit und Richtung einer (aktiven oder passiven) Stellungsänderung, nicht die statische Gelenkposition. Dabei können an proximalen Gelenken kleinere Winkeländerungen als an distalen Gelenken wahrgenommen werden.
- **Kraftsinn**: liefert Informationen über die eingesetzte Kraft, um so die Kraftentfaltung der Muskulatur an die Erfordernisse anzupassen.

Die Informationen der Tiefensensibilität sind vor allem für die Bewegungskoordination (z. B. im Kleinhirn) von Bedeutung und laufen unbewusst ab. Zu den Sensoren der Propriozeption zählen u. a. **Muskelspindeln, Golgi-Sehnenorgane, Gelenksensoren** und – in geringerem Ausmaß – die **Mechanosensoren** der Haut (v. a. Pacini- und Ruffini-Körperchen).

Die zentrale Weiterleitung der Tiefensensibilität erfolgt über das **Hinterstrangsystem** des Rückenmarks (s. S. 289).

16.5 Die viszerale Sensibilität

Die viszerale Sensibilität dient der Aufrechterhaltung der Homöostase. Das ZNS erhält so Informationen über den Funktionszustand einer Reihe von Körpersystemen wie Atmung, Kreislauf und Flüssigkeitsaufnahme. Der Großteil dieser Informationen bleibt unbewusst und dringt nur bei bestimmten Bedürfnissen, wie z. B. Hunger, in unser Bewusstsein, um unser Verhalten entsprechend zu beeinflussen. Die einzelnen Sensoren sind in den entsprechenden Kapiteln näher beschrieben, so dass hier nur eine tabellarische Zusammenfassung aufgeführt wird (**Tab. 16.1**).

Darüber hinaus existieren noch eine Vielzahl von Mechanorezeptoren in den Organen, die meist über den N. vagus innerviert werden, z. B. Dehnungsrezeptoren in Darm und Lunge (Hering-Breuer-Reflex, s. S. 117). Ein Teil der viszerosensiblen Informationen aus dem Magen-Darm-Trakt erreicht nie das ZNS, sondern wird direkt im enterischen Nervensystem verarbeitet (z. B. zur Steuerung der Peristaltik).

Tab. 16.1

Übersicht über viszerale Sensoren

Sensoren und Lokalisation	afferente Leitung	adäquater Reiz	Reaktion
Chemosensoren (Glomera aortica, Glomera carotica)	N. vagus bzw. N. glossopharyngeus	pH-Wert ↓ PCO_2 ↑ PO_2 ↓	Stimulation des Atemzentrums (vgl. S. 117)
Osmosensoren (Hypothalamus)	–	Blutosmolarität ↑	ADH-Ausschüttung ↑ (vgl. S. 180)
Pressosensoren (Arterienwände von Aortenbogen und Karotissinus)	N. vagus bzw. N. glossopharyngeus	Blutdruck ↓	Adrenalin-Ausschüttung ↑ (vgl. S. 84)
Dehnungssensoren im re. Herzvorhof	N. vagus	stärkere Vorhofdehnung durch zunehmendes Blutvolumen	ANP-Freisetzung ↑ (vgl. S. 85) ADH-Freisetzung ↓ (vgl. S. 85)?

16.6 Die Nozizeption und der Schmerz

Lerncoach
Machen Sie sich beim Lernen zunächst den unterschiedlichen Aufbau der verschiedenen Schmerzrezeptoren klar. Verschaffen Sie sich danach einen Überblick über die verschiedenen Schmerzformen.

16.6.1 Überblick und Funktion

Die Schmerzempfindung ist ein lebenswichtiger Sinn, der uns vor Gefahren für den Körper warnt. Seine Bedeutung kann man z. B. daran erkennen, dass Menschen ohne funktionsfähiges Schmerzempfinden oft schwere Verletzungen oder Verbrennungen erleiden, da sie die Warnhinweise des Körpers nicht registrieren können.

Der Schmerz selbst ist keine feste Empfindung wie z. B. Druck. Die subjektive Schwere der Schmerzen korreliert nicht mit dem Ausmaß der Gewebeschädigung, sondern ist durch die zentrale Verarbeitung bedingt. Modulierend wirken dabei eine Reihe psychischer Faktoren: So empfindet ein eher ängstlicher Mensch bei einer leichten Verletzung den Schmerz oft stärker als ein ausgeglichener Mensch.

Der Begriff **Nozizeption** bezeichnet die Reizaufnahme durch Nozizeptoren, deren Weiterleitung und zentrale Verarbeitung. Der anschließend wahrgenommene **Schmerz** ist dagegen eine subjektive Empfindung.

Für die Klinik ist das Verständnis des Schmerzes besonders wichtig, da sich eine Vielzahl von Erkrankungen durch Schmerzen äußert, der Schmerz aber nicht immer an der Stelle empfunden wird, an der die Störung vorliegt.

16

16.6.2 Die Nozizeptoren

Nozizeptoren sind histologisch **freie Nervenendigungen**, die perlschnurartig aufgetrieben sind. Sie finden sich in der Haut und fast jedem anderen Gewebe mit Ausnahme der parenchymatösen Organe und des Gehirngewebes. In der Haut kommen sie in größerer Dichte als die Drucksensoren vor (ca. 7 Schmerzpunkte kommen auf einen Druckpunkt). Es handelt sich vor allem um langsam leitende C-Fasern, der Rest sind myelinisierte Aδ-Fasern (s. Tab. 12.1, S. 219). Nozizeptoren sind **multimodale Sensoren**, d. h. sie reagieren nicht nur auf eine definierte Reizart (z. B. Druck), sondern auf alle Vorgänge, die mit Gewebszerstörung einhergehen. Dabei kann es sich um mechanische Verletzungen (z. B. Schnittwunde), chemische Irritationen (z. B. Verätzung) oder auch um thermische Schädigungen (Verbrennungen, Erfrierungen) handeln.

Bei den thermischen Schmerzreizen spielt der **TRPV1-Rezeptor** (Vanilloidrezeptor Typ 1, VR 1) eine bedeutende Rolle. Er ist mit einem unselektiven Kationenkanal verbunden, der durch Hitzereiz geöffnet wird. Der z. B. in Pfeffer enthaltene Stoff Capsaicin, der einen typischen scharfen Geschmack und brennenden Schmerz verursacht, aktiviert den TRPV1-Rezeptor.

Ihre Empfindlichkeit auf Reize kann dabei durch verschiedene chemische Substanzen moduliert werden: Entzündungsmediatoren wie **Histamin, Bradykinin, Prostaglandine, Leukotriene** oder **Serotonin** sensibilisieren die Nozizeptoren, so dass auch leichte, sonst nicht schmerzhafte Reize Schmerz auslösen. So können z. B. leichte Berührungen auf sonnenverbrannter Haut bereits schmerzhaft sein.

Aktivierte oder geschädigte Nozizeptoren schütten selbst das Neuropeptid **Substanz P** aus, das über Histamin-Freisetzung aus Mastzellen entzündungsfördernd wirkt (s. S. 38). Nozizeptoren sind **Proportionalfühler**. Sie **adaptieren nicht**, auch nicht bei lang anhaltenden, gleichbleibenden Schmerzreizen.

MERKE
Nozizeptoren adaptieren nicht, die Schmerzschwelle sinkt vielmehr durch wiederholte Reizung.

16.6.3 Die Schmerzeinteilung nach dem Entstehungsort

Man unterscheidet den **somatischen Schmerz** (Oberflächenschmerz und Tiefenschmerz) vom **viszeralen Schmerz**.

Der Oberflächenschmerz

Der Oberflächenschmerz entsteht durch Reizung von Nozizeptoren in der Haut und besteht aus zwei Komponenten: Klemmt man sich z. B. den Finger in einer Tür ein, spürt man nach nur kurzer Latenz einen **frühen, hellen Schmerz**, der relativ gut zu lokalisieren ist. Nach einigen Sekunden geht dieser in einen länger anhaltenden **späten, dumpfen Schmerz** über, der stärker ausstrahlt und nicht mehr genau lokalisiert werden kann.

Der helle Schmerz hat überwiegend aktivierenden Charakter, indem er Schutz- und Fluchtreflexe auslöst (hier: Wegziehen der Hand). So wird verhindert, dass das Ausmaß der Schädigung noch größer wird. Vermittelt wird er über **markhaltige Fasern der Klasse III**.

Der dumpfe Schmerz hingegen wirkt eher inaktivierend. Der verletzte Bereich wird geschont (Schonhaltung), um die Regeneration zu fördern. Verantwortlich für den dumpfen Schmerz sind **marklose Klasse-IV-Fasern**.

Der Tiefenschmerz

Der Tiefenschmerz besitzt oftmals nur die **dumpfe Komponente** und kann in weit entlegene Körperregionen ausstrahlen. Er entsteht durch Nozizeptoren in der Tiefe des Bewegungsapparates (in Muskeln, Gelenken, Knochen, Bindegewebe). Auch Zahn- und Kopfschmerzen werden dem Tiefenschmerz zugerechnet. Kopfschmerzen bei Meningitis sind z. B. Schmerzen des Bindegewebes, insbesondere der Hirnhäute, da das Hirnparenchym keine Schmerzsensoren besitzt.

Der viszerale Schmerz

Der viszerale Schmerz ist von **dumpfem Charakter**, schlecht lokalisierbar und strahlt oft in die Umgebung aus. Die entsprechenden Nozizeptoren sind in den Kapseln der parenchymatösen Organe, den serösen Häuten und den Wänden der Blutgefäße und Hohlorgane lokalisiert. Ursachen viszeraler Schmerzen sind Entzündungen, starke Kontraktionen der glatten Muskulatur, Dehnung von Hohlorganen und Ischämien. Im Bereich der serösen Häute ist das Peritoneum parietale deutlich schmerzempfindlicher als das Peritoneum viscerale. So werden z. B. die Schmerzen bei einer Appendizitis erst dann unerträglich, wenn die Entzündung schon das Peritoneum parietale reizt.
Sowohl der Tiefen- als auch der viszerale Schmerz werden oft von autonomen und motorischen Reaktionen (Übelkeit, Blutdruckschwankungen, Schweißausbrüche, Muskelverspannungen) begleitet.

16.6.4 Die speziellen Formen des Schmerzes

Der projizierte Schmerz

Jedes afferente Signal, das unser ZNS erreicht, wird als aus dem Innervationsgebiet des Nervs kommend empfunden. Es kann also nicht unterschieden werden, ob das Signal tatsächlich im rezeptiven Feld eines Neurons entstanden ist, oder ob der Nerv in seinem Verlauf irritiert wurde.
Typisches Beispiel ist die akute Irritation des N. ulnaris, wenn man sich den Ellenbogen stößt. Der dadurch ausgelöste brennende Schmerz wird nicht etwa am Ellenbogen, sondern in den Fingern empfunden, die der N. ulnaris innerviert. Man spricht von **projiziertem Schmerz**.
Eine besondere Form des projizierten Schmerzes ist die **Neuralgie**, die durch anhaltende mechanische Schädigung oder entzündliche bzw. degenerative Vorgänge im Verlauf des Nerven oder einer Hinterwurzel entsteht. Dazu gehört auch der Schmerz beim Bandscheibenvorfall: Durch die Reizung einer Spinalwurzel durch die prolabierte Bandscheibe kommt es zu Schmerzen im der Spinalwurzel entsprechenden Dermatom (= Innervationsgebiet eines Spinalnervs auf der Haut). Bei einem Vorfall in Höhe der Wurzeln L 4/L 5 (häufigste Lokalisation) kommt es zu Schmerzen im Bereich des lateralen Ober- und Unterschenkels sowie im Fußrücken.
Neuralgischer Schmerz ist häufig durch blitzartig einschießende, stechende bis brennende Schmerzen gekennzeichnet, die oft nur einige Sekunden anhalten, aber bis zu hundertmal am Tag auftreten können. Bei der häufigsten Form, der Trigeminusneuralgie, spielt wohl die chronische mechanische Irritation des Ganglion trigeminale Gasseri durch eine Gefäßschlinge eine Rolle.

Der übertragene Schmerz

Unter **übertragenem Schmerz** versteht man Schmerzempfindungen im Bereich der Haut, die durch Schmerzreize im Bereich innerer Organe ausgelöst werden. Typische Beispiele sind der Schmerz beim Myokardinfarkt, der oft in den linken Arm ausstrahlt, und Schmerzen im Bereich der rechten Schulter bei Gallenblasenerkrankungen.
Die Hautareale, in denen der Schmerz empfunden wird, liegen dabei im Dermatom des Rückenmarksegmentes, zu dem auch die entsprechenden Fasern des viszeralen Schmerzes gehören (z. B. Th 3/Th 4 bei Herzerkrankungen). Sie werden auch als **Head-Zonen** (nach dem englischen Neurologen Head) eines Organs bezeichnet (**Abb. 16.4**).
Das physiologische Korrelat diese Phänomens ist wahrscheinlich eine Konvergenz von viszeralen und somatischen Schmerzfasern auf ein und dasselbe Neuron des Hinterhorns. So ist es dem ZNS nicht mehr möglich zu unterscheiden, ob dieses spinale Neuron nun durch Schmerzfasern der Haut oder der inneren Organe erregt wurde. Da von außen kommende Reize häufiger Schmerz auslösen als von innen kommende, interpretiert das ZNS die Schmerzen meist als peripher.
Neben den Dermatomen haben auch die **Myotome**, also die Muskeln, die zu einem bestimmten Rückenmarkssegment gehören, klinische Bedeutung: Über viszerosomatische Reflexbögen werden bei Schmerzen oft die zugehörigen Muskeln aktiviert. So kommt es bei intraabdominellen Erkrankungen zur reflektorischen **Abwehrspannung** der Bauchmuskulatur.

16.6.5 Die spinale und supraspinale Organisation von Nozizeption und Schmerz

Die zentrale Weiterleitung

Der Schmerz als Bestandteil der **protopathischen Sensibilität** wird über das **Vorderseitenstrangsystem** des Rückenmarks zentralwärts geleitet (s. S. 290). Ein Teil der Fasern zieht zur Formatio reticularis und den unspezifischen intralaminären Thalamuskernen. Dort werden dann vegetative Alarmreaktionen ausgelöst. Ein Teil der Reize wird über die Weiterleitung zum Gyrus postcentralis bewusst.

Die zentrale Modulation

Die Nozizeption ist ein sehr plastisches System, das vielen modulierenden Einflüssen unterliegt. Schon auf Sensorebene kann die Stärke des Signals durch

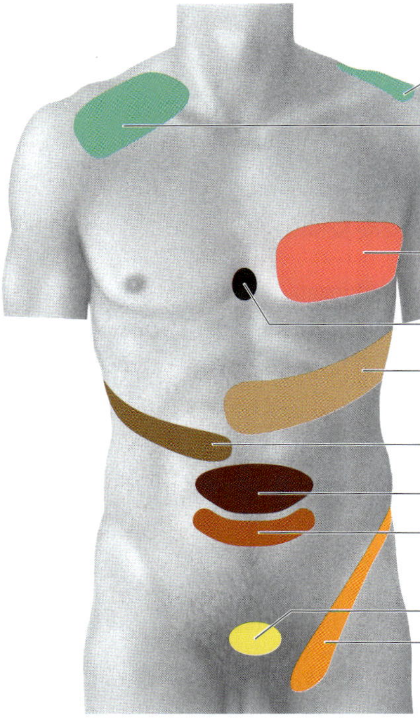

Abb. 16.4 Head-Zonen.

Entzündungsmediatoren verstärkt werden (z. B. Bradykinin, Histamin). Auf spinaler Ebene erfolgt bereits eine weitere Modulation im Hinblick auf die Schmerzstärke. Eine Gewebeverletzung führt zur Freisetzung exzitatorischer Transmitter (u. a. Aspartat, Glutamat, Substanz P) durch das aktivierte Nozizeptor-Neuron im Rückenmark. Die Transmitter aktivieren zunächst AMPA-Kanäle und NMDA-Kanäle der nozizeptiven Neurone im Hinterhorn. So kommt es zu einer Schmerzverstärkung und erhöhten Schmerzempfindlichkeit im Bereich der Gewebeverletzung.

16

Von großer klinischer Bedeutung ist die **deszendierende Schmerzhemmung**, die im Rahmen einer Feedback-Hemmung durch absteigende Bahnensysteme realisiert wird. Eine Aktivierung dieses Systems führt zu einer herabgesetzten Schmerzempfindlichkeit. In dieses System der deszendierenden Hemmung kann man sowohl medikamentös (Opiate) als auch mit psychotherapeutischen Verfahren eingreifen.

Bestandteile des absteigenden Systems sind u. a. das **zentrale Höhlengrau** rund um das Aquädukt im Mittelhirn und die **Raphe-Kerne** der Medulla oblongata. Von dort nehmen die deszendierenden Bahnen ihren Ursprung und aktivieren Interneurone über monoaminerge Synapsen (Noradrenalin, Serotonin). Die Interneurone hemmen wiederum die Umschaltung des Schmerzsignals auf das zweite Neuron der Schmerzbahn im Hinterhorn des Rückenmarks. Transmitter ist das Peptid **Enkephalin**, das zu den sog. endogenen Opiaten gehört. Enkephalin ist auch Transmitter im zentralen Höhlengrau und desensibilisiert darüber hinaus die peripheren Nozizeptoren. Schmerzmittel wie das Morphin und andere Opiate wirken an diesen Rezeptoren agonistisch und entfalten so ihre schmerzhemmende Wirkung auf allen Ebenen der Schmerzentstehung und -verarbeitung.

Enkephalin gehört zu den endogenen Opiaten (sog. Endorphine). Endorphine entstehen in der Hypophyse aus den Vorläuferproteinen Proopiomelanocortin POMC (z. B. β-Endorphin), Proenkephalin (Enkephaline) und Prodynorphin (Dynorphine).

Da zentrale Strukturen die ankommenden Signale bereits auf ihrer „Eintrittsebene“ ins ZNS beeinflussen, spricht man auch von der **Gate-Control-Theorie** des Schmerzes.

Klinischer Bezug

Herpes zoster: Durch Reaktivierung einer Varizella-Zoster-Infektion kommt es zum sog. Herpes zoster. Die Viren persistieren nach der Primärinfektion (Windpocken) in den Nervenzellkernen und können im Rahmen eines Immundefizits aktiviert werden. Symptome sind Abgeschlagenheit, Fieber und meist heftige segmentale Schmerzen und Parästhesien (z. B. Kribbeln). Nach wenigen Tagen tritt ein Ausschlag aus stecknadelkopf- bis erbsgroßen Bläschen im Bereich des betroffenen Dermatoms auf, evtl. begleitet von Lähmungserscheinungen. In etwa 10 % der Fälle muss man mit chronischen Schmerzen im betroffenen Bereich rechnen, die monate- bzw. jahrelang anhalten können (Zoster-Neuralgie).

16.6.6 Die Störungen der Nozizeption

Störungen der Nozizeption können sowohl mit einem krankhaft gesteigerten Schmerzempfinden **(Hyperalgesie)** als auch mit einer verminderten Empfindlichkeit **(Hypalgesie)** einhergehen. Als **Analgesie** bezeichnet man ein vollständig aufgehobenes Schmerzempfinden, wie es z. B. bei Schädigungen des Rückenmarks auftreten kann. Der vollständige Ausfall aller Qualitäten (auch der epikritischen Sensibilität) wird als **Anästhesie** bezeichnet. Ein aufgehobenes Schmerzempfinden bei erhaltener epikritischer Sensibilität bezeichnet man auch als **dissoziative Sensibilitätsstörung** (z. B. beim Brown-Séquard-Syndrom, s. u.).

Eine Hyp- bzw. Analgesie kann zu schweren Verletzungen führen, da keine warnenden Schmerzreize mehr wahrgenommen werden. So kommt es leicht zu schweren Verbrennungen, wenn z. B. die Hand auf der heißen Herdplatte liegen bleibt. Analgesie tritt erworben bei Nerven- oder ZNS-Verletzungen auf oder kann selten auch angeboren sein. Erwünscht ist eine Analgesie z. B. bei einer Narkose oder örtlichen Betäubung.

16.6.7 Die pharmakologische Schmerzhemmung

Bei der medikamentösen Schmerztherapie kommen Mittel zum Einsatz, die direkt am Ort der Schmerzentstehung angreifen (peripher wirksame Analgetika) und solche, die die Leitung von Schmerzsignalen im ZNS hemmen (zentral wirksame Analgetika). Zu den **peripher wirksamen Analgetika** gehören u. a. Lokalanästhetika und Cyclooxygenasehemmer. **Lokalanästhetika** blockieren durch ihre Struktur die schnellen Na^+-Kanäle. So kann an den Nozizeptoren kein Aktionspotenzial aufgebaut werden. Lokalanästhetika müssen, wie der Name schon sagt, direkt an ihren Wirkort injiziert werden. Zur Gruppe der **Cyclooxygenasehemmer** gehört z. B. die Acetylsalicylsäure. Diese Substanzen hemmen das Enzym Cyclooxygenase und verhindern so die Bildung von Prostaglandinen (s. S. 34). Prostaglandine sensibilisieren normalerweise die Nozizeptoren und lösen eine Entzündungsreaktion aus. Wird ihre Synthese blockiert, kommt es zum Rückgang des Schmerzes und der Entzündungsreaktion.

Zentral wirksame Analgetika sind die **Opiate** (z. B. Morphin). Sie wirken als Agonisten an den oben erwähnten Enkephalin-Rezeptoren im Hinterhorn des Rückenmarks und im zentralen Höhlengrau.

Check-up

- ✓ **Wiederholen Sie den Weg des Schmerzimpulses vom Nozizeptor bis ins ZNS.**
- ✓ **Machen Sie sich auch die verschiedenen Schmerzqualitäten klar sowie die morphologischen Unterschiede der Schmerzfasern.**
- ✓ **Rekapitulieren Sie, an welchen Stellen Medikamente zur Schmerzhemmung angreifen können.**

16.7 Die sensiblen Bahnsysteme des ZNS

Lerncoach

In diesem Kapitel bestehen enge Verbindungen zur Neuroanatomie, dies können Sie wieder zum fächerübergreifenden Lernen nutzen.

16.7.1 Überblick und Funktion

Alle Sensoren der somatoviszeralen Sensibilität sind **primäre Sinneszellen** (s. S. 227), deren Zellsoma in den Spinalganglien liegt (pseudounipolare Neurone). Eine Erregung des Rezeptors wird folglich ohne Umschaltung bis in die Hinterhörner des Rückenmarks weitergeleitet. Diese Nervenfasern gehören, je nach Sinnesmodalität, zu unterschiedlichen Klassen (vgl. S. 219).

Im Hinterhorn trennen sich die Wege der epikritischen und protopathischen Sensibilität. Die Fasern der Mechanosensoren der Haut und der Propriozeptoren verlaufen ohne Umschaltung in den **Hinterstrangbahnen** zentralwärts. Die Fasern der Thermosensoren und Nozizeptoren werden dagegen im Hinterhorn auf das zweite Neuron umgeschaltet und erreichen dann über den **Vorderseitenstrang** das ZNS (**Abb. 16.5**).

Daneben gibt es noch eine Reihe von Kollateralen, die auf Segmentebene des Rückenmarks an Interneuronen oder Motoneuronen enden. Letztere sind Grundlage der Muskeldehnungsreflexe (s. S. 266). Außerdem versorgen spinozerebelläre Bahnen das Kleinhirn v. a. mit Informationen aus dem propriozeptiven System.

16.7.2 Die Hinterstrangbahnen

Die Hinterstrangbahnen leiten die Signale der **epikritischen Sensibilität** weiter und umfassen vom Rezeptor bis zur Großhirnrinde drei Neurone. Das **erste Neuron** ist die pseudounipolare Nervenzelle mit Zellsoma im Spinalganglion. Nach Eintritt ihres Axons durch die Hinterwurzel in das Rückenmark zieht dieses im **ipsilateralen Hinterstrang** als Tractus spinobulbaris aufwärts. In den **Hinterstrangkernen** der Medulla oblongata (Ncl. cuneatus, Ncl. gracilis) erfolgt die Umschaltung auf das zweite Neuron. Dieses

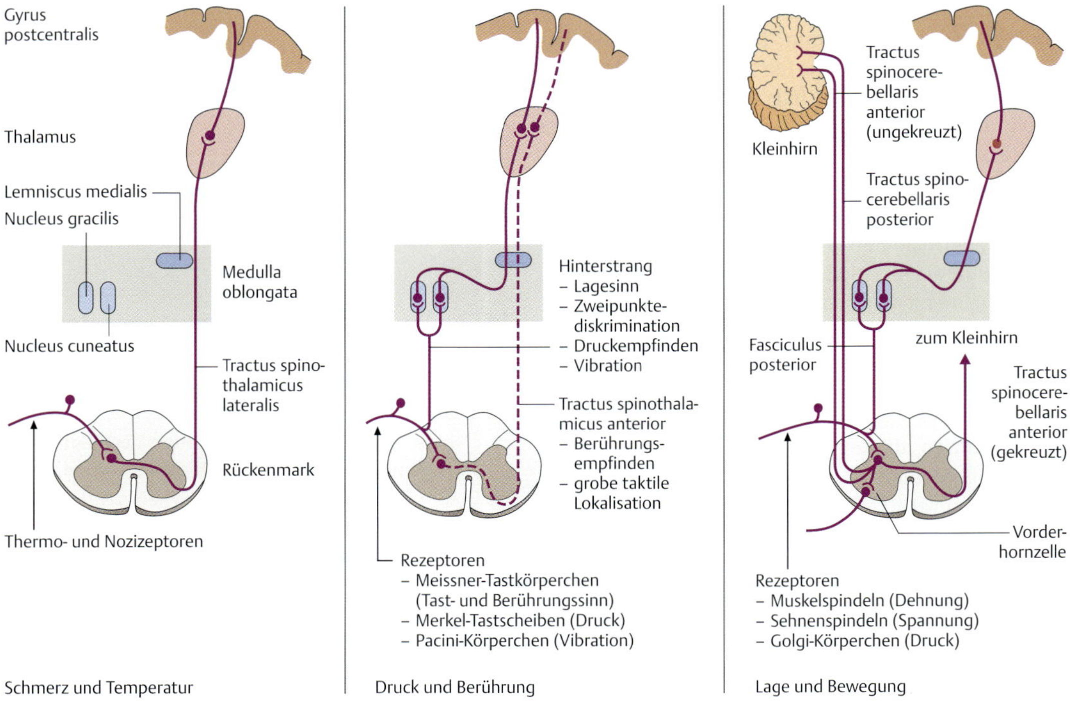

Abb. 16.5 Verlauf der Nervenbahnen im Hinterstrang- und Vorderseitenstrangsystem.

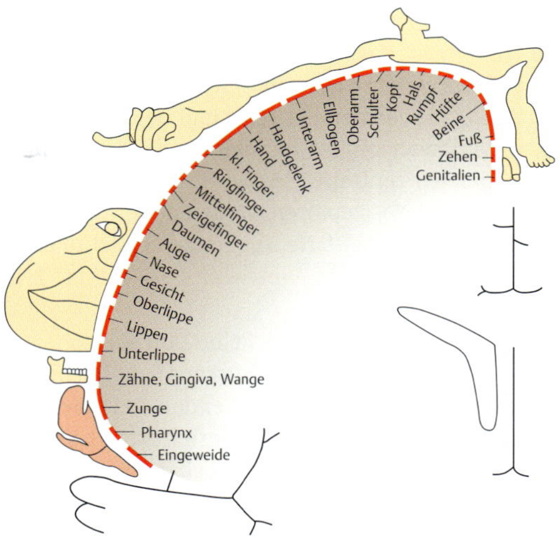

Abb. 16.6 Repräsentation der Körperregionen auf dem primär-sensorischen Kortex (sensorischer Homunculus).

16

kreuzt im **Lemniscus medialis** zur Gegenseite und erreicht den **venterobasalen Komplex des Thalamus** (Ncl. ventralis **posterolateralis**). Dort erfolgt dann die Umschaltung auf das 3. Neuron. Über die thalamokortikalen Projektionen wird der somatosensorische Kortex erreicht (**Gyrus postcentralis, Area 1-3** nach Brodmann, s. S. 335).

Die Hinterstränge besitzen eine **somatotope Gliederung**, d. h. Fasern von kaudal befinden sich innen, die von weiter kranial kommenden Fasern liegen lateral. Auch der venterobasale Thalamus und der somatosensorische Kortex sind somatotop gegliedert. Analog zum primären motorischen Kortex (s. S. 260) kann man auch hier einen sog. Homunkulus über den Gyrus postcentralis zeichnen (**Abb. 16.6**), entsprechend der Repräsentation der einzelnen Körpergebiete. Besonders gut sensibel innervierte Bereiche wie Lippen und Finger sind besonders stark repräsentiert. Einen Sonderfall stellen die sensiblen Informationen aus dem Trigeminus-Bereich dar. Die Umschaltung auf das zweite Neuron erfolgt im sensiblen Trigeminuskern. Im Thalamus wird die Information im ventroposteromedialen Anteil verarbeitet, der ebenfalls zum venterobasalen Thalamuskomplex gehört.

16.7.3 Die Vorderseitenstrangbahnen

Die Vorderseitenstrangbahnen leiten die Informationen der **protopathischen Sensibilität** zentralwärts (Temperatur, Schmerz). Sie sind phylogenetisch älter als die Hinterstrangbahnen und nicht somatotop gegliedert. Die dünnen markarmen bis marklosen Fasern stammen von den Nervenzellen der Spinalganglien (1. Neuron). Die Umschaltung auf das zweite Neuron erfolgt bereits im Hinterhorn des Rückenmarks. Noch auf **Segmentebene kreuzen** die Fasern dann **zur Gegenseite** und verlaufen als **Tractus spinothalamicus lateralis** bzw. **spinoreticularis** im **Vorderseitenstrang**.

Die Fasern des Tractus spinoreticularis enden in der Formatio reticularis und beeinflussen dort das aszendierende retikuläre Aktivierungssystem **(ARAS)**. Dieses System reguliert u. a. den Wachheitsgrad und die Bewusstseinslage. Des Weiteren bestehen von dort Verbindungen zu den unspezifischen intralaminären Thalamuskernen.

Die zum Thalamus ziehenden Fasern lassen sich wieder in zwei Gruppen unterteilen: Eine Gruppe, das sog. paläospinothalamische System, zieht zum **posterioren Thalamuskern** und erreicht von dort diffus praktisch alle Bereiche der Großhirnrinde und das limbische System, vor allem den Gyrus cinguli anterior.

Die zweite Gruppe, das neospinothalamische System, nähert sich anatomisch dem Lemniscus medialis an und erreicht mit ihm den **venterobasalen Thalamuskomplex**. Dort werden sie wie die Fasern des Hinterstrangsystems umgeschaltet und gelangen zum **Gyrus postcentralis**. So kommt es zur bewussten Schmerzempfindung.

Klinischer Bezug

Das Brown-Séquard-Syndrom: Das Brown-Séquard-Syndrom entsteht bei einer **halbseitigen Durchtrennung des Rückenmarks**. Da die Fasern der protopathischen Sensibilität bereits auf Segmentebene kreuzen und die der epikritischen Sensibilität zunächst ungekreuzt verlaufen, tritt eine **dissoziative Sensibilitätsstörung** auf: Ipsilateral zur Läsion kommt es zu einer Lähmung der Muskulatur und einem Ausfall der Empfindungen Druck, Berührung, Vibration, Tiefensensibilität (epikritische Sensibilität), kontralateral findet man einen Ausfall der Schmerz- und Temperaturempfindung (protopathische Sensibilität). In seiner Reinform kommt das Brown-Séquard-Syndrom klinisch sehr selten vor, häufiger sind Mischformen bei Tumoren im Spinalkanal oder nach einem Trauma.

16.7.4 Das kortikothalamische System

Praktisch alle Afferenzen (außer der Riechbahn), die den Kortex erreichen, müssen zunächst den **Thalamus**, das „Tor zum Bewusstsein", passieren. Der Thalamus nimmt dabei eine Vorauswahl der Informationen vor, die uns bewusst werden sollen und somit an die Großhirnrinde weitergemeldet werden. Dabei sendet der Thalamus die Informationen nicht einfach von sich aus weiter, sondern steht unter der Kontrolle absteigender kortikothalamischer Bahnen. Aufgrund der engen Verschaltungen zwischen Kortex und Thalamus spricht man auch vom kortikothalamischen System.

Der Thalamus besteht aus verschiedenen Kerngebieten, die unterschiedliche Funktionen besitzen. Dabei existieren **spezifische Kerngebiete**, die auf ein bestimmtes Rindenareal projizieren, und **unspezifische Kerne**, deren Fasern mehr oder weniger diffus zum Kortex führen.

Die spezifischen Kerngruppen sind Umschaltstation der Somatosensorik sowie der Seh- und Hörbahn: Die Fasern aus dem **venterobasalen Komplex**, bestehend aus Ncl. ventralis posterolateralis (VPL) und Ncl. ventralis posteromedialis (VPM), ziehen in den Gyrus postcentralis. Sie leiten sensible Informationen aus dem Rückenmark (VPL) bzw. dem Trigeminus-Bereich (VPM) an den primär sensorischen Kortex. Im **Corpus geniculatum laterale** schaltet die Sehbahn auf die vierten Neurone um, die dann als Sehstrahlung zum primären visuellen Kortex (Area 17) laufen. Das **Corpus geniculatum mediale** gehört zur Hörbahn. Es projiziert auf die Heschl-Windung, den primären auditorischen Kortex im oberen Temporallappen.

Über die diffusen thalamokortikalen Projektionen werden auch vegetative Funktionen reguliert, sowie der Schlaf-Wach-Rhythmus und das allgemeine Aktivitätsniveau der Hirnrinde kontrolliert (vgl. S. 341). Außerdem werden hier manche Schutzreflexe verschaltet (z. B. Atem-, Schluck-, Nies-, und Hustenreflex).

Klinischer Bezug

Agnosie: Das Nichterkennen optischer, akustischer oder taktiler Reize bei intaktem Sinnesorgan bezeichnet man als Agnosie. Bei einer taktilen Agnosie ist der Patient, trotz ungestörten Berührungsempfindens, nicht in der Lage ein Objekt mit geschlossenen Augen durch Betasten zu benennen. Er kann es aber benennen, sobald er die Augen öffnet. Bei einer optischen Agnosie ist es genau umgekehrt. Das gesehene Objekt kann erst nach Betasten benannt werden.

Check-up

✓ **Machen Sie sich noch einmal den Verlauf der Hinter- und Vorderseitenstrangsysteme klar.**

16

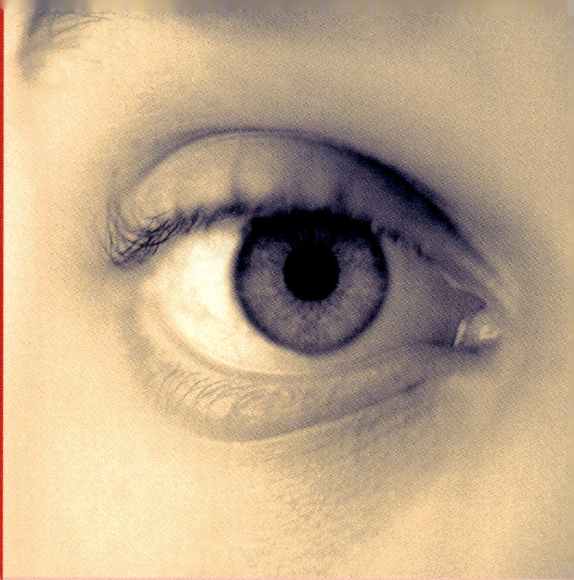

Kapitel 17

Visuelles System

Unter Druck

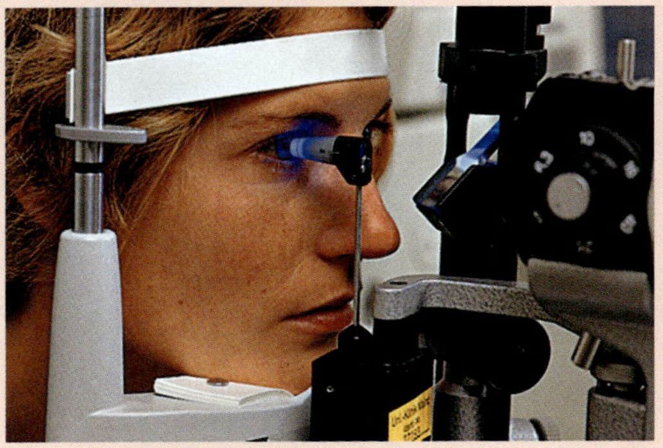

Die Applanationstonometrie ist heute die am weitesten verbreitete Methode um den Augeninnendruck zu messen. Die Hornhautoberfläche wird vor der Untersuchung mit einem Lokalanästhetikum betäubt. (aus Neurath, Lohse, Checkliste Anamnese und klinische Untersuchung, Thieme 2006)

„Grüner Star" (oder Glaukom) heißt die Erkrankung, an der Susanne O. leidet. Das Kammerwasser, das sich in der vorderen und hinteren Augenkammer befindet, kann nicht abfließen und der Augeninnendruck steigt an. Der erhöhte Augeninnendruck beeinträchtigt die Strukturen, mit denen Sinneseindrücke wahrgenommen werden: Die Retina, mit ihren Stäbchen und Zapfen, und den Nervus opticus, der die Reize zur Verarbeitung ins Gehirn weiterleitet. Im schlimmsten Fall kann es zur Erblindung kommen: Das Glaukom ist die häufigste Ursache für Erblindung in den Industrieländern! Nicht zu verwechseln ist der „grüne Star" übrigens mit dem „grauen Star" (Katarakt). Dabei handelt es sich um eine Linsentrübung.

Kopfschmerzen, Übelkeit – und ein steinharter Augapfel

Susanne O. reibt sich die Augen. Seit dem Vormittag sitzt sie am Computer, und nun ist es 23 Uhr. Sie ist todmüde, aber morgen muss sie ihre Hausarbeit über „Frauen in Shakespeares Dramen" abgeben. Die 24-jährige Anglistikstudentin hat in der letzten Woche jeden Tag bis tief in die Nacht hinein gearbeitet. Aber nun ist sie fertig. Kein Wunder, dass ihr die Augen weh tun. Vor allem das linke Auge schmerzt. Sie nimmt ein Aspirin und legt sich ins Bett.

Gegen vier Uhr früh, nach einer schlaflosen Nacht, erbricht Susanne O. Sie hat heftige Kopfschmerzen und fühlt sich elend. Um sieben Uhr klopft sie bei ihrer Mitbewohnerin und bittet sie, mit ihr in die Uniklinik zu fahren. Weil Susanne an eine Lebensmittelvergiftung glaubt, meldet sie sich in der Klinik für Innere Medizin. Dort fällt dem Dienst habenden Arzt sofort das gerötete linke Auge auf. Der Augapfel ist steinhart, die Pupille ist mittelweit und reagiert nicht auf Licht. Susanne O. muss sofort in die Augenklinik!

Blockierter Abfluss

Susanne O. hat einen akuten Glaukomanfall. Bei Mydriasis (geweiteter Pupille) kann die geraffte Iris den Kammerwinkel verlegen (daher auch: Winkelblockglaukom), über die das im Ziliarkörper gebildete Kammerwasser normalerweise abfließt. Das Kammerwasser staut sich, der Augendruck steigt. In der Augenklinik wird die Diagnose durch eine Augendruckmessung bestätigt: Während der Augendinnendruck normalerweise nicht mehr als 20 mmHg beträgt, misst der Augenarzt bei Susanne O. 80 mmHg. Ohne Therapie droht bei einem akuten Glaukom eine hochgradige Sehstörung oder sogar Erblindung. Denn durch den erhöhten Druck kann die Retina und auch der Nervus opticus unwiderruflich geschädigt werden. Der Augeninnendruck muss so schnell wie möglich gesenkt werden. Dazu erhält Susanne O. intravenös das Medikament Acetazolamid, das die Kammerwasserproduktion vermindert, sowie Pilocarpin-Augentropfen. Diese sollen die Pupille verengen (Miosis), damit der Kammerwinkel wieder freigelegt wird. Nach zwei Stunden geht es Susanne O. schon wieder besser.

Operation erforderlich

Doch mit dieser Therapie sind Susannes Probleme nicht behoben. Die Gonioskopie, eine Untersuchung des Kammerwinkels, ergibt, dass die Vorderkammer bei ihr besonders flach ist. Es kann jederzeit wieder zu einem akuten Glaukom kommen. Die Augenärzte empfehlen ihr deshalb eine Operation. Dabei wird mit einem Laser ein Loch in die Iris geschnitten (Iridektomie) und so eine Verbindung zwischen vorderer und hinterer Augenkammer hergestellt. Das gestaute Kammerwasser kann dann direkt in den Kammerwinkel gelangen. Die Ärzte wollen gleich einen Termin mit Susanne vereinbaren. Doch Susanne fällt gerade ein anderer Termin ein. Sie muss ganz schnell telefonieren. Ihre Mitbewohnerin soll die Hausarbeit so schnell wie möglich im Institut abgeben: In einer halben Stunde ist Abgabeschluss.

17 Visuelles System

17.1 Der dioptrische Apparat

Lerncoach

- **In diesem Kapitel müssen Sie viele Fakten auswendig lernen. Sie können sich das Lernen etwas erleichtern, indem Sie klinische Bezüge herstellen (s. u.).**
- **Vergegenwärtigen Sie sich beim Lernen auch die Versuche im Physiologie-Praktikum. Hierzu werden gerne Fragen gestellt.**
- **Zum Thema Nah- und Fernpunkt bzw. Akkommationsbreite werden gerne Rechenaufgaben gestellt. Rechnen Sie daher die Beispiele selbst einmal nach.**

17.1.1 Überblick und Funktion

Das Auge ist unser wichtigster Fernsinn, kein anderes Sinnesorgan liefert so viele Informationen über die äußere Umwelt ans Gehirn. Der Eindruck „Licht" entsteht, indem das Auge elektromagnetische Strahlung einer Wellenlänge von 400–750 nm in elektrische Impulse umwandelt. Die verschiedenen Photosensoren mit ihrer unterschiedlichen spektralen Empfindlichkeit ermöglichen die präzise Wahrnehmung von Form und Farbe der betrachteten Objekte.
Die beiden wichtigsten Funktionseinheiten des Auges sind der optische Apparat, der ein verkleinertes, umgekehrtes Bild auf die Netzhaut wirft, und die Retina, in der Photosensoren die Lichteindrücke in elektrische Signale umwandeln (**Abb. 17.1**).

17.1.2 Das Auge als optisches System

Um einen Punkt scharf abzubilden, müssen die Lichtstrahlen, die von einem Punkt des betrachteten Objekts ausgehen, auch wieder punktförmig auf der Netzhaut zusammentreffen. Um dies zu erreichen, werden sie durch den **optischen Apparat** bestehend aus Hornhaut (Cornea), Kammerwasser, Linse und Glaskörper gebrochen. So entsteht auf der Netzhaut ein **umgekehrtes, verkleinertes Bild**.

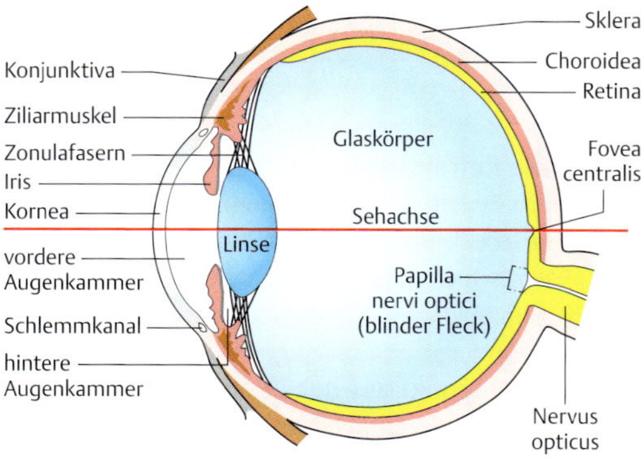

Abb. 17.1 Aufbau des Auges.

Ganz allgemein kann man eine **Lichtbrechung** immer dann beobachten, wenn Lichtstrahlen schräg auf die Trennfläche zweier Medien mit unterschiedlicher optischer Dichte (unterschiedlicher Brechungsindex) auftreffen. Luft besitzt einen Brechungsindex von 1, Wasser von 1,33. Das Licht wird umso stärker gebrochen, je größer das Verhältnis der Brechungsindices zueinander ist. Die Brechkraft wird in Dioptrien angegeben, 1 dpt = 1/m. Aufgrund der deutlich unterschiedlichen Brechungsindices von Luft und Cornea wird das Licht am stärksten an der Cornea gebrochen (Brechkraft ca. 43 dpt). Die Linse wäre zwar durch ihre bikonvexe Form eigentlich besser zur Lichtbrechung geeignet, da sie aber zwischen Medien mit ähnlicher optischer Dichte (Brechungsindices: Cornea 1,376; Linse 1,41; Kammerwasser und Glaskörper 1,34) liegt, trägt sie dennoch weniger (19–34 dpt) zur Gesamtbrechkraft des Auges bei. Die konkave Rückseite der Cornea wirkt wie eine Zerstreuungslinse und mindert die Brechkraft des Auges um etwa 3 dpt. Die Gesamtbrechkraft des normalen Auges beträgt wenigstens 59 dpt.
Brennweite, Brechkraft und Bildgröße lassen sich nach den Gesetzen der physikalischen Optik berechnen. Vereinfachend betrachtet man dabei ein „reduziertes Auge", bei dem die verschiedenen brechenden Medien zu einem Linsensystem zusammengesetzt werden.

MERKE

Die Brechkraft des Auges wird in Dioptrien (dpt) gemessen und entspricht dem Kehrwert der Brennweite (f).

$$\text{Brechkraft}[\text{dpt}] = \frac{1}{\text{f [m]}}$$

17.1.3 Die Akkommodation

Die Besonderheit des optischen Apparats des Auges liegt darin, dass seine Gesamtbrechkraft über die **Linse** variiert werden kann. Da die Lichtstrahlen je nach Entfernung des betrachteten Gegenstands in unterschiedlichem Winkel einfallen (je weiter entfernt, desto paralleler), müssen sie auch unterschiedlich stark gebrochen werden, damit sie trotzdem jeweils in einem Punkt der Netzhaut zusammentreffen. Das Auge kann diese Unterschiede ausgleichen, indem es die Brechkraft der Linse beim Sehen in die Ferne verringert und beim Sehen in die Nähe erhöht (**Abb. 17.2**).
Die Linse ist an den so genannten Zonulafasern aufgespannt, die in Ruhe über elastische Strukturen der Aderhaut in Spannung gehalten werden und so v. a. die Vorderfläche der Linse flach ziehen. Um nah zu akkommodieren, kontrahiert sich der M. ciliaris, die Zonulafasern entspannen sich und die Linse kugelt sich ihrer Eigenelastizität folgend ab.

17

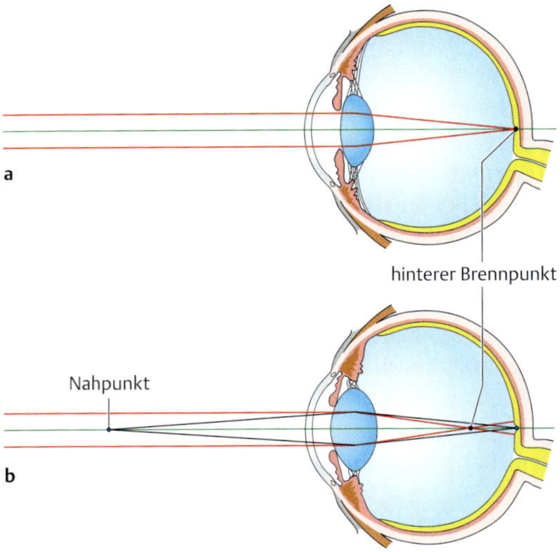

Abb. 17.2 Strahlengang im emmetropen Auge bei Fern- (a) und Nahakkommodation (b).

Der Bereich, in dem das Auge seine Brechkraft ändern kann, nennt man **Akkommodationsbreite**. Bei maximaler Fernakkommodation (Blickpunkt im Unendlichen) beträgt die Gesamtbrechkraft des optischen Apparats ca. 59 dpt (s. o.), bei maximaler Nah-Akkommodation steigt sie bis auf 74 dpt. Die Akkommodationsbreite nimmt mit dem Alter ab: Während sie bei Jugendlichen noch bis zu 15 dpt beträgt, gilt als Normalwert für Erwachsene ca. 10 dpt.

MERKE

Fernakkommodation: Zonulafasern gespannt → Linse ist abgeflacht (Brechkraft ↓).
Nahakkommodation: Kontraktion des M. ciliaris → Zonulafasern entspannen sich → Linse kugelt sich ab (Brechkraft ↑).

17

Die Berechnung der Akkommodationsbreite

Wenn der Nah- und der Fernpunkt bekannt sind, lässt sich die Akkommodationsbreite berechnen. Der **Fernpunkt** ist der am weitesten entfernte, der **Nahpunkt** der im geringsten Abstand vom Auge liegende Punkt, der noch scharf gesehen werden kann.
Beim Normalsichtigen (**Emmetropen**) liegt der Fernpunkt im Unendlichen. Beim Kurzsichtigen rückt er in endliche Nähe, d. h. es lässt sich ein Abstand angeben, ab dem nicht mehr scharf gesehen werden kann. Beim Weitsichtigen rückt der Fernpunkt noch weiter vom Auge weg (der Weitsichtige sieht also theoretisch „noch weiter als unendlich“), rechnerisch liegt der Fernpunkt dann im negativen Bereich.

$$\text{Akkommodationsbreite [dpt]} = \frac{1}{\text{Nahpunkt [m]}} - \frac{1}{\text{Fernpunkt [m]}}$$

Für einen normalsichtigen jungen Erwachsenen, dessen Nahpunkt etwa bei 10 cm liegt, gilt also:

$$\text{Akkommodationsbreite} = \frac{1}{0{,}1\ \text{m}} - \frac{1}{\infty} = 10\ \text{dpt} - 0 = 10\ \text{dpt}$$

Presbyopie (Alterssichtigkeit)

Die Veränderung der Brechkraft ist von den elastischen Rückstellkräften der Linse abhängig, die ihr bei Erschlaffen der Zonulafasern eine mehr kugelförmige Gestalt mit erhöhter Brechkraft verleihen. Weil im Laufe der Jahre immer mehr Linsenfasern (Grundsubstanz der Linse, nicht zu verwechseln mit den Zonulafasern!) in die Linse eingelagert werden, verliert die Linse zunehmend an Elastizität. Das hat zur Folge, dass sie sich nicht mehr richtig abrunden kann. Bei alten Menschen kann die Akkommodationsbreite dadurch auf 0 dpt absinken, d. h. das Auge ist nicht mehr in der Lage, seine Brechkraft zu verändern und an die Entfernung des zu betrachtenden Gegenstands anzupassen.
Da die Linse nur zum Sehen in der Nähe in eine kugeligere Form gebracht werden muss, bleibt der Fernpunkt unverändert und das Sehen in die Ferne wird durch die Alterssichtigkeit nicht beeinträchtigt. Das Nah-Sehen allerdings, für das eine relativ hohe Brechkraft erforderlich ist, bereitet Schwierigkeiten, weil der Nahpunkt aufgrund der fehlenden Akkomodationsfähigkeit in immer weitere Ferne rückt. Um die mangelhafte Nahakkommodation auszugleichen, benutzt man beim Sehen in der Nähe Sammellinsen (Lesebrille, die dann allerdings beim Sehen in die Ferne wieder abgesetzt werden muss).
Wie stark der Nahpunkt vom Auge wegrückt, lässt sich berechnen, indem man die Werte mit denen des oben betrachteten Normalsichtigen vergleicht. Bei einer auf 2 dpt reduzierten Akkommodationsbreite liegt der Nahpunkt beispielsweise bei 0,5 m:

$$\frac{1}{\text{Nahpunkt}} - \frac{1}{\infty} = 2\ \text{dpt}$$

$$\frac{1}{\text{Nahpunkt}} - 0 = 2\ \text{dpt}$$

$$\text{Nahpunkt} = \frac{1}{2\ \text{dpt}} = \frac{1}{2}\ \text{m} = 50\text{cm}$$

17.1.4 Die Refraktionsanomalien

Unter dem Begriff **Refraktionsanomalie** werden verschiedene Brechungsfehler des Auges zusammengefasst. Sowohl bei Kurz- als auch bei Weitsichtigkeit besteht ein **Missverhältnis zwischen der Brechkraft der Linse und der Bulbuslänge**. Dies hat zur Folge, dass ein Lichtpunkt auf der Retina nicht als Punkt, sondern als Fläche abgebildet wird: der Betroffene sieht unscharf.

Myopie (Kurzsichtigkeit)

Bei der **Myopie** ist der **Bulbus im Verhältnis zur Brechkraft der Linse zu lang** oder anders ausgedrückt: die Brechkraft des optischen Apparats ist für die Bulbuslänge zu stark. Beim Nah-Sehen kann das Auge dieses Missverhältnis ausgleichen, indem es nicht ganz so stark akkommodiert. Wenn der Betroffene jedoch in die Ferne sehen will, treffen sich die Lichtstrahlen auch bei maximaler Abflachung der Linse noch vor der Netzhaut. Da sie danach wieder divergieren (vgl. **Abb. 17.3a**), entsteht auf der Netzhaut statt eines Punktes eine Fläche.

Um eine Kurzsichtigkeit auszugleichen, muss man (weil man die Bulbuslänge ja nicht verändern kann) die Brechkraft des Auges verringern. Dies geschieht mit Hilfe einer **Zerstreuungslinse** (Konkavlinse, „Minus-Gläser"), die die Brennweite des Auges so weit verlängert, dass der Brennpunkt nicht mehr vor, sondern auf der Netzhaut liegt. **Abb. 17.3a** zeigt die Lichtbrechung bei Myopie: Trotz Fernakkommodation treffen sich die Strahlen schon vor der Netzhaut. Durch eine (bikonkave) Zerstreuungslinse verringert sich die Brechkraft so stark, dass das Bild wieder auf der Netzhaut liegt.

Hypermetropie (Weitsichtigkeit)

Bei der Hypermetropie ist der **Bulbus im Verhältnis zur Brechkraft der Linse zu kurz**, oder anders ausgedrückt: die Brechkraft der Linse ist für die Bulbuslänge zu schwach. Das Sehen in die Ferne bereitet dem Weitsichtigen keine Schwierigkeiten, da hierfür nur eine relativ geringe Brechkraft benötigt wird, die erforderlichenfalls durch entsprechende Nahakkomodation aufgebracht werden kann. Um in der Nähe sehen zu können, muss das Auge die Brechkraft weiter erhöhen. Beim Weitsichtigen reicht dann aber häufig die Akkomodation nicht aus, so dass auch bei maximaler Nahakkommodation der **Brennpunkt hinter der Netzhaut** liegt, d. h. noch bevor sich die Strahlen in einem Punkt sammeln, treffen sie auf die Netzhaut. So entsteht auch hier anstelle eines Punktes eine Fläche.

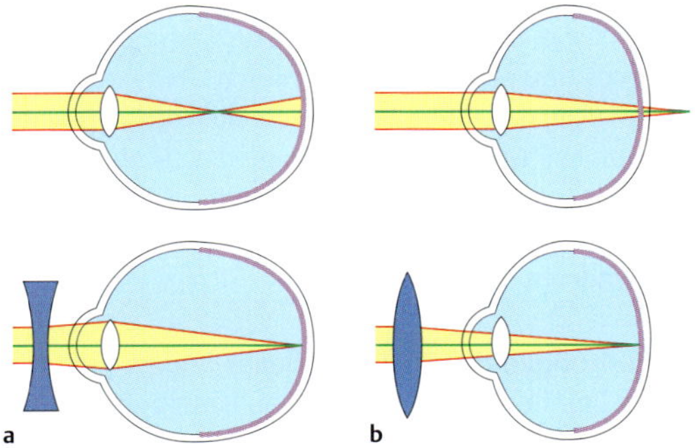

Abb. 17.3 Strahlengang im Auge. a bei Myopie; **b** bei Hyperopie.

Ausgeglichen wird eine Hypermetropie mithilfe von **Sammellinsen** (Konvexlinse, „Plus-Gläser"), die die Brechkraft verstärken und damit den Brennpunkt nach vorne auf die Netzhaut verlagern. In **Abb. 17.3b** ist der Strahlengang bei Hyperopie dargestellt: Trotz Nahakkommodation ist die Brechkraft nicht stark genug und die Strahlen würden sich erst hinter der Linse schneiden. Durch eine (bikonvexe) Sammellinse wird die Brechkraft so stark erhöht, dass der Schnittpunkt auf der Netzhaut liegt.

Gleichen sich Kurzsichtigkeit und Alterssichtigkeit aus?

Myopie und Presbyopie beruhen auf zwei unterschiedlichen Pathomechanismen, folglich gleichen sie sich auch nicht gegenseitig aus: der Fernpunkt bleibt bei der Presbyopie unverändert, liegt also auch bei einem alterssichtigen Kurzsichtigen weiterhin zu nah. Der Kurzsichtige kann demzufolge auch bei Alterssichtigkeit Gegenstände, die hinter seinem Fernpunkt liegen, nicht scharf sehen. Durch die relativ zu hohe Brechkraft liegt aber auch der Nahpunkt etwas näher als bei Normalsichtigen, es dauert dementsprechend etwas länger, bis der altersbedingte Verlust der Akkomodationsfähigkeit den Nahpunkt so weit wegwandern lässt, dass der Betroffene eine Lesebrille benötigt.

Astigmatismus (Stabsichtigkeit)

Die Oberfläche der Cornea ist häufig nicht ganz gleichmäßig gekrümmt, sondern bricht meist in der vertikalen Achse stärker als in der horizontalen (**regulärer Astigmatismus**). Daraus resultiert ein verzerrtes Bild: ein Punkt wird beispielsweise als Oval, ein Quadrat als Rechteck abgebildet. Zur Korrektur verwendet man **zylindrische Linsen**, die die Brechkraftunterschiede in den beiden Ebenen ausgleichen. Beim **irregulären** Astigmatismus sind Wölbung und Brechkraft der Cornea völlig unregelmäßig. Häufig findet man ihn nach Verletzungen mit Hornhautnarben. Aufgrund der Asymmetrie der Hornhautkrümmung kann diese Form des Astigmatismus nur durch **Kontaktlinsen** oder in schweren Fällen durch eine Hornhauttransplantation ausgeglichen werden.

Wenn die Werte des Astigmatismus nicht mehr als 0,5 dpt betragen, spricht man von einem **physiologischen Astigmatismus**.

Sphärische Aberration

Lichtstrahlen, die am Rand einer Linse (Hornhaut, Linse) auftreffen, werden stärker gebrochen als zentral auftreffende Strahlen, d. h. die Brechkraft des optischen Apparates ist am Rand größer als in der Linsenmitte. Die so entstehende **sphärische Aberration** kann aber durch Engstellung der Pupille minimiert werden, so dass sie für das menschliche Auge kaum eine Rolle spielt.

Chromatische Aberration

Kurzwelliges (blaues) Licht wird stärker gebrochen als langwelliges (rotes) Licht, so dass das Auge für eine optimale Sehschärfe je nach Farbe etwas unterschiedlich akkommodieren muss. Bei gleicher objektiver Entfernung erscheinen Rottöne deshalb näher als Blautöne, ein Phänomen, das beispielsweise in der Malerei für den Eindruck von Raumtiefe genutzt wird.

Klinischer Bezug

Katarakt: Bei der Katarakt (grauer Star) kommt es aus unterschiedlichen Gründen zur Eintrübung der Linse, was eine Streuung des Lichts (Dispersion) zur Folge hat. Der Patient leidet unter einem vermehrten Blendungsempfinden und blickt „wie durch ein Milchglasfenster", das Sehen ist unscharf und verzerrt. Therapeutisch kann man die Linse entfernen und durch eine künstliche Linse von mindestens + 15 dpt ersetzen.

17.1.5 Die Pupille

Die Pupille ist die ringförmige Öffnung in der Iris. Durch sie kann der Lichteinfall ins Auge gesteuert werden (wie in einem Fotoapparat mit Hilfe der Blende). Bei hellem Licht ist die Pupille eng, um eine Blendung zu verhindern, bei schwachem Licht ist sie weit, damit trotzdem ausreichend Licht auf die Photosensoren trifft.

Die Pupillenweite wird über den M. sphincter pupillae und den M. dilatator pupillae reflektorisch v. a. an die herrschenden Lichtverhältnisse angepasst, aber auch die Nah- oder Fernakkommodation beeinflussen die Pupillenreaktion. Dieser sog. **Pupillenreflex** wird über das vegetative Nervensystem gesteuert.

Ausgangspunkt für den Pupillenreflex sind die Photosensoren der Retina. Der afferente Schenkel verläuft über den N. opticus. Die Information über die herrschenden Helligkeitsverhältnisse gelangt vorwiegend über γ-Zellen in die prätektale Region. Dort werden die Fasern verschaltet und ziehen zu den vegetativen Kerngebieten, dem Ncl. Edinger-Westphal (parasympathisch) und dem ziliospinalen Zentrum im Rückenmark (sympathisch). Die parasympathischen Fasern zur Steuerung der inneren Augenmuskeln gehören zum N. oculomotorius (N. III). Aus dem Ncl. Edinger-Westphal ziehen sie zum Ggl. ciliare, werden dort umgeschaltet und innervieren dann den M. sphincter pupillae (Engstellung der Pupille) und den M. ciliaris (Nahakkommodation). Sympathische Efferenzen aus dem ziliospinalen Zentrum (C 8–Th 1) werden im Ggl. cervicale superius umgeschaltet und bewirken über Kontraktion des M. dilatator pupillae eine Weitstellung der Pupille.

Leuchtet man in ein Auge, verengt sich die Pupille sowohl auf der beleuchteten Seite (**direkte Pupillenreaktion**) als auch auf der nicht beleuchteten Seite (**konsensuelle Pupillenreaktion**). Dieses Phänomen lässt sich durch die partielle Kreuzung der Optikusfasern sowie die Verschaltung über Interneurone erklären.

Miosis

Eine **Engstellung der Pupille** bezeichnet man als Miosis. Außer z. B. bei hellen Lichtverhältnissen beobachtet man sie auch als Teil der Naheinstellungsreaktion. Dabei geht auch am Auge die Verkleinerung der „Blende" (Pupille) mit einer verbesserten Tiefenschärfe einher (wie bei einer Lochkamera, bei der die Abbildung umso schärfer ist, je kleiner das Loch ist). Die Pupillenverengung ist eine **parasympathisch** gesteuerte Reaktion und kommt durch die Kontraktion des M. sphincter pupillae zustande. Die Pupillenverengung lässt sich in der Klinik durch Gabe atropinhaltiger Augentropfen blockieren. Atropin blockiert die Signalübertragung an den muscarinischen Synapsen, relativ überwiegt dann die sympathische Innervation und es kommt zu einer Pupillenerweiterung. Eine solche therapeutische Mydriasis ist z. B. zur Ruhigstellung von Iris und Ziliarkörper bei einer Entzündung der vorderen Augenabschnitte erforderlich.

Mydriasis

Unter Mydriasis versteht man eine **Weitstellung der Pupille**. Sie lässt sich v. a. bei schwachen Lichtverhältnissen beobachten, so dass auch dann noch genug Licht ins Auge fällt, um eine ausreichende Aktivierung der Photosensoren zu erzielen. Die Pupillenerweiterung wird durch die Kontraktion des sympathisch innervierten M. dilatator pupillae erzielt, dabei wird die Iris etwas dicker. Durch die Dickenzunahme der Iris kann der Kammerwinkel verlegt werden und so ein Glaukomanfall ausgelöst werden. Bei prädisponierten Patienten sind daher Mydriatika kontraindiziert.

Klinischer Bezug

Horner-Syndrom: Eine Schädigung der pupillomotorischen, sympathischen Fasern, beispielsweise bei Zerstörung des Ggl. cervicale superius durch ein Bronchialkarzinom (Pancoast-Tumor), führt zu den drei typischen Symptomen: **Miosis, Ptosis** (hängendes Lid durch Ausfall des M. tarsalis) und **Enophthalmus** (Zurücksinken des Bulbus in die Augenhöhle), die zusammen als **Horner-Syndrom** bezeichnet werden.

Die Störungen des Pupillenreflexes

Ist die Pupillenreaktion gestört, so kann man anhand der beobachtbaren Lichtreaktion Hinweise auf die Lokalisation der Schädigung erhalten:

- Eine Störung des **afferenten Schenkels** (z. B. bei Schädigung des Sehnervs) führt zu einem Ausfall der direkten Pupillenreaktion, d. h. auch wenn man mit einer Lampe in das betroffene Auge leuchtet, bleiben die Pupillen weit. Die konsensuelle Pupillenreaktion ist dagegen erhalten: leuchtet man in das gesunde Auge, verengen sich die Pupillen.
- Ist der **efferente Schenkel** betroffen (z. B. bei Schädigung des N. oculomotorius), so kann der Lichtreiz zwar wahrgenommen werden, führt aber zu keiner motorischen Reaktion (Pupillenverengung). Am betroffenen Auge lässt sich weder durch direkte Beleuchtung noch durch Beleuchtung des anderen Auges eine Pupillenverengung auslösen. Das Auge der gesunden Seite reagiert dagegen in beiden Fällen (direkte und konsensuelle Lichtreaktion im gesunden Auge normal) mit einer Verengung der Pupille.

17.1.6 Die Augenmotilität

Damit fixierte Objekte tatsächlich auf den beiden Foveae centrales abgebildet werden, sind genau koordinierte Augenbewegungen nötig. Jeder Bulbus wird von sechs äußeren Augenmuskeln bewegt, deren Innervation über die drei Hirnnerven N. oculomotorius (Mm. recti superior, inferior, medialis, M. obliquus inf.), N. trochlearis (M. obliquus sup.) und N. abducens (M. rectus lateralis) erfolgt.
Man unterscheidet **konjugierte Augenbewegungen**, bei denen sich die Blickrichtung beider Augen gleichsinnig ändert, und **Vergenzbewegungen**, bei denen der Winkel der Blickachsen der Augen zueinander verändert wird.

Die konjugierten Augenbewegungen

Bewegen sich die beiden Augen **gleichsinnig in dieselbe Richtung** (z. B. beide nach links), so spricht man von konjugierten Augenbewegungen.
Beim Umherblicken wandert das Auge mit schnellen, ruckartigen Bewegungen von einem Fixationspunkt zum nächsten über das Blickfeld. Diese ruckartigen Augenbewegungen nennt man **Sakkaden**. Dabei werden die schnellen Bildverschiebungen während der Augenbewegung (10–80 ms) zentral unterdrückt und nur die Bilder aus den Fixationsperioden (0,15–2 s) wahrgenommen.
Bewegt sich ein Gegenstand in der Gesichtsfeldperipherie, wird er reflektorisch fixiert. Um die Abbildung in der Fovea centralis beizubehalten, macht das Auge anschließend langsame, gleitende **Augenfolgebewegungen**. Verliert es den Gegenstand trotzdem „aus dem Auge", wird er durch schnelle Korrektursakkaden erneut fixiert.
Als **Nystagmus** bezeichnet man eine Kombination aus langsamen Augenfolgebewegungen und schnellen Rückstellsakkaden. Dabei ist die Richtung des Nystagmus nach der schnellen Komponente, also der Rückstellbewegung benannt.
Bewegt sich die Umwelt relativ zum Betrachter (z. B. in einem fahrenden Zug), wird jeweils ein Objekt fixiert und so lange mit den Augen verfolgt, bis es aus dem Blickfeld gelangt. Dann wird durch eine schnelle Rückstellbewegung wieder ein neuer Fixationspunkt gesucht. Die Richtung dieses **optokinetischen Nystagmus** ist immer in Fahrtrichtung.
Zu den vestibulär und zentral ausgelösten Nystagmusformen s. S. 323.

Die Vergenzbewegungen

Der **Winkel der beiden Sehachsen** muss sich der Entfernung des betrachteten Gegenstands anpassen: beim Blick in große Ferne verlaufen die Blickachsen praktisch parallel. Um ein Objekt in der Nähe fixieren zu können, müssen die Sehachsen konvergieren. Die **Konvergenzbewegung** ist gekoppelt mit der Kontraktion des Ziliarmuskels zur Nahakkommodation der Linse und einer Verengung der Pupille. Zusammenfassend bezeichnet man diese drei Reaktionen auch als **Naheinstellungsreaktion**.
Umgekehrt müssen die Blickachsen wieder auseinander weichen (divergieren), wenn der Blick von einem nahe gelegenen zu einem entfernteren Gegenstand wechselt. Diese Bewegung bezeichnet man als **Divergenzbewegung**.

17.1.7 Der Augeninnendruck

Das Kammerwasser wird vom Epithel des Proc. ciliaris gebildet und in die hintere Augenkammer (zwischen Linse und Iris) sezerniert. Von dort aus gelangt es durch die Pupille in die vordere Augenkammer und fließt über das Trabekelwerk des Kammerwinkels in den Schlemm-Kanal ab. Normalerweise steht die Kammerwasserproduktion mit dem Kammerwasserabfluss im Gleichgewicht und sorgt dadurch für einen konstanten **Augeninnendruck** von **14–20 mmHg**. Zusammen mit der Sklera ist der intraokulare Druck für die Formerhaltung des Augapfels verantwortlich. Der Augeninnendruck lässt sich mithilfe eines Applanationstonometers, das auf die Hornhaut aufgesetzt wird, messen.

Glaukom

Wenn das Gleichgewicht zwischen Kammerwassersekretion und -resorption gestört ist, kann es zu einer Erhöhung des Augeninnendrucks (**Glaukom**) kommen. Durch einen hohen Augeninnendruck kommt es langfristig zu einer Schädigung des Sehnervs mit der Gefahr der Erblindung. Eine mögliche Ursache ist die Kontraktion des M. dilatator pupillae und die damit verbundene Dickenzunahme der Iris, die zu einer Verlegung des Kammerwinkels führen kann. Dadurch kann das im Ziliarkörper ständig gebildete Kammerwasser nicht mehr richtig abfließen und der Augeninnendruck steigt an. Es entsteht ein sog. Winkelblockglaukom. Bei gefährdeten Patienten sollte man daher auf eine medikamentöse Pupillenerweiterung mit Mydriatika (Sympathomimetika oder Parasympatholytika) zur Beurteilung des Augenhintergrunds möglichst verzichten. Da eine Pupillenverengung zur Erweiterung des Kammerwinkels und so zum besseren Abfluss des Kammerwassers führt, werden therapeutisch beim Glaukom Miotika verabreicht (z. B. Parasympathomimetika wie Pilocarpin).

17.1.8 Die Tränenflüssigkeit

Die Tränenflüssigkeit wird in den Tränendrüsen (Gl. lacrimalis) als Ultrafiltrat des Blutes gebildet und durch den regelmäßigen Lidschlag über die Hornhaut (Cornea) verteilt. Sie schützt die Cornea vor Austrocknung und schwemmt Staubteilchen und andere Substanzen weg. Zudem enthält sie sekretorisches IgA zur Erregerabwehr. Die Tränenflüssigkeit ist leicht hyperton (salziger Geschmack) mit einem höheren Kalium- und niedrigeren Natriumgehalt als das Blutplasma. Fremdkörper im Auge reizen über mechano- und nozizeptive Endigungen in Hornhaut und Bindehaut den N. trigeminus (V. Hirnnerv), der so über das Ggl. pterygopalatinum und parasympathische Fasern die Tränensekretion steigert.

Check-up

- ✓ **Wiederholen Sie die Fehlsichtigkeiten, ihre Pathophysiologie und wie man sie korrigieren kann.**
- ✓ **Machen Sie sich nochmals klar, wie die Pupille auf Lichteinfall reagiert und durch welche Pharmaka eine Pupillenerweiterung erreicht werden kann.**

17.2 Die Signalverarbeitung in der Retina

Lerncoach

Die Umsetzung eines optischen Reizes in ein elektrisches Signal (Aktionspotenzial) ist in der Retina mit einer Reihe komplizierter Sensorprozesse verbunden, deren Ablauf Sie sich Schritt für Schritt klarmachen sollten. Beachten Sie dabei, dass die Photosensoren des Auges anders als die meisten anderen Zellen auf einen adäquaten Reiz mit einer Hyperpolarisation reagieren.

17.2.1 Überblick und Funktion

Die Retina (Netzhaut) ist entwicklungsgeschichtlich ein Teil des Diencephalons und besteht aus einem lichtempfindlichen Teil (Pars optica) sowie einem lichtunempfindlichen Teil (Pars caeca mit Pars iridica und Pars ciliaris) (**Abb. 17.4.**). Ihr Sinnesepithel bietet die anatomische Voraussetzung für die Sinnesfunktion des Sehens. In der Retina erfolgen sowohl die Umsetzung von elektromagnetischen Wellen in Membranpotenziale, als auch die ersten neuronalen Verarbeitungsprozesse der optischen Information. Die optischen Signale werden in den **Photosensoren**, den **Stäbchen** und **Zapfen**, erfasst.

17.2.2 Der Aufbau der Netzhaut

Bei Betrachtung der Schichten von außen nach innen ist die Netzhaut folgendermaßen aufgebaut:

- Pigmentzellschicht
- Photosensoren (Zapfen und Stäbchen)
- Horizontalzellen
- Bipolarzellen
- amakrine Zellen
- Ganglienzellen (die Axone der Ganglienzellen bilden den N. opticus).

Die Außenglieder der Photosensoren ragen in das Pigmentepithel, das die Innenseite des Bulbus auskleidet, hinein und werden ständig regeneriert (s. u.). Das Pigmentepithel hat u. a. die Aufgabe, die abgestoßenen, alten Membranscheibchen aus den Außengliedern zu phagozytieren. Bevor das Licht die Photosensoren erreicht, muss es zunächst mehrere

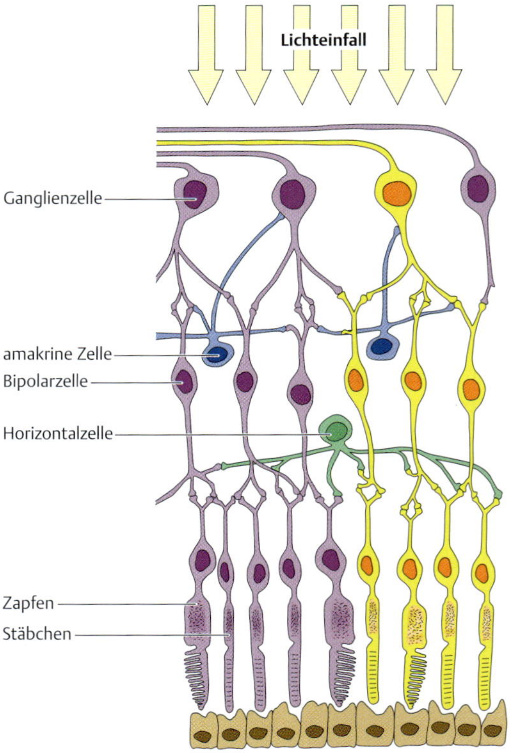

Abb. 17.4 Aufbau der Retina (gelb = Ganglienzelle mit ihrem rezeptiven Feld).

Zellschichten (Horizontalzellen, Bipolarzellen, amakrine Zellen und Ganglienzellen) durchdringen.
Die elektrische Information wird dem Lichteinfall entgegen weitergegeben: die Innenglieder der Photosensoren bilden Synapsen mit den Bipolarzellen, die wiederum mit den Ganglienzellen in Verbindung stehen. Dabei kommt es zu einer **Konvergenz**, d. h. viele Photosensoren verschalten auf mehrere Bipolarzellen, die ihre Information an noch weniger Ganglienzellen weitergeben. Außerdem bestehen auf horizontaler Ebene Querverknüpfungen über inhibitorische Neurone: die Horizontalzellen verschalten die Photosensoren untereinander, die amakrinen Zellen die Ganglienzellen. Auf diese Weise kann ein Teil der optischen Information bereits im Auge verarbeitet werden.
Erst in den Axonen der **Ganglienzellen** entstehen Aktionspotenziale, wohingegen die übrigen retinalen Neurone ihre Information elektrotonisch und über chemische Synapsen weitergeben (s. S. 220). Die Axone der Ganglienzellen bilden die innerste Schicht der Retina und verlassen den Bulbus gemeinsam an der Papilla n. optici, im Gesichtsfeld resultiert so der **„blinde Fleck“** (s. S. 309).

Die Photosensoren

Die Retina besitzt zwei unterschiedliche Arten von Photosensoren: die **Zapfen** für das **photopische Sehen** (Sehen bei Tageslicht, Farbensehen) und die **Stäbchen** für das **skotopische Sehen** (Nacht-Sehen, Schwarz-Weiß-Sehen). Ihnen gemeinsam ist das Vorhandensein von Sehpigmenten, deren chemische Konfiguration sich bei Lichteinfall in einer photochemischen Reaktion verändert und so den Signalprozess in Gang setzt (s. u.).
Stäbchen und Zapfen bestehen aus den **erneuerungsfähigen Außensegmenten** und den **permanenten Innensegmenten**. Außen- und Innensegment sind über ein Zilium miteinander verbunden. In den Stäbchenaußengliedern sind etwa 1000 geldrollenförmig angeordnete **Membranscheibchen** enthalten, bei den Zapfen findet man funktionell gleichwertige Einfaltungen der Zellmembran. In den Membranscheibchen befindet sich der Sehfarbstoff.
Das **Verhältnis von Zapfen: Stäbchen** beträgt etwa **1 : 20**, allerdings ist die Verteilung sehr unterschiedlich: in der Fovea centralis findet man ausschließlich Zapfen, im Randbereich der Netzhaut nur Stäbchen. Insgesamt nimmt die Dichte der Rezeptorzellen aber zur Netzhautperipherie hin ab.

Die Zapfen

Die etwa 6 Millionen **Zapfen** der Retina eines Auges befinden sich im Bereich der **Fovea centralis** und angrenzender zentraler Retinabezirke. Durch ihre enge Verschaltung mit den Ganglien-Zellen (in der Fovea centralis bis zu 1 : 1-Verschaltung) ermöglichen sie eine besonders **gute Auflösung**.
Die Zapfen enthalten jeweils einen von drei möglichen Sehfarbstoffen (**Zapfen-Opsine**), deren Absorptionsmaximum für Licht in unterschiedlichen Wellenlängenbereichen liegt. Der eigentliche Farbeindruck ergibt sich aus der Summe der Erregung der drei Zapfensorten.

Die Stäbchen

Die etwa 120 Millionen Stäbchen sind in der **Netzhautperipherie** lokalisiert (am dichtesten 30° rings um die Fovea centralis). In der Fovea centralis selbst gibt es keine Stäbchen. Stäbchen sind lichtempfindlicher als Zapfen und ermöglichen daher auch bei schwachem Licht einen Seh-Eindruck („Nacht-Sehen“), können aber keine Farben unterscheiden.
Der Sehfarbstoff der Stäbchen ist das **Rhodopsin**, sein Absorptionsmaximum liegt bei ca. 500 nm und damit zwischen dem der Blau- und Grün-Zapfen. Licht aus diesem Wellenlängenbereich (Blau-Töne) wird daher beim skotopischen Sehen heller wahrgenommen als Licht anderer Wellenlängen (z. B. Rot-Töne) (**Purkinje-Erscheinung**).

17.2.3 Die Signaltransduktion in den Photosensoren

Anders als die meisten anderen Körperzellen sind die Photosensoren unter Ruhebedingungen relativ stark depolarisiert (Ruhemembranpotenzial ca. –30 mV). Grund dafür ist die im Dunkeln verhältnismäßig hohe Na^+- und Ca^{2+}-Leitfähigkeit, die durch geöffnete, cGMP-abhängige Na^+-Ca^{2+}-Kanäle bedingt ist und das Membranpotenzial in Richtung Na^+- und Ca^{2+}-Gleichgewichtspotenzial verschiebt (vgl. S. 21).
Ein Lichtreiz führt über das Schließen dieser Kanäle zu einer **Hyperpolarisation**, dadurch verringert sich die Freisetzung von Transmitter (Glutamat) an den Synapsen und in den nachgeschalteten Bipolar- und Horizontalzellen kommt es zu einer Potenzialänderung. Die Ganglienzellen setzen schließlich das Sensorpotenzial in eine entsprechende AP-Frequenz um, deren Höhe mit dem Anstieg der Hyperpolarisation korreliert.

MERKE

Anders als die meisten anderen erregbaren Zellen reagieren Photosensoren auf einen adäquaten Reiz mit einer Hyperpolarisation (nicht mit einer Depolarisation).

Die Außenglieder der Stäbchen enthalten Scheibchen mit dem Sehfarbstoff **Rhodopsin**, der aus Opsin (Proteinkomponente) und 11-cis-Retinal (Vit.-A-Abkömmling) besteht. Die durch einen Lichtreiz ausgelöste photochemische Reaktion mit Isomerisie-

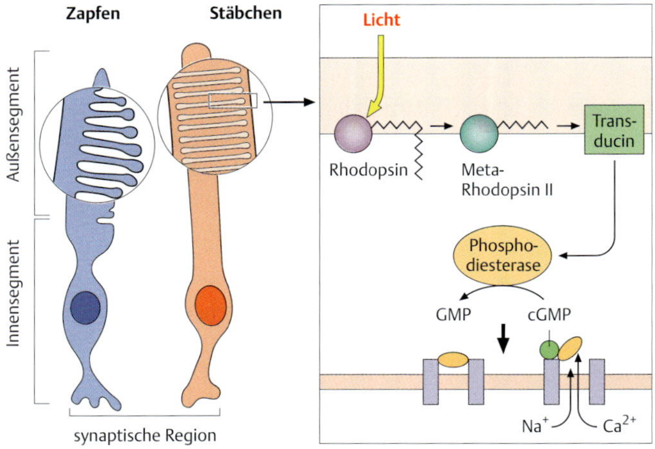

Abb. 17.5 Signaltransduktion in den Photorezeptoren.

rung des 11-cis-Retinals setzt die Signalkaskade in Gang:

Die Belichtung des Sehfarbstoffs führt zu einer Konformationsänderung des **11-cis-Retinals**. Durch Umlagerung einer Molekülbindung entsteht das gestreckte Molekül **All-trans-Retinal** und das Rhodopsin wandelt sich über mehrere schnelle Zwischenschritte in **Meta-Rhodopsin II** um (**Abb. 17.5**).

Meta-Rhodopsin II stimuliert seinerseits das G-Protein **Transducin**. Transducin aktiviert eine Phosphodiesterase, die **cGMP** zu GMP hydrolysiert. Die Abnahme der cGMP-Konzentration bewirkt eine Schließung der cGMP-abhängigen Kationenkanäle. Die daraus resultierende Abnahme der Na^+- und Ca^{2+}-Leitfähigkeit führt zu einer **Hyperpolarisation** der Stäbchenzelle, weil nun, wie in anderen Körperzellen, der Einfluss der K^+-Leitfähigkeit auf das Membranpotenzial überwiegt. Die Hyperpolarisation der Zelle hemmt die Ausschüttung des Transmitters Glutamat an die Bipolarzellen und beeinflusst so die Potenziale der nachgeschalteten Neurone.

17

Beendet wird diese Lichtreaktion durch die Neusynthese von cGMP: durch die Schließung der Na^+-Ca^{2+}-Kanäle sinkt der intrazelluläre Ca^{2+}-Gehalt. Dadurch wird eine Ca^{2+}-empfindliche Guanylatzyklase enthemmt, die nun verstärkt cGMP produziert. Durch das cGMP können die Na^+-Ca^{2+}-Kanäle wieder geöffnet werden, der Na^+-Ca^{2+}-Dunkelstrom setzt wieder ein und die Zelle depolarisiert, bis sie ihr normales Dunkelpotenzial wieder erreicht hat.

Das All-trans-Retinal wandert in das Pigmentepithel und wird dort enzymatisch in mehreren Schritten wieder zu 11-cis-Retinal umgewandelt. Anschließend gelangt es zurück in die Sensorzelle und verbindet sich dort mit Opsin erneut zu Rhodopsin.

Die Signaltransduktion in den Zapfen verläuft ähnlich wie in den Stäbchen, statt Rhodopsin kommen jedoch die Zapfen-Opsine mit ihrer unterschiedlichen spektralen Empfindlichkeit zum Einsatz (s. o.).

17.2.4 Die neuronalen Verarbeitungsprozesse in der Retina

Die Ganglienzellen

Die Retina eines Auges besitzt etwa 130 Millionen Photosensor-Zellen, aber nur ca. 1 Million Ganglienzellen. Die Information muss also schon auf retinaler Ebene gebündelt werden. Dies geschieht, indem viele Sensorzellen auf mehrere Bipolarzellen verschalten, die ihre Signale wiederum an eine Ganglienzelle weitergeben. Die Information aus einem Netzhautareal mit mehreren Sensoren läuft also in einer Ganglienzelle zusammen (**Signalkonvergenz**).

Auch eine Signaldivergenz findet in der Netzhaut statt, wenn eine Bipolarzelle nicht nur mit einer, sondern mit mehreren Ganglienzellen Synapsen bildet. Insgesamt überwiegt jedoch bei weitem die Konvergenz.

Die Ganglienzelltypen

Die Retina enthält drei Ganglienzelltypen zur Erfassung des visuellen Gesamteindrucks. Die großen α-(Y-)Zellen (**magnozelluläres System**) machen etwa 10 % der retinalen Ganglienzellen aus. Sie besitzen schnell leitende Axone, die besonders zur Erfassung von **Bewegung** und Entfernung von Objekten geeignet sind. Bei den zugehörigen Photosensoren handelt es sich hauptsächlich um Stäbchen, sie können daher keinen Farbeindruck vermitteln.

Ca. 80 % der retinalen Ganglienzellen sind kleine β-(X-)Zellen (**parvozelluläres System**), die die Aufgabe haben, **Farbe** und **Gestalt** wahrzunehmen. Sie besitzen kleine rezeptive Felder und dünnere Axone, die Leitungsgeschwindigkeit ist entsprechend etwas geringer.

Die γ-(W-)Zellen (**koniozelluläres System**) dienen der Steuerung der Pupillomotorik und reflektorischer Augenbewegungen. Während die α- und β-Zellen in die primäre Sehrinde projizieren, ziehen die dünnen, markarmen Axone der γ-Zellen ins Mittelhirn.

Die rezeptiven Felder

Als **rezeptives Feld** eines visuellen Neurons bezeichnet man den Netzhautbereich, dessen Reizung zu einer Aktivitätsänderung dieses Neurons führt. Für eine Ganglienzelle z. B. umfasst dieser Bereich die **Gesamtheit aller Photosensoren, die auf eine Ganglienzelle verschalten**. Die Größe der rezeptiven Felder hat Einfluss auf das **Auflösungsvermögen** und die **Lichtempfindlichkeit** im entsprechenden Bereich. Ein kleines rezeptives Feld hat den Vorteil, dass der Lichteinfall genau lokalisiert werden kann: wäre das Licht nur ein klein wenig mehr nach rechts oder links gefallen, hätte es bereits ein anderes rezeptives Feld getroffen und eine andere Ganglienzelle erregt oder gehemmt. Dagegen verschalten bei einem großen rezeptiven Feld, das viele Sensoren umfasst, auch die Sensoren rechts und links noch auf dieselbe Ganglienzelle, so dass man anhand der Potenzialänderung dieser Ganglienzelle das beleuchtete Gebiet nicht so genau bestimmen kann.

Bei der Lichtempfindlichkeit verhält es sich umgekehrt: Während bei schwachem Licht die Erregung einiger weniger Sensorzellen nicht ausreicht, um eine Potenzialänderung in der Ganglienzelle zu erreichen, ist durch die Summation vieler, auch schwacher Reize, doch noch eine Potenzialänderung der Ganglienzelle möglich.

MERKE

Kleine rezeptive Felder haben ein gutes Auflösungsvermögen auf Kosten der Lichtempfindlichkeit, große rezeptive Felder dagegen eine gute Lichtempfindlichkeit, dafür aber ein schlechtes Auflösungsvermögen.

Aus diesem Grund findet man auch dort, wo eine gute Auflösung besonders wichtig ist (Fovea centralis), sehr kleine rezeptive Felder (bis zu 1 : 1-Verschaltung zwischen Sensor- und Ganglienzelle!) und dort, wo insbesondere eine hohe Lichtempfindlichkeit erreicht werden soll (Peripherie), große rezeptive Felder.

On-/Off-Zentrums-Neurone

Die Belichtung eines Netzhautareals kann eine Depolarisation oder eine Hyperpolarisation der zugehörigen Bipolar- und damit der Ganglienzelle zur Folge haben. Rezeptive Felder haben eine **kreisförmige Gestalt**, dabei liegen einige Sensoren im Zentrum, andere am Rand dieser Fläche. V. a. durch die laterale Verschaltung über die Horizontalzellen kommt es zu einer gegensätzlichen Reaktion der Ganglienzelle, je nachdem, ob nur das Zentrum oder die Peripherie beleuchtet wird:

- **On-Zentrums-Neurone:** Werden die Photorezeptoren im **Zentrum** der On-Zentrums-Ganglienzelle beleuchtet, geht sie in den „On-Zustand" über, d. h. die Ganglienzelle **depolarisiert** und erhöht ihre Aktionspotenzialfrequenz (AP-Frequenz). Die Belichtung der Photorezeptoren der **Peripherie** hat den gegenteiligen Effekt, es kommt zu einer **Hyperpolarisation** mit Abnahme der AP-Frequenz. Wird das gesamte rezeptive Feld belichtet, so kommt es ebenfalls zu einer Erhöhung der AP-Frequenz, allerdings fällt diese geringer aus als bei alleiniger Belichtung des Zentrums.
- **Off-Zentrums-Neurone**: Die Off-Zentrums-Neurone reagieren genau umgekehrt. Die AP-Frequenz der Ganglienzelle nimmt bei Belichtung des Zentrums ab („Off-Zustand"), bei Belichtung der Peripherie zu.

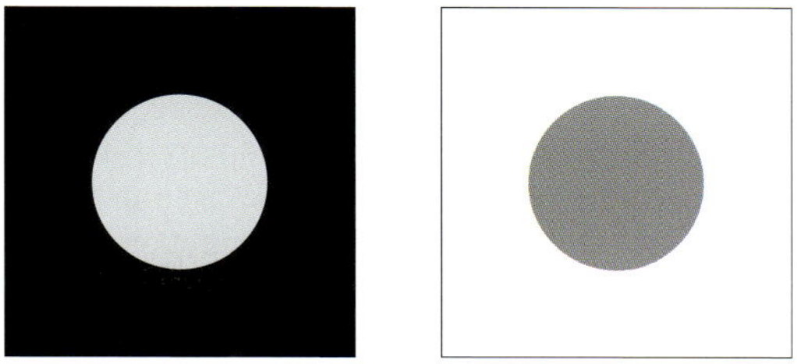

Abb. 17.6 Simultankontrast.

Die antagonistische Reaktion von Zentrum und Peripherie hat eine **Verstärkung der Kontrastwahrnehmung** zur Folge, weil von den rezeptiven Feldern, die an der Grenzfläche zwischen hell und dunkel liegen, nur Teile belichtet werden. Möglich ist beispielsweise, dass die Peripherie noch belichtet wird, während das Zentrum bereits im Dunklen liegt. Die Ganglienzelle reagiert aber gerade auf eine unterschiedliche Belichtung von Zentrum und Peripherie besonders stark. Durch die **laterale Hemmung** (Hemmung benachbarter Elemente) erscheint so die dunkle Seite noch dunkler, die helle noch heller. Aus diesem Grund wirkt beispielsweise eine graue Fläche vor schwarzem Hintergrund heller als vor weißem, dieses Phänomen nennt man **Simultankontrast** (**Abb. 17.6**).

Bei Dunkeladaptation vergrößert sich das Zentrum des rezeptiven Feldes auf Kosten der Peripherie, dadurch nimmt die Kontrastverstärkung deutlich ab, bis sie schließlich ganz aufgehoben wird.

On-Off-Ganglienzellen reagieren sowohl auf Lichtreize als auch auf Verdunklung mit kurzen AP-Frequenzsteigerungen. Aus diesem Grund eignen sie sich besonders gut zur Wahrnehmung von Bewegungen, bei denen sich Hell-Dunkel-Reize schnell über die rezeptiven Felder bewegen.

Die Anpassung des Auges an unterschiedliche Lichtverhältnisse

Das Auge ist in der Lage, sich an Lichtreize von ganz unterschiedlicher Leuchtdichte anzupassen und sie wahrzunehmen. Die Anpassung des Auges an die jeweilige Leuchtdichte nennt man **Adaptation**. Dieser Vorgang nimmt etwas Zeit in Anspruch: kommt man beispielsweise aus dem Sonnenlicht in ein abgedunkeltes Zimmer, erscheint zunächst alles schwarz. Nach einiger Zeit gewöhnt sich das Auge jedoch an die schwächere Lichtintensität und Einzelheiten sind erkennbar, die Reizschwelle hat sich gesenkt.

Auch die Flimmer-Fusionsfrequenz (zeitliches Auflösungsvermögen), d. h. die Anzahl von Bildern pro Sekunde, ab der sie nicht mehr als getrennte Bilder, sondern als Bewegungsablauf wahrgenommen werden, sinkt dabei von 65–90/sec beim photopischen Sehen auf 20–25/sec beim skotopischen Sehen ab.

Den zeitlichen Verlauf der Dunkel-Adaptation zeigt Abb. 17.7. Die Kurve gibt für jeden Zeitpunkt der Adaptation an, welche Lichtintensität das Auge gerade noch wahrnehmen kann. Zu Beginn benötigt das helladaptierte Auge hohe Lichtintensitäten, um erregt zu werden. Je länger man ihm jedoch Zeit gibt, sich an die Dunkelheit zu adaptieren, desto niedriger muss die Leuchtdichte sein, um noch eine Empfindung auszulösen.

Die Adaptationskurve weist in ihrem Verlauf einen Knick auf, den sog. **Kohlrausch-Knick**. Er kommt dadurch zustande, dass das Sehen ab einer gewissen Lichtintensität von Zapfen- auf Stäbchen-Sehen übergeht. Auf Höhe des Kohlrausch-Knicks ist die minimale Schwelle der Zapfen erreicht, d. h. noch schwächere Lichtintensitäten führen zu keiner Erregung der Zapfen mehr, sondern können nur noch von den Stäbchen registriert werden. Der weitere Kurvenverlauf wird daher von den lichtempfindlicheren Stäbchen bestimmt.

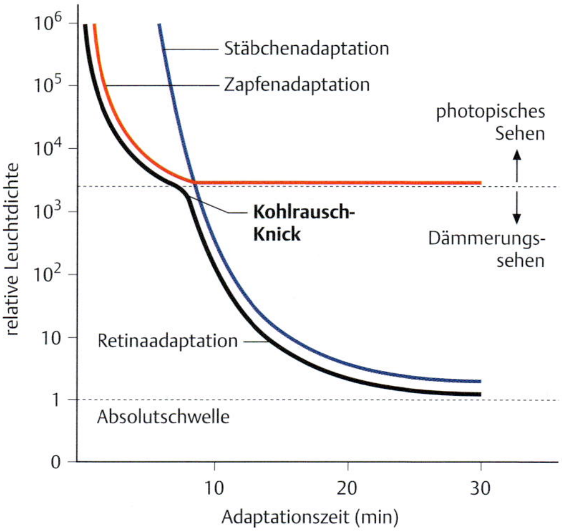

Abb. 17.7 Adaptation von Stäbchen und Zapfen bei unterschiedlichen Lichtverhältnissen. (aus Silbernagl, Despopoulos, Taschenatlas Physiologie, Thieme 2012)

Die unterschiedliche Anordnung von Zapfen und Stäbchen hat zur Folge, dass bei Dunkelheit nicht mehr richtig fixiert werden kann: der Punkt schärfsten Sehens liegt in der ausschließlich Zapfen enthaltenden Fovea centralis. Zapfen können aber durch nur schwach leuchtende Objekte (z. B. einen kleinen Stern am Nachthimmel) nicht erregt werden. Versucht man also dieses Objekt zu fixieren, ist es nicht zu sehen. Blickt man dagegen an dem Objekt vorbei, fällt sein Bild auf den Randbereich der Retina, wo es durch die Stäbchen wahrgenommen werden kann.

Bei der **Nachtblindheit** (**Nyktalopie**) z. B. infolge eines Vitamin A-Mangels sind die Stäbchen in ihrer Funktion gestört, die Dunkeladaptationskurve verläuft also als reine Zapfen-Kurve. Sinkt die Lichtintensität unter die Schwellenintensität der Zapfen, kann dann kein visueller Eindruck mehr entstehen.

Folgende Mechanismen sind neben dem Wechsel zwischen Zapfen- und Stäbchensehen für die Hell-Dunkel-Adaptation verantwortlich:

- Die **Pupille** kann die Menge des einfallenden Lichts durch ihre Weite kontrollieren. Bei Weitstellung gelangt mehr, bei Engstellung weniger Licht ins Auge, daher ist die Pupille bei Dunkelheit weiter als bei Helligkeit. Die Pupillenreaktion ermöglicht so eine schnelle Anpassung an einen plötzlichen Helligkeitswechsel.
- Durch die **Änderung der Rhodopsinkonzentration** ist die chemische Empfindlichkeitsanpassung der Sensoren an die Lichtverhältnisse möglich, denn die Lichtempfindlichkeit der Stäbchen hängt von der Verfügbarkeit des Sehfarbstoffs ab. Fällt viel Licht ins Auge, zerfällt ein großer Teil des Rhodopsins und steht für den Transduktionsprozess nicht mehr zu Verfügung, die Lichtempfindlichkeit nimmt ab. Bei schwachen Lichtverhältnissen wird Rhodopsin regeneriert ohne gleich wieder verbraucht zu werden, so dass die Rhodopsinkonzentration und damit die Lichtempfindlichkeit ansteigt.
- Die Organisation der rezeptiven Felder kann in gewissem Umfang an die Lichtverhältnisse angepasst werden. Bei abnehmender Beleuchtungsstärke nimmt auch die laterale Hemmung ab, was zu einer Ausdehnung der Zentren der rezeptiven Felder auf Kosten der Peripherie führt (**räumliche Summation**): je größer das Netzhautareal ist, durch das eine Ganglienzelle erregt wird, desto höher ist auch die Lichtempfindlichkeit.
- Unterschwellige Reize können, wenn sie länger andauern, doch noch überschwellig werden und ein Aktionspotenzial in der Ganglienzelle auslösen (**zeitliche Summation**). Diese Reizverlängerung kann durch „längeres Hinschauen" erreicht werden.

Eine lokale Adaptation der Netzhaut lässt sich beim sog. **Sukzessivkontrast** beobachten. Blickt man einige Zeit auf ein schwarz-weißes Muster und danach auf eine weiße Fläche, sieht man ein umgekehrtes Nachbild: die vormals dunklen Anteile erscheinen heller, die vormals hellen dunkler. Auch beim Farbensehen tritt dieses Phänomen auf, die Nachbilder entstehen jeweils in der Komplementärfarbe. Ursache für die Nachbilder ist eine kurzfristige Anpassung der Empfindlichkeit der jeweiligen Netzhautareale: primär hell belichtete Netzhautareale werden dadurch unempfindlicher, nicht belichtete dagegen empfindlicher.

Die Visusbestimmung

Der **Visus** (**Sehschärfe**) ist ein Maß für das räumliche **Auflösungsvermögen** des Auges, also die Fähigkeit, zwei Punkte gerade noch getrennt wahrnehmen zu können. Der Visus wird in $1/\alpha$ (α in Winkelminuten [$=1/60°$]) angegeben und mit Hilfe von Sehprobetafeln bestimmt. Als Testobjekt werden neben Bild- oder Buchstabentafeln häufig sog. **Landolt-Ringe** verwendet: es handelt sich dabei um unterschiedlich große Ringe mit einer Lücke, deren Lage erkannt werden muss. Je nach Größe und Entfernung entspricht die Breite der Aussparung einer oder mehreren Winkelminuten. Ein normalsichtiger Proband kann bei guten Lichtverhältnissen noch eine Lücke der Breite 1 Winkelminute wahrnehmen, sein Visus ist damit $V=1$. Muss die Lücke doppelt so breit sein, damit er sie noch wahrnehmen kann, beträgt der Visus $V=0{,}5$.

Das optimale Auflösungsvermögen wird bei guten Lichtverhältnissen in der Fovea centralis, erreicht. Der Visus bezieht sich auf diesen „Ort des schärfsten Sehens". In der Netzhautperipherie oder bei Dunkeladaptation nimmt der Visus ab.

17.2.5 Die retinalen Mechanismen des Farbensehens

Die Wellenlänge des sichtbaren Lichts liegt etwa zwischen 400 (blauviolett) und 750 nm (rot). Werden Wellenlängen des gesamten Spektrums gemischt, entsteht der Farbeindruck „weiß". Ein blauer Gegenstand erscheint uns dagegen blau, weil er alle Wellenlängen außer den blauen absorbiert. Die „übrig gebliebenen" blauen Wellenlängen werden reflektiert und können nun im Auge den Farbeindruck „blau" vermitteln.

Folgende zwei Formen von Farbmischungen werden unterschieden:

- Mischt man **Licht** unterschiedlicher Wellenlänge (z. B. Farbscheinwerfer im Theater), so entsteht ein neuer Farbeindruck (Bsp.: rotes Licht + grünes Licht => gelbes Licht). Man spricht hier von **additiver Farbmischung**, weil zu den roten Wellenlängen grüne Wellenlängen hinzukommen, das Spektrum also nach der Mischung größer ist als vorher.
- Wenn man dagegen **Farben** mischt (z. B. in der Malerei), entsteht ebenfalls ein neuer, aber anderer Farbton (Bsp.: rote Farbe + grüne Farbe → braune Farbe). Hierbei handelt es sich um eine **subtraktive Farbmischung**: die rote Farbe erscheint rot, weil sie alle Wellenlängen außer den roten absorbiert, die grüne grün, weil sie alle Wellenlängen außer den grünen absorbiert. Mischt man nun beide Farben, bleiben nur die Wellenlängen übrig, die weder von der grünen noch von der roten Farbe absorbiert werden, das Spektrum ist also nach dem Mischen kleiner als vorher.

Die Fähigkeit, Farben unterscheiden zu können, ist auf Retina-Ebene an die unterschiedliche spektrale Empfindlichkeit der **Zapfen-Opsine** gebunden, d. h. in Abhängigkeit von seiner Wellenlänge wird Licht von den verschiedenen Zapfentypen unterschiedlich stark absorbiert und führt dementsprechend auch zu unterschiedlich starken Sensorpotenzialen (trichromatische Therorie des Farbensehens). Das Pigment der Blau-(K-)Zapfen absorbiert kurzwelliges, blauviolettes Licht (Maximum bei ca. 420 nm), Grün-(M-) Zapfen absorbieren mittelwelliges, blaugrünes bis gelbes Licht (Maximum bei ca. 535 nm) und Rot-(L-) Zapfen langwelliges, gelbes bis rotes Licht (Maximum bei ca. 565 nm).

Der eigentliche Farbeindruck ist das Ergebnis der Analyse, in welchem Verhältnis zueinander die verschiedenen Zapfen erregt worden sind. Licht der Wellenlänge 450 nm führt beispielsweise zu einer starken Erregung der Blau-Zapfen, einer geringeren Erregung der Grün-Zapfen und nur noch zu einer sehr schwachen Erregung der Rot-Zapfen (**Abb. 17.8**).

Eine Verbesserung des Farbunterscheidungsvermögens (Farbkontrast) wird auf der Stufe der neuronalen Signalverarbeitung durch die Verschaltung farbantagonistisch organisierter rezeptiver Felder (Rot-Grün, Blau-Gelb, Schwarz-Weiß) erreicht (**Gegenfarbentheorie**). Dabei verarbeiten die sog. Gegenfarbenneurone Rezeptorsignale im Zentrum und in

17

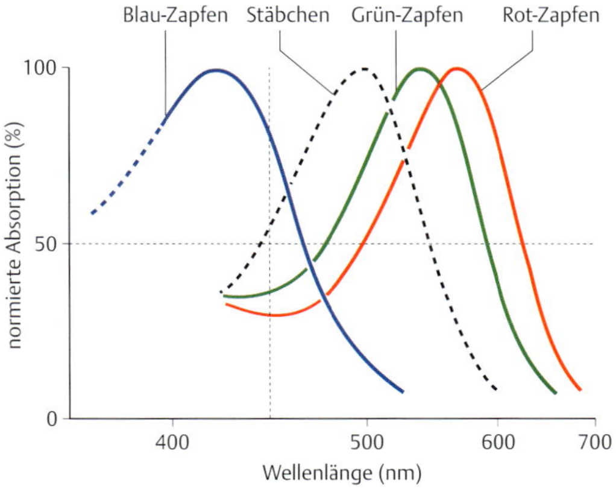

Abb. 17.8 Trichromatisches Farbensehen (Bsp.: 450 nm).

der Peripherie ihres jeweiligen rezeptiven Feldes antagonistisch. Diese Gegenfarbenneurone findet man auch im CGL.

Ist eine Zapfensorte in ihrer Funktion gestört oder ganz ausgefallen, kommt es zu **Störungen der Farbwahrnehmung**. Eine Farbschwäche bezeichnet man als Farbanomalie (Protanomalie, Deuteranomalie, Tritanomalie). Ein kompletter Ausfall einer Zapfensorte führt zur Protanopie (Rotblindheit), Deuteranopie (Grünblindheit) oder Tritanopie (Blauviolettblindheit). Da die Farbwahrnehmung dann nur noch über zwei Sehpigmente stattfindet, spricht man auch von einer **dichromaten Störung**. Störungen des Farbensinnes sind häufig (ca. 9 % der Männer und 0,5 % der Frauen). Die Gene für das Zapfenpigment der mittel- und langwelligen Zapfen befinden sich auf dem X-Chromosom, deshalb sind Männer wesentlich häufiger von Störungen des Rot-Grün-Sehens betroffen als Frauen.

Ein kompletter Ausfall aller Zapfen führt dagegen nicht nur zu einem fehlenden Farbempfinden, sondern auch zu einer deutlich herabgesetzten Sehschärfe und erhöhten Blendungsempfindlichkeit. Zur Diagnostik eines gestörten Farbensehens verwendet man ein sog. Anomaloskop oder Farbtafeln (z. B. Ishihara-Tafeln).

Klinischer Bezug

Retinopathia (Retinitis) pigmentosa: Eine Funktionsstörung des Pigmentepithels beider Augen mit Verlust der Photosensoren wird als Retinitis pigmentosa bezeichnet. Die Netzhautdegeneration schreitet von der Peripherie zum Zentrum fort. Symptome sind ein progredienter (sich verschlechternder) Visusverlust, progrediente Gesichtsfelddefekte und Nachtblindheit. Bei der Beurteilung der Netzhaut (Ophthalmoskopie) zeigt sich eine knochenbälkchenartige Hyperpigmentierung der mittleren und äußeren Netzhautperipherie.

Die Erkrankung kann vererbt werden oder im Rahmen einer generalisierten Stoffwechselerkrankung auftreten. Die zusätzlich frühzeitig auftretende Katarakt (Linsentrübung) kann man zur Verbesserung des Visus operativ behandeln. Andere Therapiemöglichkeiten gibt es derzeit nicht.

Check-up

- ✓ **Wiederholen Sie den mikroskopischen Aufbau der Retina und die Funktion der einzelnen Sensortypen.**
- ✓ **Machen Sie sich klar, warum man einen grünen Ball grün sieht.**
- ✓ **Verdeutlichen Sie sich nochmals die Signaltransduktion in den Photosensoren.**

17.3 Die Informationsverarbeitung in der Sehbahn

Lerncoach

Um sich den Verlauf der Sehbahn klarzumachen, sollten Sie sie auch einmal selbst aufzeichnen. So lassen sich auch die charakteristischen Gesichtsfeldausfälle bei Läsionen der Sehbahn leicht ableiten. Denken Sie dabei daran, dass durch die optische Brechung das Gesichtsfeld umgekehrt auf der Retina abgebildet wird: das temporale Gesichtsfeld wird also auf der nasalen Retinahälfte abgebildet und umgekehrt.

17.3.1 Überblick und Funktion

Über die Sehbahn erreicht die in der Retina erfasste und verarbeitete Information das ZNS, wobei die zentrale Signalverarbeitung der optischen Information sehr komplex ist. Die verschiedenen Teilinformationen des optischen Eindrucks (Form, Farbe, Bewegung) werden getrennt durch spezialisierte Neurone verarbeitet.

17.3.2 Der Verlauf der Sehbahn

Die Information der Photosensoren (1. Neuron) wird über die Bipolarzellen (2. Neuron) an die Ganglienzellen (3. Neuron) vermittelt, deren Axone gemeinsam als **N. opticus** das Auge verlassen. Im **Chiasma opticum** kreuzen die aus der nasalen Retinahälfte stammenden Nervenfasern auf die Gegenseite, während die Fasern der temporalen Retinahälfte weiterhin ungekreuzt verlaufen. Zusammen mit den gekreuzten Fasern aus der kontralateralen, medialen Retinahälfte bilden sie den **Tractus opticus** und ziehen zum **Corpus geniculatum laterale (CGL)**, einem Teil des Thalamus. Der Tractus opticus enthält also jeweils die Informationen aus dem kontralateralen Gesichtsfeld. Im CGL (4. Neuron) erfolgt eine erneute Umschaltung. Die Afferenzen ziehen dann als Gratiolet-Sehstrahlung (**Radiatio optica**) in die **primäre Sehrinde**, die Area striata des Okzipitallappens (Area 17, V_1) und, nach jeweiliger Umschaltung, zu weiteren okzipitalen Sehrindenfeldern (V_{2-5}) (**Abb. 17.9**).

Läsionen der Sehbahn führen zu charakteristischen **Gesichtsfeldausfällen**:

- Die Unterbrechung eines **N. opticus** führt zu einem vollständigen Gesichtsfeldausfall des betroffenen Auges: einseitige **Amaurose**.
- Eine Läsion im **Chiasma opticum** (z. B. durch einen Hypophysentumor) betrifft meist v. a. die in der Mitte liegenden, kreuzenden Fasern. Dadurch fallen die beiden nasalen Retinahälften aus, die die beiden temporalen Gesichtsfeldhälften abbilden, es kommt zur **bitemporalen Hemianopsie** („Scheuklappen-Blindheit“).

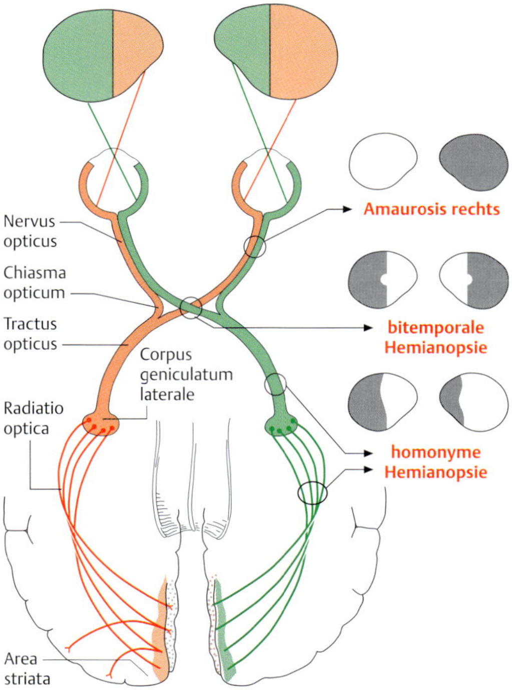

Abb. 17.9 Verlauf der Sehbahn und charakteristische Gesichtsfeldausfälle.

- Eine Schädigung des **Tractus opticus** hat den Ausfall des ipsilateralen nasalen und des kontralateralen temporalen Gesichtsfelds zur Folge: es kommt zu einer **homonymen Hemianopsie** zur Gegenseite. Eine Läsion des rechten Tractus opticus führt also zu einem kompletten Ausfall des linken Gesichtsfelds.
- Die Ausfälle bei einer Unterbrechung der **Sehstrahlung** hängen von Größe und Lokalisation der Schädigung ab, dementsprechend sind unterschiedlich große Anteile des kontralateralen Gesichtsfelds betroffen.

Die Afferenzen aus den Retinae bleiben in ihrem gesamten Verlauf **retinotop gegliedert**, d. h. Informationen aus benachbarten Retinabezirken verlaufen auch in benachbarten Neuronen. Die komplexe Integration der optischen Information beginnt bereits in der Retina und wird im CGL fortgesetzt. Durch verschiedene Verknüpfungen (laterale Hemmung, Feedback-Schleifen, etc.) aus dem Hirnstamm und der Sehrinde kann die Signalweiterleitung an den allgemeinen Aktivitätszustand angepasst sowie eine Selektion und Gewichtung der Afferenzen vorgenommen werden. So wird im Ruhezustand beispielsweise die Informationsübertragung abgeschwächt, bei Stressreaktionen gesteigert.

Ein Teil der Fasern aus dem Tractus opticus (v. a. Fasern des koniozellulären Systems, s. S. 302) zweigt noch *vor* Erreichen des CGL zu den subkortikalen Hirngebieten, den **Colliculi superiores** und der **prätektalen Region**, ab. Sie sind für die Pupillomotorik und die Augenbewegungen zuständig. Eine Läsion im CGL und den nachgeschalteten Neuronen führt daher nicht zu einer Beeinträchtigung der Pupillenreaktion.

Die Funktion der Sehbahn kann man mit Hilfe **visuell evozierter Potenziale** (**VEP**) überprüfen. Diese Potenziale werden durch Oberflächenelektroden über der Sehrinde abgeleitet und haben einen typischen Verlauf. Veränderungen können auf Leitungsstörungen hinweisen. Pathologisch sind v. a. Latenzverlängerungen, die z. B. bei einer Entzündung des N. opticus auftreten können.

17.3.3 Die zentrale Signalverarbeitung

Die subkortikalen Zentren

Corpus geniculatum laterale

Das Corpus geniculatum laterale (CGL) besteht aus **sechs Schichten** retinotop gegliederter Ganglienzellen. Die Axone des ipsilateralen Auges enden in den Schichten 2, 3 und 5, die Axone des kontralateralen Auges in den Schichten 1, 4 und 6. Die **magnozellulären Schichten** 1 und 2 werden durch die α-Ganglienzellen erregt und stellen die Zwischenstation für **Bewegungsreize** dar. Die **parvozellulären Schichten** 3–6 dienen in erster Linie der Verarbeitung von **Formen und Farben**, sie erhalten ihre Informationen aus den β-Ganglienzellen. Vom CGL ziehen die Axone weiter über die Radiatio optica zum primären visuellen Kortex.

Colliculi superiores und Area praetectalis

Die Fasern zu den Colliculi superiores und zur Area praetectalis zweigen noch vor dem CGL ab. Die **Colliculi superiores** reagieren besonders stark auf Bewegungsreize und Veränderungen im Blickfeld, sie spielen für die Steuerung der **Blickmotorik** eine wichtige Rolle.

In der **Area praetectalis** liegt das Zentrum für den **Pupillenreflex** (s. S. 298). Von hier ziehen Fasern zu den vegetativen Kerngebieten, über die die Pupillenweite verändert wird. Außerdem ist die Area praetectalis an der Steuerung von senkrechten Augenbewegungen und Vergenzbewegungen beteiligt.

Der visuelle Kortex

Etwa 30 % des menschlichen Kortex sind auf irgendeine Weise an der Integration der optischen Information beteiligt. Dabei findet in den verschiedenen Arealen eine Parallelverarbeitung der unterschiedlichen Teilinformationen statt.

Der primäre visuelle Kortex (V1)

Die Informationen aus den α- und β-Zellen erreichen den primären visuellen Kortex (V1) im Okzipitallappen. Er besteht aus retinotop gegliederten, nebeneinander liegenden **kortikalen Säulen** („Kolumnen"). Nervenzellen einer Säule haben rezeptive Felder an den gleichen Stellen des Gesichtsfeldes und reagieren funktionell einheitlich.

Die kortikalen Säulen werden entweder vom rechten oder vom linken Auge besonders stark erregt (**okuläre Dominanzsäulen**), dazwischen finden sich Säulen, die von beiden Augen gleich stark aktiviert werden und so die binokulare Integration übernehmen. Ein kortikales Analysemodul, das sämtliche Teilspezifitäten (Farbe, Bewegung, etc.) in beiden Dominanzsäulen für eine Stelle des Gesichtsfelds integriert, nennt man **Hyperkolumne**.

Die höheren visuellen Hirnrindenareale (V2–V5)

Aus dem primären visuellen Kortex gelangen die Informationen weiter in höhere visuelle Assoziationsareale (V2–V5), die jeweils auf einen Teilaspekt der optischen Information spezialisiert sind: Gestalt- und Konturerkennung in den Neuronen in V2 (Area 18), Bewegungserkennung in V3 und Farbwahrnehmung in V4. Zur optimalen optischen Wahrnehmung ist eine koordinierte Aktivierung aller Hirnareale gemeinsam notwendig.

17.3.4 Das räumliche Sehen

Die Tiefenwahrnehmung wird durch verschiedene monokulare und binokulare Mechanismen ermöglicht. Das **binokulare Tiefensehen** ist das Ergebnis der Kooperation beider Augen und zentraler Verarbeitungsprozesse. Dadurch dass die beiden Augen ein Stück auseinander liegen, sind die Beobachtungswinkel etwas unterschiedlich und damit die Bilder auf der Netzhaut seitlich etwas zueinander verschoben: die Gesichtsfelder beider Augen unterscheiden sich. Man nennt dieses Phänomen **Querdisparation**. Das Gehirn nutzt die Querdisparation für die **Tiefenwahrnehmung** und zur Abschätzung der Entfernung des betrachteten Objekts vom Auge. Für das räumliche Sehen und Entfernungssehen spielen v. a. die Gesichtsfeldanteile, die auf beide Netzhäute abgebildet werden, eine Rolle (binokulares Gesichtsfeld).

Fixiert man einen Gegenstand, so wird dieser auf dem Ort des schärfsten Sehens, der Fovea centralis, beider Augen abgebildet. Das Bild entsteht auf **korrespondierenden Netzhautstellen**, d. h. bei Übereinander-Projektion beider Augen erhält man den gleichen Strahlengang für beide Augen (gedachtes Mittelauge). Dies gilt für alle Punkte, die auf dem so genannten **Horopterkreis** liegen, der durch die Knotenpunkte beider Augen und den Fixationspunkt bestimmt wird (**Abb. 17.10**). Anders ausgedrückt: Wenn das Bild im einen Auge links neben der Fovea centralis liegt, liegt es auch im anderen Auge im gleichen Abstand links von der Fovea.

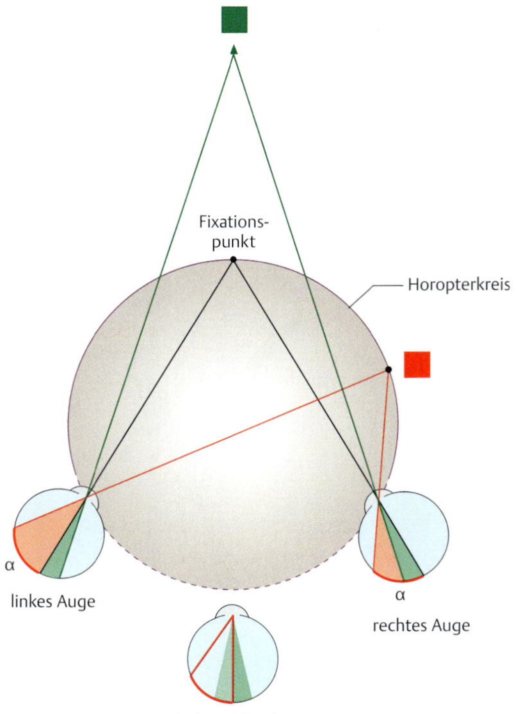

Abb. 17.10 Räumliches Sehen. Konstruktion des Horopterkreises und eines gedachten Mittelauges.

Für alle Punkte außerhalb und innerhalb des Horopterkreises gilt dagegen, dass sie auf nicht-korrespondierende Netzhautstellen abgebildet werden. Im gedachten Mittelauge sieht man, dass das Bild eines außerhalb des Horopters liegenden Punktes im einen Auge rechts, im anderen links der Fovea centralis abgebildet wird. Dass man trotzdem kein Doppelbild wahrnimmt, ist die Leistung zentraler Verarbeitungsprozesse im primären visuellen Kortex.

Weil die Querdisparation mit zunehmender Entfernung des Objekts gegen Null tendiert, gehen in die **Tiefenwahrnehmung in größerer Entfernung** oder auch beim **monokularen Sehen** noch andere Berechnungen mit ein. Dazu gehören z. B. Konturüberschneidungen, Licht und Schatten oder Größenunterschiede. Auch Farben können einen Hinweis liefern: in weiter Entfernung erscheinen Objekte durch Dunst oft bläulich und die Farben weniger intensiv.

Von **Strabismus** (Schielen) spricht man, wenn die Sehachse eines Auges von der Normalstellung abweicht. Bei Kindern mit Strabismus vermeidet das Gehirn die entstehenden Doppelbilder, indem es die Signale eines Auges zentral unterdrückt. Bei Nichtbehandlung führt diese Unterdrückung zu einer einseitigen Schwachsichtigkeit (Amblyopie), die auch ohne organpathologischen Befund zu einer irreversiblen, monokularen Sehschwäche führt.

17.3.5 Das Gesichtsfeld

Der Teil der Umwelt, der von einem unbewegten Auge wahrgenommen werden kann, wird als Gesichtsfeld bezeichnet. Mit Hilfe eines sog. **Perimeters** kann man das **Gesichtsfeld** bestimmen. Zu diesem Zweck fixiert die zu untersuchende Person mit einem Auge und unbewegtem Kopf einen Punkt im Zentrum des halbkugelförmigen Perimeters. Dann werden ihr an verschiedenen Stellen des Gesichtsfeldes Lichtreize angeboten und in eine Karte eingetragen, welche der Lichtreize wahrgenommen werden.

Man kann getrennte Gesichtsfelder für weißes und farbiges Licht bestimmen. Da in der Netzhautperipherie nur noch Stäbchen zu finden sind, sind die Gesichtsfelder für farbige Lichtreize kleiner als für Hell-Dunkel-Reize. Da aber auch die drei Zapfensorten nicht gleichmäßig über die Retina verteilt sind, ist das Gesichtsfeld für blaues Licht größer als für rotes Licht.

Partielle Ausfälle des Gesichtsfeldes nennt man **Skotome**. Ein Skotom, das auch bei allen normalsichtigen Menschen zu finden ist, ist der etwa 15° temporal vom Fixationspunkt gelegene **blinde Fleck**. Er entspricht der Papilla n. optici (ca. 15° nasal von der Fovea centralis gelegen), die keine Photosensoren enthält. Da die beiden blinden Flecke sich auf nicht-korrespondierenden Netzhautstellen befinden, werden sie beim binokularen Sehen jeweils durch das andere Auge kompensiert.

Ursachen für **Gesichtsfeldausfälle** können in der Netzhaut oder den zentralen visuellen Bahnen und Kortexarealen liegen. Anhand der Form der Gesichtsfeldveränderungen erhält man wichtige diagnostische Hinweise auf Art und Lokalisation der Störung: ein einseitiges, parazentrales Skotom ist beispielsweise typisch für eine Glaukom-bedingte Schädigung des Sehnervs, eine bitemporale Hemianopsie tritt bei Schädigung der kreuzenden Fasern im Chiasma opticum auf, etc. Monokulare Ausfälle sind durch Schädigungen vor der Sehnervenkreuzung bedingt.

Mit Hilfe der Perimetrie kann man auch Einschränkungen des Gesichtsfeldes feststellen, die der Betroffene selbst noch gar nicht bemerkt hat, und so frühzeitig versuchen, eine weitere Schädigung zu vermeiden.

Klinischer Bezug

Rindenblindheit: Bei ausgedehnten Läsionen der Sehrinde (z. B. nach Hirninfarkt oder Schädelkontusion) kann eine sog. kortikale Amaurose (Rindenblindheit) auftreten. Die Gesichtsfeldausfälle ähneln denen bei Läsionen der Sehstrahlung, typisch ist ein homonymer Gesichtsfeldausfall. Die Pupillenreaktionen sind normal.

Seelenblindheit: Bei Erkrankungen der Assoziationszentren und Randzonen der Sehrinde kann eine sog. Seelenblindheit (optisch-visuelle Agnosie) auftreten. Bei intaktem Sehvermögen kann das Gesehene vom Patienten nicht gedeutet werden. Außerdem besteht eine Alexie (Leseblindheit) und eine Farbenagnosie (Nichterkennen von Farben). Die Seelenblindheit ist oft verbunden mit Ausfällen in anderen Rindenbezirken.

Check-up

- ✓ **Wiederholen Sie den Verlauf der Sehbahn und die typischen Gesichtsfeldausfälle bei Läsionen in einzelnen Abschnitten.**
- ✓ **Wiederholen Sie auch die Vorgänge, die bei der Tiefenwahrnehmung eine Rolle spielen.**

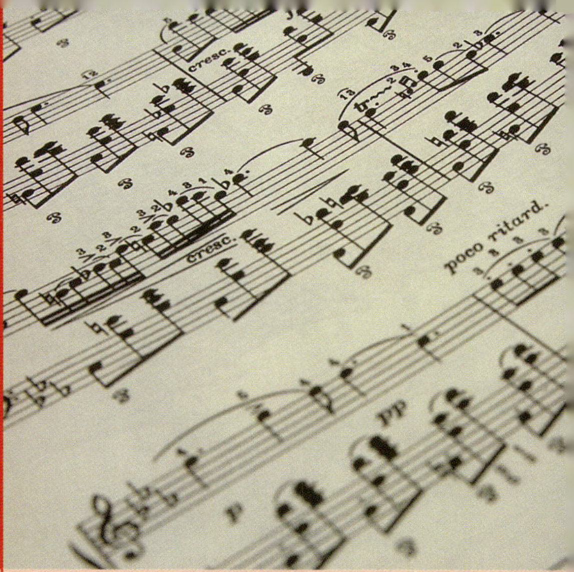

Kapitel 18

Auditorisches System und Gleichgewichtssinn

Ein Ton zu viel

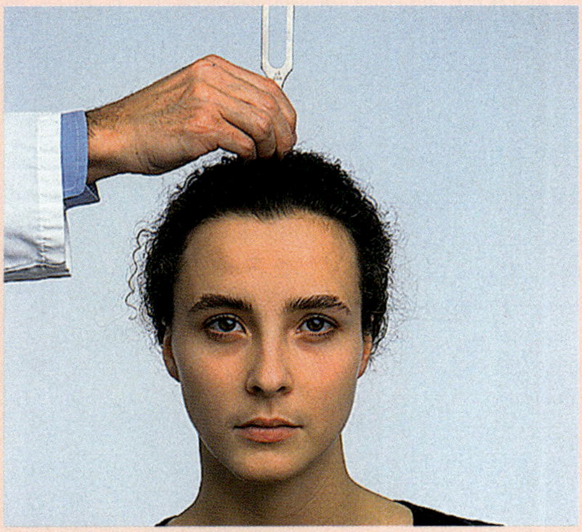

Beim Weber-Versuch setzt man die angeschlagene Stimmgabel mittig auf den Kopf auf. Normalerweise hört der Patient den Ton in beiden Ohren gleich laut (über Knochenleitung). (aus Füeßl, Middeke, Duale Reihe Anamnese und klinische Untersuchung, Thieme, 2012)

Frank hört auf dem rechten Ohr nichts mehr. Hörverlust kann vom äußeren Ohr (z. B. zu viel Ohrschmalz im äußeren Gehörgang), vom Mittelohr (z. B. Mittelohrentzündung) oder vom Innenohr (z. B. Lärmschaden) herrühren. Auch eine Erkrankung des Nervus vestibulocochlearis, z. B. durch einen Tumor oder eine Hirnschädigung kann zu Hörschäden führen. Mehr über alle Teile des Gehörs und des Gleichgewichtssinns erfahren Sie im folgenden Kapitel.
Bei Frank U. ist der Hörverlust auf einen Hörsturz zurückzuführen. Diese Diagnose ist eine Ausschlussdiagnose, d. h., es gibt keine Symptome, die nur für einen Hörsturz typisch sind. Man muss daher alle anderen möglichen Erkrankungen ausschließen. In etwa 60 % der Fälle bildet sich ein Hörsturz von selbst zurück. Bei Frank U. hat die Krankheit jedoch Folgen: Er hört nun einen Ton zu viel.

Das laute Rauschen

Wie aus der Ferne kommt die Stimme des Meisters: „Frank, hörst du denn nicht?“ Doch was der 24-jährige Auszubildende am deutlichsten hört, ist das laute Rauschen in seinem rechten Ohr. Begonnen hat das alles schon gestern Abend, als Frank aus der Kneipe nach Hause gekommen ist. Aber er hat die Beschwerden auf die laute Musik und die zwei Bier zurückgeführt. Aber nun, am Morgen, ist es kaum besser. Die Geräusche der Maschinen hört er kaum, und obwohl der Meister inzwischen direkt neben ihm steht, klingt seine Stimme verzerrt und leise. Ein Kollege bringt Frank U. zum Werksarzt.

Schwindel, Tinnitus und Hörstörung

Der Betriebsmediziner untersucht das Ohr mit einem Otoskop. Der äußere Gehörgang und das Trommelfell sind unauffällig. Eine Mittelohrentzündung (bei der das Trommelfell gerötet und vorgewölbt ist) liegt also nicht vor. Schließlich prüft der Werksarzt noch das Gehör mit einer Stimmgabel. Er setzt diese zunächst oben auf den Kopf. Frank hört den Ton im linken Ohr lauter. Der Arzt hält anschließend die Stimmgabel hinter Franks rechtes Ohr an den Knochen. Frank hört den Ton nur leise. Als er den Ton nicht mehr wahrnimmt, hält der Arzt die Stimmgabel direkt vor den Gehörgang. Da die Luftleitung eine niedrigere Hörschwelle hat als die Knochenleitung, kann Frank den Ton nun wieder hören. Der Werksarzt diagnostiziert eine Schallempfindungsstörung im rechten Ohr und Tinnitus (Ohrgeräusche). Um die Beschwerden weiter abzuklären, schickt er den Auszubildenden zum HNO-Arzt Dr. Faber.

Durchblutungsstörung im Innenohr

Der HNO-Arzt macht als erstes einen Hörtest und stellt fest, dass Frank U. auf dem rechten Ohr im hohen Frequenzbereich schlecht hört. Das Ohrgeräusch hat eine Frequenz von 8 kHz. Dr. Faber diagnostiziert einen akuten Hörsturz. Als Ursache dieser Erkrankung werden Durchblutungsstörungen des Innenohrs vermutet. Aus diesem Grund therapiert man die Erkrankung mit durchblutungsfördernden Infusionen.
Frank U. erhält drei Tage lang ambulant Infusionen in der Praxis von Dr. Faber. Schon am nächsten Tag hört er auf dem rechten Ohr wieder normal. Das Ohrgeräusch ist zwar etwas schwächer geworden, besteht aber weiterhin. Es stört Frank U. vor allem beim Einschlafen oder bei der Arbeit. Alle Therapieversuche mit Medikamenten oder speziellen Hörgeräten bleiben erfolglos. Drei Jahre später ist Frank U. mit den Nerven am Ende. Seine Ausbildung hat er abgebrochen, da er sich wegen des Ohrgeräuschs nicht auf seine Arbeit konzentrieren konnte. Schließlich lernt er in einer psychosomatischen Klinik, mit seiner Erkrankung umzugehen. Er fasst wieder Mut, beginnt mit einer Umschulung und hat das Gefühl, ein neues Leben zu beginnen.

18 Auditorisches System und Gleichgewichtssinn

18.1 Das auditorische System

Lerncoach

- **Das folgende Kapitel ist wieder stark physiklastig. Da Schallphysik und Maßzahlen des Schalls beliebte Themen in schriftlichen und mündlichen Prüfungen sind, sollten Sie die wichigsten Grundlagen kennen (z. B. Schalldruckpegel, Lautstärke, s. u.).**
- **Häufig werden auch morphologische Fragen gestellt, z. B. zum Aufbau der Bogengänge und ihrer funktionellen Bedeutung. Anatomie und Physiologie sind hier eng verzahnt.**

18.1.1 Überblick und Funktion

Zusammen mit dem visuellen System bildet der Hörsinn die Fernsinne des Organismus, also die Sinne, mit denen wir auch Vorgänge wahrnehmen können, die fern von unserem Körper stattfinden. Die Haarzellen sind die sensiblen Schallsensoren und liegen in der Hörschnecke des Innenohrs, der **Cochlea**. Dorthin gelangen die Schallwellen über Trommelfell und Gehörknöchelchen, die die Funktion einer Schallbrücke übernehmen. Bereits in der Cochlea des Innenohrs kommt es zu einer ersten Frequenzanalyse der Schallwellen. Die Weiterleitung der Signale ins ZNS erfolgt über den VIII. Hirnnerv (N. vestibulocochlearis). Ziel der Hörbahn ist der primäre auditorische Kortex (Area 41). Eine schematische Darstellung der Schallaufnahme und -weiterleitung zeigt **Abb. 18.1**.

18.1.2 Physiologische Akustik

Die Grundbegriffe

Der Schalldruckpegel

Um ein Verständnis für den Hörsinn und die Schallempfindung zu bekommen, muss man einige physikalische Maßzahlen des Schalls kennen:

- Ein **Ton** ist definiert als reine Sinusschwingung mit einer einzigen Frequenz (z. B. entspricht der „Kammerton" a 440 Hz). Kompliziertere, aber doch periodenförmige Schwingungen mit gemischtem Frequenzbild werden als **Klang**, ungeordnete Frequenzgemische als **Geräusch** bezeichnet.
- Die subjektive, empfundene Tonhöhe ist abhängig von der **Frequenz** der Schallwellen: je höher die Frequenz, desto höher ist auch der Ton. Die Verdoppelung der Frequenz entspricht dabei einer Oktave. Der **Hörbereich**, den junge Menschen erfassen können, liegt zwischen 16 Hz und 20 kHz. Frequenzen darunter werden als Infraschall, Frequenzen darüber als Ultraschall bezeichnet.
- Als **Schalldruck** bezeichnet man den Druck, den die Schallwellen auf ein Hindernis ausüben, z. B. unser Trommelfell. Maßeinheit ist N/m^2 bzw. Pascal (Pa). Der niedrigste noch wahrnehmbare Schalldruck beträgt ca. $2 \cdot 10^{-5}$ Pa bei einer Tonhöhe von 3000 Hz (**Absolutschwelle** des Gehörs).
- Als handlichere Maßzahl für den Schalldruck dient der **Schalldruckpegel** (L). Er ist eine logarithmische Verhältniszahl, welche den Schalldruck in Bezug zum minimalen, gerade noch wahrnehmbaren Schalldruck setzt ($p_0 = 2 \cdot 10^{-5}$ Pa, s. o.). Einheit des Schalldruckpegels ist das **Dezibel** (dB, hier: dB SPL [SPL = Sound Pressure Level]), die Formel lautet:

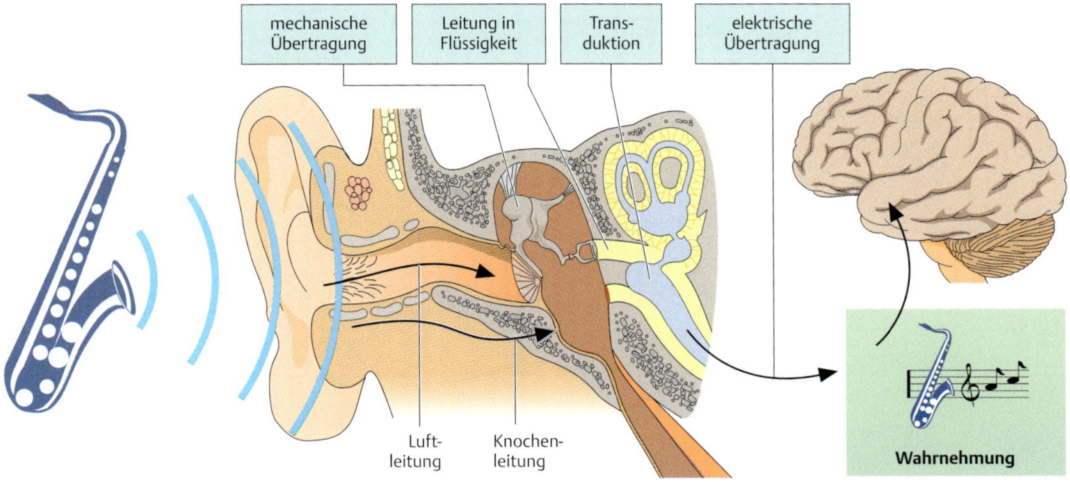

Abb. 18.1 Schallaufnahme und -weiterleitung.

18

$L = 20 \cdot \lg(p_x/p_o)$ [dB]
wobei p_x den einwirkenden Schalldruck und p_o den Bezugsschalldruck bezeichnet. Ein 10fache Erhöhung des Schalldrucks entspricht also einer Erhöhung des Schalldruckpegels um 20 dB, eine 100fache Erhöhung um 40 dB. Eine Verdoppelung des Schalldruckes entspräche einem um 6 dB höheren Schalldruckpegel.

Die Lautstärke

Lautstärke ist – im Gegensatz zum Schalldruckpegel – eine subjektive Empfindung. Die Einheit für die Lautstärke bzw. den Lautstärkepegel ist das **Phon**. Geräusche, die subjektiv als gleich laut empfunden werden, besitzen den selben Phon-Wert.
Die empfundene Lautstärke ist frequenzabhängig. Das Phon wird dabei über den Schalldruckpegel von Tönen mit einer Frequenz von 1000 Hz definiert. Bei dieser Frequenz stimmen Dezibel- und Phon-Skala überein, d. h. ein Lautstärkepegel von 20 dB entspräche einer subjektiven Lautstärke von 20 Phon. Andere Töne mit gleichem Schalldruckpegel werden subjektiv als leiser oder lauter empfunden (**Tab. 18.1**).

Tab. 18.1

Zuordnung von Phon-Werten zu Geräuschen des Alltags (nach Silbernagl, Despopoulos, Taschenatlas Physiologie, Thieme 2012)

Lautstärke	Geräusch
4 Phon	Hörschwelle
20–40 Phon	Flüstern
50–70 Phon	normale Umgangssprache
70–90 Phon	Verkehrslärm
100–120 Phon	Maschinenlärm (z. B. Pressluftbohrer)
130 Phon	Schmerzgrenze?

Verbindet man die Kombinationen aus Frequenz und Schalldruckpegel, die das gleiche Lautstärkeempfinden hervorrufen, so erhält man die **Isophone**. Alle Töne auf einer solchen Isophone werden also als gleich laut wahrgenommen obwohl sie unterschiedliche Schalldruckpegel besitzen. Auf der untersten Isophone liegen die Töne, die gerade noch wahrgenommen werden. Sie wird als **Hörschwellenkurve** bezeichnet und liegt bei 4 Phon. Das bedeutet, dass ein 1000 Hz-Ton mit einem Schalldruckpegel von 4 dB gerade noch gehört wird. Anhand der Hörschwellenkurve kann man sehen, dass unser Gehör im Bereich von 2000 bis 5000 Hz am empfindlichsten ist (**Abb. 18.2**).

MERKE

Der Schalldruckpegel ist ein objektives, messbares Maß; der Lautstärkepegel hingegen ein subjektives Maß, das vom Hörer abhängt.

Neben der Phon-Skala existiert noch die **Sone-Skala**. Diese Skala gibt die subjektive Lautheit an, wobei die Lautheit eines Tones von 1000 Hz und 40 dB-SPL willkürlich gleich 1 Sone gesetzt wird. Verdoppelt sich die empfundene Lautheit, wird der Wert 2 Sone zugeordnet, etc.

Der Hörbereich

Als **Hörbereich** oder Hörfläche bezeichnet man die Gesamtheit der wahrnehmbaren Töne. Er umfasst Schallfrequenzen zwischen 16 Hz und 20 kHz, sowie einen Lautstärkebereich von 4 Phon **(Hörschwelle)** und 130 Phon **(Schmerzgrenze)**. Noch lautere Töne werden nur als schmerzhaft wahrgenommen.

18

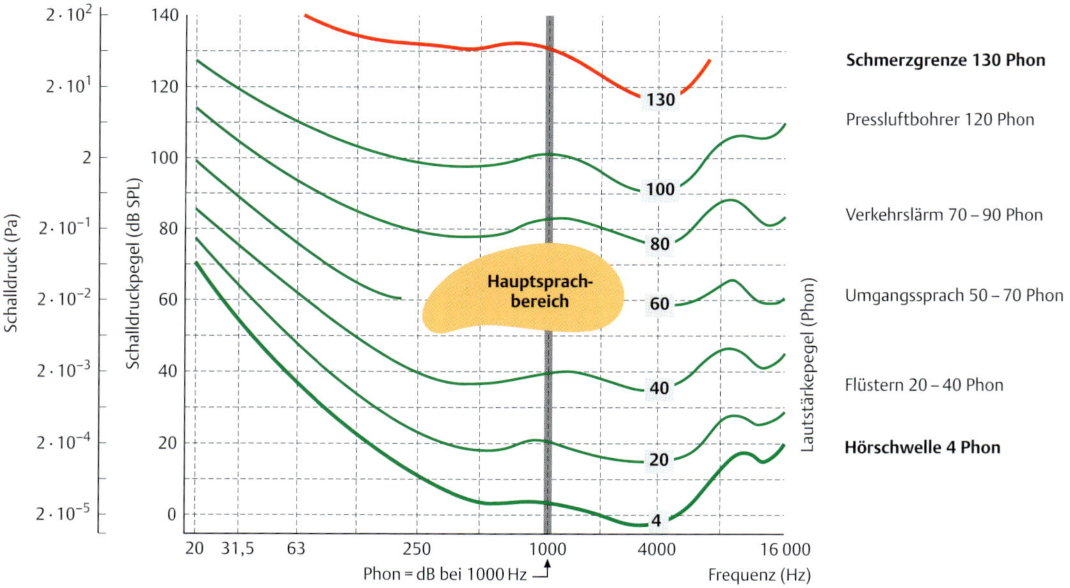

Abb. 18.2 Hörschwelle und Hauptsprachbereich sowie die Kurven gleich empfundener Lautstärken (Isophone).

Innerhalb dieses Hörbereiches liegt das **Hauptsprachfeld**, also die Frequenzen und Lautstärken, die in der normalen Umgangssprache vorkommen. Das Hauptsprachfeld umfasst das Frequenzband von 250–4000 Hz sowie Lautstärken zwischen 40 und 80 Phon. Sowohl Hörbereich als auch Hauptsprachfeld kann man in einem Frequenz-/Schalldruckpegel-Diagramm einzeichnen (**Abb. 18.2**).

Die Unterschiedsschwellen

Unterschiedsschwellen kann man beim Hörsinn sowohl für den Schalldruckpegel als auch für die Tonhöhe angeben.

Die **Intensitäts-Unterschiedsschwelle** bezieht sich auf den Schalldruckpegel: Zwei Töne gleicher Frequenz werden als unterschiedlich laut empfunden, wenn sich der Schalldruckpegel um 1 dB unterscheidet. Ähnlich wie bei der Hautsensibilität ist die Unterschiedsschwelle für nacheinander gehörte Töne (sukzessive Unterschiedsschwelle) niedriger als die für gleichzeitig gehörte (simultane Unterschiedsschwelle).

Die **Frequenz-Unterschiedsschwelle** ist auch von der Tonfrequenz abhängig. Am niedrigsten ist sie für Töne um 1000 Hz. Die sukzessive Unterschiedsschwelle beträgt in diesem Bereich 0,3 %, d. h. Tonhöhenunterschiede von 3 Hz werden als verschieden wahrgenommen. Auch hier ist die simultane Unterschiedsschwelle höher.

Die Hörprüfungen

Die Stimmgabelverfahren

Bereits mit dem einfachen Hilfsmittel einer Stimmgabel kann man bei Vorliegen einer Schwerhörigkeit differenzieren, ob ein Schaden im Bereich des Mittelohrs **(Schallleitungsstörung)** oder im Innenohr **(Schallempfindungsstörung)** vorliegt (s. S. 319). Die beiden klassischen Untersuchungsmethoden sind die Versuche nach Rinne und Weber.

Beim **Rinne-Versuch** schlägt man eine Stimmgabel an und setzt diese auf das Mastoid des Patienten. Dieser hört den Ton über die Knochenleitung. Wenn er angibt, den Ton nicht mehr zu hören, hält man die Stimmgabel direkt vor das Ohr. Normalerweise hört der Patient den Ton jetzt wieder, da die Luftleitung eine niedrigere Hörschwelle als die Knochenleitung hat. In diesem Fall spricht man von einem **positiven Rinne-Test**. Bei gestörter Luftleitung hört der Patient den Ton der vorgehaltenen Stimmgabel jedoch nicht, der Rinne-Test ist **negativ** (pathologisch). Ein negativer Rinne-Test spricht also für eine Schallleitungs-Schwerhörigkeit. Rinne-positiv ist der Versuch beim Gesunden und beim Schallempfindungsschwerhörigen.

Beim **Weber-Versuch** setzt man die angeschlagene Stimmgabel mittig auf den Kopf auf. Normalerweise hört der Patient den Ton in beiden Ohren gleich laut (über Knochenleitung). Eine **Lateralisation**, also das Lauterhören des Tons in einem Ohr, ist **pathologisch**. Zur Bewertung der Lateralisation muss bekannt sein, welches das schwerhörige Ohr ist. Das jeweils andere Ohr muss normal hören. Dann gibt es zwei Möglichkeiten:

- **Lateralisation ins gesunde Ohr:** Bei einer Innenohrschädigung (Schallempfindungsstörung) ist das kranke Ohr gegenüber Schallwellen unempfindlich, während das gesunde Ohr den Schall ganz normal empfängt. Unser ZNS errechnet daraus, dass der gehörte Ton von der Seite kommen muss, von der es das stärkere Signal erhält – der Ton wird im gesunden Ohr gehört.
- **Lateralisation ins erkrankte Ohr:** Dies ist ein Zeichen für eine Schallleitungsstörung als Ursache der Schwerhörigkeit. Der Grund für die Lateralisation liegt wohl zum einen darin, dass bei geschädigtem Mittelohr die Knochenleitung verbessert ist, da weniger Schallenergie über die Gehörknöchelchen nach außen abgegeben wird. Zum anderen ist die Cochlea des erkrankten Ohres an einen geringeren Geräuschpegel adaptiert und reagiert auf den Schall der Stimmgabel empfindlicher als die Cochlea der gesunden Seite.

Die Schwellen- und die Sprachaudiometrie

Als Audiometrie bezeichnet man die Prüfung der Hörleistung. Das wichtigste Verfahren ist die **Schwellenaudiometrie**, mit der man die Hörschwelle für bestimmte Tonfrequenzen bestimmt. Der Proband bekommt Töne einer Frequenz mit wachsendem Schalldruckpegel angeboten und muss sagen, wann er den Ton hört. Dies wird für verschiedene Frequenzen wiederholt, wobei sowohl die Luftleitung als auch die Knochenleitung getestet wird. Die Hörleistung des Probanden wird dabei mit einer normalen Leistung verglichen und Hörminderungen im Diagramm in Dezibel nach unten abgetragen (z. B. –10 dB: der gerade noch gehörte Ton ist um 10 dB lauter als bei Normalpersonen, s. **Abb. 18.5**).

Ein ähnliches Verfahren ist die **Sprachaudiometrie**, bei der dem Probanden Worte mit einer definierten Lautstärke vorgespielt werden. Dieses Verfahren dient z. B. der Anpassung von Hörgeräten.

Beiden Verfahren gemeinsam ist, dass sie von der Mitarbeit der Probanden abhängig sind (sog. **subjektive Hörprüfungen**). Allerdings kann z. B. zur Erlangung eines Rentenanspruchs Schwerhörigkeit simuliert werden. Auch kleinere Kinder kann man mangels Verständnis und Mitarbeit mit diesen Verfahren nicht untersuchen, obwohl es wichtig ist, eine angeborene Schwerhörigkeit so früh wie möglich zu behandeln, da die Kinder sonst nicht richtig sprechen lernen. Diese Problematik führte zur Entwicklung der **objektiven Hörprüfungen**, deren wichtigstes Verfahren die akustisch evozierten Potenziale sind.

Die akustisch evozierten Potenziale (AEP)
Bei diesem Verfahren, das auch **(Brainstem) Evoked Response Audiometry** ([B]ERA) oder Hirnstammaudiometrie genannt wird, werden Potenziale von Hirnstamm und Hirnrinde erfasst, die durch wiederholte Reizung (ca. 100 Mal) mit einem Ton hervorgerufen werden. Durch entsprechende Mittelungsverfahren erhält man eine mehrgipflige Kurve, deren Wellen sich bestimmten Strukturen der Hörbahn zuordnen lassen. Die Form der Kurve und die Latenzzeiten zwischen Ton und Potenzialen erlauben dann oftmals schon eine Lokalisation der zugrunde liegenden zentralen Störung. Auch kann man mit diesem Verfahren die objektive Hörschwelle bestimmen, indem man – wie bei der Schwellenaudiometrie – die Lautstärke der Töne langsam steigert und registriert, bei welchem Schalldruckpegel die evozierten Potenziale auftreten (s. S. 340).

18.1.3 Der Gehörgang und das Mittelohr

Das periphere Hörorgan ist dreigeteilt: Als äußeres Ohr bezeichnet man die Ohrmuschel und den äußeren Gehörgang, der am Trommelfell endet. Dort beginnt das Mittelohr, das die Paukenhöhle umfasst. In ihr befinden sich die Gehörknöchelchen (Hammer, Amboss und Steigbügel), die die Schallwelle über das ovale Fenster an das Innenohr weitergeben. Die Schallwelle wandert dann durch die Perilymphe weiter und lenkt dabei die mit Endolymphe gefüllte Scala media aus, in der das Corti-Organ mit den Sinneszellen liegt (s. u.).

Das äußere Ohr

Das äußere Ohr besteht aus der Ohrmuschel, dem äußeren Gehörgang und dem Trommelfell. Ohrmuschel und Gehörgang dienen im Wesentlichen der Schallbündelung auf das Trommelfell. Die Form der Ohrmuschel trägt außerdem zu einem gewissen Teil des Richtungshörens bei. Das Trommelfell bildet die Grenze zum luftgefüllten Mittelohr (Paukenhöhle).

Das Mittelohr

In der Paukenhöhle liegt die **Gehörknöchelchenkette** mit Hammer, Amboss und Steigbügel (Malleus, Incus und Stapes). Das Trommelfell wird von den Schallwellen in Schwingungen versetzt und überträgt diese über den Hammer, der am Trommelfell angewachsen ist, sowie Amboss und Steigbügel auf die Perilymphe des Innenohrs. Die Fußplatte des Steigbügels setzt über das Ringband beweglich in einer Öffnung **(ovales Fenster)** zum Innenohr an.
Das Mittelohr enthält außerdem noch zwei quergestreifte Muskeln, den **M. tensor tympani** und den **M. stapedius**, die bei lauten Geräuschen für eine gewisse Schalldämpfung sorgen. Der M. tensor tympani setzt am Hammergriff an und wird vom N. trigeminus innerviert, der M. stapedius zieht zum Steigbügel und wird vom N. facialis innerviert. Ein Ausfall des N. facialis vor dem Abzweigen des Nervenastes zum M. stapedius führt deshalb zu einer **Hyperakusis** (gesteigerte Schallempfindlichkeit) aufgrund der fehlenden Dämpfung durch den M. stapedius.
Die Paukenhöhle ist durch die **Tuba auditiva** mit dem Rachenraum verbunden. Beim Schlucken oder Gähnen erfolgt über diese Verbindung ein Druckausgleich zwischen Mittelohr und Nasopharynx. Gleichzeitig ist die Tuba auditiva bei Kindern oft ein Aufstiegsweg für Bakterien aus dem Rachenraum, die so eine Mittelohrentzündung auslösen können.

Die Schallleitung

Die Luftleitung
Unter Schallleitung versteht man die Übertragung der Schallwelle vom Medium Luft auf das Medium Perilymphe. Da die Perilymphe den Schallwellen aber einen höheren Widerstand **(Impedanz)** entgegensetzt als die Luft, muss eine Anpassung erfolgen. Ansonsten würde der größte Teil der Schallwellen am ovalen Fenster einfach reflektiert und das Innenohr nie erreichen. Diese **Impedanzanpassung** besteht in einer Erhöhung der Effektivität der Schallübertragung und ist eine Aufgabe des Verbundes aus Trommelfell und Gehörknöchelchen. So sorgen sie für eine Schalldruckverstärkung, bedingt durch den Größenunterschied von Trommelfell und ovalem Fenster (Verhältnis 17 : 1) und durch die Hebelwirkung der Gehörknöchelchen (Faktor 1,3). Daraus resultiert eine Verstärkung der Schalldruckes um den Faktor 22 (17 · 1,3). Diese Art der Schallübertragung bezeichnet man auch als **Luftleitung**. Sie ist bei einer Zerstörung von Trommelfell oder Gehörknöchelchen um ca. 20 dB herabgesetzt (sog. **Schallleitungs-Schwerhörigkeit**, s. S. 344).

Die Knochenleitung
Neben der Luftleitung können Schallwellen auch mittels **Knochenleitung** das Innenohr erreichen. Dazu versetzen Schallwellen den Schädelknochen direkt in Schwingung und übertragen den Schall so auf die Perilymphe. Die Knochenleitung ist deutlich verlustreicher als die Luftleitung, da sehr viel Schallenergie durch die Anregung des Schädelknochens verloren geht. Über Knochenleitung gehörte Töne sind sehr viel leiser als die über Luftleitung gehörten, daher spielt die Knochenleitung bei der normalen Schallwahrnehmung nur eine untergeordnete Rolle. Wichtig ist die Knochenleitung für die Unterscheidung einer Mittelohr- von einer Innenohr-Schwerhörigkeit (s. S. 319).

18.1.4 Das Innenohr

Das Innenohr besteht aus dem **Gleichgewichtsorgan** (s. S. 321) und einem schneckenförmig aufgerollten System aus drei flüssigkeitsgefüllten Schläuchen, der **Cochlea**. Entrollt wären die Gänge der Cochlea etwa 3–4 cm lang. Zwei mit **Perilymphe** gefüllte Gänge, die Scala vestibuli und die Scala tympani, umgeben dabei die Scala media (Ductus cochlearis), die mit **Endolymphe** gefüllt ist und das **Corti-Organ** mit den Sinneszellen enthält.

Die Scala vestibuli beginnt am ovalen Fenster, geht an der Spitze der Schnecke, dem **Helicotrema**, in die Scala tympani über, die wiederum am runden Fenster endet. Die in beiden Scalae enthaltene **Perilymphe** ist eine Flüssigkeit, die in etwa der Plasmazusammensetzung entspricht, also Na^+-reich und K^+-arm ist.

Die Scala media endet stumpf am Helicotrema. Sie ist durch die **Reissner-Membran** von der Scala vestibuli und durch die **Basilarmembran** von der Scala tympani getrennt. An der Außenseite der Scala media liegt die Stria vascularis, eine blutgefäßreiche Wandschicht, die die in der Scala media enthaltene **Endolymphe** produziert. Die Zellen der Stria vascularis besitzen zahlreiche Ionenpumpen und Kaliumkanäle. Mit deren Hilfe halten sie die **hohe Kalium-Konzentration der Endolymphe** aufrecht (ca. 140 mmol/l!). Hierbei ist unter anderem der bereits aus der Niere bekannte Na^+-K^+-$2Cl^-$-Cotransporter beteiligt – ein Grund für die Nebenwirkungen sogenannte Schleifendiuretika am Ohr. So entsteht gegenüber der anderen extrazellulären Flüssigkeit das endocochleare K^+-Potenzial von etwa + 85 mV. Da das Membranpotenzial der Haarzellen etwa –70 mV beträgt, entsteht zwischen Endolymphe und Zellinnerem der Haarzelle eine Potenzialdifferenz von etwa 150 mV, die die treibende Kraft für den K^+-Einstrom bei der Reiztransduktion darstellt.

Klinischer Bezug

Morbus Menière: Beim Morbus Menière handelt es sich um eine anfallsweise auftretende Erkrankung des cochleovestibulären Systems, gekennzeichnet durch die typische Trias mit anfallsweise auftretendem Drehschwindel, Schwerhörigkeit und Tinnitus (Ohrgeräusch). Zugrunde liegt dem Morbus Menière eine Volumenzunahme des Endolymphraums entweder durch eine Störung der Endolymph-Resorption oder durch eine Überproduktion. Ausgelöst werden die Anfälle möglicherweise durch ein Aufreißen der Reissner-Membran.

Das Corti-Organ

Der Sitz der Sinneszellen ist das Corti-Organ, das auf der Basilarmembran in der Scala media sitzt. In ihm liegen etwa 10 000–12 000 **äußere** und 3500 **innere**

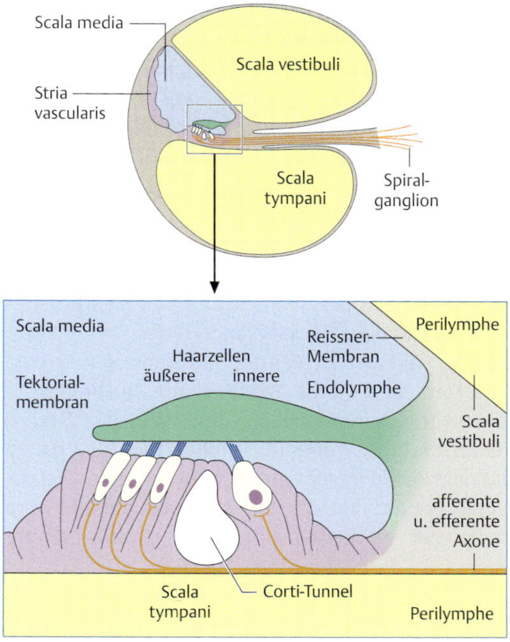

Abb. 18.3 Aufbau des Corti-Organs.

Haarzellen. Es handelt sich um sekundäre Sinneszellen mit Glutamat als Transmitter (s. S. 223). Während die äußeren Haarzellen in drei Reihen angeordnet sind, bilden die inneren Haarzellen nur eine Reihe. Über die Sinneszellen hinweg ragt die **Tektorialmembran**, mit der die Zilien der äußeren, nicht aber die der inneren Haarzellen verbunden sind (**Abb. 18.3**). Die Zilien der inneren Haarzellen ragen also frei in die Endolymphe. Die Zilien der einzelnen Haarzellen sind unterschiedlich lang. Die Spitzen kürzerer Zilien sind über dünne Proteinfäden, die sog. **Tip Links**, an längeren Zilien angeheftet, so dass es bei einer Auslenkung der Zilien je nach Richtung zu einer stärkeren oder abgeschwächten Zugwirkung auf die Tip Links kommt. Am Ansatzpunkt der Zilien an der Membran der Haarzelle liegen dehnungsempfindliche K^+-Kanäle.

90 % der afferenten Nervenfasern der Cochlea haben ihren Ursprung an der basalen Synapse der inneren Haarzellen, die übrigen 10 % an den äußeren Haarzellen. Die äußeren Haarzellen werden dagegen efferent innerviert und können Schwingungen der Basilarmembran verstärken (cochleärer Verstärker, s. u.). Die Nervenfasern ziehen über das **Ggl. spirale** (Zellsomata der Neurone) und den N. vestibulocochlearis zentralwärts zum Ncl. cochlearis.

Die Signaltransduktion

Die Wanderwellentheorie

Über die Bodenplatte des Steigbügels im ovalen Fenster werden die Schallwellen auf den Perilymphschlauch übertragen und es entsteht eine Druckwelle innerhalb der Flüssigkeit. Durch die Druckwelle kommt es zu einer Volumenverschiebung, die den Endolymphschlauch deformiert und auch die Flüssigkeit in der Scala tympani verdrängt. Jede Einwärtsbewegung des Stapes ist deshalb auch begleitet von einer Auswärtsbewegung der Membran des runden Fensters und umgekehrt. Diese Volumenverschiebungen versetzen den Endolymphschlauch in Schwingungen und erzeugen eine Welle auf der Basilarmembran. Diese Welle wandert in Richtung Helicotrema, es entsteht die **Wanderwelle**. Bei der Wanderung vom ovalen Fenster hin zum Helicotrema verändert sich diese Welle: ihre Ausbreitungsgeschwindigkeit nimmt ab, ihre Wellenlänge wird kürzer und ihre Amplitude größer. Dies liegt daran, dass die Basilarmembran in Richtung auf das Helicotrema breiter und dünner wird und dadurch ihre Steife zur Schneckenspitze hin stark abnimmt (**Abb. 18.4**).

Die Auslenkung der Basilarmembran ist letztlich der ausschlaggebende Reiz für die Sinneszellen. Dabei findet auf dieser Ebene bereits eine erste Frequenzanalyse des Gehörten statt: Da die Amplitude der Basilarmembran-Schwingung von der Schwingungsfrequenz und der Breite der Membran abhängt, gibt es immer genau einen Ort, an dem Frequenz und Breite so gut zueinander passen, dass sich die Amplitude stark vergrößert (Resonanzfrequenz, sog. **Frequenz-Orts-Abbildung**). Für jede Tonfrequenz gibt es also einen Ort, an dem eine **maximale Schwingungsamplitude** entsteht. Anhand dieser Stelle, an der die Haarzellen maximal erregt werden, kann das ZNS die Frequenz des gehörten Tones bestimmen. Bei einem Frequenzgemisch kommt es an mehreren Orten gleichzeitig zu einem Amplitudenmaximum.

Hohe Töne (hohe Frequenzen) haben ihr Amplitudenmaximum nahe des ovalen Fensters, tiefe Töne in Richtung Helicotrema. Bei einem Knalltrauma werden durch den hohen Schalldruck die Haarzellen na-

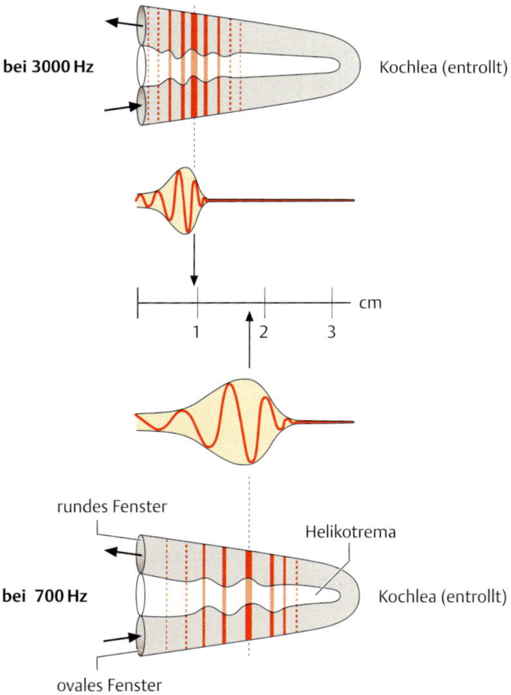

Abb. 18.4 Maxima der Wanderwellen für verschiedene Tonhöhen (abgerollte Cochlea). (aus Silbernagl, Despopoulos, Taschenatlas Physiologie, Thieme 2012)

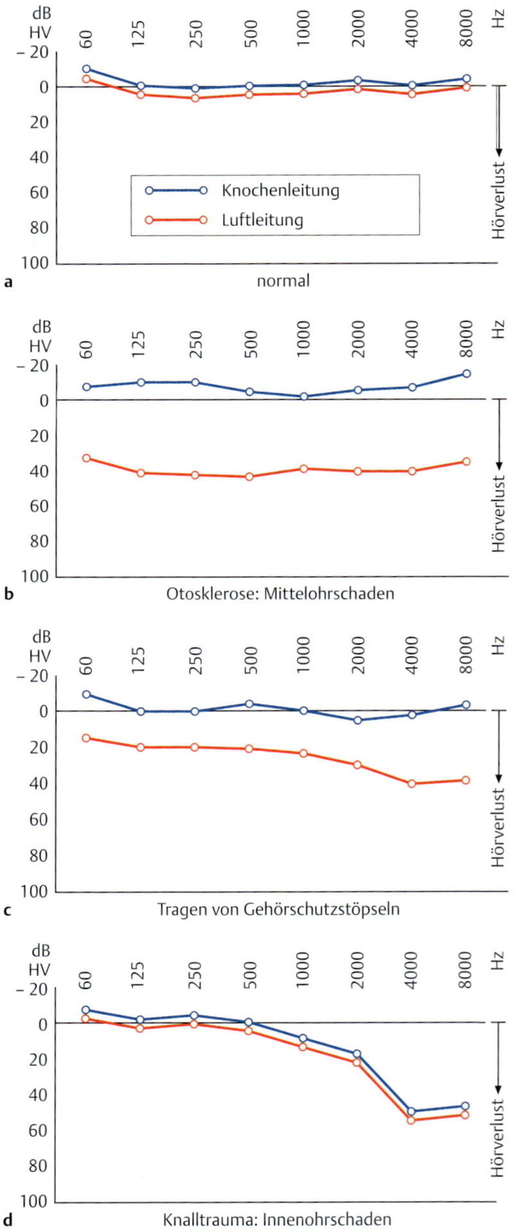

Abb. 18.5 Tonschwellenaudiogramme mit einigen typischen pathologischen Befunden (HV = Hörverlust).

he des ovalen Fensters zerstört. Das Ergebnis ist eine Schwerhörigkeit für hohe Töne (Abb. 18.5d).

Die Reiztransduktion

Durch die Schwingung der Basilarmembran kommt es zu minimalen Verschiebungen zwischen Tektorial- und Basilarmembran (ca. 0,3 nm). Diese kleinen Verschiebungen reichen aber aus, um die Zilien der äußeren Haarzellen, die ja in die Tektorialmembran hineinreichen, abzuscheren. Dadurch öffnen sich dehnungsempfindliche Kationenkanäle in den Zilien, K^+-Ionen strömen aus der Endolymphe in die Haarzelle ein, die Zelle wird depolarisiert. Die folgende Schwingung in die entgegengesetzte Richtung führt zum Schließen der Ionenkanäle und damit zur Hyperpolarisation.

Eine **Depolarisation** bewirkt eine **Verkürzung** der äußeren Haarzellen, die **Hyperpolarisation** eine **Verlängerung**. Es kommt zu einer oszillierenden Längenänderung der äußeren Haarzellen. Hierzu existiert ein spezielles kontraktiles Protein (Prestin) in der Membran der Haarzellen.Diese aktiven Vorgänge verstärken die Schwingung der Endolymphe im Raum unter der Tektorialmembran und bilden den **cochleären Verstärker**. Auf diese Weise wird eine etwa 100fache Signalverstärkung (ca. 40 dB) am Ort der maximalen Schwingungsamplitude erreicht. Die Frequenz-Orts-Abbildung (s. o.) wird geschärft und benachbarte Frequenzen können noch besser differenziert werden: Die äußeren Haarzellen sind die Zellen im menschlichen Körper, die am schnellsten elektrische Reize in mechanische Bewegungen umsetzen. Schallsynchron können sie mit über 1000 Hz oszilieren.

Die Endolymphschwingungen im Subtektorialraum scheren wiederum die Zilien der **inneren Haarzellen**, der eigentlichen Rezeptorzellen, ab (vgl. Abb. 18.7). Auch hier öffnen sich durch die Abscherung und Dehnung der Tip-link-Proteine Kationenkanäle in den Zilien. Aufgrund der hohen K^+-Potenzialdifferenz zwischen der K^+-reichen Endolymphe (+80 mV) und der Haarzelle (Membranpotenzial –70 mV, entspricht einer Differenz von 150 mV) kommt es zu einem **Einstrom von K^+-Ionen** in das Zellinnere, der in diesem Fall zu einer **Depolarisation** der Zielzelle führt.

Auf die Depolarisation folgt ein **Ca^{2+}-Einstrom**, der eine vermehrte **Glutamat-Freisetzung** an der basalen Synapse der inneren Haarzelle auslöst. An der subsynaptischen Membran der afferenten Nervenfaser entsteht ein frequenzsynchrones exzitatorisches postsynaptisches Potenzial (EPSP, s. S. 222), das Aktionspotenziale an der Nervenfaser auslöst.

Der cochleäre Verstärker wird in seiner Empfindlichkeit noch durch Impulse aus dem Hirnstamm gesteuert (s. u.). Fasern aus dem kontralateralen Ncl. olivaris superior können die Aktivität der äußeren Haarzellen durch eine negative Rückkopplung vermindern. Dabei dient Acetylcholin als Transmitter. So können störende Umgebungsgeräusche zum Teil herausgefiltert werden.

Ein Teil der von den äußeren Haarzellen erzeugten Energie wird als Schall über Mittelohr und Gehörgang abgestrahlt. Diese sog. otoakustischen Emissionen (OAE) können zur objektiven Prüfung der Innenohrfunktion gemessen werden. Dies hat vor allem beim Hörscreening für Neugeborene Bedeutung.

18.1.5 Die Schwerhörigkeit

Die Schallleitungsschwerhörigkeit

Bei einer Schallleitungsschwerhörigkeit ist hauptsächlich die Luftleitung gestört, während die Knochenleitung praktisch normal ist. Ursache sind vor allem krankhafte Prozesse im **Mittelohr**, wie z. B. die Otosklerose (Abb. 18.5b), ein Festwachsen des Steigbügels im ovalen Fenster oder eine Destruktion der Gehörknöchelchen (z. B. durch Tumoren, Cholesteatom).

Die Schallempfindungsschwerhörigkeit

Bei einer Schallempfindungsschwerhörigkeit sind Luft- und Knochenleitung gleichermaßen herabgesetzt. Ursache ist eine Schädigung der Haarzellen des **Innenohrs**, z. B. durch Medikamente (Aminoglykosid-Antibiotika: Gentamicin; Diuretika: Furosemid) oder Lärm. Meist sind die hohen Frequenzen stärker betroffen als die niedrigen. Ebenfalls zu den Schallempfindungsschwerhörigkeiten zählt die Schwerhörigkeit durch **retrocochleäre Prozesse**, wie z. B. ein Akustikus-Neurinom. Dabei handelt es sich um einen gutartigen Tumor der Nervenscheiden des N. vestibulocochlearis, der die Signalleitung im Nerven erschwert.

Die Lärmschwerhörigkeit

Bei der Lärmschwerhörigkeit tritt zunächst eine vorübergehende Anhebung der Hörschwelle (temporary threshold shift, TTS) auf, die im Verlauf dauerhaft werden kann (permanent threshold shift, PTS). Einen TTS kennt wahrscheinlich jeder in Form des tauben Gefühls in den Ohren nach einem Diskotheken- oder Konzertbesuch. Ein Schalldruckpegel von 85 dB gilt als Grenze zum schädigenden Bereich, solange der Lärm dauerhaft einwirkt (z. B. bei der Arbeit, Abb. 18.5c). Dabei werden zunächst die Haarzellen in der Nähe des ovalen Fensters geschädigt (hohe Frequenzen). Auch sehr kurze, dafür aber sehr laute Geräusche können eine irreversible Schädigung hervorrufen (Knalltrauma, Abb. 18.5d).

Die Altersschwerhörigkeit (Presbyakusis)

Im Alter kommt es oft zu einer Schwerhörigkeit, die sowohl eine cochleäre als auch eine retrocochleäre Komponente aufweist (Presbyakusis). Typisch ist auch hier ein Hörverlust im Bereich hoher Frequenzen. Da die Frequenzen des Hauptsprachbereichs meist mit betroffen sind, ist das Verständnis der normalen Umgangssprache erschwert. Schwerhörige Menschen sprechen oft unbewusst lauter, da sie auch ihre eigene Stimme leiser hören.

18.1.6 Die zentrale Hörbahn und die kortikale Repräsentation

Die Schallreizverarbeitung

Unterschiedliche Schallfrequenzen werden entlang der Cochlea und im Verlauf der Hörbahn an bestimmten Orten repräsentiert **(tonotope Gliederung)**. Jede Nervenfaser, die die Cochlea verlässt, wird durch eine bestimmte Schallfrequenz am stärksten erregt.

Neben der Frequenzabbildung (s. o.) trägt die neuronale Kontrastierung entlang der Hörbahn zum feinen Unterscheidungsvermögen des Gehörs bei. Diese feine Abstimmung (engl. tuning) bedeutet, dass für eine Frequenz an ihrem Abbildungsort eine ganz besonders niedrige Schwelle vorliegt. Die Empfindung der Tonhöhe wird neben der Ortsanalyse zusätzlich durch eine sog. Periodizitätsanalyse ermöglicht. Sie beruht darauf, dass in einer einzelnen Nervenfaser die ausgelöste Aktionspotenzialfrequenz mit der Schallwellenfrequenz nicht 1 : 1 übereinstimmen muss, sondern oft nur ein periodisches Abbild darstellt. Aus der Analyse der Aktivität mehrerer paralleler Fasern kann das Gehirn die Schallfrequenz dann errechnen.

Gleichzeitig wird in den Nervenfasern aber auch die **Lautstärke** des Gehörten kodiert. **Je lauter** ein Ton, **desto höher** ist die Impulsfrequenz der zugehörigen Nervenfaser. Bei hohen Lautstärken kommt es zusätzlich zu einer Miterregung der benachbarten Nervenfasern **(Rekrutierung)**. Da diese eigentlich auf eine andere charakteristische Frequenz reagieren, die der Gehörten aber nahe kommt, kann man feine Frequenzunterschiede bei lauten Tönen nicht mehr erkennen. Die **Frequenzdispersion**, die Verteilung der Frequenzen auf unterschiedliche Orte der Basilarmembran bzw. unterschiedliche Nervenfasern, wird also mit steigender Lautstärke unschärfer.

18

Die Hörbahn

Ziel der Hörbahn ist der primäre auditorische Kortex, gelegen am Oberrand des Temporallappens in der Area 41 (Gyrus temporalis transversus, **Heschl-Querwindung**). Auf dem Weg dorthin erfolgen 5–8 Umschaltungen, die nicht nur der Weiterleitung, sondern auch der weiteren Analyse des Gehörten dienen. Die Spezifität der vorhandenen Neurone nimmt im Verlauf der Hörbahn zu, sodass die Neurone teilweise nur noch auf ganz bestimmte Schallmuster ansprechen. Ein Teil der Fasern der Hörbahn verläuft ungekreuzt, ein größerer Teil kreuzt hingegen auf die Gegenseite (**Abb. 18.6**).

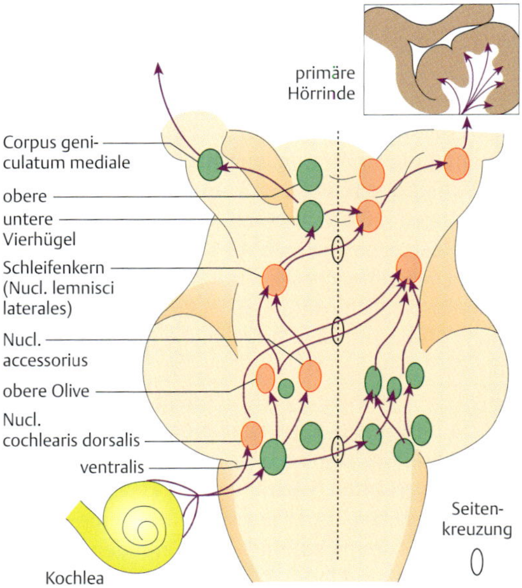

Abb. 18.6 Schematischer Aufbau der Hörbahn.

Das **erste Neuron** ist die bipolare Ganglienzelle des **Ganglion spirale**. Ihr Axon zieht über den N. vestibulocochlearis zum Hirnstamm und erreicht dort die **Cochlearis-Kerne** (Ncl. cochlearis ventralis und dorsalis) im Bereich der Rautengrube. In diesen Kernen (v. a. im dorsalen Kern) erfolgt neben der tonotopen Gliederung auch noch eine Aufteilung nach Komplexität des Schallsignals.

In den Kochlearis-Kernen erfolgt auch die Umschaltung auf das **zweite Neuron**. Dessen Axone ziehen als Stria acustica zu den Kernen des Trapezkörpers **(Corpus trapezoideum)** und weiter zum **Ncl. olivaris superior**. In den Kernen des Trapezkörpers können bis zu zwei weitere Umschaltungen stattfinden. In diesem Bereich findet auch die Kreuzung eines Teils der Fasern statt, so dass der obere Olivenkern der erste Kern ist, der Afferenzen von beiden Ohren erhält. Er ist u. a. zuständig für das räumliche Hören (s. u.).

Als nächste Station erreicht die Hörbahn als **Lemniscus lateralis** die unteren Hügel der Vierhügelplatte **(Colliculi inferiores)**. Dabei kreuzt ein weiterer Teil der Fasern zur Gegenseite. Im Lemniscus lateralis kann eine weitere Umschaltung (Ncl. lemniscus lateralis) stattfinden. Kollateralen der Hörbahn werden hier an die Colliculi superiores abgegeben und stellen so eine Verbindung mit dem visuellen System

her, die vor allem für die Blickmotorik wichtig ist (Hinwendereaktion bei plötzlichem Geräusch).
Von den Colliculi inferiores erreicht die Hörbahn das **Corpus geniculatum mediale** des Thalamus, von wo aus sie als **Radiatio auditiva** zur primären Hörrinde zieht. Die sekundären Rindenfelder, die die primäre Hörrinde umgeben, dienen der Analyse komplexer Klänge und dem Abgleich mit dem Gedächtnis.

Klinischer Bezug

Akustikusneurinom: Das Akustikusneurinom ist ein gutartiger, langsam wachsender Tumor des N. vestibulocochlearis, der von den Schwann-Zellen ausgeht. Der Tumor breitet sich vom Kleinhirnbrückenwinkel aus. Typische Symptome sind Ohrgeräusche, Schallempfindungsschwerhörigkeit sowie Dreh- und Schwankschwindel. Benachbarte Hirnnerven können ebenfalls beeinträchtigt sein (z. B. N. facialis). Die Therapie besteht in der (mikro-)chirurgischen Resektion des Tumors.

Die Mechanismen des Richtungs- und Entfernungshörens

Eine der wichtigsten Strukturen für die Wahrnehmung der Richtung, aus der ein Geräusch kommt, ist der **Ncl. olivaris superior**. Wird er zerstört, ist ein Richtungshören nicht mehr möglich. Um dem Schall eine Richtung zuzuordnen, ist außerdem das **binaurale** (beidohrige) Hören Voraussetzung. Dabei spielen drei Mechanismen eine Rolle:

- Schräg von der Seite ankommende Schallwellen erreichen das zugewandte Ohr direkt, das abgewandte Ohr liegt im Schallschatten des Kopfes. Deshalb kommt das Geräusch dort bereits leiser an. Eine Seitendifferenz des Schalldruckpegels von 1 dB kann dabei noch erfasst werden (bei Tönen > 500 Hz).
- Außerdem liegt das abgewandte Ohr weiter von der Schallquelle entfernt als das zugewandte. Das bedeutet, dass der Schall auch minimal länger unterwegs ist, bis er auf das abgewandte Innenohr trifft. Solche **Laufzeitdifferenzen** werden im oberen Olivenkern erfasst, wobei sogar noch Unterschiede von $3 \cdot 10^{-5}$ Sekunden erkannt werden. Eine solche Differenz wird bereits durch eine Schallquelle ausgelöst, die nicht genau vor uns, sondern nur um 3° seitlich versetzt liegt.
- Auch die Form der Ohrmuschel trägt zum Richtungshören bei: Je nach Schallrichtung kommt es zu einer charakteristischen Verzerrung des Schalls, die das ZNS erkennen kann. Dieser Mechanismus dient vor allem der Unterscheidung, ob das Geräusch von vorne oder hinten bzw. von unten oder oben kommt.

Ein „Raumbild“, in dem die Schallquellen abgebildet sind, kommt nicht nur durch die Leistung des Ncl. olivaris superior zustande, sondern auch durch Verarbeitung in den Colliculi inferiores und dem auditorischen Kortex. Zudem spielt auch das visuelle System eine Rolle bei der Ortung einer Schallquelle.

Check-up

- ✓ Wiederholen Sie die Vorgänge vom Eintreffen der Schallwelle am Trommelfell bis zur zentralen Verarbeitung.
- ✓ Wiederholen Sie auch den Ablauf der Signaltransduktion an den inneren Haarzellen.
- ✓ Rekapitulieren Sie die Formen der Schwerhörigkeit und wie man sie diagnostizieren kann.

18.2 Der Gleichgewichts- und Lagesinn

Lerncoach

Im folgenden Kapitel sind vor allem die Funktionsprüfungen (Nystagmus) wichtig. Entsprechende Versuche kennen Sie vielleicht schon aus dem Physiologie-Praktikum. Fragen zu diesem Thema sind in Prüfungen sehr beliebt.

18.2.1 Überblick und Funktion

Die Sinneszellen für den Gleichgewichtssinn befinden sich im Innenohr, das in der Tiefe des Felsenbeins (Pars petrosa des Os temporale) gelegen ist und aus dem knöchernen und häutigen Labyrinth besteht. Das Gleichgewichtsorgan selbst besteht beiderseits aus den drei Bogengängen sowie den zwei Maculaorganen (Macula sacculi und Macula utriculi). Die Sinneszellen des vestibulären Apparates registrieren Linear- und Drehbeschleunigungen.
Die Impulse aus dem vestibulären System sind mit den Zentren der Stützmotorik (v. a. dem Kleinhirn) verbunden. Zusammen mit den peripheren Mechanorezeptoren und dem visuellen System informieren auch Afferenzen aus dem Vestibularorgan über die Lage des Körpers im Raum. Letztlich bestehen auch noch Verknüpfungen mit der Blickmotorik (s. S. 299). So werden z. B. Bewegungen des Kopfes direkt durch gegenläufige Augenbewegungen ausgeglichen.

18.2.2 Das periphere Vestibularorgan

Die eigentlichen Sinneszellen des Vestibularapparats befinden sich im Inneren des Endolymphschlauchs. Dieser bildet drei aufeinander senkrecht stehende **Bogengänge** (Ductus semicirculares), sowie die beiden Maculaorgane, die Macula sacculi und Macula utriculi. In den **Ampullae** der Bogengänge befinden sich die **Cupulae**, die die eigentlichen Sinneszellen, die **Haarzellen**, umgeben. Die Haarzellen in Sacculus und Utriculus sind von den **Maculae** überschichtet.

Die Maculaorgane

Die beiden Maculaorgane Sacculus und Utriculus stehen etwa senkrecht aufeinander. Während die Macula des Sacculus bei aufrechter Kopfhaltung vertikal liegt, liegt die des Utriculus horizontal im Felsenbein. Die Maculae selbst bestehen aus einer gallertigen Masse, in die die Zilien der Haarzellen hineinragen. In die Maculae sind relativ schwere Kalzitkristalle (Statolithen) eingelagert (Otolithenmembran). Adäquater Reiz für die Haarzellen ist die Abscherung der Zilien. Diese erfolgt durch Bewegungen der Maculae bei Linearbeschleunigungen (Translationsbeschleunigungen), bei denen die Maculae aufgrund ihrer Trägheit zurückbleiben. Auch in Ruhe kommt es zur Abscherung der Zilien durch die Schwerkraft (Gravitationsbeschleunigung), die die Statolithen samt Maculae Richtung Boden zieht. Die Maculae-Organe registrieren die **Haltung des Kopfes** in Bezug zur Schwerkraft und **lineare Beschleunigungen** (nach vorne und hinten sowie oben und unten).

Klinischer Bezug

Benigner paroxysmaler Lagerungsschwindel: Bei bestimmten Bewegungen des Kopfes können traumatisch oder spontan abgelöste Calciumkristalle (Otolithenpartikel) in den Bogengängen (Canalith) oder direkt an der Cupula (Cupulith) Schwindel auslösen. Dann spricht man vom benignen paroxysmalen Lagerungsschwindel. Häufig sind sie die Folge einer Degeneration der Otolithenmembran oder eines Labyrinthtraumas. Therapeutisch kann man die Kristalle durch spezielle Lagerungsmanöver in Bereiche des Labyrinths verlagern, in denen sie keine Irritationen mehr hervorrufen. Man kann sich das so vorstellen, als ob man ein paar Sandkörner in einen spiralförmigen Plastikstrohhalm gefüllt hat. Wenn man den Strohhalm nun hinlegt, rutscht der Sand immer an die tiefste Stelle. Je nachdem wie man den Strohhalm nun dreht, verlagert sich der Sand. Genauso verfährt man mit den Bogengängen, bis die Kristalle an eine Stelle rutschen, wo sie keine Irritationen mehr hervorrufen können.

Die Bogengangsorgane

Die Bogengangsorgane registrieren **Drehbeschleunigungen** (Winkelbeschleunigungen). Die drei senkrecht aufeinander stehenden Bogengänge werden in ihren Ampullae durch gallertige Leisten, die Cupulae, verschlossen. Die gallertige Masse besitzt eine annähernd gleiche Dichte wie die Endolymphe. Statolithen finden sich in den Bogengängen nicht. Am Fuß der Cupulae befinden sich ebenfalls Haarzellen, deren Zilien in die Cupula hineinreichen. Bei Drehbewegungen führt die Trägheit der Endolymphe zu einer Auswölbung der Cupulae und zur Auslenkung der Zilien.

Die Sensorzellen

Der Aufbau einer Haarzelle

Die Haarzellen des Vestibularorgans sind **sekundäre Sinneszellen**, d. h. sie haben kein eigenes Axon, sondern besitzen an ihrer Zellbasis eine Synapse, über die sie Signale an das nachgeschaltete Neuron übertragen (s. S. 227). An der Zelloberfläche befinden sich ein **Kinozilium** und ca. **50–80 Stereozilien**. Die Stereozilien sind untereinander und mit dem Kinozilium durch dünne Proteinfäden, die von Spitze zu Spitze der Zilien ziehen, verbunden **(tip-link-Proteine)**.

Die Signaltransduktion

Bereits in Ruhe setzen die Haarzellen eine gewisse Menge **Glutamat**, den exzitatorischen Transmitter ihrer basalen Synapse, frei. Die zugehörige Nervenfaser weist daher eine bestimmte Ruhefrequenz an Aktionspotenzialen auf. Wird die Haarzelle durch Auslenkung der Zilien in Richtung Kinozilium erregt, wird mehr Glutamat freigesetzt, eine Auslenkung vom Kinozilium weg führt zu einer Abnahme der Transmitterfreisetzung (**Abb. 18.7**). Entsprechend verändert sich die Impulsfrequenz der afferenten Nervenfaser.

Bei der Auslenkung der Zilien in Richtung Kinozilium wird durch den Zug der Tip-Link-Proteine in den Zilien ein K^+-Kanal geöffnet. Bedingt durch die hohe Kalium-Konzentration in der Endolymphe und die Potenzialverhältnisse zwischen Endolymphe und Haarzellinnerem resultiert ein K^+-Einstrom, der zu einer Depolarisation der Haarzelle führt, die wiederum einen verstärkten **Ca^{2+}-Einstrom** auslöst. Ca^{2+} seinerseits bewirkt eine vermehrte Glutamat-Freisetzung. Glutamat löst an der nachgeschalteten Nervenfaser ein EPSP aus (s. S. 222), das in Aktionspotenzialfrequenzen übersetzt wird.

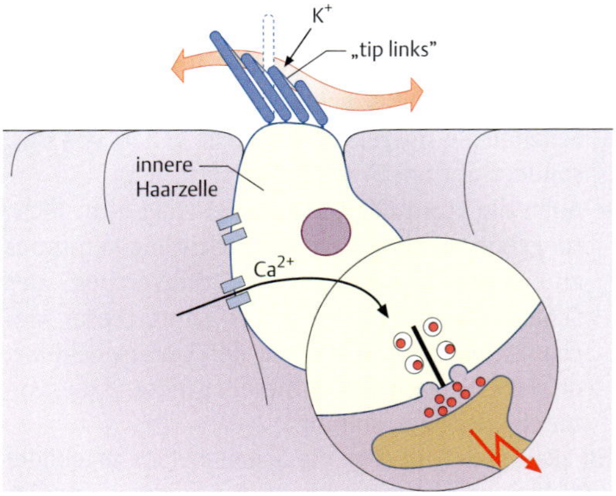

Abb. 18.7 Aufbau einer Haarzelle und Reiztransduktion.

Die Bewegung des Kopfes im Raum

Die Haarzellen in den Maculaorganen sind in unterschiedlicher Weise angeordnet, so dass bei jeder Kopfhaltung bestimmte Zellpopulationen aktiviert oder inaktiviert werden. So ist gewährleistet, das jede Stellung des Kopfes im Raum ein eigenes Impulsmuster besitzt, so dass die jeweilige Position vom ZNS erkannt werden kann.

Dagegen lässt sich für die Bogengangsorgane genau angeben, welche Bewegung die Impulsfrequenz der zugehörigen Nervenbahnen erhöht oder vermindert, da die Haarzellen in Hinblick auf ihre Kinozilien alle gleichsinnig ausgerichtet sind.

Die Auslenkung der Cupulae zum Utriculus hin führt im horizontalen Bogengang zu einer Zunahme der Impulsfrequenz der Nervenfasern, in den vertikalen Bogengängen zu einer Frequenzabnahme und umgekehrt.

Die Haarzellen sind eigentlich Differenzialsensoren, d. h. sie registrieren die **Beschleunigung** einer Bewegungsänderung (bei den Bogengangsorganen also die Winkelbeschleunigung). Bei Drehung des Körpers über längere Zeit zeigen die Haarzellen zunächst den Drehbeginn durch eine Impulszunahme an.

Bei gleichförmiger Rotation kommt es dann zu einer Abnahme der Impulsfrequenz, da keine Bewegung der Endolymphe mehr stattfindet. Beim Abstoppen ist die Beschleunigung dann genau entgegengesetzt. Entsprechend ist die Impulsfrequenz der Nervenfasern umgekehrt (höhere AP-Frequenz beim Andrehen → niedrigere AP-Frequenz beim Abstoppen). Da normale Kopfbewegungen allerdings sehr kurz sind (< 0,3 s), gibt die Impulsrate eher die **Bewegungs-/Drehgeschwindigkeit** wieder.

Klinischer Bezug

Labyrinthausfall: Fällt ein Labyrinth akut aus, so kommt es zu einer massiven Symptomatik mit Erbrechen, Übelkeit sowie Drehschwindel und einem **Ausfallnystagmus** zur gesunden Seite hin. Zusätzlich findet man eine Fallneigung zur kranken Seite, da das ZNS durch die plötzlich fehlenden Informationen kein Gleichgewicht mehr halten kann. Ist der Ausfall irreversibel, so kommt es zu einer Kompensation der Störung. Dabei ist sowohl das noch intakte Labyrinth als auch das visuelle System beteiligt. Es kann aber zu einem gestörten Gleichgewicht im Dunkeln kommen, wenn keine visuelle Kontrolle möglich ist. Ein doppelseitiger Ausfall zeigt ein weniger dramatisches Bild, da die Symmetrie des Ausfalls eine Kompensation erleichtert.

18.2.3 Das zentrale vestibuläre System

Die Zellsomata der ersten afferenten Neurone, die die Synapsen mit den Haarzellen bilden, liegen im **Ganglion vestibuli**. Ihre Axone erreichen im **N. vestibulocochlearis** den Hirnstamm und von dort die **Vestibulariskerne**. Von hier aus ziehen wichtige Bahnen zu den Vestibulariskernen der Gegenseite. Darüber hinaus haben die Vestibulariskerne folgende Verbindungen:

- Verbindungen zu den Motoneuronen des Halsmarks und der Extremitätenmuskulatur. Einige Axone ziehen zur **Formatio reticularis**, schalten um und ziehen als **Tractus reticulospinalis** zu den Vorderhornzellen des Rückenmarks. Insbesondere vom lateralen Vestibulariskern, dem sog. **Deiters-Kern**, ziehen aber auch direkte Verbindungen als **Tractus vestibulospinalis** zu den Motoneuronen. Diese Verbindungen sind u. a. wichtig für den Gang auf sich bewegenden Oberflächen und die Reflexe der Stützmotorik.
- Fasern, die über das mittlere Längsbündel zu den Augenmuskelkernen führen, beeinflussen die Blickmotorik: Jede Kopfbewegung wird mit einer gegenläufigen Augenbewegung beantwortet, um das Blickfeld möglichst konstant zu halten **(vestibulookulärer Reflex)**.
- Der Steuerung der **Stützmotorik** dienen Verbindungen zum **Kleinhirn** (Lobus flocculonodularis, Vestibulocerebellum). Auch die Vestibulariskerne selbst sind an der Steuerung der Stützmotorik beteiligt.
- Verbindungen zum Thalamus. Von dort verlaufen Projektionen zu mehreren Arealen des Kortex. Die Verbindungen dienen der **bewussten Raumorientierung.**
- Daneben gibt es auch noch Verbindungen zum **Hypothalamus**, die v. a. beim Zustandekommen von Bewegungskrankheiten eine Rolle spielen (Kinetosen, z. B. Reisekrankheit).

18.2.4 Die Funktionsprüfungen

Die einfachste klinische Funktionsprüfung des vestibulären Systems nutzt die Verschaltungen mit der Blickmotorik aus. Geprüft wird der **Nystagmus**, der aus einer langsamen Auslenkung des Bulbus oculi in eine Richtung, gefolgt von einer schnellen, sakkadischen Rückstellbewegung besteht (vgl. S. 299). Klinisch wird der Nystagmus nach der schnellen Bewegung benannt (Nystagmus nach links, rechts, oben oder unten). Bei der Untersuchung muss der Patient eine sog. **Frenzel-Brille** tragen. Diese besteht aus starken Sammellinsen (+ 15 bis + 20 dpt), die eine extreme Myopie hervorrufen. Die Umgebung wird dann nur noch schemenhaft wahrgenommen, das Fixieren eines Punktes ist nicht mehr möglich. Ein eventuell vorhandener Nystagmus tritt auf diese Weise deutlicher hervor. Außerdem kann der Untersucher durch die Vergrößerung die Augenbewegungen besser beurteilen.

Pathologische Nystagmusformen

Ein Spontannystagmus ist ein in Ruhe ohne Provokation auftretender Nystagmus und immer **pathologisch**. Er weist auf Erkrankungen des vestibulären Systems oder Kleinhirn-Erkrankungen hin. Den vestibulären Spontannystagmus kann man weiter unterteilen in einen **Ausfallnystagmus** bei Zerstörung eines Vestibularapparats und einen **Reiznystagmus** bei Reizung des Vestibularapparates (z. B. bei Entzündungen, s. u.). Der Ausfallnystagmus ist von der kranken Seite weg, der Reiznystagmus zur kranken Seite hin gerichtet (**Tab. 18.2**).

Die physiologischen Nystagmusformen

Mit verschiedenen Methoden kann man einen Nystagmus auch künstlich hervorrufen. Ein solcher Provokationsnystagmus ist **physiologisch** und weist auf eine regelrechte Funktion des Vestibularapparats hin. Man unterscheidet folgende Formen (**Tab. 18.2**):

- Der **optokinetische** oder **Eisenbahnnystagmus** tritt z. B. beim Blick aus dem Zugfenster auf oder beim Vorhalten einer gestreiften, rotierenden Rolle. Die Augen fixieren einen Punkt und versuchen diesen so lange wie möglich im Blickfeld zu behalten. So kommt es zu der langsamen Auslenkbewegung. Ist der Bulbus maximal ausgelenkt, tritt eine schnelle Rückstellbewegung auf und einer neuer Punkt wird fixiert. Ähnliches passiert bei der Prüfung des optokinetischen Nystagmus mit der rotierenden Rolle. Bei dieser Provokationsmethode darf der Proband keine Frenzel-Brille tragen, da er sonst die Rolle nicht fixieren kann. Der optokinetische Nystagmus ist gegen die Bewegung der Umwelt gerichtet.
- Über den gleichen Mechanismus entsteht auch der **vestibuläre** oder **rotatorische Nystagmus**, bei dem sich nicht die Umwelt, sondern der Proband selbst bewegt (z. B. Drehungen beim Tanz). Die Richtung des Nystagmus bewegt sich in Richtung der Rotation. Auch bei dieser Form muss der Proband fixieren können.
- Lässt man eine Person längere Zeit auf einem Drehstuhl rotieren und bremst diesen plötzlich ab, kann man unter der Frenzel-Brille den **postrotatorischen Nystagmus** beobachten, der entgegen der vorherigen Rotationsrichtung gerichtet ist. Zugrunde liegt eine Bewegung der Endolymphe durch die negative Beschleunigung der vorher gleichmäßigen Bewegung.
- Der **kalorische Nystagmus** wird überprüft durch Spülung des Gehörgangs mit 30 °C kaltem oder 44 °C warmem Wasser. Dabei wird der horizontale Bogengang, dessen Wand direkt an den Gehörgang angrenzt, gereizt. Die Temperaturänderung setzt die Endolymphe in Bewegung, was sich als Nystagmus äußert. Bei Warmspülung zeigt der Nystagmus zum gespülten Ohr hin, bei Kaltspülung vom gespülten Ohr weg.

Check-up

- ✓ **Zum Wiederholen können Sie anhand einer horizontalen Drehbewegung die Vorgänge im vestibulären System durchspielen. Bedenken Sie dabei, wie die Transduktion an der Haarzelle abläuft und wie das Signal weitergeleitet wird.**
- ✓ **Beobachten Sie bei Ihrer nächsten Fahrt mit der Bahn den optokinetischen Nystagmus.**

18.3 Stimme und Sprache

Lerncoach

- **Stimme und Sprache werden relativ wenig geprüft. Ein grober Überblick ist ausreichend, Details brauchen Sie meist nicht zu kennen.**
- **Außerdem überschneidet sich das Kapitel mit „Integrative Leistungen des ZNS" (s. S. 335).**

18.3.1 Überblick und Funktion

Stimme und Sprache dienen in erster Linie der Kommunikation. An der Sprachbildung ist sowohl das ZNS als auch der periphere Sprechapparat beteiligt.

Tab. 18.2

Übersicht über die Nystagmus-Formen

Form	Bewertung	Ursache	Richtung
Reiznystagmus	pathologisch	spontan bei Erkrankungen eines Labyrinths	zur erkrankten Seite hin
Ausfallnystagmus	pathologisch	spontan bei Ausfall eines Labyrinths	von der erkrankten Seite weg
zerebellärer Spontannystagmus	pathologisch	Erkrankungen des Kleinhirns	unterschiedlich, je nach Grunderkrankung
optokinetisch	normal	Bewegung der Umwelt	gegen die Umweltbewegung
rotatorisch	normal	Rotation bei Fixiermöglichkeit	in Rotationsrichtung
postrotatorisch	normal	Stopp einer Rotation	gegen die Rotationsrichtung
kalorisch	normal	Warmspülung	zur gespülten Seite hin
		Kaltspülung	von der gespülten Seite weg

Dieser setzt sich zusammen aus dem Kehlkopf und dem Mund-Rachen-Raum, wobei die Stimmbänder im Kehlkopf durch Schwingungen die Stimme erzeugen.
Bei der sprachlichen Kommunikation spielen sowohl die akustische Verarbeitung, die zentrale Sprachproduktion als auch der motorische Aspekt des Sprechens eine Rolle. Die Sprachproduktion und das Sprachverständnis werden zentral in verschiedenen Kortexarealen verarbeitet. Das Sprachverständnis befindet sich im Kortexareal 22 (Wernicke-Region), das Zentrum für die Sprachproduktion in Area 44 (Broca-Region). Weitere Informationen zum Thema Sprache s. S. 338.

18.3.2 Der periphere Sprechapparat

Die menschliche Stimme ist ganz auf unser Hörvermögen zugeschnitten. Der Frequenzbereich unserer Sprache liegt in einem Bereich, in dem das Hörvermögen besonders gut ist.
Dabei sind die beteiligten Organe ähnlich wie eine Orgel aufgebaut: Es gibt einen **Windraum**, der dazu dient, einen kontinuierlichen Luftstrom abzugeben (Lunge, Trachea, Bronchien etc.), sowie ein **Ansatzrohr**, das einen schwingungsfähigen, verformbaren Luftraum bildet, mit dessen Hilfe u. a. Klangfarbe und Formanten (s. u.) der Stimme verändert werden können. Zu diesem Ansatzrohr zählen Rachen-, Mund- und Nasenhöhle.
Getrennt sind Windraum und Ansatzrohr durch die **Stimmritze**, die sich zwischen den beiden Stimmlippen befindet (Glottis). Die Weite der Stimmritze und die Spannung der Stimmlippen kann durch die Kehlkopfmuskulatur beeinflusst werden. Entsprechend der Zugrichtung der Muskeln erweitert der M. cricoarytaenoideus posterior als einziger Muskel die Glottis. Diese Öffnung ist vor allem beim Atmen erforderlich. Die Innervation erfolgt über den N. laryngeus inferior (N. laryngeus recurrens).
Bei einer einseitigen **Schädigung** des N. laryngeus recurrens (z. B. nach einer Schilddrüsen-OP) kommt es zu einer einseitigen Stimmlippenlähmung, die sich durch eine heisere, verhauchte Sprache äußert. Oftmals ist eine solche Parese wieder reversibel. Vital bedrohlich ist eine doppelseitige Recurrens-Parese. Dabei ist die Stimmritze durch die beidseitige Lähmung des M. cricoarytaenoideus posterior stark verengt. Es kommt zu massiver Atmenot, die oft nur durch einen Luftröhrenschnitt (Tracheotomie) behandelt werden kann.

18.3.3 Die Stimmbildung

Der Luftstrom aus dem Windraum versetzt die Stimmlippen bei der Stimmbildung **(Phonation)** in Abrollbewegungen, die einen Rhythmus aus Öffnen und Schließen der Stimmritze bewirken **(Bernoulli-Schwingungen)**. Dadurch wird die ausströmende Luftsäule in hörbare Schwingungen versetzt. Bei tiefen Tönen bleibt die Stimmritze länger geschlossen als geöffnet (Verhältnis bei 100 Hz ca. 5 : 1). Bei 400 Hz sinkt dieses Verhältnis auf 1,4 : 1. Dauernd geöffnet ist die Stimmritze beim Flüstern und Singen mit Kopfstimme.
Die Spannung und Öffnungsweite der Stimmlippen bestimmen dabei die **Grundfrequenz** der Stimme. Die im Kehlkopf entstandene Frequenz wird in den Weichteilen des Ansatzrohres noch moduliert bzw. durch Resonanzschwingungen ergänzt.

Die Artikulation von Sprachlauten

Vokale besitzen eine ähnliche Grundfrequenz (100–130 Hz), unterscheiden sich aber durch beigemischte höhere Resonanzschwingungen, sog. **Formanten**. Diese Formanten entstehen durch Verformungen des Ansatzrohres (Artikulation) und tragen zum Klangcharakter der Vokale bei. Die Frequenzbänder der Formanten sind spezifisch für die einzelnen Vokale.
Während Vokale also aus einer Grundfrequenz und einigen Resonanzfrequenzen bestehen, sind **Konsonanten** Geräusche, also unspezifische Frequenzgemische. Je nach Bildungsort im Ansatzrohr unterscheidet man labiale (Lippen und Zähne, z. B. p, b, w, f, m), dentale (Zähne und Zunge, z. B. d, t, s, n) und linguale (Zunge und weicher Gaumen, z. B. g, k) Konsonanten. Nach der Bildungsart unterscheidet man Verschlusslaute (p, b, t, d, k, g), Reibelaute (f, w, s, ch) und Zitterlaute (r).

Der Sprachumfang und die Stimmlagen

Der normale Stimmumfang beträgt beim untrainierten Menschen ca. 2 Oktaven (1 Oktave = Verdoppelung der Tonfrequenz!), beim trainierten Sänger bis zu 3 Oktaven. Im normalen Sprachgebrauch liegt der Umfang bei etwa einer Oktave.
In Frequenzen ausgedrückt liegt der Frequenzbereich für Formanten zwischen 40 und 2000 Hz, bei Zischlauten (s, z) kommen Frequenzspitzen bis zu 15 kHz vor. Diese hohen Tonbereiche bereiten Menschen mit Altersschwerhörigkeit oft besondere Probleme (s. S. 320).
Die Stimmlage von Mann und Frau unterscheidet sich durch den größeren Kehlkopf des Mannes um ca. eine Oktave.

Verschiedene Funktionsstörungen

Dysarthrie

Bei der Dysarthrie besteht eine Sprechstörung infolge einer Störung der an der Sprechmotorik beteiligten neuromuskulären Strukturen. Eine Dysarthrie tritt v. a. bei neurologischen Systemerkrankungen wie z. B. multiple Sklerose oder Morbus Parkinson auf. Symptome sind u. a. eine gepresste oder näselnde Stimme, verwaschene Aussprache, häufiges Verschlucken und eine Verzerrung des Stimmklanges.

Aphasien s. S. 339

Klinischer Bezug

Stimmprothese: Nach der chirurgischen Entfernung des Kehlkopfes bei einem Tumor gibt es heutzutage die Möglichkeit, eine sog. Stimmprothese einzusetzen. Dadurch wird ein Sprechen mit einer relativ normalen Stimme möglich. Die Stimmprothese sitzt in einem chirurgisch angelegten Shunt zwischen Trachea und Hypopharynx bzw. Ösophagus. Nach der Einatmung durch das sog. Tracheostoma (Loch in der Luftröhre nach außen) und dessen Verschluss durch Druck mit der Hand, gelangt die Ausatemluft durch die Stimmprothese in die Speiseröhre und von dort in die Mundhöhle. In der Stimmprothese wird der Ton gebildet, der ein relativ natürliches Sprechen möglich macht. Dadurch ist es für den Patienten nicht mehr notwendig, eine Ersatzstimme wie die Bauchstimme (Ösophagusstimme) anzuwenden. Bei der Ösophagusstimme muss der Patient lernen Luft zu schlucken und wieder hervorzupressen um so eine Stimme zu imitieren.

Check-up

✓ **Wiederholen Sie den Ablauf der Stimmbildung und beachten Sie dabei, wo sie gestört sein kann.**

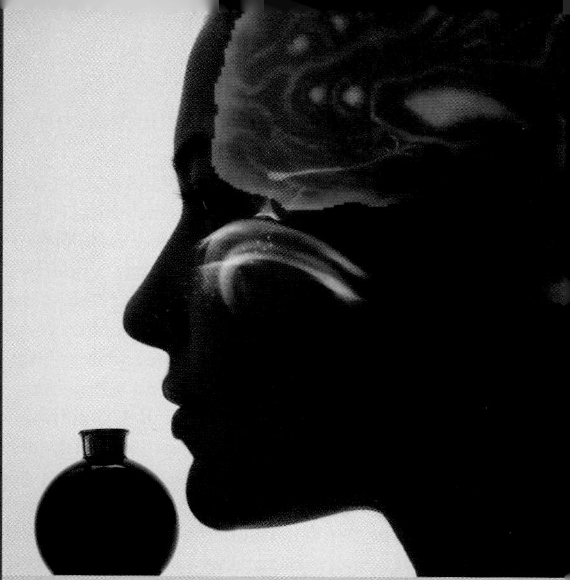

Kapitel 19

Geruchs- und Geschmackssinn

Weihnachten ohne Räucherkerzen

Wer nicht mehr richtig schmecken kann, ist in seiner Lebensqualität erheblich beeinträchtigt. Ein leckeres Essen mit Freunden, ein kühles Bier nach einem warmen Tag, eine kleine Nascherei zwischendurch – das alles hat für Menschen mit Ageusie (Verlust des Geschmackssinns) keinen Reiz mehr. Ähnlich verhält es sich mit dem Geruchssinn. Im folgenden Kapitel können Sie lesen, wie wir riechen und schmecken. Ausfälle dieser Sinne sind selten. Bei Gehirntumoren oder metabolischen Erkrankungen wie Diabetes mellitus können Geruchs- und Geschmackssinn gestört sein. Normalerweise stehen dann aber weitere Symptome der Grundkrankheit im Vordergrund. Bei Sonja G. kommt es zu einer sehr seltenen isolierten Riechstörung. Auch die Ärzte können nicht mit Sicherheit sagen, was die Ursache der Anosmie (Verlust des Geruchssinns) ist.

Weihnachten ohne Glühwein und Räuchermännchen

Sonja G. hat ein schreckliches Jahr hinter sich. Erst der Unfall im September und dann die schlimme Grippe Anfang Dezember. Nun ist Weihnachten und Sonja G. hat beschlossen, die Feiertage zu genießen. Doch irgendetwas ist in diesem Jahr anders. Erst am zweiten Feiertag kommt sie darauf, was nicht stimmt: Sie kann nichts riechen. Und auch das Essen schmeckt ihr nicht so recht. Nach den Feiertagen sucht sie ihre HNO-Ärztin Dr. Pilz auf.

Autounfall oder Grippe?

Diese untersucht als erstes die Nase mit dem Rhinoskop. Die Nasenschleimhaut ist unauffällig. Dann macht Dr. Pilz eine Riechprüfung: Sie hält Frau G. verschiedene Fläschchen unter die Nase. Sonja G. riecht nichts – außer als Dr. Pilz ihr Essigsäure zu riechen gibt. Denn Essigsäure wird nicht mit den Sinneszellen in der Nasenschleimhaut wahrgenommen, sondern reizt den Trigeminus. Schließlich erhebt sie bei Sonja G. noch eine ausführliche Anamnese. Bei zwei Ereignissen horcht sie auf: Bei dem Autounfall, bei dem Sonja G. auch eine schwere Gehirnerschütterung erlitten hat und bei der Grippeerkrankung.

Nun stehen zwei Ursachen für die Anosmie zur Wahl: Ein posttraumatischer Geruchsverlust oder eine virale Schädigung der Fila olfactoria. Dr. Pilz untersucht zunächst, ob die Anosmie auf den Unfall zurückgeht. Bei einem Bruch der Schädelbasis können die Fila olfactoria geschädigt werden, die Nervenfasern, die von der Nase zum Gehirn führen. Doch die Computertomographie ist unauffällig.

Restitutio ad integrum

Wahrscheinlicher ist also eine Grippeanosmie. Man nimmt an, dass Viren die Fila olfactoria schädigen können. In bis zu 70 % der Fälle kommt es zu einer Restitutio ad integrum, d. h., das Riechvermögen kehrt vollständig zurück. Doch darauf muss Sonja G. lange warten. Erst im Sommer, als sie schon alle Hoffnung aufgegeben hat, nimmt sie bei der Gartenarbeit den Duft der Rosen wahr. Ihr Geruchssinn wird in den nächsten Monaten immer ausgeprägter, und an Weihnachten kann sie Bratenduft und den Geruch der Räucherkerzen wieder riechen. Und ob dieser vorübergehende Verlust des Geruchssinns nun posttraumatisch oder postinfektiös war, ist ihr im Nachhinein völlig egal.

19 Geruchs- und Geschmackssinn

19.1 Einleitung

Lerncoach
Die chemischen Sinne werden im schriftlichen Physikum mit relativ wenigen Fragen, dafür dann aber oft im Detail abgefragt. Der Aufwand, alle Details zu lernen, lohnt das Ergebnis aber oft nicht. Wesentlicher Kernpunkt des Kapitels sind die Sinneszellen beider Systeme und die Vorgänge, die in ihnen ablaufen.

Geruchs- und Geschmackssinn fasst man als die sog. **chemischen Sinne** zusammen. Sie registrieren bestimmte chemische Stoffe in Luft oder Nahrung und ordnen sie einer Empfindung zu. Diese Empfindungen sind oft emotional gefärbt, was auf die enge Beziehung zum limbischen System hinweist. Gemeinsam ist sowohl dem Geruchs- als auch dem Geschmackssinn eine **hohe Empfindlichkeit**, eine **hohe Unterschiedsschwelle** und ein **ausgeprägtes Adaptationsvermögen**.
Ebenfalls zu den chemischen Sinnen gehört das sog. **vomero-nasale Organ**, das sich bei den meisten Menschen in der Schleimhaut des Nasenseptums findet. Lange als rudimentäres Überbleibsel unbeachtet, weiß man heute, dass es wohl der Wahrnehmung von Duft- und Lockstoffen wie den Pheromonen dient. Da auch heute die Erkenntnisse hierüber nur dürftig sind, wird auf eine ausführliche Darstellung verzichtet.

19.2 Der Geruchssinn

19.2.1 Überblick und Funktion

Der Mensch gehört zu den sog. Mikrosmaten, d.h. unser Geruchssinn ist im Vergleich zu vielen Säugetieren (z.B. Hunden) relativ schwach ausgeprägt. Trotzdem ist es uns möglich, mehrere tausend Geruchsqualitäten zu unterscheiden. Dazu besitzen wir etwa 1 000 verschiedene Rezeptorproteine, codiert durch etwa 1 % des gesamten menschlichen Genoms. Jede Riechzelle kann auf verschiedene Riechstoffe reagieren, besitzt aber wohl nur einen Rezeptortyp.

19.2.2 Der Aufbau der Riechbahn

Das geruchssensible Areal der Nasenschleimhaut (Regio olfactoria) befindet sich im Bereich der oberen Nasenmuschel. Dort liegen die etwa 10^7 Riechzellen. Bei ihnen handelt es sich um **primäre Sinneszellen**, sozusagen chemosensible Neurone. Sie sind bipolar und werden durch Teilung von Basalzellen alle 30–60 Tage erneuert.

MERKE
Riechzellen sind also die einzigen Neurone des reifen Nervensystems, die regelmäßig neu gebildet werden.

Der Dendrit der Sinneszellen spaltet sich am Ende in 5–20 **Zilien** auf, die in der Schleimschicht über der Riechschleimhaut enden. Durch diese Schleimschicht müssen die Riechstoffe hindurchdiffundieren, um an die Rezeptoren zu gelangen. Die marklosen Axone ziehen als **Fila olfactoria** durch die Lamina cribrosa des Siebbeins, um dann als N. olfactorius zum **Bulbus olfactorius** zu ziehen.
Im Bulbus olfactorius findet die Umschaltung auf das zweite Neuron, die **Mitralzelle** statt. Dabei konvergieren mehrere Riechzellen auf eine Mitralzelle. Zudem wird die Weiterleitung durch unterschiedliche Interneurone modifiziert. So bewirken z.B. Körnerzellen eine reziproke Hemmung. Insgesamt werden die Geruchseindrücke hier durch die Konvergenz nach gleichartigen Signalen geordnet.
Die Axone der Mitralzellen ziehen als **Tractus olfactorius** weiter zum primären olfaktorischen Kortex (präpiriformer Kortex, Tuberculum olfactorium, Ncl. corticalis amygdalae). Hier werden die einlaufenden Informationen verarbeitet und weitergeleitet an den orbitofrontalen Kortex und die Insel (Geruchswahrnehmung) sowie an die Mandelkerne und den Hypothalamus. Die beiden Letzteren sorgen für die emotionale und autonome Begleitreaktion. Diese engen Beziehungen zum limbischen System sind Ursache für die starke emotionale Komponente von Gerüchen. Bei allen beteiligten Hirnbereichen handelt es sich um entwicklungsgeschichtlich alte Areale. Im Gegensatz zum Geschmackssinn gibt es **keine direkte Repräsentation** des Geruchssinns **im Neokortex**.
Hemmende Signale erreichen den Bulbus olfactorius aus dem gleichseitigen primären olfaktorischen Kortex und dem kontralateralen Bulbus olfactorius.

19.2.3 Die Geruchssensoren

Die rezeptortragenden Zilien der Riechzelle sind von einer Schleimschicht bedeckt. Riechstoffe müssen durch diese Schicht erst hindurchdiffundieren. Am Rezeptor liegen sie in flüssiger Phase vor. Hydrophile Stoffe können deshalb die Riechzellen besser erreichen als lipophile.
Die **Wahrnehmungsschwelle** der Sinneszellen in der Regio olfactoria ist **sehr niedrig**. Bereits wenige Moleküle eines Duftstoffes reichen aus, um die Empfindung „es riecht nach etwas“ hervorzurufen. Die Erkennungsschwelle liegt etwas höher, d.h. um den Geruch zu identifizieren, müssen deutlich mehr Moleküle an die Sinneszellen gelangen. Wenn ein Duftstoff am Rezeptor andockt, kommt es zur Depolarisation der Sensormembran und dadurch am Axonhü-

gel zur Ausbildung von Aktionspotenzialen **(primäre Sinneszelle)**. An der Depolarisation sind second-messenger-Systeme (IP_3, cAMP über ein G_{olf}-Protein) beteiligt, die unspezifische Kationenkanäle (Na^+, Ca^{2+}) in der Zellmembran öffnen. Die als intrazellulärer Verstärkungsmechanismus wirkende Signalkaskade erklärt die extrem niedrigen Schwellenkonzentrationen bei der Dufterkennung.
Der Geruchssinn adaptiert rasch, aber langsamer als der Geschmackssinn. Meist wird die Wahrnehmung nur herabgesetzt, eine „Restwahrnehmung" von ca. 25 % der ursprünglichen Stärke bleibt vorhanden. Die Adaptation ist z. T. durch eine Desensitierung der Sinneszellen und z. T. durch zentrale Mechanismen verursacht.
Als Desensitierung bezeichnet man die nachlassende Reaktion der Riechzelle auf den weiter bestehenden Geruchsreiz.

Die Störungen des Geruchssinns

Einen vollständigen Verlust des Geruchssinns bezeichnet man als **Anosmie**, eine bloße Herabsetzung als **Hyposmie**. Aufgrund der Lage und des Verlaufes der Filae olfactoriae kommt deren Mitverletzung bei einer frontobasalen Schädelfraktur häufig vor (traumatische Anosmie).
Als **Parosmie** werden oft unangenehme Sinnestäuschungen bezeichnet, die z. B. durch Hirntumoren, als epileptische Aura oder in der Schwangerschaft auftreten können. Abzugrenzen hiervon sind Geruchswahrnehmungen im Rahmen pysychiatrischer Erkrankungen wie der Schizophrenie, die eher in den Bereich der Halluzinationen fallen.

Klinischer Bezug

Polyposis nasi: Eine der Ursachen für ein gestörtes Geruchsempfinden kann eine Polyposis nasi sein. Hierbei handelt es sich um Verdickungen bzw. -Wucherungen der Nasen- und Nasennebenhöhlenschleimhaut. Symptome sind u. a. eine behinderte Nasenatmung evtl. mit Verlegung des mittleren Nasengangs. Dann kann eine Hyposmie oder Anosmie die Folge sein. Therapie der Wahl ist die operative Entfernung der Polypen.

19.2.4 Der trigeminale chemische Sinn

Bestimmte Stoffe wie Ammoniak werden nicht durch das Riechepithel wahrgenommen, sondern reizen freie Nervenendigungen des N. trigeminus. Diese sog. **Trigeminusreizstoffe** werden auch noch gerochen, wenn die Riechzellen zerstört sind. Mit Hilfe dieser Stoffe kann man prüfen, ob z. B. ein Patient im Rahmen eines Rentenbegehrens eine Anosmie vortäuscht. Er wird sagen, dass er auch die Trigeminusreizstoffe nicht „riecht".

Auch bestimmte Geschmacksempfindungen (z. B. „scharf" durch bestimmte Aromastoffe wie Capsaicin aus der Paprika) werden über Reizung des N. trigeminus vermittelt.

19.3 Der Geschmackssinn

19.3.1 Überblick und Funktion

Nicht alles, was wir zu schmecken glauben, wird unserem Gehirn über den Geschmackssinn vermittelt, häufig ist auch der Geruchssinn verantwortlich. Über den Geschmackssinn erhalten wir z. B. Informationen darüber, ob eine Speise genießbar ist oder nicht. Außerdem sind Signale des Geschmacksinns an der reflektorischen Aktivierung von Speichel- und Magensaftsekretion beteiligt. Die ausgelösten Geschmacksqualitäten sind süß, salzig, sauer und bitter, wobei die Sensoren ganz unterschiedlich auf der Zunge verteilt sind. Neben diesen vier Hauptqualitäten gibt es noch den Umami-Geschmack (japanisch für gut schmeckend). Er wird wohl durch Glutamat ausgelöst, das in der asiatischen Küche als Gewürz weit verbreitet ist.

19.3.2 Die Geschmacksensoren

Die funktionelle Grundeinheit des Geschmackssinnes ist die **Geschmacksknospe**. Sie enthält ca. 50 Stütz- und Sinneszellen. Die Geschmacksstoffe diffundieren durch die Öffnung (Porus) der Geschmacksknospe ins Innere. Die insgesamt ca. 5 000–10 000 Geschmacksknospen befinden sich beim Erwachsenen fast ausschließlich auf der Zunge, bei Kindern auch in der Wangenschleimhaut, in Gaumen und Pharynx. Sie befinden sich in großer Zahl an den Seitenwänden der Papillae vallatae (Zungengrund), in mäßiger Zahl an den Papillae foliatae (hinterer Zungenrand) und Papillae fungiformes (vorderer Zungenrand und Zungenspitze).
Die bevorzugte Lokalisation der vier Geschmacksqualitäten **süß, salzig, sauer** und **bitter** auf der Zunge ist in **Abb. 19.1** dargestellt. Die Sinneszellen können dabei die Transduktionsmechanismen für mehrere dieser Qualitäten gleichzeitig enthalten.
Die Geschmackszellen gehören zu den **sekundären Sinneszellen** (s. S. 227). Sie werden regelmäßig ersetzt, ihre Lebensdauer beträgt ca. 10 Tage. Auf einen Reiz können sie mit Depolarisation oder Hyperpolarisation reagieren. An der Vermittlung der Geschmacksqualitäten **süß und bitter** sind hierbei **cAMP** bzw. **IP_3** und **Ca^{2+}-Ionen** als second messenger beteiligt. Salzig schmeckende Kationen (z. B. Na^+) dringen durch Kanäle direkt in die Sensorzelle ein und depolarisieren sie. Ein **saurer** Geschmack wird durch Protonen ausgelöst, die K^+-Kanäle schließen und so ebenfalls depolarisierend wirken. Die Erkennungsschwellen liegen je nach Geschmacksstoff im

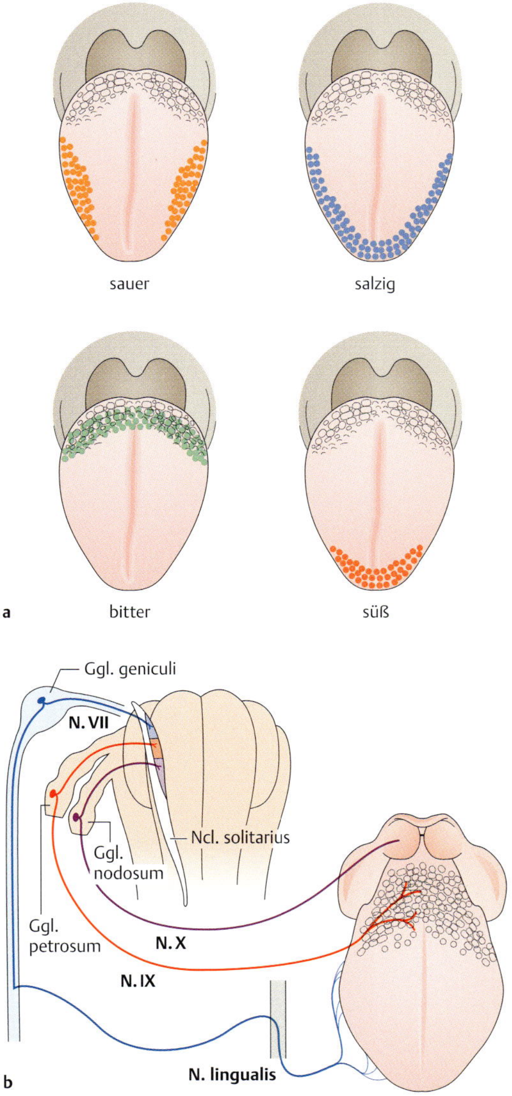

Abb. 19.1 Bevorzugte Lokalisation der Geschmacksqualitäten. a Auf der Zunge; **b** periphere Geschmacksfasern.

Bereich von 10^{-5} bis 10^{-3} mol/l. Die höchste Empfindlichkeit besteht dabei für **Bitterstoffe** wie Chinin (Auslösen eines Warnsignals, da oft giftig!).

Bereits auf Rezeptorebene ist die **Adaptation** stark ausgeprägt, d.h. bei anhaltender Reizung adaptiert der Geschmackssinn vollständig.

Als **Dysgeusie** bezeichnet man eine Störung der Geschmackswahrnehmung, wobei **Ageusie** das Fehlen, **Hypogeusie** die Herabsetzung des Geschmacksinnes meint. Ein unerklärlicher schlechter Geschmack im Mund kann ein Hinweis auf ein Tumorleiden (v.a. im Kopf-Hals-Bereich) sein und sollte als Warnsymptom ernst genommen werden. Störungen des Geschmackssinnes sind häufig mit Störungen des Geruchssinnes vergesellschaftet.

19.3.3 Die Geschmacksbahn

Die vorderen zwei Zungendrittel werden durch die **Pars intermedia n. facialis (Chorda tympani)** sensorisch innerviert, der Zungengrund durch den **N. glossopharyngeus**. Daneben existieren auch noch vereinzelte Geschmacksknospen an der Rachenhinterwand und am Gaumen, die über den N. vagus und den N. trigeminus versorgt werden. Die Zellkörper des **1. Neurons** liegen in den entsprechenden Ganglien dieser Nerven. Die Umschaltung auf das **2. Neuron** erfolgt in der Medulla oblongata im **Ncl. tractus solitarii**. Dieses verläuft dann weiter über den Lemniscus medialis zum Ncl. ventralis posteromedialis des **Thalamus**. Von dort erreicht das **3. Neuron** die primäre kortikalen Geschmacksfelder im Bereich des **Gyrus postcentralis**, benachbart den sensiblen Repräsentanzen der Mundhöhle.

Entlang der Geschmacksbahn findet bereits eine Verarbeitung und zunehmende **Konvergenz** statt. Die Nervenfasern des ersten Neurons besitzen bereits ein bestimmtes **Geschmacksprofil**. Ein Neuron verarbeitet dabei schon Signale verschiedener Geschmackszellen mit unterschiedlichen Qualitäten. Sie reagieren deshalb auf Reize verschiedener Qualitäten, aber mit unterschiedlichen Empfindlichkeiten. Ein Neuron, das besonders gut auf die Qualität „salzig" reagiert, kann z.B. eine geringere Reaktion auf „süß" zeigen.

Vom Ncl. tractus solitarii führen Kollateralen über die Pons ins limbische System und den Hypothalamus. So kommt es zu affektiven und autonomen Mitreaktionen.

Klinischer Bezug

Gustatorisches Schwitzen: Beim gustatorischen Schwitzen (syn. Frey-Syndrom, auriculotemporales Syndrom) tritt eine abnorme Schweißabsonderung am häufigsten präauriculär (vor dem Ohr) auf. Auslöser sind gustatorische oder Kaureize. Ursache ist eine Fehlinnervation der Schweißdrüsen durch sich regenerierende sekretorische, parasympathische Fasern, die z.B. bei einer Operation oder einem anderen Trauma verletzt wurden. Da beide Fasertypen Acetylcholin (ACh) als Transmitter verwenden, kann es zu diesem Phänomen kommen.

19

Check-up

✓ **Machen Sie sich anhand der beiden verschiedenen Rezeptorzell-Typen (Riechzellen, Geschmacksknospen) noch einmal die Unterschiede zwischen primären und sekundären Sinneszellen klar. Auch die second-messenger-Systeme können Sie an dieser Stelle wiederholen.**

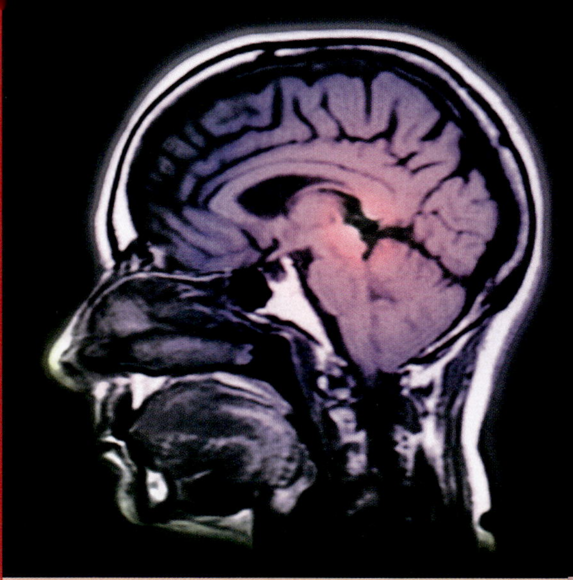

Kapitel 20

Integrative Leistungen des zentralen Nervensystems

Ein kerngesunder Patient

Die Aufgaben, die unser Gehirn erfüllt, sind komplex. Im folgenden Kapitel lesen Sie, welche Bereiche des zentralen Nervensystems (ZNS) welche Funktionen ausüben. Aber wie unser Gehirn genau arbeitet, ist nur ansatzweise bekannt. Es gibt für die Medizin nur wenige Möglichkeiten, in das ZNS „hineinzuschauen". Eine davon ist die Elektroenzephalographie (EEG). Dabei misst man die elektrischen Potenziale, die entstehen, wenn die Nervenzellen aktiviert werden. Ein EEG wird häufig in der Epilepsie-Diagnostik eingesetzt. Wie bei Michael. Der 27-jährige Bankkaufmann erleidet unvermittelt einen Krampfanfall.

Schreien und Zucken

Endlich Ferien! Sabrina hat sich sehr auf den Urlaub mit ihrem Freund Michael gefreut. Das Auto ist schon gepackt. Michael möchte nur noch die Isomatten aus dem Schrank holen. Plötzlich hört Sabrina einen unmenschlich klingenden Schrei aus der Wohnung. Als sie ins Schlafzimmer kommt, liegt Michael auf dem Boden. Sein ganzer Körper zuckt. Der Kopf ist seltsam verdreht, die Augen sind weit geöffnet, schaumiger Speichel fließt aus dem Mund. Sabrina rennt zum Telefon und ruft den Notarzt an.

Ein kerngesunder Anfallspatient

Als Arzthelferin weiß Sabrina, dass sie soeben Zeugin eines epileptischen Anfalls geworden ist. Sie weiß auch, dass es im Anfall keine Möglichkeit gibt, den Betroffenen zu „beruhigen". Als die Notärzte eintreffen, liegt Michael in einem tiefen Schlaf, dem sog. Terminalschlaf, der Minuten aber auch Stunden dauern kann. Erst im Krankenhaus kommt Michael wieder zu sich. In den nächsten Tagen suchen die Ärzte nach der Ursache seines Krampfes. Doch weder die Laboruntersuchungen, noch Kernspintomographie, Lumbalpunktion (Entnahme von Liquor aus dem Spinalkanal) und EEG führen weiter. Michael ist offensichtlich kerngesund.

Einige Tage später darf er das Krankenhaus wieder verlassen. Er muss keine Medikamente einnehmen. Dennoch hat sein Anfall Folgen für ihn: Bei einem möglichen neuen Anfall darf er sich selbst und andere nicht gefährden. Deshalb darf er künftig nicht mehr Auto fahren. Schlimmer ist jedoch die Angst vor einem erneuten Anfall. Die Chancen dafür stehen etwa 50:50.

Krampfschwelle gesenkt

Was ist Epilepsie eigentlich? Epileptische Anfälle sind elektrische Entladungen einer Gruppe von zerebralen Neuronen. Ursache ist vermutlich eine Störung des Zellstoffwechsels, die die Erregbarkeit der Zellen erhöht und damit die sog. Krampfschwelle herabsetzt. Bei manchen Menschen kann die Krampfschwelle auch durch Medikamente, Alkohol, Fieber, Müdigkeit oder metabolische Faktoren (z. B. hoher Blutzuckerspiegel) gesenkt werden. Auch bestimmte Hirnerkrankungen, z. B. Tumoren, können zu einem Krampfanfall führen.

Es gibt verschiedene Formen von epileptischen Anfällen. Michael hat einen typischen Grand-mal-Anfall erlitten. Dabei kommt es nach einem „Initialschrei" zu rhythmischen Zuckungen, die zwei Minuten andauern können. Die Patienten sind bewusstlos. Bei fokalen Anfällen ist das Bewusstsein meist erhalten. Die epileptische Erregung findet in der Regel nur in einem Hirnareal statt. Dementsprechend sind auch die Symptome auf einen Teil des Körpers beschränkt.

Michael hat übrigens Glück. Zwei Jahre nach seinem ersten Anfall ist er noch immer anfallsfrei. Er darf nun wieder Auto fahren. An seinen Krampfanfall denkt er nur noch selten. Aber immer wenn er die Isomatten in seinem Schlafzimmerschrank sieht, hat er ein mulmiges Gefühl.

20 Integrative Leistungen des zentralen Nervensystems

20.1 Allgemeine Physiologie und Anatomie der Großhirnrinde

Lerncoach

Dieses Kapitel beschreibt Leistungen des ZNS, die über die reinen motorischen, sensorischen und vegetativen Funktionen hinausgehen. Viele dieser Funktionen sind noch nicht bis ins Detail erforscht. Der Schwerpunkt in Prüfungen liegt daher auf „sicheren" Fakten, insbesondere dem EEG. Hier werden dann auch Details abgefragt.

20.1.1 Überblick und Funktion

Die höheren Funktionen unseres Zentralnervensystems ermöglichen Fähigkeiten, die über die reine Kontrolle des Körpers hinausgehen, z. B. Emotionen, Lernen, Gedächtnis. Diese Funktionen werden vor allem durch die Großhirnrinde wahrgenommen (Kortex).

Eines der ältesten Verfahren um die Aktivität des Kortex zu messen ist die Elektroenzephalographie (EEG), mit der elektrische Potenziale der Großhirnrinde an der Kopfhaut registriert werden. Neuere Verfahren messen die regionale Hirndurchblutung oder die Aktivität des Glucosestoffwechsels mithilfe der Magnetresonanztomographie (MRT) und der Positronenemissionstomographie (PET). Vor Einführung dieser Verfahren war eine Zuordnung von Funktionen zu einzelnen Hirnstrukturen nur dadurch möglich, dass man beobachtete, welche Funktionseinschränkungen Patienten nach Verletzungen bestimmter Hirnbereiche aufwiesen. Aus dieser Zeit stammen noch heute viele Erkenntnisse über die Aufgaben einzelner neuroanatomischer Strukturen.

20.1.2 Die Organisation der Großhirnrinde

Die Gliederung der Großhirnrinde (Kortex) ist anatomisch oder nach der Funktion möglich. **Makroanatomisch** unterteilt man den Kortex in Frontal-, Temporal-, Parietal- und Okzipitallappen. **Mikroanatomisch** wird zunächst nach dem phylogenetischen Alter unterschieden. Ca. 90% unseres Kortex gehört dem sog. **Neokortex** an und besitzt einen typischen Aufbau in sechs Schichten. Der ältere **Allokortex** findet sich nur noch im Inneren des Temporallappens und ist dreischichtig.

Der Neokortex lässt sich noch weiter nach seiner **Zytoarchitektur** (Anordnung und Dichte der Neuronen, Myelinisierung, Schichtdicken) untergliedern. **Brodmann** teilte so den Neokortex in 52 nach ihm benannte Areale ein. Einigen dieser Areale kann man spezifische Funktionen zuordnen (**Tab. 20.1**). Bei Schädigung eines Areals übernehmen oft andere Hirnbezirke die entsprechende Funktion, was für die Plastizität des menschlichen Gehirns spricht.

Tab. 20.1

Zuordnung einiger wichtiger Brodmann-Areale zu ihren Funktionen

Area	Funktion
3, 1, 2	sensorischer Kortex
4	primärer Motorkortex
6	sekundärer Motorkortex
17	primärer visueller Kortex
18, 19	sekundärer visueller Kortex
22	sensorisches Sprachzentrum (Wernicke-Areal)
41	primärer auditorischer Kortex
44, 45	motorisches Sprachzentrum (Broca-Areal)?

Der Aufbau des Neokortex in Schichten

Der Neokortex besteht aus sechs Schichten (I–VI) mit jeweils unterschiedlicher zellulärer Zusammensetzung, deren Schichtdicke von der jeweiligen Funktion des Kortexareals abhängig ist. Die Schichten sind parallel zur Oberfläche angeordnet.

- Äußerste Schicht ist die **Molekularschicht (I)**. Sie besteht hauptsächlich aus Fasern von Neuronen, deren Zellsoma in tieferen Schichten liegen und die hier miteinander interagieren. So finden sich Dendriten der inneren Pyramidenzellen, Axone der Sternzellen (innere Körnerschicht) sowie Afferenzen, die das Aktivitätsniveau der Hirnrinde kontrollieren (z. B. aus dem aufsteigenden retikulären aktivierenden System der Formatio reticularis).
- Die **äußere Körnerschicht (II)** enthält dicht nebeneinander liegende kleine Körnerzellen und Pyramidenzellen.
- Die **äußere Pyramidenschicht (III)** besteht aus mittelgroßen Pyramidenzellen. Die Neurone in Schicht II und III sind für eine Informationsübertragung zwischen den einzelnen Kortexfeldern zuständig. Von den äußeren Pyramidenzellen nehmen z. B. die Kommissurenfasern ihren Ausgang. In dieser Schicht enden auch die entsprechenden ankommenden Fasern der anderen Areale.
- An den Sternzellen der **inneren Körnerschicht (IV)** enden die spezifischen Eingänge in den Neokortex. Sie stammen v. a. aus dem Thalamus und leiten sensorische Signale zum Kortex weiter.
- Die **innere Pyramidenschicht (V)** enthält große Pyramidenzellen, die ihre Dendriten senkrecht durch alle Schichten bis in die Molekularschicht entsenden. Dort werden sie mit anderen Neuronen verschaltet und unterliegen vielfältigen Einflüssen aus verschiedenen Schichten. Zusätzlich besitzen die Pyramidenzellen auch basale, tangential verlaufende Dendriten, an denen zahlrei-

che hemmende Synapsen ansetzen (v.a. die der Korbzellen). Die Axone der inneren Pyramidenzellen stellen die Efferenzen des Kortex dar. Sie ziehen über weite Strecken durch das ZNS.
- Auch die Axone der Neurone in der innersten Schicht, der **Spindelzellschicht (VI)**, verlassen den Kortex. Die Fasern der Spindelzellen stellen die kortikothalamischen Projektionen dar, also die Wege, über den der Thalamus Informationen aus der gesamten Hirnrinde erhält. Diese Informationen dienen ihm vor allem dazu, seiner Aufgabe als „Tor zum Bewusstsein" nachzukommen. Nur wenn der Thalamus über die Vorgänge im Kortex informiert ist, kann er wissen, welche sensorischen Informationen für diesen relevant sind und diese entsprechend weiterleiten.

Sind die 6 Zellschichten gleichmäßig ausgebildet, spricht man vom **homotypen** Neokortex, andernfalls vom **heterotypen Neokortex**. Dieser kann **agranulär** sein, d.h. die Körnerschichten (II und IV) fehlen und die Pyramidenschichten sind verbreitert (z.B. motorischer Kortex). Der **granuläre Neokortex** weist dagegen ausgeprägte Körnerschichten und schmale Pyramidenschichten auf (z.B. sensorischer Kortex).

Die modulare Gliederung des Kortex

Neben der Gliederung in parallele Schichten gibt es auch noch eine vertikale Unterteilung in **Kolumnen** (Säulen) oder **Module**. Die Neurone einer solchen Säule sind dabei z.B. für eine bestimmte Aufgabe oder einen bestimmten Rezeptor zuständig. Besonders gut belegt ist dies für den somatosensorischen und den visuellen Kortex, in dem immer benachbarte Zellreihen Afferenzen vom rechten bzw. linken Auge erhalten (s.S.307). Diese Säulen sind Grundlage dafür, dass die Großhirnrinde auf engem Raum viele Informationen parallel (nämlich in verschiedenen Säulen) verarbeiten kann.

Die funktionelle Trennung der Module untereinander wird u.a. durch die **Korbzellen** der Großhirnrinde realisiert. Damit die Impulse nicht von einem Modul in das nächste überspringen, hemmen die Korbzellen die Pyramiden benachbarter Module, indem sich ihre Axone korbartig um deren Somata winden und inhibitorische Synapsen ausbilden.

20.1.3 Die kortikalen Felder

Die funktionelle Einteilung des Kortex erfolgte zunächst in die Untergruppen motorisch, sensorisch und assoziativ, wobei der Begriff „assoziativer Kortex" Felder bezeichnete, die sich zu den beiden ersteren Klassen nicht genau zuordnen ließen (**Abb. 20.1**). Heute bezeichnet man diejenigen Felder als Assoziationskortex, die an der Verknüpfung sensorischer Informationen mit motorischen Leistungen oder Motivationen beteiligt sind (zur Funktion motorischer und sensorischer Kortexareale s.S.260, 289). Die assoziativen Areale befinden sich hauptsächlich im Frontalhirn (präfrontaler assoziativer Kortex), parietotemporal (parieto-temporal-okzipitaler assoziativer Kortex) und im limbischen System (Teile des orbitofrontalen Kortex und vorderer Teil des Temporallappens).

Der **präfrontale Assoziationskortex** hat Verbindungen zum sensorischen und motorischen Kortex sowie zum temporalen und limbischen Assoziationskortex. Er ist offenbar an der Ausbildung wichtiger Eigenschaften der Persönlichkeit und an der Fähigkeit zur Einhaltung von sozialen Normen beteiligt.

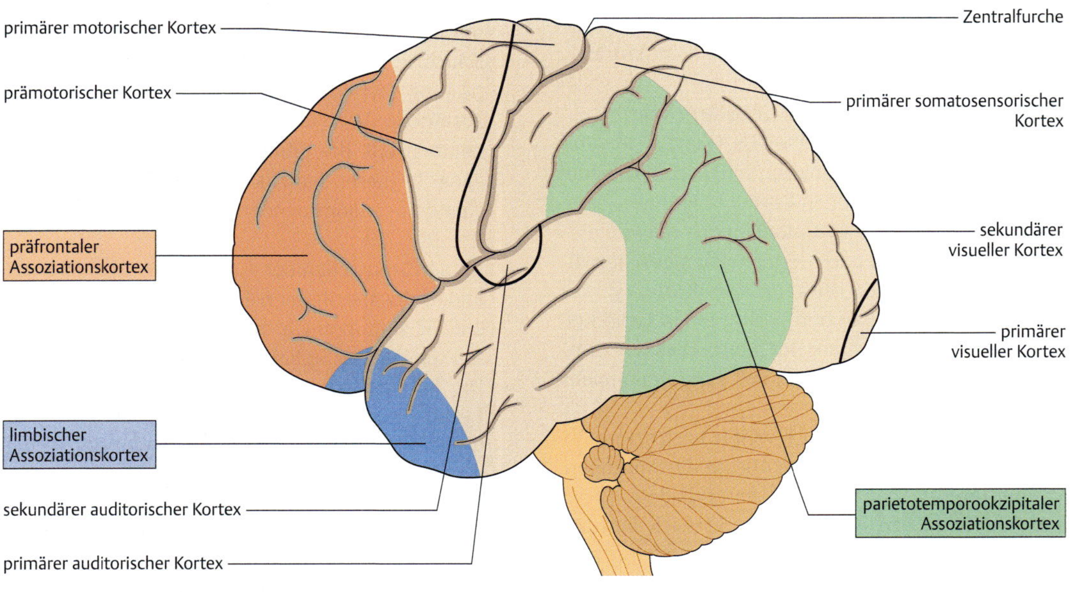

Abb. 20.1 Motorische, sensorische und assoziative Areale der Großhirnrinde.

Klinischer Bezug

Demenz vom Frontalhirntyp: Bei der sog. Demenz vom Frontalhirntyp (DFT, Morbus Pick) liegt eine Frontalhirnatrophie unbekannter Ursache vor. Symptome sind Störungen der Persönlichkeit und des Sozialverhaltens, Unruhe, Antriebsmangel, unproduktives Denken bei eingeschränktem Urteilsvermögen, Fehlverhalten bei einfachsten Tätigkeiten, Initiativemangel und euphorische, auch sexuelle Enthemmung und Distanzlosigkeit. Gedächtnis und Intelligenz bleiben dabei anfangs erhalten. Gelegentlich haben die Patienten zusätzlich ein Parkinson-Syndrom mit verarmter Mimik (Amimie), Muskelsteifigkeit mit erhöhtem Muskeltonus (Rigor), Tremor und Bewegungsstarre (Akinese). Die Erkrankung tritt zwischen dem 40. und 50. Lebensjahr auf. Nach der Diagnosestellung ist die mittlere Überlebenszeit etwa 10 Jahre. Es gibt bisher keine Therapiemöglichkeit.

Der **limbische Assoziationskortex** ist maßgeblich an Gedächtnisleistungen und der Bildung von Emotionen und Motivationen beteiligt (vgl. S. 346).
In den **parieto-temporal-okzipitalen Assoziationskortex** laufen sensorische, visuelle und motorische Informationen aus der gesamten kontralateralen Körperhälfte ein, werden interpretiert und verarbeitet. Diese Teile des Kortex zeigen den höchsten Grad an Seitenasymmetrien und besitzen in der rechten und linken Hemisphäre unterschiedliche Grundfunktionen (s. S. 337). Eine Schädigung in diesem Bereich verursacht das Bild des **Neglects**. Die Patienten neigen dazu, jegliche sensorischen Signale aus einer Körperhälfte zu ignorieren. Trotz intakter sensibler Systeme sind sie nicht in der Lage, Informationen aus der kontralateralen Körperhälfte bzw. dem kontralateralen Blickfeld korrekt zu verarbeiten oder zu beantworten. Soll der Patient z. B. eine Uhr zeichnen, setzt er typischerweise alle Ziffern in eine Hälfte dieser Uhr, ohne den Fehler überhaupt wahrzunehmen. Für ihn selbst ist seine Wahrnehmungswelt jedoch vollständig.
Der parieto-temporo-okzipitale Kortex enthält auch Gebiete für das Sprachverständnis. Dazu gehört das sensorische Sprachzentrum (Wernicke-Areal, s. u.) und ein weiter dorsal gelegener Bezirk, der für das visuelle Sprachverständnis (also das „Übersetzen" des Gelesenen) zuständig ist. Außerdem finden sich im Temporallappen Assoziationsfelder, die das Erkennen von Objekten oder Gesichtern ermöglichen.
Der **posterior-parietale Kortex** ist an der Erstellung von Bewegungsstrategien beteiligt. Seine Aufgabe liegt in der Verarbeitung komplexer sensorischer Informationen, v. a. in Hinblick auf die benötigte Bewegungsrichtung (räumliche Orientierung). Hierzu erhält er u. a. Afferenzen aus den sekundär visuellen Arealen. Störungen im Bereich des posterior-parietalen Kortex führen zu **Apraxien**, bei denen komplexe Bewegungsvorgänge nur noch erschwert und ruckartig möglich sind.

20.1.4 Die efferenten Bahnsysteme des Kortex

Nicht jede efferente Faser, die den Kortex verlässt, verläuft weiter zu subkortikalen Strukturen (sog. **Projektionsfasern**, z. B. Tractus corticoreticularis). Eine große Zahl von Fasern erreicht als Ziel wiederum Kortexareale. Dabei unterscheidet man Fasern, die in Rindenbereichen derselben Hemisphäre enden **(Assoziationsfasern)**, von solchen, die zum Kortex der kontralateralen Hemisphäre ziehen **(Kommissurenfasern)**. Solche Kommissuren, die den Übertritt von einer zur anderen Hirnhälfte erlauben sind z. B. die Commissura anterior und das Corpus callosum, über das ein Großteil der Kommissurenfasern laufen. Zu den afferenten Bahnsystemen des Kortex s. S. 291.

20.1.5 Die kortikale Asymmetrie

Die beiden Großhirnhälften sind nur auf den ersten Blick gleich aufgebaut. Bei genauerer Betrachtung finden sich deutliche funktionelle Asymmetrien und diskrete anatomische Unterschiede. So ist z. B. das Planum temporale im linken Temporallappen größer als im rechten. In ihm befinden sich Teile des Assoziationskortex, die für Sprachverständnis und -produktion wichtig sind (u. a. Wernicke-Areal, s. u.). Auch die anderen für die Sprachbildung wichtigen Gebiete sind in diesem Fall nur in der linken Hemisphäre vorhanden. Auf der rechten Seite ist dafür die primäre Hörrinde (Heschl-Querwindung) ausgedehnter. In diesem Fall spricht man von einer **sprachdominanten linken Hemisphäre**. Bei Rechtshändern ist fast immer die linke Hemisphäre dominant, während 30–40 % der Linkshänder eine sprachdominante rechte Hemisphäre aufweisen.
Seitenunterschiede zwischen den Hemisphären existieren jedoch nicht nur in Hinblick auf die Sprachzentren. Bei Rechtshändern ist die linke Hemisphäre auch für den Bereich „Motorik" dominant. Bewegungsentwürfe entstehen dann ebenfalls links und werden den linken prämotorischen Arealen zur Weitergabe an den primären Motorkortex übergeben.

MERKE

Insgesamt dient die dominante Hemisphäre mehr abstrakten, symbolischen Aufgaben sowie der Sprache. Die nicht dominante Hemisphäre dient nonverbalen Leistungen wie Musikverständnis und räumlich-konstruktivem Denken, z. B. auch bei der Erkennung von Gesichtern.

Für die Kommunikation zwischen beiden Gehirnhälften sind die Kommissurenbahnen verantwortlich, allen voran das Corpus callosum. Bei Durchtrennung aller Kommissurenfasern zwischen beiden Großhirnhälften, wie sie früher bei bestimmten Epilepsieformen durchgeführt wurde, kommt es zum **Split-brain-Syndrom**. Im täglichen Leben sind diese Patienten weitgehend unauffällig. Bei genauer Beobachtung fallen allerdings Schwierigkeiten bei der visuellen Wahrnehmung auf. Projiziert man eine Information nur in eine Gesichtsfeldhälfte, so verfügt nur eine Hirnhälfte über diese Information. Nur wenn dies die sprachdominante Hemisphäre ist, ist es dem Patienten möglich, das Gesehene zu benennen. Im anderen Fall hat der Betroffene nur die bildliche Vorstellung: Er könnte das Gesehene auf Bildern zeigen, aber nicht in Worten ausdrücken.

Die Darstellung kognitiver Prozesse mit bildgebenden Verfahren

Eine Reihe von Erkenntnissen über die Hirnfunktion hat man aus Messungen von Durchblutung und Glucosestoffwechsel des Gehirns gewonnen. Voraussetzung war die Entwicklung neuer bildgebender Verfahren, wie z. B. PET und MRT:

- Mit speziellen Magnetresonanztomographen kann man die lokale Hirndurchblutung und den lokalen Sauerstoffverbrauch bestimmen **(funktionelles MRT)** und so Aussagen darüber treffen, welche Hirnareale bei welchen Aufgaben besonders aktiv sind.
- Mittels der **Positronenemissionstomographie (PET)** kann man die Glucoseaufnahme bestimmter Hirnareale messen und so Rückschlüsse auf deren Aktivität ziehen. Bei diesem Verfahren wird dem Probanden ^{18}Fluor-Desoxyglucose injiziert, ein γ-strahlendes Molekül, das wie normale Glucose von aktivierten Zellen aufgenommen wird. Mittels eines Detektors kann man nun die ausgesendeten Positronen der γ-Strahlung messen.

20.1.6 Die Sprachverarbeitung

Für den Menschen typisch ist die Fähigkeit, Informationen zu verbalisieren. Damit ist nicht nur die Kommunikation zwischen Menschen gemeint, sondern z. B. auch das Denken und das Erinnern, da viele Gedächtnisinhalte in verbaler Form abgespeichert werden. Eine Schädigung der entsprechenden Hirnregionen ist deshalb mit erheblichen Einschränkungen für den Betroffenen verbunden.

20

Die komplexe und zentrale Funktion Sprache wird nicht durch eine einzige Hirnstruktur wahrgenommen, sondern nur durch das Zusammenspiel subspezialisierter Areale (**Abb. 20.2**). Man nimmt an, dass bei ca. 95 % der Menschen die linke Hemisphäre die sprachdominante ist, und nur bei 5 % die rechte Hemisphäre oder eine Gleichwertigkeit der Hemisphären besteht (in diesem Fall finden sich die Sprachareale bilateral).

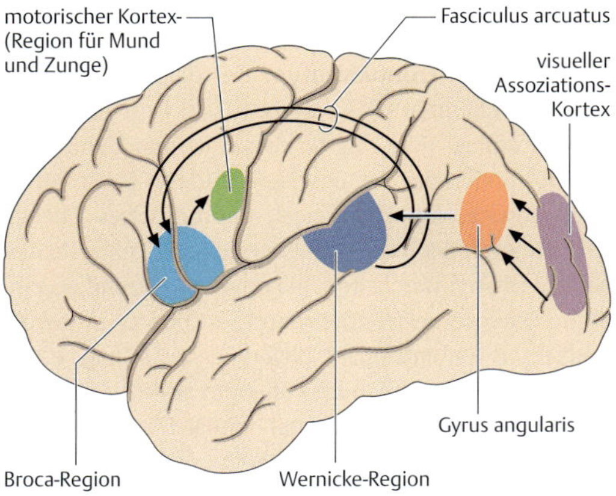

Abb. 20.2 Die Sprachzentren.

Das motorische Sprachzentrum

Im unteren Anteil des präfrontalen Kortex befindet sich das motorische Sprachzentrum, die **Broca-Region**. Es umfasst die Brodmann-Areale 44 und 45 und ist eng mit den für die Sprechmuskulatur zuständigen Regionen des primären Motorkortex verbunden (Kehlkopf, Zunge, Kiefer, Lippen, vgl. S. 324). Im Broca-Areal wird die **motorische Sprachbildung** koordiniert, also die Bildung der korrekten Grammatik und die Umsetzung des gedachten in ein gesprochenes Wort. Auch die Koordination der verschiedenen muskulären Vorgänge sowie von Sprache und Atmung ist eine Leistung des Broca-Areals.

Das sensorische Sprachzentrum

Im Brodmann-Areal 22 im linken Schläfenlappen befindet sich das sensorische Sprachzentrum, die **Wernicke-Region**. Dieses Gebiet ist zuständig für das **Sprachverständnis** und die **Wortfindung**. Mit dem Broca-Areal ist das Wernicke-Areal über den **Fasciculus arcuatus** verbunden. Ebenfalls wichtig für das Sprachverständnis ist der **Gyrus angularis** (im parieto-temporo-okzipitalen Assoziationskortex gelegen). Der Gyrus angularis koordiniert die Eingänge verschiedener Sinnesorgane und ist in die Interpretation der Sprache involviert.

Das Zusammenspiel der Areale

Um sich das Zusammenspiel der Sprachareale zu verdeutlichen ist es sinnvoll, einen gesehenen Gegenstand laut zu benennen. Hierbei sind folgende Vorgänge von Bedeutung (nach Wernicke und Geschwind):

- Visuelle Informationen über den gesehenen Gegenstand treffen im primär visuellen Kortex (Area 17) ein.
- Nach Weiterleitung in den höheren visuellen Kortex (Area 18) und den Gyrus angularis erfolgt eine Mustererkennung, also der Vergleich des Gesehe-

nen mit bereits im Gedächtnis gespeicherten Informationen.
- Ist ein entsprechender Gegenstand gefunden, so muss dieser benannt werden. Die Zuordnung zum passenden Wort findet im Wernicke-Areal statt.
- Um das Wort auszusprechen, wird das gefundene Wortbild über den Fasciculus arcuatus zum Broca-Zentrum übertragen. Das Broca-Areal initiiert die notwendigen motorischen Schritte und gibt die entsprechenden Impulse an den Gyrus praecentralis weiter.

Die Aphasien

Eine Aphasie ist eine zentrale Sprachstörung nach Abschluss der Sprachentwicklung, die durch eine Schädigung der Sprachregion (also meist der linken Hemisphäre) ausgelöst wird. Ursache ist meist ein Apoplex nach Gefäßverschluss einer Hirnarterie.

Eine Zerstörung des Broca-Areals führt zu einer **motorischen Aphasie**, die durch einen **Telegrammstil** der Sprache gekennzeichnet ist. Einzelne Substantive können noch mit Mühe hervorgebracht werden, darüber hinausgehende Wortketten sind gar nicht mehr möglich. Da das Broca-Areal auch für die Produktion von Schriftsprache zuständig ist, können die Patienten nicht mehr schreiben. Das Sprachverständnis ist hingegen normal.

Ein Ausfall der Wernicke-Region führt zu einem Verlust des **Sprachverständnisses (sensorische Aphasie)**. Die Patienten können weder den Inhalt von gehörter noch von gelesener Sprache interpretieren. Einfache Sätze wie „Er kommt morgen" können u. U. noch verstanden werden, längere Sätze jedoch nicht mehr. Die Sprache selbst ist flüssig, aber unverständlich. Die Patienten vertauschen z. B. Silben **(Paraphrasien)** oder schaffen Wortneubildungen **(Neologismen)**. Da sie auch ihre eigene Sprache nicht verstehen, bemerken sie weder ihre Fehler noch haben sie eine Möglichkeit zur Korrektur.

Den gleichzeitigen Ausfall von Broca- und Wernicke-Areal (z. B. bei einem Verschluss des Hauptstammes der A. cerebri media) bezeichnet man als **globale Aphasie**. Sie beraubt die Patienten zunächst praktisch aller kommunikativen Möglichkeiten.

Zur **Leitungsaphasie** kommt es bei Ausfällen im Bereich des Gyrus angularis oder des Fasciculus arcuatus. Da die Verbindung zwischen sensorischen und motorischen Arealen fehlt, können die Betroffenen einen vorgesprochenen Satz zwar verstehen, aber nicht wiederholen.

Bei einer **amnestischen Amnesie**, ausgelöst durch eine Störung im parieto-temporo-okzipitalen Assoziationskortex, kommt es überwiegend zu Wortfindungsstörungen.

20.1.7 Die elektrophysiologische Analyse der Hirnrindenaktivität

Die Grundlagen der EEG-Ableitung

Die elektrischen Potenziale, die bei der Aktivität der Nervenzellen im Gehirn entstehen, kann man an der Oberfläche des Kopfes als sog. **Elektroenzephalogramm (EEG)** ableiten. Dabei werden aber nicht die Aktionspotenziale, sondern die EPSPs und IPSPs der Neurone registriert (s. S. 222). Den Hauptanteil an diesen Potenzialen stellen die Pyramidenzellen. Während die Amplituden der abgeleiteten Potenziale des EKGs im mV-Bereich liegen (s. S. 55), sprechen wir beim EEG über Potenziale in einer Größenordnung von maximal 100 µV! Entsprechend störanfällig ist die Messung. Bereits Blinzeln führt durch die elektrische Aktivität der Muskulatur zu störenden Artefakten.

Abgeleitet werden die Signale durch Hautelektroden, die über das gesamte Schädeldach verteilt werden. Neben diesen sog. differenten Elektroden werden noch Referenz- oder indifferente Elektroden z. B. am Ohr angebracht. Je nach Verschaltung erhält man so **unipolare** (differente Elektrode wird gegen Referenzelektrode gemessen) oder **bipolare** Ableitungen (Messung zweier differenter Elektroden gegeneinander, entsprechend den Goldberger- und Einthoven-Ableitungen beim EKG, s. S. 57).

Die registrierten Hirnströme weisen eine Wellenform auf, die man in Hinblick auf Amplitude und Frequenz sowie den Ort der Registrierung auswerten kann. Positive Ausschläge der Kurve werden dabei durch EPSPs der tieferen oder IPSPs der oberflächlicheren Rindenschichten hervorgerufen. Bei den negativen Ausschlägen verhält es sich umgekehrt.

In einigen seltenen Spezialfällen kann es nötig sein, die Hirnströme direkt auf der Hirnoberfläche abzuleiten. Da hierfür ein operativer Eingriff mit Schädelöffnung (Trepanation) nötig ist, sind die Indikationen für diese Messung beschränkt (z. B. genaue Lokalisation eines Herdes, von dem starke epileptische Anfälle ausgehen und der operativ entfernt werden soll).

Die Grundrhythmen des EEG

Die Frequenz der EEG-Schwingungen ist u. a. abhängig vom Impulszufluss der Großhirnrinde. Je mehr Informationen verarbeitet werden, desto schneller ist der Grundrhythmus. Folgende Grundrhythmen werden unterschieden (**Abb. 20.3**):
- Der **α-Rhythmus** liegt beim gesunden, wachen Erwachsenen vor, wenn er entspannt ist und die Augen geschlossen hat. Die Frequenz liegt bei **8–13 Hz** und die Signalamplitude ist über den okzipitalen Hirnregionen am größten. Da es sich bei dieser Frequenz um eine Art Grundrhythmus des

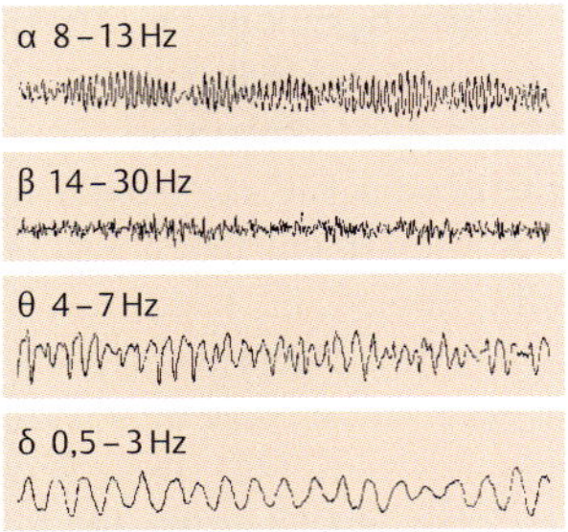

Abb. 20.3 Grundrhythmen des EEG. (aus Silbernagl, Lang, Taschenatlas Pathophysiologie, Thieme 2009)

Thalamus im Wachzustand handelt und der Kortex sozusagen nur „mitschwingt", spricht man auch von einem **synchronisierten EEG**.

- Öffnet der Proband während der EEG-Registrierung die Augen, verschwindet der α-Rhythmus (α-Blockade) und wird durch einen schnellen Rhythmus mit kleiner Amplitude abgelöst **(β-Rhythmus)**. Dieses sog. **desynchronisierte EEG** erreicht Frequenzen von **14–30 Hz**.
- Im Schlaf verlangsamt sich das EEG (u. a. durch einen verminderten sensorischen Input) und erreicht in der Einschlafphase noch Frequenzen von **4–7 Hz (θ-[Theta-]Rhythmus)**. Im Tiefschlaf wird der langsamste Rhythmus **(δ-Rhythmus; 0,5–3 Hz)** erreicht. Weitere Informationen zu EEG und Schlaf s. S. 341.

Lerntipp
Merken Sie sich vor allem die Grundrhythmen des EEG.

Die evozierten Potenziale

Mit speziellen computergesteuerten Rechenverfahren kann man aus dem Summenpotenzial des EEG die kortikalen Antworten auf einzelne sensible Reize herausrechnen. Um diese Potenziale extrem kleiner Amplitude (ca. 10 µV) aus dem Gesamt-EEG herauszufiltern, muss man oft mehrere hundert Messungen hintereinander durchführen. Nur so kann der Computer die gewünschten Signale identifizieren. Dabei wird ein sensorisches System gereizt und über dem zugehörigen Rindenareal das Potenzial gemessen. Anhand der Latenzzeit zwischen Reiz und Potenzial sowie dessen Form kann man Informationen über die Funktion der Leitungsbahnen und über die Verarbeitung erhalten. Übliche Verfahren sind:

- **somatosensibel evozierte Potenziale (SSEP):** Reizung eines peripheren Nerven (z. B. elektrisch) und Registrierung des SSEP über dem Gyrus postcentralis
- **visuell evozierte Potenziale (VEP):** Visueller Reiz ist meist ein ständig wechselndes Schachbrettmuster, auf das der Proband schauen muss
- **akustisch evozierte Potenziale (AEP):** Akustische Reizung durch Töne. Die AEPs zeichnen sich durch eine so genaue Registrierung aus, dass man den Signalverlauf praktisch durch die ganze Hörbahn nachvollziehen kann.

Lerntipp
Die evozierten Potenziale spielen klinisch eine große Rolle, werden aber nicht im Detail abgefragt.

Das pathologische EEG

Das EEG ist vor allem in der **Epilepsie-Diagnostik** von Bedeutung. Bei Epilepsien handelt es sich um Krankheiten, die durch eine erhöhte Erregbarkeit kortikaler Neurone gekennzeichnet sind. Es können unkoordinierte Entladungen auftreten, die zu einem epileptischen Anfall führen. Man unterscheidet den typischen, generalisierten Grand-mal-Anfall (Patient wird bewusstlos und zuckt unkontrolliert) oder fokale Anfälle. Bei fokalen Anfällen ist das Bewusstsein in der Regel erhalten und die Symptomatik ist abhängig von der Lokalisation des epileptischen Herdes im Kortex. Ein fokaler Anfall im Motorkortex kann z. B. zu unkontrollierten Zuckungen einer Extremität führen. Im EEG äußern sich solche Anfälle durch **Krampfpotenziale**, also spezielle Wellenformen, die man einem Anfall zuordnen kann (**Abb. 20.4**).

Daneben kann man mit Hilfe des EEG auch umschriebene Schädigungen lokalisieren. Über krankhaft veränderter Hirnsubstanz (z. B. Tumoren, Areale mit Durchblutungsstörungen) ist das EEG verlangsamt und weist eine niedrigere Amplitude auf (sog. **Herdbefund**). Die Bedeutung des EEGs bei der Diagnostik solcher Erkrankungen hat durch die Entwicklung der neuen bildgebenden Verfahren (CT, MRT) allerdings stark abgenommen.

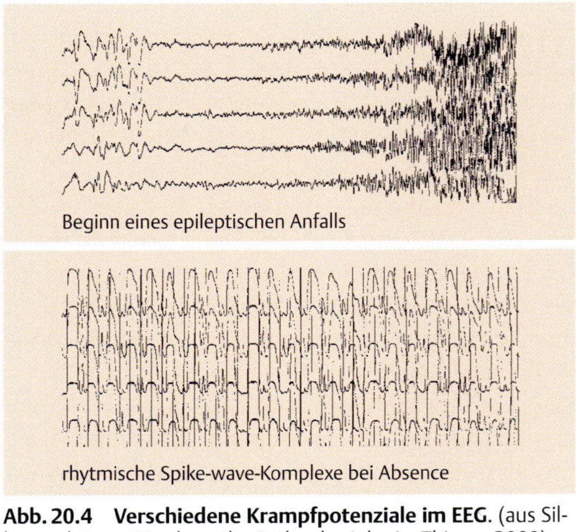

Abb. 20.4 Verschiedene Krampfpotenziale im EEG. (aus Silbernagl, Lang, Taschenatlas Pathophysiologie, Thieme 2009)

Das EEG lässt sich auch zur Hirntod-Diagnostik einsetzen, also dem Nachweis einer irreversiblen Zerstörung der Hirnrinde und des Hirnstamms. Zeigt ein Patient Symptome, die einen Hirntod wahrscheinlich machen (Koma, Areflexie, Pupillenstarre, fehlende Spontanatmung, atone Muskulatur), kann man diese Diagnose mit dem EEG sichern. Die Registrierung einer isoelektrischen Linie (sog. Nulllinien-EEG) über 30 Minuten gilt zusammen mit dem klinischen Befund als beweisend für den Hirntod.

Check-up

- ✓ **Wiederholen Sie die Aufgaben der einzelnen Sprachregionen und die Aphasieformen.**
- ✓ **Wiederholen Sie auch die Grundlagen der EEG-Registrierung und die verschiedenen Potenziale.**
- ✓ **Stellen Sie sich die Seitansicht des Großhirns vor und machen Sie sich klar, wo welche Areale lokalisiert sind bzw. wie sich die dominante und die nicht-dominante Hemisphäre unterscheiden.**

20.2 Die integrativen Funktionen

Lerncoach

Viele der jetzt folgenden Inhalte sind noch nicht endgültig gesichert. Entsprechend selten sind Fragen aus diesem Bereich. Trotzdem sollten Ihnen die Aufgaben des limbischen Systems und des Hypothalamus klar sein. In Prüfungen gern gefragt werden die einzelnen Schlafphasen.

20.2.1 Überblick und Funktion

Die Interaktionen zwischen dem Kortex und verschiedenen subkortikalen Hirnregionen ermöglichen verschiedenste integrative und kognitive Funktionen, wie z. B. Bewusstsein, Gedächtnis, Sprache und Lernen. Diese zerebralen Prozesse laufen bewusst und unbewusst ab. Die verschiedensten Informationen müssen ausgewertet und ggf. in Handlungen umgesetzt werden. Bei Schädigung eines bestimmten Hirnareals kommt es daher zu charakteristischen kognitiven Ausfällen (z. B. Aphasien, s. u.).

20.2.2 Die zirkadiane Periodik und der Schlaf-Wach-Rhythmus

Der Schlaf-Wach-Zyklus eines Erwachsenen folgt einer zirkadianen (circa = rundum, dies = Tag) Periodik und repräsentiert einen der endogenen Biorhythmen. Weitere endogene Vorgänge, die ebenfalls eine Tagesrhythmik aufweisen, sind z. B. die CRH-Ausschüttung im Hypothalamus (frühmorgens am stärksten) und die Regulation der Körperkerntemperatur (während des Schlafes erniedrigt, s. S. 157).

Während man früher glaubte, die zirkadiane Rhythmik würde durch die Umwelteinflüsse hell/dunkel direkt verursacht, weiß man heute, dass der Körper eine eigene Struktur besitzt, die die inneren Rhythmen des Körpers mit dem Tag-Nacht-Rhythmus synchronisiert: den **Ncl. suprachiasmaticus** (SCN) im Hypothalamus. In diesem Kerngebiet existieren gekoppelte Neuronenverbände, die in einem bestimmten Rhythmus oszillieren. Das machen sie auch dann, wenn ein Mensch vom natürlichen Tag-Nacht-Rhythmus abgeschnitten wird, indem er sich über längere Zeit z. B. in einem immer gleichmäßig beleuchteten Raum aufhält. Molekulare Grundlage dafür ist die tageszeitabhängige unterschiedliche Genexpression zweier Proteine.

Bei einem solchen Experiment kann man feststellen, dass der Eigenrhythmus des SCN meist etwas länger ist als der 24-Stunden-Rhythmus des Tages, nämlich ca. 25 Stunden. So verschiebt sich z. B. der Schlaf-Wach-Rhythmus pro Tag um eine Stunde nach hinten. Unter normalen Bedingungen wird der körpereigene Rhythmus mit dem Tag-Nacht-Rhythmus **synchronisiert**. Der dafür wichtigste externe Zeitgeber ist helles Licht, das über einen retinohypothalamischen Trakt direkt den SCN beeinflusst.

Schwierigkeiten bereitet dem Körper die Resynchronisation der zirkadianen Rhythmik nach Flugreisen, v. a. in West-Ost-Richtung. Flüge nach Westen, die den Tag künstlich verlängern, sind weniger problematisch, da die Eigenrhythmik des SCN ja auch länger als 24 Stunden ist. Die Verkürzung des Tages bei Flugreisen nach Osten führt zu den Symptomen des **Jetlag** mit Übelkeit, Konzentrations- und Schlafstörungen. Pro Stunde Zeitverschiebung benötigt der Rhythmus etwa einen Tag zur Resynchronisation.

Neben dem SCN spielt auch die **Epiphyse** (Zirbeldrüse) eine Rolle für die zirkadianen Rhythmen. Hier wird das Hormon **Melatonin** gebildet, das dämpfend auf das ZNS und auch auf den SCN wirkt. Die Sekretion von Melatonin wird durch Licht inhibiert und bei Dunkelheit stimuliert und ist deshalb vor allem nachts hoch. Man nimmt an, dass Schlafstörungen bei älteren Menschen durch einen Mangel an Melatonin bedingt sein könnten.

Die Schlaftheorien

Über die Funktion des Schlafes und die zugrunde liegenden zentralnervösen Mechanismen ist noch wenig bekannt. Sicher ist aber, dass Schlaf mehr ist als ein bloßes Ausruhen des Körpers.

Man weiß z. B., dass die **Raphekerne** des Hirnstamms im Schlaf-Wach-Rhythmus **Serotonin** freisetzen. Serotonin ist vermutlich an der Freisetzung sog. Schlaf-Faktoren beteiligt, die sich aus dem Liquor isolieren lassen. Diese Peptide wirken wahrscheinlich schlafanstoßend. Die beiden wichtigsten sind das δ-sleep-inducing-peptide, das nach Injektion REM-Schlaf auslöst, und der Faktor S, der Non-REM-Phasen induziert.

Außerdem ist der **Ncl. tractus solitarius** am Schlaf beteiligt. Seine Neurone hemmen das aufsteigende retikuläre Aktivierungssystem (ARAS) in der Formatio reticularis, das normalerweise auf das ZNS aktivierend wirkt. Im Schlaf ist auch der Zufluss von Informationen zur Großhirnrinde gedrosselt. Daran ist vor allem die Regulation der Thalamus-Aktivität beteiligt. Man hat festgestellt, dass im Schlaf vom Thalamus relativ langsame Oszillationen ausgehen, die den Kortex synchronisieren und so für die Verlangsamung der EEG-Frequenz im Schlaf verantwortlich sind. Die Drosselung des afferenten Zuflusses zur Großhirnrinde bezeichnet man als **Deafferenzierungstheorie** des Schlafs.

Die Schlafphasen

Der Nachtschlaf durchläuft verschieden tiefe Schlafphasen (**Abb. 20.5**). Dabei ist der Schlaf gegen Morgen meist leichter als in den ersten Stunden des Schlafs. Leichter Schlaf bedeutet vor allem auch leichtere Erweckbarkeit.

Im Übergang vom Wachzustand zum Schlaf verschwindet zunächst der α-Rhythmus des EEG. Im frühen **Stadium I** des Schlafs herrschen im EEG θ-Wellen und wenige regelmäßige α-Wellen vor. Im **Stadium II** ist der Schlaf immer noch leicht. Neben θ-Wellen treten sog. **Schlafspindeln** und **K-Komplexe** auf. K-Komplexe stellen sich als scharfe Wellen von kurzer Dauer (ca. 1 sec) im EEG dar und sind das Korrelat synchroner Nervenaktivität, z. B. nach akustischen Signalen. Schlafspindeln bestehen aus höher frequenten, spindelförmigen Potenzialschwankungen.

K-Komplexe treten auch noch im **Stadium III** auf, in dem neben dem θ-Rhythmus bereits δ-Wellen zu sehen sind (10–50 % der Zeit). Im Tiefschlaf **(Stadium IV)** herrschen langsame δ-Wellen (ca. 1 Hz) mit großer Amplitude vor.

Im Laufe der Nacht werden diese Stadien 5- bis 7-mal durchlaufen, wobei das Stadium IV nur zu Beginn der Nacht erreicht wird und später nur noch kurz oder gar nicht mehr. Neben diesen Phasen sog. **orthodoxen, synchronisierten, langsamwelligen** oder **Non-REM-Schlafs** kommt es zwischen den tieferen Schlafphasen immer wieder zu **paradoxem, desynchronisiertem** oder **REM-Schlaf**.

20

Der REM-Schlaf

Der REM-Schlaf ist durch schnelle Augenbewegungen (REM = rapid eye movements) und eine generelle Reduktion des Muskeltonus (Atonie) gekennzeichnet, von der lediglich die Augen- und Atemmuskulatur ausgenommen sind. In dieser Zeit ähnelt das EEG

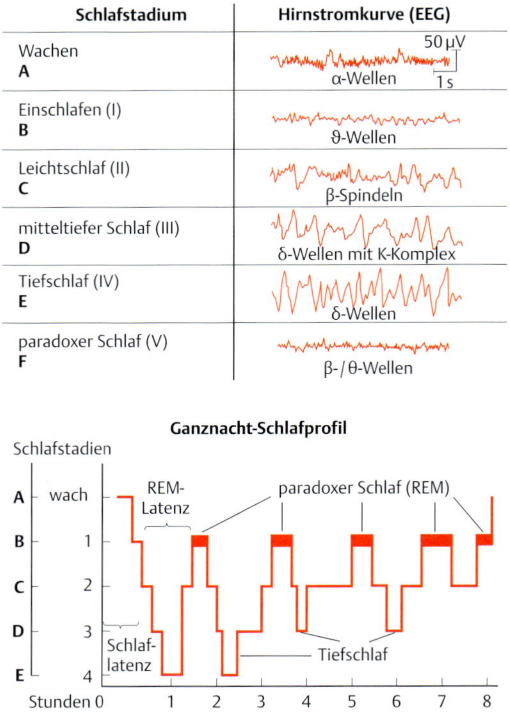

Abb. 20.5 Schlafstadien und Schlafprofil.

eher einem Wach-EEG; es ist **desynchronisiert**. Trotzdem ist der Schläfer in REM-Phasen genauso schwer erweckbar wie im Tiefschlaf. REM-Phasen dauern durchschnittlich 20 Minuten, treten ca. alle 1,5 Stunden auf und nehmen gegen Morgen an Häufigkeit und Länge zu. Typisch für den REM-Schlaf sind außerdem ein Anstieg des Blutdrucks sowie eine erhöhte Atem- und Herzfrequenz, des Weiteren kommt es zu spontanen Penis-/Klitoriserektionen.

Träume treten wohl vor allem während des REM-Schlafes auf. Wird jemand im REM-Schlaf erweckt, so kann er zumindest häufiger von Träumen berichten als jemand, der im Tiefschlaf geweckt wird. Trotzdem treten Phänomene wie Schlafwandeln und Sprechen im Schlaf nicht im REM-, sondern im Non-REM-Schlaf auf (Muskelatonie im REM-Schlaf).

Der **Anteil der REM-Phasen am Gesamtschlaf** ist vom Lebensalter abhängig: Bei Neugeborenen liegt er bei ca. 50 %, im Alter von fünf Jahren bei 25 % und im Erwachsenenalter im Bereich um 20 %. Gleichzeitig sinkt auch die Gesamtschlafdauer von 16 Stunden beim Neugeborenen auf 6 Stunden im höheren Erwachsenenalter.

Selektiver Entzug von REM-Schlaf durch Wecken des Probanden, wenn das EEG eine REM-Phase anzeigt, führt dazu, dass diese REM-Phasen in den nächsten Nächten nachgeholt werden. Der alleinige Entzug des REM-Schlafes führt zu keinen körperlichen oder psychischen Schäden. Im Gegensatz dazu ist totaler

Schlafentzug tödlich, wobei die zugrunde liegenden Mechanismen noch nicht verstanden sind.

MERKE

Mit zunehmendem Alter nimmt die Schlafdauer und der relative Anteil des REM-Schlafes ab. Die längsten REM-Phasen treten demnach bei Säuglingen und Kleinkindern auf.

20.2.3 Das Bewusstsein

Zum Bewusstsein gehören u. a. die Fähigkeit zur gerichteten Aufmerksamkeit und zur Verbalisierung, Abstraktionsfähigkeit, Selbsterkenntnis, Wertvorstellungen und die Fähigkeit, aus den gemachten Erfahrungen Pläne zu erstellen. Über die neuronalen Grundlagen des Bewusstseins ist nur wenig bekannt, außer dass dazu ein bestimmtes, mittleres Aktivierungsniveau des Kortex nötig ist. Dazu dienen Aktivierungssysteme wie das aszendierende retikuläre Aktivierungssystem (ARAS) der Formatio reticularis ebenso wie solche Systeme, die das Zuflussniveau der Informationen vom Thalamus zum Kortex regulieren. Bewusstsein als Leistung der Großhirnrinde ist also nur im Zusammenspiel mit subkortikalen Strukturen möglich.

20.2.4 Lernen und Gedächtnis

Die wichtigste Grundlage von Lernen und Gedächtnis ist die Fähigkeit unseres Gehirns, immer neue neuronale Verschaltungen zu bilden bzw. alte zu lösen (Plastizität). Viele strukturelle und neuronale Grundlagen sind dabei unbekannt oder reine Theorie. Speziell für den Lernvorgang wurde aber bereits eine Reihe von Grundlagen entdeckt.

Die Grundlagen von Lernprozessen

Nicht assoziatives Lernen

Lernvorgänge kann man bereits auf Reflexebene beobachten. Löst man z. B. den Kornealreflex eines Probanden wiederholt mittels Luftzug aus, so stellt man fest, dass die Reflexantwort immer geringer wird und schließlich ganz ausbleibt. Dieses Phänomen, das u. a. auch bei Fremdreflexen auftritt (s. S. 268), nennt man **Habituation**. Der Körper gewöhnt sich sozusagen an den Reiz und ignoriert ihn irgendwann als unwichtig. Auf diese Weise werden ständige Reaktionen auf unwichtige Reize verhindert. Nimmt dagegen die physiologische Reaktion auf einen Reiz zu, spricht man von **Sensitivierung**.

Abzugrenzen von der Habituation ist die **Adaptation**, bei der es zu einem Verlust der Sensorempfindlichkeit durch einen anhaltenden Reiz kommt. Es handelt sich um keinen zentralnervösen Vorgang, sondern um eine Anpassung der Sensoren an die vorhandene Reizstärke.

Assoziatives Lernen

Beim assoziativen Lernen besteht der zentrale Prozess darin, dass zwischen Reizen und Signalen eine Assoziation hergestellt wird. Ein Beispiel für assoziatives Lernen ist die **klassische Konditionierung**. Das Konzept der klassischen Konditionierung wurde von dem Verhaltensforscher Iwan Pawlow begründet. In einem berühmt gewordenen Experiment konnte er zeigen, dass ein eigentlich neutraler Reiz eine bestimmte Reaktion auslösen kann: Zunächst bot er einem Hund Futter an, der daraufhin anfing Speichel zu sezernieren **(unbedingter Reflex)**. Gleichzeitig mit dem Futterangebot ertönte ein Schallsignal (neutraler Reiz). Nach einigen Mahlzeiten begann der Hund auch dann Speichel zu sezernieren, wenn nur der Ton erklang, aber kein Futter angeboten wurde. Der Hund hatte gelernt, dass der Ton mit dem Futterangebot assoziiert ist. Diese erlernte Reaktion bezeichnet man als **bedingten Reflex**.

Beim **operanten** oder **instrumentellen Konditionieren** wird eine bestimmte Verhaltensweise entweder belohnt oder bestraft, was zu einer **positiven** oder **negativen Verstärkung** des Verhaltens führt. Bleibt der Verstärker aus, wird das erlernte Verhalten wieder seltener (Auslöschung). Operante Konditionierung ist ein Verfahren, das in der Verhaltenstherapie z. B. von Zwangserkrankungen Anwendung findet. Zwangserkrankungen sind psychische Krankheiten, bei denen der Patient bestimmte Verhaltensweisen immer wieder ausführen muss (z. B. Hände waschen).

Das kognitive Lernen

Werden Informationen durch wiederholtes Üben, Erkennen und Verstehen von Sachverhalten erlernt, d. h. unter bewusster Beteiligung der Großhirnrinde, spricht man vom **kognitiven Lernen**. Der Lernerfolg ist dabei stark motivationsabhängig.

Das Gedächtnis

Das explizite und implizite Gedächtnis

Im **expliziten (deklarativen) Gedächtnis** werden Fakten (semantisches Wissen) und Erlebnisse (episodisches Wissen) gespeichert und können bewusst wiedergegeben werden. Unerlässlich für das deklarative Gedächtnis ist eine intakte Hippocampusfunktion. Das **implizite (prozedurale) Gedächtnis** speichert erlernte Fertigkeiten (z. B. Radfahren). Vermutlich spielen die Basalganglien und dopaminergen Projektionen der Substantia nigra eine wichtige Rolle für das prozedurale Gedächtnis.

Die Instanzen des Gedächtnisses

Auf dem Weg von der Reizaufnahme bis zur Abspeicherung im Langzeitgedächtnis muss eine Information verschiedene Instanzen durchlaufen (**Abb. 20.6**).

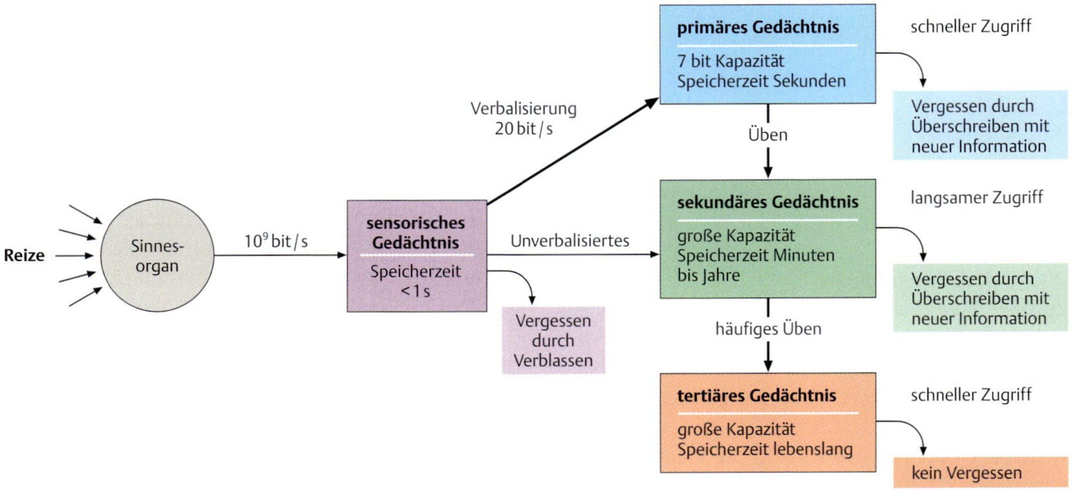

Abb. 20.6 Informationsspeicherung im Gedächtnis.

Nach der Reizaufnahme im Sinnesorgan erreicht der Impuls zunächst das **sensorische Gedächtnis**. Dieses speichert Informationen aber nur sehr kurz (< 1 s), danach verblassen die Informationen bzw. werden durch nachfolgende Informationen überschrieben. In dieser kurzen Zeit wird allerdings bereits eine Analyse der eingegangenen Informationen durchgeführt mit dem Ziel sie zu bewerten (neu/bekannt, gefährlich/unwichtig/wichtig). So kann die Aufmerksamkeit notfalls schnell auf eine bestimmte Sache gerichtet werden. Außerdem findet im sensorischen Gedächtnis wohl schon eine Umkodierung der Information statt (z. B. von Sinneseindrücken in Worte).

Während der größte Teil der Informationen wieder verloren geht, erreicht ein kleiner Teil das **primäre Gedächtnis**. In diesem Kurzzeitspeicher bleiben Informationen einige Sekunden bis Minuten vorhanden, wobei Minuten nur durch repetitierendes Üben erreicht werden (z. B. Wiederholung der Information in Gedanken). Typisch für das primäre Gedächtnis ist die Organisation der Inhalte in der zeitlichen Abfolge des Eintreffens und das Vorliegen der Information in verbaler Form. Die Speicherkapazität des primären Gedächtnisses ist relativ klein und umfasst etwa sieben Informationen gleichzeitig. Alle möglichen Informationen können so gespeichert werden (von Zahlen bis zu langen Wortketten). Das **Kurzzeitgedächtnis** kann man daher überprüfen, indem man einem Patienten sieben Zahlen nennt, die er dann wiederholen soll.

20

Informationen des primären Gedächtnisses werden durch Überschreiben mit neuen Inhalten vergessen oder aber in das sekundäre Gedächtnis weitergegeben. Diese Weitergabe wird durch das oben erwähnte Üben erleichtert (Konsolidierung).

Sekundäres und tertiäres Gedächtnis bilden zusammen das **Langzeitgedächtnis**. Beide besitzen eine sehr große Speicherkapazität. Die Inhalte müssen nicht zwangsläufig in verbalisierter Form vorliegen. Auch die Organisation ist anders: Im **sekundären Gedächtnis** sind die Informationen nach ihrer Bedeutung und nicht mehr chronologisch angeordnet. Die Verweildauer kann mehrere Jahre betragen, wobei allerdings die Zugriffszeit auf die Informationen gegenüber dem primären Gedächtnis länger ist. Das Vergessen der Informationen ist durch Hemmvorgänge gekennzeichnet: Sowohl bereits gespeicherte als auch neu hinzukommende Informationen können eine neue Information hemmen (proaktive bzw. retroaktive Hemmung).

Das **tertiäre Gedächtnis** nimmt nur Inhalte auf, die sehr häufig geübt werden. Diese werden dafür aber nicht mehr vergessen (z. B. Lesen, Schreiben). Die Zugriffsgeschwindigkeit ist gegenüber dem sekundären Gedächtnis wieder sehr viel kürzer.

Die neuronalen Korrelate von Gedächtnis und Lernen

Die beteiligten Hirnstrukturen

Die Gedächtnisspeicher befinden sich vermutlich im Bereich der Großhirnrinde, ohne dass jedoch eine genauere Lokalisation möglich ist. Eine für das Lernen bedeutsame Hirnstruktur ist der **Hippocampus**. Er ist an der Übertragung von Inhalten des primären Gedächtnisses in den Speicher des sekundären Gedächtnisses beteiligt. Bei beidseitiger Schädigung des Hippocampus können keine neuen Informationen mehr gelernt werden bzw. werden schnell wieder vergessen (**anterograde Amnesie**, s. u.). Davon ist hauptsächlich das deklarative Gedächtnis betroffen.

Die Langzeit-Potenzierung (LTP) und Langzeit-Depression (LTD)

Auf neuronaler Ebene kennt man einige funktionelle Phänomene, die an Lernvorgängen beteiligt sein sollen. Durch wiederholt einlaufende Erregungssalven kann es an bestimmten glutamatergen Synapsen zum Phänomen der **Langzeit-Potenzierung** (LTP) kommen. LTP bedeutet, dass nach solchen Impulssalven das Zielneuron stärker auf Einzelreize reagiert als zuvor. Das entstehende EPSP weist eine deutlich höhere Amplitude als vorher auf (sog. posttetanische Potenzierung). Das Neuron wird folglich leichter erregbar. Die Langzeit-Potenzierung kann dabei Stunden bis Wochen anhalten.

Molekulare Grundlage der LTP ist das Vorhandensein zweier unterschiedlicher Glutamat-Rezeptoren: der **AMPA-** und der **NMDA-Rezeptor** (NMDA = N-Methyl-D-Aspartat).

Bei einzelnen Aktionspotenzialen reicht die Menge des in den synaptischen Spalt ausgeschütteten Glutamats nur aus, um die AMPA-Rezeptoren zu öffnen. Durch Na^+-Einstrom entsteht zunächst nur ein relativ schwaches EPSP. Der Kationenkanal des NMDA-Rezeptors bleibt dagegen verschlossen, da dieser durch Mg^{2+}-Ionen blockiert ist.

Anhaltende Aktionspotenzialserien führen dagegen zu einer stärkeren Depolarisation der subsynaptischen Membran durch vermehrte Glutamat-Freisetzung. Ab einer gewissen Depolarisation verlassen die Mg^{2+}-Ionen den NMDA-Rezeptor, der sich jetzt ebenfalls öffnet.

Dadurch kommt es u. a. zum Einstrom von relativ viel Ca^{2+}. Dieser Einstrom setzt eine Reihe Ca^{2+}-abhängiger Vorgänge in Gang, über die im Detail noch nicht viel bekannt ist. Ca^{2+} soll über die Aktivierung von Kinasen zur Phosphorylierung von AMPA-Rezeptoren führen, die dadurch in ihrer Leitfähigkeit erhöht werden. Auch die Proteinsynthese der Zielzelle wird gesteigert. Elektronenmikroskopisch kann man dabei strukturelle Veränderungen an der Synapse beobachten, die Voraussetzung für den langanhaltenden Effekt der LTP sind.

Durch die Ausschüttung sog. retrograder Botenstoffe durch die Zielzelle in den synaptischen Spalt wird außerdem die Transmitterfreisetzung an der präsynaptischen Membran erhöht. Solche Botenstoffe sind Derivate der Arachidonsäure sowie Gase (NO, CO).

Neben der LTP gibt es auch das genaue Gegenteil – der Verlust von Informationen durch **Langzeit-Depression** (LTD). Dieses Phänomen findet sich ebenfalls an glutamatergen Synapsen und entsteht an Zellen, die neben dem AMPA-Rezeptor-Kanaltyp auch einen metabotropen Glutamatrezeptor (G-Protein-gekoppelter Rezeptor, s. S. 19) enthalten. Hohe Glutamatkonzentrationen, die bei gleichzeitiger Aktivität unterschiedlicher synaptischer Eingänge erreicht werden, aktivieren über diese Rezeptoren die IP_3-Kaskade und lösen schließlich eine langfristige Desensitivierung der AMPA-Rezeptoren aus. Die Zelle wird dadurch über eine ähnlich lange Zeit wie bei der LTP schwächer erregbar.

Die strukturellen Korrelate

Auch strukturelle Veränderungen spielen für Lernen und Gedächtnis eine Rolle. Neurone, die durch bestimmte Synapsen (sog. Hebb-Synapsen) miteinander verbunden sind, sind z. B. dazu fähig, auf wiederholte Reizungen mit einer erhöhten Aktionspotenzialfrequenz zu antworten. Über solche Synapsen wird z. B. die Lernreaktion der klassischen Konditionierung vermittelt: Die Verarbeitungskreise der beiden Reize (z. B. Signalton und Futter) werden über Hebb-Synapsen miteinander verbunden. Dabei spielen außerdem kreisende Erregungen, in diesem Fall die Speicherung von Informationen in Neuronenkreisen, eine Rolle.

Wesentlich für die Übertragung von Informationen aus dem primären ins sekundäre Gedächtnis sind auch biochemische Veränderungen wie eine erhöhte Proteinbiosynthese.

Die Amnesien (Gedächtnisstörungen)

Die anterograde Amnesie

Bei einer anterograden Amnesie kann der Patient neue Informationen nicht mehr vom primären ins sekundäre Gedächtnis übertragen. Ursache ist ein beidseitiger Ausfall der Hippocampi (z. B. als Folge eines Schädelhirntraumas). Der Zugriff auf das Langzeitgedächtnis ist ungestört. Außerdem ist nur das deklarative/explizite Gedächtnis betroffen. Das Lernen von Verhaltensweisen (z. B. mittels klassischer oder operanter Konditionierung) ist weiterhin möglich.

Klinischer Bezug

Auch eine **Temporallappenepilepsie** kann die Hippocampi schwer schädigen. Der erste beschriebene Fall einer anterograden Amnesie, der Patient H. M., litt unter schwerer beidseitiger Temporallappenepilepsie. Man entschloss sich beide Hippocampi zu entfernen. Nach der Operation war es dem Patienten unmöglich, sich neue Informationen länger als nur ein paar Minuten zu merken.

Die retrograde Amnesie

Bei der retrograden Amnesie kommt es zu einem Vergessen von Informationen, die unmittelbar vor einem bestimmten Ereignis gespeichert wurden. In der Regel sind nur Inhalte des primären Gedächtnisses verloren, in schweren Fällen kann auch das sekundäre Gedächtnis betroffen sein. Nach einer bestimmten Erholungszeit kann der Patient dann aber oft wieder auf die zunächst blockierten Inhalte des sekundären Gedächtnisses zurückgreifen. Ursache der retrograden Amnesie kann z.B. eine Gehirnerschütterung oder Narkose sein. Opfer eines Verkehrsunfalls können sich an die Ereignisse, die zum Unfall führten, oft nicht mehr erinnern („Filmriss").

20.2.5 Triebverhalten, Motivation und Emotion

Hunger und Durst

Hunger und Durst sind sog. Allgemeinempfindungen. So bezeichnet man Empfindungen, die nicht einem Organsystem zugeordnet werden können. Hierzu zählt z. B. auch die Müdigkeit.

Das Hungergefühl

Hunger soll uns dazu bringen ausreichend Energie zu uns zu nehmen. Die zentrale Struktur, die unser Hungergefühl kontrolliert, ist der **Hypothalamus**. Das Hungerzentrum befindet sich v.a. in den lateralen Hypothalamusfeldern, während das Sattheitszentrum im Ncl. ventromedialis lokalisiert ist.

Verschiedene Mechanismen regulieren kurz- oder langzeitig die Nahrungsaufnahme. So messen z. B. spezifische Sensorzellen die Konzentration frei verfügbarer Glucose im Blut und lösen bei **Glucosemangel** ein Hungergefühl aus (Glucostatische Theorie).

An der Langzeitregulation sind u.a. **Liporezeptoren** beteiligt, die Abweichungen vom Sollgewicht erfassen (lipostatische Theorie). So soll das Körpergewicht in einem bestimmten Zielrahmen konstant gehalten werden. Vermittelt wird dies über das Peptidhormon **Leptin**, das von Fettzellen freigesetzt wird und im Hypothalamus das Hungerzentrum hemmt. Die Plasma-Konzentration von Leptin korreliert mit der Masse des Fettgewebes. Bei Gewichtszunahme wird vermehrt, bei Gewichtsabnahme vermindert Leptin freigesetzt. Im Hypothalamus stimuliert Leptin Neurone, die über die Freisetzung von α-MSH das Sattheitszentrum aktivieren, zugleich wird die Freisetzung des appetitsteigernden Neuropeptids Y gehemmt. Gleichzeitig wird der Energieverbrauch u. a. über eine Steigerung des Sympathikotonus erhöht. Durch diesen Regelkreis wird das Körpergewicht normalerweise relativ konstant gehalten. Bei Fettleibigen besteht dagegen oft eine Leptin-Resistenz im Hypothalamus.

Außerdem ist Leptin an der Steuerung der Pubertät beteiligt: wahrscheinlich signalisiert Leptin bei ausreichendem körperlichen Fettgewebe im Hypothalamus die Fähigkeit zur Reproduktion. Umgekehrt kommt es bei extremer Abmagerung zur Amenorrhö.

An der Regulation des Hungergefühls sind weiterhin **Thermosensoren** beteiligt, die bei Abnahme der Wärmeproduktion ein Hungergefühl auslösen (thermostatische Theorie).

Das Durstempfinden

Durst entsteht entweder durch eine Zunahme der Plasmaosmolariät (osmotischer Durst) oder durch eine Abnahme der extrazellulären Flüssigkeit (hypovolämischer Durst) und führt zur Freisetzung von ADH aus dem Hypothalamus (s. S. 180). Die Schwelle für das Auslösen des Durstempfindens liegt vermutlich bei Wasserverlusten von ca. 0,5 % des Körpergewichts. Das Durstgefühl wird durch Resorption getrunkener Flüssigkeit gestillt, wobei das Durstgefühl aber bereits vor Abschluss der Resorption nachlässt.

Das limbische System

Das limbische System ist ein phylogenetisch sehr alter Hirnanteil, der eine zentrale Stellung in der Steuerung von **Trieben, Motivationen** und **Emotionen** einnimmt. Es besteht aus kortikalen und subkortikalen Anteilen. Zu den kortikalen Anteilen zählen Hippocampus, Gyrus parahippocampalis, Gyrus cinguli und Teile des Riechhirns; zu den subkortikalen Strukturen das Corpus amygdaloideum, die Nuclei septi und der Ncl. thalami anterior. Verbindungen bestehen mit dem Hypothalamus (s.u.) und dem temporalen und frontalen Kortex.

Das limbische System steuert nicht nur die inneren Emotionen, sondern auch solche, die eine Signalwirkung nach außen haben (z.B. Glück, Angst, Zorn) und daher für die Umwelt eine wichtige Signalwirkung besitzen.

Um eine Zuordnung von Eindruck und Emotion leisten zu können, muss das limbische System außerdem auf das Gedächtnis zurückgreifen können. Über den Hippocampus ist es auch wesentlich an der Gedächtnisbildung beteiligt.

Der Geruchssinn ist ein besonders emotional gefärbter Sinn, das zeigt sich schon an vielen Redensarten (z. B. „jemanden nicht riechen können"). Der Grund liegt in der engen Verknüpfung von Riechhirn und limbischem System, die phylogenetisch auch ein ähnliches Alter besitzen.

Die Verhaltensprogramme

Der **Hypothalamus** koordiniert die vegetativen und viele endokrine Prozesse (s. S. 249, 187). Außerdem reguliert er Verhaltensweisen, die der Selbst- und Arterhaltung dienen (u. a. Ernährungsverhalten, Sexualität, thermoregulatorisches und Abwehrverhalten). Enge Verbindungen bestehen zum limbischen System, das dem Hypothalamus übergeordnet ist.

Im Hypothalamus sind auch einige Verhaltensprogramme abgelegt, die bei Bedarf abgerufen werden können. Meldet das limbische System z. B. eine Be-

drohung, reagiert der Hypothalamus mit einer Alarmreaktion (Abwehrverhalten):
Die Mimik wird abweisend, der Körper auf Flucht oder Angriff vorbereitet (erhöhter Sympathikotonus, Ausschüttung von Stresshormonen wie Adrenalin und Cortisol, beschleunigte Atem- und Herzfrequenz). Ähnliche Programme existieren u. a. für schwere körperliche Arbeit, nutritives und reproduktives Verhalten sowie die Thermoregulation. Die unterschiedlichen Funktionen sind dabei in einzelnen Kerngebieten repräsentiert.
An der Regulation des Verhaltens und der Stimmungslage sind auch **monoaminerge Bahnsysteme** beteiligt, die vom Hirnstamm aus zu fast allen Teilen des ZNS ziehen. Transmitter sind die Monoamine Noradrenalin, Dopamin und Serotonin.
Die gezielte Reizung noradrenerger Teile führt zu positiven Emotionen (Lust, Belohnungsgefühl), während serotoninerge Neurone vermutlich Bestandteil eines Systems sind, das Unlust auslöst. Die monoaminergen Systeme sind daher auch der Angriffspunkt für viele Psychopharmaka.

Klinischer Bezug

Schizophrenie: Bei der Schizophrenie handelt es sich um eine psychiatrische Erkrankung, die u. a. durch Wahnvorstellungen und Störungen des Affekts (Antriebs) gekennzeichnet ist. Man vermutet eine enge Verknüpfung mit dem dopaminergen System, da Medikamente, die gegen Schizophrenie wirken (Neuroleptika), unter anderem Dopamin-Rezeptoren blockieren. Auf der anderen Seite kann durch die Stimulierung dopaminerger Rezeptoren (z. B. durch Amphetamine) eine schizophrenieähnliche Psychose ausgelöst werden.
Für den therapeutischen Effekt der Neuroleptika sind vor allem die Dopamin-Rezeptoren im mesolimbischen System verantwortlich. Die Blockade anderer Rezeptoren führt z. B. zu extrapyramidal-motorischen Nebenwirkungen wie Parkinson-ähnlichen Symptomen und anderen Bewegungsstörungen. In jüngster Zeit ist aber die Entwicklung nebenwirkungsärmerer Substanzen gelungen.
Endogene Depression: Die endogene Depression gehört zu den affektiven Störungen (Affekt = Antrieb). Die Symptome reichen dabei von gedrückter Stimmung, Hemmung von Denken und Antrieb, Energiemangel und Schlafstörungen bis zu vegetativen Symptomen wie Obstipation (Verstopfung) und Libidomangel. Typisch sind auch Symptome wie das „Gefühl der Gefühllosigkeit", Tagesschwankungen mit Morgentief und evtl. auch das Auftreten von Wahnideen. Die endogene Depression ist vermutlich auf Störungen des monoaminergen Systems zurückzuführen. Dafür spricht, dass antidepressiv wirkende Pharmaka die Wiederaufnahme der Transmitter in die präsynaptische Endigung hemmen und so die Aktivität steigern.

20.2.6 Die Glia

Im ZNS finden sich zehnmal mehr Glia-Zellen als Neurone. Diese sind für die regelrechte Funktion des ZNS essentiell. Zur Glia gehören Oligodendrozyten, Astrozyten, Ependymzellen und Mikroglia. Oligodendrozyten bilden die Markscheide der zentralen Axone, Mikroglia-Zellen sind zur Phagozytose von Krankheitserregern und Abbaustoffen befähigt und Ependymzellen kleiden die inneren Liquorräume aus.
Astrozyten sorgen u. a. für die K^+-Homöostase im ZNS. Bei den Aktionspotenzialen setzen die Nervenzellen K^+-Ionen frei, insbesondere bei hochfrequenter Erregung. Eine erhöhte interstitielle K^+-Konzentration würde aber die Nervenzellmembranen unerwünschterweise depolarisieren. Da der Extrazellularraum im ZNS durch die Blut-Hirn-Schranke vom Blutplasma getrennt ist, kann das K^+ nicht so einfach abtransportiert werden. Deshalb werden die K^+-Ionen von den Astrozyten aufgenommen. Durch die Aufnahme werden die Astrozyten selbst depolarisiert. Sie zeigen jedoch selbst keine Aktionspotenziale, da sie über kein schnelles Na^+-Kanalsystem verfügen. Die Depolarisation bzw. die K^+-Ionen können von Astrozyt zu Astrozyt über gap junctions weitergegeben werden.
Neben dieser Pufferfunktion dienen Astrozyten noch der Synapsenabschirmung, d. h. sie sorgen dafür, dass die freigesetzten Transmitter nicht unkontrolliert in die Umgebung abdiffundieren können. Dabei nehmen sie auch Transmitterstoffe auf und geben diese in inaktiver Form an die Nervenzellen zurück, die sie wieder aktivieren können (Transmitter-Recycling). Eine weitere Funktion der Astrozyten ist die Ausbildung der Blut-Hirn-Schranke, indem sie die Blutgefäße mit Zellfortsätzen umgeben. Hier bilden die tight-junctions eine Diffusionsbarriere.

Check-up

✓ **Wiederholen Sie die Schlafphasen und die verschiedenen EEG-Rhythmen während des Schlafens.**

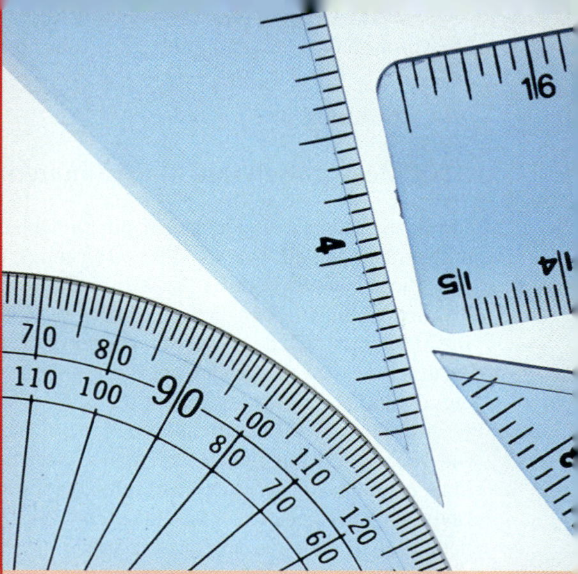

Kapitel 21

Anhang

21 Anhang

21.1 Messgrößen und Maßeinheiten

Die Basiseinheiten sind untereinander unabhängig und genau definiert. Aus praktischen Gründen werden die Maßeinheiten häufig als Vielfache oder Bruchteile der ursprünglichen Einheit verwendet. Die Masse lässt sich demnach in t, kg, g, mg, µg, usw. ausdrücken, man verwendet der Einfachheit halber ein möglichst passendes Vielfaches (z.B. Körpergewicht in kg, Medikamentendosen in mg).
Die wichtigsten aus den **SI-Einheiten** abgeleiteten Maßeinheiten ergeben sich aus Multiplikation oder Division verschiedener Basiseinheiten. Wird die neue Einheit dabei zu kompliziert, erhält sie einen eigenen Namen und ein neues Symbol (z.B. Druck in Pa).

21.1.1 Kraft

Die Kraft $[N = m \cdot kg \cdot s^{-2}]$ ist Masse mal Beschleunigung. Einen Spezialfall stellt die Gewichtskraft („Gewicht") = Masse · Erdbeschleunigung dar.

21.1.2 Druck

Der Druck $[Pa = N \cdot m^{-2} = m^{-1} \cdot kg \cdot s^{-2}]$ ist Kraft pro Fläche. In der Physiologie sind oft auch noch andere Einheiten gebräuchlich, die sich folgendermaßen in Pa umrechnen lassen:

- 1 mmHg = 133,3 Pa (wird für den Druck von Körperflüssigkeiten z.T. noch verwendet)
- 1 cm H_2O = 98 Pa
- 1 bar = 100 kPa

21.1.3 Arbeit

Arbeit $[J = N \cdot m = m^2 \cdot kg \cdot s^{-2}]$ ist Kraft mal Weg. Auch für die Druck-Volumen-Arbeit gilt die gleiche Einheit $[N \cdot m^{-2} \cdot m^3 = N \cdot m = J]$. Die Einheit „Joule" (J) wird außer für die Energie auch für die Wärmemenge und den Brennwert der Nahrung benutzt.
W (Arbeit) = F · s (Kraft · Weg) = Energie
Auch hier sind z.T noch alte Einheiten in Gebrauch, die sich folgendermaßen in J umrechen lassen:

- 1 kcal = 4185 J = 4,185 kJ
- 1 Ws = 1 J

21.1.4 Leistung

Leistung $[W = J \cdot s^{-1} = m^2 \cdot kg \cdot s^{-3}]$ ist Arbeit pro Zeit. Die gleiche Einheit [W] wird auch für den Wärmestrom verwendet.
P(Leistung) = W/t (Arbeit pro Zeit)

21.1.5 Temperatur

Die SI-Einheit der Temperatur ist Kelvin [K]. Sie ähnelt der Celsius-Skala, allerdings mit dem Unterschied, dass Null Kelvin den absoluten Nullpunkt mit der tiefsten überhaupt möglichen Temperatur darstellt. Die Temperatur in Celsius ergibt sich einfach durch eine „Verschiebung" auf der gleichen Skala:

MERKE
Temperatur in °C = Temperatur in K – 273,15.

Die im angloamerikanischen Sprachraum übliche Temperaturangabe in Fahrenheit [°F] lässt sich ebenfalls in °C umrechnen, allerdings etwas komplizierter:

Tab. 21.1
SI-Basiseinheiten

Bezeichnung	Einheit
Länge	m (Meter)
Masse	kg (Kilogramm)
Zeit	s (Sekunde)
Stoffmenge	mol (Mol)
Elektrische Stromstärke	A (Ampere)
Temperatur	K (Kelvin)
Lichtstärke	cd (Candela)

Tab. 21.2
Wichtige von SI-Basiseinheiten abgeleitete Einheiten

	Name der Einheit	Einheit
Fläche	Quadratmeter	m^2
Volumen	Kubikmeter	m^3
Geschwindigkeit		$m \cdot s^{-1}$
elektrische Ladung	Coulomb	$C = s \cdot A$
Frequenz	Hertz	$Hz = s^{-1}$
Kraft	Newton	$N = m \cdot kg \cdot s^{-2}$
Arbeit, Energie, Wärmemenge	Joule	$J = N \cdot m = m^2 \cdot kg \cdot s^{-2}$
Leistung	Watt	$W = J \cdot s^{-1} = m^2 \cdot kg \cdot s^{-3}$
Druck	Pascal	$Pa = N \cdot m^{-2} = m^{-1} \cdot kg \cdot s^{-2}$
elektrische Spannung	Volt	$V = W \cdot A^{-1} = m^2 \cdot kg \cdot s^{-3} \cdot A^{-1}$
elektrischer Widerstand	Ohm	$\Omega = V \cdot A^{-1} = m^2 \cdot kg \cdot s^{-3} \cdot A^{-2}$

- Temperatur in °F = (9/5 · Temperatur in °C) + 32

und umgekehrt Fahrenheit in Temperatur umrechen

- Temperatur in °C = 5/9 · (Temperatur in °F – 32)

21.1.6 Vorsilben und Vielfache von Maßeinheiten

Um Vielfache und Bruchteile von Maßeinheiten zu beschreiben, werden verschiedene Vorsilben verwendet (z. B. 1/1 000 000 m = 1 µm).

Tab. 21.3

Vorsilben von Maßeinheiten

Vorsilbe	Abkürzung	Größe
femto-	f	10^{-15}
piko-	p	10^{-12}
nano-	n	10^{-9}
mikro-	µ	10^{-6}
milli-	m	10^{-3}
centi-	c	10^{-2}
dezi-	d	10^{-1}
deka-	da	10^{1}
hekto-	h	10^{2}
kilo-	k	10^{3}
mega-	M	10^{6}
giga-	G	10^{9}
tera-	T	10^{12}

21.2 Zahlen im Überblick

Tab. 21.4

Blut und Immunsystem (s. S. 27)

Blutvolumen eines Erwachsenen	6 bis 8 % (ca. 1 < /13) des Körpergewichts, entsprechend 4–6 l
Erythrozyten	durchschnittlicher Durchmesser 7,5 µm
Erythrozyten-Lebensdauer	90–120 Tage
Erythrozytenzahl	Männer: 4,6–6 · 10^{12}/l Blut Frauen: 4–5,5 · 10^{12}/l Blut
Retikulozyten	Anteil an den Erythrozyten ca. 1 %
Hämoglobin	Männer: 140–175 g/l Frauen: 123–153 g/l
Hämatokrit	Männer: 0,4–0,54 Frauen: 0,37–0,47
MCH (mittlere Hämoglobinmenge im Erythrozyten)	28–32 pg Hb
MCHC (mittlere Hämoglobinkonzentration der Erythrozyten)	320–360 g/l
MCV (mittleres Erythrozytenvolumen)	80–100 fl
BSG (Blutsenkungsgeschwindigkeit)	Männer: < 15 mm (1. Stunde) Frauen: < 20 mm (1. Stunde)
Proteine: Anteil der Globuline	Albumin 60 %α_1-Globulin 4 %α_2-Globulin 8 %β-Globulin 12 %γ-Globulin 16 %
Thrombozyten	150 – 300 · 10^{9}/l Blut- Durchmesser ca. 1,4 µm Lebensdauer ca. 10 Tage
Blutvolumen eines Erwachsenen	**6 bis 8 % (ca. 1 < /13) des Körpergewichts, entsprechend 4–6 l**
Quick-Wert (Thromboplastinzeit) bzw. INR	70–125 % 0,9–1,15
PTT (Partielle Thromboplastinzeit)	25–38 sec
Leukozytenzahl gesamt	4–10 · 10^{9}/l
– neutrophile Granulozyten	40–60 %
– eosinophile Granulozyten	1–3 %
– basophile Granulozyten	0–1 %
– Monozyten	4–8 %
– Lymphozyten	20–40 %
Wichtige niedermolekulare Stoffe (mmol/l)	
– Kationen	Natrium 135–145
	Kalium 3,5–5,1
	Calcium gesamt 2,2–2,6
	Magnesium gesamt 0,65–1,05
– Anionen	Bicarbonat (HCO_3^-) 22–26
	Chlorid 97–108
	anorganische Phosphate 0,87–1,67
	Lactat 0,6–2,4
– Nichtelektrolyte	Glucose (nüchtern) 3,9–6,1
	Harnstoff 2,0–8,0
	Kreatinin 0,08–0,1
pH-Wert	7,37–7,43
Base excess (Basenabweichung)	–2,5 bis + 2,5
arterieller P_{CO2}	5,3 kPa = 40 mmHg
Standardbicarbonat	21–28
Azidose	pH-Wert < 7,37
Alkalose	pH - Wert > 7,43

Tab. 21.5

Herz und Kreislauf (s. S. 51)

arterieller Blutdruck beim Erwachsenen	systolisch < 140 mmHg diastolisch < 90 mmHg
Hypertonie (WHO-Definition)	Blutdruck > 140 mmHg systolisch und/oder > 90 mmHg diastolisch
Hypotonie (WHO-Definition)	systolischer Blutdruck < 100 mmHg
Sinusknoten (= Ruhepuls)	60–80/min
AV-Knoten	40–55/min
Kammerrhythmus	25–40/min
EKG-Verlauf	
– PQ-Intervall	< 200 ms
– QRS-Komplex	ca. 80 ms
– R-Zacke	1–2 ms
– QT-Intervall	ca. 350–400 ms (abhängig von der Herzfrequenz)?

Tab. 21.6

Elektrophysiologie (s. S. 21)	
Cl^--Gleichgewichtspotenzial	–80 mV
K^+-Gleichgewichtspotenzial	– 91 mV
Na^+-Gleichgewichtspotenzial	+ 66 mV
Ruhepotenzial der meisten Zellen	–60 bis –80 mV
Dauer von Aktionspotenzialen	Nervenzelle 1–2 msSkelettmuskelzelle ca. 10 msHerzmuskelzelle 200–400 ms?

Tab. 21.7

Atmung (s. S. 99)	
Totalkapazität	6–7 l
Vitalkapazität	ca. 5 l
Atemzugvolumen	ca. 0,5 l
inspiratorisches Reservevolumen	3 l
exspiratorisches Reservevolumen	1,5 l
Residualvolumen	1,5 l
Totraumvolumen	150 ml
funktionelle Residualkapazität	3 l
Lungenoberfläche (Gasaustausch)	120 m^2
Luft (Gasgemisch)	78,1 Vol.-% Stickstoff (N_2) 20,9 Vol.-% Sauerstoff (O_2)0,03 Vol.-% Kohlendioxid (CO_2)Spuren verschiedener Edel- und anderer Gase
Atemfrequenz (bei Erwachsenen)	14–16/min
AtemgasfraktionInspirationsluft	F_{O2} = 20,9 % = 0,209 F_{CO2} = 0,03 % = 0,0003
Atemgasfraktionalveoläres Gasgemisch	F_{O2} = 14 % = 0,14F_{CO2} = 5,6 % = 0,056
AtemgaspartialdrückeInspirationsluft	P_{O2} = 150 mmHg = 20 kPaP-$_{CO2}$ = 0,2 mmHg = 0,03 kPa
Atemgaspartialdrückealveoläres Gasgemisch	P_{O2} = 100 mmHg = 13,3 kPaP-$_{CO2}$ = 40 mmHg = 5,3 kPa?

Tab. 21.8

Ernährung und Stoffwechsel (s. S. 135)	
Grundumsatz des Menschen in Ruhe (unter standardisierten Bedingungen)	1 W /kg KG
Freizeitumsatz	Mann: ca. 9.600 kJ/d Frau: ca. 8.400 kJ/d
Arbeitsumsatz	leichte körperliche Arbeit: zusätzlich ca. 2.000 kJ/d Schwerstarbeit: zusätzlich 10.000 kJ/d
kalorische Äquivalent Hauptnahrungsbestandteile	(kJ/l O2)
– Kohlenhydrate	20,96
– Eiweiß	18,7
– Fette	19,6
– „Mischkost"	20,2
Respiratorischer Quotient Hauptnahrungsbestandteile	(RQ)
– Kohlenhydrate	1,0
– Eiweiß	0,82
– Fette	0,71
– „Mischkost"	0,82–0,85
pH-Wert des Mageninhaltes	0,8–4
Tagesproduktion – Magensaft	2–4 l
– Pankreassekret	1–2 l
– Gallenflüssigkeit	600–700 ml?

Tab. 21.9

Energiegehalt	
Kohlenhydrate	17 kJ/g (4,1 kcal/g)
Fette	39 kJ/g (9,3 kcal/g)
Eiweiße	17 kJ/g (4,1 kcal/g)

Tab. 21.10

Niere (s. S. 169)	
renaler Plasmafluss (RPF)	600 ml/min
glomeruläre Filtrationsrate (GFR)	120 ml/min
Primärharn	180 l/d
Urinausscheidung	ca. 1–2 l/d

Sachverzeichnis

B

C

D

E

Q

R

21

S

T

U

V

W

Z